U0219959

脑干手术彩色图谱

Color Atlas of Brainstem Surgery

Robert F. Spetzler［美］ M. Yashar S. Kalani［美］
Peter Nakaji［美］ Kaan Yağmurlu［美］ 编著

张建民 主译

上海科学技术出版社

图书在版编目（C I P）数据

脑干手术彩色图谱 / （美）罗伯特·斯佩兹勒
(Robert F. Spetzler）等编著 ; 张建民主译. -- 上海 :
上海科学技术出版社, 2023.3
书名原文: Color Atlas of Brainstem Surgery
ISBN 978-7-5478-5953-7

Ⅰ. ①脑… Ⅱ. ①罗… ②张… Ⅲ. ①脑干一脑外科
手术一图谱 Ⅳ. ①R651.1-64

中国版本图书馆CIP数据核字(2022)第204254号

脑干手术彩色图谱
Robert F. Spetzler［美］ M. Yashar S. Kalani［美］
Peter Nakaji［美］ Kaan Yağmurlu［美］ 编著

张建民 主译

上海世纪出版(集团)有限公司
上 海 科 学 技 术 出 版 社 出版、发行
（上海市闵行区号景路 159 弄 A 座 9F-10F）
邮政编码 201101 www.sstp.cn
苏州美柯乐制版印务有限责任公司印刷
开本 889×1194 1/16 印张 36
字数：1020 千字
2023 年 3 月第 1 版 2023 年 3 月第 1 次印刷
ISBN 978-7-5478-5953-7/R · 2640
定价：298.00 元

内容提要

本书为国际神经外科著名专家共同编著的关于脑干解剖及外科手术的图谱，详细介绍了脑干的神经解剖及在脑干手术中相对安全的入路，总结了脑干手术的原则及对脑干、丘脑、松果体等部位病损的手术入路解剖，同时列举了大量脑干手术的临床病例。

本书以图为主，辅以简明扼要的文字解说，同时配合大量解剖绘图、影像学图片、手术图片（合计 1 700 余幅），以及视频（51 部）和动画（7 个），使读者能更好地掌握脑干手术的操作技巧。

本书适合国内各级神经外科及相关科室临床医生查阅、参考。

谨将本书献给所有把他们的治疗托付于我的患者。他们一直是我获取灵感的源泉。

Robert F. Spetzler, MD

献给我的妻子 Kristin。

M. Yashar S. Kalani, MD, PhD

献给我的住院医师和研究员,他们总是不辞辛劳地工作到夜晚。

Peter Nakaji, MD

献给我的母亲 Huriye Meral 和我的父亲 Edip, 他们总是无条件地支持我,并在生活的各个方面鼓励我。

同时谨以本书纪念我敬爱的导师 Albert L. Rhoton, Jr.,他永远是我的灵感源泉。

Kaan Yağmurlu, MD

译者名单

主　译

张建民　浙江大学医学院附属第二医院

副主译

陈　高　浙江大学医学院附属第二医院

洪　远　浙江大学医学院附属第二医院

参译人员（按姓氏笔画排序）

刘　洪　陈　高　陈敬寅　周向阳

洪　远　徐　丁　徐航哲　席海鹏

唐亚娟　曹生龙　蒋伟平　蒋鸿杰

蔡　理　蔡　锋　谭潇潇　滕楚北

编者名单

Robert F. Spetzler, MD
Department of Neurosurgery
Barrow Neurological Institute
St. Joseph’s Hospital and Medical Center
Phoenix, Arizona

M. Yashar S. Kalani, MD, PhD
Department of Neurosurgery
Barrow Neurological Institute
St. Joseph’s Hospital and Medical Center
Phoenix, Arizona
and
Departments of Neurosurgery, Radiology,
Anatomy, and Neurobiology
University of Utah School of Medicine
Salt Lake City, Utah

Peter Nakaji, MD
Department of Neurosurgery
Barrow Neurological Institute
St. Joseph’s Hospital and Medical Center
Phoenix, Arizona

Kaan Yağmurlu, MD
Department of Neurosurgery
Barrow Neurological Institute
St. Joseph’s Hospital and Medical Center
Phoenix, Arizona

中文版序一

1977 年初，曾任美国神经外科协会（American Association of Neurological Surgeons，AANS）主席的著名美籍华人 Chou SN（周检春）教授，应邀率领美国民间神经外科医生代表团到上海等地访问。代表团内最年轻的医生是 Spetzler，他刚完成住院医师培训。美国医生代表团的访问，不仅开启了中美两国民间学术交流的大门，而且推动了中国显微神经外科的发展。在神经外科发展史中，显微神经外科是一个重要的里程碑。在国外，显微神经外科始于 20 世纪 60 年代，我国比国外起步晚了 10 年。在显微神经外科发展以前，虽然有少数脑干病变手术的报道，但由于受时代科学技术发展的制约，脑干病变手术的疗效差，死亡率高。因此，长期以来，脑干被认为是外科手术的禁区。20 世纪 60 年代，外科手术显微镜开始被应用，加上 20 世纪 70 年代显微解剖的研究、CT 的应用，20 世纪 80 年代 MRI 的应用及颅底外科、电生理监测、重症监护治疗病房（ICU）或神经外科重症监护治疗病房（NICU）的开展应用，20 世纪 90 年代脑干安全区的研究、脑干内双极电凝的“水下”电凝技术和脑干切开无牵拉技术等的应用，使深居大、小脑腹侧和颅底狭小空间、集生命中枢和重要神经结构的脑干及其病变能够在术前被定位和定性诊断，而且术者能够在术中无牵拉或少牵拉脑组织的前提下，选择安全区域进入脑干，进行精细、不出血或少出血的手术操作，使脑干手术疗效较前显著提高，致死率、致残率显著降低。因此，脑干手术在国内外的开展，不仅拓宽了显微神经外科的应用范围，而且打破了“脑干手术禁区”的旧观念。

上述脑干手术的发展史反映了科学技术发展对神经外科的影响，反映了几代神经外科医生不畏艰难险阻的精神，他们不懈努力，终使梦想成真。以下罗列最早用显微外科技术开展脑干手术的先驱：Chou SN，1975（血管母细胞瘤）；Chou SN，1975，Drake CE，1975（动静脉畸形）。虽然 Dandy W（1928）报道成功切除一例脑干海绵状血管瘤，但那个时代还没有其他人报道，真正大规模报道用显微神经外科技术切除脑干海绵状血管瘤是 20 世纪 90 年代（Fritschi JA，1994；Porter RW，1999；周良辅，1991）和 21 世纪初（Samii M，2001；王忠诚，2003；Garrett 和 Spetzler，2009）；用显微神经外科技术切除脑干肿瘤是 20 世纪 60 年代（Alvisi C，1962；Oliveorona H，1967；Pool JL，1968）。

本书的第一作者 Spetzler 教授就是开头提到的 1977 年随美国民间神经外科医生代表团来上海等

地访问的年轻医生。历经近半个世纪,他在脑干及其周边区域手术已逾千例。他厚积薄发,与另外 3 位同行合著了《脑干手术彩色图谱》。本书图文并茂,是一本值得有志于从事脑干病变诊治的神经外科医生潜心学习和参考的著作。浙江大学医学院附属第二医院神经外科张建民教授领衔的团队精心翻译此书,为国内同行献上一本有益的参考书。我相信,本书的出版将为我国显微神经外科脑干手术的发展添砖加瓦,最终造福于广大患者。

周良辅

中国工程院院士

国家神经疾病医学中心主任

复旦大学华山医院神经外科主任

复旦大学神经外科研究所所长

上海神经外科临床医学中心主任

2022 年 10 月于上海

中文版序二

脑干含有神经系统最重要的神经核团及神经纤维束，一直被视为中枢神经系统之“中枢”，也一直被视为“手术禁区”。来自美国凤凰城巴罗神经病学研究所的 Robert F. Spetzler 教授，长期致力于脑干手术安全区相关解剖和手术入路研究，并在手术中不断实践，积累了大量宝贵经验，通过整合大量解剖图片和病例资料（包括手术视频），讲解脑干不同部位病灶切除的手术入路，将相关经验呈现给读者。本书是一部不可多得的脑干手术教科书，在国内，首都医科大学附属北京天坛医院等神经外科中心在脑干手术方面也积累了许多经验。浙江大学医学院附属第二医院神经外科张建民教授牵头组织了本书的翻译工作，将这部脑干手术的旷世之作介绍给国内神经外科同道。相信各位同道一定能从该图谱中开拓视野、借鉴学习、积累经验，并在实践中不断提升手术技术。本书的出版将推动我国脑干疾病的诊疗水平，更好地服务广大患者。我很愿意将本书推荐给大家。

赵继宗

中国科学院院士

国家神经系统疾病临床医学研究中心主任

国家神经疾病医学中心主任

首都医科大学神经外科学院院长

首都医科大学附属北京天坛医院神经外科

2022 年 9 月于北京

中文版前言

脑干含有密集的神经纤维和重要神经核团，是人体生命中枢所在，一直以来被视为手术禁区。以往罹患脑干疾病的患者只能接受保守治疗，听命于疾病的进展而束手无策。这主要是由于神经外科医生对脑干相关解剖、生理特点等知识掌握有限，缺乏相关手术指征、入路及操作要点等实战经验，以及缺少专业的手术器械和监测手段不足等。零星的手术也往往因后遗症严重、预后不佳而使医生“望而生畏”。

近年来，随着对脑干显微解剖及功能的进一步认识、神经影像及融合技术的发展、术中监测水平的不断提高，特别是通过探索不同脑干病变选择合适安全的手术入路，手术治疗效果得以不断提升，让医生体会到安全切除脑干病灶并非不可能。基于此，来自美国凤凰城的巴罗神经外科团队编写了《脑干手术彩色图谱》。本书整合了大量解剖实体图片，将手术入路和断层解剖融合，清晰讲解相关入路的解剖学基础知识，便于读者记忆。同时，编者将相关病例附之于后，进一步分析和探讨，便于读者理解。更可贵的是，读者在参考相似病例手术入路的同时，也能结合自身的相关病例，进一步“鉴赏”各手术入路，便于举一反三。

本书主要分成五大部分：第一部分重点复习脑干解剖，以断层解剖为主；第二部分讲解脑干手术安全入路区域；第三部分阐述脑干手术重要原则和理念；第四部分列举丘脑、松果体区和脑干手术入路；第五部分是病例讲解和演示。此外，本书配备了手术视频，可通过手机扫码观看，以便读者加深印象和便于理解。本书内容丰富、涵盖面广，为此，我们组织了国内同道共同翻译，期望能为大家拓展视野，积累诊治经验，提升脑干手术水平，最终造福于患者。

由于译者脑干手术经验有限，翻译如有不妥之处，敬请广大读者批评指正。同时，衷心感谢参与翻译、校对的各位同道，感谢在本书出版过程中给予无私帮助的朋友们。

张建民

2022 年秋于杭州

英文版序

没有人能比 Robert Spetzler 更多地去推广“脑干并不是不可侵犯、不可操作的禁区”这一观念。20 世纪 90 年代，当我还是巴罗神经病学研究所住院医师时，他就开始证明这一点。这时，患者从世界各地涌向巴罗神经病学研究所，因为其他神经外科医生似乎坚信在脑干开展手术是不可能的，因此他们把患者介绍给一个勇敢到敢推翻这一观念的同行。转诊制度和大量患有海绵状血管瘤的拉丁裔患者都促使医生发现，对于这些患者，脑干海绵状血管瘤的显微外科切除术是可取的甚至是安全的。当其他医疗中心发展内镜和血管内技术时，巴罗神经病学研究所则由于一大批病例和精通显微外科手术及颅底手术的神经外科医生的汇集，开创了一个新学科——神经血管外科。脑干海绵状血管瘤手术始于简单的理念，如两点法选择正确的入路暴露病灶。本学科将针对肿瘤开发的复杂颅底手术入路调整到病理上更为简单的海绵状血管瘤手术上。脑干显微外科应用了一些技术，如针对深部病灶的术中导航、针对偏离神经通路病变的纤维跟踪成像，以及在深、暗的手术入路中仍能实现在明亮条件下进行精确操作的显微器械。最终，我们将脑干视为不可侵犯禁区的观念发生了转变，反而把它视作为一个复杂的“迷宫”却仍有可能安全进入的区域去“欣赏”。

在 Spetzler 博士和他的学生在巴罗神经病学研究所及其他地方诊治过数百例病例和发表无数文献后，脑干海绵状血管瘤的显微外科切除术已经成为世界各医疗中心公认的治疗方案，这些中心的专家也都精通本书中所描述的技术。本书是集大成者，汇总了脑干精细解剖、颅底复杂手术入路及 Spetzler 博士的开创性经验。本书通过精选的案例及巴罗神经病学研究所插画师的精美插画，呈现出 Spetzler 博士的真知灼见及他合著者 Kalani 博士、Nakaji 博士和 Yağmurlu 博士的细致工作，本书注定将成为每一位神经外科医生书架上的经典著作。

当我思考 Spetzler 博士的杰作和他对脑干手术的贡献时，发现他那辉煌的神经外科生涯与 Charles Drake 对椎 - 基底动脉瘤手术的贡献是有惊人相似之处的。在 Drake 所处的时代，他接受了源源不断的疑难动脉瘤病例，而加拿大安大略省伦敦市成为后循环动脉瘤手术探索的中心。他积攒了原创手术的经验，并提出“后循环并非是动脉瘤手术不可侵犯的禁区”的观点。此外，他还启发年轻的神经外科医生，完善基底动脉瘤手术的技术，并在世界各地进行实践。Spetzler 博士在脑干手术方面积累的独特经验也是如此，这使得美国亚利桑那州菲尼克斯成为脑干手术探索的中心。这本图谱中所蕴含的珍贵知识同样会激励未来的神经外科医生开展安全的、可治愈疾病的脑干手术。

值得一提的是，脑干手术并不适合心理承受力差或手部不稳的医生。脑干海绵状血管瘤和动静脉畸形尤其具有挑战性，成功和失败之间的界限差之毫厘。尽管本书证明了脑干手术是安全的，其疾病是可治愈的，但它也提醒人们脑干手术也会致残甚至致命。本书无疑会激励读者开展脑干手术，但它并不包括手术成功所必需的所有技巧。在与 Spetzler 博士一起工作的这些年里，我学到了许多这样的技巧，包括如何明智地选择适合手术的患者、深思熟虑地制订手术策略、灵巧地到达手术靶点、敏锐地辨别局部解剖，以及掌握何时应该积极解剖及何时应该停止。若要学习脑干手术，首先要认真研读本书或其他类似的图书，并仔细地观察具有这些技巧的大师的手术。

Michael T. Lawton, MD

San Francisco, CA

英文版前言

直到最近，脑干还被认为是不可侵犯的区域，因为它分布着非常密集的神经束和神经核。因此，脑干区域病变的患者通常采用保守治疗，他们的命运也常常由自然病程决定。由于可视化不足、对脑干解剖学的理解不足、缺乏适当的设备，以及试图切除脑干区域病变手术尤其是浸润性胶质瘤的失败，早期手术备受争议。

然而，随着时间的推移，在影像学技术、相应设备应用水平、患者监测水平、手术显微镜技术，尤其是神经导航技术取得了长足进步的帮助下，人们清晰地认识到，脑干也只是中枢神经系统的一个部分。基于先前的成功经验，我们认识到，脑干区域并非不可侵犯，但需要经过验证的安全的手术入路。脑干海绵状血管瘤（一种反复出血往往需要手术干预的疾病）在指导我们在这个区域中寻求安全的入路上一直是“最伟大的老师”。由于神经导航技术可以同时勾勒出病变及手术路径，切除位于脑干深处的病变就有了一定的可能性。随着我们在脑干区域手术经验的积累，安全的手术入路已被明确。本书借鉴了资深术者在脑干及其周围区域进行的上千例手术中获得的经验教训，希望它可以帮助广大神经外科同行。

影响患者是否手术的因素很多，包括患者的年龄、病情、症状的严重程度、出血次数、可及程度、神经外科医生的经验等。一些静脉异常疾病常常需要采用间接途径而非直接途径，因为经验教会我们需要保留这些大静脉。在技术水平上，脑干是可以开展手术的，但它仍然是一个极具挑战的区域，在考虑开展手术时需要制订严谨的策略。例如，面对患有第四脑室底下中线的小的脑桥海绵状血管瘤并且无显著临床症状的患者，就绝不应考虑手术切除；而患有巨大脑桥外侧海绵状血管瘤并导致明显的神经功能缺陷的患者，很可能会从手术中获得巨大收益。

本书是建立在先前许多图谱的基础上创作的。作为神经外科医生，我们倾向于“视觉导向”学习，通过插图、动画、临床影像、手术照片和术中视频，我们能够更好地掌握复杂的解剖关系及必须暴露的手术路径。正如读者可能预期的那样，本书主要关注脑干，因此，读者将找到一张符合逻辑且易于获取的脑干分部“地图”，每一分部都有其特殊的解剖和手术考虑。独立思考的读者将会从这些共同的、刻骨铭心的经验教训中受到许多启发。我们在此断言,本书所提供的一些技巧方法除了应用于脑干手术外,还会应用到神经外科其他领域中。我们真诚地希望神经外科医生能从本书中获益,并最终使患者受益。我们邀请你翻开本书,增长见识,步入脑干的“圣殿”。

Robert F. Spetzler, MD

M. Yashar S. Kalani, MD, PhD

Peter Nakaji, MD

Kaan Yağmurlu, MD

Phoenix, Arizona

致谢

如果没有 Neuroscience 出版社才华横溢且勤奋的工作人员的不懈努力，就不可能有如此伟大的著作，工作人员包括策划编辑 Rogena Lake 和 Samantha Soto，负责稿件接收和格式处理，并持续对接项目。感谢责任编辑 Jaime-Lynn Canales，她对细节的一丝不苟使她能够在历经数次更改后仍能追踪到最新版本的 1 700 多幅临床影像、照片和插画，她还负责管理本书中所采用的图片的版权和使用权限。感谢医学编辑 Mary Ann Clifft、Dawn Mutchler 和 Lynda Orescanin 对我们的文稿进行润色，并确保本书各部分风格一致。感谢视频编辑 Marie Clarkson 从数小时的术中视频中筛选出病例对应的视频，按照我们的要求剪辑视频，并编辑了我们录制的解说词，她还编辑了由 Michael Hickman 和 Joshua Lai 创作的精美动画的旁白。最重要的是，感谢首席医学插画家 Kristen Larson Keil，在妊娠期间和产假之后，非常出色地指导了一个由 Peter Lawrence 和 Neuroscience 出版社经理 Mark Schornak 等在内的自由签约艺术家和内部插画家组成的团队。Keil 女士的艺术天赋在本书诸多插图中得以展现，特别是她为本书设计的封面。她和其他插画家不仅借助他们特有的艺术天赋，还依靠刻苦训练和对解剖学的深入理解，为我们深入介绍的解剖学、病理学及手术技巧创作出精美细致的医学插画，他们还制作了细致的素描图来解释术中照片，以清楚地说明我们对每个病例的处理方法。

术中显示手术患者定位的照片由医学摄影师 Gary Armstrong 提供。

感谢我们的家人耐心和持续的支持，感谢我们的住院医师和研究员的投入。感谢我们的患者，没有他们，就没有这本书。

最后，感谢 Thieme 出版社的团队，其中包括 Timothy Hiscock、Sarah Landis、Barbara Chernow 及他们的许多同事，在他们的鼓励和帮助下，本书才得以出版。

目录

视频目录

丘脑和松果体

中脑

脑桥

延髓

颈延髓交界区

动画目录

1 解剖

Anatomy

脑干的内部解剖

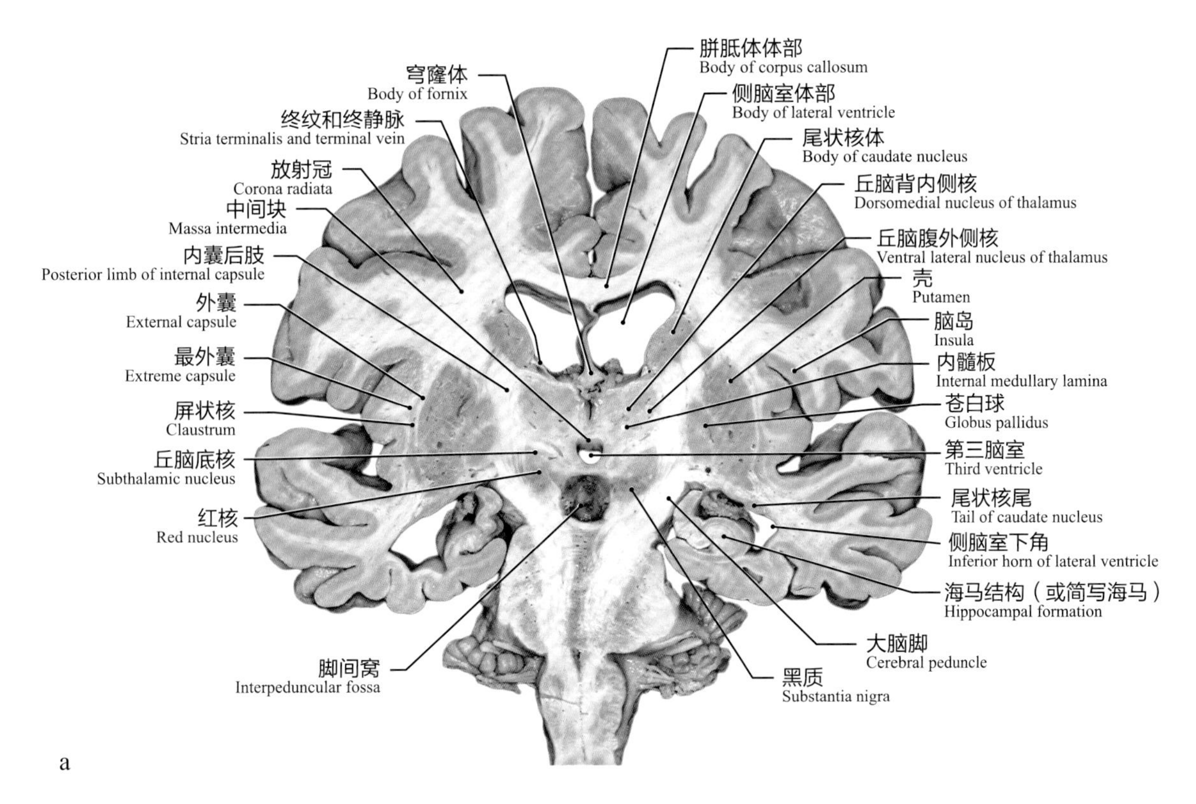

穹窿体
Body of fornix
终纹和终静脉
Stria terminalis and terminal vein
放射冠
Corona radiata
中间块
Massa intermedia
内囊后肢
Posterior limb of internal capsule
外囊
External capsule
最外囊
Extreme capsule
屏状核
Claustrum
丘脑底核
Subthalamic nucleus
红核
Red nucleus
脚间窝
Interpeduncular fossa
胼胝体体部
Body of corpus callosum
侧脑室体部
Body of lateral ventricle
尾状核体
Body of caudate nucleus
丘脑背内侧核
Dorsomedial nucleus of thalamus
丘脑腹外侧核
Ventral lateral nucleus of thalamus
壳
Putamen
脑岛
Insula
内髓板
Internal medullary lamina
苍白球
Globus pallidus
第三脑室
Third ventricle
尾状核尾
Tail of caudate nucleus
侧脑室下角
Inferior horn of lateral ventricle
海马结构（或简写海马）
Hippocampal formation
大脑脚
Cerebral peduncle
黑质
Substantia nigra
a

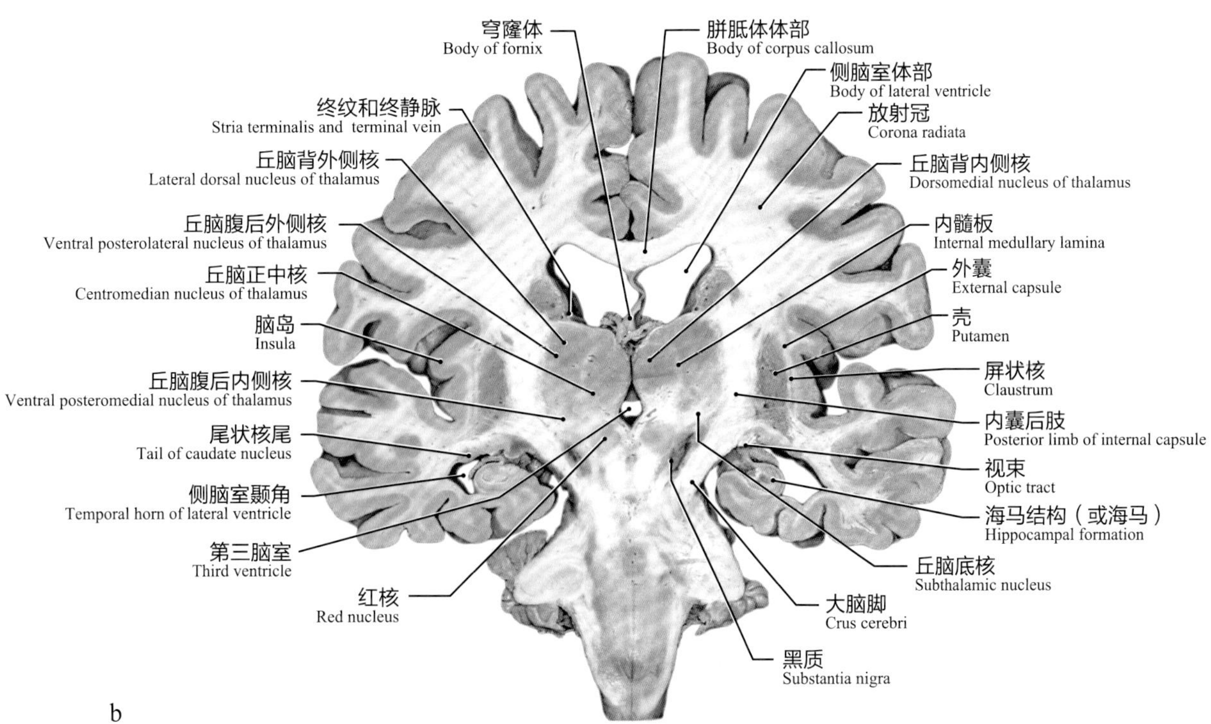

穹窿体
Body of fornix
终纹和终静脉
Stria terminalis and terminal vein
丘脑背外侧核
Lateral dorsal nucleus of thalamus
丘脑腹后外侧核
Ventral posterolateral nucleus of thalamus
丘脑正中核
Centromedian nucleus of thalamus
脑岛
Insula
丘脑腹后内侧核
Ventral posteromedial nucleus of thalamus
尾状核尾
Tail of caudate nucleus
侧脑室颞角
Temporal horn of lateral ventricle
第三脑室
Third ventricle
红核
Red nucleus
胼胝体体部
Body of corpus callosum
侧脑室体部
Body of lateral ventricle
放射冠
Corona radiata
丘脑背内侧核
Dorsomedial nucleus of thalamus
内髓板
Internal medullary lamina
外囊
External capsule
壳
Putamen
屏状核
Claustrum
内囊后肢
Posterior limb of internal capsule
视束
Optic tract
海马结构（或海马）
Hippocampal formation
丘脑底核
Subthalamic nucleus
大脑脚
Crus cerebri
黑质
Substantia nigra
b

图 1.1 a, b. 描绘间脑结构的脑和脑干的连续冠状位切片（1）。

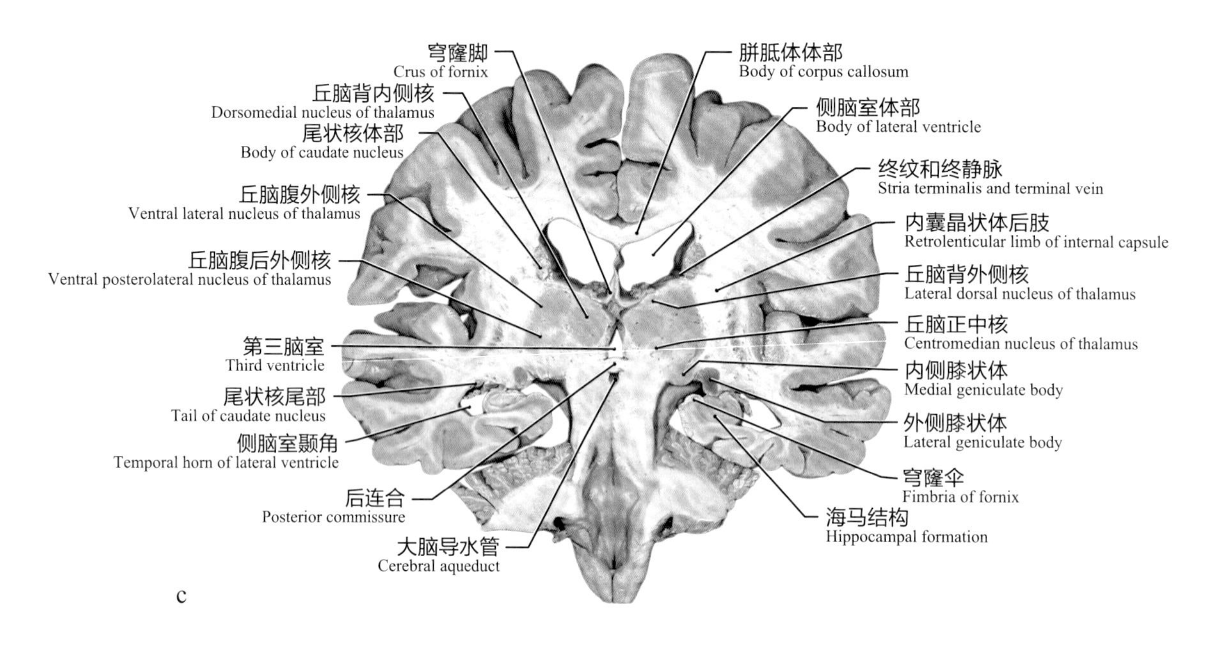
穹窿脚
Crus of fornix
丘脑背内侧核
Dorsomedial nucleus of thalamus
尾状核体部
Body of caudate nucleus
丘脑腹外侧核
Ventral lateral nucleus of thalamus
丘脑腹后外侧核
Ventral posterolateral nucleus of thalamus
第三脑室
Third ventricle
尾状核尾部
Tail of caudate nucleus
侧脑室颞角
Temporal horn of lateral ventricle
后连合
Posterior commissure
大脑导水管
Cerebral aqueduct
胼胝体体部
Body of corpus callosum
侧脑室体部
Body of lateral ventricle
终纹和终静脉
Stria terminalis and terminal vein
内囊晶状体后肢
Retrolenticular limb of internal capsule
丘脑背外侧核
Lateral dorsal nucleus of thalamus
丘脑正中核
Centromedian nucleus of thalamus
内侧膝状体
Medial geniculate body
外侧膝状体
Lateral geniculate body
穹窿伞
Fimbria of fornix
海马结构
Hippocampal formation
c

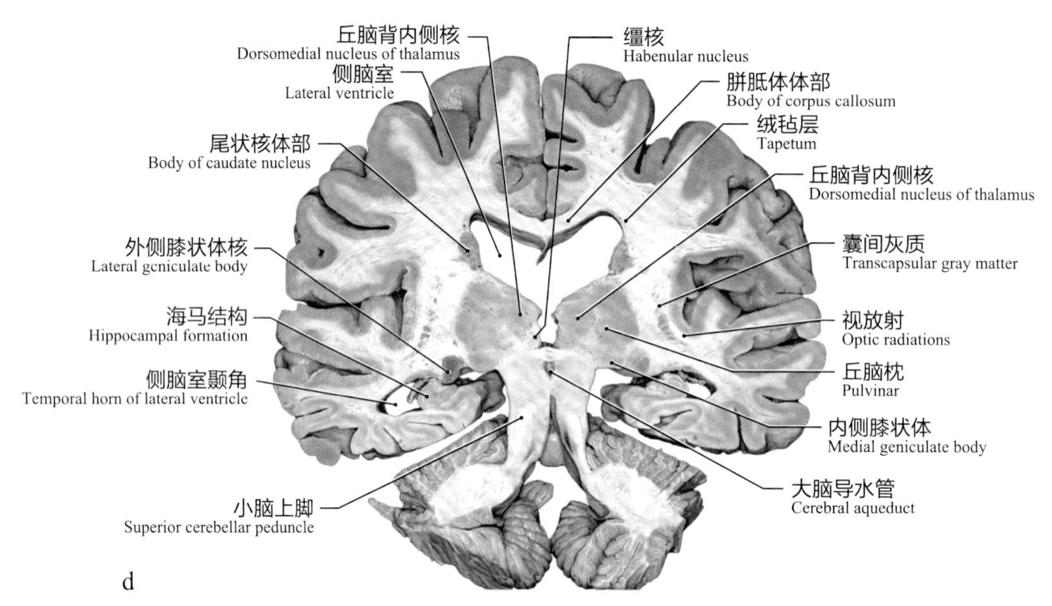
丘脑背内侧核
Dorsomedial nucleus of thalamus
侧脑室
Lateral ventricle
尾状核体部
Body of caudate nucleus
外侧膝状体核
Lateral geniculate body
海马结构
Hippocampal formation
侧脑室颞角
Temporal horn of lateral ventricle
小脑上脚
Superior cerebellar peduncle
缰核
Habenular nucleus
胼胝体体部
Body of corpus callosum
绒毡层
Tapetum
丘脑背内侧核
Dorsomedial nucleus of thalamus
囊间灰质
Transcapsular gray matter
视放射
Optic radiations
丘脑枕
Pulvinar
内侧膝状体
Medial geniculate body
大脑导水管
Cerebral aqueduct
d

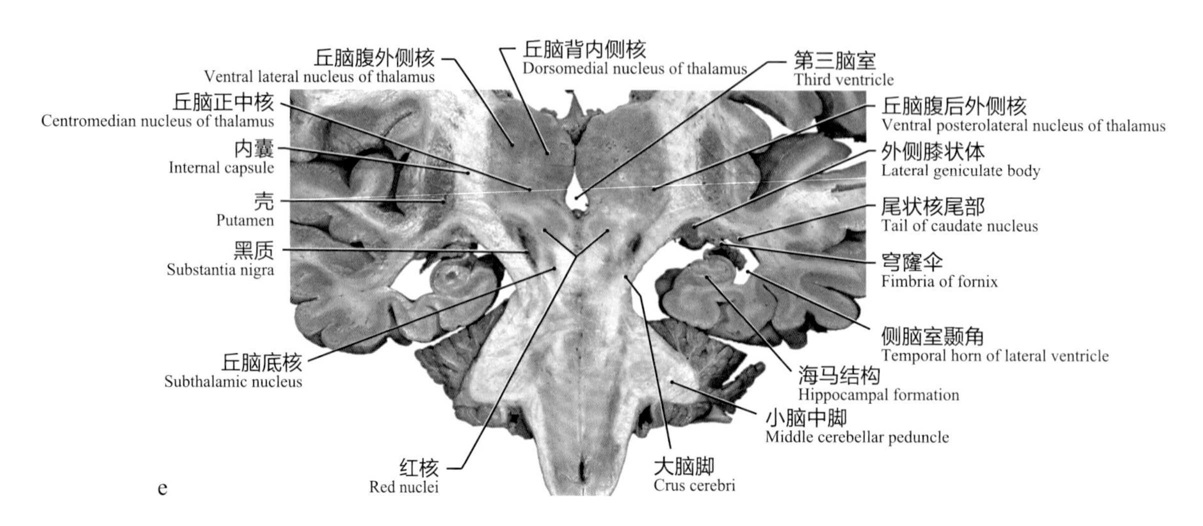
丘脑腹外侧核
Ventral lateral nucleus of thalamus
丘脑正中核
Centromedian nucleus of thalamus
内囊
Internal capsule
壳
Putamen
黑质
Substantia nigra
丘脑底核
Subthalamic nucleus
红核
Red nuclei
丘脑背内侧核
Dorsomedial nucleus of thalamus
第三脑室
Third ventricle
丘脑腹后外侧核
Ventral posterolateral nucleus of thalamus
外侧膝状体
Lateral geniculate body
尾状核尾部
Tail of caudate nucleus
穹窿伞
Fimbria of fornix
侧脑室颞角
Temporal horn of lateral ventricle
海马结构
Hippocampal formation
小脑中脚
Middle cerebellar peduncle
大脑脚
Crus cerebri
e

图 1.1　c~e. 描绘间脑结构的脑和脑干的连续冠状位切片（2）。

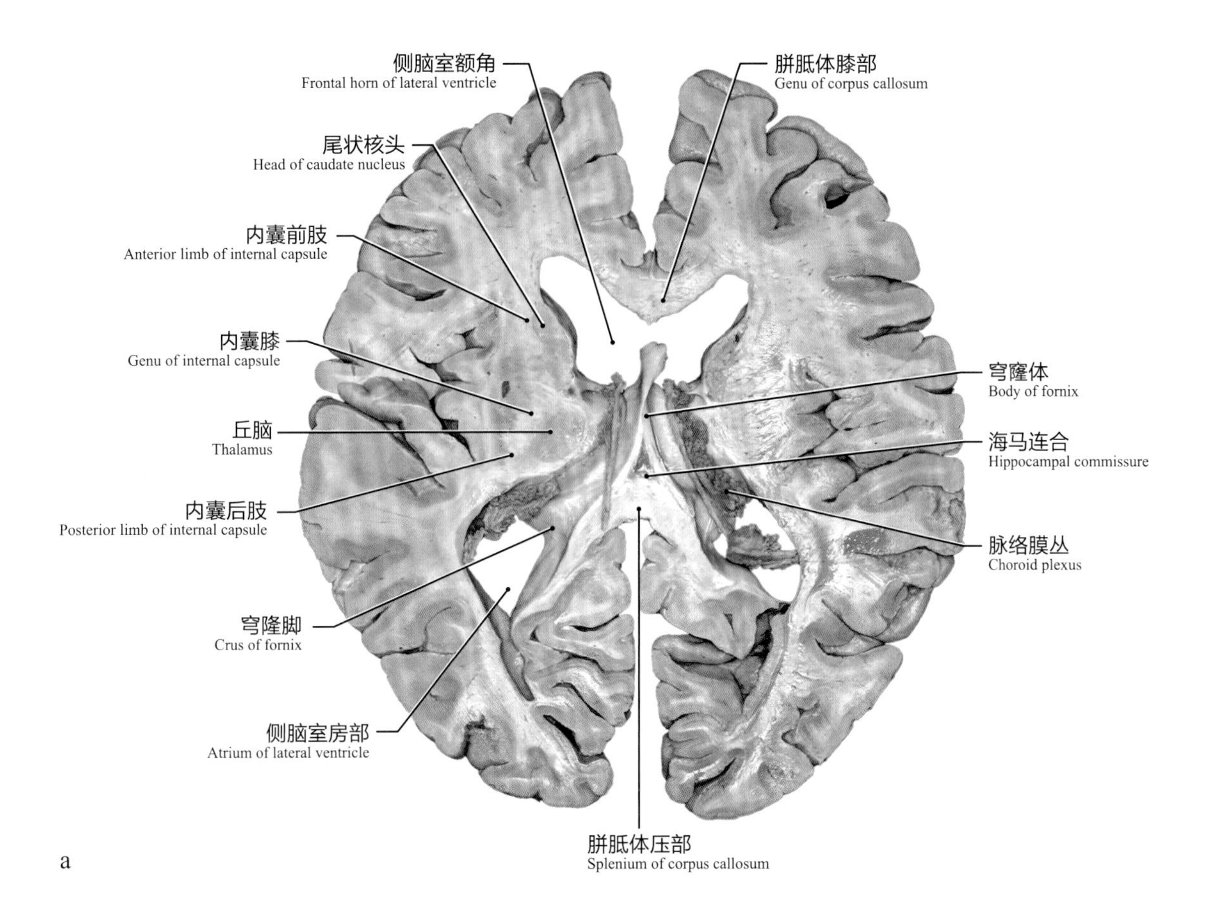
侧脑室额角
Frontal horn of lateral ventricle
胼胝体膝部
Genu of corpus callosum
尾状核头
Head of caudate nucleus
内囊前肢
Anterior limb of internal capsule
内囊膝
Genu of internal capsule
穹窿体
Body of fornix
丘脑
Thalamus
海马连合
Hippocampal commissure
内囊后肢
Posterior limb of internal capsule
脉络膜丛
Choroid plexus
穹隆脚
Crus of fornix
侧脑室房部
Atrium of lateral ventricle
胼胝体压部
Splenium of corpus callosum
a

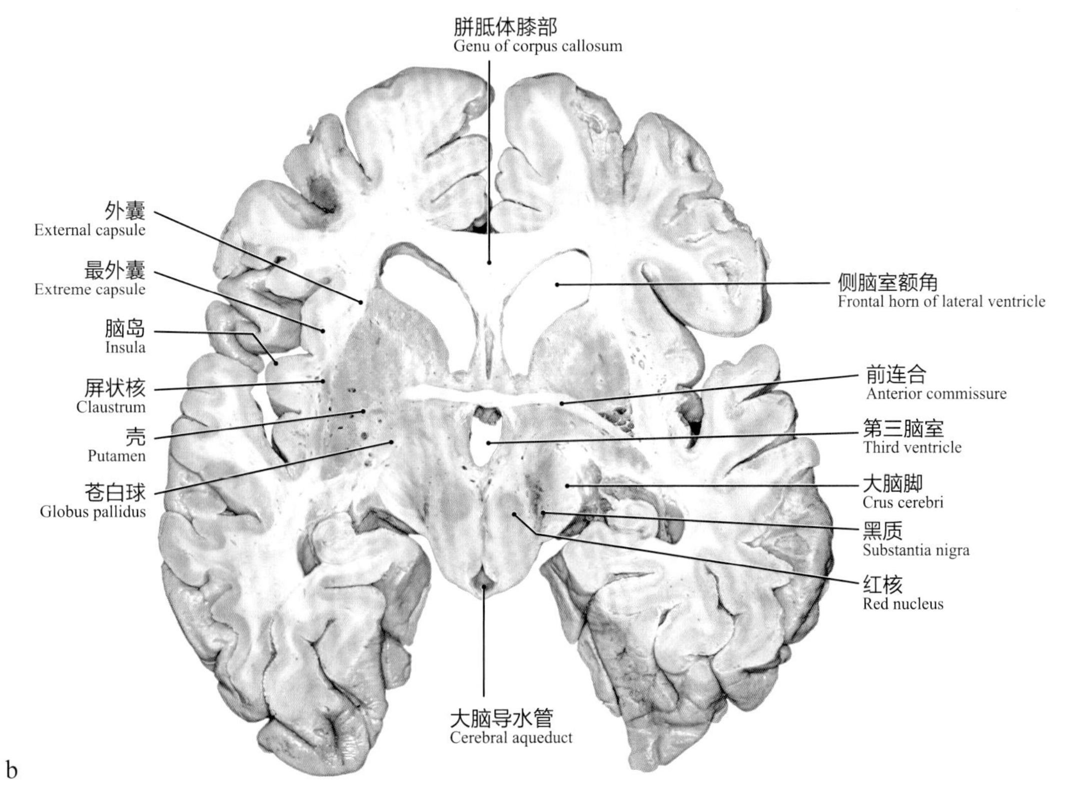
胼胝体膝部
Genu of corpus callosum
外囊
External capsule
最外囊
Extreme capsule
侧脑室额角
Frontal horn of lateral ventricle
脑岛
Insula
屏状核
Claustrum
前连合
Anterior commissure
壳
Putamen
第三脑室
Third ventricle
苍白球
Globus pallidus
大脑脚
Crus cerebri
黑质
Substantia nigra
红核
Red nucleus
大脑导水管
Cerebral aqueduct
b

图 1.2 a, b. 描绘间脑结构的脑和脑干的连续轴位切片（1）。

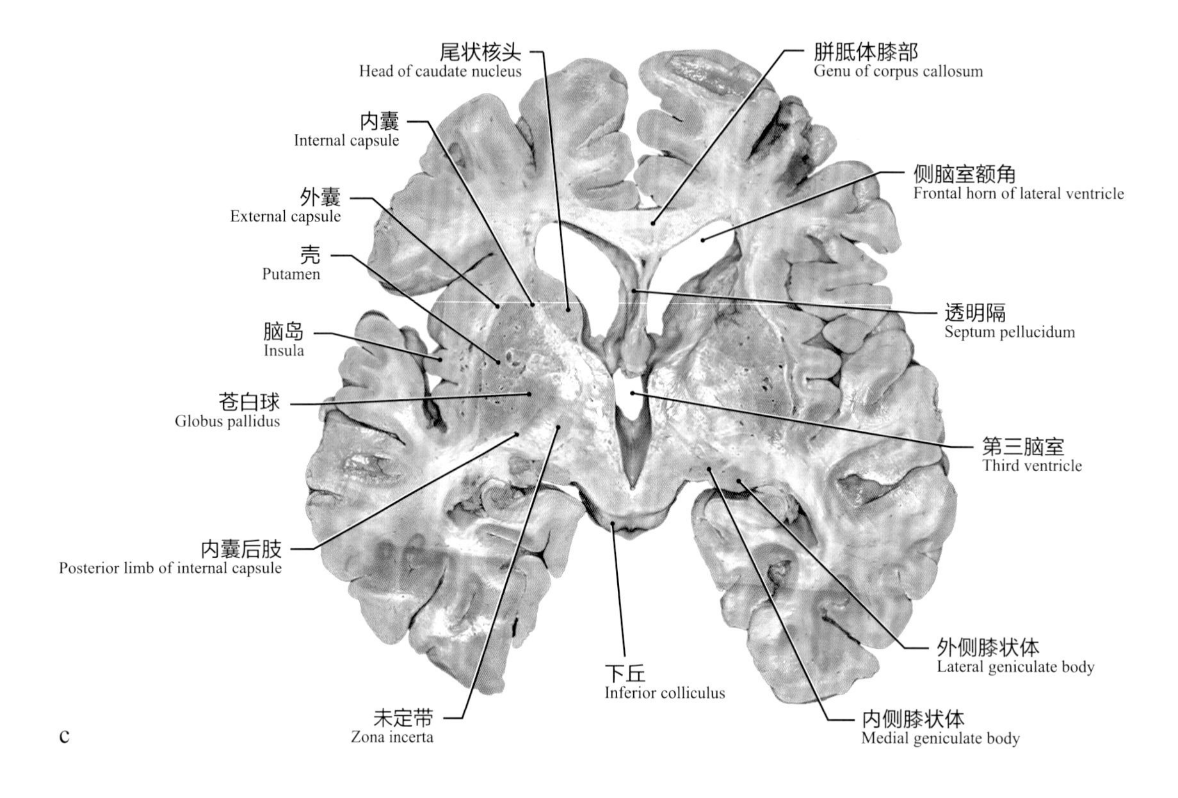

尾状核头
Head of caudate nucleus
胼胝体膝部
Genu of corpus callosum
内囊
Internal capsule
侧脑室额角
Frontal horn of lateral ventricle
外囊
External capsule
壳
Putamen
透明隔
Septum pellucidum
脑岛
Insula
苍白球
Globus pallidus
第三脑室
Third ventricle
内囊后肢
Posterior limb of internal capsule
外侧膝状体
Lateral geniculate body
下丘
Inferior colliculus
未定带
Zona incerta
内侧膝状体
Medial geniculate body
c

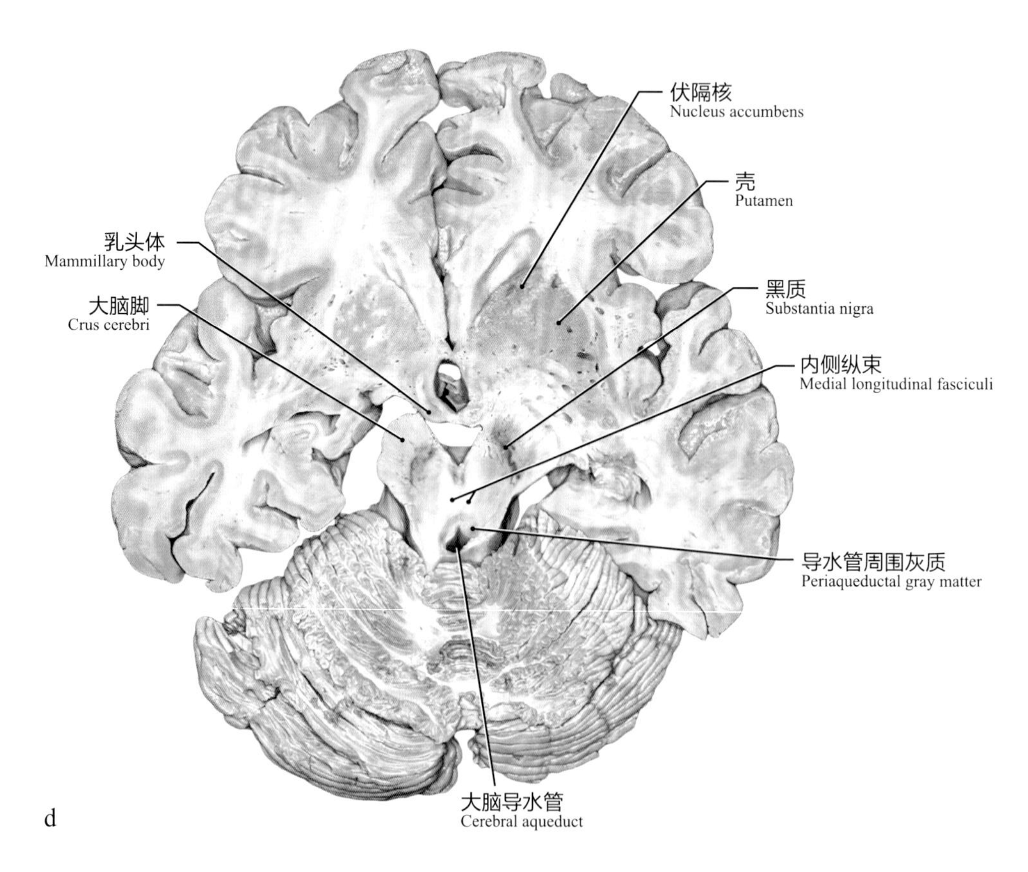

伏隔核
Nucleus accumbens
壳
Putamen
乳头体
Mammillary body
大脑脚
Crus cerebri
黑质
Substantia nigra
内侧纵束
Medial longitudinal fasciculi
导水管周围灰质
Periaqueductal gray matter
d
大脑导水管
Cerebral aqueduct

图 1.2　c, d. 描绘间脑结构的脑和脑干的连续轴位切片（2）。

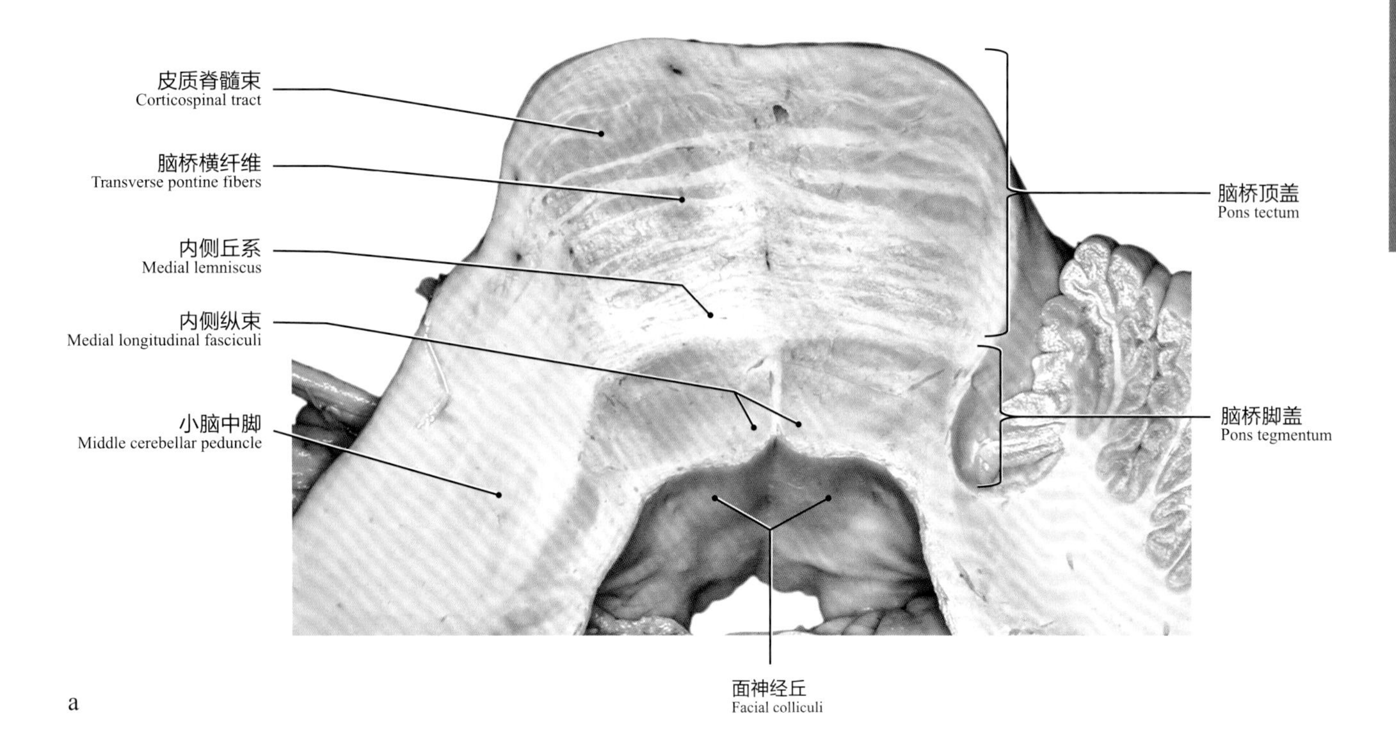
皮质脊髓束
Corticospinal tract
脑桥横纤维
Transverse pontine fibers
内侧丘系
Medial lemniscus
内侧纵束
Medial longitudinal fasciculi
小脑中脚
Middle cerebellar peduncle
脑桥顶盖
Pons tectum
脑桥脚盖
Pons tegmentum
面神经丘
Facial colliculi
a

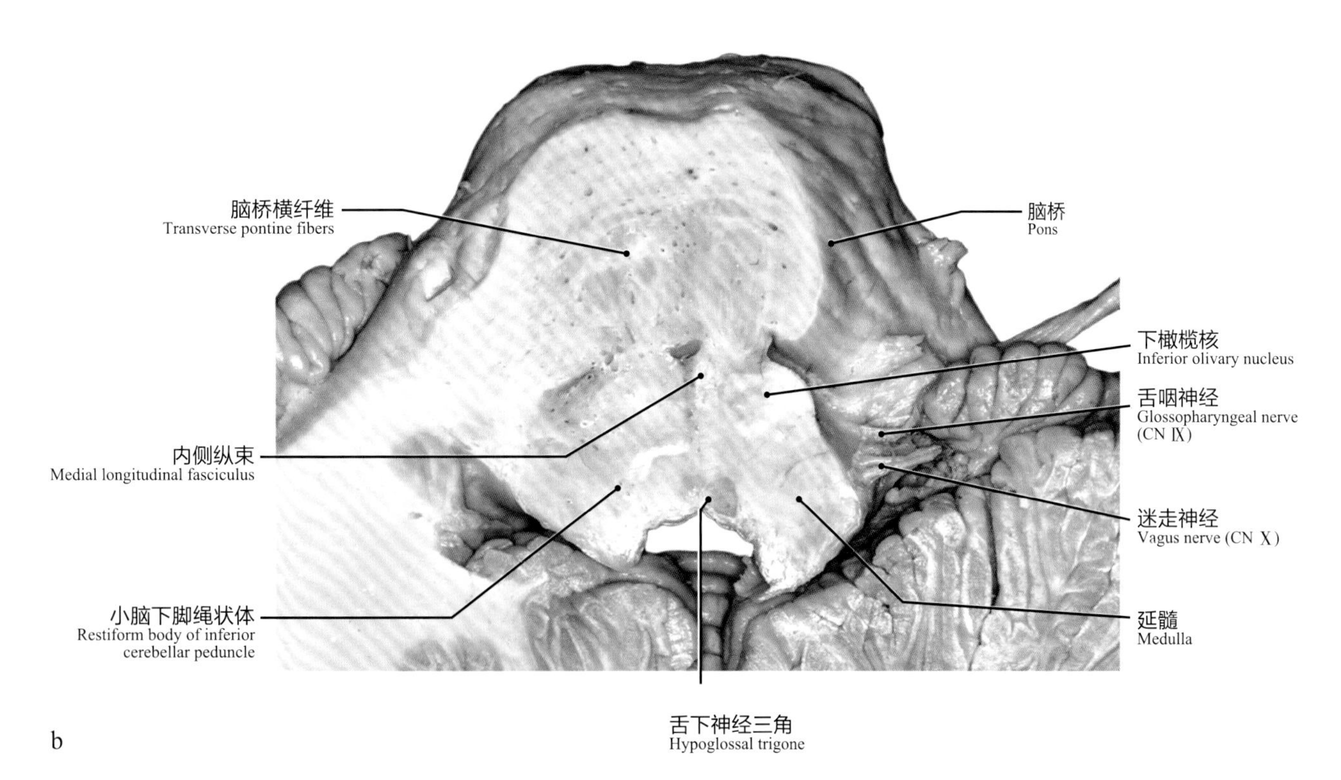
脑桥横纤维
Transverse pontine fibers
脑桥
Pons
下橄榄核
Inferior olivary nucleus
舌咽神经
Glossopharyngeal nerve
(CN Ⅸ)
内侧纵束
Medial longitudinal fasciculus
迷走神经
Vagus nerve (CN Ⅹ)
小脑下脚绳状体
Restiform body of inferior
cerebellar peduncle
延髓
Medulla
舌下神经三角
Hypoglossal trigone
b

图 1.3 a, b. 描绘脑桥和延髓结构的脑干轴位切片。CN：脑神经。

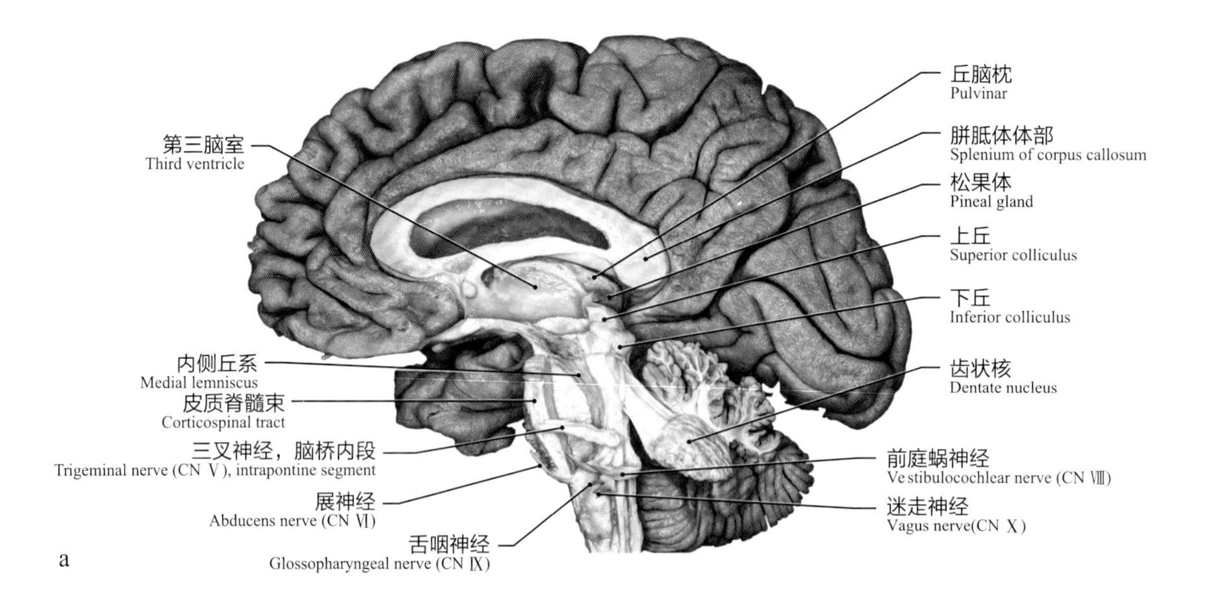
第三脑室
Third ventricle
内侧丘系
Medial lemniscus
皮质脊髓束
Corticospinal tract
三叉神经，脑桥内段
Trigeminal nerve (CN Ⅴ), intrapontine segment
展神经
Abducens nerve (CN Ⅵ)
舌咽神经
Glossopharyngeal nerve (CN Ⅸ)
丘脑枕
Pulvinar
胼胝体体部
Splenium of corpus callosum
松果体
Pineal gland
上丘
Superior colliculus
下丘
Inferior colliculus
齿状核
Dentate nucleus
前庭蜗神经
Vestibulocochlear nerve (CN Ⅷ)
迷走神经
Vagus nerve(CN Ⅹ)
a

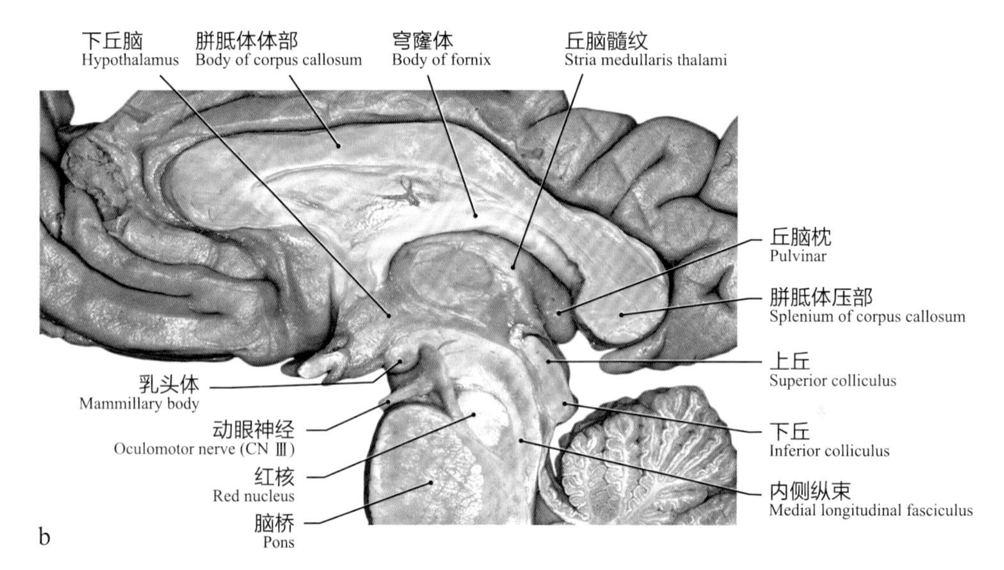
下丘脑
Hypothalamus
胼胝体体部
Body of corpus callosum
穹窿体
Body of fornix
丘脑髓纹
Stria medullaris thalami
丘脑枕
Pulvinar
胼胝体压部
Splenium of corpus callosum
上丘
Superior colliculus
下丘
Inferior colliculus
内侧纵束
Medial longitudinal fasciculus
乳头体
Mammillary body
动眼神经
Oculomotor nerve (CN Ⅲ)
红核
Red nucleus
脑桥
Pons
b

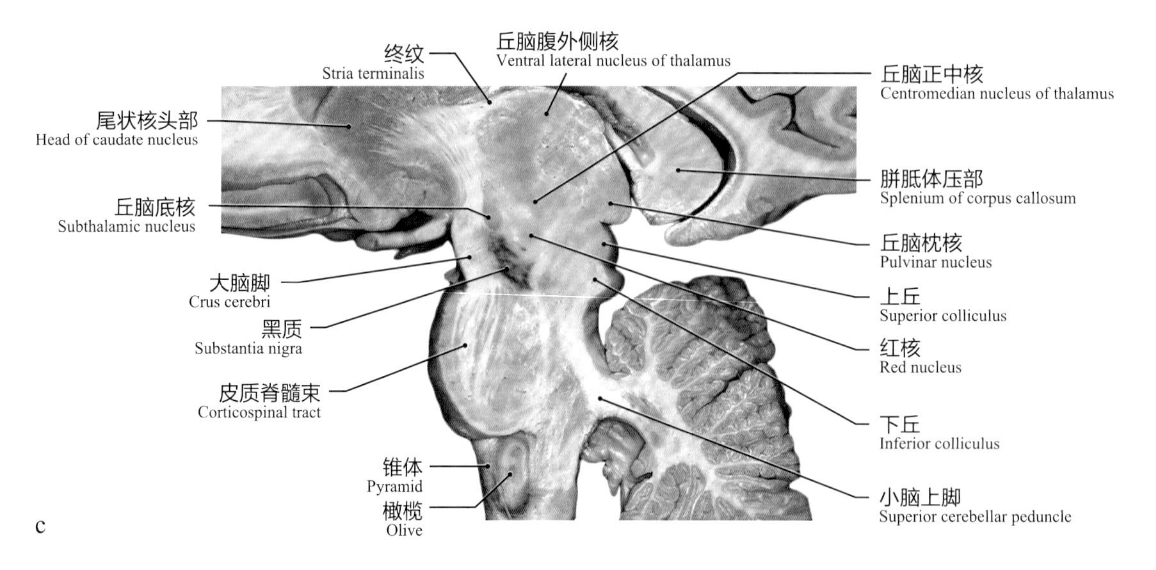
终纹
Stria terminalis
丘脑腹外侧核
Ventral lateral nucleus of thalamus
丘脑正中核
Centromedian nucleus of thalamus
尾状核头部
Head of caudate nucleus
胼胝体压部
Splenium of corpus callosum
丘脑底核
Subthalamic nucleus
丘脑枕核
Pulvinar nucleus
大脑脚
Crus cerebri
上丘
Superior colliculus
黑质
Substantia nigra
红核
Red nucleus
皮质脊髓束
Corticospinal tract
下丘
Inferior colliculus
锥体
Pyramid
橄榄
Olive
小脑上脚
Superior cerebellar peduncle
c

图 1.4 a~c. 描绘间脑重要结构的脑和脑干的连续矢状面切片。

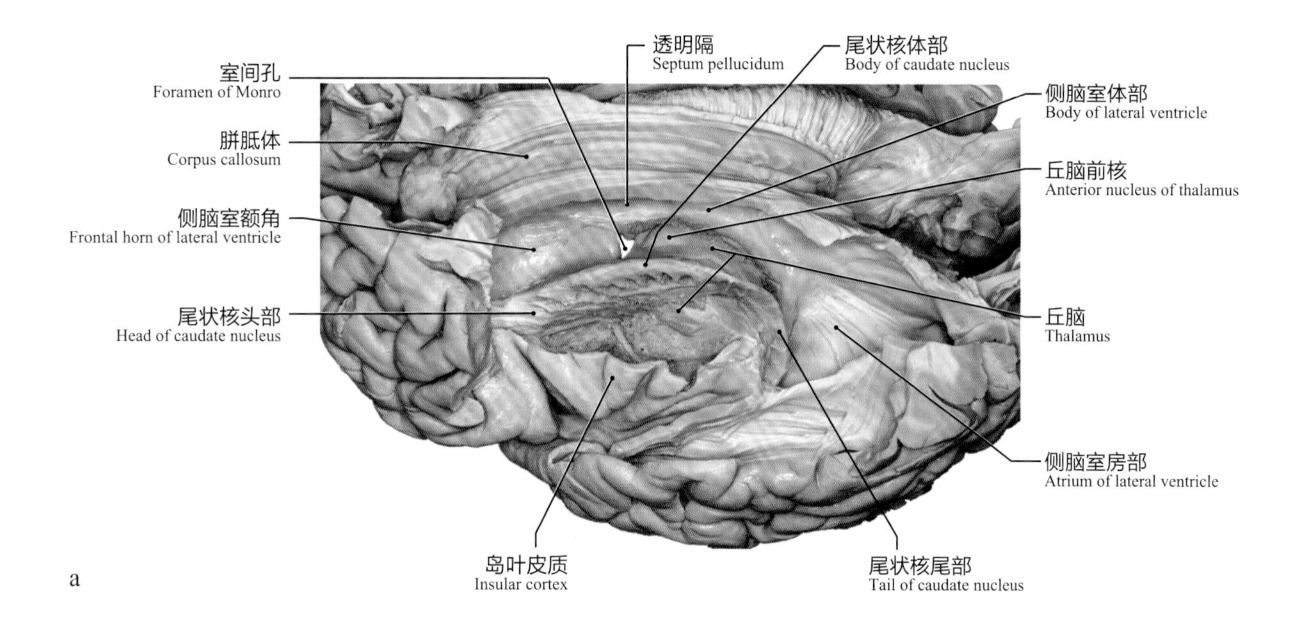

室间孔
Foramen of Monro
透明隔
Septum pellucidum
尾状核体部
Body of caudate nucleus
侧脑室体部
Body of lateral ventricle
胼胝体
Corpus callosum
丘脑前核
Anterior nucleus of thalamus
侧脑室额角
Frontal horn of lateral ventricle
尾状核头部
Head of caudate nucleus
丘脑
Thalamus
侧脑室房部
Atrium of lateral ventricle
岛叶皮质
Insular cortex
尾状核尾部
Tail of caudate nucleus
a

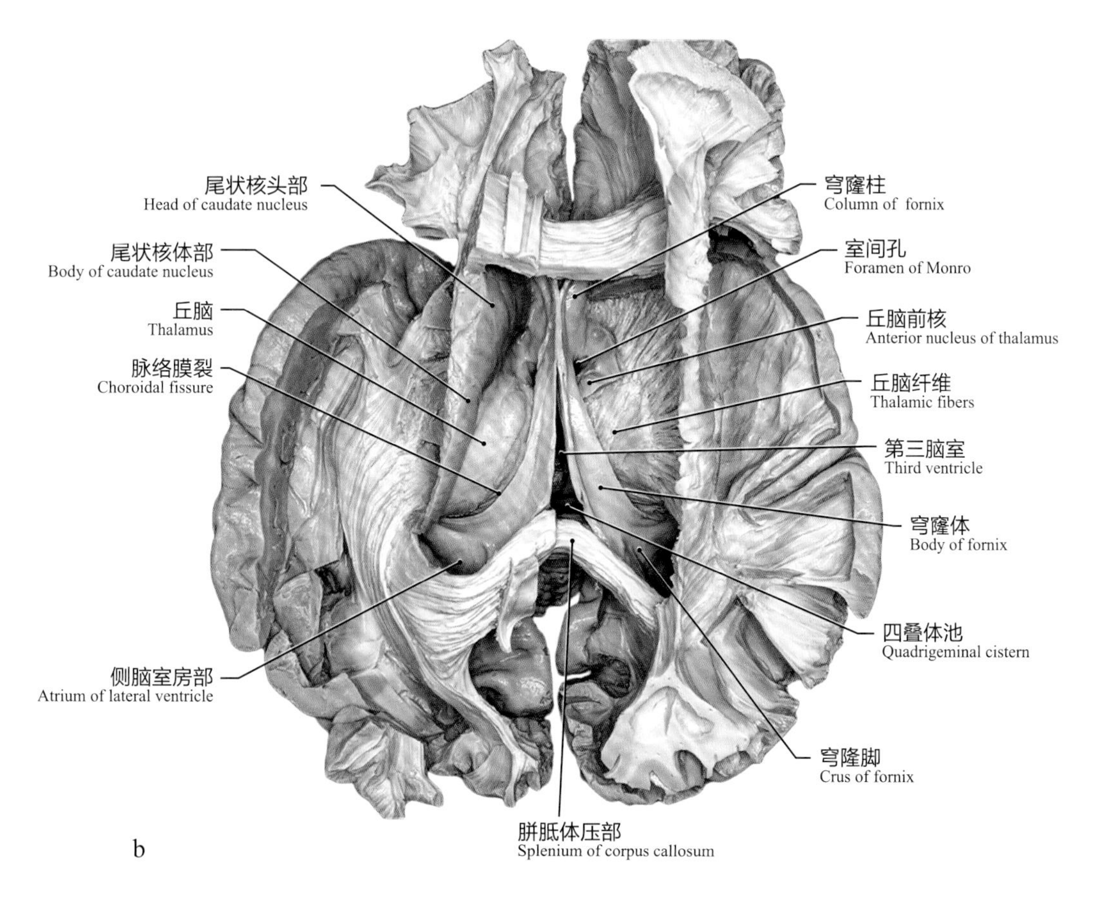

尾状核头部
Head of caudate nucleus
穹窿柱
Column of fornix
尾状核体部
Body of caudate nucleus
室间孔
Foramen of Monro
丘脑
Thalamus
丘脑前核
Anterior nucleus of thalamus
脉络膜裂
Choroidal fissure
丘脑纤维
Thalamic fibers
第三脑室
Third ventricle
穹窿体
Body of fornix
四叠体池
Quadrigeminal cistern
侧脑室房部
Atrium of lateral ventricle
穹隆脚
Crus of fornix
胼胝体压部
Splenium of corpus callosum
b

图 1.5 显示丘脑、侧脑室和第三脑室与相邻解剖结构的关系。a. 上外侧视图。b. 上侧视图。

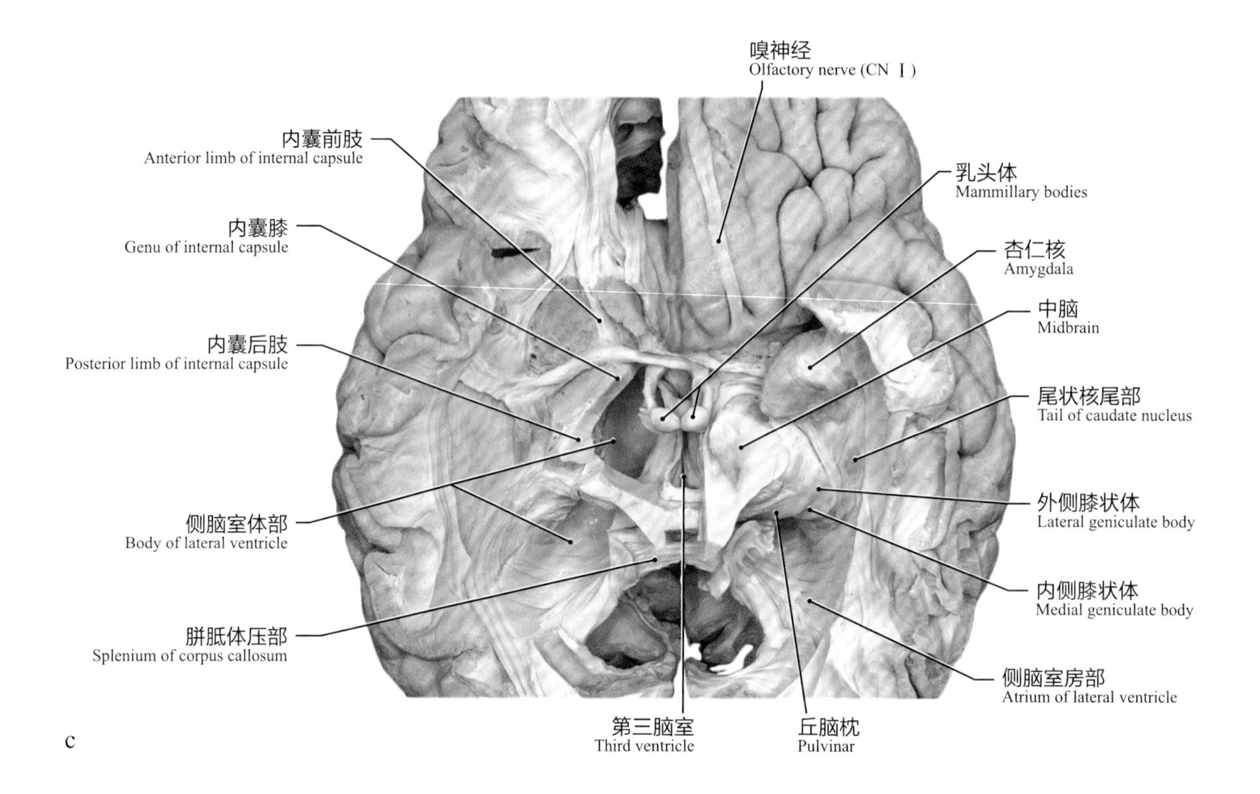
嗅神经
Olfactory nerve (CN Ⅰ)
内囊前肢
Anterior limb of internal capsule
乳头体
Mammillary bodies
内囊膝
Genu of internal capsule
杏仁核
Amygdala
中脑
Midbrain
内囊后肢
Posterior limb of internal capsule
尾状核尾部
Tail of caudate nucleus
外侧膝状体
Lateral geniculate body
侧脑室体部
Body of lateral ventricle
内侧膝状体
Medial geniculate body
胼胝体压部
Splenium of corpus callosum
侧脑室房部
Atrium of lateral ventricle
c
第三脑室
Third ventricle
丘脑枕
Pulvinar

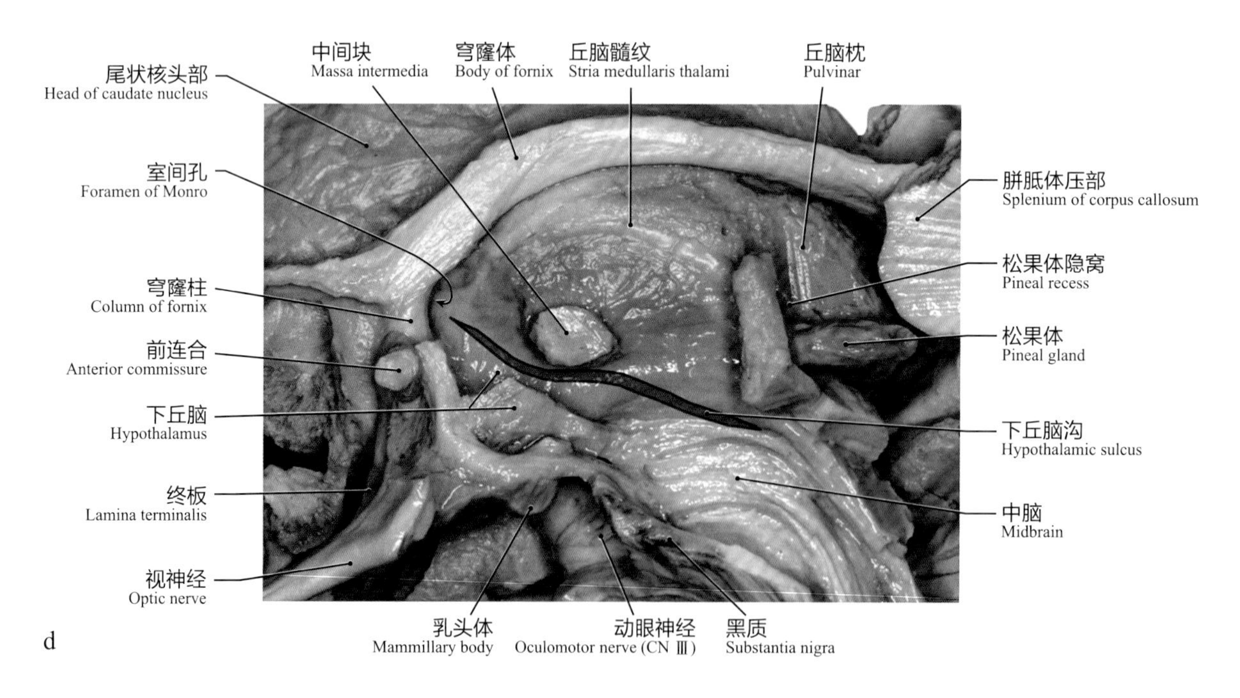
尾状核头部
Head of caudate nucleus
中间块
Massa intermedia
穹窿体
Body of fornix
丘脑髓纹
Stria medullaris thalami
丘脑枕
Pulvinar
室间孔
Foramen of Monro
胼胝体压部
Splenium of corpus callosum
穹窿柱
Column of fornix
松果体隐窝
Pineal recess
前连合
Anterior commissure
松果体
Pineal gland
下丘脑
Hypothalamus
下丘脑沟
Hypothalamic sulcus
终板
Lamina terminalis
中脑
Midbrain
视神经
Optic nerve
d
乳头体
Mammillary body
动眼神经
Oculomotor nerve (CN Ⅲ)
黑质
Substantia nigra

图 1.5 c. 下侧视图。d. 内侧视图。

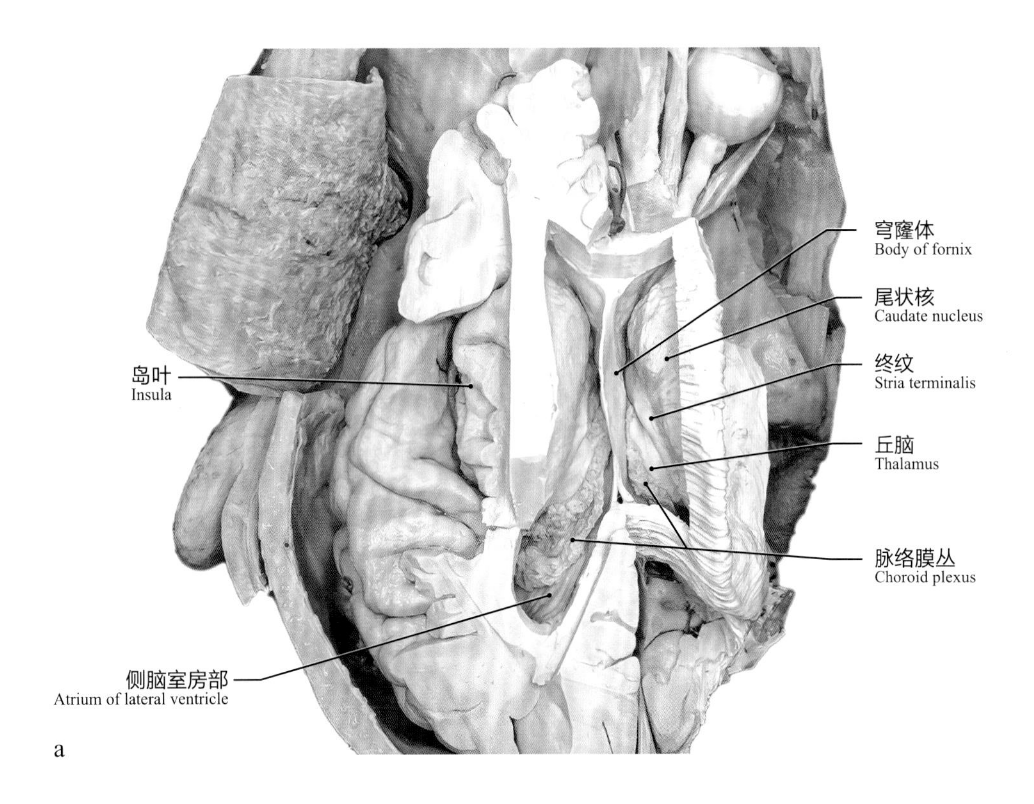
穹窿体
Body of fornix
尾状核
Caudate nucleus
终纹
Stria terminalis
丘脑
Thalamus
脉络膜丛
Choroid plexus
岛叶
Insula
侧脑室房部
Atrium of lateral ventricle
a

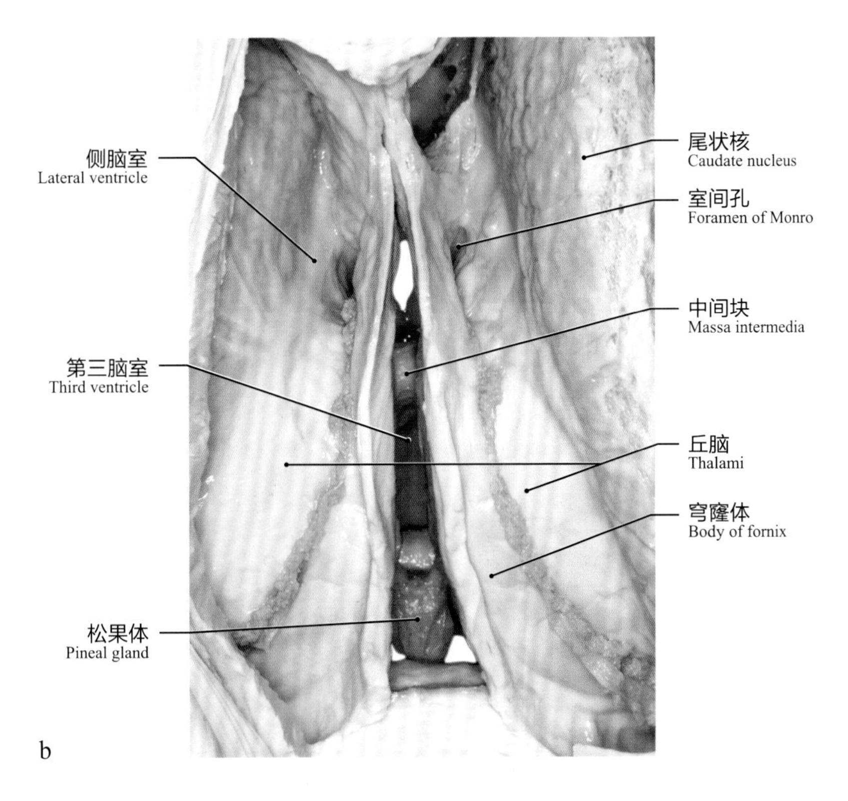
侧脑室
Lateral ventricle
尾状核
Caudate nucleus
室间孔
Foramen of Monro
中间块
Massa intermedia
第三脑室
Third ventricle
丘脑
Thalami
穹窿体
Body of fornix
松果体
Pineal gland
b

图 1.6 a, b. 显示丘脑与侧脑室和第三脑室关系的上视图。

中脑腹侧 Ventral midbrain
中脑背盖 Dorsal midbrain(tegmentum)
中脑顶盖 Dorsal midbrain(tectum)
第三脑室 Third ventricle
红核 Red nucleus
丘脑底核 Subthalamic nucleus
黑质 Substantia nigra
动眼神经 Oculomotor nerve (CN Ⅲ)
大脑脚 Crus cerebri
脑桥 Pons
三叉神经 Trigeminal nerve (CN Ⅴ)
松果体 Pineal gland
上丘 Superior colliculus
下丘 Inferior colliculus
滑车神经 Trochlear nerve(CN Ⅳ)
小脑上脚 Superior cerebellar peduncle

a

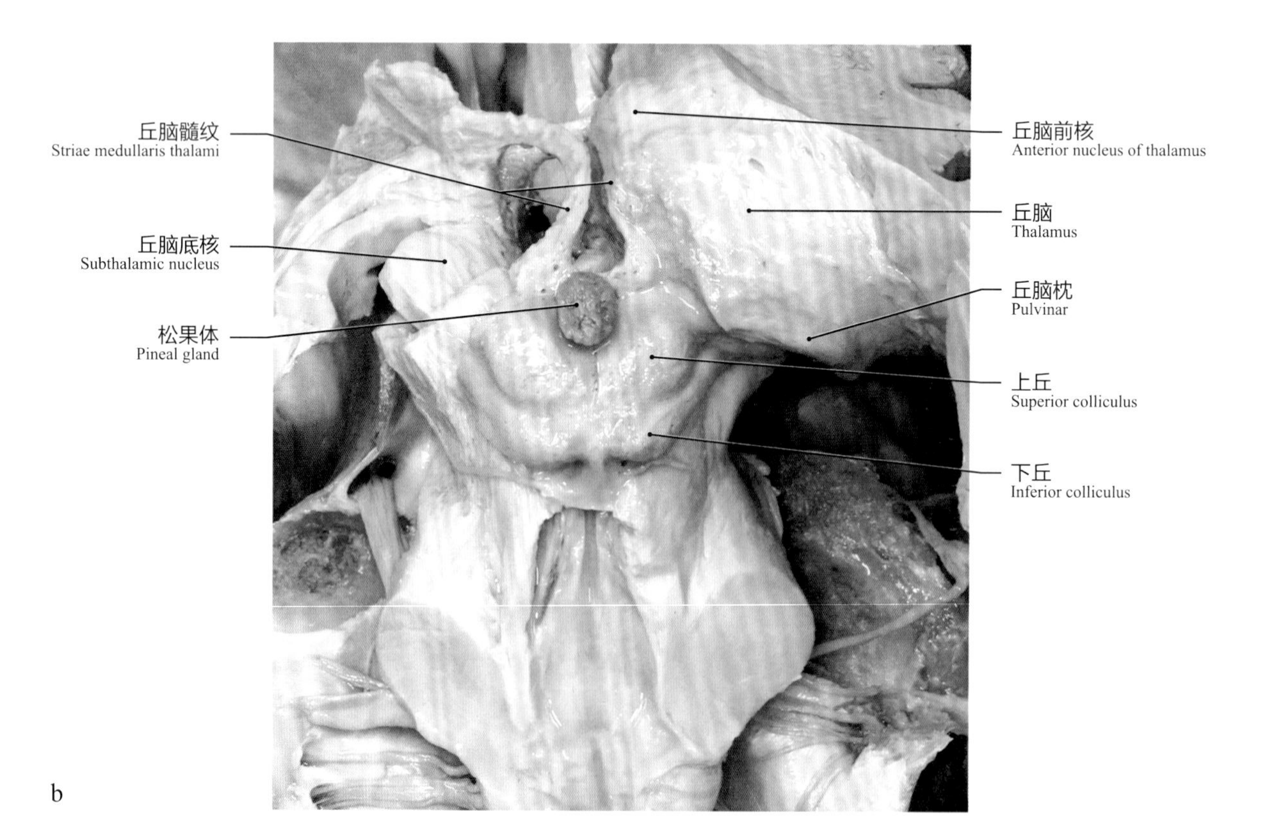
丘脑髓纹 Striae medullaris thalami
丘脑底核 Subthalamic nucleus
松果体 Pineal gland
丘脑前核 Anterior nucleus of thalamus
丘脑 Thalamus
丘脑枕 Pulvinar
上丘 Superior colliculus
下丘 Inferior colliculus

b

图 1.7 展示丘脑与中脑结构的关系。a. 外侧视图。b. 后侧视图。

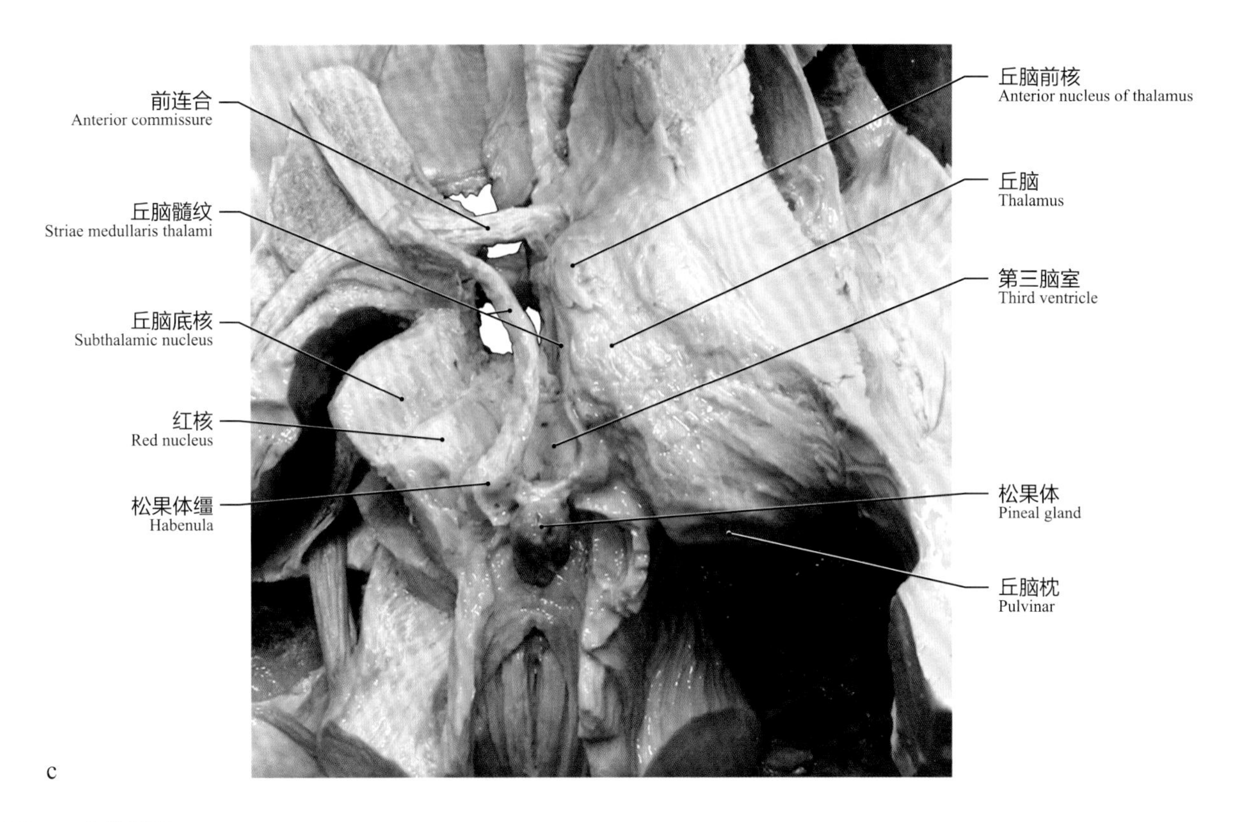
前连合
Anterior commissure
丘脑髓纹
Striae medullaris thalami
丘脑底核
Subthalamic nucleus
红核
Red nucleus
松果体缰
Habenula
丘脑前核
Anterior nucleus of thalamus
丘脑
Thalamus
第三脑室
Third ventricle
松果体
Pineal gland
丘脑枕
Pulvinar
c

图 1.7 c. 上位视图。

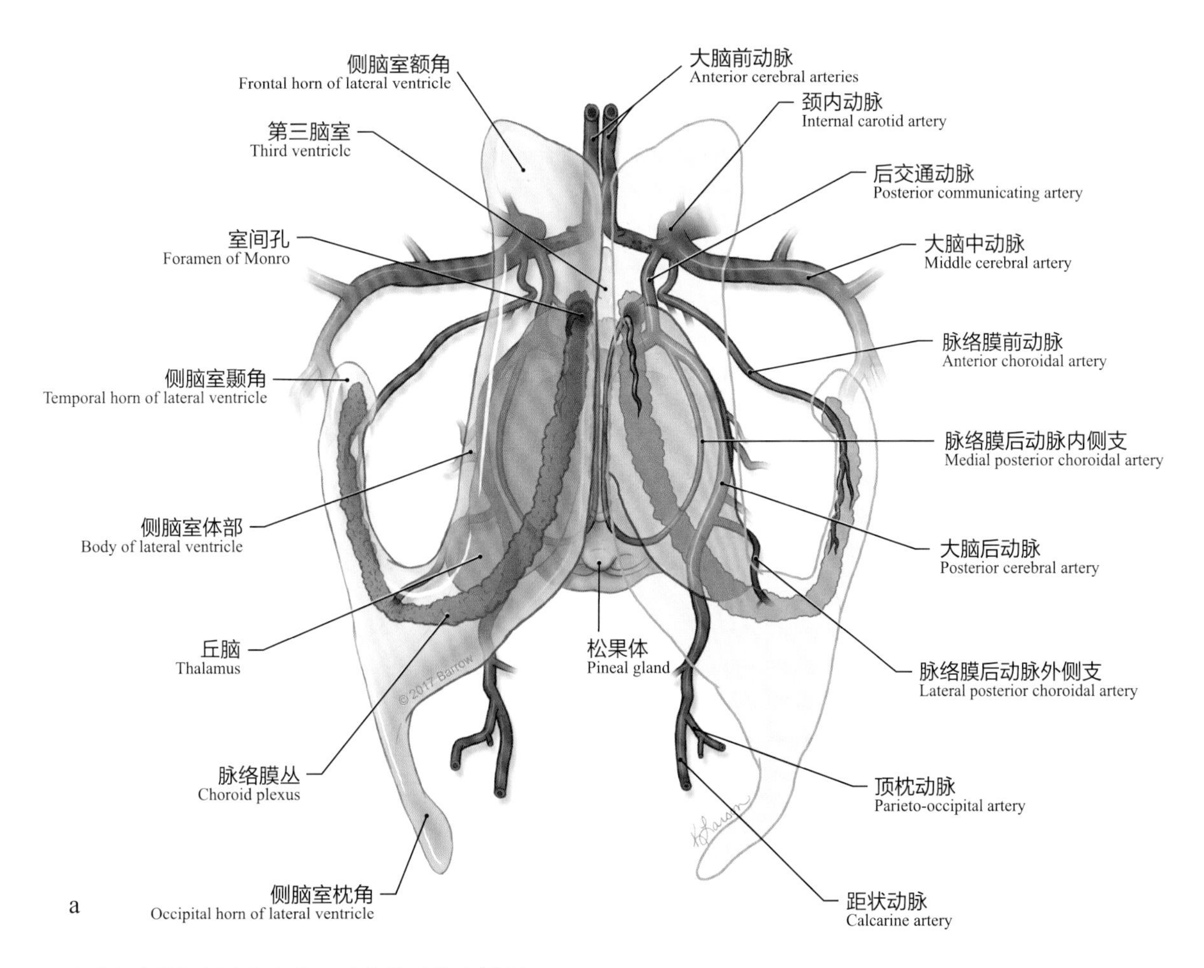
侧脑室额角
Frontal horn of lateral ventricle
第三脑室
Third ventricle
室间孔
Foramen of Monro
侧脑室颞角
Temporal horn of lateral ventricle
侧脑室体部
Body of lateral ventricle
丘脑
Thalamus
脉络膜丛
Choroid plexus
侧脑室枕角
Occipital horn of lateral ventricle
大脑前动脉
Anterior cerebral arteries
颈内动脉
Internal carotid artery
后交通动脉
Posterior communicating artery
大脑中动脉
Middle cerebral artery
脉络膜前动脉
Anterior choroidal artery
脉络膜后动脉内侧支
Medial posterior choroidal artery
大脑后动脉
Posterior cerebral artery
脉络膜后动脉外侧支
Lateral posterior choroidal artery
松果体
Pineal gland
顶枕动脉
Parieto-occipital artery
距状动脉
Calcarine artery
© 2017 Barrow
a

图 1.8 a. 展示脑动脉与侧脑室和第三脑室关系的上视图。

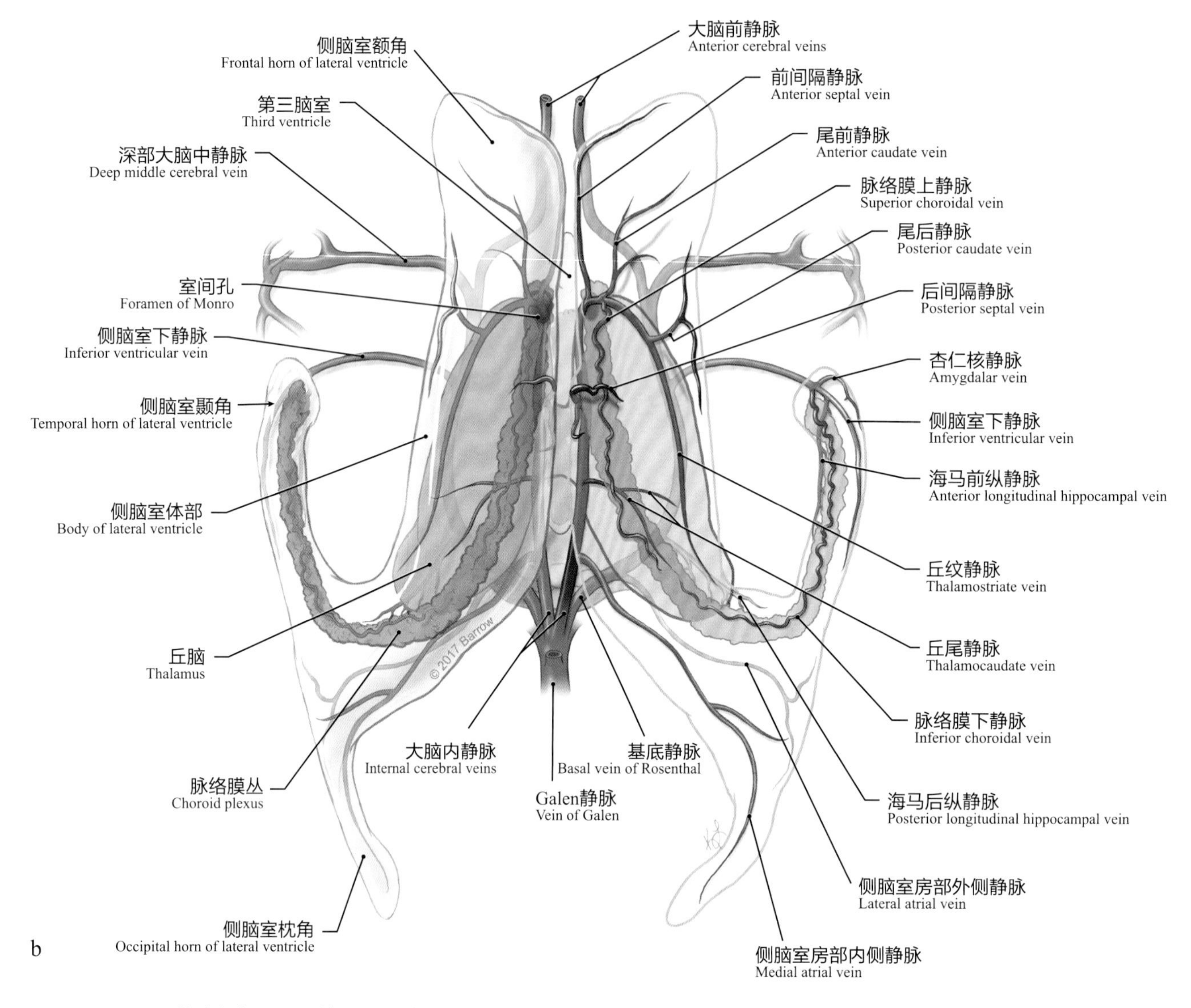

大脑前静脉
Anterior cerebral veins
侧脑室额角
Frontal horn of lateral ventricle
前间隔静脉
Anterior septal vein
第三脑室
Third ventricle
尾前静脉
Anterior caudate vein
深部大脑中静脉
Deep middle cerebral vein
脉络膜上静脉
Superior choroidal vein
尾后静脉
Posterior caudate vein
室间孔
Foramen of Monro
后间隔静脉
Posterior septal vein
侧脑室下静脉
Inferior ventricular vein
杏仁核静脉
Amygdalar vein
侧脑室颞角
Temporal horn of lateral ventricle
侧脑室下静脉
Inferior ventricular vein
海马前纵静脉
Anterior longitudinal hippocampal vein
侧脑室体部
Body of lateral ventricle
丘纹静脉
Thalamostriate vein
丘脑
Thalamus
丘尾静脉
Thalamocaudate vein
© 2017 Barrow
脉络膜下静脉
Inferior choroidal vein
大脑内静脉
Internal cerebral veins
基底静脉
Basal vein of Rosenthal
脉络膜丛
Choroid plexus
Galen静脉
Vein of Galen
海马后纵静脉
Posterior longitudinal hippocampal vein
侧脑室房部外侧静脉
Lateral atrial vein
侧脑室枕角
Occipital horn of lateral ventricle
b
侧脑室房部内侧静脉
Medial atrial vein

图 1.8　b. 展示脑静脉与侧脑室和第三脑室关系的上视图。

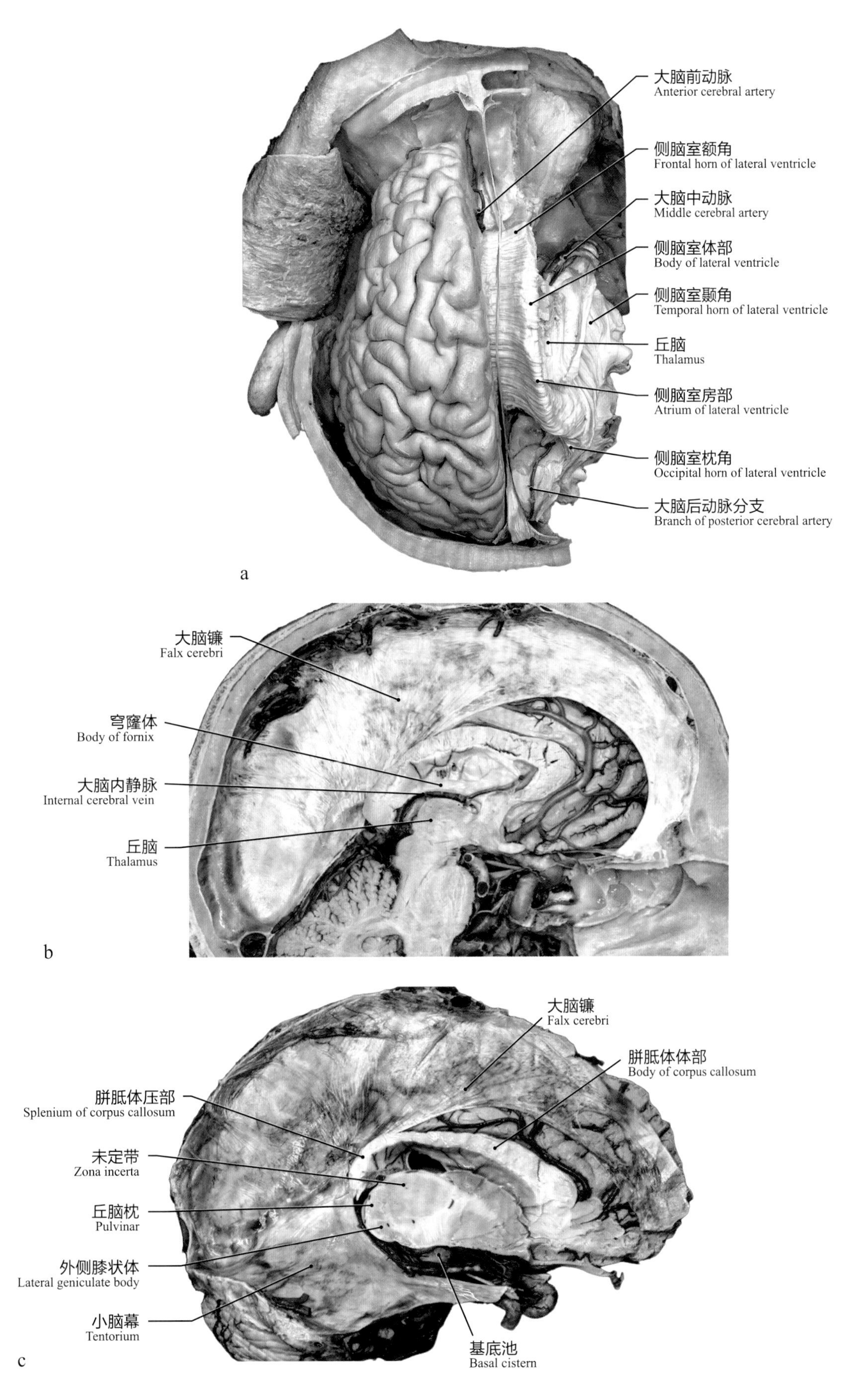
大脑前动脉
Anterior cerebral artery
侧脑室额角
Frontal horn of lateral ventricle
大脑中动脉
Middle cerebral artery
侧脑室体部
Body of lateral ventricle
侧脑室颞角
Temporal horn of lateral ventricle
丘脑
Thalamus
侧脑室房部
Atrium of lateral ventricle
侧脑室枕角
Occipital horn of lateral ventricle
大脑后动脉分支
Branch of posterior cerebral artery
a
大脑镰
Falx cerebri
穹窿体
Body of fornix
大脑内静脉
Internal cerebral vein
丘脑
Thalamus
b
大脑镰
Falx cerebri
胼胝体体部
Body of corpus callosum
胼胝体压部
Splenium of corpus callosum
未定带
Zona incerta
丘脑枕
Pulvinar
外侧膝状体
Lateral geniculate body
小脑幕
Tentorium
基底池
Basal cistern
c

图 1.9 展示丘脑和脑室血管关系的上位（a）和矢状位（b, c）视图。

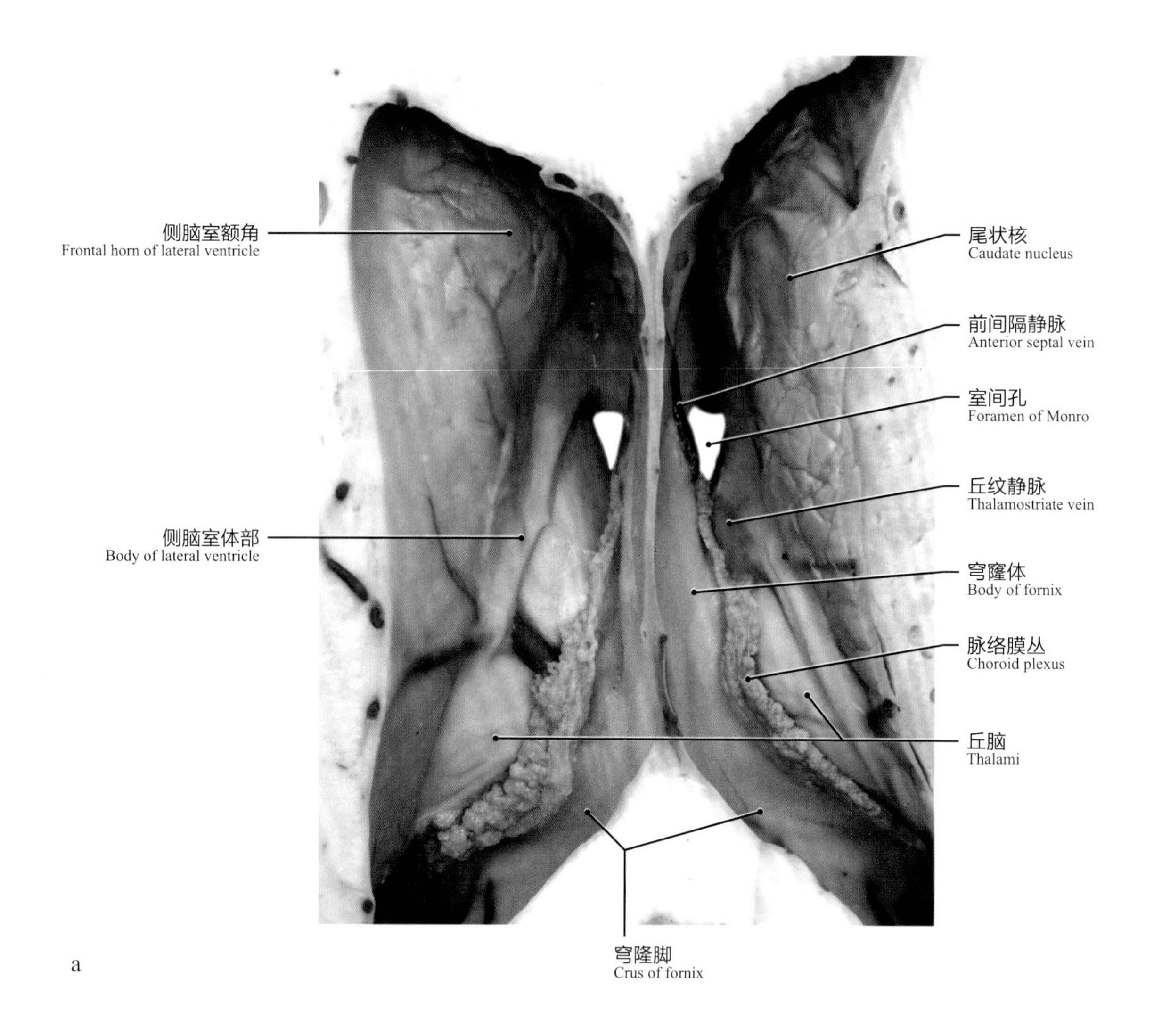
侧脑室额角
Frontal horn of lateral ventricle
侧脑室体部
Body of lateral ventricle
尾状核
Caudate nucleus
前间隔静脉
Anterior septal vein
室间孔
Foramen of Monro
丘纹静脉
Thalamostriate vein
穹窿体
Body of fornix
脉络膜丛
Choroid plexus
丘脑
Thalami
穹隆脚
Crus of fornix
a

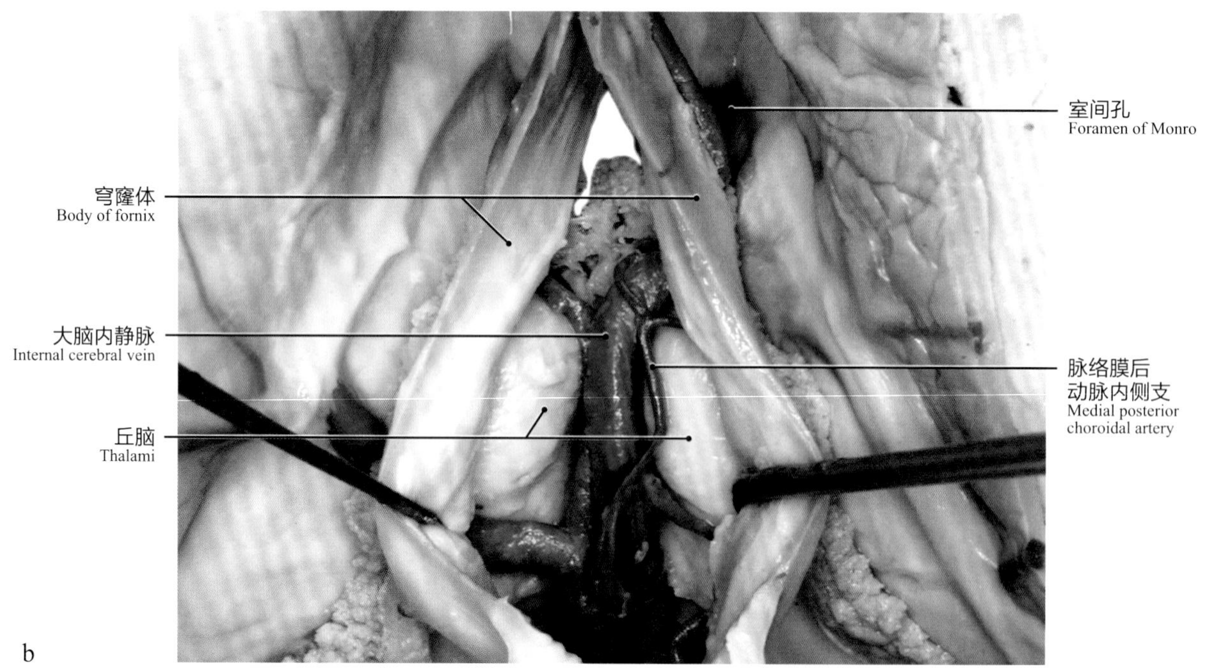
室间孔
Foramen of Monro
穹窿体
Body of fornix
大脑内静脉
Internal cerebral vein
丘脑
Thalami
脉络膜后
动脉内侧支
Medial posterior
choroidal artery
b

图 1.10 a. 侧脑室和第三脑室静脉关系的上视图。b. 分离穹窿体以暴露第三脑室和血管结构的上视图。

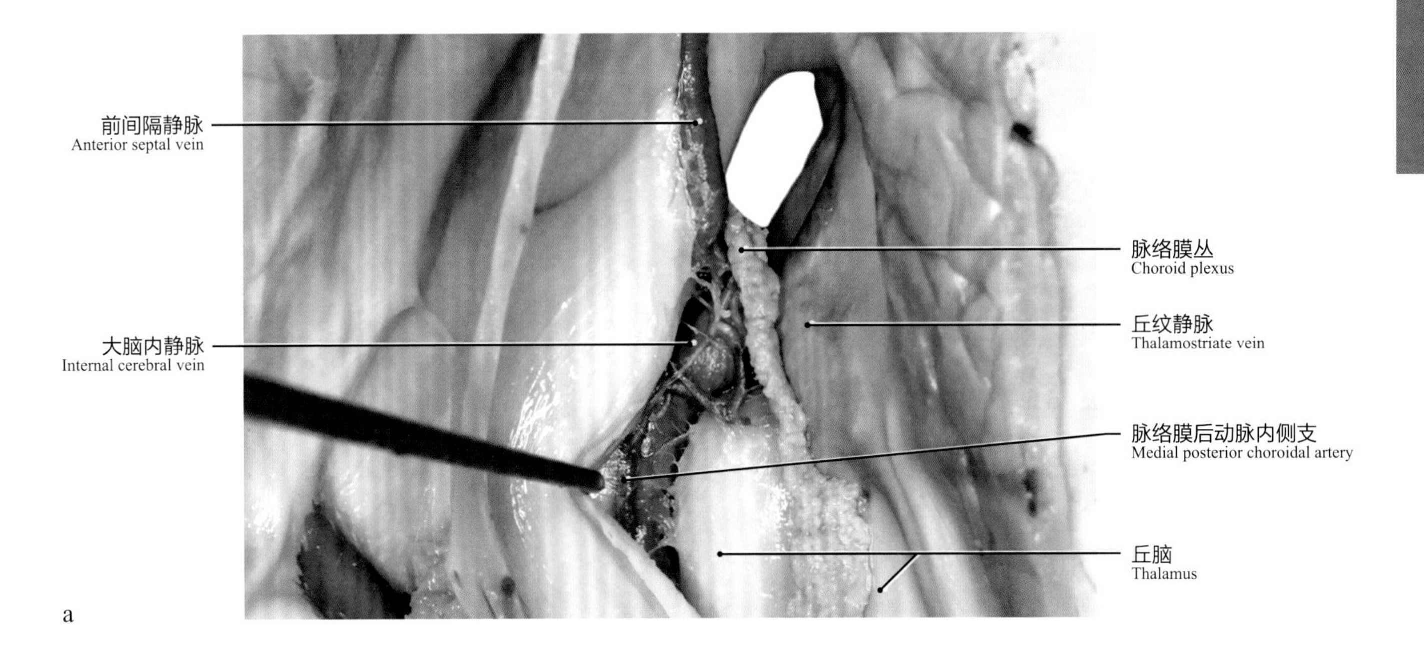
前间隔静脉
Anterior septal vein
大脑内静脉
Internal cerebral vein
脉络膜丛
Choroid plexus
丘纹静脉
Thalamostriate vein
脉络膜后动脉内侧支
Medial posterior choroidal artery
丘脑
Thalamus
a

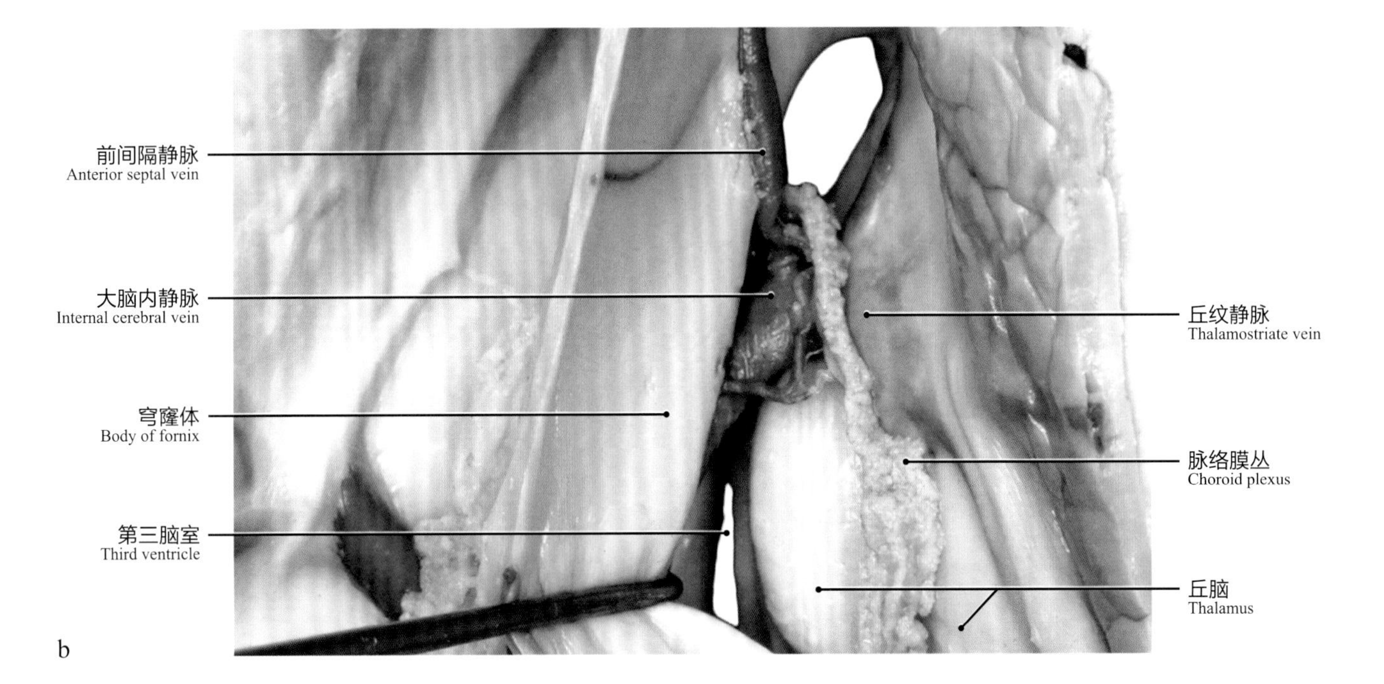
前间隔静脉
Anterior septal vein
大脑内静脉
Internal cerebral vein
穹窿体
Body of fornix
第三脑室
Third ventricle
丘纹静脉
Thalamostriate vein
脉络膜丛
Choroid plexus
丘脑
Thalamus
b

图 1.11 a, b. 通过右侧侧脑室暴露第三脑室的上视图。

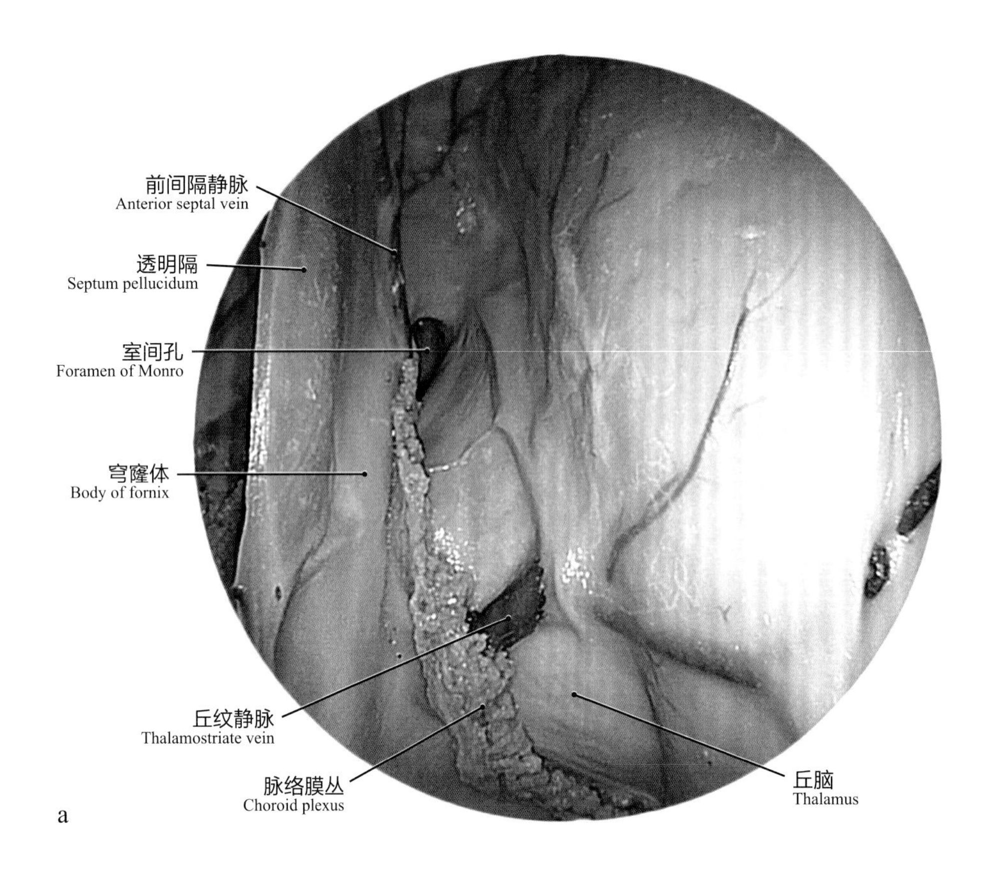
前间隔静脉
Anterior septal vein
透明隔
Septum pellucidum
室间孔
Foramen of Monro
穹窿体
Body of fornix
丘纹静脉
Thalamostriate vein
脉络膜丛
Choroid plexus
丘脑
Thalamus
a

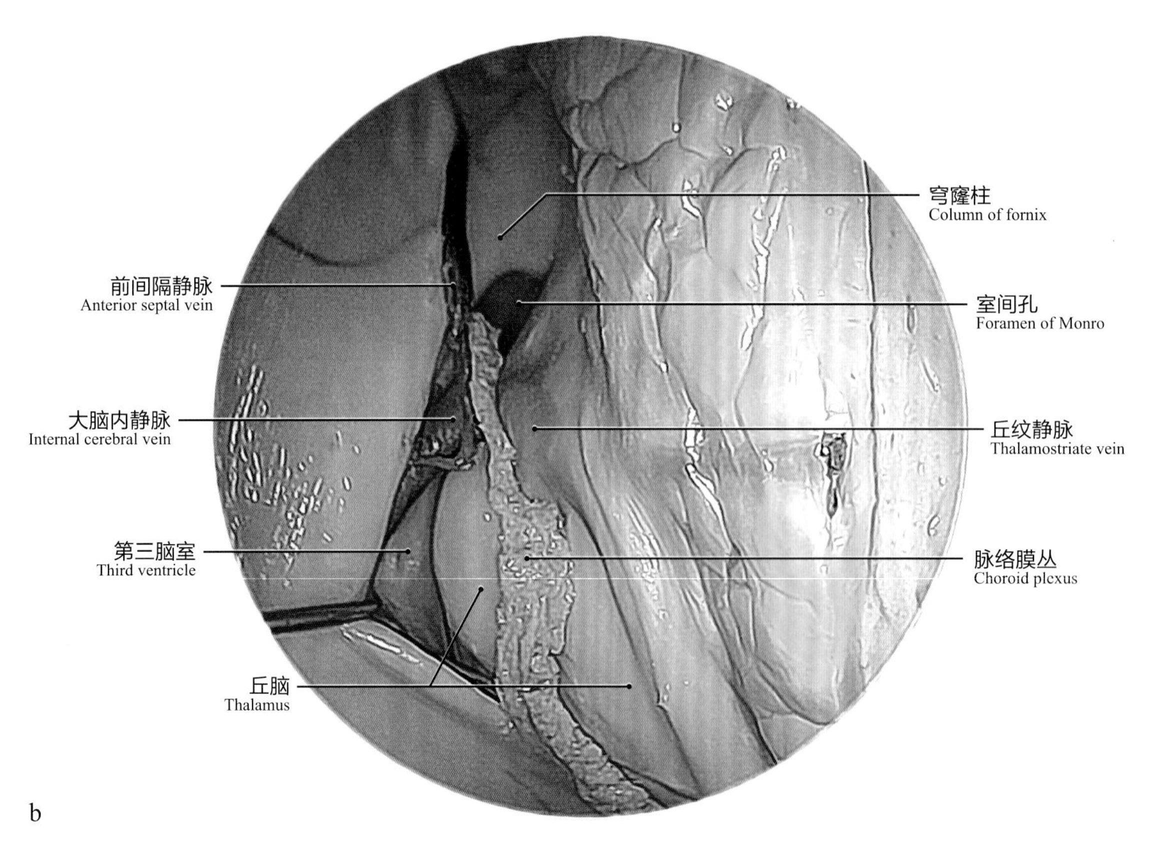
穹窿柱
Column of fornix
前间隔静脉
Anterior septal vein
室间孔
Foramen of Monro
大脑内静脉
Internal cerebral vein
丘纹静脉
Thalamostriate vein
第三脑室
Third ventricle
脉络膜丛
Choroid plexus
丘脑
Thalamus
b

图 1.12 a, b. 暴露第三脑室的内镜视图。

脑干的表面解剖

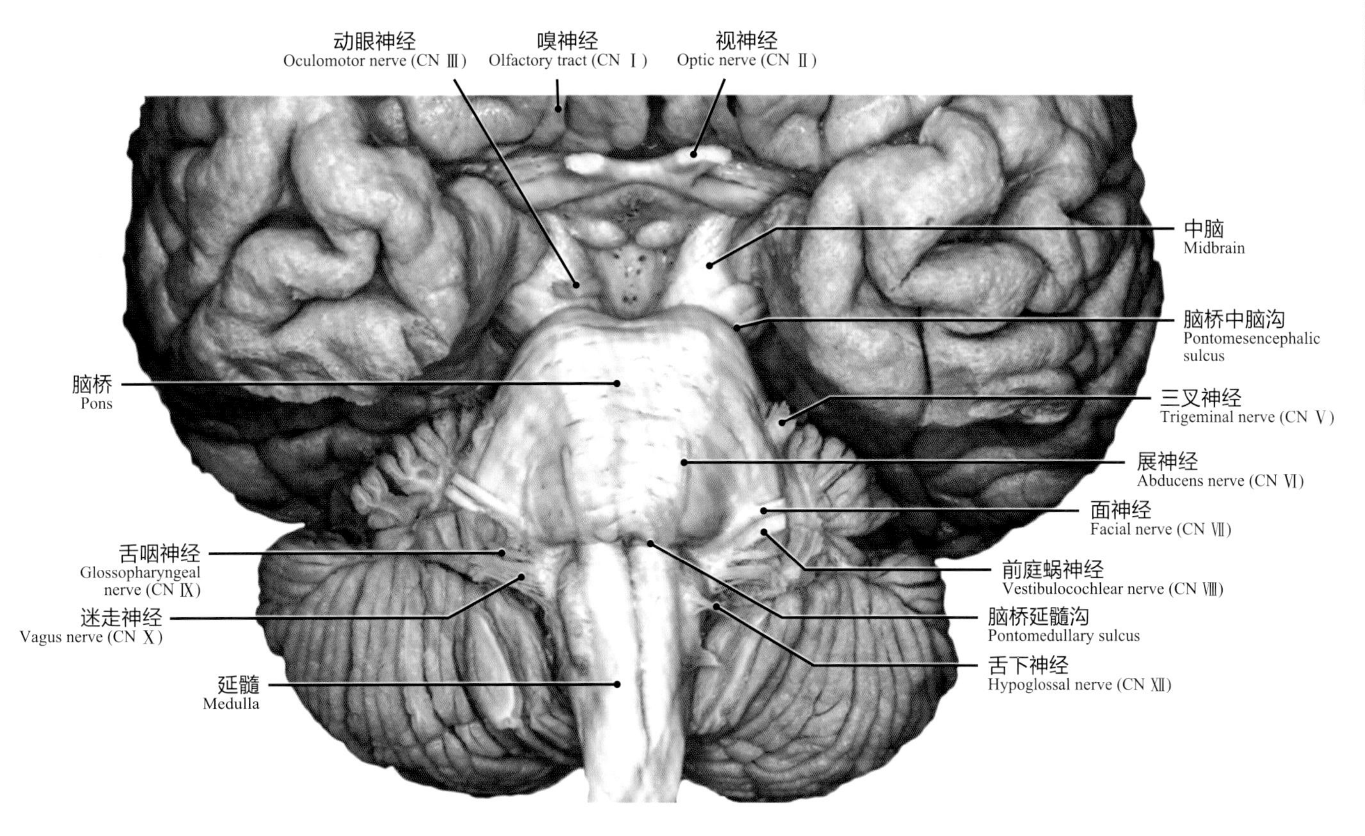
动眼神经
Oculomotor nerve (CN Ⅲ)
嗅神经
Olfactory tract (CN Ⅰ)
视神经
Optic nerve (CN Ⅱ)
中脑
Midbrain
脑桥中脑沟
Pontomesencephalic sulcus
脑桥
Pons
三叉神经
Trigeminal nerve (CN Ⅴ)
展神经
Abducens nerve (CN Ⅵ)
面神经
Facial nerve (CN Ⅶ)
舌咽神经
Glossopharyngeal nerve (CN Ⅸ)
前庭蜗神经
Vestibulocochlear nerve (CN Ⅷ)
迷走神经
Vagus nerve (CN Ⅹ)
脑桥延髓沟
Pontomedullary sulcus
舌下神经
Hypoglossal nerve (CN Ⅻ)
延髓
Medulla

图 1.13　脑干腹侧面。中脑位于上方视束水平与下方脑桥中脑沟之间。脑桥的边界是脑桥中脑沟和脑桥延髓沟。延髓位于脑桥延髓沟水平以下，在第一颈神经根水平移行为脊髓。

大脑后动脉
Posterior cerebral artery
脚间池
Interpeduncular cistern
动眼神经
Oculomotor nerve (CN III)
大脑脚池
Crural cistern
小脑上动脉
Superior cerebellar artery
环池
Ambient cistern
基底动脉
Basilar artery
桥前池
Prepontine cistern
滑车神经
Trochlear nerve (CN Ⅳ)
三叉神经
Trigeminal nerve (CN Ⅴ)
小脑桥脑池
Cerebellopontine cistern

小脑前下动脉
Anterior inferior cerebellar artery
展神经
Abducens nerve (CN Ⅵ)
面神经和前庭蜗神经
Facial and vestibulocochlear nerves (CN Ⅶ & Ⅷ)
小脑延髓池
Cerebellomedullary cistern
舌咽及迷走神经
Glossopharyngeal and vagus nerves (CN Ⅸ & Ⅹ)
小脑后下动脉
Posterior inferior cerebellar artery
椎动脉
Vertebral artery
舌下神经
Hypoglossal nerve (CN Ⅻ)
副神经
Accessory nerve (CN Ⅺ)
延髓前池
Premedullary cistern
a

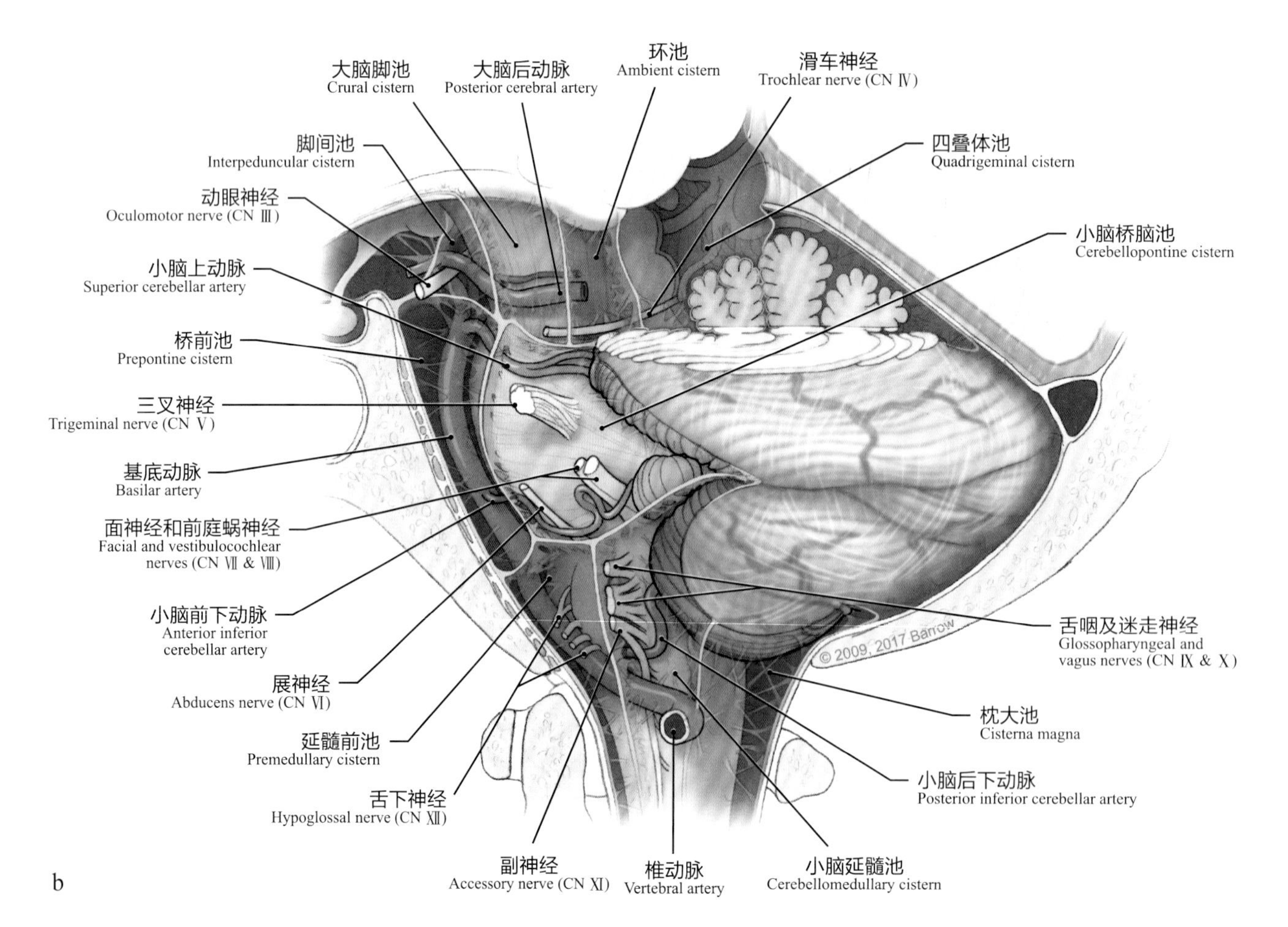
大脑脚池
Crural cistern
大脑后动脉
Posterior cerebral artery
环池
Ambient cistern
滑车神经
Trochlear nerve (CN Ⅳ)
脚间池
Interpeduncular cistern
四叠体池
Quadrigeminal cistern
动眼神经
Oculomotor nerve (CN Ⅲ)
小脑桥脑池
Cerebellopontine cistern
小脑上动脉
Superior cerebellar artery
桥前池
Prepontine cistern
三叉神经
Trigeminal nerve (CN Ⅴ)
基底动脉
Basilar artery
面神经和前庭蜗神经
Facial and vestibulocochlear nerves (CN Ⅶ & Ⅷ)
小脑前下动脉
Anterior inferior cerebellar artery
舌咽及迷走神经
Glossopharyngeal and vagus nerves (CN Ⅸ & Ⅹ)
© 2009, 2017 Barrow
展神经
Abducens nerve (CN Ⅵ)
枕大池
Cisterna magna
延髓前池
Premedullary cistern
小脑后下动脉
Posterior inferior cerebellar artery
舌下神经
Hypoglossal nerve (CN Ⅻ)
副神经
Accessory nerve (CN Ⅺ)
椎动脉
Vertebral artery
小脑延髓池
Cerebellomedullary cistern
b

图 1.14 与脑神经相关的脑干和脑池。a. 腹侧视图。b. 侧视图。

脑干的纤维束

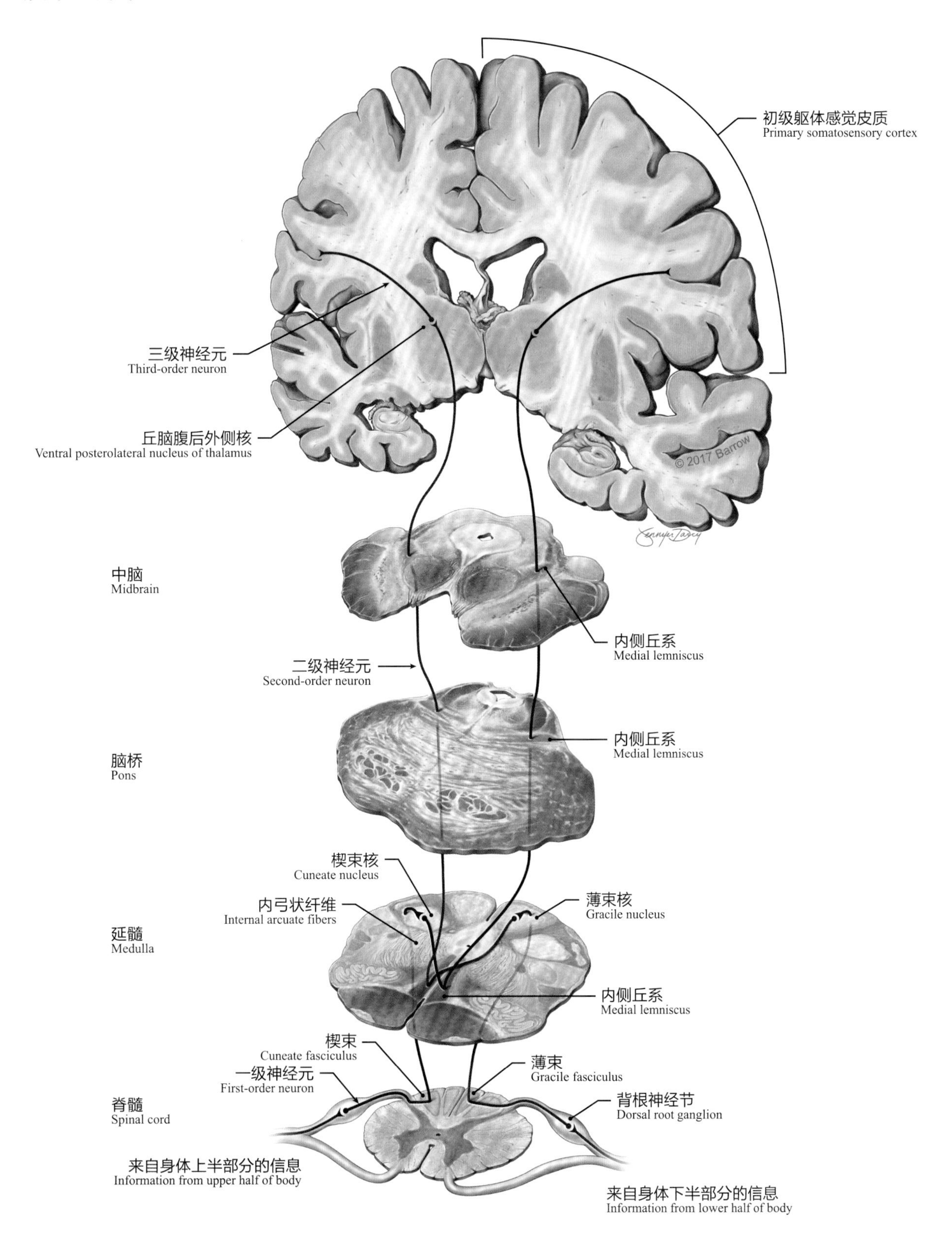

初级躯体感觉皮质
Primary somatosensory cortex
三级神经元
Third-order neuron
丘脑腹后外侧核
Ventral posterolateral nucleus of thalamus
© 2017 Barrow
中脑
Midbrain
内侧丘系
Medial lemniscus
二级神经元
Second-order neuron
内侧丘系
Medial lemniscus
脑桥
Pons
楔束核
Cuneate nucleus
内弓状纤维
Internal arcuate fibers
薄束核
Gracile nucleus
延髓
Medulla
内侧丘系
Medial lemniscus
楔束
Cuneate fasciculus
一级神经元
First-order neuron
薄束
Gracile fasciculus
脊髓
Spinal cord
背根神经节
Dorsal root ganglion
来自身体上半部分的信息
Information from upper half of body
来自身体下半部分的信息
Information from lower half of body

图 1.15 背柱 – 内侧丘系神经通路。背柱 – 内侧丘系神经通路是传递振动、本体感觉、精细触觉和皮肤与关节两点辨别觉的主要感觉通路。位于背根神经节的该通路的一级神经元通过薄束（来自身体下半部分的信息）和楔束（来自身体上半部分的信息）将其轴突传递至二级神经元水平，即位于延髓的薄束核和楔束核。部分二级神经元的轴突纤维会在延髓交叉上行，形成内侧弓状纤维。二级神经元的轴突纤维至丘脑的腹后外侧核与三级神经元形成突触，三级神经元将信息传递至中央后回（未显示）。

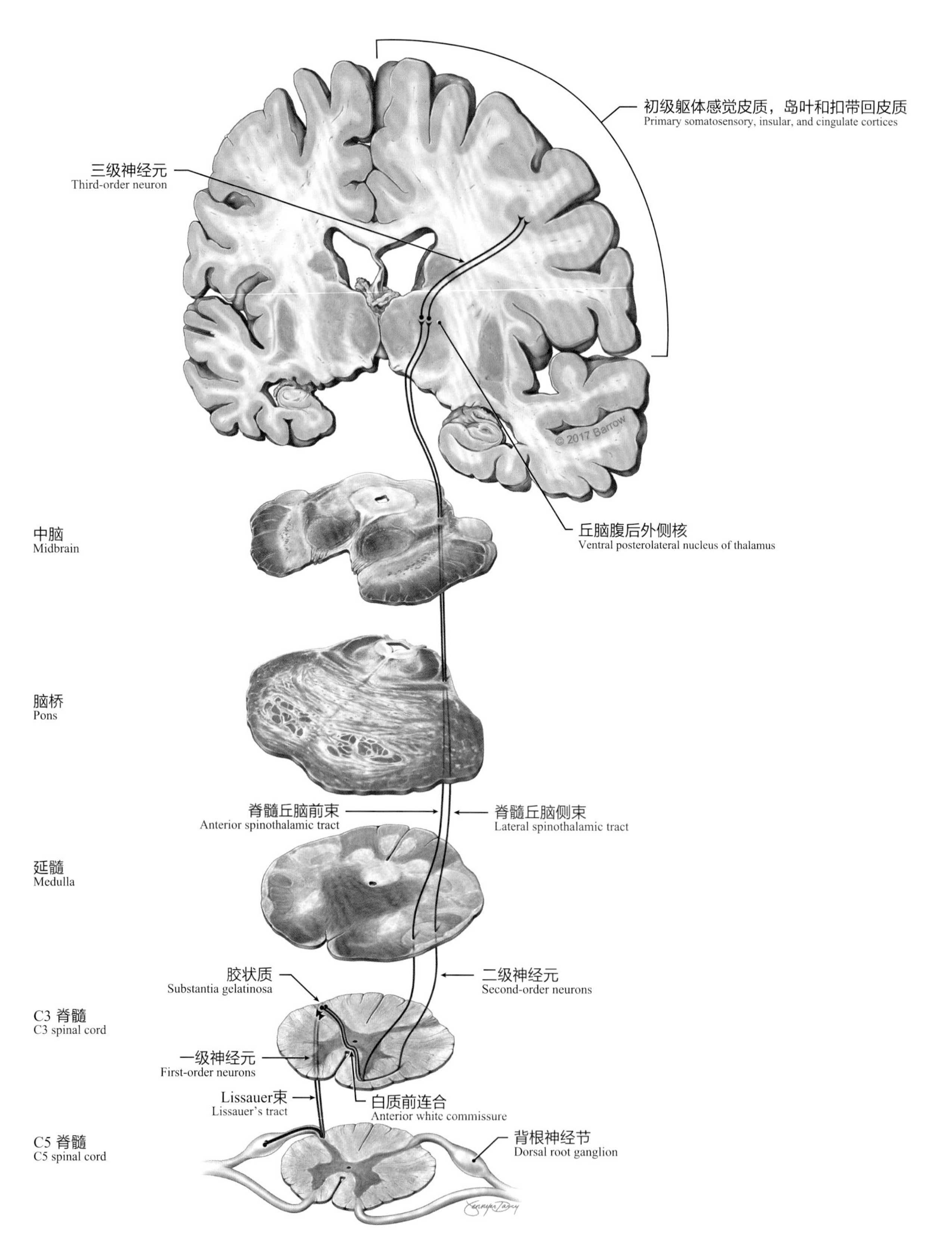

初级躯体感觉皮质，岛叶和扣带回皮质
Primary somatosensory, insular, and cingulate cortices
三级神经元
Third-order neuron
© 2017 Barrow
中脑
Midbrain
丘脑腹后外侧核
Ventral posterolateral nucleus of thalamus
脑桥
Pons
脊髓丘脑前束
Anterior spinothalamic tract
脊髓丘脑侧束
Lateral spinothalamic tract
延髓
Medulla
胶状质
Substantia gelatinosa
二级神经元
Second-order neurons
C3 脊髓
C3 spinal cord
一级神经元
First-order neurons
Lissauer束
Lissauer's tract
白质前连合
Anterior white commissure
C5 脊髓
C5 spinal cord
背根神经节
Dorsal root ganglion

图 1.16　前外侧束，又被称为脊髓丘脑束，是主要的感觉传导通路。该通路由两个相邻的通路组成：脊髓丘脑前束和侧束，前者负责传导粗触觉，后者负责传导痛温觉。与皮质脊髓束和内侧丘系通路不同，该通路是在脊髓节段完成交叉，而非在脑干水平。位于背根神经节的神经元发出上行纤维或者下行纤维，通过 Lissauer 束向尾侧移行一至两个节段，然后和二级神经元形成突触；然后，二级神经元轴突上行一至两个节段后，通过前白质联合交叉至对侧，直至延髓背内侧。而后，在丘脑背内侧、腹后外侧核及腹后内侧核与三级神经元连接。最后，相关信号被传输至初级躯体感觉皮质、岛叶和扣带回皮质。

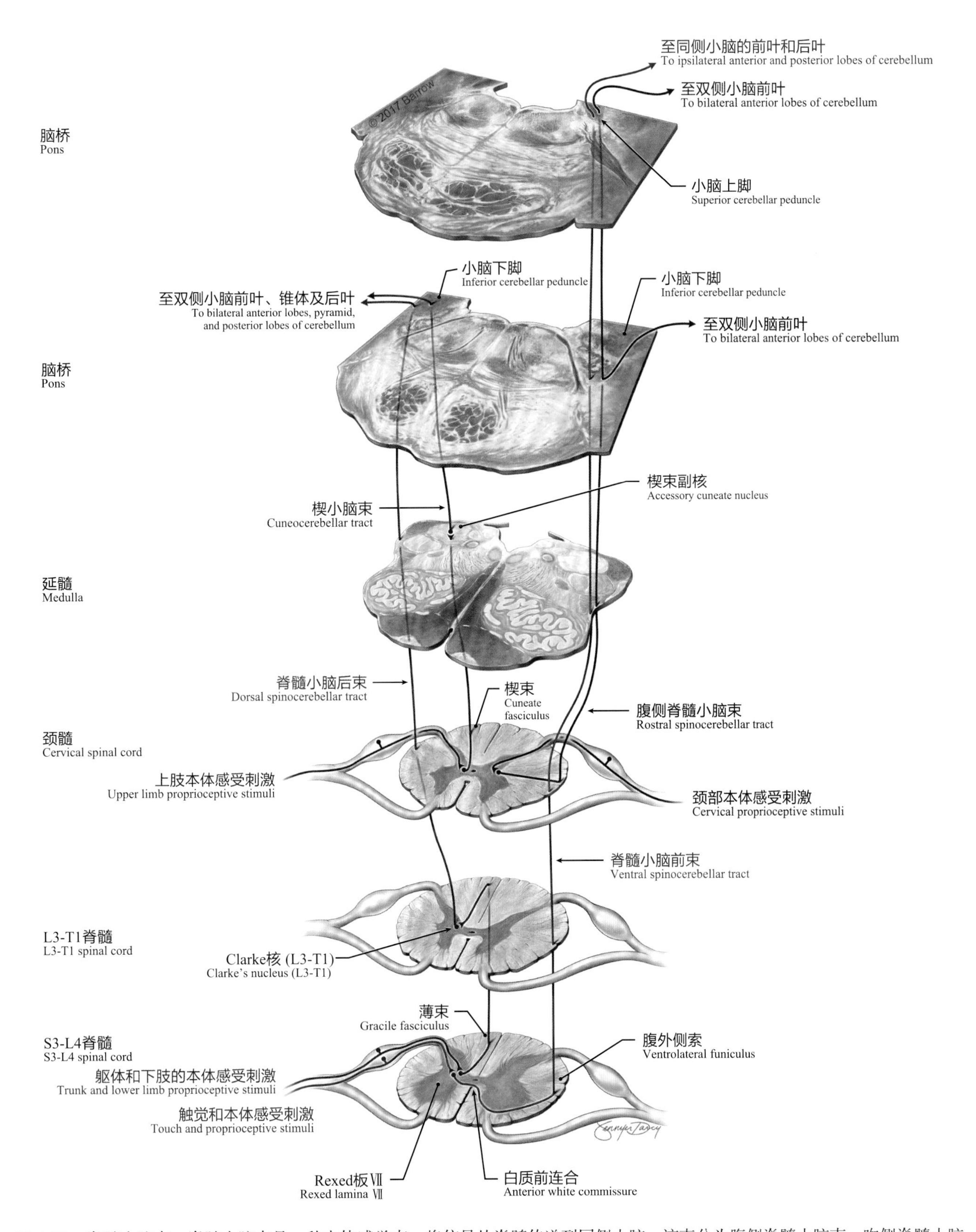
至同侧小脑的前叶和后叶
To ipsilateral anterior and posterior lobes of cerebellum
至双侧小脑前叶
To bilateral anterior lobes of cerebellum
© 2017 Barrow
脑桥
Pons
小脑上脚
Superior cerebellar peduncle
小脑下脚
Inferior cerebellar peduncle
至双侧小脑前叶、锥体及后叶
To bilateral anterior lobes, pyramid, and posterior lobes of cerebellum
小脑下脚
Inferior cerebellar peduncle
至双侧小脑前叶
To bilateral anterior lobes of cerebellum
脑桥
Pons
楔束副核
Accessory cuneate nucleus
楔小脑束
Cuneocerebellar tract
延髓
Medulla
脊髓小脑后束
Dorsal spinocerebellar tract
楔束
Cuneate fasciculus
腹侧脊髓小脑束
Rostral spinocerebellar tract
颈髓
Cervical spinal cord
上肢本体感受刺激
Upper limb proprioceptive stimuli
颈部本体感受刺激
Cervical proprioceptive stimuli
脊髓小脑前束
Ventral spinocerebellar tract
L3-T1脊髓
L3-T1 spinal cord
Clarke核 (L3-T1)
Clarke's nucleus (L3-T1)
薄束
Gracile fasciculus
S3-L4脊髓
S3-L4 spinal cord
腹外侧索
Ventrolateral funiculus
躯体和下肢的本体感受刺激
Trunk and lower limb proprioceptive stimuli
触觉和本体感受刺激
Touch and proprioceptive stimuli
Rexed板Ⅶ
Rexed lamina Ⅶ
白质前连合
Anterior white commissure

图 1.17 脊髓小脑束。脊髓小脑束是一种本体感觉束，将信号从脊髓传递到同侧小脑。该束分为腹侧脊髓小脑束、吻侧脊髓小脑束、背侧脊髓小脑束和楔小脑束。本体感觉刺激来自高尔基体肌腱器官和肌梭，其胞体位于背根神经节，构成回路中的一级神经元。这些纤维通过 Rexed 板层Ⅰ～Ⅵ层与 Rexed 板层Ⅶ层的二级神经元形成突触。对于背侧和楔小脑束，感觉神经元在 L3-T1 的第Ⅶ层与 Clarke 核形成突触。然后通过小脑下脚将轴突从脊髓发送至小脑的内侧区。对于腹侧和吻侧脊髓小脑束、感觉神经元在 S3-L4 的第Ⅶ层形成突触，这些神经元大部分通过白质前连合和小脑上脚交叉至对侧。在小脑中，大部分纤维最终再次交叉至同侧。

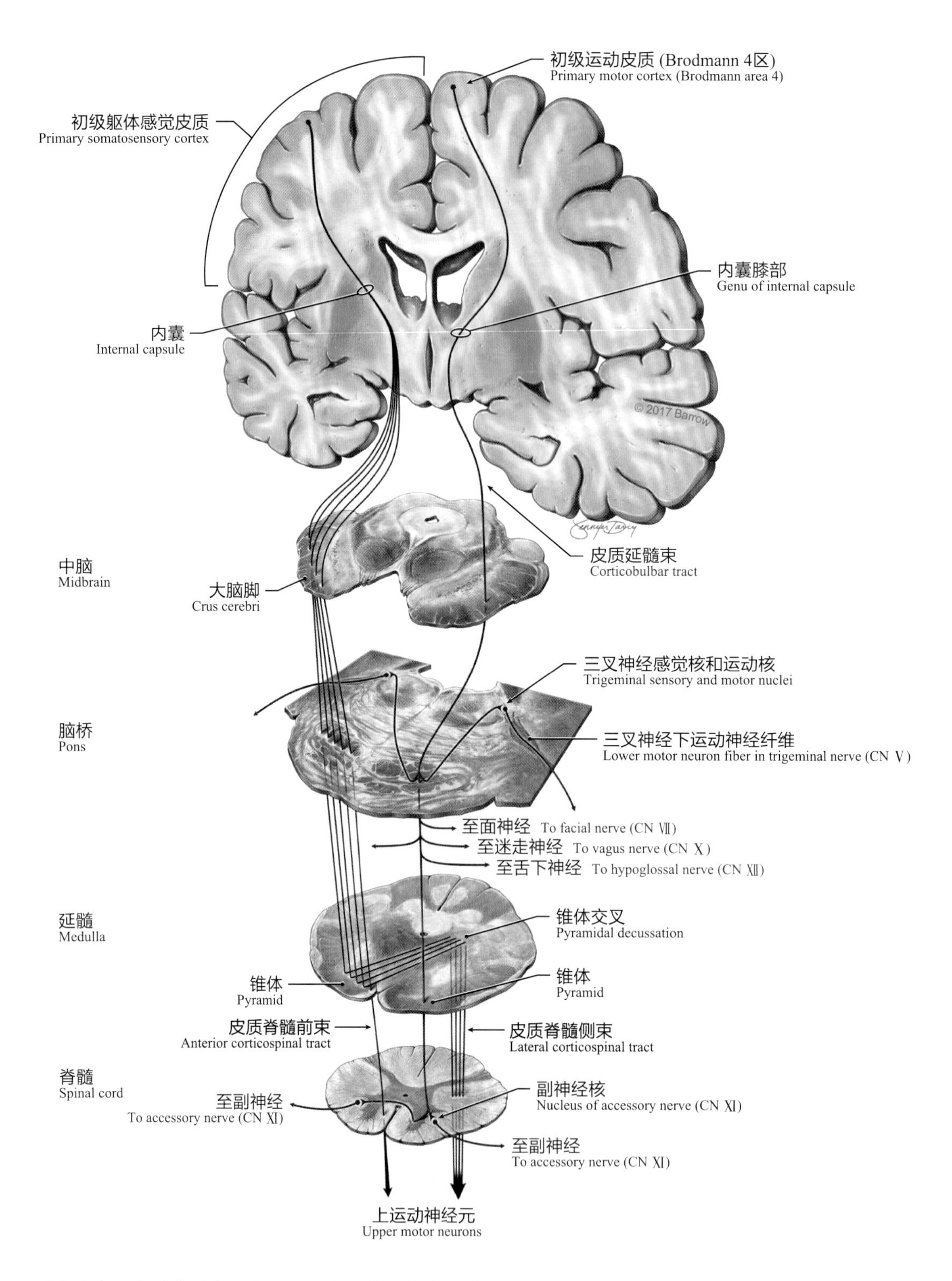

初级运动皮质 (Brodmann 4区)
Primary motor cortex (Brodmann area 4)
初级躯体感觉皮质
Primary somatosensory cortex
内囊膝部
Genu of internal capsule
内囊
Internal capsule
© 2017 Barrow
中脑
Midbrain
大脑脚
Crus cerebri
皮质延髓束
Corticobulbar tract
三叉神经感觉核和运动核
Trigeminal sensory and motor nuclei
脑桥
Pons
三叉神经下运动神经纤维
Lower motor neuron fiber in trigeminal nerve (CN Ⅴ)
至面神经 To facial nerve (CN Ⅶ)
至迷走神经 To vagus nerve (CN Ⅹ)
至舌下神经 To hypoglossal nerve (CN Ⅻ)
延髓
Medulla
锥体交叉
Pyramidal decussation
锥体
Pyramid
锥体
Pyramid
皮质脊髓前束
Anterior corticospinal tract
皮质脊髓侧束
Lateral corticospinal tract
脊髓
Spinal cord
至副神经
To accessory nerve (CN Ⅺ)
副神经核
Nucleus of accessory nerve (CN Ⅺ)
至副神经
To accessory nerve (CN Ⅺ)
上运动神经元
Upper motor neurons

图 1.18 皮质脊髓束。皮质脊髓束是主要的运动通路。该束的神经起源于大脑皮质 V 层的锥体细胞。这些神经的轴突通过内囊后肢从皮质进入大脑脚和延髓前部。在延髓锥体交叉处，大部分纤维（80%）交叉至对侧形成皮质脊髓侧束。一些轴突保留在同侧形成皮质脊髓前束。下行纤维构成上运动神经元，在脊髓内向尾部迁移到其所支配器官的水平。一旦到达，它们就会与下运动神经元或中间神经元形成突触，最终与脊髓前角的下运动神经元形成突触。皮质延髓束又称皮质核束，它负责在大脑皮质和脑干之间传递非动眼神经脑神经的运动信息。该束支配的脑神经包括三叉神经（CN Ⅴ）、面神经（CN Ⅶ）、迷走神经（CN Ⅹ）、副神经（CN Ⅺ）和舌下神经（CN Ⅻ）。该束起源于 Brodmann 4 区的初级运动皮质，经放射冠和内囊膝部下行至中脑。内囊移行转变为脑干的大脑脚。白质束在大脑脚腹侧部分迁移。皮质脊髓纤维和皮质延髓纤维在大脑脚的中 3/5 内走行。皮质延髓束的纤维在大脑脚迁移，并在控制相应脑神经的适当下运动神经元水平形成突触。除了面神经核下部和舌下神经（CN Ⅻ）为单侧支配以外，其余运动神经核由该束双侧支配。

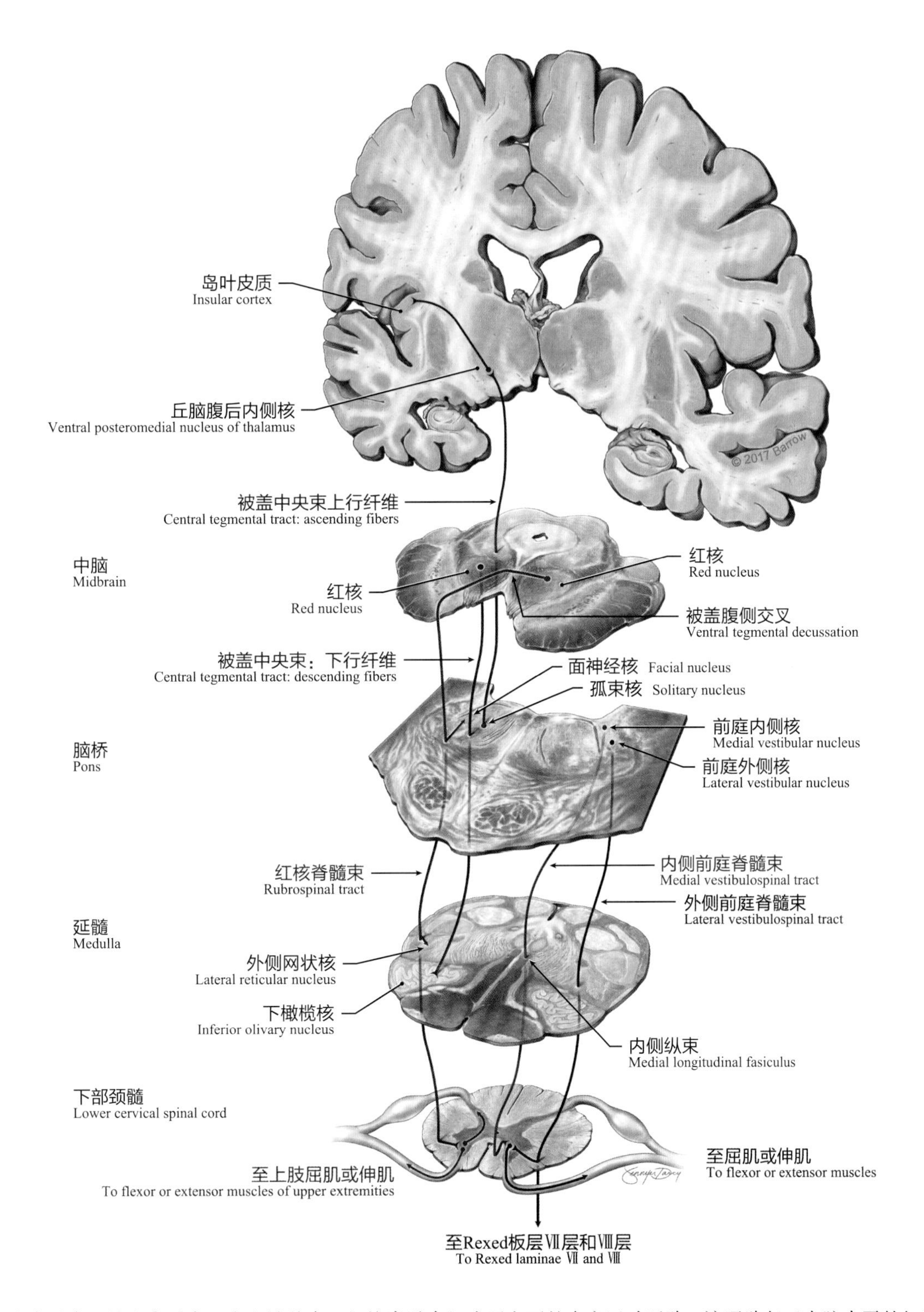
岛叶皮质
Insular cortex
丘脑腹后内侧核
Ventral posteromedial nucleus of thalamus
被盖中央束上行纤维
Central tegmental tract: ascending fibers
中脑
Midbrain
红核
Red nucleus
红核
Red nucleus
被盖腹侧交叉
Ventral tegmental decussation
被盖中央束：下行纤维
Central tegmental tract: descending fibers
面神经核 Facial nucleus
孤束核 Solitary nucleus
脑桥
Pons
前庭内侧核
Medial vestibular nucleus
前庭外侧核
Lateral vestibular nucleus
红核脊髓束
Rubrospinal tract
内侧前庭脊髓束
Medial vestibulospinal tract
外侧前庭脊髓束
Lateral vestibulospinal tract
延髓
Medulla
外侧网状核
Lateral reticular nucleus
下橄榄核
Inferior olivary nucleus
内侧纵束
Medial longitudinal fasiculus
下部颈髓
Lower cervical spinal cord
至上肢屈肌或伸肌
To flexor or extensor muscles of upper extremities
至屈肌或伸肌
To flexor or extensor muscles
至Rexed板层Ⅶ层和Ⅷ层
To Rexed laminae Ⅶ and Ⅷ
© 2017 Barrow

图 1.19 红核脊髓束、前庭脊髓束和中央被盖束。红核脊髓束组成了主要的自主运动通路，该通路起于中脑水平的红核大细胞，并在中脑交叉后向下经脑干被盖下行，止于上段颈髓水平，介导上肢屈曲。一旦进入脊髓，红核脊髓束与外侧皮质脊髓束一起穿过侧索。前庭脊髓束是一个运动通路，负责维持姿势和平衡与头部运动。它由外侧束和内侧束组成。前庭脊髓外侧束起源于脑桥的前庭外侧核，这些纤维在前外侧索同侧下行，最终终止于 Rexed 板层Ⅶ层和Ⅷ层的中间神经元（或在极少数情况下终止于 α 运动神经元）。前庭脊髓内侧束起源于前庭内侧核。这些纤维与同侧和对侧内侧纵束结合，在前索下降进入脊髓，终止于 Rexed 板层Ⅶ层和Ⅷ层的神经元。前庭脊髓内侧束主要支配头部肌肉，终止于颈髓。中央被盖束是连接丘脑下部和网状结构与下橄榄核的轴突束。中央被盖束包含上行和下行纤维。上行纤维起自吻侧孤立核，终止于丘脑腹后内侧核。有关味觉的信息从丘脑传递到岛叶皮质。下行纤维起自红核，投射至下橄榄核。红核 - 橄榄束与对侧小脑相连。

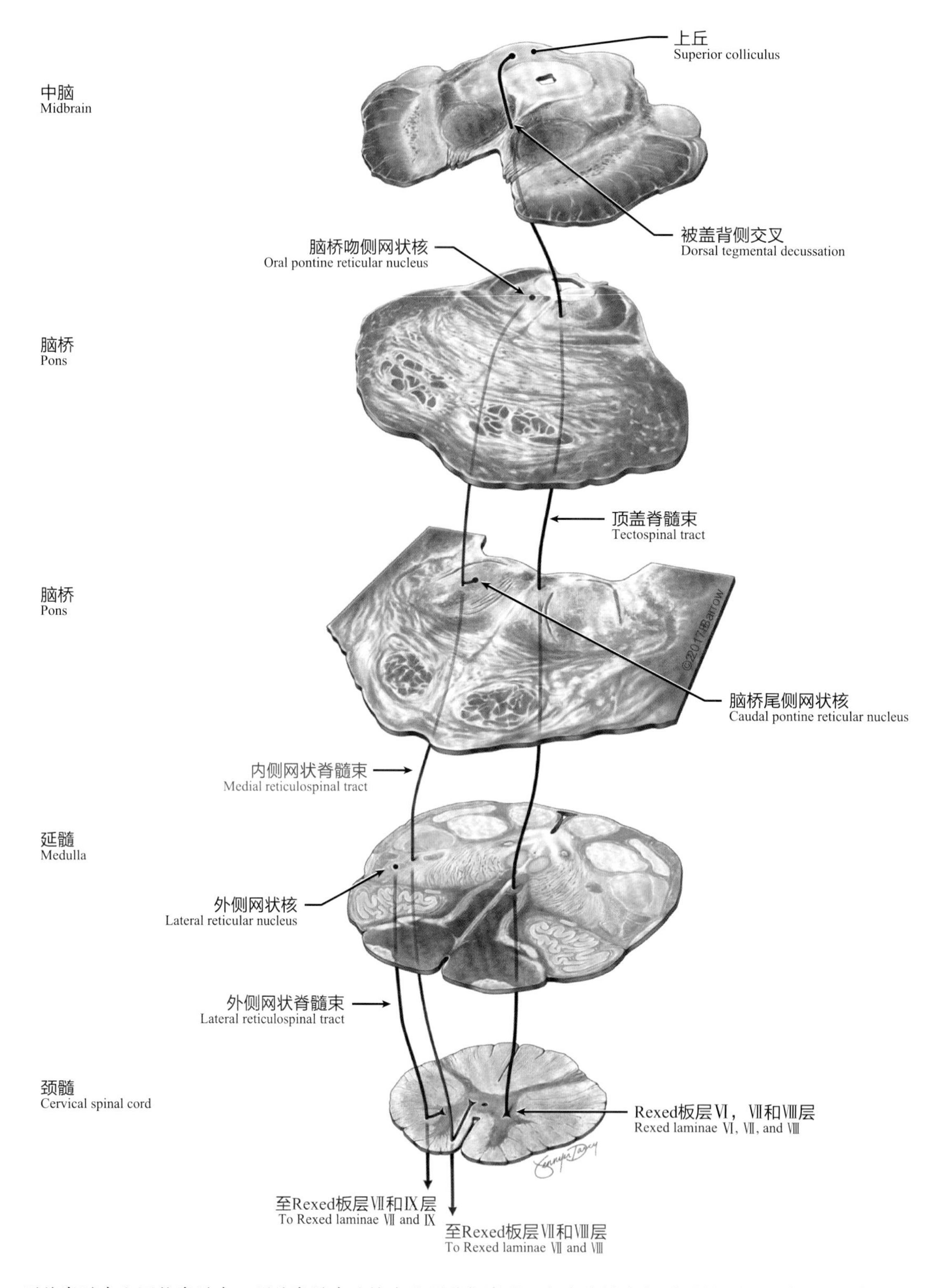

中脑
Midbrain
上丘
Superior colliculus
被盖背侧交叉
Dorsal tegmental decussation
脑桥吻侧网状核
Oral pontine reticular nucleus
脑桥
Pons
顶盖脊髓束
Tectospinal tract
脑桥
Pons
©2017Barrow
脑桥尾侧网状核
Caudal pontine reticular nucleus
内侧网状脊髓束
Medial reticulospinal tract
延髓
Medulla
外侧网状核
Lateral reticular nucleus
外侧网状脊髓束
Lateral reticulospinal tract
颈髓
Cervical spinal cord
Rexed板层Ⅵ，Ⅶ和Ⅷ层
Rexed laminae Ⅵ, Ⅶ, and Ⅷ
至Rexed板层Ⅶ和Ⅸ层
To Rexed laminae Ⅶ and Ⅸ
至Rexed板层Ⅶ和Ⅷ层
To Rexed laminae Ⅶ and Ⅷ

图 1.20　顶盖脊髓束和网状脊髓束。顶盖脊髓束连接中脑顶盖与脊髓，负责介导头部对听觉和视觉输入的反射性姿势运动。该纤维束起自上丘，受动眼神经核传入信号影响，并最终止于同侧和对侧的对应颈髓水平的神经元，同时也传向动眼神经核、滑车神经核和展神经核，在脊髓下行终止于 Rexed 板层Ⅵ层、Ⅶ层和Ⅷ层。网状脊髓束分为内侧束和外侧束。内侧网状脊髓束为抗重力伸肌提供兴奋性输入。该束的纤维起源于脑桥尾侧网状核和脑桥口侧网状核，它们投射到脊髓的 Rexed 板层Ⅶ层和Ⅷ层。外侧网状脊髓束传递的刺激信号则是用于拮抗上述肌肉的过展运动。它起自延髓的网状结构，下降至脊髓外柱前角，并至 Rexed 板层Ⅶ层和Ⅸ层。

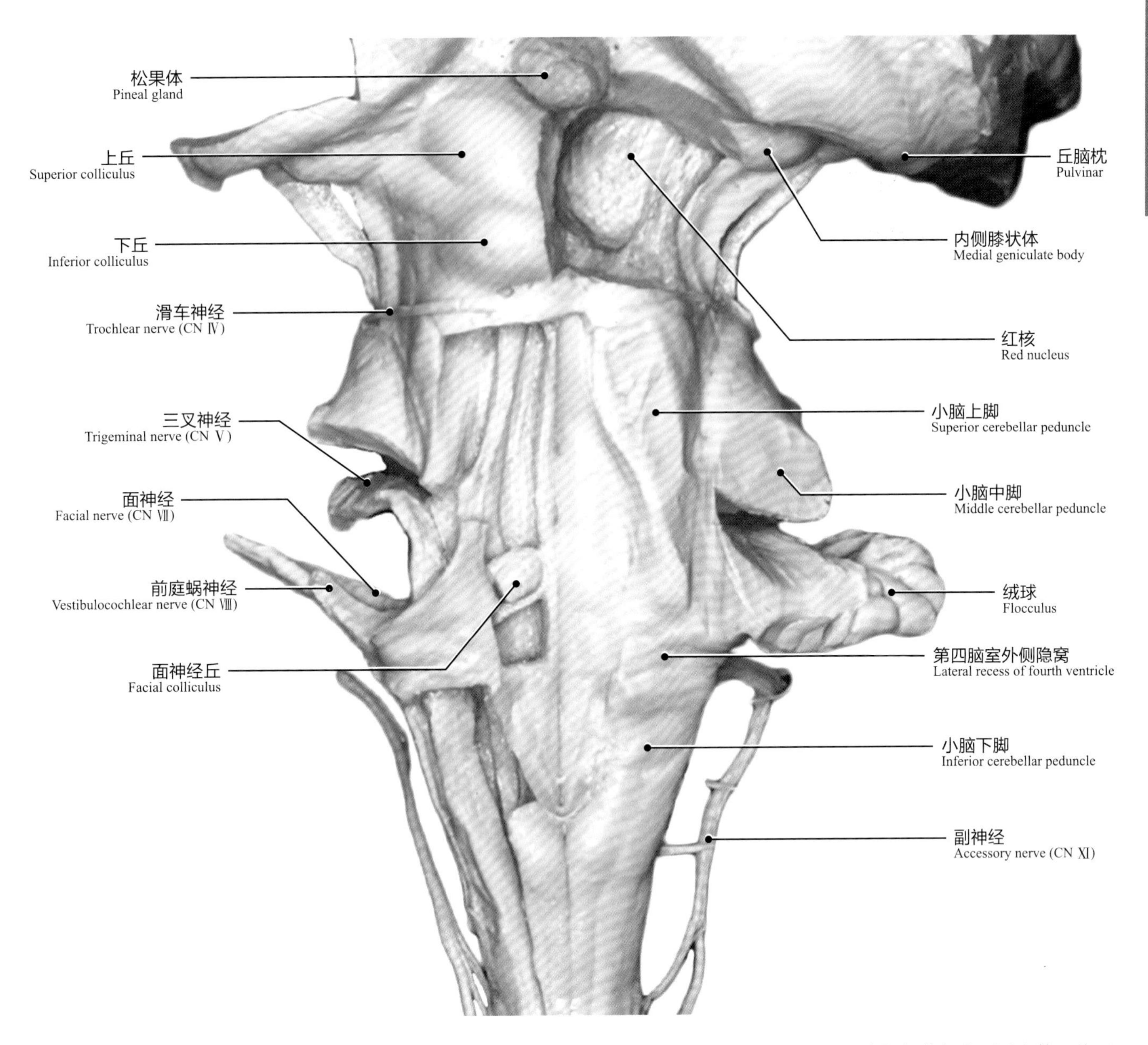
松果体
Pineal gland
上丘
Superior colliculus
下丘
Inferior colliculus
滑车神经
Trochlear nerve (CN Ⅳ)
三叉神经
Trigeminal nerve (CN Ⅴ)
面神经
Facial nerve (CN Ⅶ)
前庭蜗神经
Vestibulocochlear nerve (CN Ⅷ)
面神经丘
Facial colliculus
丘脑枕
Pulvinar
内侧膝状体
Medial geniculate body
红核
Red nucleus
小脑上脚
Superior cerebellar peduncle
小脑中脚
Middle cerebellar peduncle
绒球
Flocculus
第四脑室外侧隐窝
Lateral recess of fourth ventricle
小脑下脚
Inferior cerebellar peduncle
副神经
Accessory nerve (CN Ⅺ)

图 1.21 显示脑干表面和内部结构的尸体脑干背侧视图。中脑背侧为上丘和下丘；其中，下丘的隆起部分起自下丘主体，终于内侧膝状体。第四脑室底部呈菱形，其中上 2/3 部分在脑桥背侧面，而下 1/3 部分为延髓背侧面。因此，第四脑室底部表面可分为：上部（脑桥部）、中间部（交界部）和下部（延髓部）。第四脑室底上部呈三角形，其尖端为中脑导水管下方开口，三角形底边则是两侧小脑脚下缘的假想连线，而两侧边线为两侧小脑上脚内侧缘。中间部（交界部）与双侧侧隐窝位于同一水平。延髓部呈三角形，两侧为第四脑室底下外侧边缘，脉络丛组织附着于此；而其底部尖端为闩。延髓部含舌下 / 迷走神经三角和最后区，其形状类似钢笔尖端。

黑质
Substantia nigra
皮质脊髓束
Corticospinal tract
内侧丘系
Medial lemniscus
中脑
Midbrain
小脑上脚
Superior cerebellar peduncle
内侧纵束
Medial longitudinal fasciculus
脑桥延髓沟
Pontomedullary sulcus
舌下神经三角
Hypoglossal trigone
皮质脊髓束
Corticospinal tract
内侧纵束
Medial longitudinal fasciculus
内侧丘系
Medial lemniscus
楔束结节
Cuneate tubercle
a

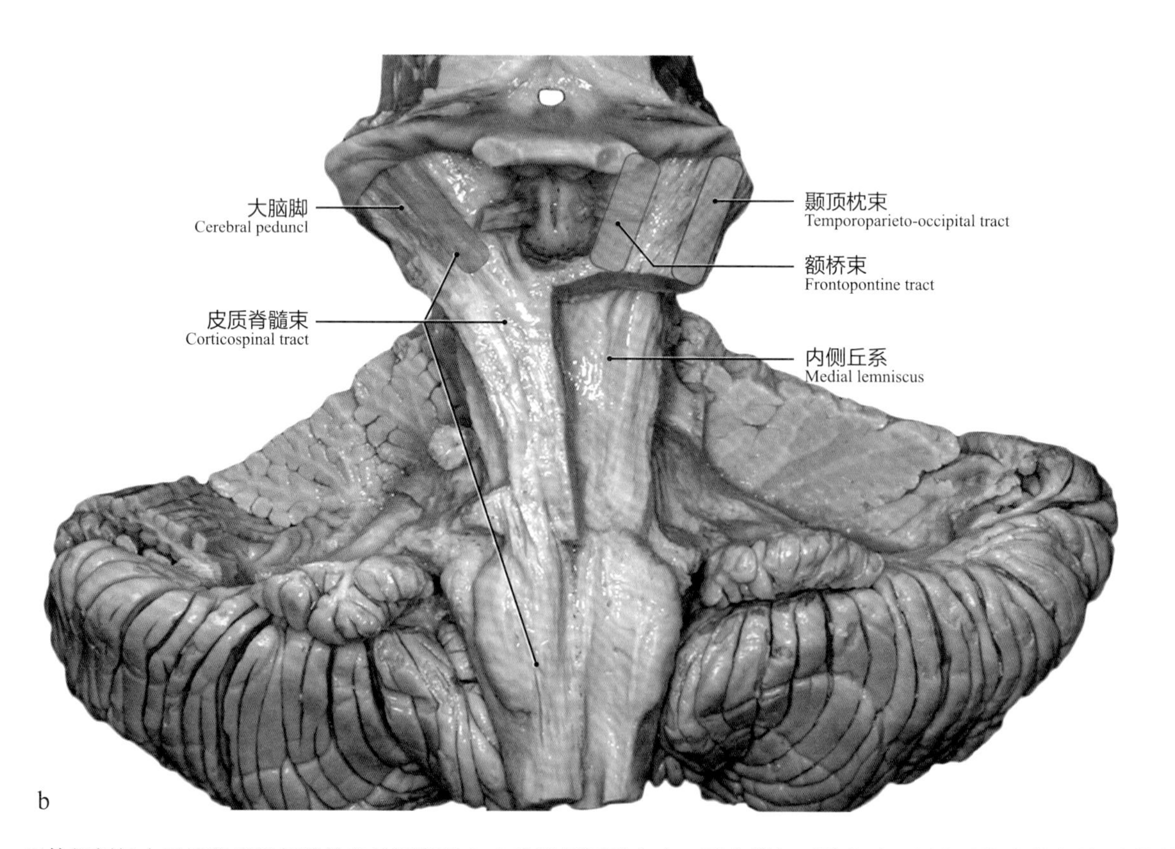
大脑脚
Cerebral peduncl
颞顶枕束
Temporoparieto-occipital tract
额桥束
Frontopontine tract
皮质脊髓束
Corticospinal tract
内侧丘系
Medial lemniscus
b

图 1.22 尸体解剖标本显示脑干纵行纤维的外侧视图（a）及腹侧视图（b）。图中彩色区域表示双侧大脑脚内的各种不同纤维束。

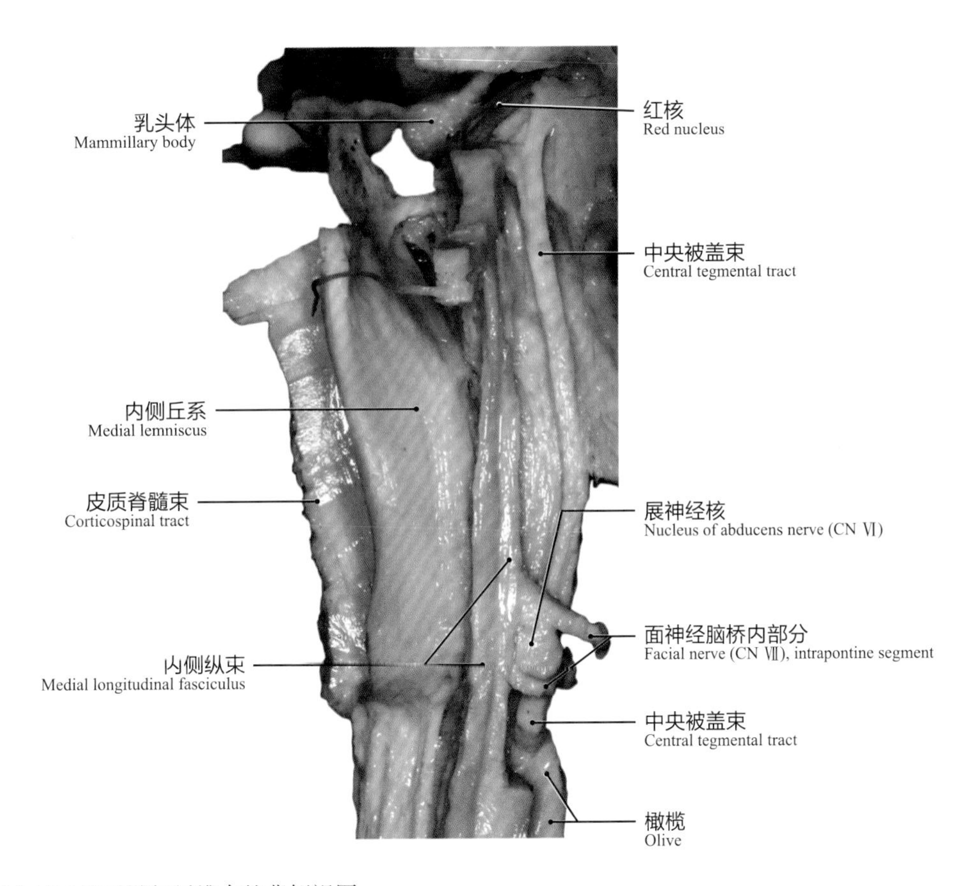
乳头体
Mammillary body
红核
Red nucleus
中央被盖束
Central tegmental tract
内侧丘系
Medial lemniscus
皮质脊髓束
Corticospinal tract
展神经核
Nucleus of abducens nerve (CN Ⅵ)
面神经脑桥内部分
Facial nerve (CN Ⅶ), intrapontine segment
内侧纵束
Medial longitudinal fasciculus
中央被盖束
Central tegmental tract
橄榄
Olive

图 1.23 尸体解剖标本显示脑干纵行纤维束的背侧视图。

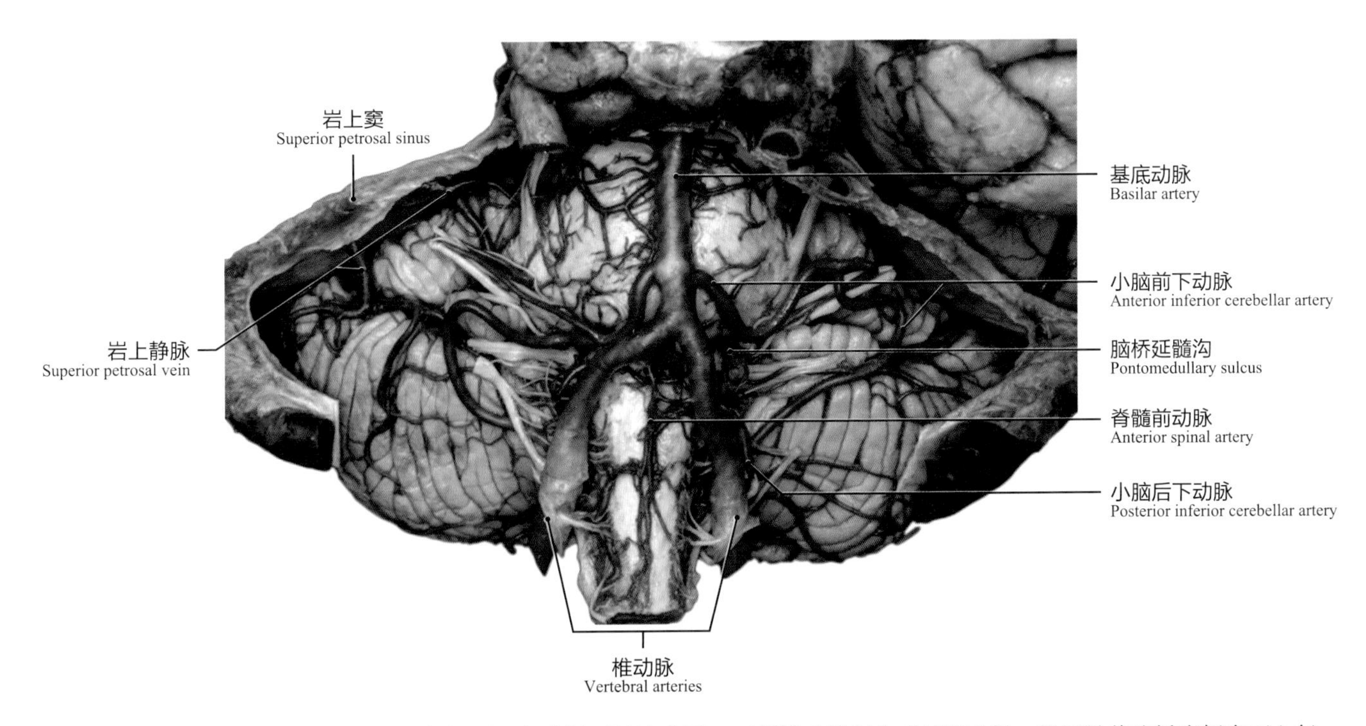
岩上窦
Superior petrosal sinus
基底动脉
Basilar artery
小脑前下动脉
Anterior inferior cerebellar artery
岩上静脉
Superior petrosal vein
脑桥延髓沟
Pontomedullary sulcus
脊髓前动脉
Anterior spinal artery
小脑后下动脉
Posterior inferior cerebellar artery
椎动脉
Vertebral arteries

图 1.24 显示脑干血管解剖结构的腹侧视图。在脑桥延髓沟水平，双侧椎动脉汇合成基底动脉，然后沿着脑桥腹侧表面上行，直至脑桥中脑连接处水平分叉形成双侧大脑后动脉。

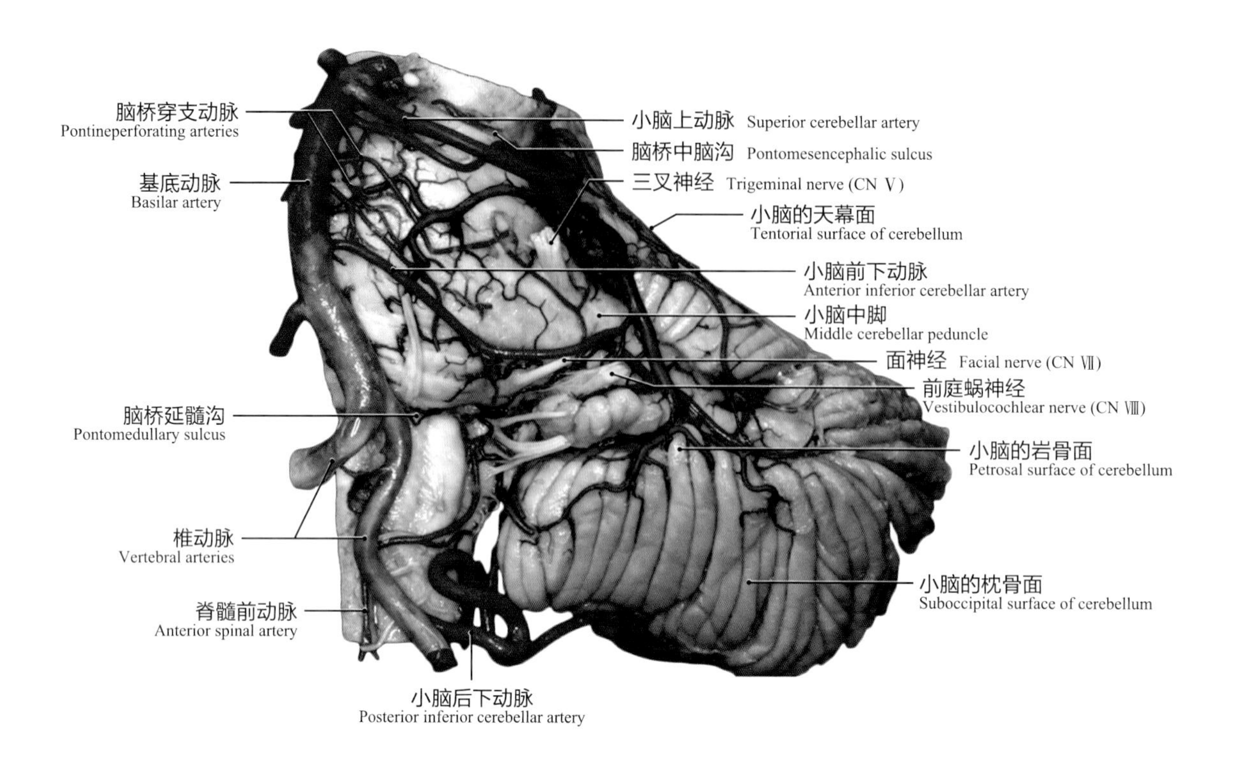

脑桥穿支动脉
Pontineperforating arteries
基底动脉
Basilar artery
小脑上动脉 Superior cerebellar artery
脑桥中脑沟 Pontomesencephalic sulcus
三叉神经 Trigeminal nerve (CN Ⅴ)
小脑的天幕面
Tentorial surface of cerebellum
小脑前下动脉
Anterior inferior cerebellar artery
小脑中脚
Middle cerebellar peduncle
面神经 Facial nerve (CN Ⅶ)
前庭蜗神经
Vestibulocochlear nerve (CN Ⅷ)
脑桥延髓沟
Pontomedullary sulcus
小脑的岩骨面
Petrosal surface of cerebellum
椎动脉
Vertebral arteries
小脑的枕骨面
Suboccipital surface of cerebellum
脊髓前动脉
Anterior spinal artery
小脑后下动脉
Posterior inferior cerebellar artery

图 1.25 脑干血管解剖结构的侧视图。小脑后下动脉起自椎动脉，供应延髓组织、舌咽神经、迷走神经、副神经、小脑下脚以及小脑的枕骨下表面等。基底动脉在上行过程中发出众多脑桥穿支和小脑前下动脉。小脑前下动脉供应展神经、面神经、前庭蜗神经、小脑中脚以及小脑的岩骨面。小脑上动脉在脑桥中脑沟水平起自基底动脉，供应中脑、小脑上脚和小脑的天幕面。

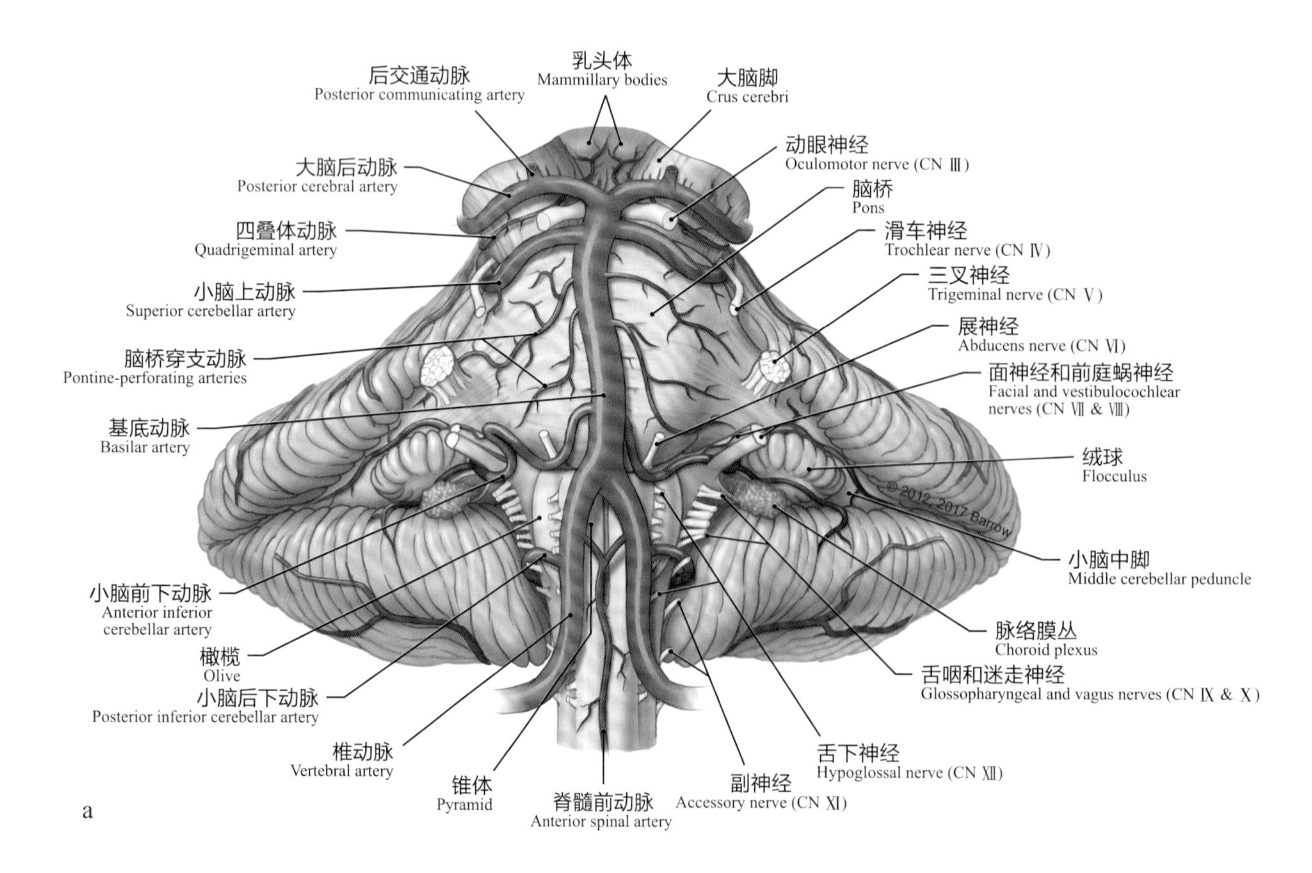

后交通动脉
Posterior communicating artery
乳头体
Mammillary bodies
大脑脚
Crus cerebri
大脑后动脉
Posterior cerebral artery
动眼神经
Oculomotor nerve (CN Ⅲ)
脑桥
Pons
四叠体动脉
Quadrigeminal artery
滑车神经
Trochlear nerve (CN Ⅳ)
小脑上动脉
Superior cerebellar artery
三叉神经
Trigeminal nerve (CN Ⅴ)
展神经
Abducens nerve (CN Ⅵ)
脑桥穿支动脉
Pontine-perforating arteries
面神经和前庭蜗神经
Facial and vestibulocochlear nerves (CN Ⅶ & Ⅷ)
基底动脉
Basilar artery
绒球
Flocculus
© 2012, 2017 Barrow
小脑中脚
Middle cerebellar peduncle
小脑前下动脉
Anterior inferior cerebellar artery
脉络膜丛
Choroid plexus
橄榄
Olive
舌咽和迷走神经
Glossopharyngeal and vagus nerves (CN Ⅸ & Ⅹ)
小脑后下动脉
Posterior inferior cerebellar artery
椎动脉
Vertebral artery
舌下神经
Hypoglossal nerve (CN Ⅻ)
锥体
Pyramid
副神经
Accessory nerve (CN Ⅺ)
脊髓前动脉
Anterior spinal artery
a

图 1.26 a. 脑干及相关动脉的腹侧视图。

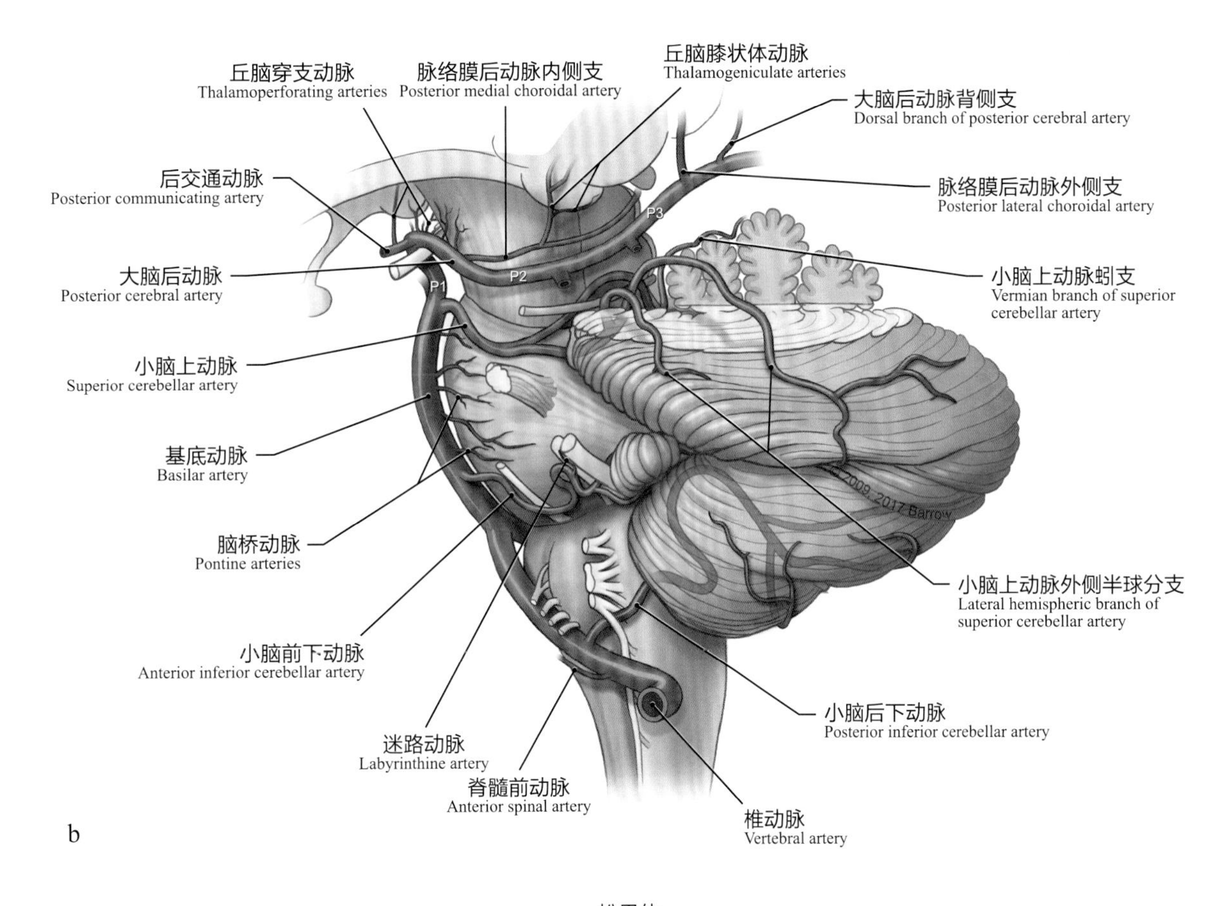

丘脑穿支动脉
Thalamoperforating arteries
脉络膜后动脉内侧支
Posterior medial choroidal artery
丘脑膝状体动脉
Thalamogeniculate arteries
大脑后动脉背侧支
Dorsal branch of posterior cerebral artery
后交通动脉
Posterior communicating artery
脉络膜后动脉外侧支
Posterior lateral choroidal artery
P3
P2
P1
大脑后动脉
Posterior cerebral artery
小脑上动脉蚓支
Vermian branch of superior cerebellar artery
小脑上动脉
Superior cerebellar artery
基底动脉
Basilar artery
脑桥动脉
Pontine arteries
小脑上动脉外侧半球分支
Lateral hemispheric branch of superior cerebellar artery
小脑前下动脉
Anterior inferior cerebellar artery
小脑后下动脉
Posterior inferior cerebellar artery
迷路动脉
Labyrinthine artery
脊髓前动脉
Anterior spinal artery
椎动脉
Vertebral artery
b

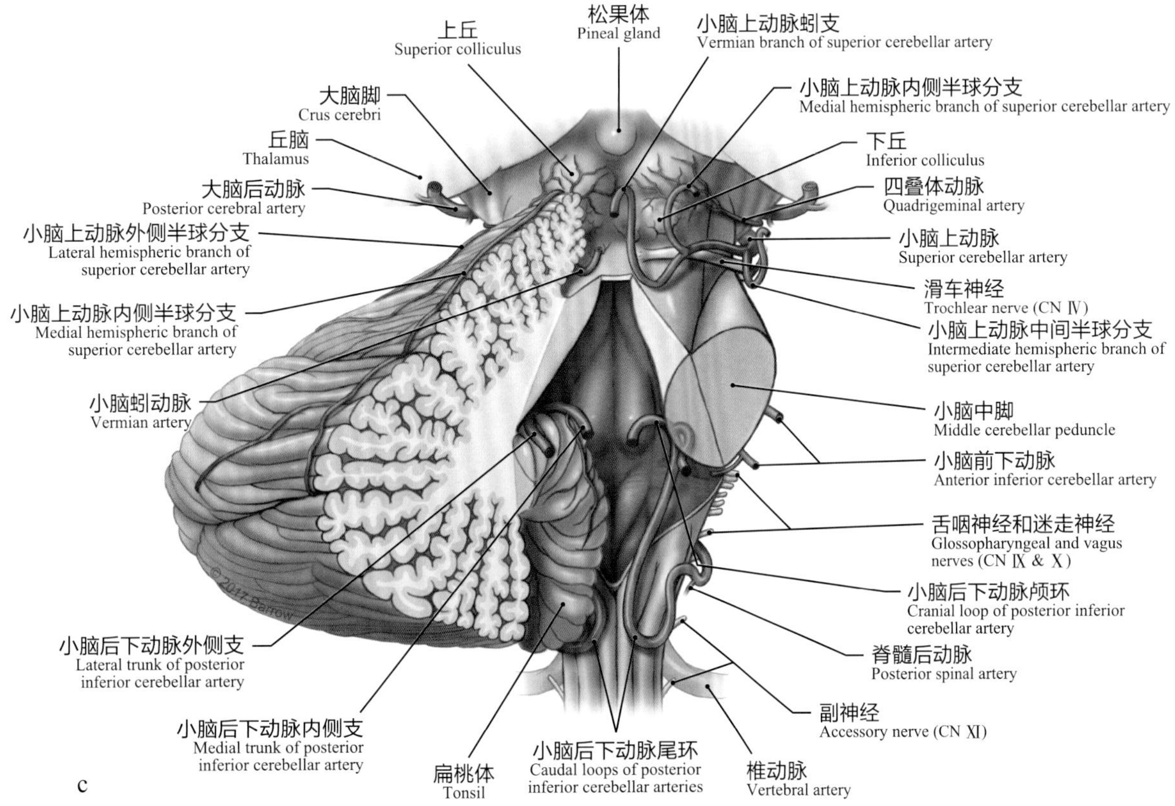

上丘
Superior colliculus
松果体
Pineal gland
小脑上动脉蚓支
Vermian branch of superior cerebellar artery
大脑脚
Crus cerebri
小脑上动脉内侧半球分支
Medial hemispheric branch of superior cerebellar artery
丘脑
Thalamus
下丘
Inferior colliculus
大脑后动脉
Posterior cerebral artery
四叠体动脉
Quadrigeminal artery
小脑上动脉外侧半球分支
Lateral hemispheric branch of superior cerebellar artery
小脑上动脉
Superior cerebellar artery
滑车神经
Trochlear nerve (CN Ⅳ)
小脑上动脉内侧半球分支
Medial hemispheric branch of superior cerebellar artery
小脑上动脉中间半球分支
Intermediate hemispheric branch of superior cerebellar artery
小脑中脚
Middle cerebellar peduncle
小脑蚓动脉
Vermian artery
小脑前下动脉
Anterior inferior cerebellar artery
舌咽神经和迷走神经
Glossopharyngeal and vagus nerves (CN Ⅸ & Ⅹ)
小脑后下动脉颅环
Cranial loop of posterior inferior cerebellar artery
脊髓后动脉
Posterior spinal artery
小脑后下动脉外侧支
Lateral trunk of posterior inferior cerebellar artery
副神经
Accessory nerve (CN Ⅺ)
小脑后下动脉内侧支
Medial trunk of posterior inferior cerebellar artery
小脑后下动脉尾环
Caudal loops of posterior inferior cerebellar arteries
扁桃体
Tonsil
椎动脉
Vertebral artery
c

图 1.26　b, c. 脑干及相关动脉的外侧（b）和背侧（c）视图。

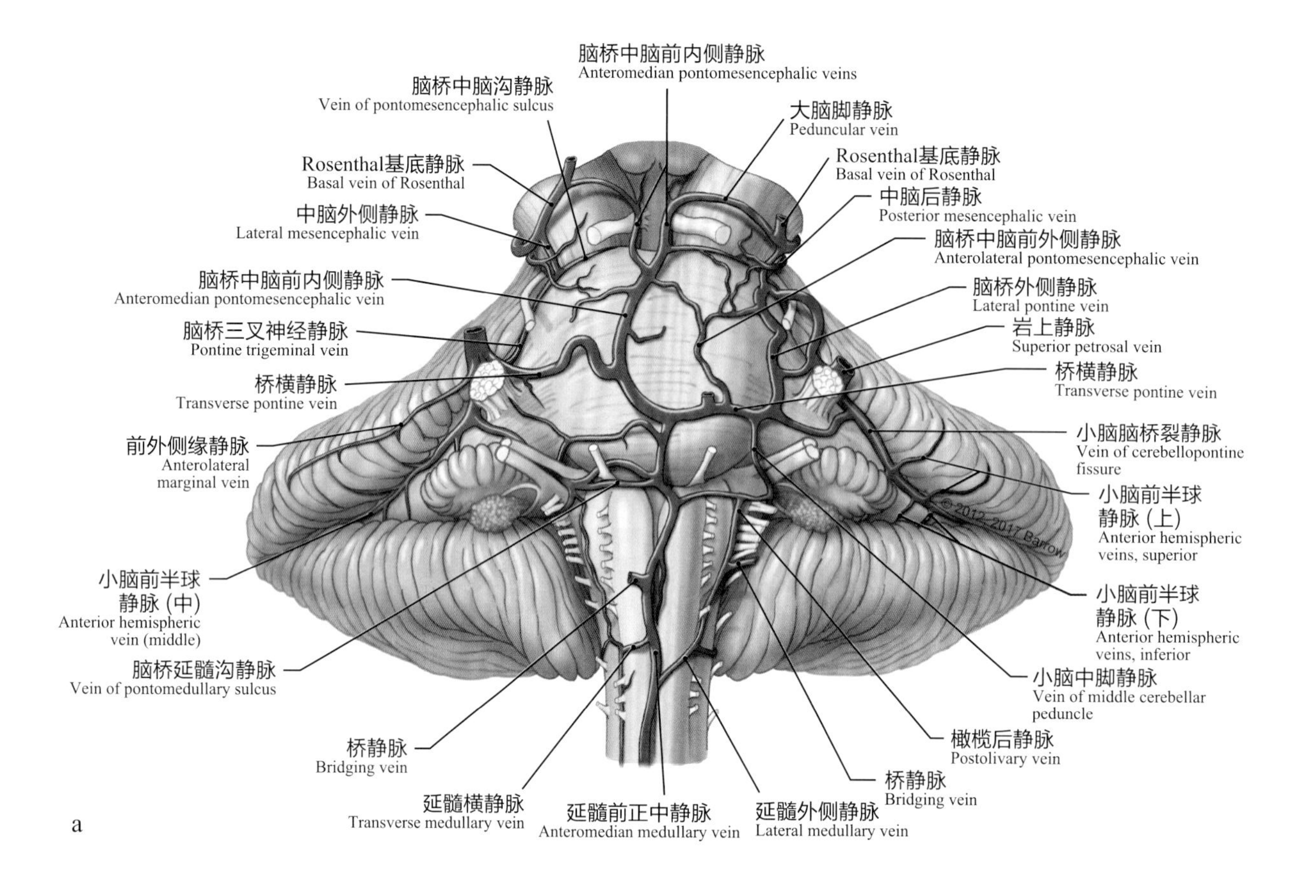

脑桥中脑前内侧静脉
Anteromedian pontomesencephalic veins
脑桥中脑沟静脉
Vein of pontomesencephalic sulcus
大脑脚静脉
Peduncular vein
Rosenthal基底静脉
Basal vein of Rosenthal
Rosenthal基底静脉
Basal vein of Rosenthal
中脑后静脉
Posterior mesencephalic vein
中脑外侧静脉
Lateral mesencephalic vein
脑桥中脑前外侧静脉
Anterolateral pontomesencephalic vein
脑桥中脑前内侧静脉
Anteromedian pontomesencephalic vein
脑桥外侧静脉
Lateral pontine vein
脑桥三叉神经静脉
Pontine trigeminal vein
岩上静脉
Superior petrosal vein
桥横静脉
Transverse pontine vein
桥横静脉
Transverse pontine vein
前外侧缘静脉
Anterolateral marginal vein
小脑脑桥裂静脉
Vein of cerebellopontine fissure
小脑前半球静脉（上）
Anterior hemispheric veins, superior
小脑前半球静脉（中）
Anterior hemispheric vein (middle)
小脑前半球静脉（下）
Anterior hemispheric veins, inferior
脑桥延髓沟静脉
Vein of pontomedullary sulcus
小脑中脚静脉
Vein of middle cerebellar peduncle
橄榄后静脉
Postolivary vein
桥静脉
Bridging vein
桥静脉
Bridging vein
延髓横静脉
Transverse medullary vein
延髓前正中静脉
Anteromedian medullary vein
延髓外侧静脉
Lateral medullary vein
a

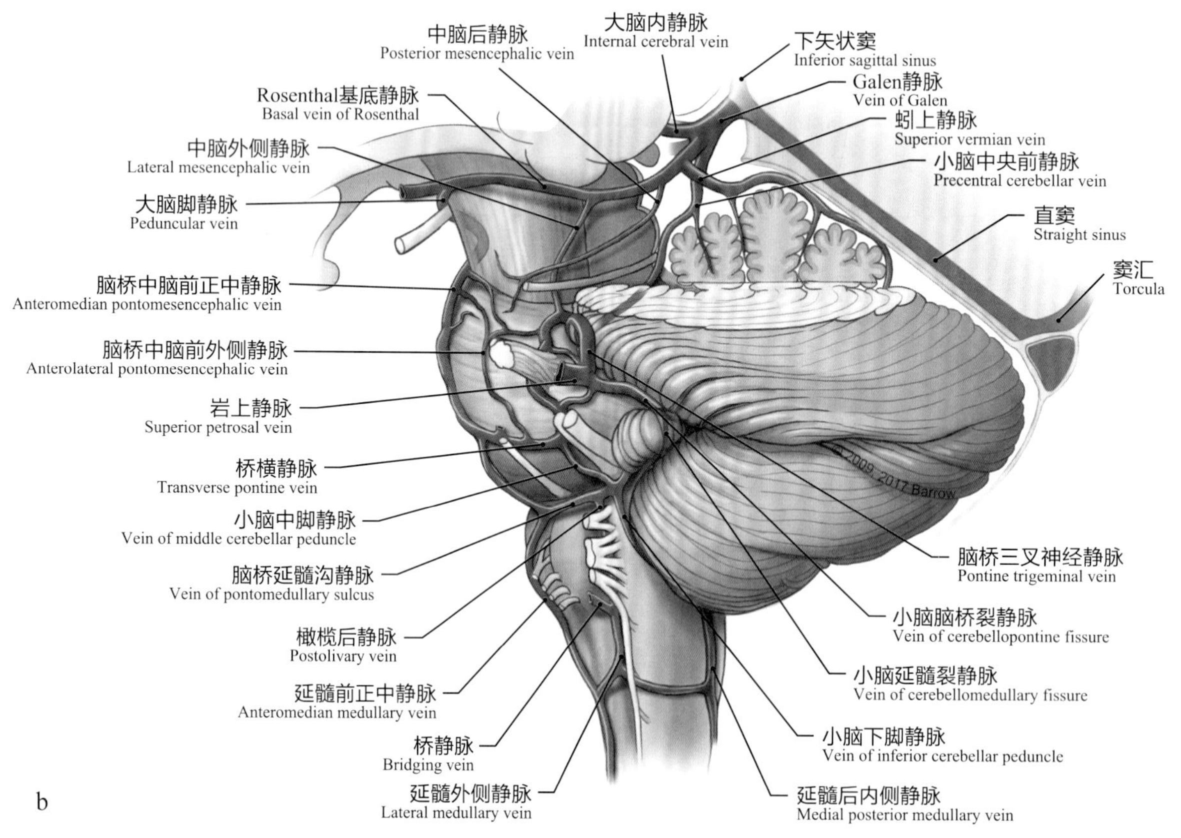

中脑后静脉
Posterior mesencephalic vein
大脑内静脉
Internal cerebral vein
下矢状窦
Inferior sagittal sinus
Rosenthal基底静脉
Basal vein of Rosenthal
Galen静脉
Vein of Galen
蚓上静脉
Superior vermian vein
中脑外侧静脉
Lateral mesencephalic vein
小脑中央前静脉
Precentral cerebellar vein
大脑脚静脉
Peduncular vein
直窦
Straight sinus
脑桥中脑前正中静脉
Anteromedian pontomesencephalic vein
窦汇
Torcula
脑桥中脑前外侧静脉
Anterolateral pontomesencephalic vein
岩上静脉
Superior petrosal vein
桥横静脉
Transverse pontine vein
小脑中脚静脉
Vein of middle cerebellar peduncle
脑桥三叉神经静脉
Pontine trigeminal vein
脑桥延髓沟静脉
Vein of pontomedullary sulcus
小脑脑桥裂静脉
Vein of cerebellopontine fissure
橄榄后静脉
Postolivary vein
小脑延髓裂静脉
Vein of cerebellomedullary fissure
延髓前正中静脉
Anteromedian medullary vein
小脑下脚静脉
Vein of inferior cerebellar peduncle
桥静脉
Bridging vein
延髓外侧静脉
Lateral medullary vein
延髓后内侧静脉
Medial posterior medullary vein
b

图 1.27 a, b. 脑干及相关静脉的腹侧（a）和外侧（b）视图。

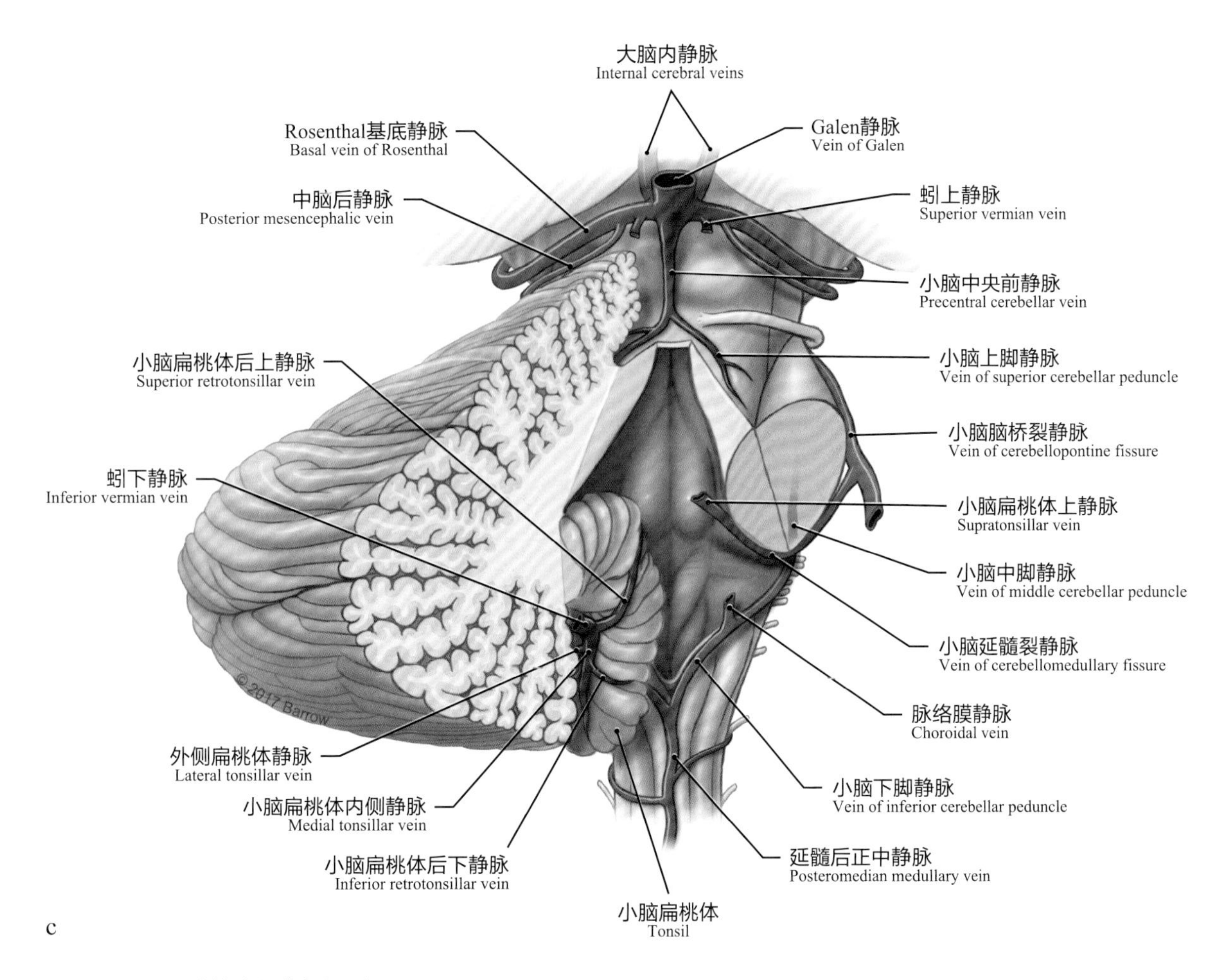
大脑内静脉
Internal cerebral veins
Rosenthal基底静脉
Basal vein of Rosenthal
Galen静脉
Vein of Galen
中脑后静脉
Posterior mesencephalic vein
蚓上静脉
Superior vermian vein
小脑中央前静脉
Precentral cerebellar vein
小脑扁桃体后上静脉
Superior retrotonsillar vein
小脑上脚静脉
Vein of superior cerebellar peduncle
小脑脑桥裂静脉
Vein of cerebellopontine fissure
蚓下静脉
Inferior vermian vein
小脑扁桃体上静脉
Supratonsillar vein
小脑中脚静脉
Vein of middle cerebellar peduncle
小脑延髓裂静脉
Vein of cerebellomedullary fissure
© 2017 Barrow
脉络膜静脉
Choroidal vein
外侧扁桃体静脉
Lateral tonsillar vein
小脑下脚静脉
Vein of inferior cerebellar peduncle
小脑扁桃体内侧静脉
Medial tonsillar vein
延髓后正中静脉
Posteromedian medullary vein
小脑扁桃体后下静脉
Inferior retrotonsillar vein
小脑扁桃体
Tonsil
c

图 1.27 c. 脑干及相关静脉的背侧视图。

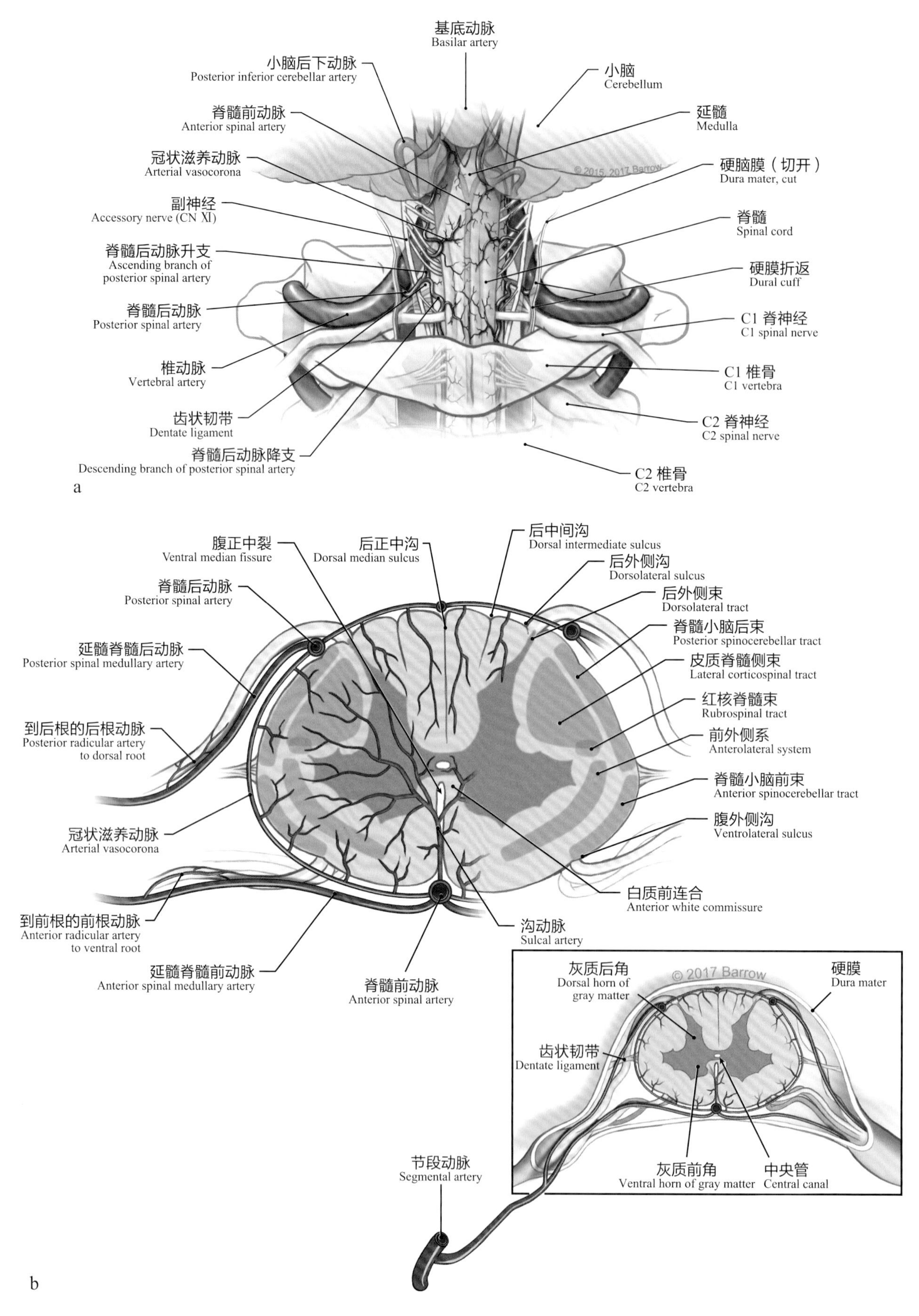
基底动脉
Basilar artery
小脑后下动脉
Posterior inferior cerebellar artery
小脑
Cerebellum
脊髓前动脉
Anterior spinal artery
延髓
Medulla
冠状滋养动脉
Arterial vasocorona
硬脑膜（切开）
Dura mater, cut
副神经
Accessory nerve (CN XI)
脊髓
Spinal cord
脊髓后动脉升支
Ascending branch of posterior spinal artery
硬膜折返
Dural cuff
脊髓后动脉
Posterior spinal artery
C1 脊神经
C1 spinal nerve
椎动脉
Vertebral artery
C1 椎骨
C1 vertebra
齿状韧带
Dentate ligament
C2 脊神经
C2 spinal nerve
脊髓后动脉降支
Descending branch of posterior spinal artery
C2 椎骨
C2 vertebra
a
腹正中裂
Ventral median fissure
后正中沟
Dorsal median sulcus
后中间沟
Dorsal intermediate sulcus
后外侧沟
Dorsolateral sulcus
脊髓后动脉
Posterior spinal artery
后外侧束
Dorsolateral tract
脊髓小脑后束
Posterior spinocerebellar tract
延髓脊髓后动脉
Posterior spinal medullary artery
皮质脊髓侧束
Lateral corticospinal tract
红核脊髓束
Rubrospinal tract
到后根的后根动脉
Posterior radicular artery to dorsal root
前外侧系
Anterolateral system
脊髓小脑前束
Anterior spinocerebellar tract
冠状滋养动脉
Arterial vasocorona
腹外侧沟
Ventrolateral sulcus
白质前连合
Anterior white commissure
到前根的前根动脉
Anterior radicular artery to ventral root
沟动脉
Sulcal artery
延髓脊髓前动脉
Anterior spinal medullary artery
脊髓前动脉
Anterior spinal artery
灰质后角
Dorsal horn of gray matter
硬膜
Dura mater
齿状韧带
Dentate ligament
节段动脉
Segmental artery
灰质前角
Ventral horn of gray matter
中央管
Central canal
b

图 1.28　a. 颈髓 – 延髓交界处水平脊髓动脉的背面观。b. 供应脊髓的髓动脉系统的轴位观。

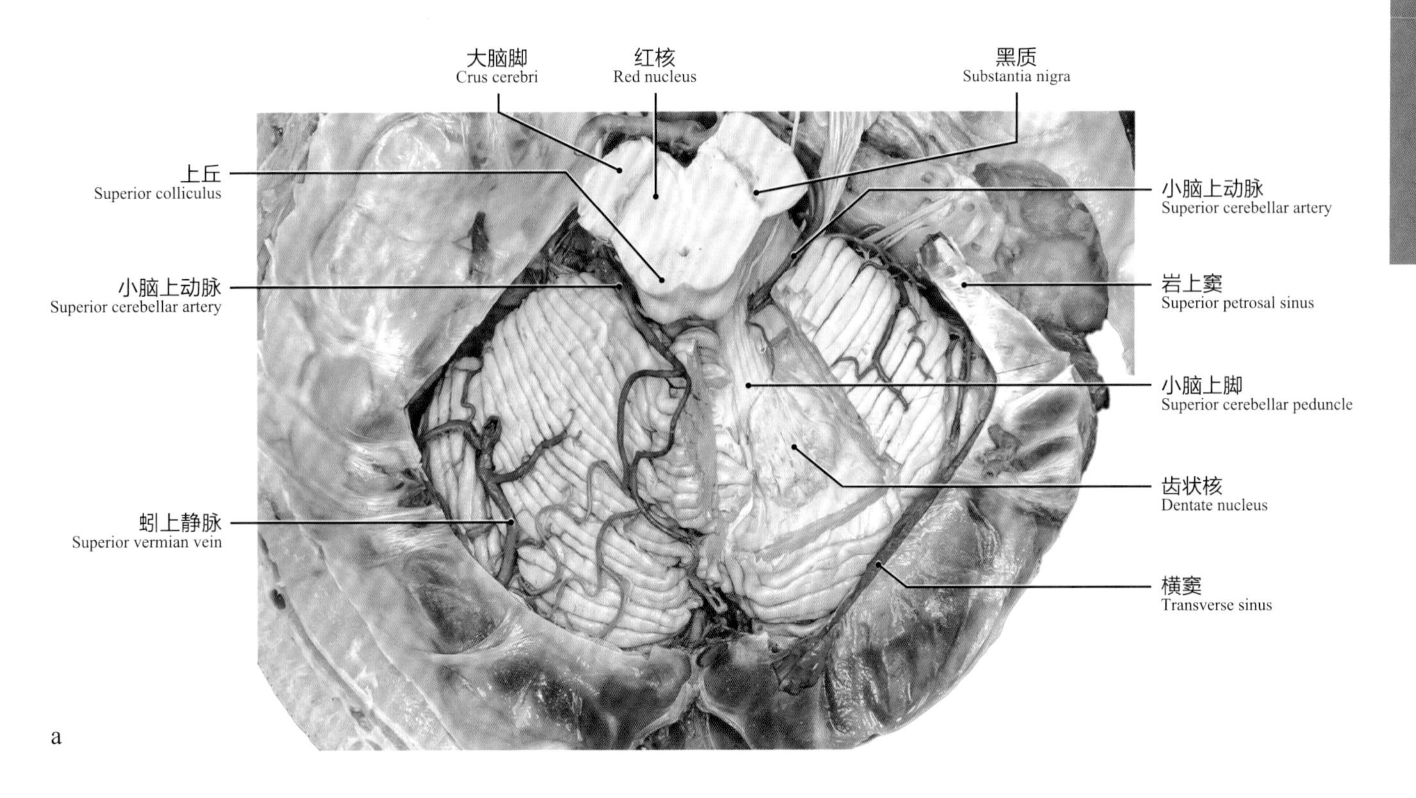
大脑脚
Crus cerebri
红核
Red nucleus
黑质
Substantia nigra
上丘
Superior colliculus
小脑上动脉
Superior cerebellar artery
小脑上动脉
Superior cerebellar artery
岩上窦
Superior petrosal sinus
小脑上脚
Superior cerebellar peduncle
齿状核
Dentate nucleus
蚓上静脉
Superior vermian vein
横窦
Transverse sinus
a

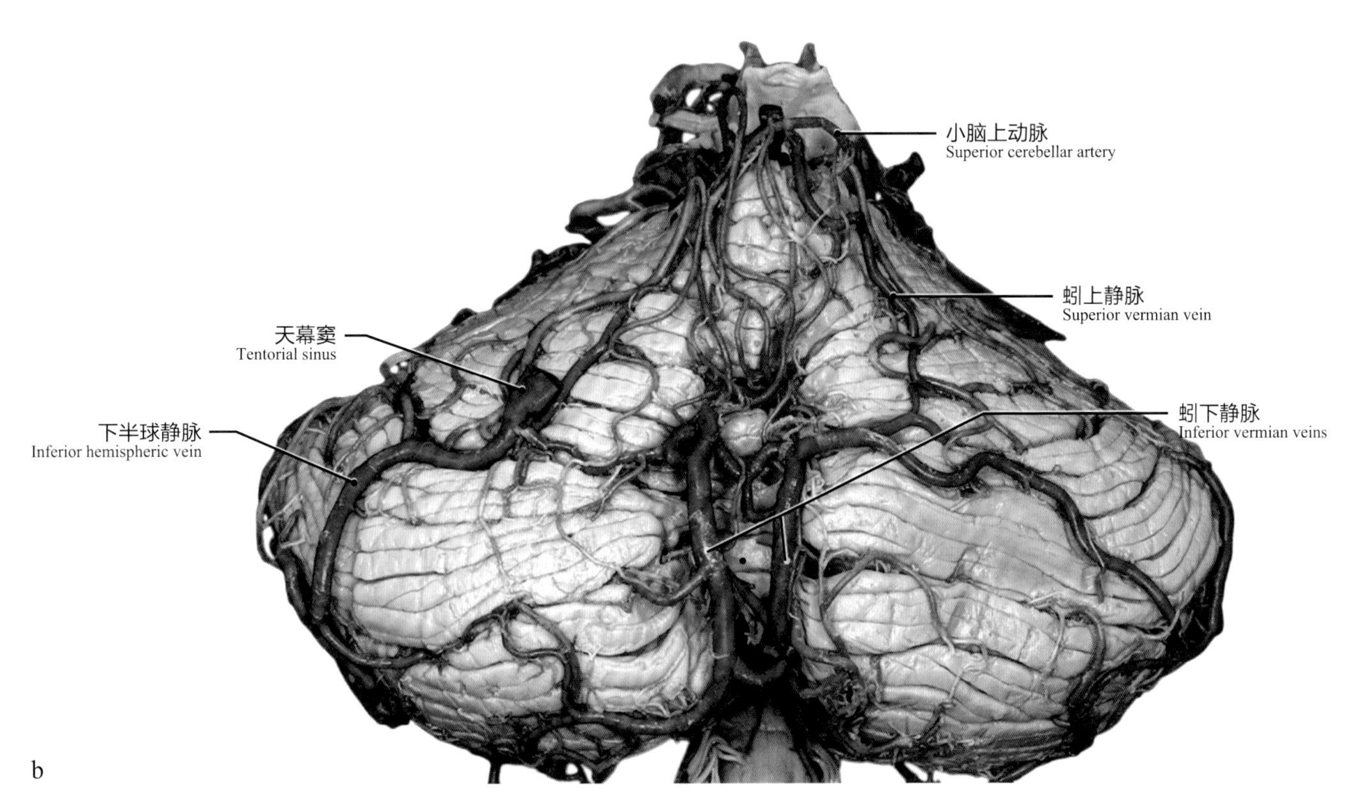
小脑上动脉
Superior cerebellar artery
蚓上静脉
Superior vermian vein
天幕窦
Tentorial sinus
蚓下静脉
Inferior vermian veins
下半球静脉
Inferior hemispheric vein
b

图 1.29 尸体标本显示小脑血管结构的上面观（a）和背面观（b）。

中脑

中脑轴位断层

图 1.30 a~d. 中脑连续轴位断层视图。

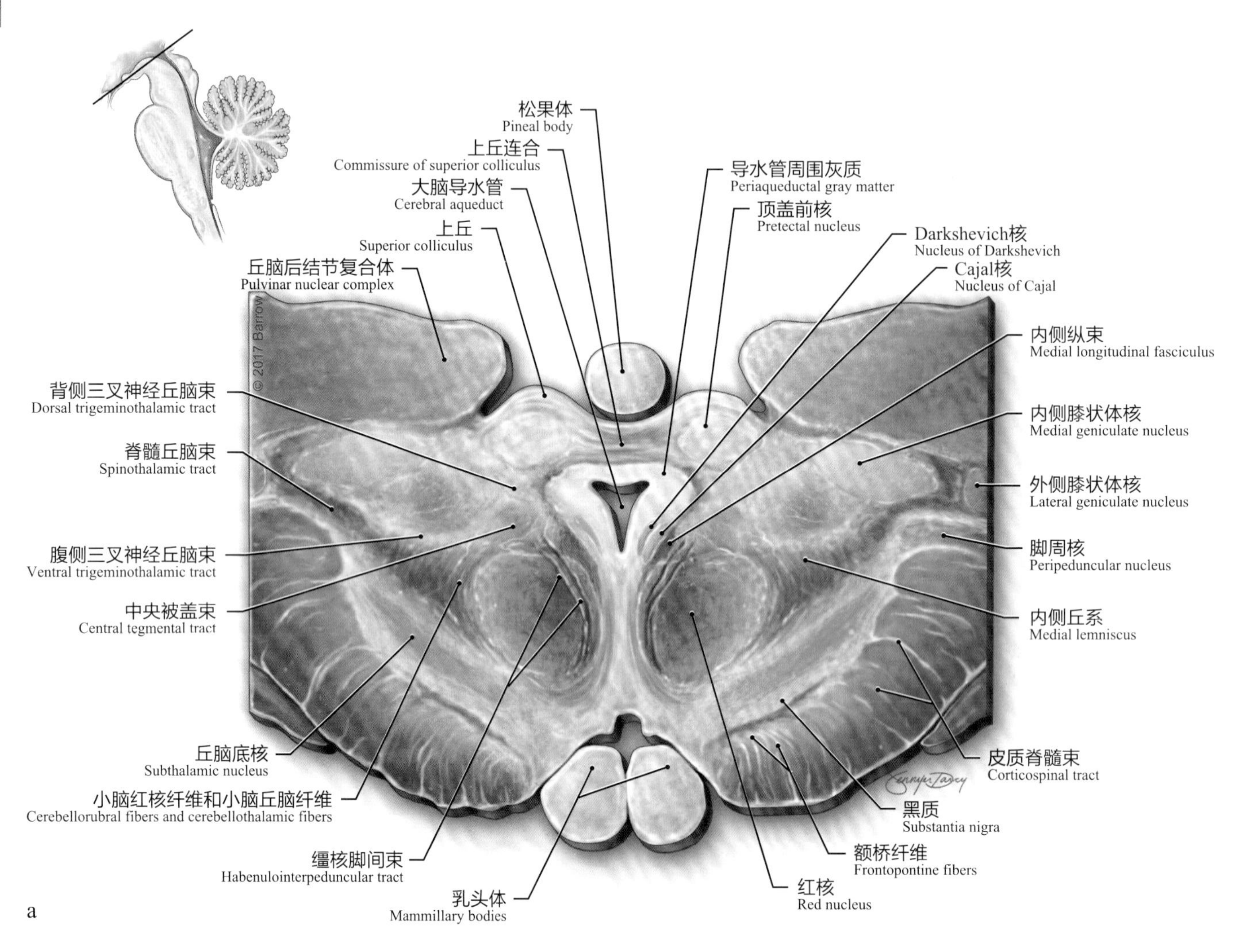

松果体
Pineal body
上丘连合
Commissure of superior colliculus
大脑导水管
Cerebral aqueduct
上丘
Superior colliculus
丘脑后结节复合体
Pulvinar nuclear complex
导水管周围灰质
Periaqueductal gray matter
顶盖前核
Pretectal nucleus
Darkshevich核
Nucleus of Darkshevich
Cajal核
Nucleus of Cajal
内侧纵束
Medial longitudinal fasciculus
内侧膝状体核
Medial geniculate nucleus
外侧膝状体核
Lateral geniculate nucleus
脚周核
Peripeduncular nucleus
内侧丘系
Medial lemniscus
背侧三叉神经丘脑束
Dorsal trigeminothalamic tract
脊髓丘脑束
Spinothalamic tract
腹侧三叉神经丘脑束
Ventral trigeminothalamic tract
中央被盖束
Central tegmental tract
丘脑底核
Subthalamic nucleus
小脑红核纤维和小脑丘脑纤维
Cerebellorubral fibers and cerebellothalamic fibers
缰核脚间束
Habenulointerpeduncular tract
乳头体
Mammillary bodies
皮质脊髓束
Corticospinal tract
黑质
Substantia nigra
额桥纤维
Frontopontine fibers
红核
Red nucleus
© 2017 Barrow
a

图 1.30 a. 通过中脑-间脑交界处的稍斜断层层面。该断层穿过后连合、红核的吻侧端、丘脑后结节复合体、丘脑外侧/内侧膝状体，止于乳头体的背侧。内侧纵束至于 Cajal 核，该核位于导水管腹外侧及红核的背内侧；中央被盖束行至红核背侧，止于红核被膜。丘脑底核位于红核腹侧。

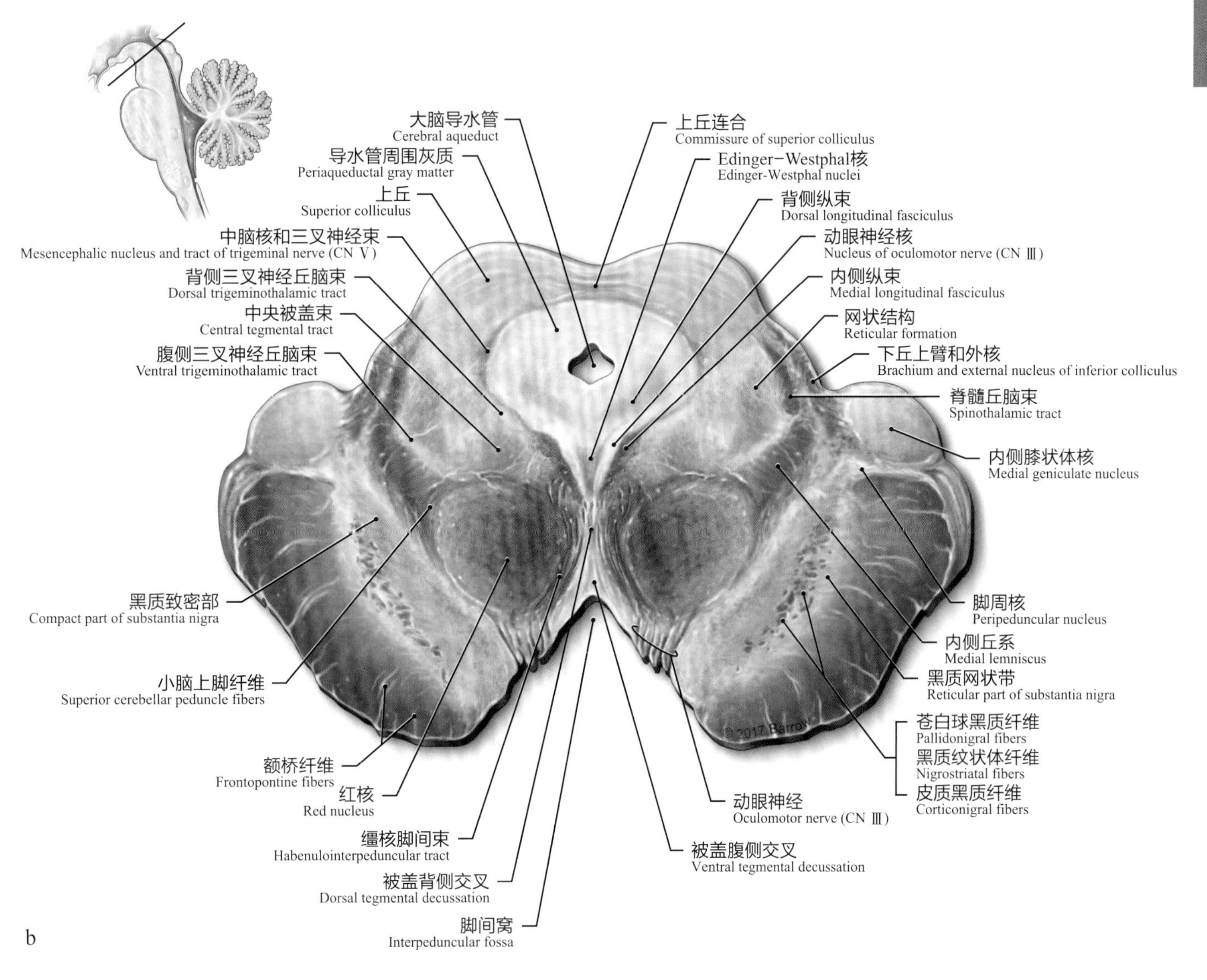

大脑导水管
Cerebral aqueduct
导水管周围灰质
Periaqueductal gray matter
上丘
Superior colliculus
中脑核和三叉神经束
Mesencephalic nucleus and tract of trigeminal nerve (CN Ⅴ)
背侧三叉神经丘脑束
Dorsal trigeminothalamic tract
中央被盖束
Central tegmental tract
腹侧三叉神经丘脑束
Ventral trigeminothalamic tract
上丘连合
Commissure of superior colliculus
Edinger-Westphal核
Edinger-Westphal nuclei
背侧纵束
Dorsal longitudinal fasciculus
动眼神经核
Nucleus of oculomotor nerve (CN Ⅲ)
内侧纵束
Medial longitudinal fasciculus
网状结构
Reticular formation
下丘上臂和外核
Brachium and external nucleus of inferior colliculus
脊髓丘脑束
Spinothalamic tract
内侧膝状体核
Medial geniculate nucleus
黑质致密部
Compact part of substantia nigra
小脑上脚纤维
Superior cerebellar peduncle fibers
额桥纤维
Frontopontine fibers
红核
Red nucleus
缰核脚间束
Habenulointerpeduncular tract
被盖背侧交叉
Dorsal tegmental decussation
脚间窝
Interpeduncular fossa
脚周核
Peripeduncular nucleus
内侧丘系
Medial lemniscus
黑质网状带
Reticular part of substantia nigra
苍白球黑质纤维
Pallidonigral fibers
黑质纹状体纤维
Nigrostriatal fibers
皮质黑质纤维
Corticonigral fibers
动眼神经
Oculomotor nerve (CN Ⅲ)
被盖腹侧交叉
Ventral tegmental decussation
© 2017 Barrow
b

图 1.30 b. 穿过上丘上半部分、动眼神经核吻侧部分（包括 Edinger-Westphal 核和动眼神经中脑内段）的中脑横切面。小脑上脚纤维形成红核的背外侧囊。动眼神经核与中线的 Edinger-Westphal 核一起位于大脑导水管腹侧。

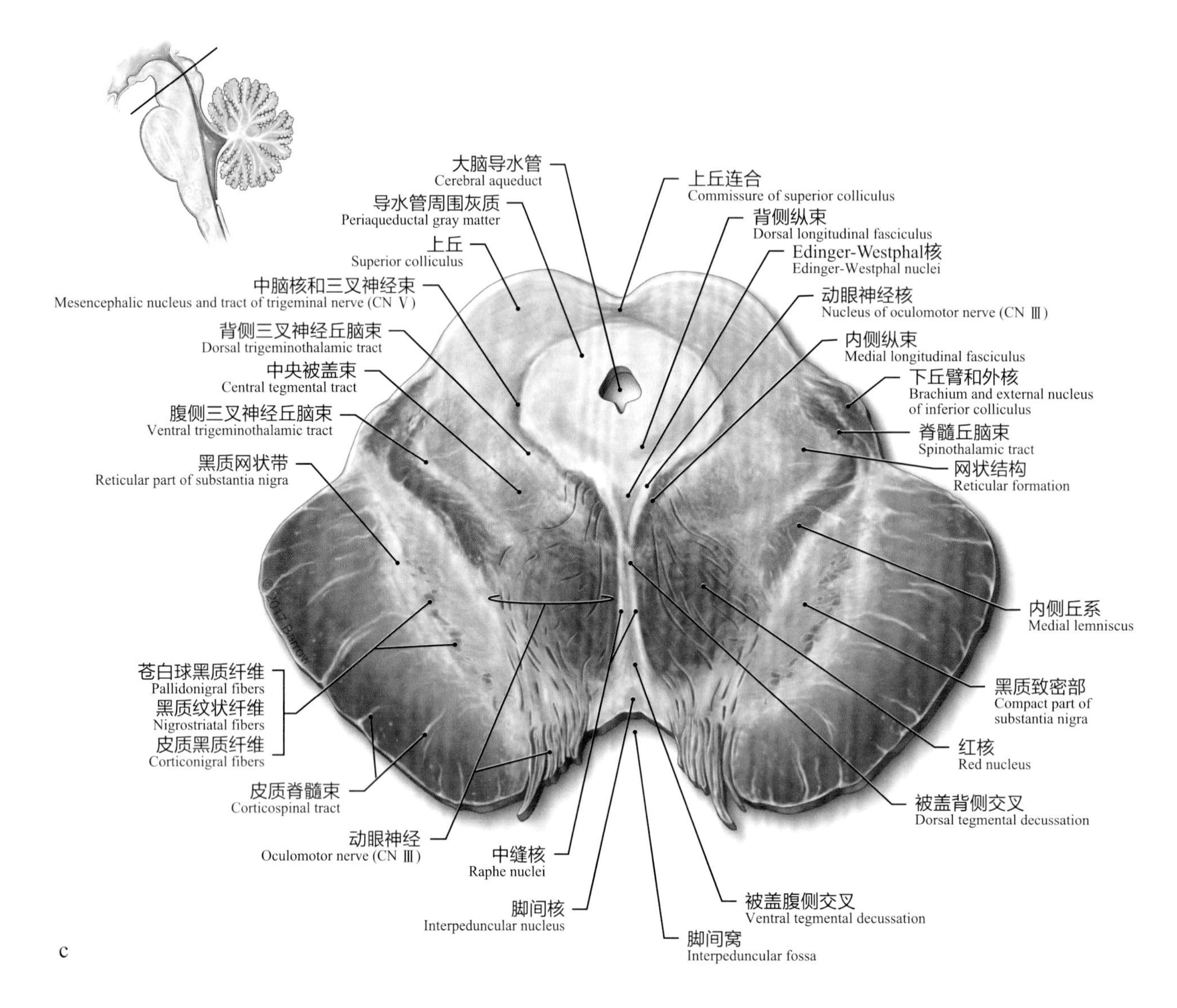

大脑导水管
Cerebral aqueduct
导水管周围灰质
Periaqueductal gray matter
上丘
Superior colliculus
中脑核和三叉神经束
Mesencephalic nucleus and tract of trigeminal nerve (CN Ⅴ)
背侧三叉神经丘脑束
Dorsal trigeminothalamic tract
中央被盖束
Central tegmental tract
腹侧三叉神经丘脑束
Ventral trigeminothalamic tract
黑质网状带
Reticular part of substantia nigra
苍白球黑质纤维
Pallidonigral fibers
黑质纹状纤维
Nigrostriatal fibers
皮质黑质纤维
Corticonigral fibers
皮质脊髓束
Corticospinal tract
动眼神经
Oculomotor nerve (CN Ⅲ)
中缝核
Raphe nuclei
脚间核
Interpeduncular nucleus
上丘连合
Commissure of superior colliculus
背侧纵束
Dorsal longitudinal fasciculus
Edinger-Westphal核
Edinger-Westphal nuclei
动眼神经核
Nucleus of oculomotor nerve (CN Ⅲ)
内侧纵束
Medial longitudinal fasciculus
下丘臂和外核
Brachium and external nucleus
of inferior colliculus
脊髓丘脑束
Spinothalamic tract
网状结构
Reticular formation
内侧丘系
Medial lemniscus
黑质致密部
Compact part of
substantia nigra
红核
Red nucleus
被盖背侧交叉
Dorsal tegmental decussation
被盖腹侧交叉
Ventral tegmental decussation
脚间窝
Interpeduncular fossa
c

图 1.30 c. 跨越红核和上丘下半部分的中脑横截面观。该截面位于 Edinger-Westphal 核团的尾侧，而且还包含了小脑上脚交叉的吻侧部分。此部分包含红核的交叉纤维。动眼神经的中脑内段在此水平行走于红核内侧。皮质脊髓束在大脑脚的中 3/5 穿行而过。

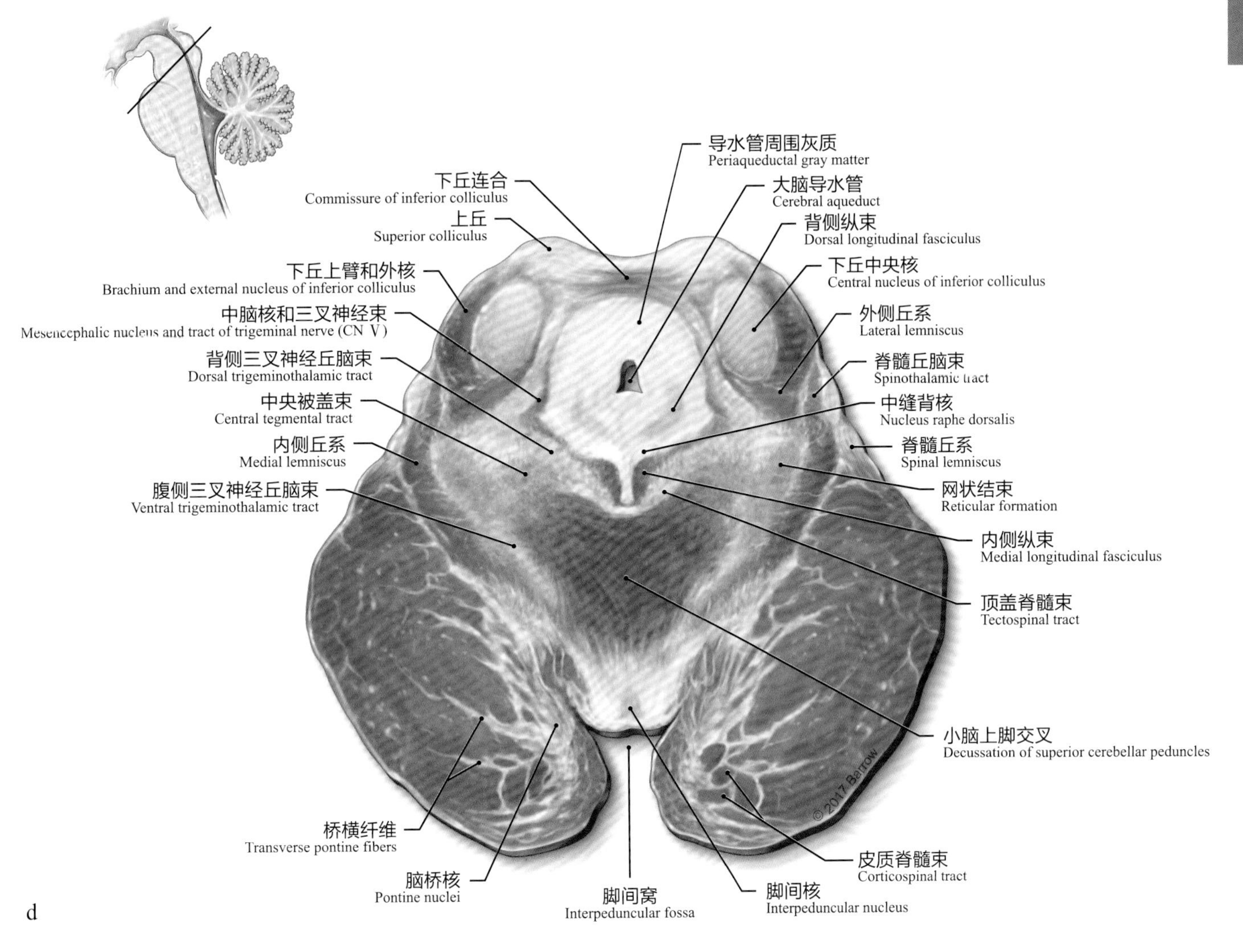
导水管周围灰质
Periaqueductal gray matter
下丘连合
Commissure of inferior colliculus
大脑导水管
Cerebral aqueduct
上丘
Superior colliculus
背侧纵束
Dorsal longitudinal fasciculus
下丘上臂和外核
Brachium and external nucleus of inferior colliculus
下丘中央核
Central nucleus of inferior colliculus
中脑核和三叉神经束
Mesencephalic nucleus and tract of trigeminal nerve (CN V)
外侧丘系
Lateral lemniscus
背侧三叉神经丘脑束
Dorsal trigeminothalamic tract
脊髓丘脑束
Spinothalamic tract
中央被盖束
Central tegmental tract
中缝背核
Nucleus raphe dorsalis
内侧丘系
Medial lemniscus
脊髓丘系
Spinal lemniscus
腹侧三叉神经丘脑束
Ventral trigeminothalamic tract
网状结束
Reticular formation
内侧纵束
Medial longitudinal fasciculus
顶盖脊髓束
Tectospinal tract
小脑上脚交叉
Decussation of superior cerebellar peduncles
© 2017 Barrow
桥横纤维
Transverse pontine fibers
皮质脊髓束
Corticospinal tract
脑桥核
Pontine nuclei
脚间窝
Interpeduncular fossa
脚间核
Interpeduncular nucleus
d

图 1.30 d. 跨越上丘及下丘交界处和脑桥中脑沟腹侧部的中脑横断面观。该层面显示脑桥基底部的头端，以及其前内侧的皮质脊髓束。此处，小脑上脚纤维在中线处交叉（最外侧的纤维除外）。

中脑的表面解剖、内部结构和安全进入区

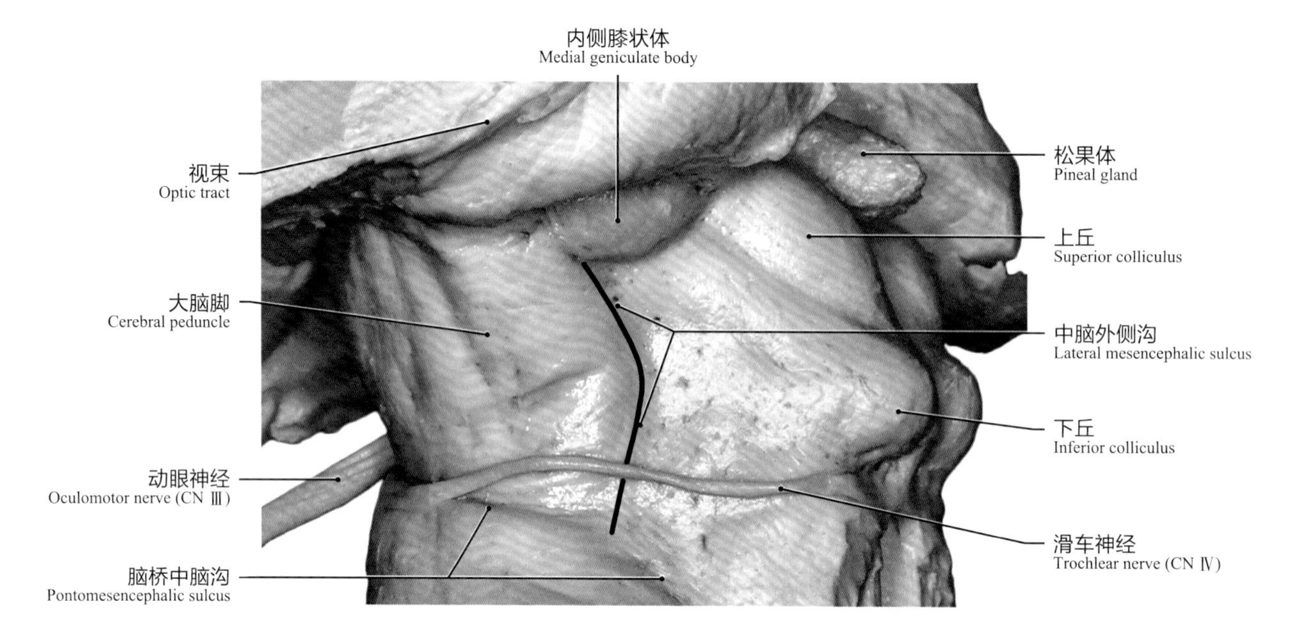
内侧膝状体
Medial geniculate body
视束
Optic tract
大脑脚
Cerebral peduncle
动眼神经
Oculomotor nerve (CN Ⅲ)
脑桥中脑沟
Pontomesencephalic sulcus
松果体
Pineal gland
上丘
Superior colliculus
中脑外侧沟
Lateral mesencephalic sulcus
下丘
Inferior colliculus
滑车神经
Trochlear nerve (CN Ⅳ)

图 1.31　尸体解剖显示中脑外侧面。中脑外侧沟从下方的脑桥中脑沟延伸至上方的内侧膝状体，它形成大脑脚与中脑顶盖的边界。顶盖含有上、下丘。

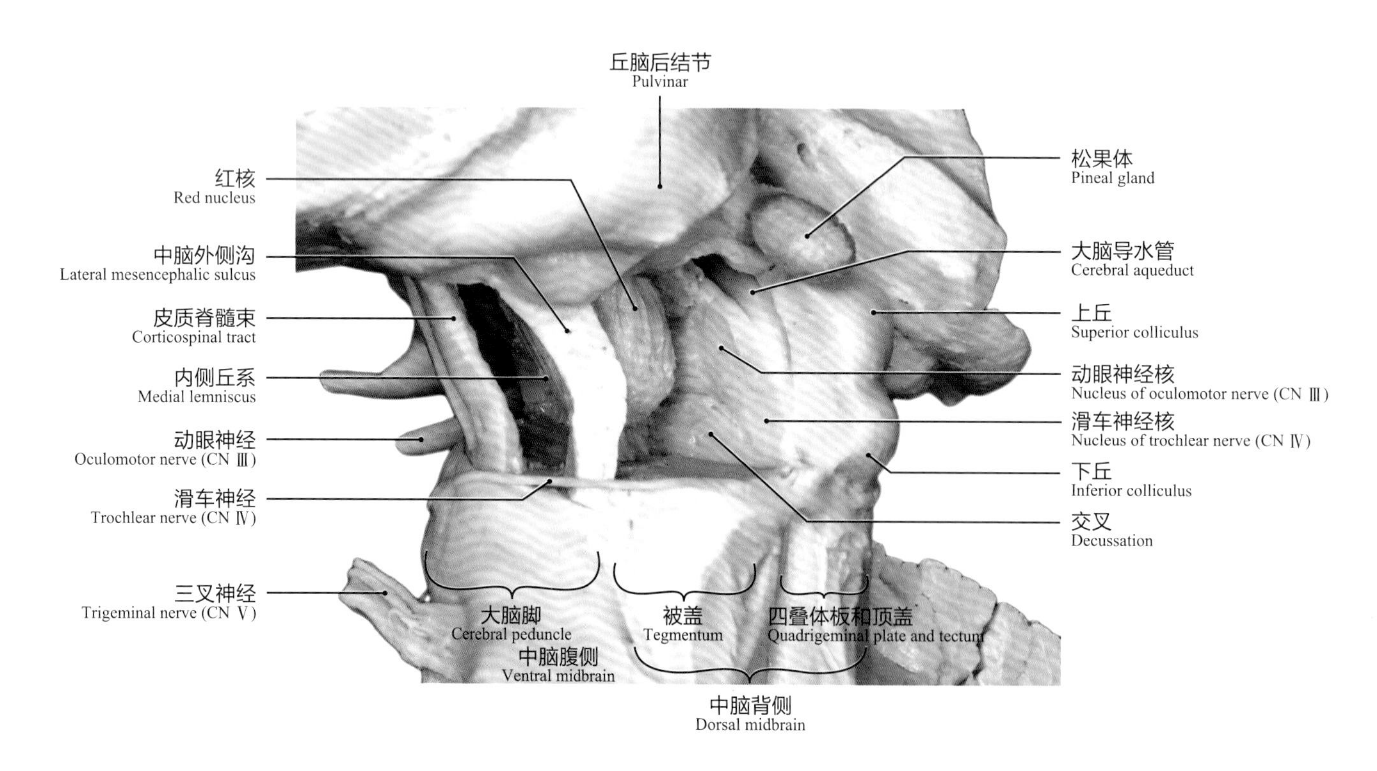
丘脑后结节
Pulvinar
红核
Red nucleus
中脑外侧沟
Lateral mesencephalic sulcus
皮质脊髓束
Corticospinal tract
内侧丘系
Medial lemniscus
动眼神经
Oculomotor nerve (CN Ⅲ)
滑车神经
Trochlear nerve (CN Ⅳ)
三叉神经
Trigeminal nerve (CN Ⅴ)
松果体
Pineal gland
大脑导水管
Cerebral aqueduct
上丘
Superior colliculus
动眼神经核
Nucleus of oculomotor nerve (CN Ⅲ)
滑车神经核
Nucleus of trochlear nerve (CN Ⅳ)
下丘
Inferior colliculus
交叉
Decussation
大脑脚
Cerebral peduncle
被盖
Tegmentum
四叠体板和顶盖
Quadrigeminal plate and tectum
中脑腹侧
Ventral midbrain
中脑背侧
Dorsal midbrain

图 1.32　中脑内侧结构侧面观。中脑腹侧部分内含大脑脚，背侧部分内含被盖 / 四叠体（动眼神经核、滑车神经核和红核）和顶盖（上丘和下丘）。中脑被盖在中脑导水管腹侧，而顶盖则在导水管背侧。外侧中脑沟内侧为内侧丘系，介于中脑腹侧和背侧之间。

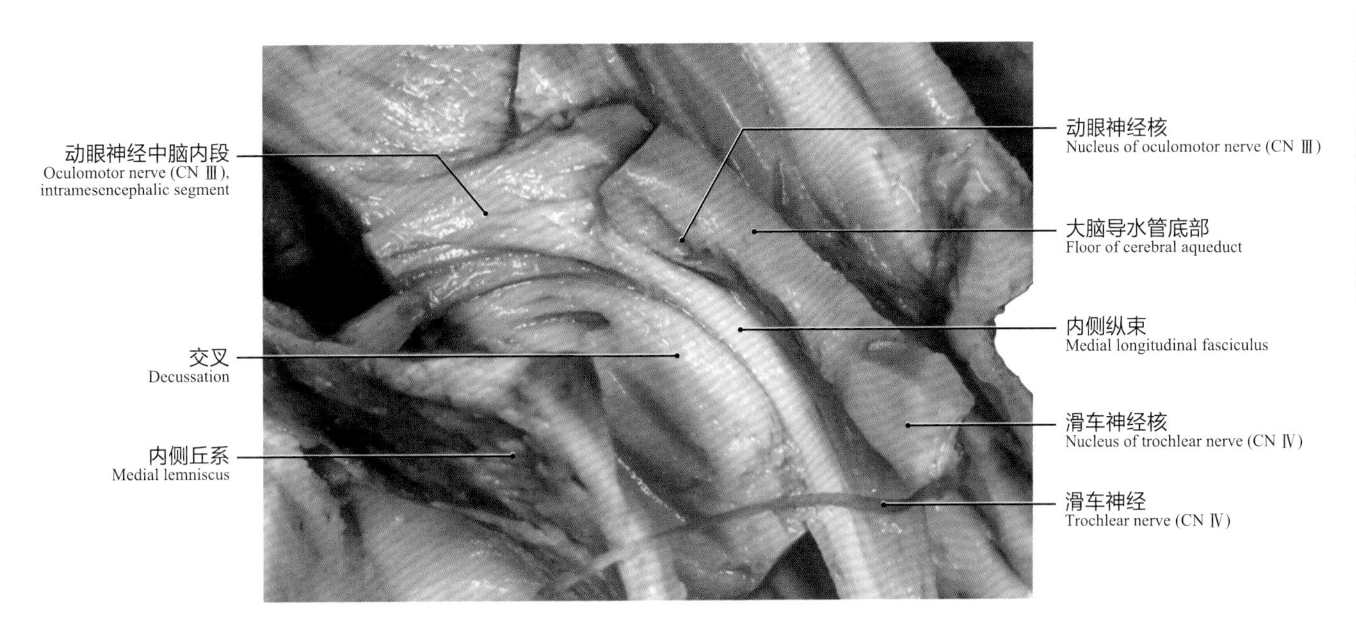
动眼神经中脑内段
Oculomotor nerve (CN Ⅲ), intramesencephalic segment
交叉
Decussation
内侧丘系
Medial lemniscus
动眼神经核
Nucleus of oculomotor nerve (CN Ⅲ)
大脑导水管底部
Floor of cerebral aqueduct
内侧纵束
Medial longitudinal fasciculus
滑车神经核
Nucleus of trochlear nerve (CN Ⅳ)
滑车神经
Trochlear nerve (CN Ⅳ)

图 1.33 解剖显示中脑侧位观。动眼神经和滑车神经核位于中脑导水管腹侧。内侧纵束与动眼神经核和滑车神经核相连。

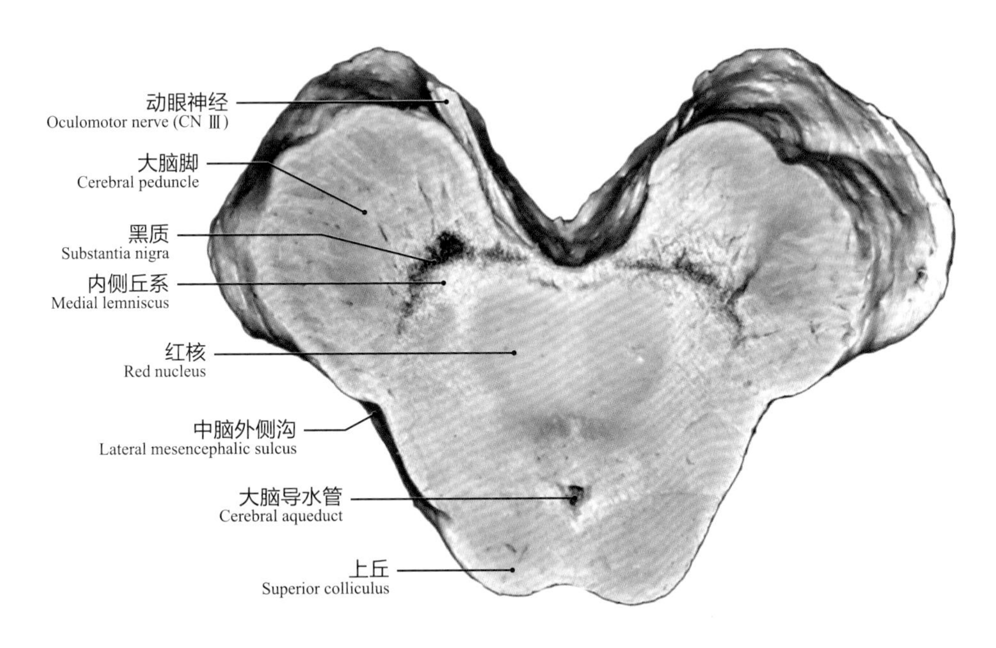
动眼神经
Oculomotor nerve (CN Ⅲ)
大脑脚
Cerebral peduncle
黑质
Substantia nigra
内侧丘系
Medial lemniscus
红核
Red nucleus
中脑外侧沟
Lateral mesencephalic sulcus
大脑导水管
Cerebral aqueduct
上丘
Superior colliculus

图 1.34 动眼神经水平处的中脑轴位切面观。此水平观显示了多个核团和神经纤维束的位置，且提供了该区域是手术入路的相对安全进入区的依据。例如，皮质脊髓束位于大脑脚的中 3/5，使得外科医生能够进入大脑后动脉和小脑上动脉之间的动眼神经外侧的腹侧脑干，该途径位于中脑前部（也称为动眼神经周围）安全进入区。

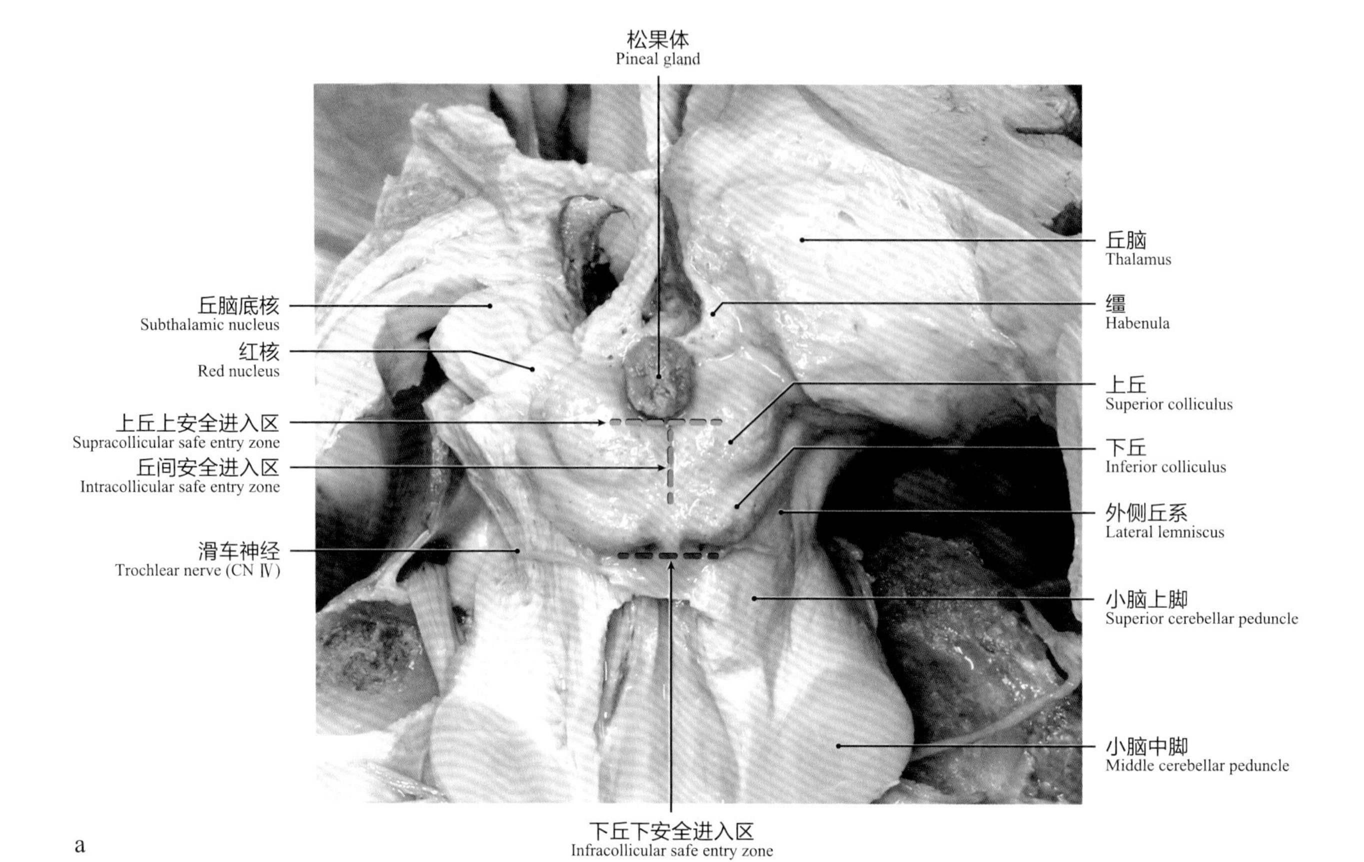
松果体
Pineal gland
丘脑
Thalamus
丘脑底核
Subthalamic nucleus
缰
Habenula
红核
Red nucleus
上丘
Superior colliculus
上丘上安全进入区
Supracollicular safe entry zone
下丘
Inferior colliculus
丘间安全进入区
Intracollicular safe entry zone
外侧丘系
Lateral lemniscus
滑车神经
Trochlear nerve (CN Ⅳ)
小脑上脚
Superior cerebellar peduncle
小脑中脚
Middle cerebellar peduncle
下丘下安全进入区
Infracollicular safe entry zone
a

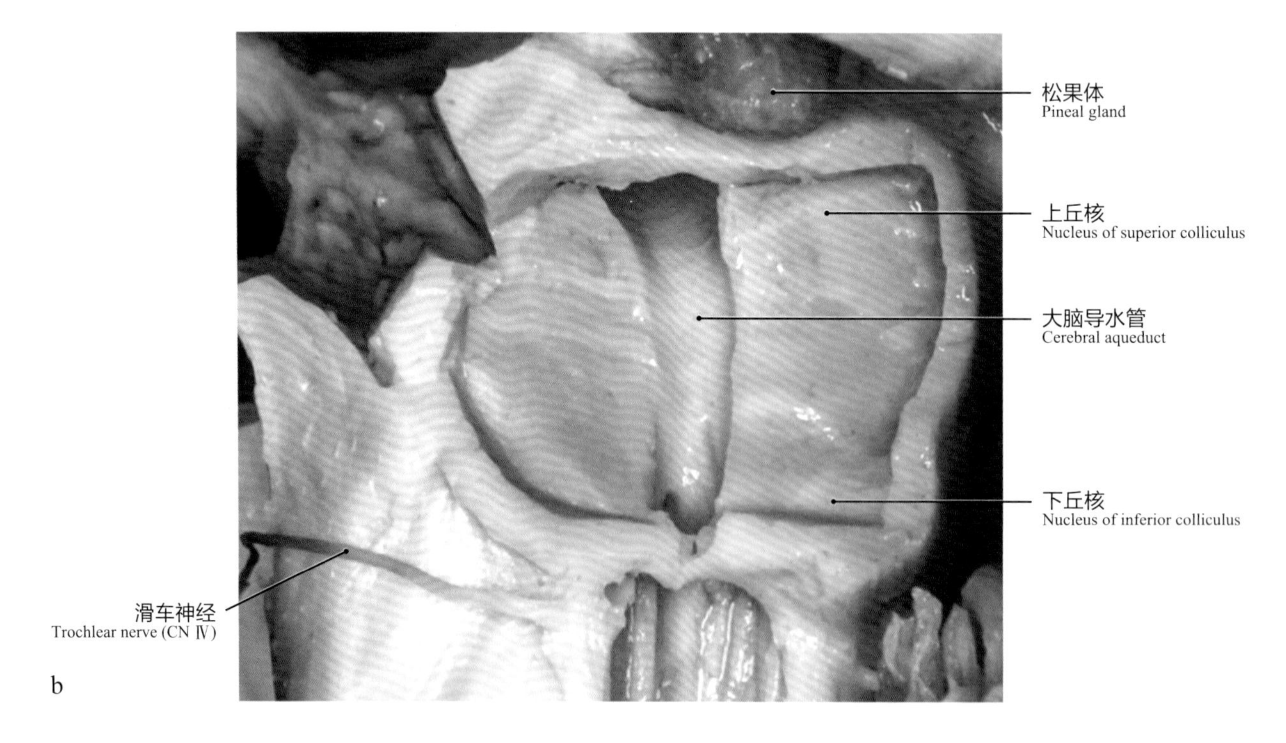
松果体
Pineal gland
上丘核
Nucleus of superior colliculus
大脑导水管
Cerebral aqueduct
下丘核
Nucleus of inferior colliculus
滑车神经
Trochlear nerve (CN Ⅳ)
b

图 1.35 a. 中脑背侧表面、手术安全进入区和内部结构。此部位含三个背侧面手术安全进入区，可用于切除中脑内深部病灶。绿色虚线显示的是上丘安全进入区，在上丘上方；蓝色虚线则是下丘安全进入区，在下丘下方和滑车神经上方。这两个安全进入区可用于切除四叠体区水平的病灶。橘线代表丘间安全进入区，可用于在做垂直切口时切除该区域的广泛病变。b. 从顶盖板（四叠体）到被盖的逐步分离，可见中脑导水管，它是丘间安全进入区入路的腹侧极限。

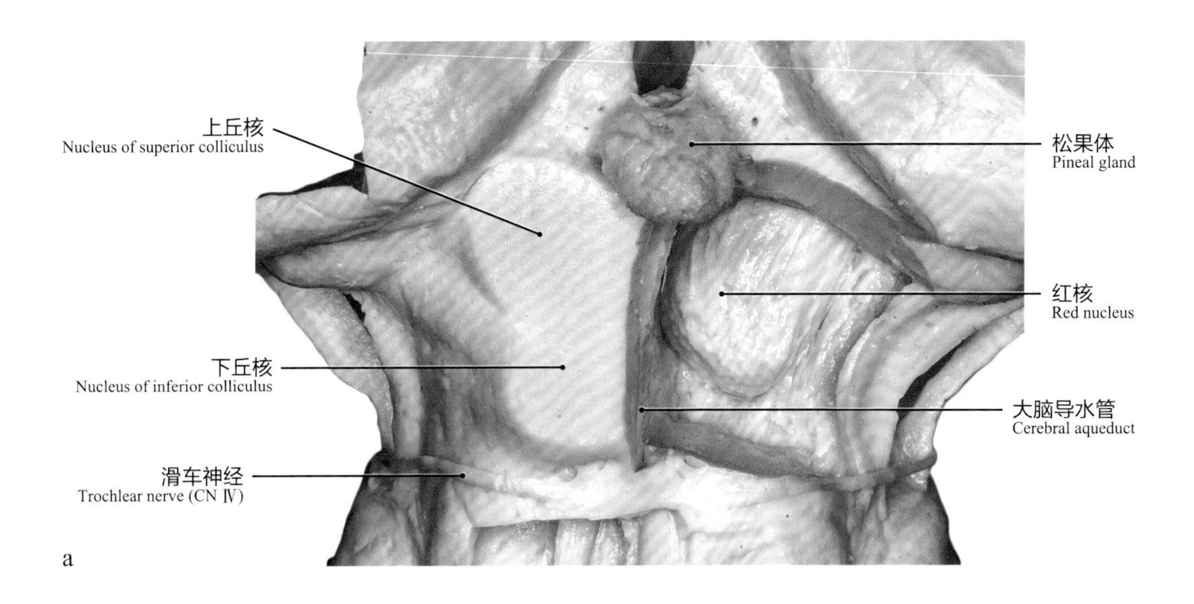
上丘核
Nucleus of superior colliculus
松果体
Pineal gland
红核
Red nucleus
下丘核
Nucleus of inferior colliculus
大脑导水管
Cerebral aqueduct
滑车神经
Trochlear nerve (CN Ⅳ)
a

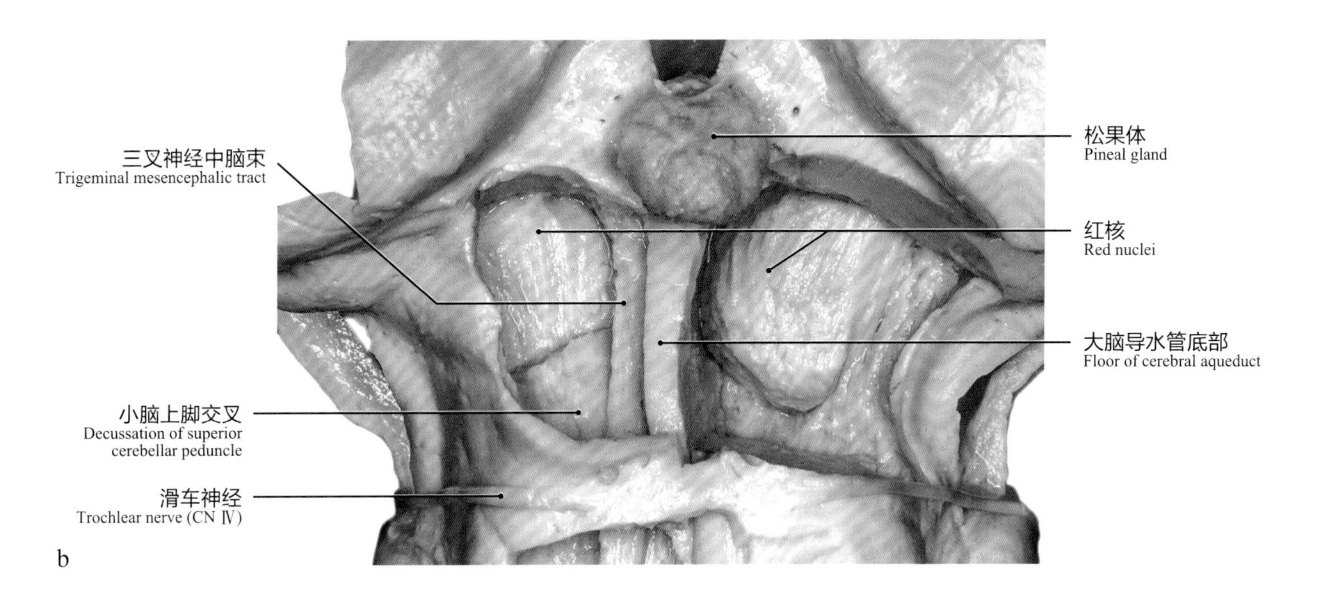
三叉神经中脑束
Trigeminal mesencephalic tract
松果体
Pineal gland
红核
Red nuclei
大脑导水管底部
Floor of cerebral aqueduct
小脑上脚交叉
Decussation of superior cerebellar peduncle
滑车神经
Trochlear nerve (CN Ⅳ)
b

图 1.36 腹侧通过脑导水管后显示的中脑内部结构的背面视图。a. 红核在中脑被盖水平，位于中脑导水管腹侧。b. 去除上丘和下丘后，显露中脑被盖，包括红核、小脑上脚交叉，背侧方的三叉丘系和腹侧方的被盖中央束（未显示）。

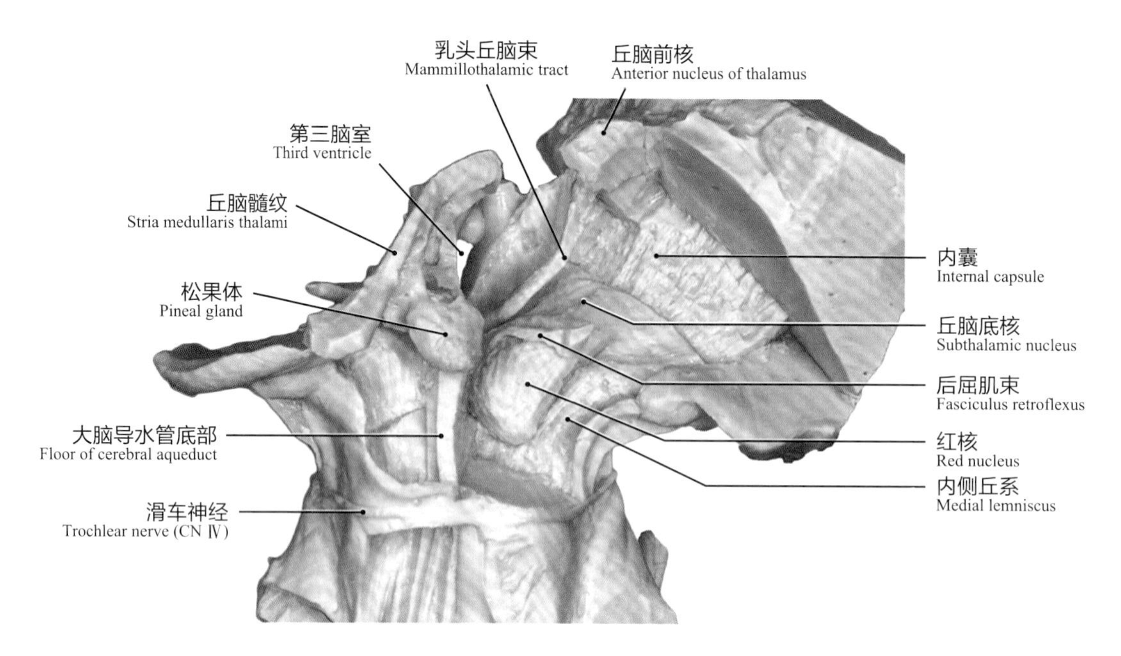
乳头丘脑束
Mammillothalamic tract
丘脑前核
Anterior nucleus of thalamus
第三脑室
Third ventricle
丘脑髓纹
Stria medullaris thalami
松果体
Pineal gland
大脑导水管底部
Floor of cerebral aqueduct
滑车神经
Trochlear nerve (CN Ⅳ)
内囊
Internal capsule
丘脑底核
Subthalamic nucleus
后屈肌束
Fasciculus retroflexus
红核
Red nucleus
内侧丘系
Medial lemniscus

图 1.37 中脑内部结构的背侧面观。红核从下丘的中线附近延伸至第三脑室外侧壁。小脑上脚交叉位于下丘水平。在中脑－间脑交界处，丘脑底核位于红核腹外侧和内囊的背内侧。

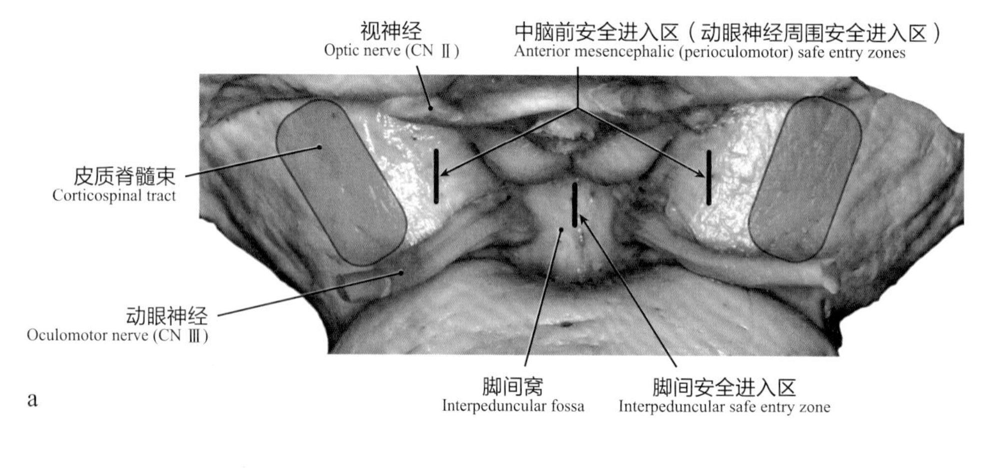
视神经
Optic nerve (CN Ⅱ)
中脑前安全进入区（动眼神经周围安全进入区）
Anterior mesencephalic (perioculomotor) safe entry zones
皮质脊髓束
Corticospinal tract
动眼神经
Oculomotor nerve (CN Ⅲ)
脚间窝
Interpeduncular fossa
脚间安全进入区
Interpeduncular safe entry zone
a

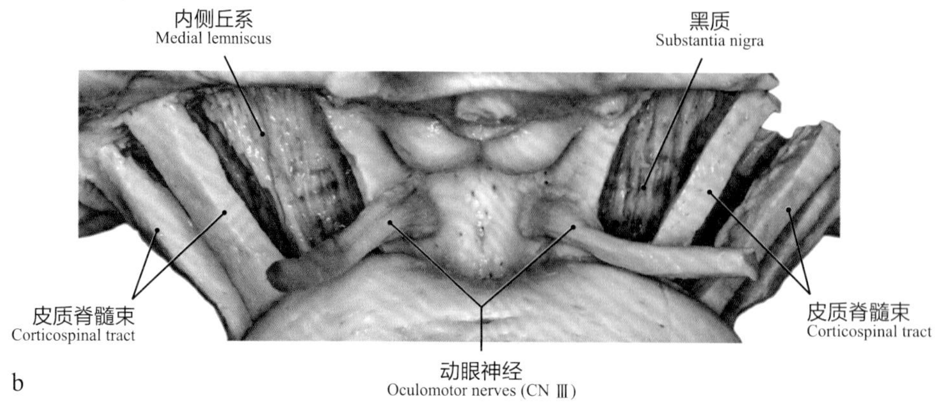
内侧丘系
Medial lemniscus
黑质
Substantia nigra
皮质脊髓束
Corticospinal tract
皮质脊髓束
Corticospinal tract
动眼神经
Oculomotor nerves (CN Ⅲ)
b

图 1.38 中脑腹侧表面、手术安全进入区及内部结构。a. 皮质脊髓束位于大脑脚的中 3/5。中脑前区（动眼神经周围安全进入区）安全进入区通向额桥纤维，该区位于动眼神经核出口点与皮质脊髓束内侧缘之间。腹侧面的另一个安全进入区是脚间安全进入区，位于动眼神经出口点内侧并通向至脚间窝。b. 切除额桥纤维后可显露内侧丘系和黑质。

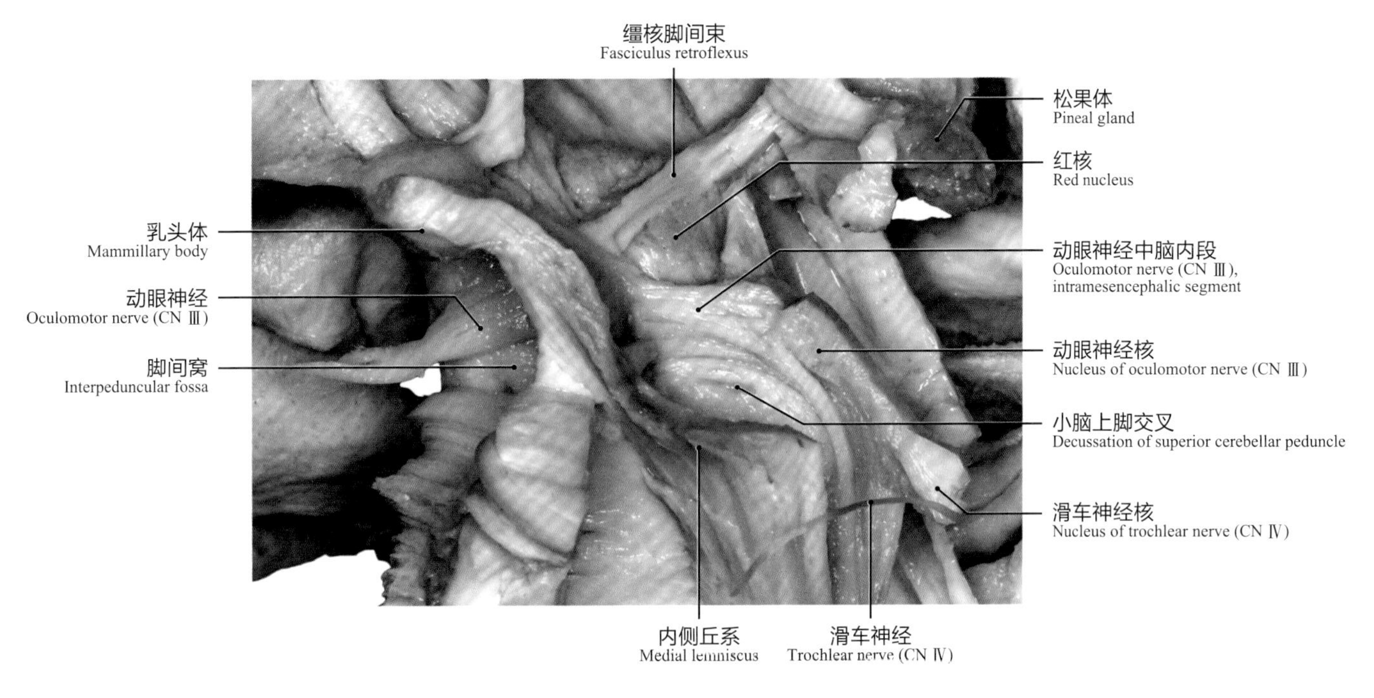
缰核脚间束
Fasciculus retroflexus
松果体
Pineal gland
红核
Red nucleus
乳头体
Mammillary body
动眼神经中脑内段
Oculomotor nerve (CN Ⅲ),
intramesencephalic segment
动眼神经
Oculomotor nerve (CN Ⅲ)
脚间窝
Interpeduncular fossa
动眼神经核
Nucleus of oculomotor nerve (CN Ⅲ)
小脑上脚交叉
Decussation of superior cerebellar peduncle
滑车神经核
Nucleus of trochlear nerve (CN Ⅳ)
内侧丘系
Medial lemniscus
滑车神经
Trochlear nerve (CN Ⅳ)

图 1.39 中脑内部结构的侧位观。动眼神经核和滑车神经核位于大脑导水管腹侧。动眼神经中脑内段起自动眼神经核，然后向内侧走行，在红核内侧出脚间窝。该图显示了中脑前方（动眼神经周围）安全进入区。

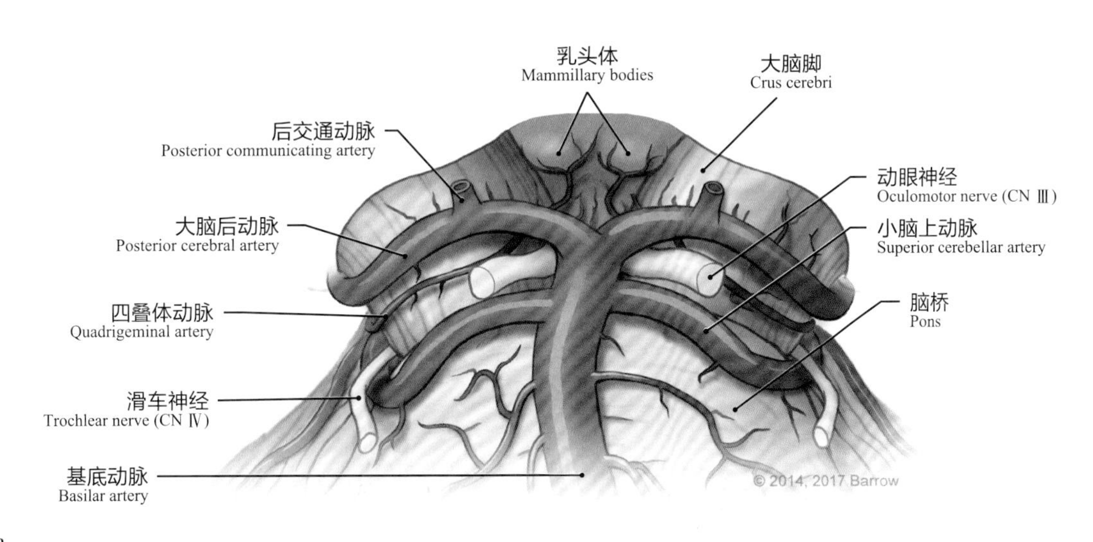
乳头体
Mammillary bodies
大脑脚
Crus cerebri
后交通动脉
Posterior communicating artery
动眼神经
Oculomotor nerve (CN Ⅲ)
大脑后动脉
Posterior cerebral artery
小脑上动脉
Superior cerebellar artery
四叠体动脉
Quadrigeminal artery
脑桥
Pons
滑车神经
Trochlear nerve (CN Ⅳ)
基底动脉
Basilar artery
© 2014, 2017 Barrow
a

图 1.40 a. 脑干腹侧面观，显示大脑后动脉、基底动脉及其相关分支与中脑结构和脑神经的关系。

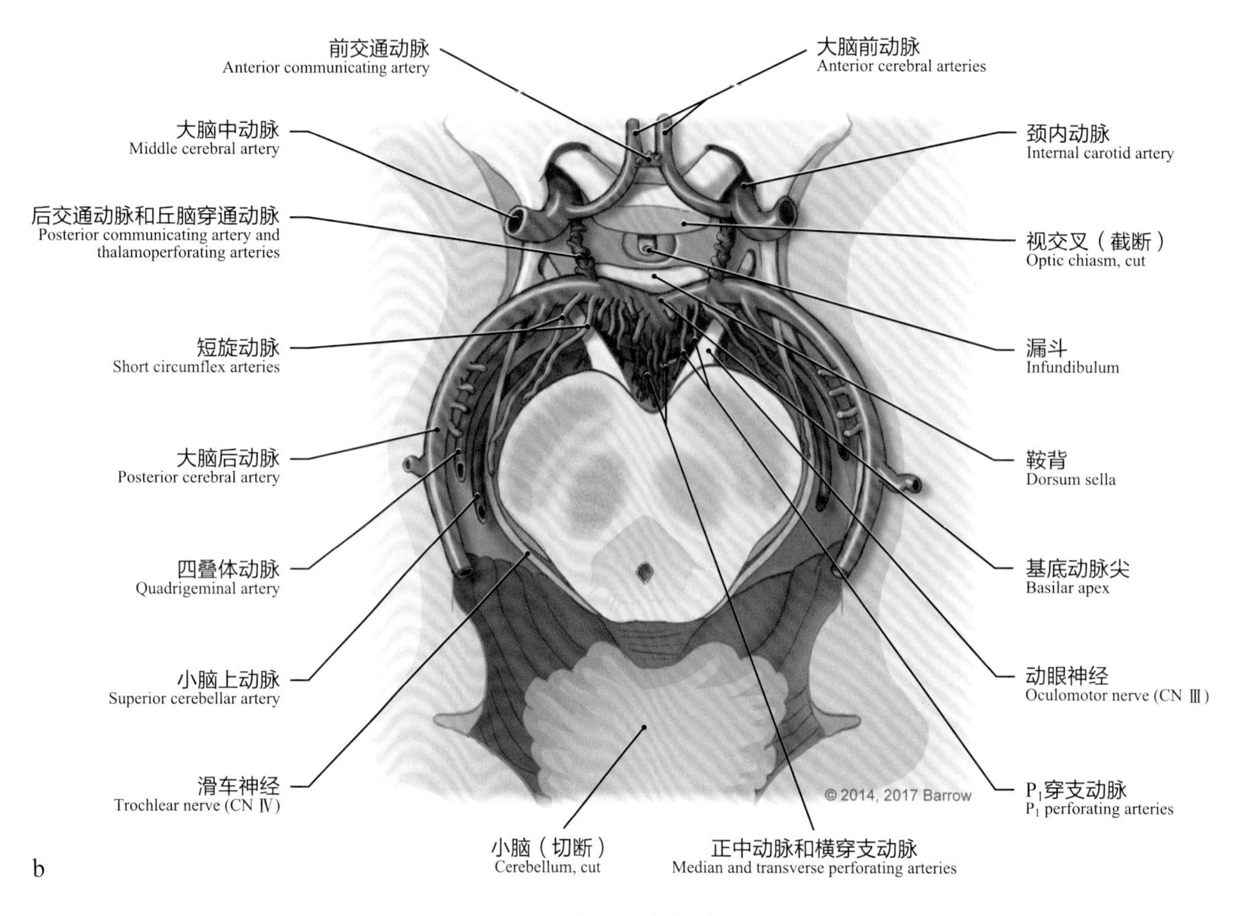

前交通动脉
Anterior communicating artery
大脑前动脉
Anterior cerebral arteries
大脑中动脉
Middle cerebral artery
颈内动脉
Internal carotid artery
后交通动脉和丘脑穿通动脉
Posterior communicating artery and thalamoperforating arteries
视交叉（截断）
Optic chiasm, cut
短旋动脉
Short circumflex arteries
漏斗
Infundibulum
大脑后动脉
Posterior cerebral artery
鞍背
Dorsum sella
四叠体动脉
Quadrigeminal artery
基底动脉尖
Basilar apex
小脑上动脉
Superior cerebellar artery
动眼神经
Oculomotor nerve (CN Ⅲ)
滑车神经
Trochlear nerve (CN Ⅳ)
© 2014, 2017 Barrow
P1穿支动脉
P1 perforating arteries
小脑（切断）
Cerebellum, cut
正中动脉和横穿支动脉
Median and transverse perforating arteries
b

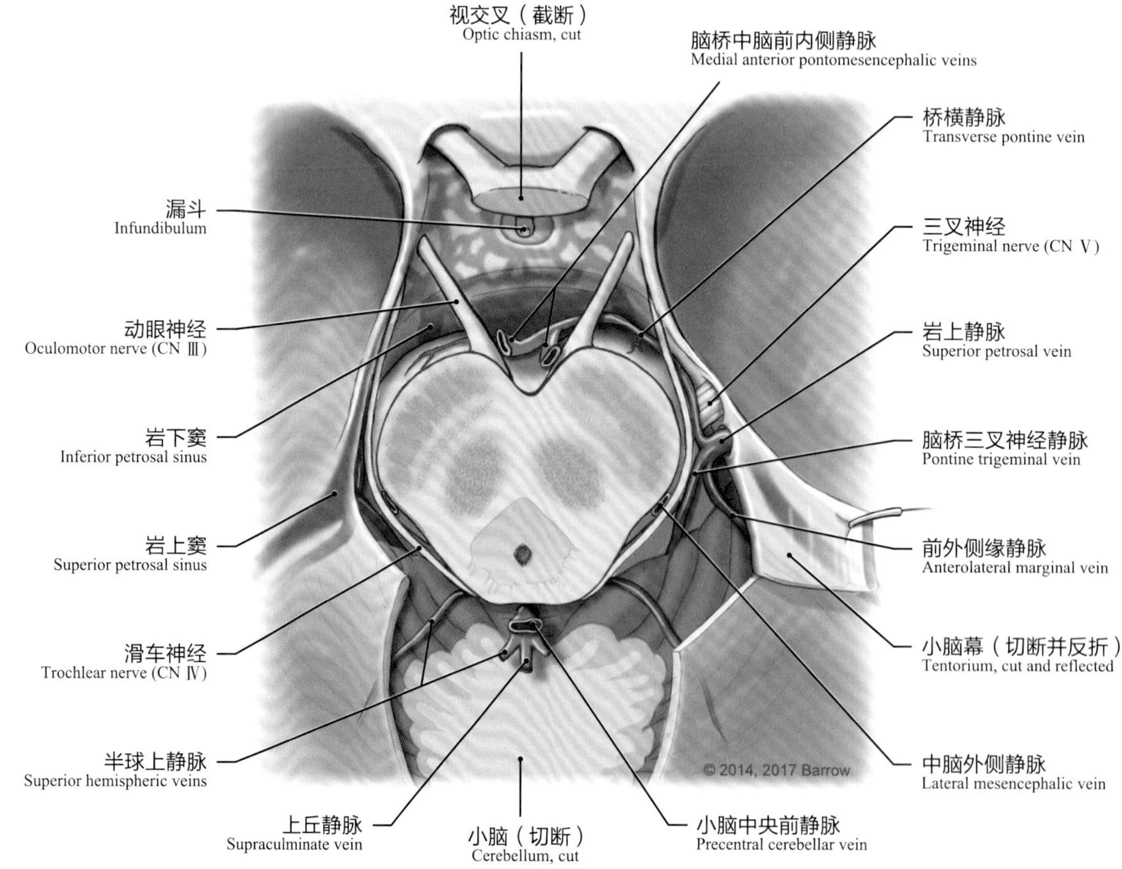

视交叉（截断）
Optic chiasm, cut
脑桥中脑前内侧静脉
Medial anterior pontomesencephalic veins
桥横静脉
Transverse pontine vein
漏斗
Infundibulum
三叉神经
Trigeminal nerve (CN Ⅴ)
动眼神经
Oculomotor nerve (CN Ⅲ)
岩上静脉
Superior petrosal vein
岩下窦
Inferior petrosal sinus
脑桥三叉神经静脉
Pontine trigeminal vein
岩上窦
Superior petrosal sinus
前外侧缘静脉
Anterolateral marginal vein
滑车神经
Trochlear nerve (CN Ⅳ)
小脑幕（切断并反折）
Tentorium, cut and reflected
半球上静脉
Superior hemispheric veins
中脑外侧静脉
Lateral mesencephalic vein
© 2014, 2017 Barrow
上丘静脉
Supraculminate vein
小脑（切断）
Cerebellum, cut
小脑中央前静脉
Precentral cerebellar vein
c

图 1.40 b. 中脑动脉的轴位观。c. 中脑静脉的轴位观。

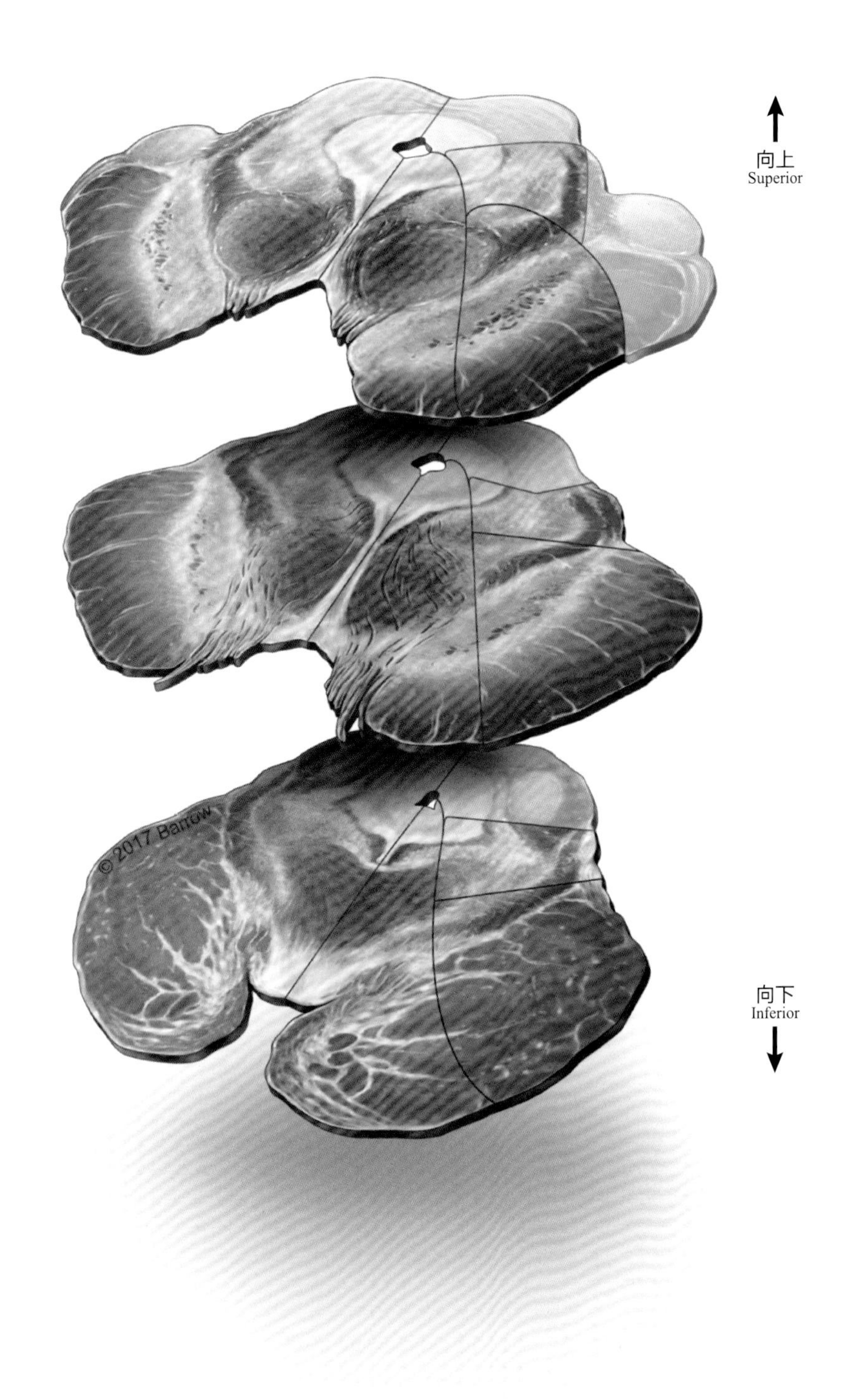
向上
Superior
© 2017 Barrow
向下
Inferior

图 1.41 中脑连续横断切面观，显示关键核团以及供应它们的血管系统。粉色区域代表基底动脉旁正中穿支和大脑后动脉 P1 段供血区域；紫色区域显示的是脉络膜后动脉内侧支和四叠体短旋支供血区域；蓝色显示的区域包括：脉络膜后动脉内侧支（上丘水平）和四叠体外侧支供应区域（下丘水平）。青色代表的区域是四叠体动脉和小脑上动脉供血区（下丘水平）、四叠体动脉支和脉络膜后动脉内侧支（在上丘水平）的供血区域。绿色代表丘脑膝状体动脉供血区域。

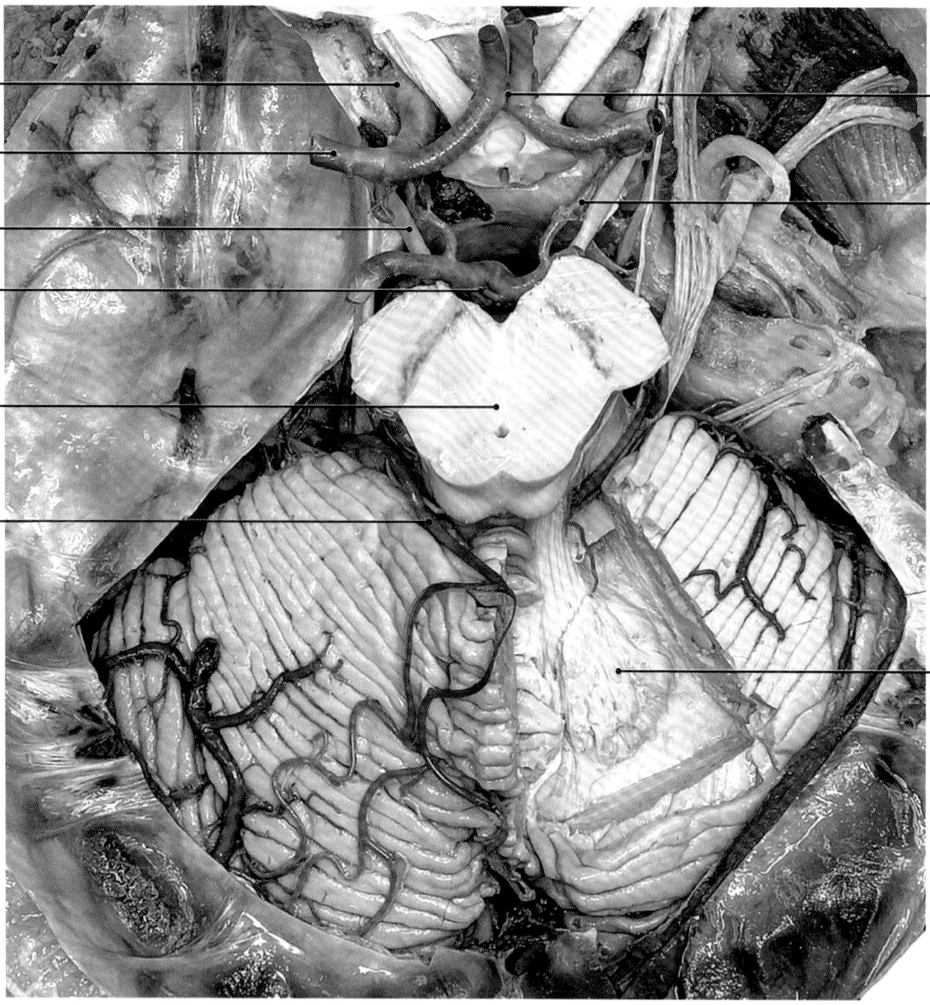

颈内动脉
Internal carotid artery
大脑中动脉
Middle cerebral artery
动眼神经
Oculomotor nerve (CN Ⅲ)
基底动脉尖
Basilar apex
中脑
Midbrain
小脑上动脉
Superior cerebellar artery
前交通动脉
Anterior communicating artery
后交通动脉
Posterior communicating artery
齿状核
Dentate nucleus
a

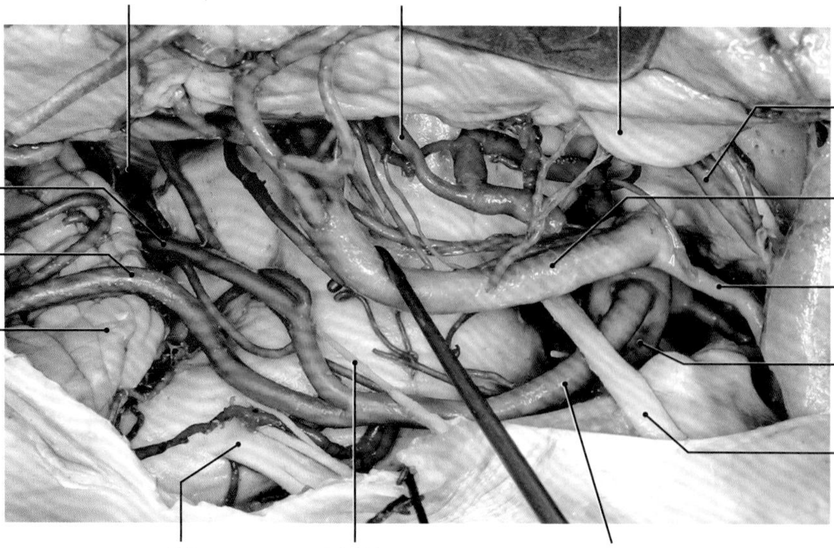

四叠体池
Quadrigeminal cistern
Rosenthal基底静脉
Basal vein of Rosenthal
钩
Uncus
小脑上动脉吻侧干
Superior cerebellar artery, rostral trunk
小脑上动脉尾侧干
Superior cerebellar artery, caudal trunk
小脑
Cerebellum
脉络前动脉
Anterior choroidal artery
大脑后动脉
Posterior cerebral artery
后交通动脉
Posterior communicating artery
基底动脉
Basilar artery
动眼神经
Oculomotor nerve (CN Ⅲ)
三叉神经
Trigeminal nerve (CN Ⅴ)
滑车神经
Trochlear nerve (CN Ⅳ)
小脑上动脉
Superior cerebellar artery
b

图 1.42 显示中脑和小脑血管结构的尸体解剖标本。a. 中脑和小脑的上面观。小脑上动脉走行在小脑中脑裂中，主要供应小脑天幕面和齿状核。b. 中脑侧面观。小脑上动脉起自基底动脉，在小脑中脑裂中向后方走行，分为尾侧干和吻侧干。大脑后动脉和 Rosenthal 基底静脉走行于中脑周围。

小脑幕
Tentorium
Rosenthal基底静脉
Basal vein of Rosenthal
枕内静脉
Internal occipital vein
Galen静脉
Vein of Galen
大脑内静脉
Internal cerebral vein
松果体
Pineal gland
上丘
Superior colliculus
下丘
Inferior colliculus
滑车神经
Trochlear nerve (CN Ⅳ)
小脑中央前静脉
Precentral cerebellar vein

a

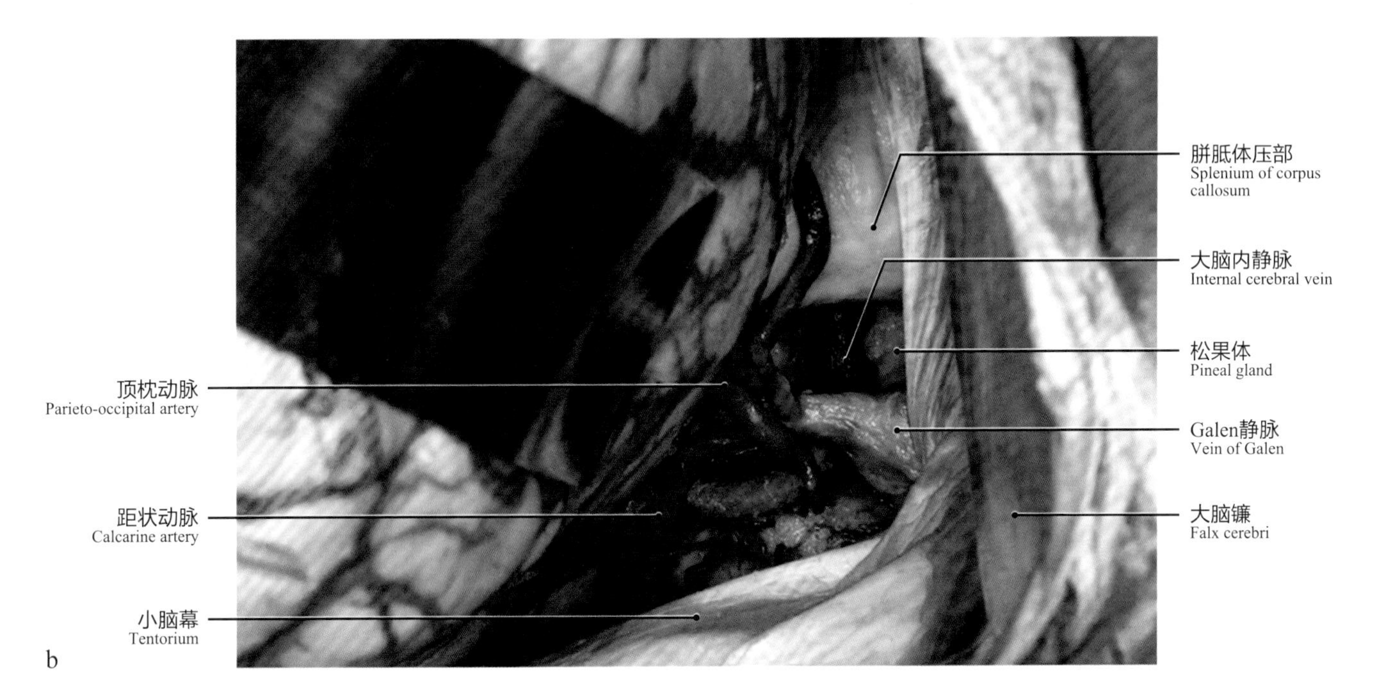

胼胝体压部
Splenium of corpus callosum
大脑内静脉
Internal cerebral vein
松果体
Pineal gland
Galen静脉
Vein of Galen
大脑镰
Falx cerebri
顶枕动脉
Parieto-occipital artery
距状动脉
Calcarine artery
小脑幕
Tentorium
b

图 1.43 中脑和松果体区域动脉和静脉的幕下背侧（a）和幕上背侧（b）视图。

脑桥

脑桥轴位断层切片

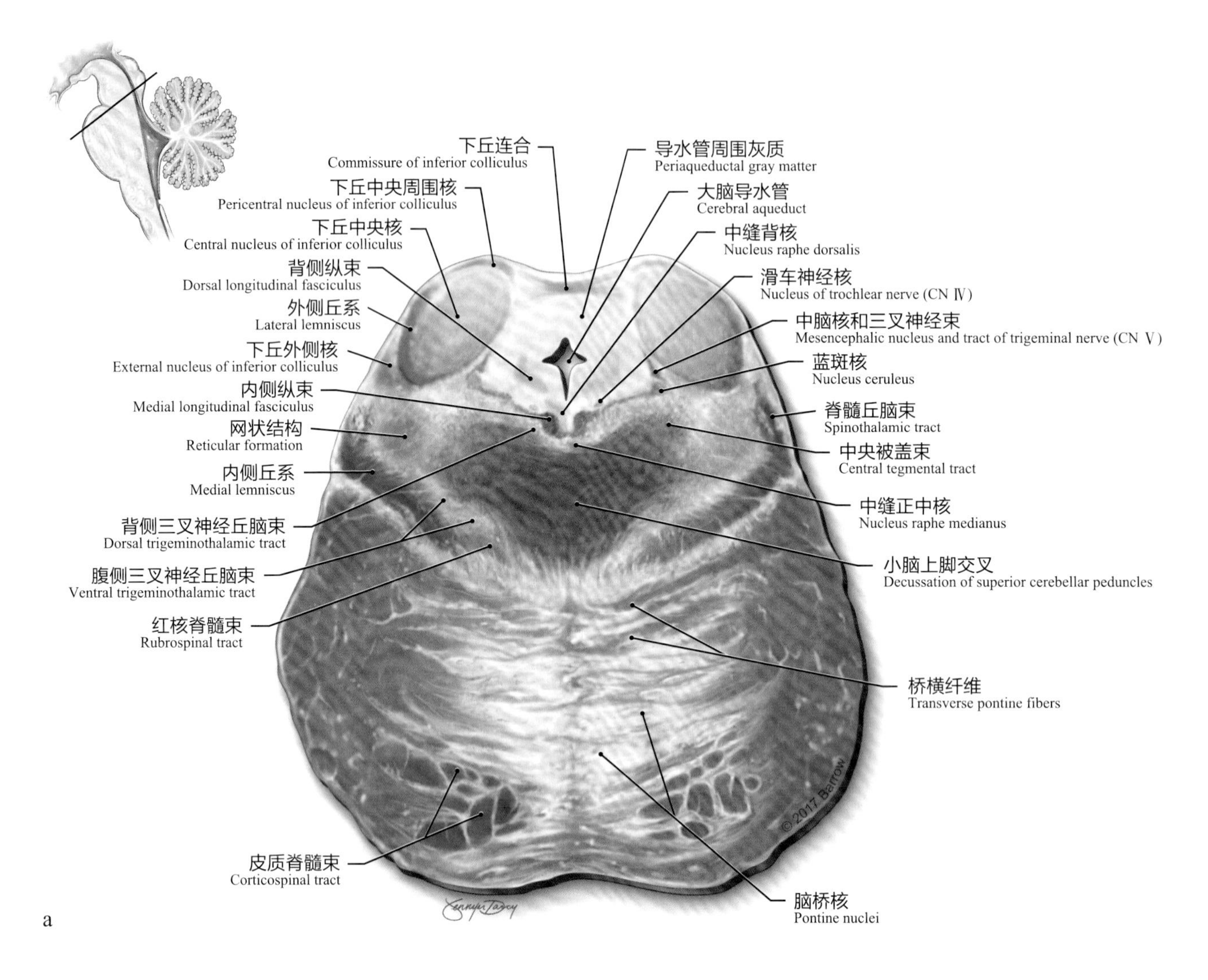

下丘连合
Commissure of inferior colliculus
导水管周围灰质
Periaqueductal gray matter
下丘中央周围核
Pericentral nucleus of inferior colliculus
大脑导水管
Cerebral aqueduct
下丘中央核
Central nucleus of inferior colliculus
中缝背核
Nucleus raphe dorsalis
背侧纵束
Dorsal longitudinal fasciculus
滑车神经核
Nucleus of trochlear nerve (CN Ⅳ)
外侧丘系
Lateral lemniscus
中脑核和三叉神经束
Mesencephalic nucleus and tract of trigeminal nerve (CN Ⅴ)
下丘外侧核
External nucleus of inferior colliculus
蓝斑核
Nucleus ceruleus
内侧纵束
Medial longitudinal fasciculus
脊髓丘脑束
Spinothalamic tract
网状结构
Reticular formation
中央被盖束
Central tegmental tract
内侧丘系
Medial lemniscus
中缝正中核
Nucleus raphe medianus
背侧三叉神经丘脑束
Dorsal trigeminothalamic tract
小脑上脚交叉
Decussation of superior cerebellar peduncles
腹侧三叉神经丘脑束
Ventral trigeminothalamic tract
红核脊髓束
Rubrospinal tract
桥横纤维
Transverse pontine fibers
© 2017 Barrow
皮质脊髓束
Corticospinal tract
脑桥核
Pontine nuclei
a

图 1.44 脑桥的连续轴向切片描绘了关键的核团和神经纤维束。a. 在滑车神经尾侧的脑桥中脑交界处的脑干横切面，穿过下丘、小脑上脚交叉的尾侧部分和脑桥的吻侧部分。皮质脊髓束行进于脑桥腹侧的前内侧部分。

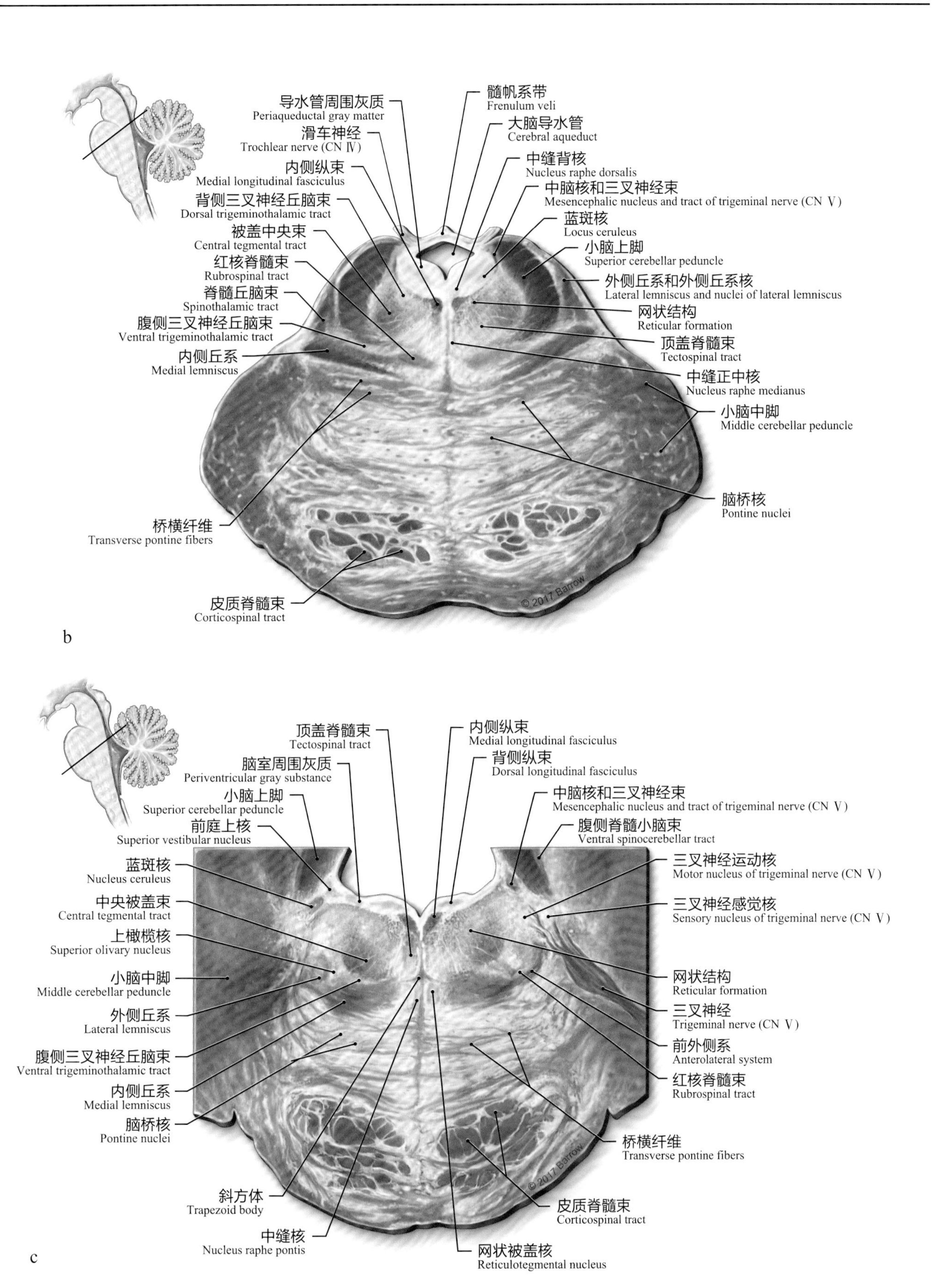
导水管周围灰质
Periaqueductal gray matter
滑车神经
Trochlear nerve (CN Ⅳ)
内侧纵束
Medial longitudinal fasciculus
背侧三叉神经丘脑束
Dorsal trigeminothalamic tract
被盖中央束
Central tegmental tract
红核脊髓束
Rubrospinal tract
脊髓丘脑束
Spinothalamic tract
腹侧三叉神经丘脑束
Ventral trigeminothalamic tract
内侧丘系
Medial lemniscus
桥横纤维
Transverse pontine fibers
皮质脊髓束
Corticospinal tract
髓帆系带
Frenulum veli
大脑导水管
Cerebral aqueduct
中缝背核
Nucleus raphe dorsalis
中脑核和三叉神经束
Mesencephalic nucleus and tract of trigeminal nerve (CN Ⅴ)
蓝斑核
Locus ceruleus
小脑上脚
Superior cerebellar peduncle
外侧丘系和外侧丘系核
Lateral lemniscus and nuclei of lateral lemniscus
网状结构
Reticular formation
顶盖脊髓束
Tectospinal tract
中缝正中核
Nucleus raphe medianus
小脑中脚
Middle cerebellar peduncle
脑桥核
Pontine nuclei
© 2017 Barrow
b
顶盖脊髓束
Tectospinal tract
脑室周围灰质
Periventricular gray substance
小脑上脚
Superior cerebellar peduncle
前庭上核
Superior vestibular nucleus
蓝斑核
Nucleus ceruleus
中央被盖束
Central tegmental tract
上橄榄核
Superior olivary nucleus
小脑中脚
Middle cerebellar peduncle
外侧丘系
Lateral lemniscus
腹侧三叉神经丘脑束
Ventral trigeminothalamic tract
内侧丘系
Medial lemniscus
脑桥核
Pontine nuclei
斜方体
Trapezoid body
中缝核
Nucleus raphe pontis
内侧纵束
Medial longitudinal fasciculus
背侧纵束
Dorsal longitudinal fasciculus
中脑核和三叉神经束
Mesencephalic nucleus and tract of trigeminal nerve (CN Ⅴ)
腹侧脊髓小脑束
Ventral spinocerebellar tract
三叉神经运动核
Motor nucleus of trigeminal nerve (CN Ⅴ)
三叉神经感觉核
Sensory nucleus of trigeminal nerve (CN Ⅴ)
网状结构
Reticular formation
三叉神经
Trigeminal nerve (CN Ⅴ)
前外侧系
Anterolateral system
红核脊髓束
Rubrospinal tract
桥横纤维
Transverse pontine fibers
皮质脊髓束
Corticospinal tract
网状被盖核
Reticulotegmental nucleus
© 2017 Barrow
c

图 1.44 b. 在滑车神经出口水平至三叉神经出口水平之间的脑桥上部横切面。内侧丘系将脑干分为脑桥腹侧和背侧。c. 通过三叉神经主要感觉运动核团的脑桥横切面。背侧纵束、内侧纵束和网状结构位于中线双侧，从背侧到腹侧依次排列。三叉神经运动核和主要感觉核位于小脑上脚腹侧。红核脊髓束在内侧丘系的外侧行进。

外展神经核
Nucleus of abducens nerve (CN Ⅵ)
前庭上核
Superior vestibular nucleus
中脑核和中脑束
Mesencephalic nucleus and tract
上泌延核
Superior salivatory nucleus
面神经
Facial nerve (CN Ⅶ)
面神经运动核
Motor nucleus of facial nerve (CN Ⅶ)
腹侧脊髓小脑束
Ventral spinocerebellar tract
外侧丘系
Lateral lemniscus
脊髓丘脑束
Spinothalamic tract
上橄榄核
Superior olivary nucleus
展神经
Abducens nerve (CN Ⅵ)
斜方体
Trapezoid body
皮质脊髓束
Corticospinal tract
中缝大核
Nucleus raphe magnus
内侧纵束
Medial longitudinal fasciculus
顶盖脊髓束
Tectospinal tract
背侧纵束
Dorsal longitudinal fasciculus
面神经内膝
Internal genu of facial nerve (CN Ⅶ)
网状结构
Reticular formation
三叉神经脊束核
Spinal nucleus and tract of trigeminal nerve (CN Ⅴ)
中央被盖束
Central tegmental tract
红核脊髓束
Rubrospinal tract
腹侧三叉神经丘脑束
Ventral trigeminothalamic tract
内侧丘系
Medial lemniscus
桥横纤维
Transverse pontine fibers
脑桥核
Pontine nuclei
© 2017 Barrow
d

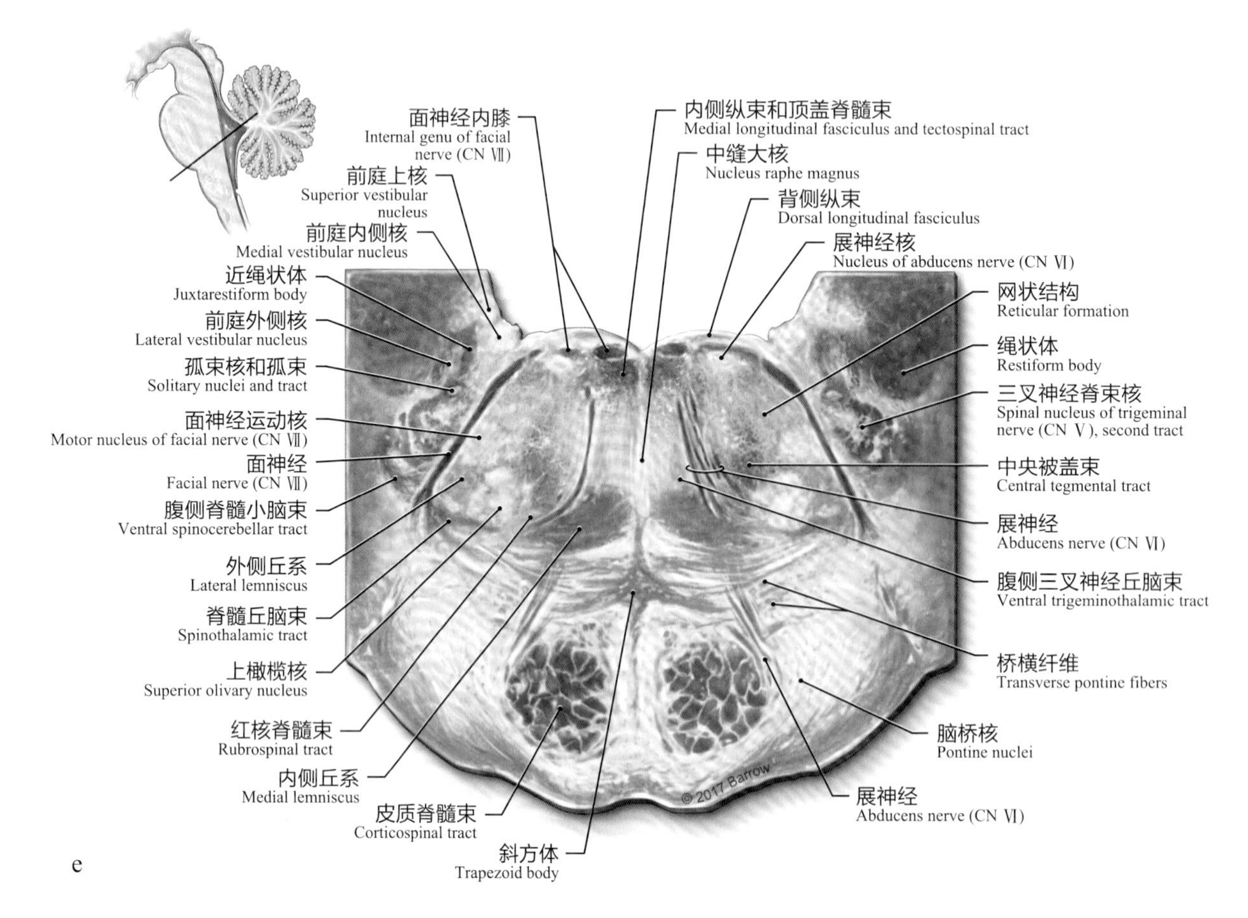
面神经内膝
Internal genu of facial nerve (CN Ⅶ)
前庭上核
Superior vestibular nucleus
前庭内侧核
Medial vestibular nucleus
近绳状体
Juxtarestiform body
前庭外侧核
Lateral vestibular nucleus
孤束核和孤束
Solitary nuclei and tract
面神经运动核
Motor nucleus of facial nerve (CN Ⅶ)
面神经
Facial nerve (CN Ⅶ)
腹侧脊髓小脑束
Ventral spinocerebellar tract
外侧丘系
Lateral lemniscus
脊髓丘脑束
Spinothalamic tract
上橄榄核
Superior olivary nucleus
红核脊髓束
Rubrospinal tract
内侧丘系
Medial lemniscus
皮质脊髓束
Corticospinal tract
斜方体
Trapezoid body
内侧纵束和顶盖脊髓束
Medial longitudinal fasciculus and tectospinal tract
中缝大核
Nucleus raphe magnus
背侧纵束
Dorsal longitudinal fasciculus
展神经核
Nucleus of abducens nerve (CN Ⅵ)
网状结构
Reticular formation
绳状体
Restiform body
三叉神经脊束核
Spinal nucleus of trigeminal nerve (CN Ⅴ), second tract
中央被盖束
Central tegmental tract
展神经
Abducens nerve (CN Ⅵ)
腹侧三叉神经丘脑束
Ventral trigeminothalamic tract
桥横纤维
Transverse pontine fibers
脑桥核
Pontine nuclei
展神经
Abducens nerve (CN Ⅵ)
© 2017 Barrow
e

图 1.44 d. 通过面神经核口极和面神经膝部以及展神经核口侧部分的脑桥横切面。e. 通过面丘的脑桥尾侧的横切面。

脑桥的表面解剖、内部结构和安全进入区

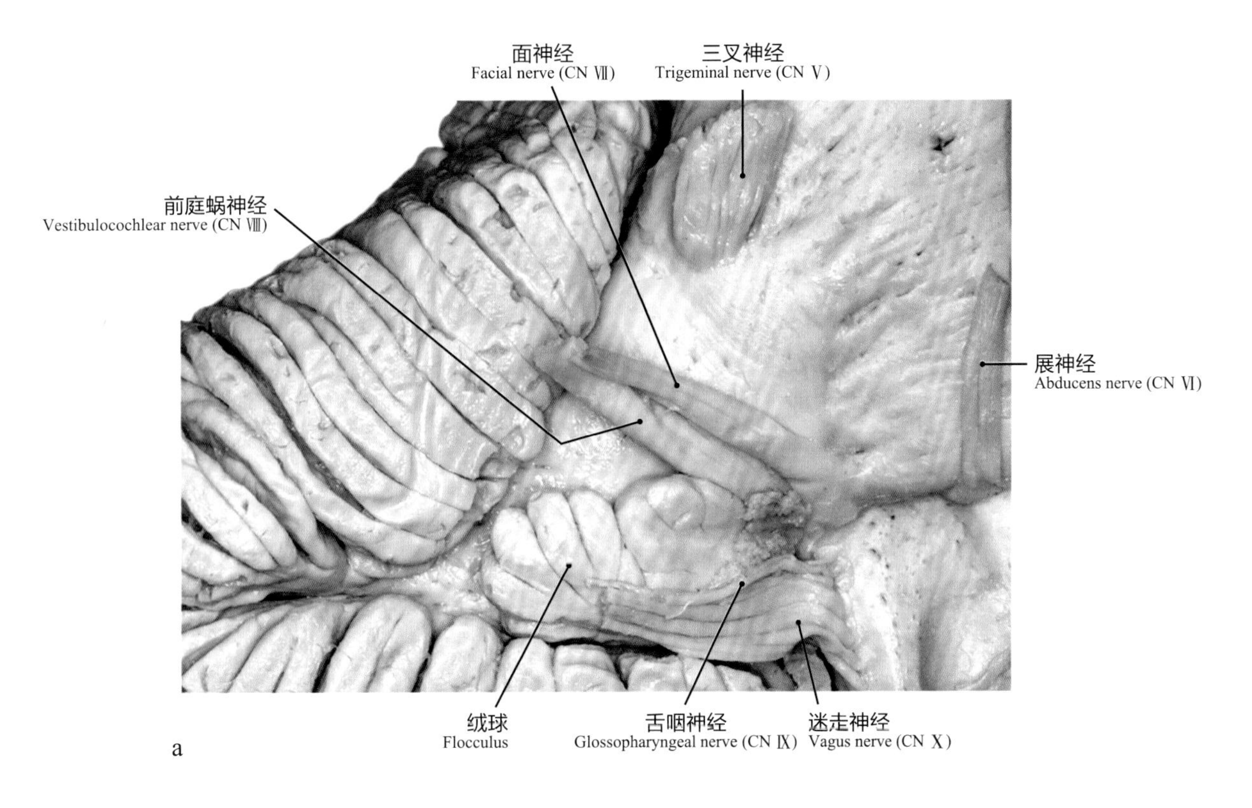
面神经
Facial nerve (CN Ⅶ)
三叉神经
Trigeminal nerve (CN Ⅴ)
前庭蜗神经
Vestibulocochlear nerve (CN Ⅷ)
展神经
Abducens nerve (CN Ⅵ)
绒球
Flocculus
舌咽神经
Glossopharyngeal nerve (CN Ⅸ)
迷走神经
Vagus nerve (CN Ⅹ)
a

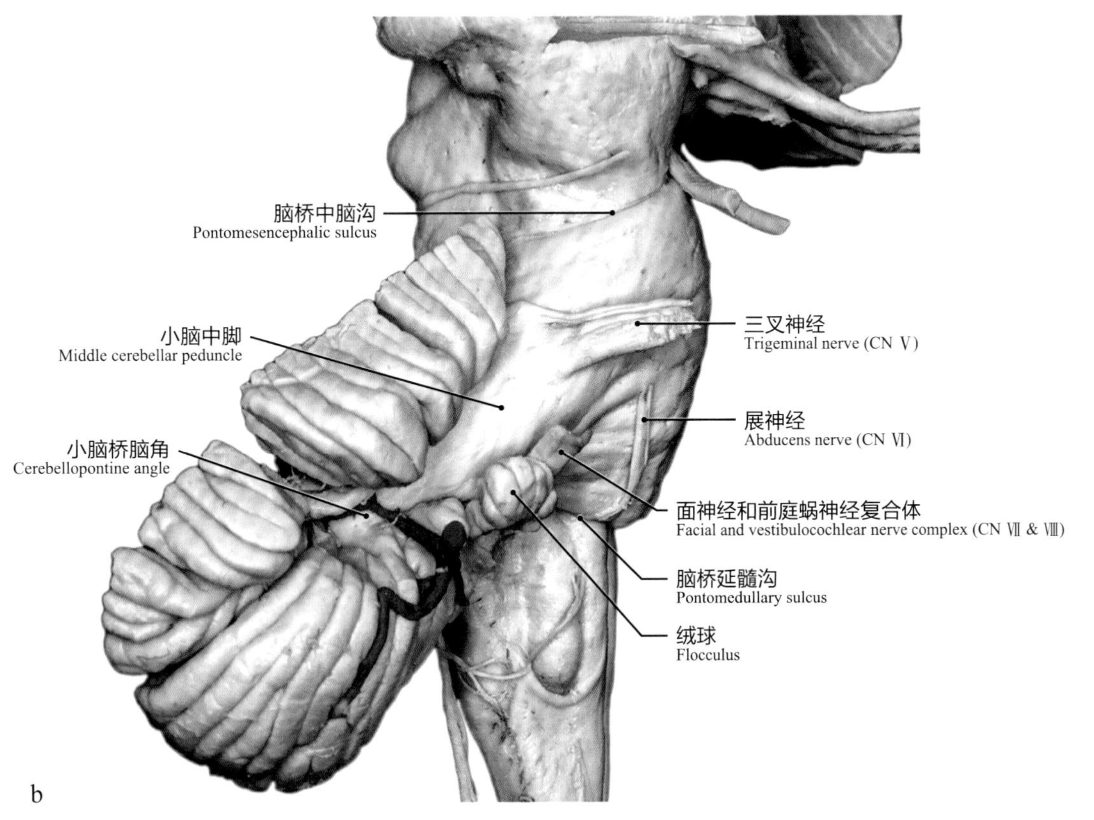
脑桥中脑沟
Pontomesencephalic sulcus
小脑中脚
Middle cerebellar peduncle
三叉神经
Trigeminal nerve (CN Ⅴ)
展神经
Abducens nerve (CN Ⅵ)
小脑桥脑角
Cerebellopontine angle
面神经和前庭蜗神经复合体
Facial and vestibulocochlear nerve complex (CN Ⅶ & Ⅷ)
脑桥延髓沟
Pontomedullary sulcus
绒球
Flocculus
b

图 1.45 脑桥的前（a）和侧（b）表面观。

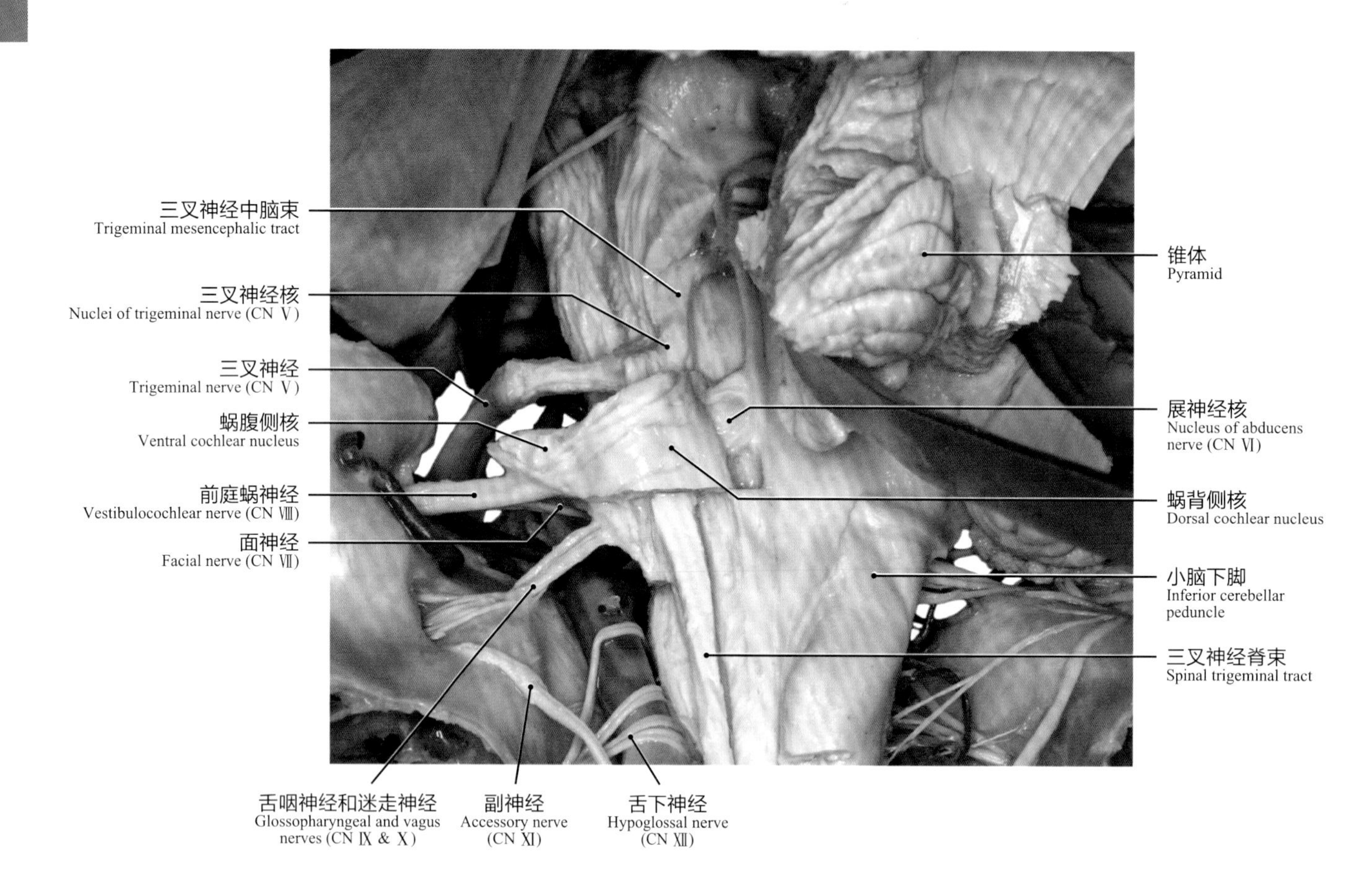
三叉神经中脑束
Trigeminal mesencephalic tract
三叉神经核
Nuclei of trigeminal nerve (CN Ⅴ)
三叉神经
Trigeminal nerve (CN Ⅴ)
蜗腹侧核
Ventral cochlear nucleus
前庭蜗神经
Vestibulocochlear nerve (CN Ⅷ)
面神经
Facial nerve (CN Ⅶ)
锥体
Pyramid
展神经核
Nucleus of abducens nerve (CN Ⅵ)
蜗背侧核
Dorsal cochlear nucleus
小脑下脚
Inferior cerebellar peduncle
三叉神经脊束
Spinal trigeminal tract
舌咽神经和迷走神经
Glossopharyngeal and vagus nerves (CN Ⅸ & Ⅹ)
副神经
Accessory nerve (CN Ⅺ)
舌下神经
Hypoglossal nerve (CN Ⅻ)

图 1.46 脑桥中的脑神经：三叉神经，展神经，面神经和前庭蜗神经。第四脑室底的背面观。三叉神经运动核和感觉核位于脑桥中段水平，深达第四脑室外侧缘。三叉神经中脑束在第四脑室底深部上升至中脑水平。三叉神经脊束下行在前庭蜗神经脑桥段背侧和面神经、舌咽神经、迷走神经、副神经及舌下神经脑桥段腹侧之间，直到脊髓上段。蜗神经背核位于第四脑室侧隐窝底部，并在其表面形成一光滑隆起，被称为听结节。

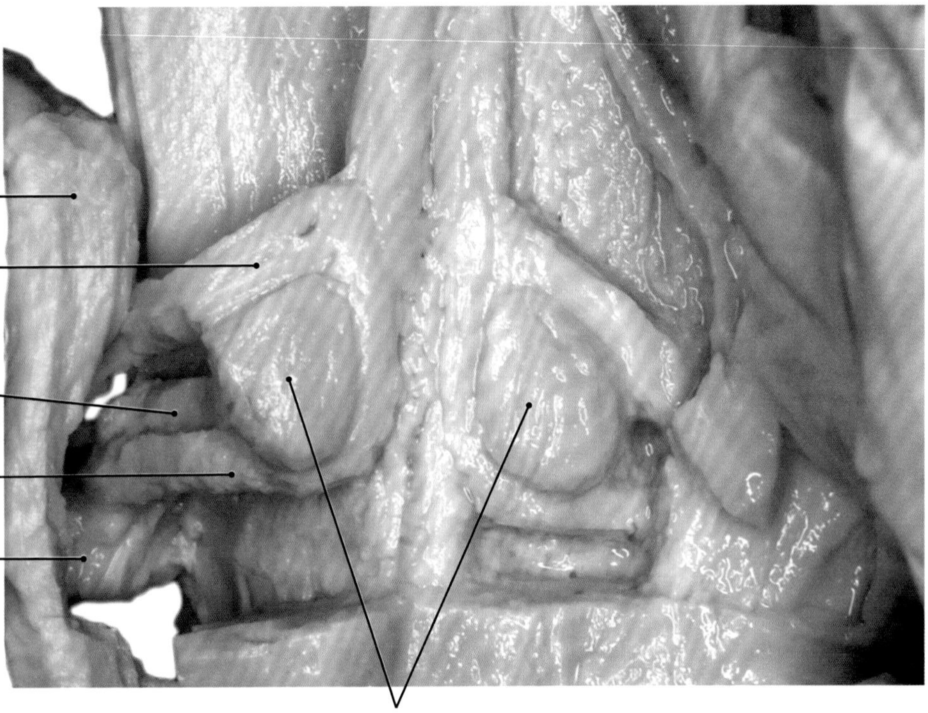

三叉神经脑桥段
Trigeminal nerve (CN Ⅴ), intrapontine segment
面神经上段
Facial nerve (CN Ⅶ), superior segment
展神经脑桥段
Abducens nerve (CN Ⅵ), intrapontine segment
面神经下段
Facial nerve (CN Ⅶ), inferior segment
面神经核
Nucleus of facial nerve (CN Ⅶ)
展神经核
Nuclei of abducens nerves (CN Ⅵ)
a

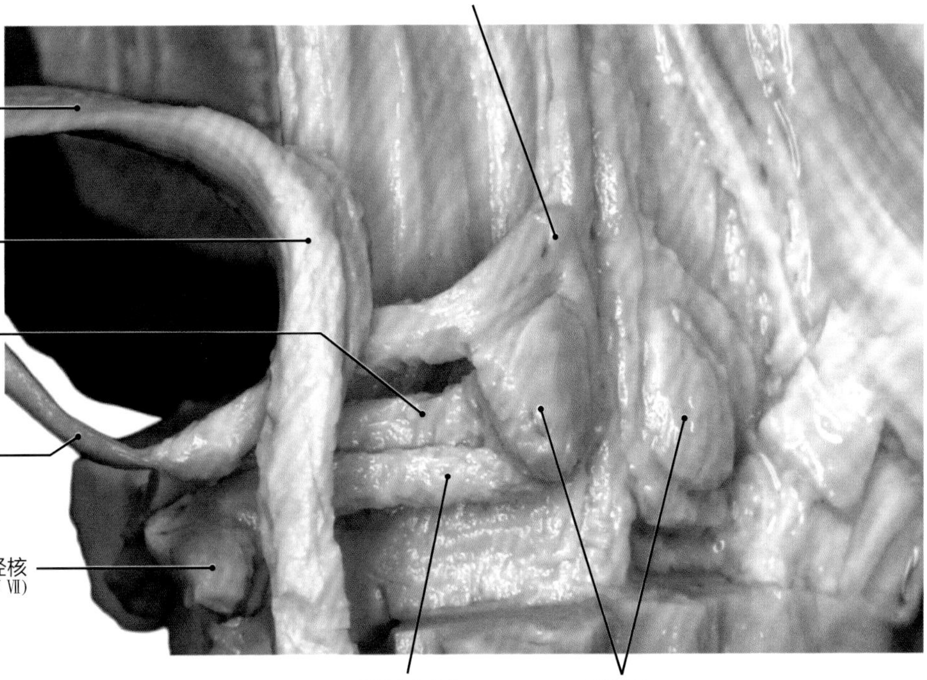

面神经上段
Facial nerve (CN Ⅶ), superior segment
三叉神经
Trigeminal nerve (CN Ⅴ)
三叉神经脊束
Spinal trigeminal tract
展神经脑桥内段
Abducens nerve (CN Ⅵ), intrapontine segment
面神经
Facial nerve (CN Ⅶ)
面神经核
Nucleus of facial nerve (CN Ⅶ)
面神经下段
Facial nerve (CN Ⅶ), inferior segment
展神经核
Nuclei of abducens nerves (CN Ⅵ)
b

图 1.47 脑桥中的脑神经：三叉神经，展神经，面神经。a. 展神经核和面神经脑桥内部分形成面丘，大多数情况下，面丘在第四脑室底形成突起。b. 展和面神经背外侧观，位于面丘水平。面神经脑桥内段起自面神经核，而后向后绕过展神经核。之后，其向前出脑干。展神经脑桥内段起自展神经核，然后向前出脑干。面神经及展神经核以及脑桥内相应纤维均走行于三叉神经内侧。

皮质脊髓束
Corticospinal tract
内侧丘系
Medial lemniscus
展神经
Abducens nerve (CN Ⅵ)
展神经脑桥内段
Abducens nerve (CN Ⅵ), intrapontine segment
展神经核
Nuclei of abducens nerves (CN Ⅵ)
a

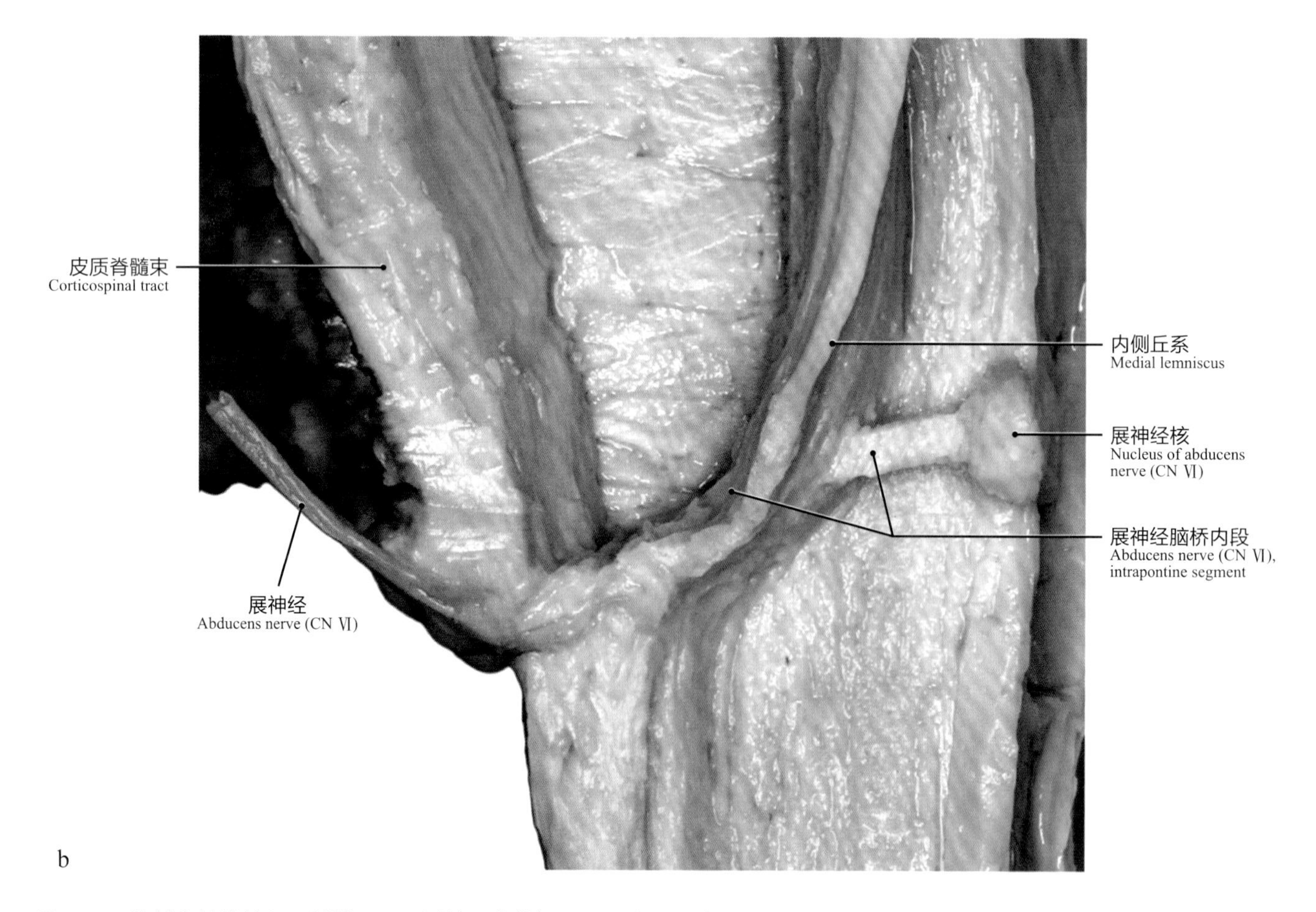

皮质脊髓束
Corticospinal tract
内侧丘系
Medial lemniscus
展神经核
Nucleus of abducens nerve (CN Ⅵ)
展神经脑桥内段
Abducens nerve (CN Ⅵ), intrapontine segment
展神经
Abducens nerve (CN Ⅵ)
b

图 1.48 脑桥中的脑神经：展神经。a. 展神经背外侧观（去除了面神经后）。展神经脑桥内段起自展神经核，后者位于第四脑室底部下方，并经皮质脊髓束外侧出脑干。b. 展神经核及神经纤维的外侧观，展神经穿过内侧丘系。

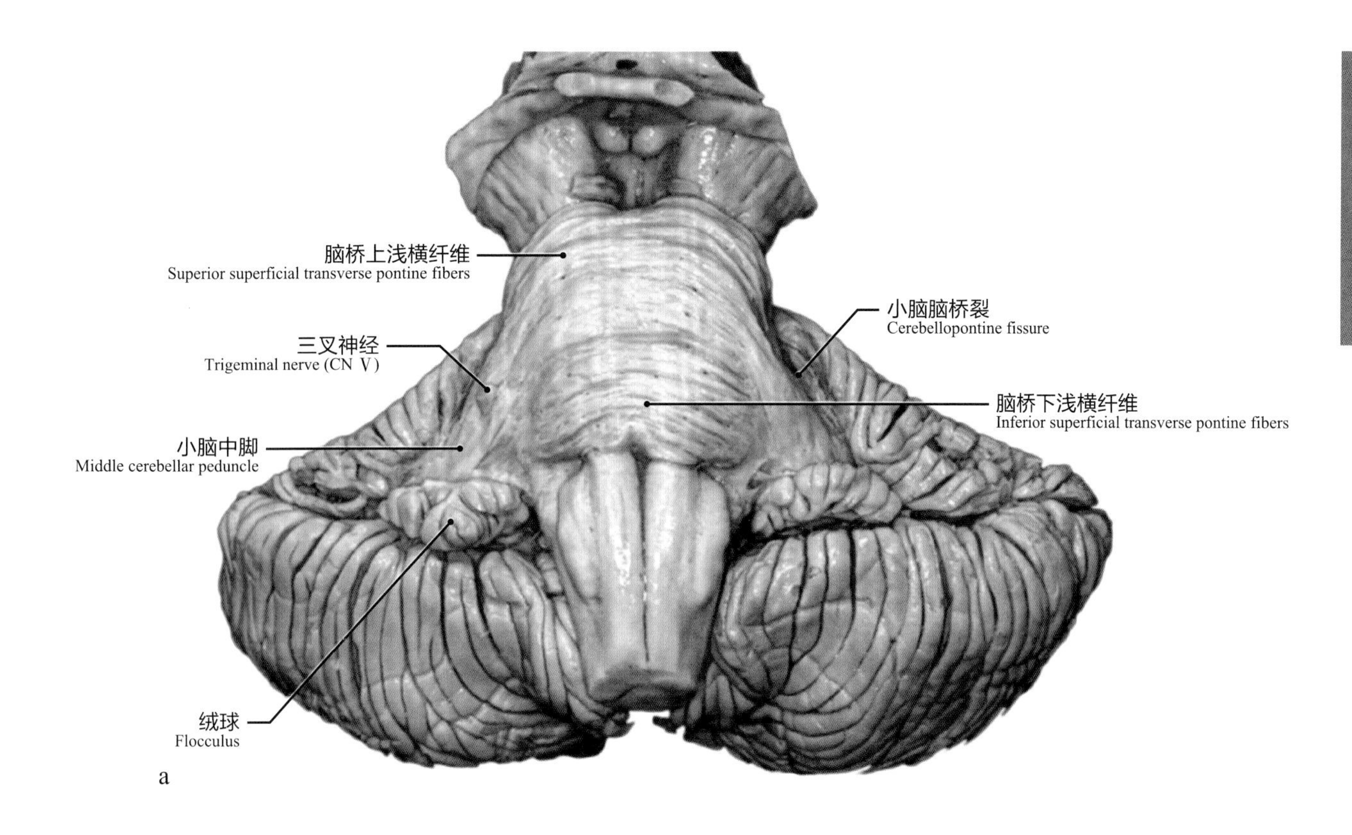
脑桥上浅横纤维
Superior superficial transverse pontine fibers
小脑脑桥裂
Cerebellopontine fissure
三叉神经
Trigeminal nerve (CN V)
脑桥下浅横纤维
Inferior superficial transverse pontine fibers
小脑中脚
Middle cerebellar peduncle
绒球
Flocculus
a

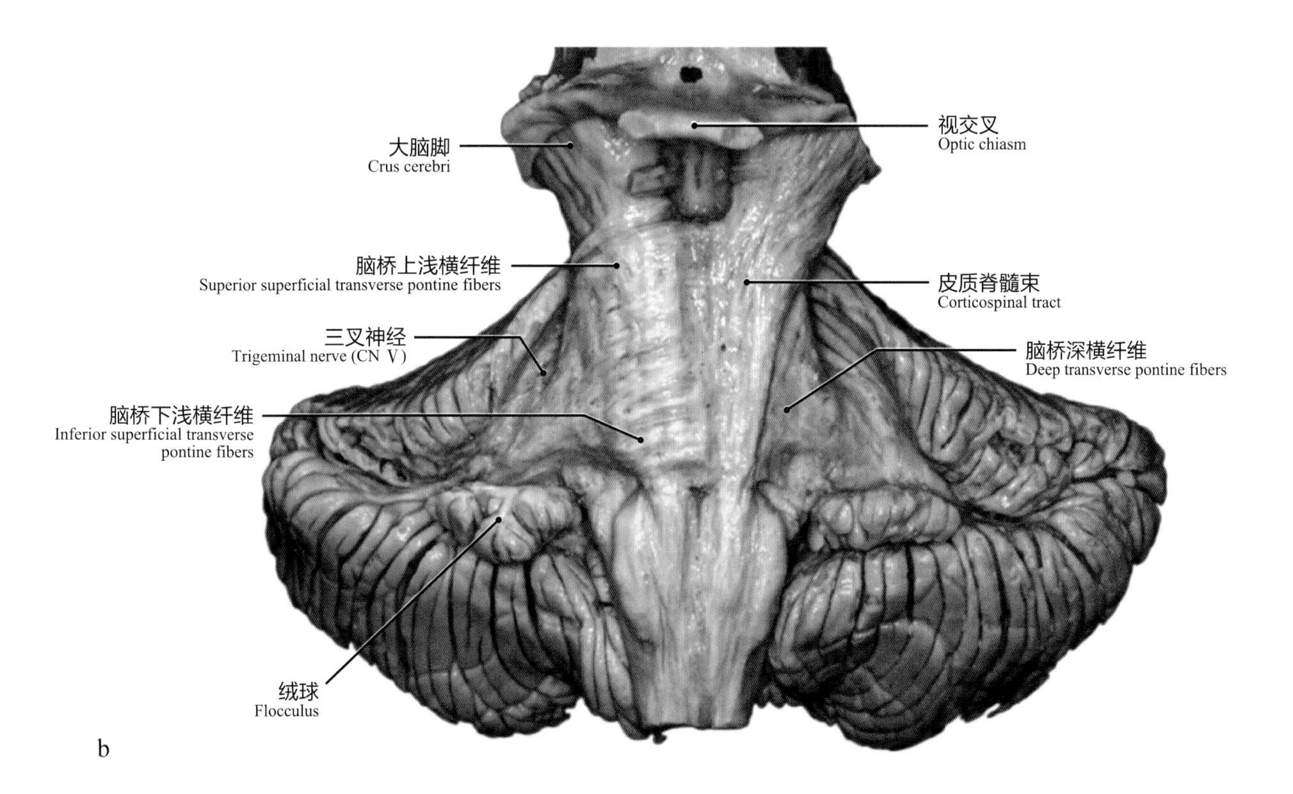
视交叉
Optic chiasm
大脑脚
Crus cerebri
脑桥上浅横纤维
Superior superficial transverse pontine fibers
皮质脊髓束
Corticospinal tract
三叉神经
Trigeminal nerve (CN V)
脑桥深横纤维
Deep transverse pontine fibers
脑桥下浅横纤维
Inferior superficial transverse pontine fibers
绒球
Flocculus
b

图 1.49 脑桥腹侧和内部结构。a. 桥横纤维在脑桥三叉神经（CN V）出口区水平外侧点称为小脑中脚。位于皮质脊髓束腹侧的桥横纤维称为脑桥浅横纤维，根据其相对于脑桥三叉神经出口区的位置分为上部和下部。b. 位于皮质脊髓束背侧的桥横纤维称为脑桥纤维。皮质脊髓束在脑桥前内侧走行。

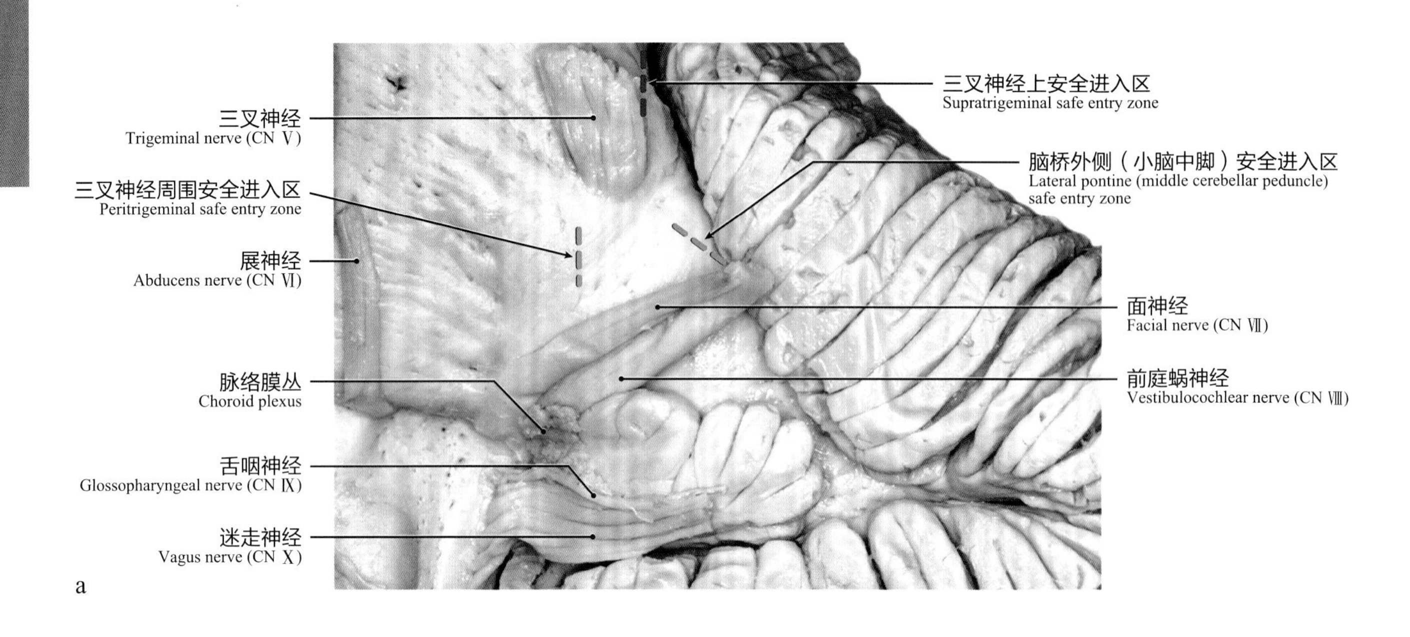

三叉神经上安全进入区
Supratrigeminal safe entry zone
三叉神经
Trigeminal nerve (CN Ⅴ)
脑桥外侧（小脑中脚）安全进入区
Lateral pontine (middle cerebellar peduncle) safe entry zone
三叉神经周围安全进入区
Peritrigeminal safe entry zone
展神经
Abducens nerve (CN Ⅵ)
面神经
Facial nerve (CN Ⅶ)
前庭蜗神经
Vestibulocochlear nerve (CN Ⅷ)
脉络膜丛
Choroid plexus
舌咽神经
Glossopharyngeal nerve (CN Ⅸ)
迷走神经
Vagus nerve (CN Ⅹ)
a

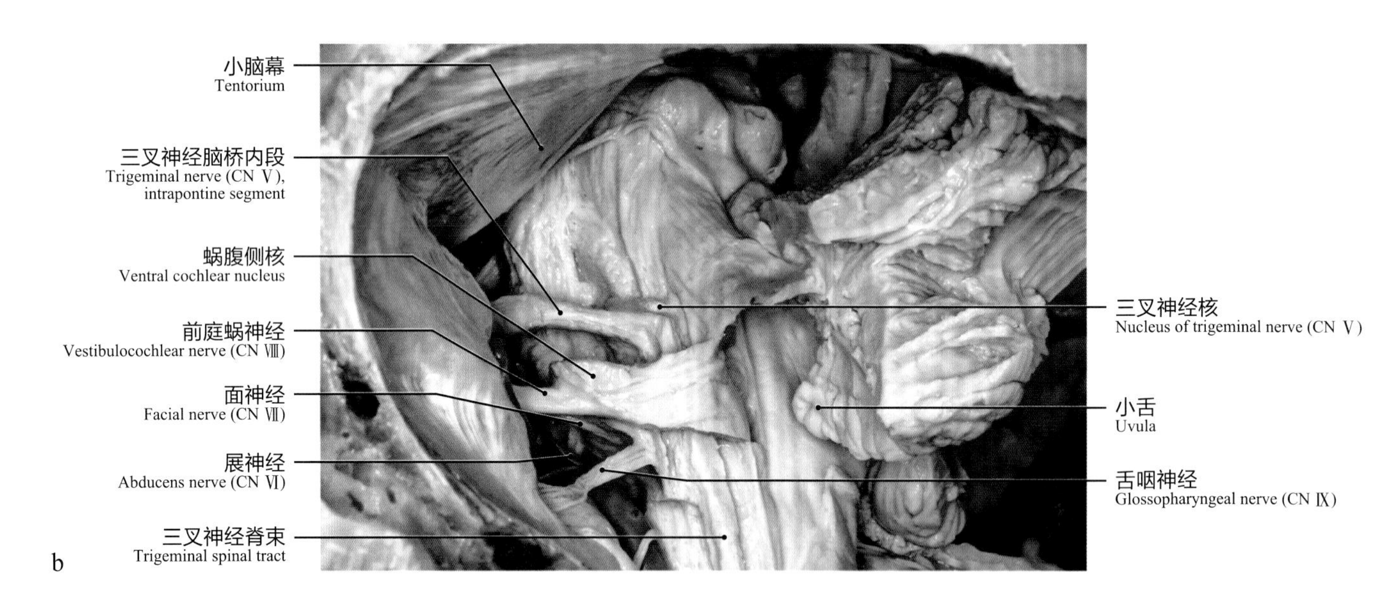

小脑幕
Tentorium
三叉神经脑桥内段
Trigeminal nerve (CN Ⅴ), intrapontine segment
蜗腹侧核
Ventral cochlear nucleus
三叉神经核
Nucleus of trigeminal nerve (CN Ⅴ)
前庭蜗神经
Vestibulocochlear nerve (CN Ⅷ)
面神经
Facial nerve (CN Ⅶ)
小舌
Uvula
展神经
Abducens nerve (CN Ⅵ)
舌咽神经
Glossopharyngeal nerve (CN Ⅸ)
三叉神经脊束
Trigeminal spinal tract
b

图 1.50 脑桥腹侧及手术安全进入区。a. 脑桥外侧（小脑中脚）、三叉神经周围及三叉神经上安全进入区。三叉神经周围安全进入区（绿色虚线）位于三叉神经和面神经之间的内侧；当然，也可以通过小脑中脚安全进入区（橙色虚线）进入脑桥，该区域位于三叉神经和面神经外侧。三叉神经上安全进入区（蓝色虚线）位于三叉神经的外上方。b. 从乙状窦后视角观察脑桥内部结构。其内部走行的纤维分隔成许多松散的区域，内部缺少穿支血管，可用于穿过脑干。

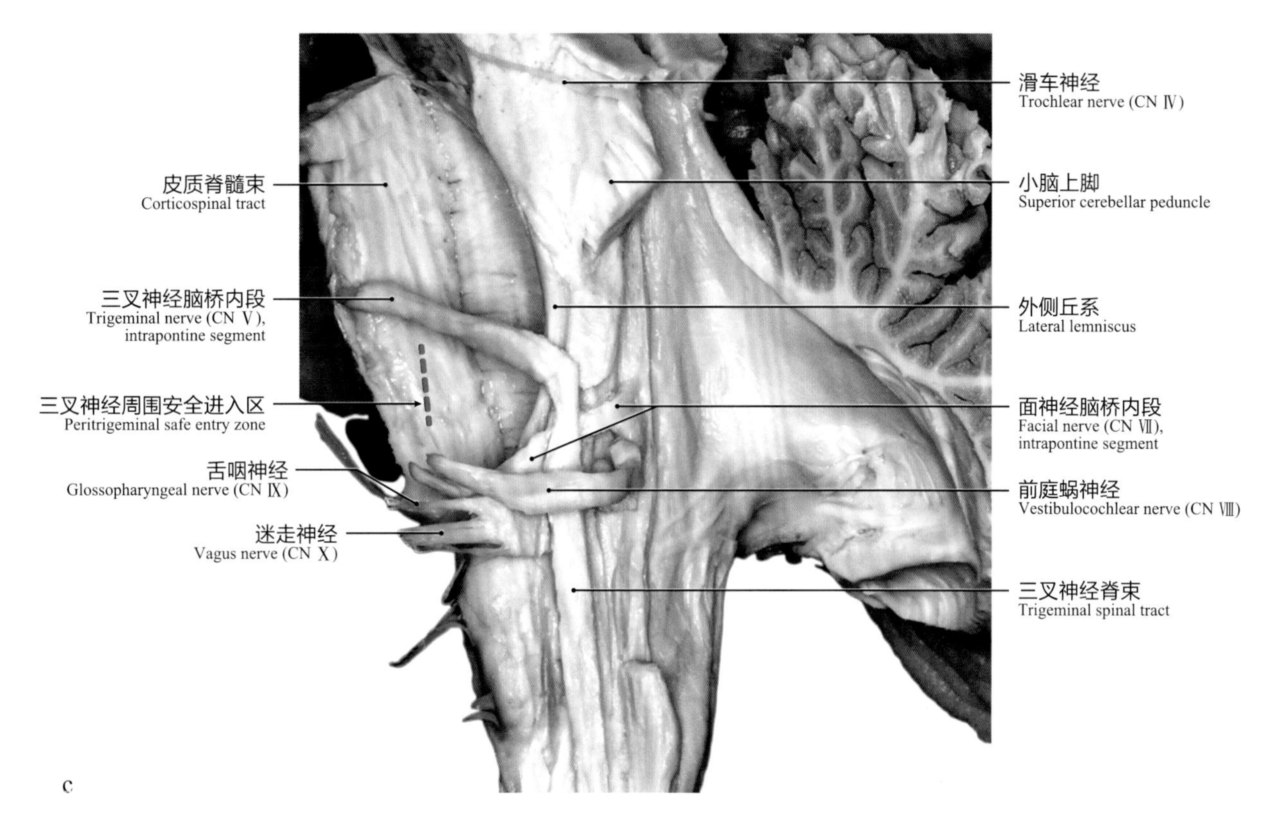

滑车神经
Trochlear nerve (CN Ⅳ)
皮质脊髓束
Corticospinal tract
小脑上脚
Superior cerebellar peduncle
三叉神经脑桥内段
Trigeminal nerve (CN Ⅴ), intrapontine segment
外侧丘系
Lateral lemniscus
三叉神经周围安全进入区
Peritrigeminal safe entry zone
面神经脑桥内段
Facial nerve (CN Ⅶ), intrapontine segment
舌咽神经
Glossopharyngeal nerve (CN Ⅸ)
前庭蜗神经
Vestibulocochlear nerve (CN Ⅷ)
迷走神经
Vagus nerve (CN Ⅹ)
三叉神经脊束
Trigeminal spinal tract
c

图 1.50 c. 三叉神经周围安全进入区（绿色虚线）内重要的神经结构包括上方的三叉神经脑桥内段，下方的展神经脑桥内段，三叉神经脊束，三叉神经运动核，位于后内侧方的面神经脑桥内段和前内侧方的皮质脊髓束。

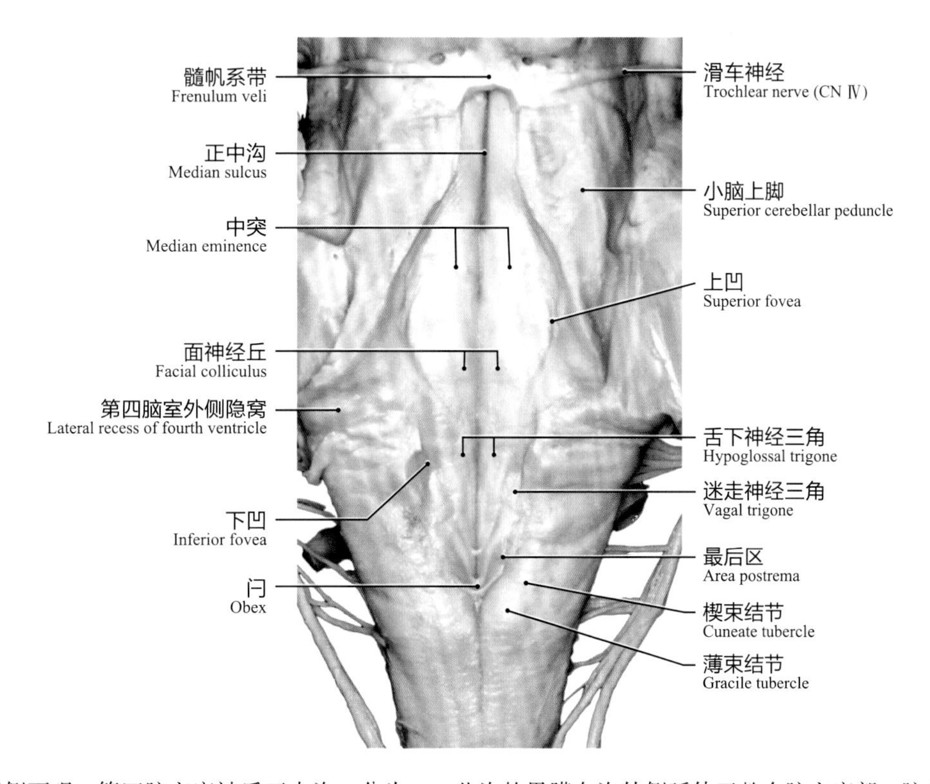

髓帆系带
Frenulum veli
滑车神经
Trochlear nerve (CN Ⅳ)
正中沟
Median sulcus
小脑上脚
Superior cerebellar peduncle
中突
Median eminence
上凹
Superior fovea
面神经丘
Facial colliculus
第四脑室外侧隐窝
Lateral recess of fourth ventricle
舌下神经三角
Hypoglossal trigone
迷走神经三角
Vagal trigone
下凹
Inferior fovea
最后区
Area postrema
闩
Obex
楔束结节
Cuneate tubercle
薄束结节
Gracile tubercle

图 1.51 脑桥背侧面观。第四脑室底被后正中沟一分为二。此沟的界膜在沟外侧延伸于整个脑室底部。脑室底部分为三部分：上部（脑桥部），中间部（连接部）和下部（延髓部）。上凹位于面丘外侧，下凹位于舌下三角外侧。正中隆起呈纵向走行，位于内侧沟与沟界膜之间。这块区域是面丘、舌下神经核和迷走神经核及延髓部分最后区的重叠区域。在延髓部下方，由于多个三角区形成类似钢笔尖形状，因此，又被称为“calamus scriptorius”。

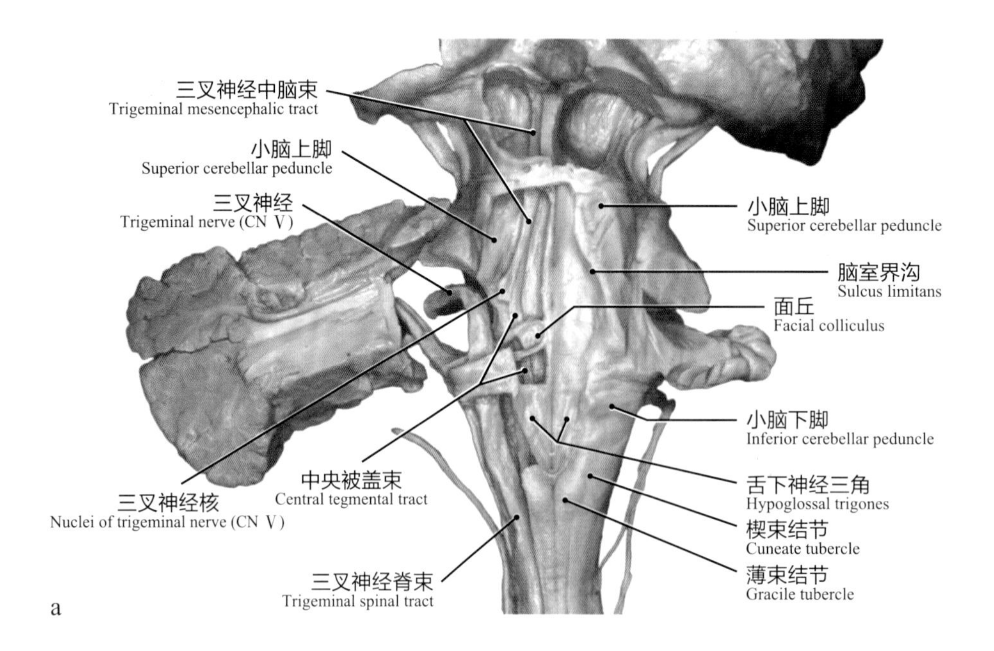
三叉神经中脑束
Trigeminal mesencephalic tract
小脑上脚
Superior cerebellar peduncle
三叉神经
Trigeminal nerve (CN Ⅴ)
小脑上脚
Superior cerebellar peduncle
脑室界沟
Sulcus limitans
面丘
Facial colliculus
小脑下脚
Inferior cerebellar peduncle
中央被盖束
Central tegmental tract
三叉神经核
Nuclei of trigeminal nerve (CN Ⅴ)
舌下神经三角
Hypoglossal trigones
楔束结节
Cuneate tubercle
三叉神经脊束
Trigeminal spinal tract
薄束结节
Gracile tubercle
a

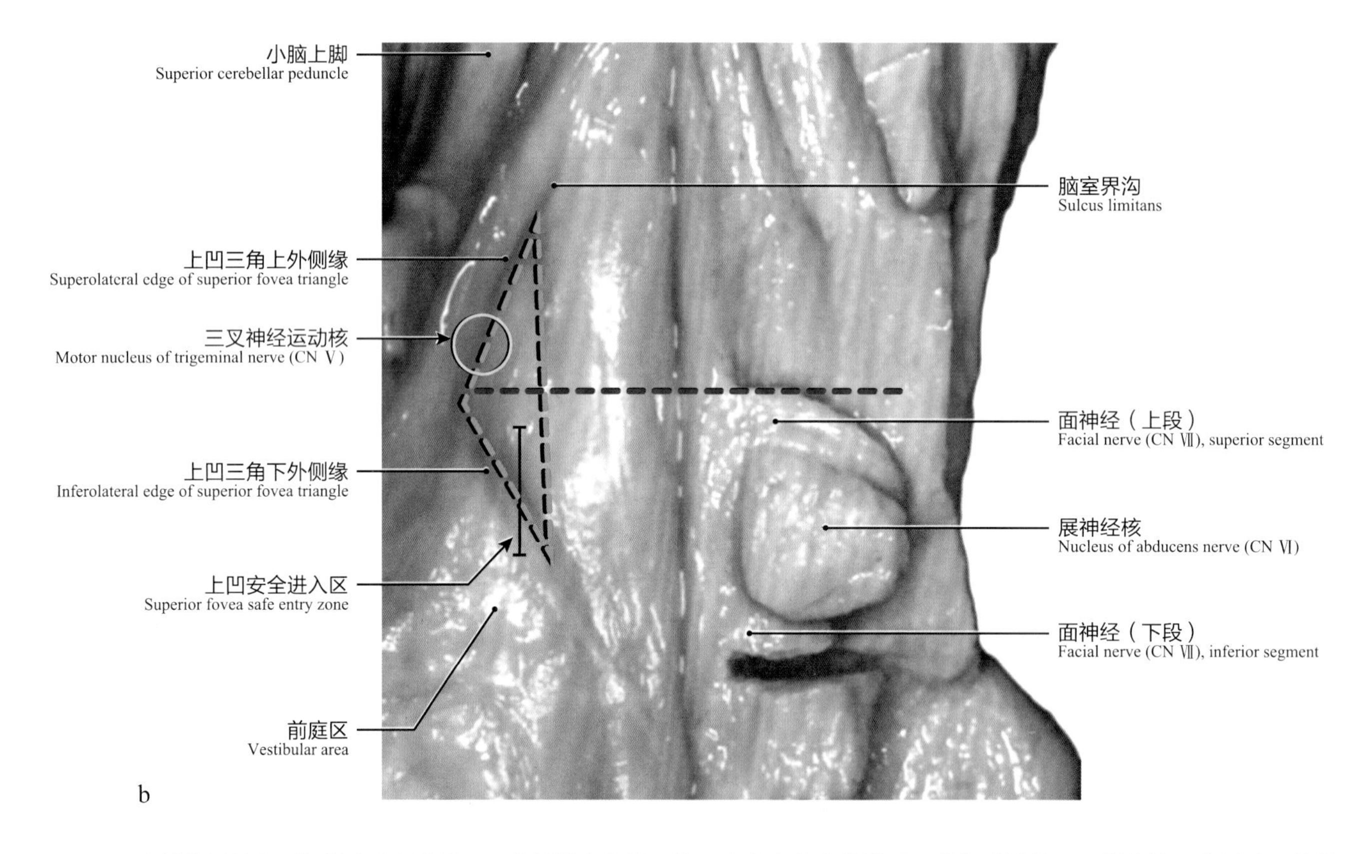
小脑上脚
Superior cerebellar peduncle
脑室界沟
Sulcus limitans
上凹三角上外侧缘
Superolateral edge of superior fovea triangle
三叉神经运动核
Motor nucleus of trigeminal nerve (CN Ⅴ)
面神经（上段）
Facial nerve (CN Ⅶ), superior segment
上凹三角下外侧缘
Inferolateral edge of superior fovea triangle
展神经核
Nucleus of abducens nerve (CN Ⅵ)
上凹安全进入区
Superior fovea safe entry zone
面神经（下段）
Facial nerve (CN Ⅶ), inferior segment
前庭区
Vestibular area
b

图 1.52　脑桥背侧的表面解剖和内部结构。a. 内侧纵束走行于第四脑室底部中线附近，其与动眼神经、滑车神经和展神经的神经核相互连接。内侧纵束继续向内侧走行，至展神经核及面神经脑桥内段。三叉神经在到达其运动核及主要感觉核后，分为三叉神经中脑束（头端）和三叉神经脊髓束（尾端）。中央被盖束连接红核及下橄榄核。三叉神经中脑束和中央背盖束走行于内侧界膜和外侧小脑上脚之间的深处。b. 上凹三角及安全进入区的背面观。上凹三角（绿色虚线）上外侧边界为小脑上脚，外下界为前庭区，内侧界为界膜。三角形的外侧顶点与面丘上界（蓝色虚线）同一水平。三叉神经运动核（黄色圆圈）位于上凹三角上外侧缘的深部。上凹三角的下半部分可以作为安全进入区（黑线），主要针对面丘深部病灶。

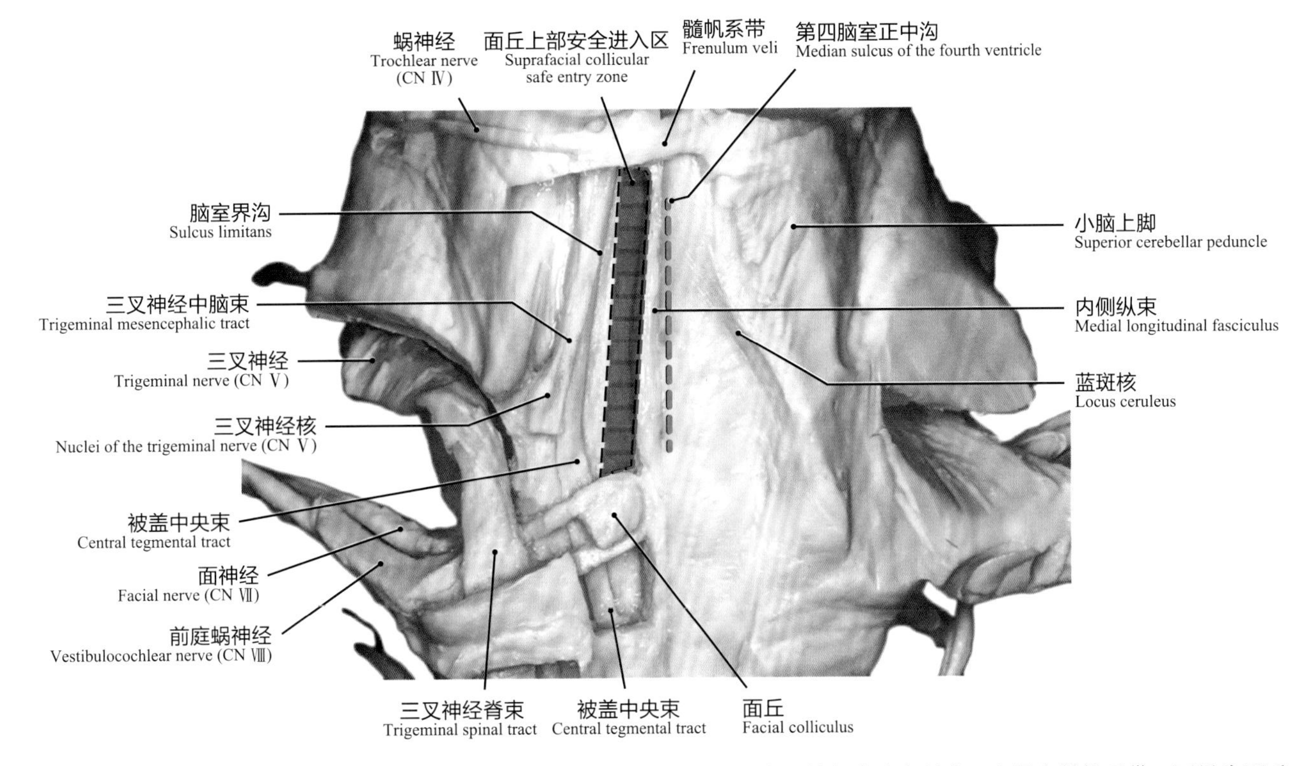

蜗神经
Trochlear nerve
(CN Ⅳ)
面丘上部安全进入区
Suprafacial collicular
safe entry zone
髓帆系带
Frenulum veli
第四脑室正中沟
Median sulcus of the fourth ventricle
脑室界沟
Sulcus limitans
小脑上脚
Superior cerebellar peduncle
三叉神经中脑束
Trigeminal mesencephalic tract
内侧纵束
Medial longitudinal fasciculus
三叉神经
Trigeminal nerve (CN Ⅴ)
蓝斑核
Locus ceruleus
三叉神经核
Nuclei of the trigeminal nerve (CN Ⅴ)
被盖中央束
Central tegmental tract
面神经
Facial nerve (CN Ⅶ)
前庭蜗神经
Vestibulocochlear nerve (CN Ⅷ)
三叉神经脊束
Trigeminal spinal tract
被盖中央束
Central tegmental tract
面丘
Facial colliculus

图 1.53 面丘上部安全进入区（绿色虚线区域）包括：内侧边界为内侧纵束，外侧为脑室界沟，上界为髓帆系带，下界为面丘。此外，第四脑室正中沟（橘色虚线）可在髓帆系带与面丘最下层之间切开。

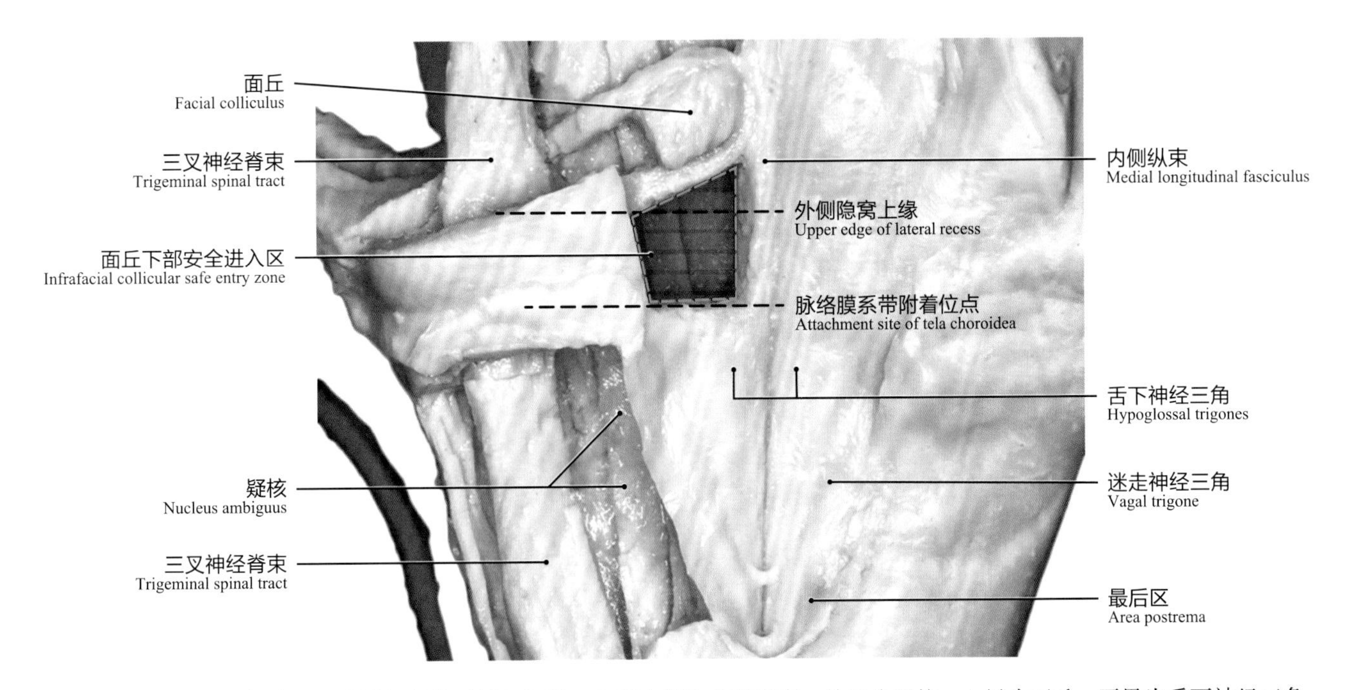

面丘
Facial colliculus
三叉神经脊束
Trigeminal spinal tract
内侧纵束
Medial longitudinal fasciculus
外侧隐窝上缘
Upper edge of lateral recess
面丘下部安全进入区
Infrafacial collicular safe entry zone
脉络膜系带附着位点
Attachment site of tela choroidea
舌下神经三角
Hypoglossal trigones
疑核
Nucleus ambiguus
迷走神经三角
Vagal trigone
三叉神经脊束
Trigeminal spinal tract
最后区
Area postrema

图 1.54 面丘下部安全进入区（绿色虚线区域）包括：内侧边界为内侧纵束，外界为疑核，上界为面丘，下界为舌下神经三角。其实，面丘下部安全进入区外侧界与脉络组织附着处内侧相连，该区域为外侧隐窝，几乎与其上界及下界齐平。

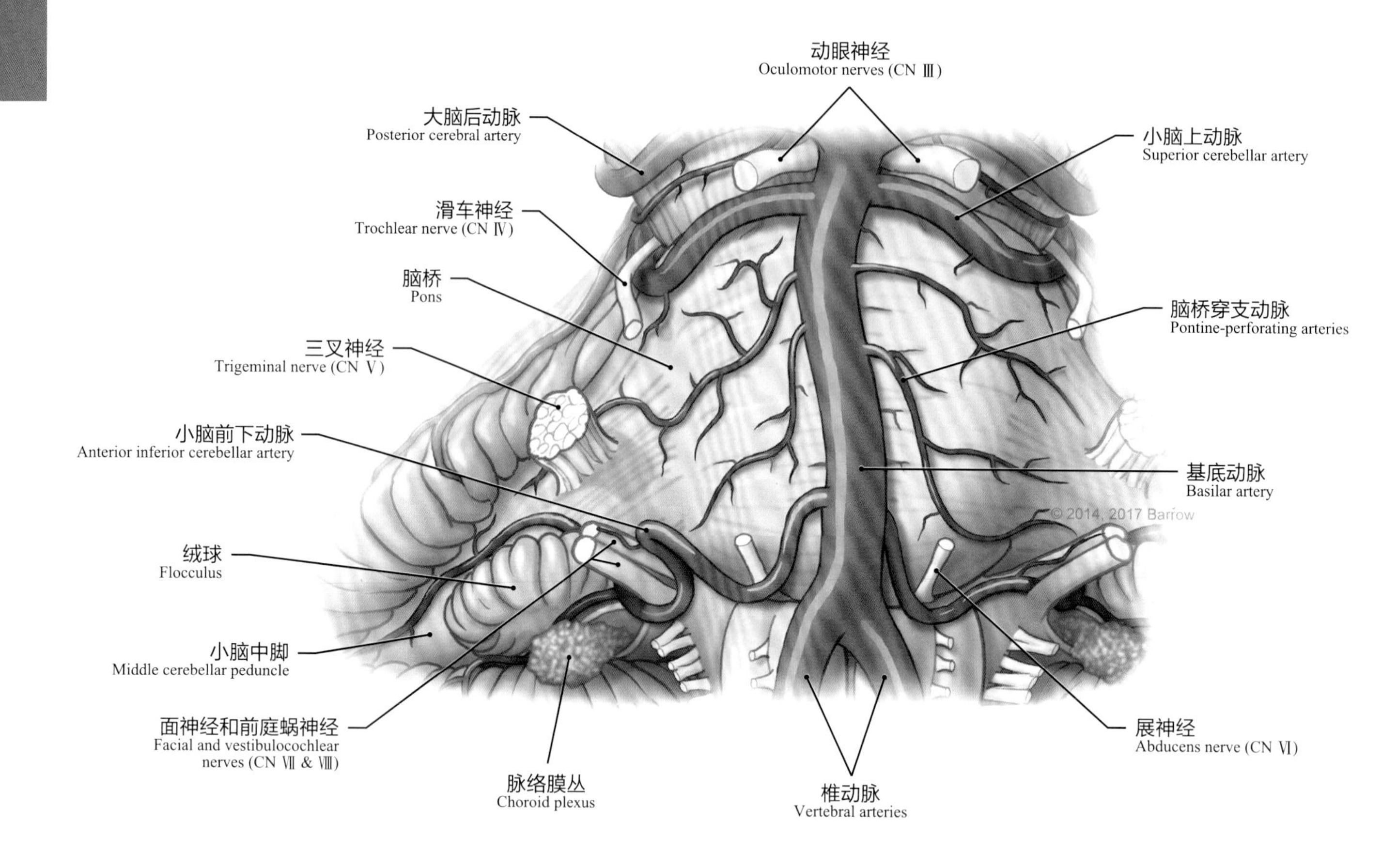
动眼神经
Oculomotor nerves (CN Ⅲ)
大脑后动脉
Posterior cerebral artery
小脑上动脉
Superior cerebellar artery
滑车神经
Trochlear nerve (CN Ⅳ)
脑桥
Pons
脑桥穿支动脉
Pontine-perforating arteries
三叉神经
Trigeminal nerve (CN Ⅴ)
小脑前下动脉
Anterior inferior cerebellar artery
基底动脉
Basilar artery
© 2014, 2017 Barrow
绒球
Flocculus
小脑中脚
Middle cerebellar peduncle
面神经和前庭蜗神经
Facial and vestibulocochlear nerves (CN Ⅶ & Ⅷ)
展神经
Abducens nerve (CN Ⅵ)
脉络膜丛
Choroid plexus
椎动脉
Vertebral arteries

图 1.55 脑桥的腹侧面以及相关的脑神经和动脉。基底动脉上行发出小脑前下动脉，其走行于展神经、面神经和前庭蜗神经周围。基底动脉继续上行再发出小脑上动脉和大脑后动脉，其间发出脑桥穿支供血脑干腹侧。

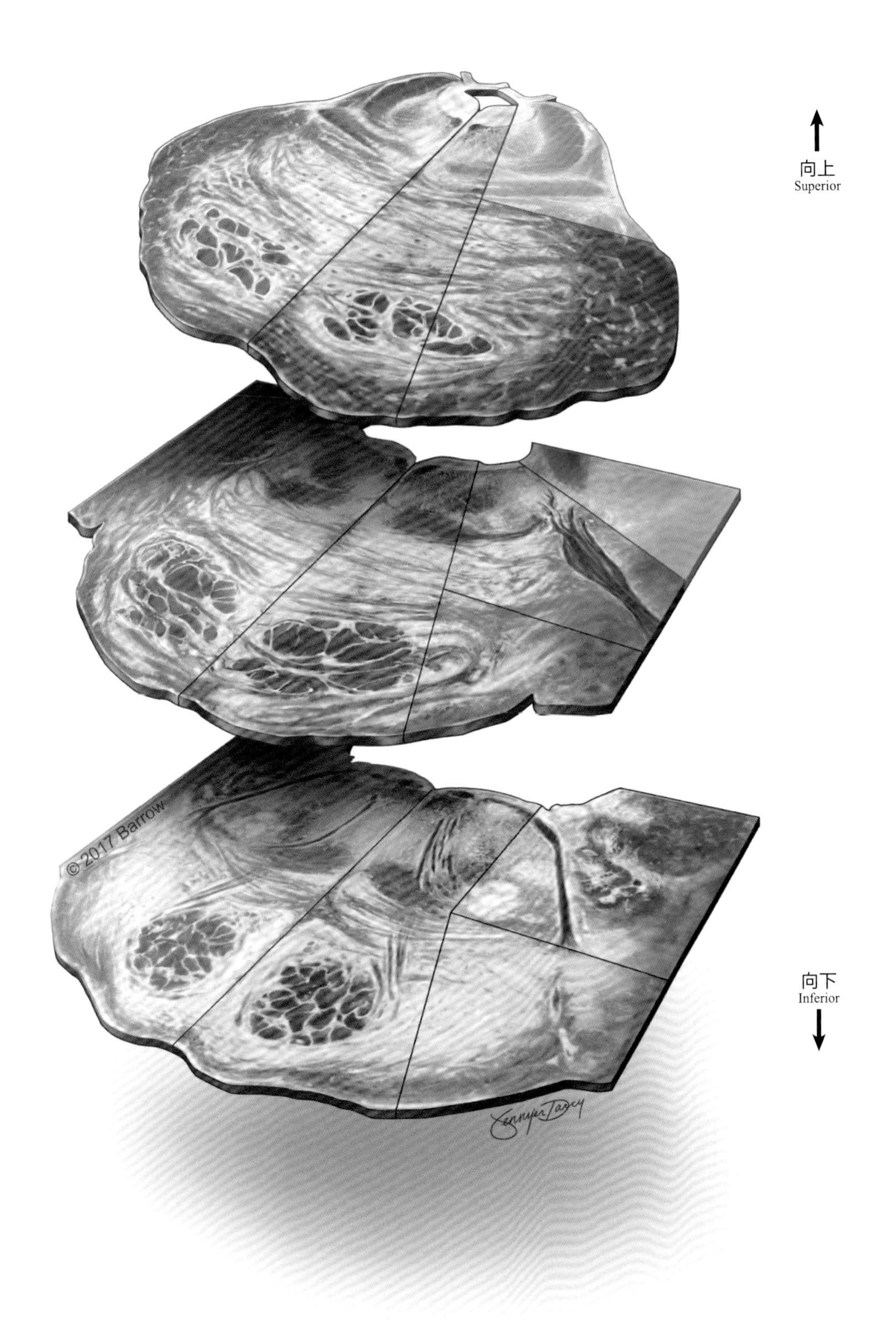
向上
Superior
© 2017 Barrow
向下
Inferior

图 1.56 脑桥的连续轴位切片描绘了关键核团及供应这些核团的血管。粉色表示由基底动脉旁正中分支供血的脑桥区域。紫色表示基底动脉短周支供血区域。蓝色表示基底动脉长周支和小脑前下动脉分支供血的区域。鸭绿色为基底动脉长旋支和小脑上动脉供血的区域。

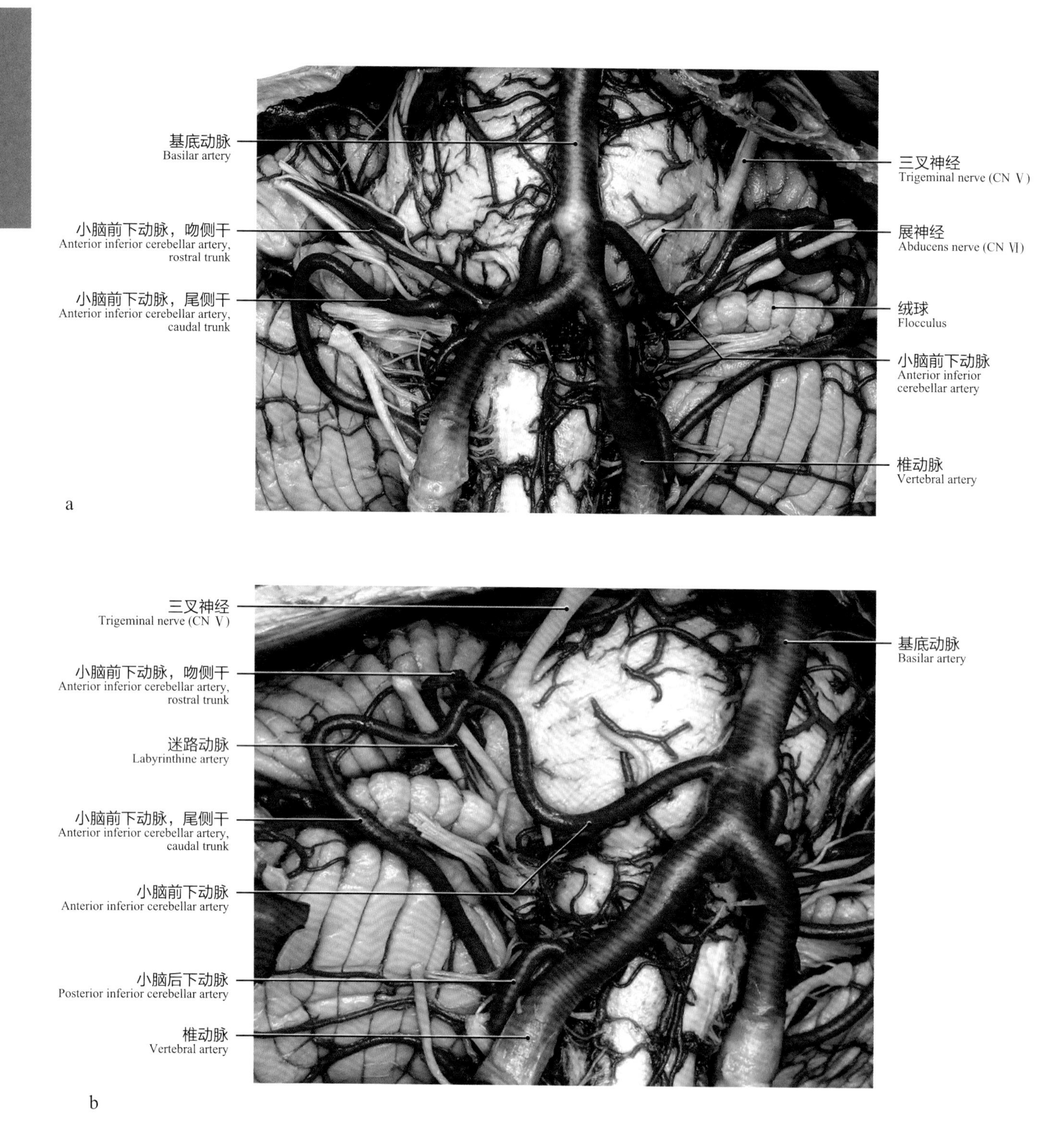
基底动脉
Basilar artery
小脑前下动脉，吻侧干
Anterior inferior cerebellar artery, rostral trunk
小脑前下动脉，尾侧干
Anterior inferior cerebellar artery, caudal trunk
三叉神经
Trigeminal nerve (CN Ⅴ)
展神经
Abducens nerve (CN Ⅵ)
绒球
Flocculus
小脑前下动脉
Anterior inferior cerebellar artery
椎动脉
Vertebral artery
a
三叉神经
Trigeminal nerve (CN Ⅴ)
小脑前下动脉，吻侧干
Anterior inferior cerebellar artery, rostral trunk
迷路动脉
Labyrinthine artery
小脑前下动脉，尾侧干
Anterior inferior cerebellar artery, caudal trunk
小脑前下动脉
Anterior inferior cerebellar artery
小脑后下动脉
Posterior inferior cerebellar artery
椎动脉
Vertebral artery
基底动脉
Basilar artery
b

图 1.57 脑干腹侧（a）和腹外侧（b）观，显示椎动脉、基底动脉以及相关分支与脑桥、小脑和脑神经之间的关系。

延髓

延髓和延颈髓交界处的轴位断层

图 1.58 a~f. 延伸至延颈髓交界处的延髓的连续轴位断层切片。

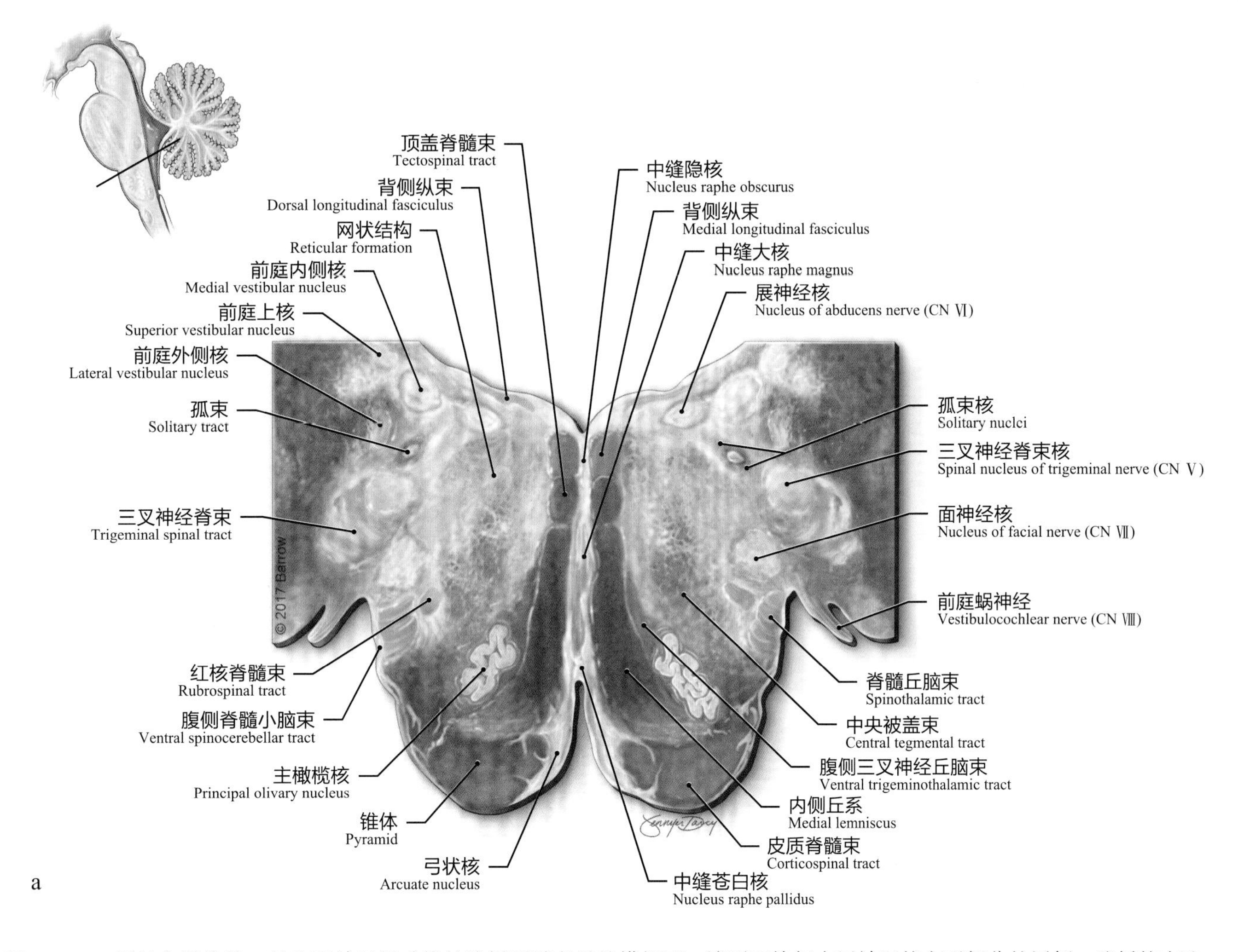
顶盖脊髓束
Tectospinal tract
背侧纵束
Dorsal longitudinal fasciculus
网状结构
Reticular formation
前庭内侧核
Medial vestibular nucleus
前庭上核
Superior vestibular nucleus
前庭外侧核
Lateral vestibular nucleus
孤束
Solitary tract
三叉神经脊束
Trigeminal spinal tract
红核脊髓束
Rubrospinal tract
腹侧脊髓小脑束
Ventral spinocerebellar tract
主橄榄核
Principal olivary nucleus
锥体
Pyramid
弓状核
Arcuate nucleus
中缝隐核
Nucleus raphe obscurus
背侧纵束
Medial longitudinal fasciculus
中缝大核
Nucleus raphe magnus
展神经核
Nucleus of abducens nerve (CN Ⅵ)
孤束核
Solitary nuclei
三叉神经脊束核
Spinal nucleus of trigeminal nerve (CN Ⅴ)
面神经核
Nucleus of facial nerve (CN Ⅶ)
前庭蜗神经
Vestibulocochlear nerve (CN Ⅷ)
脊髓丘脑束
Spinothalamic tract
中央被盖束
Central tegmental tract
腹侧三叉神经丘脑束
Ventral trigeminothalamic tract
内侧丘系
Medial lemniscus
皮质脊髓束
Corticospinal tract
中缝苍白核
Nucleus raphe pallidus
© 2017 Barrow
a

图 1.58 a. 通过主橄榄核口极和面神经运动核的脑桥延髓交界处横切面。该平面恰好在展神经核主要部分的尾侧。脑桥核在这个层面上也称为弓状核。

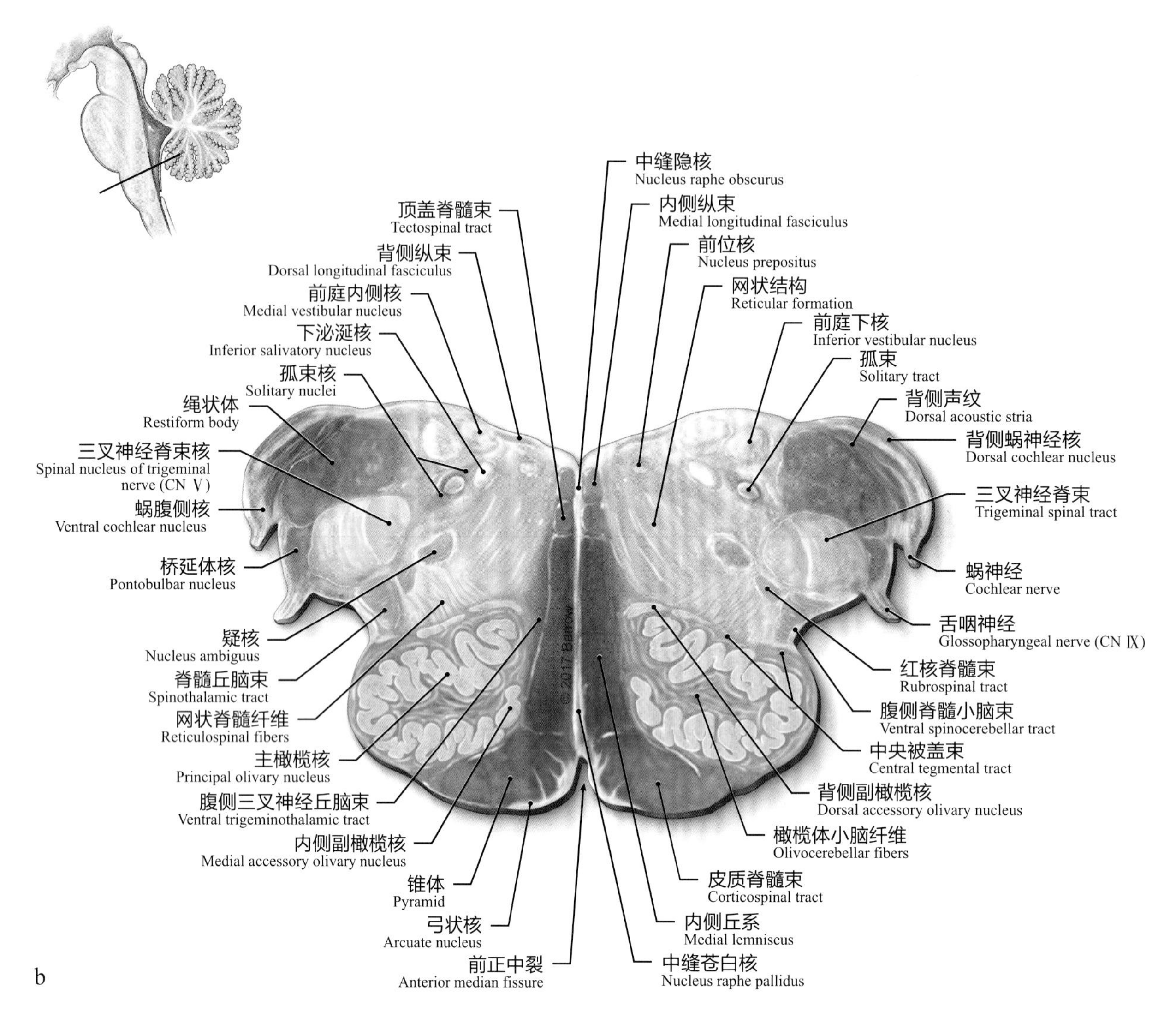

中缝隐核
Nucleus raphe obscurus
内侧纵束
Medial longitudinal fasciculus
顶盖脊髓束
Tectospinal tract
前位核
Nucleus prepositus
背侧纵束
Dorsal longitudinal fasciculus
网状结构
Reticular formation
前庭内侧核
Medial vestibular nucleus
前庭下核
Inferior vestibular nucleus
下泌涎核
Inferior salivatory nucleus
孤束
Solitary tract
孤束核
Solitary nuclei
绳状体
Restiform body
背侧声纹
Dorsal acoustic stria
背侧蜗神经核
Dorsal cochlear nucleus
三叉神经脊束核
Spinal nucleus of trigeminal nerve (CN Ⅴ)
三叉神经脊束
Trigeminal spinal tract
蜗腹侧核
Ventral cochlear nucleus
桥延体核
Pontobulbar nucleus
蜗神经
Cochlear nerve
舌咽神经
Glossopharyngeal nerve (CN Ⅸ)
疑核
Nucleus ambiguus
红核脊髓束
Rubrospinal tract
脊髓丘脑束
Spinothalamic tract
腹侧脊髓小脑束
Ventral spinocerebellar tract
网状脊髓纤维
Reticulospinal fibers
中央被盖束
Central tegmental tract
主橄榄核
Principal olivary nucleus
背侧副橄榄核
Dorsal accessory olivary nucleus
腹侧三叉神经丘脑束
Ventral trigeminothalamic tract
橄榄体小脑纤维
Olivocerebellar fibers
内侧副橄榄核
Medial accessory olivary nucleus
锥体
Pyramid
皮质脊髓束
Corticospinal tract
弓状核
Arcuate nucleus
内侧丘系
Medial lemniscus
前正中裂
Anterior median fissure
中缝苍白核
Nucleus raphe pallidus
© 2017 Barrow
b

图 1.58 b. 通过橄榄核上半部分和通过第四脑室侧隐窝的延髓的横断面观。

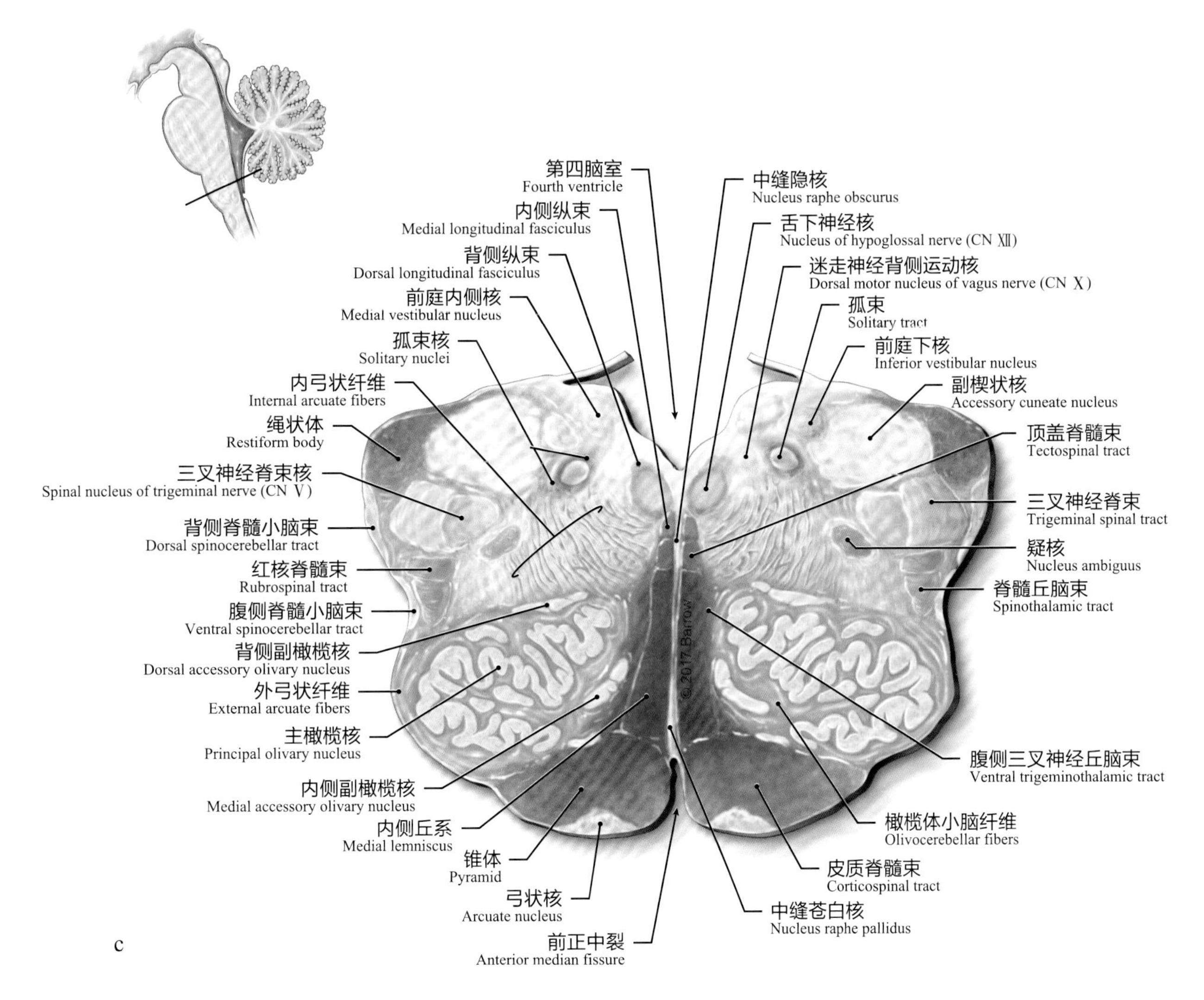

第四脑室
Fourth ventricle
内侧纵束
Medial longitudinal fasciculus
背侧纵束
Dorsal longitudinal fasciculus
前庭内侧核
Medial vestibular nucleus
孤束核
Solitary nuclei
内弓状纤维
Internal arcuate fibers
绳状体
Restiform body
三叉神经脊束核
Spinal nucleus of trigeminal nerve (CN Ⅴ)
背侧脊髓小脑束
Dorsal spinocerebellar tract
红核脊髓束
Rubrospinal tract
腹侧脊髓小脑束
Ventral spinocerebellar tract
背侧副橄榄核
Dorsal accessory olivary nucleus
外弓状纤维
External arcuate fibers
主橄榄核
Principal olivary nucleus
内侧副橄榄核
Medial accessory olivary nucleus
内侧丘系
Medial lemniscus
锥体
Pyramid
弓状核
Arcuate nucleus
前正中裂
Anterior median fissure
中缝隐核
Nucleus raphe obscurus
舌下神经核
Nucleus of hypoglossal nerve (CN Ⅻ)
迷走神经背侧运动核
Dorsal motor nucleus of vagus nerve (CN Ⅹ)
孤束
Solitary tract
前庭下核
Inferior vestibular nucleus
副楔状核
Accessory cuneate nucleus
顶盖脊髓束
Tectospinal tract
三叉神经脊束
Trigeminal spinal tract
疑核
Nucleus ambiguus
脊髓丘脑束
Spinothalamic tract
腹侧三叉神经丘脑束
Ventral trigeminothalamic tract
橄榄体小脑纤维
Olivocerebellar fibers
皮质脊髓束
Corticospinal tract
中缝苍白核
Nucleus raphe pallidus
© 2017 Barrow
c

图 1.58 c. 通过橄榄核中间部的延髓的横断面观，此处可见舌咽神经根部、舌下神经核和迷走神经背侧运动核。内侧弓状纤维是后柱 - 内侧丘系通路上的二级神经元。

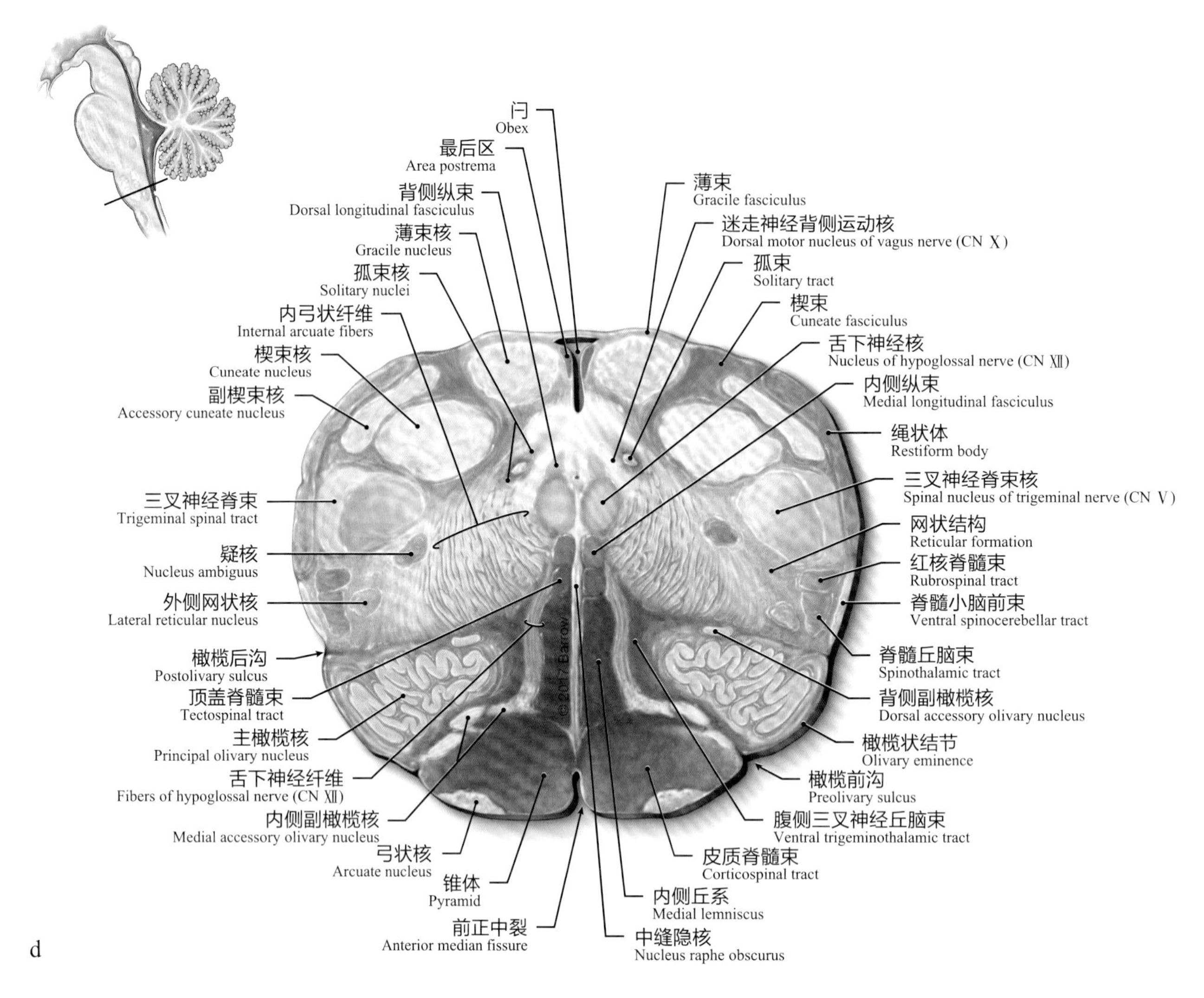
闩
Obex
最后区
Area postrema
背侧纵束
Dorsal longitudinal fasciculus
薄束核
Gracile nucleus
孤束核
Solitary nuclei
内弓状纤维
Internal arcuate fibers
楔束核
Cuneate nucleus
副楔束核
Accessory cuneate nucleus
三叉神经脊束
Trigeminal spinal tract
疑核
Nucleus ambiguus
外侧网状核
Lateral reticular nucleus
橄榄后沟
Postolivary sulcus
顶盖脊髓束
Tectospinal tract
主橄榄核
Principal olivary nucleus
舌下神经纤维
Fibers of hypoglossal nerve (CN Ⅻ)
内侧副橄榄核
Medial accessory olivary nucleus
弓状核
Arcuate nucleus
锥体
Pyramid
前正中裂
Anterior median fissure
薄束
Gracile fasciculus
迷走神经背侧运动核
Dorsal motor nucleus of vagus nerve (CN Ⅹ)
孤束
Solitary tract
楔束
Cuneate fasciculus
舌下神经核
Nucleus of hypoglossal nerve (CN Ⅻ)
内侧纵束
Medial longitudinal fasciculus
绳状体
Restiform body
三叉神经脊束核
Spinal nucleus of trigeminal nerve (CN Ⅴ)
网状结构
Reticular formation
红核脊髓束
Rubrospinal tract
脊髓小脑前束
Ventral spinocerebellar tract
脊髓丘脑束
Spinothalamic tract
背侧副橄榄核
Dorsal accessory olivary nucleus
橄榄状结节
Olivary eminence
橄榄前沟
Preolivary sulcus
腹侧三叉神经丘脑束
Ventral trigeminothalamic tract
皮质脊髓束
Corticospinal tract
内侧丘系
Medial lemniscus
中缝隐核
Nucleus raphe obscurus
© 2017 Barrow
d

图 1.58 d. 通过内侧弓状纤维交叉头端的延髓横断面观，此处可见：闩，舌下神经核尾端 1/3，以及橄榄核。

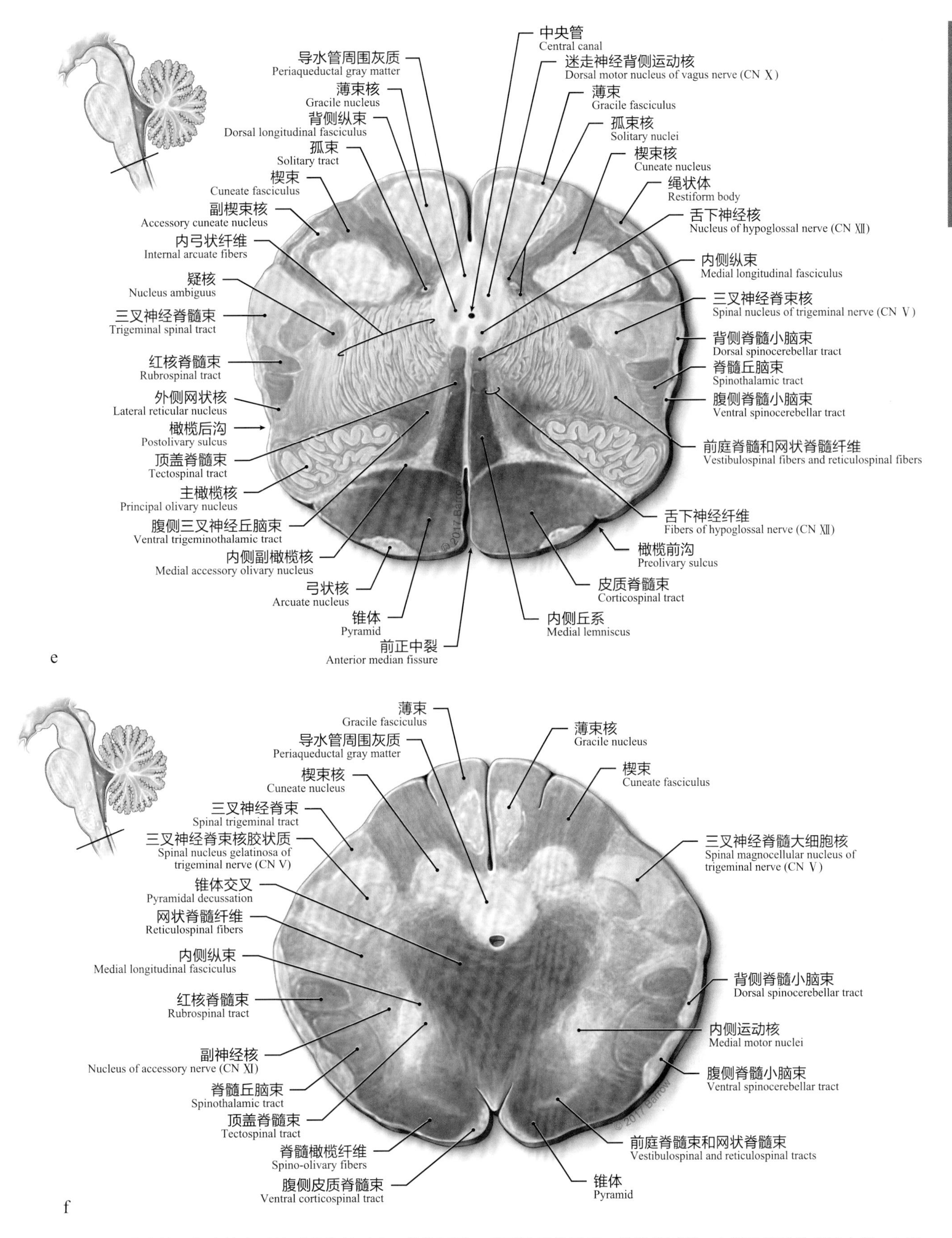
中央管
Central canal
导水管周围灰质
Periaqueductal gray matter
迷走神经背侧运动核
Dorsal motor nucleus of vagus nerve (CN Ⅹ)
薄束核
Gracile nucleus
薄束
Gracile fasciculus
背侧纵束
Dorsal longitudinal fasciculus
孤束核
Solitary nuclei
孤束
Solitary tract
楔束核
Cuneate nucleus
楔束
Cuneate fasciculus
绳状体
Restiform body
副楔束核
Accessory cuneate nucleus
舌下神经核
Nucleus of hypoglossal nerve (CN Ⅻ)
内弓状纤维
Internal arcuate fibers
内侧纵束
Medial longitudinal fasciculus
疑核
Nucleus ambiguus
三叉神经脊束核
Spinal nucleus of trigeminal nerve (CN Ⅴ)
三叉神经脊髓束
Trigeminal spinal tract
背侧脊髓小脑束
Dorsal spinocerebellar tract
红核脊髓束
Rubrospinal tract
脊髓丘脑束
Spinothalamic tract
外侧网状核
Lateral reticular nucleus
腹侧脊髓小脑束
Ventral spinocerebellar tract
橄榄后沟
Postolivary sulcus
前庭脊髓和网状脊髓纤维
Vestibulospinal fibers and reticulospinal fibers
顶盖脊髓束
Tectospinal tract
主橄榄核
Principal olivary nucleus
舌下神经纤维
Fibers of hypoglossal nerve (CN Ⅻ)
腹侧三叉神经丘脑束
Ventral trigeminothalamic tract
橄榄前沟
Preolivary sulcus
内侧副橄榄核
Medial accessory olivary nucleus
皮质脊髓束
Corticospinal tract
弓状核
Arcuate nucleus
锥体
Pyramid
内侧丘系
Medial lemniscus
前正中裂
Anterior median fissure
© 2017 Barrow
e
薄束
Gracile fasciculus
薄束核
Gracile nucleus
导水管周围灰质
Periaqueductal gray matter
楔束核
Cuneate nucleus
楔束
Cuneate fasciculus
三叉神经脊束
Spinal trigeminal tract
三叉神经脊束核胶状质
Spinal nucleus gelatinosa of trigeminal nerve (CN V)
三叉神经脊髓大细胞核
Spinal magnocellular nucleus of trigeminal nerve (CN Ⅴ)
锥体交叉
Pyramidal decussation
网状脊髓纤维
Reticulospinal fibers
内侧纵束
Medial longitudinal fasciculus
背侧脊髓小脑束
Dorsal spinocerebellar tract
红核脊髓束
Rubrospinal tract
内侧运动核
Medial motor nuclei
副神经核
Nucleus of accessory nerve (CN Ⅺ)
腹侧脊髓小脑束
Ventral spinocerebellar tract
脊髓丘脑束
Spinothalamic tract
顶盖脊髓束
Tectospinal tract
前庭脊髓束和网状脊髓束
Vestibulospinal and reticulospinal tracts
脊髓橄榄纤维
Spino-olivary fibers
腹侧皮质脊髓束
Ventral corticospinal tract
锥体
Pyramid
© 2017 Barrow
f

图 1.58 e. 通过薄束核和楔束核水平的延髓横断面观，此处可见：舌下神经核尾端，橄榄核尾端，内侧弓状纤维交叉中段。f. 通过皮质脊髓束锥体束交叉水平的延髓横断面观。

延髓的表面解剖

图 1.59　延髓腹侧表面解剖。

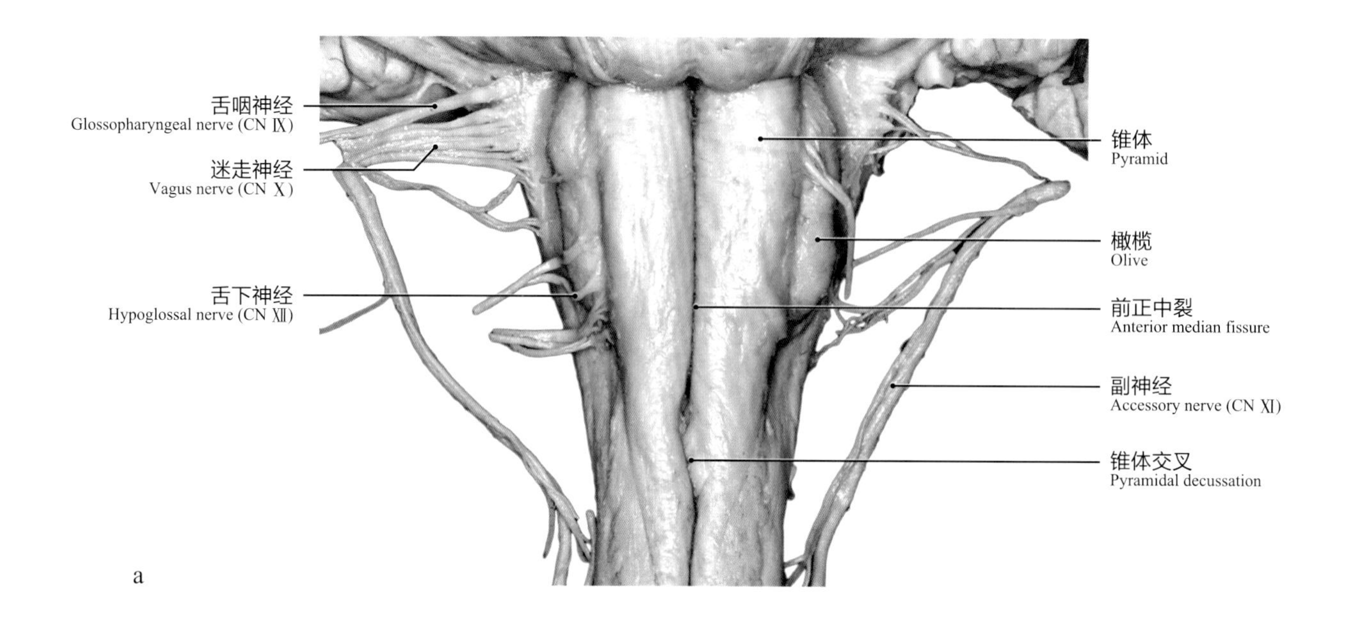
舌咽神经
Glossopharyngeal nerve (CN Ⅸ)
迷走神经
Vagus nerve (CN Ⅹ)
舌下神经
Hypoglossal nerve (CN Ⅻ)
锥体
Pyramid
橄榄
Olive
前正中裂
Anterior median fissure
副神经
Accessory nerve (CN Ⅺ)
锥体交叉
Pyramidal decussation
a

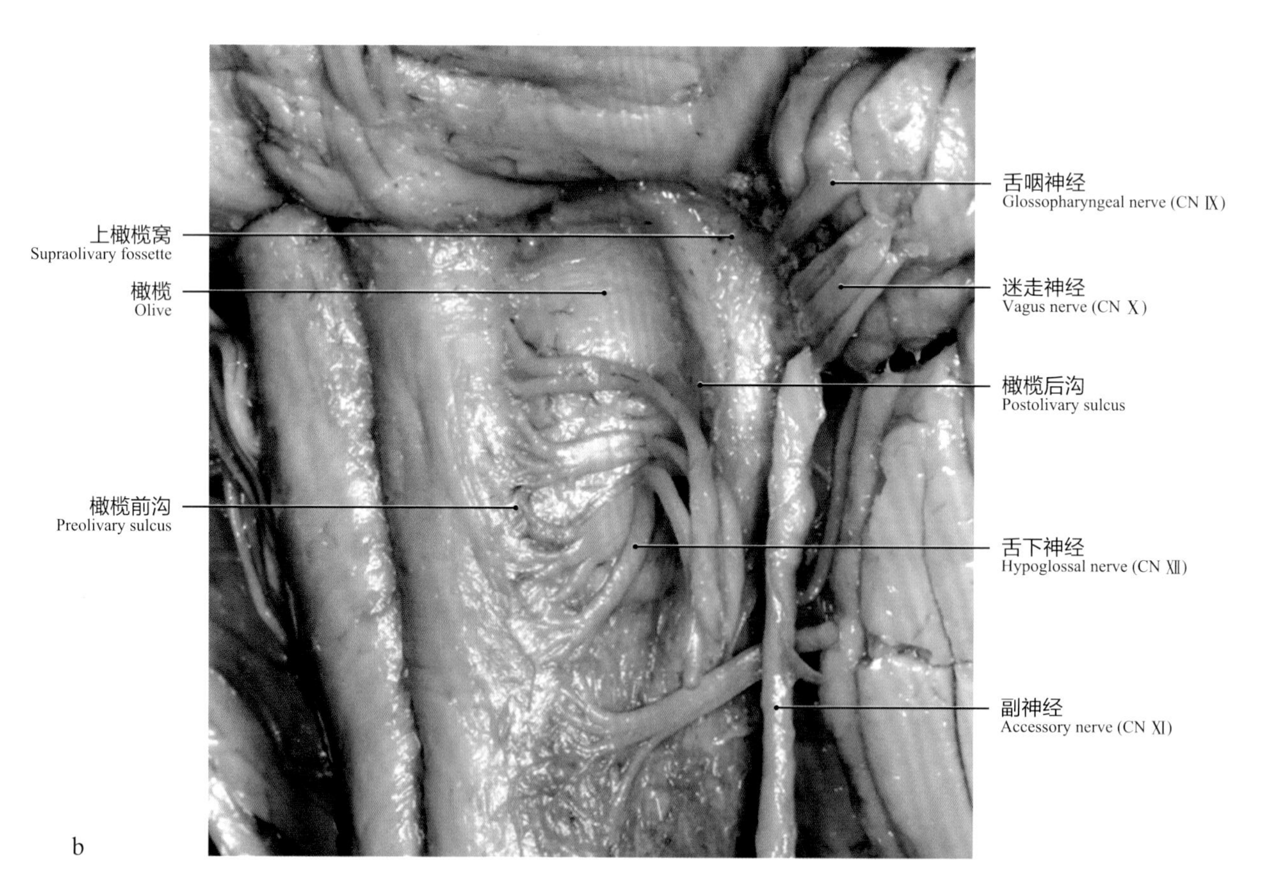
上橄榄窝
Supraolivary fossette
橄榄
Olive
橄榄前沟
Preolivary sulcus
舌咽神经
Glossopharyngeal nerve (CN Ⅸ)
迷走神经
Vagus nerve (CN Ⅹ)
橄榄后沟
Postolivary sulcus
舌下神经
Hypoglossal nerve (CN Ⅻ)
副神经
Accessory nerve (CN Ⅺ)
b

图 1.59　a. 延髓包含舌咽神经、迷走神经、副神经和舌下神经。在中线上，前正中裂将延髓一分为二。皮质脊髓束走行于锥体内。b. 延髓侧面观。橄榄前沟位于锥体和橄榄之间，橄榄后沟位于橄榄后方。舌下神经于橄榄前沟处出延髓，而副神经则于橄榄后沟出脑干。橄榄上隐窝，位于面神经和前庭蜗神经与脑干交界处的下方。舌咽神经、迷走神经和副神经在橄榄后沟出延髓，即橄榄和小脑下脚之间。

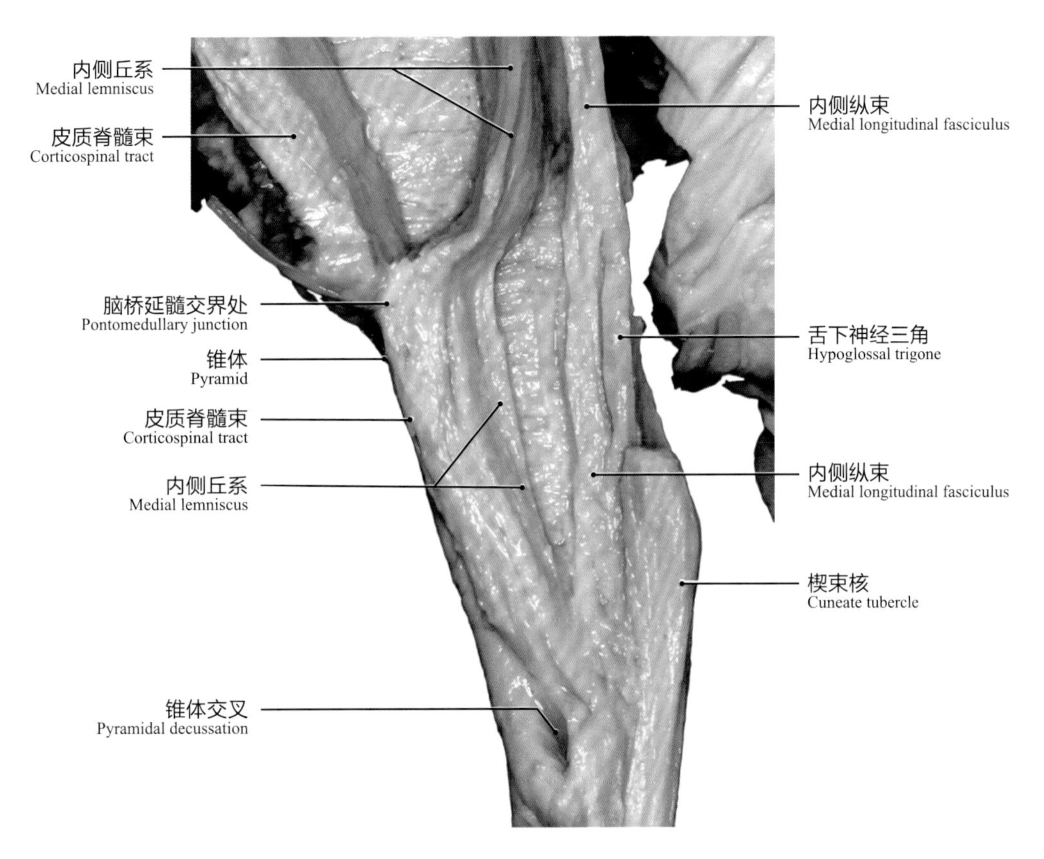
内侧丘系
Medial lemniscus
皮质脊髓束
Corticospinal tract
内侧纵束
Medial longitudinal fasciculus
脑桥延髓交界处
Pontomedullary junction
锥体
Pyramid
舌下神经三角
Hypoglossal trigone
皮质脊髓束
Corticospinal tract
内侧丘系
Medial lemniscus
内侧纵束
Medial longitudinal fasciculus
楔束核
Cuneate tubercle
锥体交叉
Pyramidal decussation

图 1.60 延髓腹侧的内部结构。橄榄去除后的外侧观。在延髓内，内侧丘系位于锥体后方，后者由皮质脊髓束形成。内侧丘系位于橄榄内侧和舌下神经三角腹侧。内侧纵束下行延续至脊髓腹侧索，其在薄束和楔束结节水平交叉成内侧丘系。

延髓腹侧的安全进入区

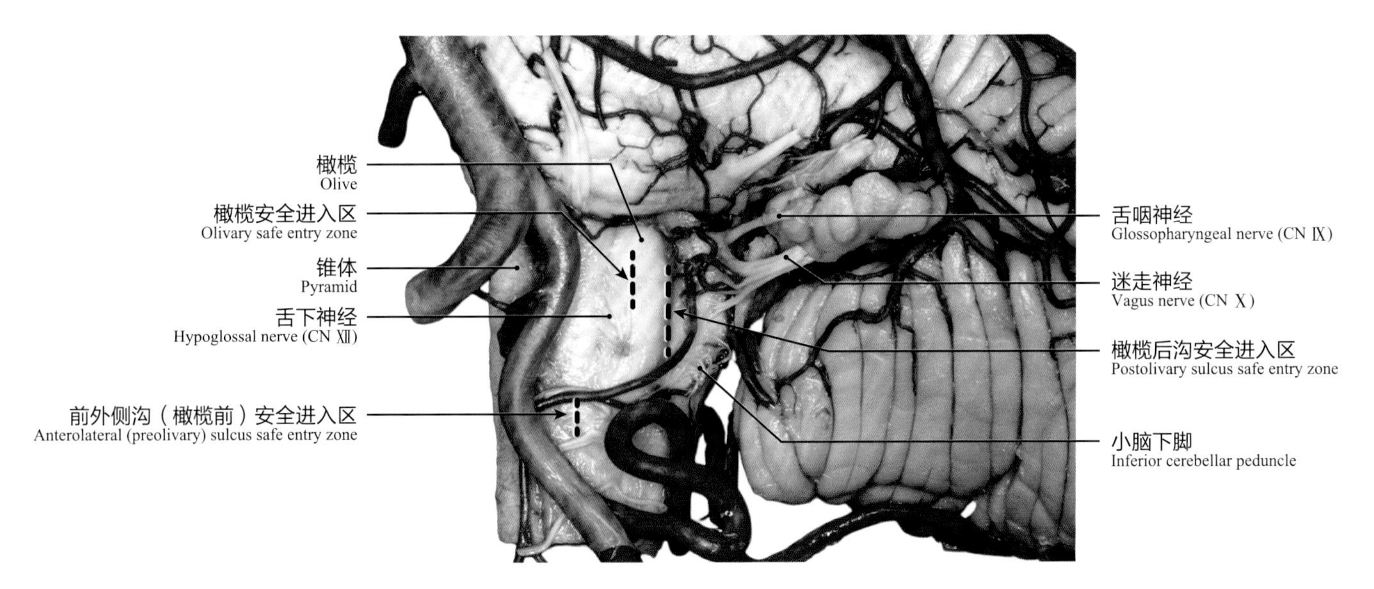
橄榄
Olive
橄榄安全进入区
Olivary safe entry zone
锥体
Pyramid
舌下神经
Hypoglossal nerve (CN Ⅻ)
前外侧沟（橄榄前）安全进入区
Anterolateral (preolivary) sulcus safe entry zone
舌咽神经
Glossopharyngeal nerve (CN Ⅸ)
迷走神经
Vagus nerve (CN Ⅹ)
橄榄后沟安全进入区
Postolivary sulcus safe entry zone
小脑下脚
Inferior cerebellar peduncle

图 1.61 前外侧沟（橄榄前）安全进入区，位于舌下神经尾端和 C1 神经根头端之间。橄榄后沟安全进入区位于橄榄和小脑下脚之间，即在舌咽神经和迷走神经根腹侧。此处，也可直接通过橄榄进入延髓。

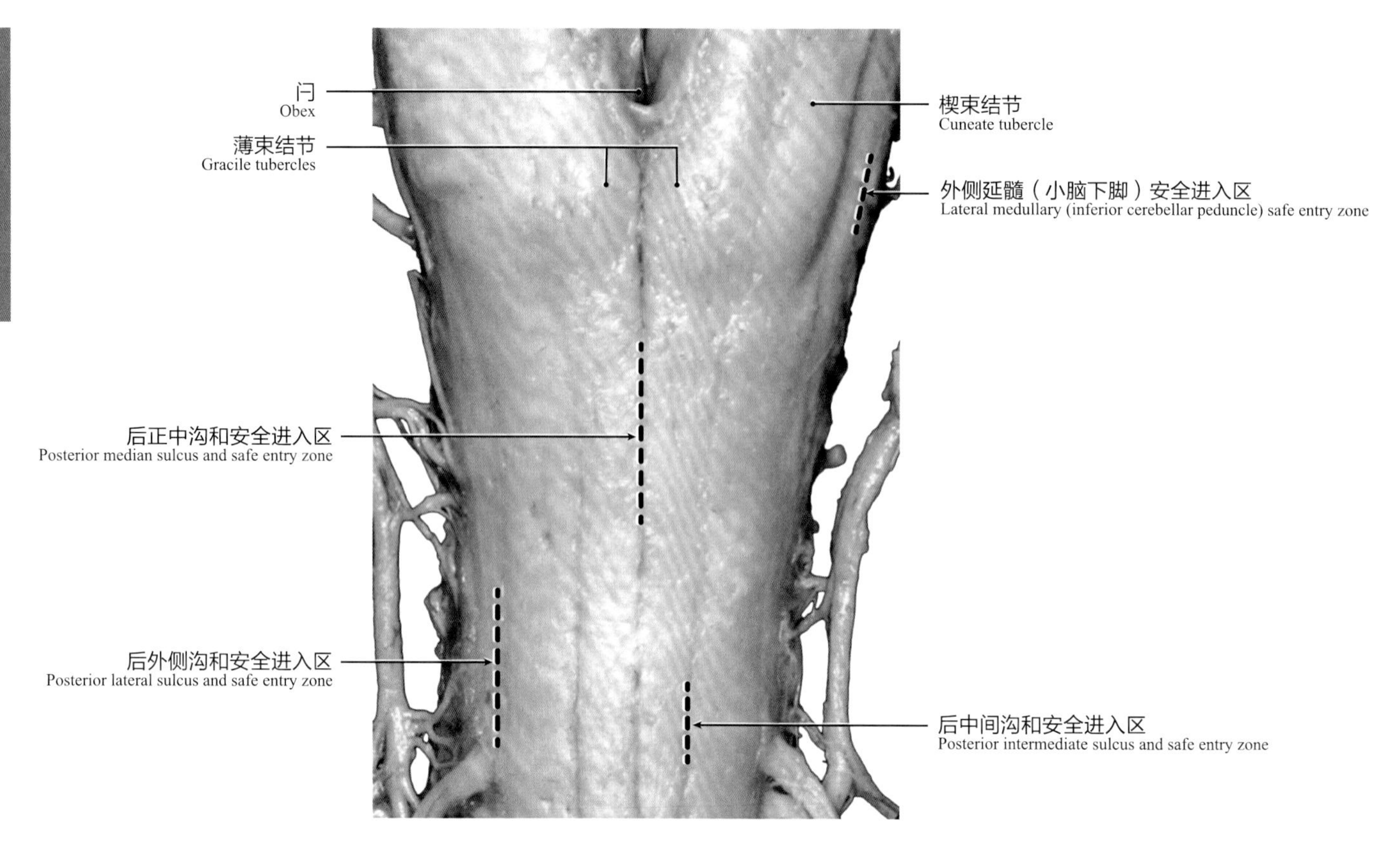
闩
Obex
薄束结节
Gracile tubercles
楔束结节
Cuneate tubercle
外侧延髓（小脑下脚）安全进入区
Lateral medullary (inferior cerebellar peduncle) safe entry zone
后正中沟和安全进入区
Posterior median sulcus and safe entry zone
后外侧沟和安全进入区
Posterior lateral sulcus and safe entry zone
后中间沟和安全进入区
Posterior intermediate sulcus and safe entry zone

图 1.62　延髓背侧的表面解剖及安全进入区。此处有三个延髓背侧沟，即可从这三处切开从背侧进入延髓，包括：后正中沟，位于中线闩下方；后中间沟，位于薄束和楔束结节之间；后外侧沟，楔束结节外侧边缘。另外，延髓外侧区也是安全进入区，即小脑下脚。

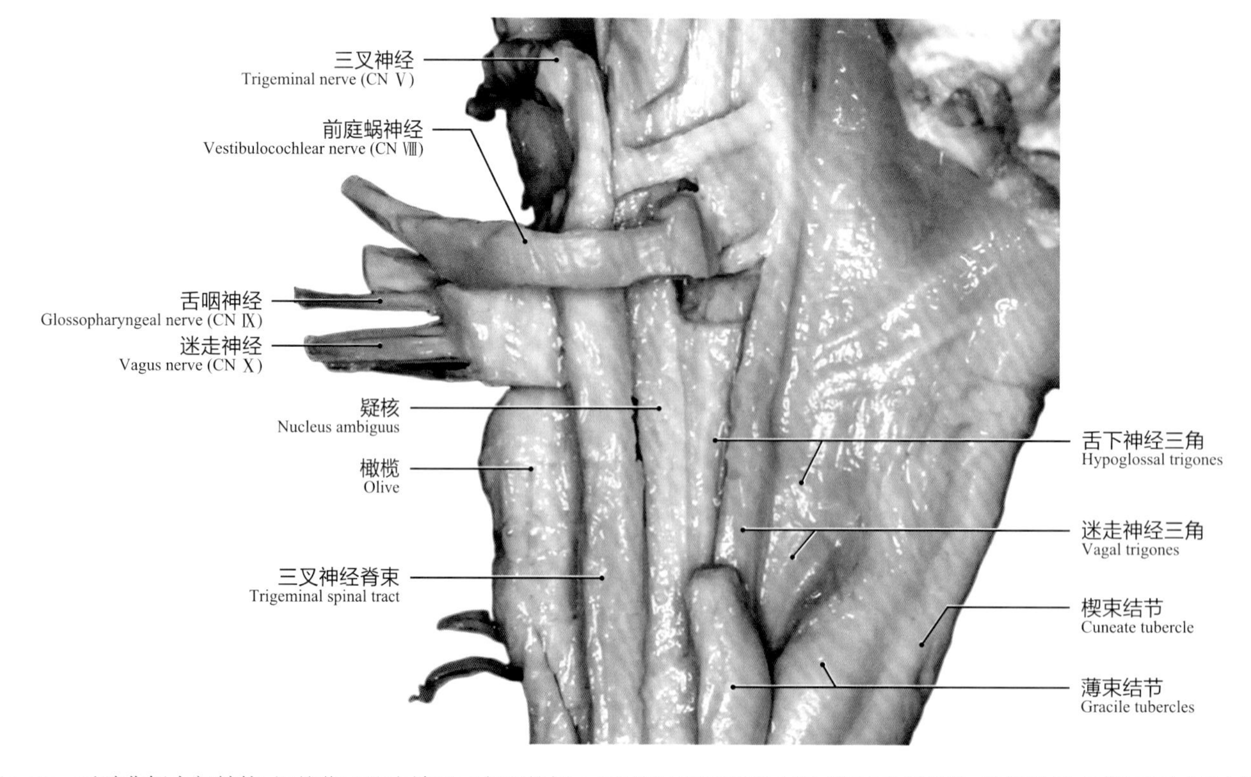
三叉神经
Trigeminal nerve (CN Ⅴ)
前庭蜗神经
Vestibulocochlear nerve (CN Ⅷ)
舌咽神经
Glossopharyngeal nerve (CN Ⅸ)
迷走神经
Vagus nerve (CN Ⅹ)
疑核
Nucleus ambiguus
橄榄
Olive
三叉神经脊束
Trigeminal spinal tract
舌下神经三角
Hypoglossal trigones
迷走神经三角
Vagal trigones
楔束结节
Cuneate tubercle
薄束结节
Gracile tubercles

图 1.63　延髓背侧内部结构。疑核位于迷走神经三角腹外侧、三叉神经脊髓束腹内侧、楔束结节腹侧、橄榄背侧、面神经运动核尾端。舌咽神经、迷走神经和副神经的延髓段自疑核发出，向外走行，在三叉神经脊束腹侧，沿橄榄后沟出延髓。

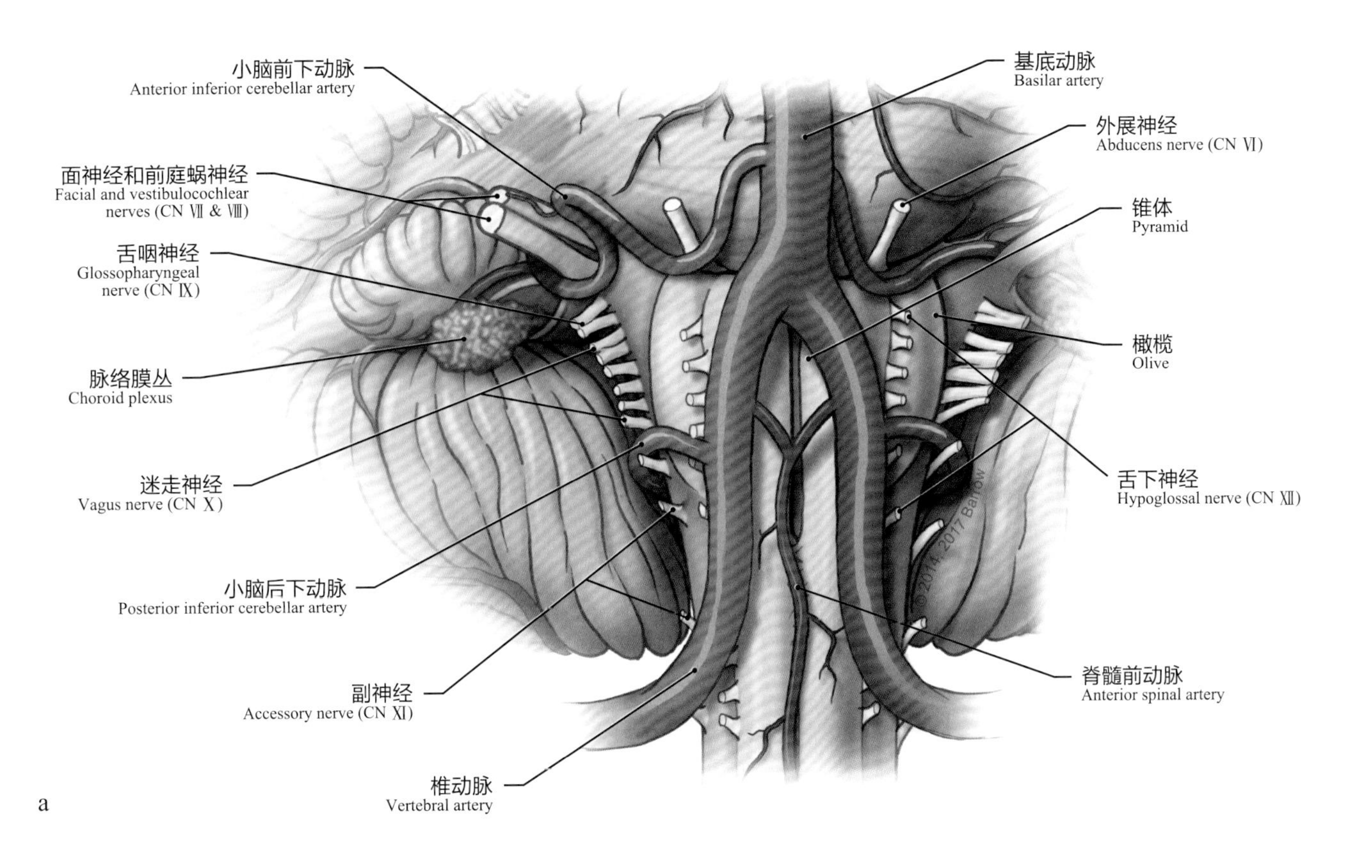

小脑前下动脉
Anterior inferior cerebellar artery
面神经和前庭蜗神经
Facial and vestibulocochlear nerves (CN Ⅶ & Ⅷ)
舌咽神经
Glossopharyngeal nerve (CN Ⅸ)
脉络膜丛
Choroid plexus
迷走神经
Vagus nerve (CN Ⅹ)
小脑后下动脉
Posterior inferior cerebellar artery
副神经
Accessory nerve (CN Ⅺ)
椎动脉
Vertebral artery
基底动脉
Basilar artery
外展神经
Abducens nerve (CN Ⅵ)
锥体
Pyramid
橄榄
Olive
舌下神经
Hypoglossal nerve (CN Ⅻ)
脊髓前动脉
Anterior spinal artery
© 2011, 2017 Barrow
a

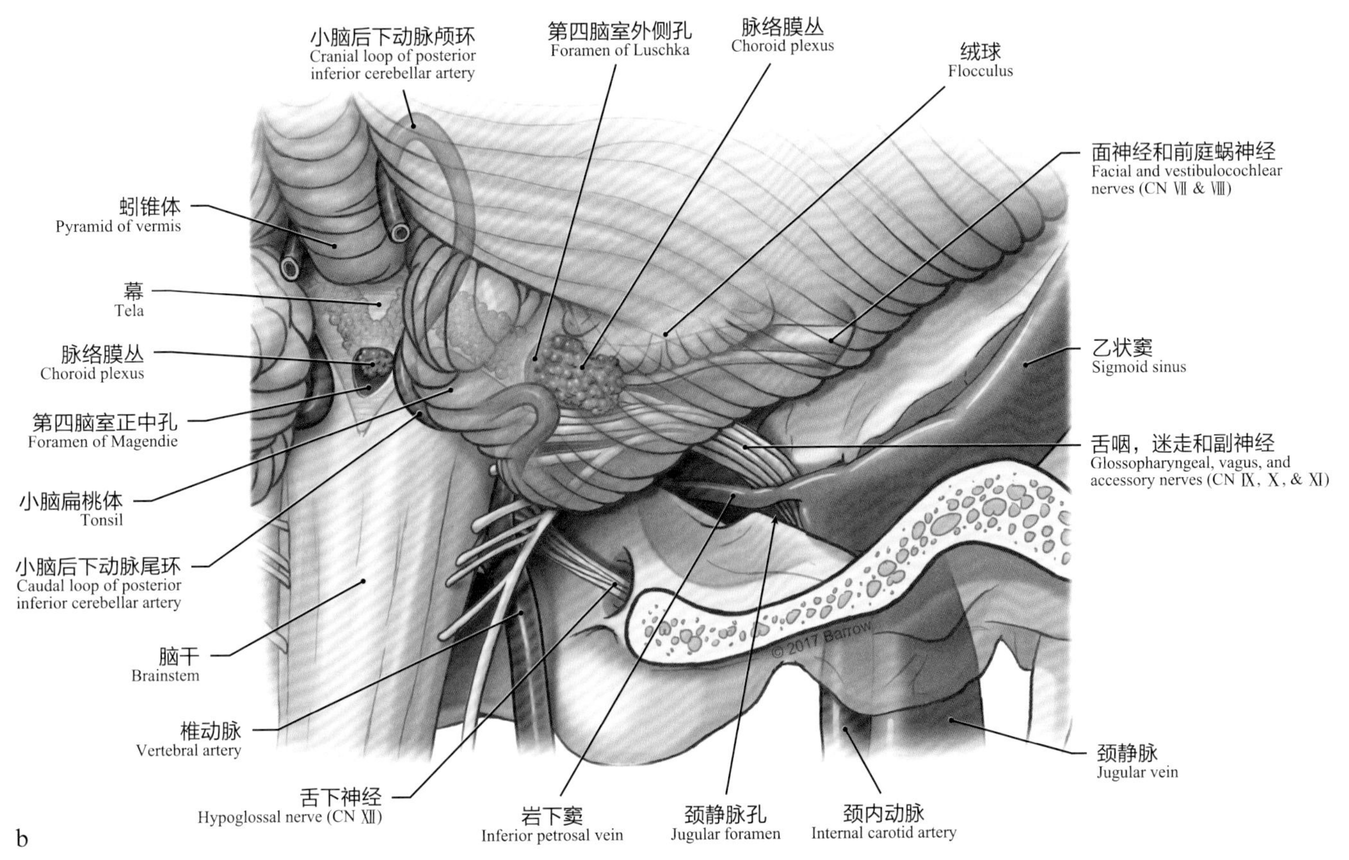

小脑后下动脉颅环
Cranial loop of posterior inferior cerebellar artery
第四脑室外侧孔
Foramen of Luschka
脉络膜丛
Choroid plexus
绒球
Flocculus
面神经和前庭蜗神经
Facial and vestibulocochlear nerves (CN Ⅶ & Ⅷ)
蚓锥体
Pyramid of vermis
幕
Tela
脉络膜丛
Choroid plexus
第四脑室正中孔
Foramen of Magendie
小脑扁桃体
Tonsil
小脑后下动脉尾环
Caudal loop of posterior inferior cerebellar artery
脑干
Brainstem
椎动脉
Vertebral artery
舌下神经
Hypoglossal nerve (CN Ⅻ)
岩下窦
Inferior petrosal vein
颈静脉孔
Jugular foramen
颈内动脉
Internal carotid artery
颈静脉
Jugular vein
舌咽，迷走和副神经
Glossopharyngeal, vagus, and accessory nerves (CN Ⅸ, Ⅹ, & Ⅺ)
乙状窦
Sigmoid sinus
© 2017 Barrow
b

图 1.64 延髓相关血管结构的腹侧（a）和背侧（b）视图。

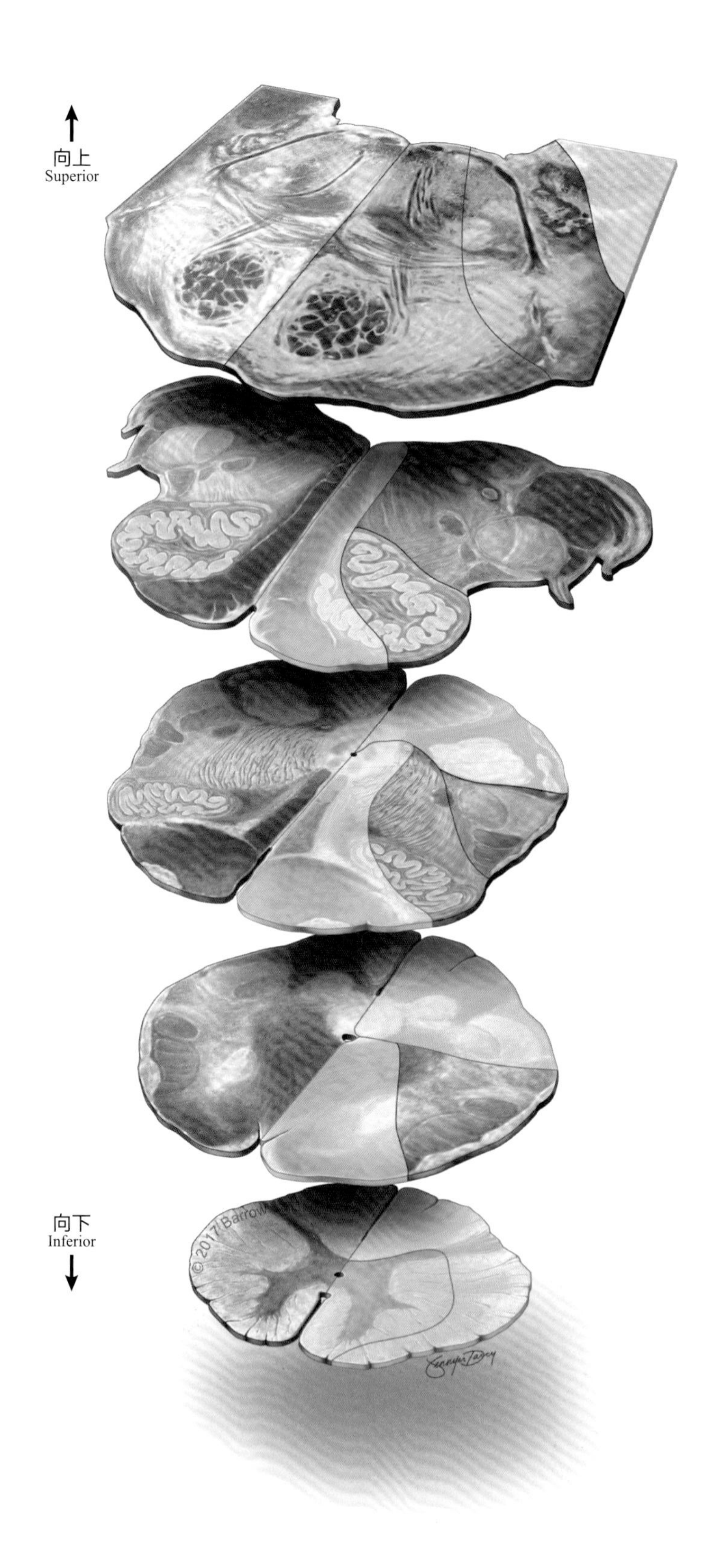
向上
Superior
向下
Inferior
© 2017 Barrow

图 1.65 延颈髓交界连续轴位视图显示关键核团及其血供分布。黄色为小脑前下动脉供血区域。粉色为椎动脉和基底动脉尾侧旁正中穿支供血区域。紫色为小脑后下动脉供血区域。蓝色为椎动脉供血区域。青色为脊髓前动脉供血区域。绿色为脊髓后动脉和脊髓动脉冠供血区域。

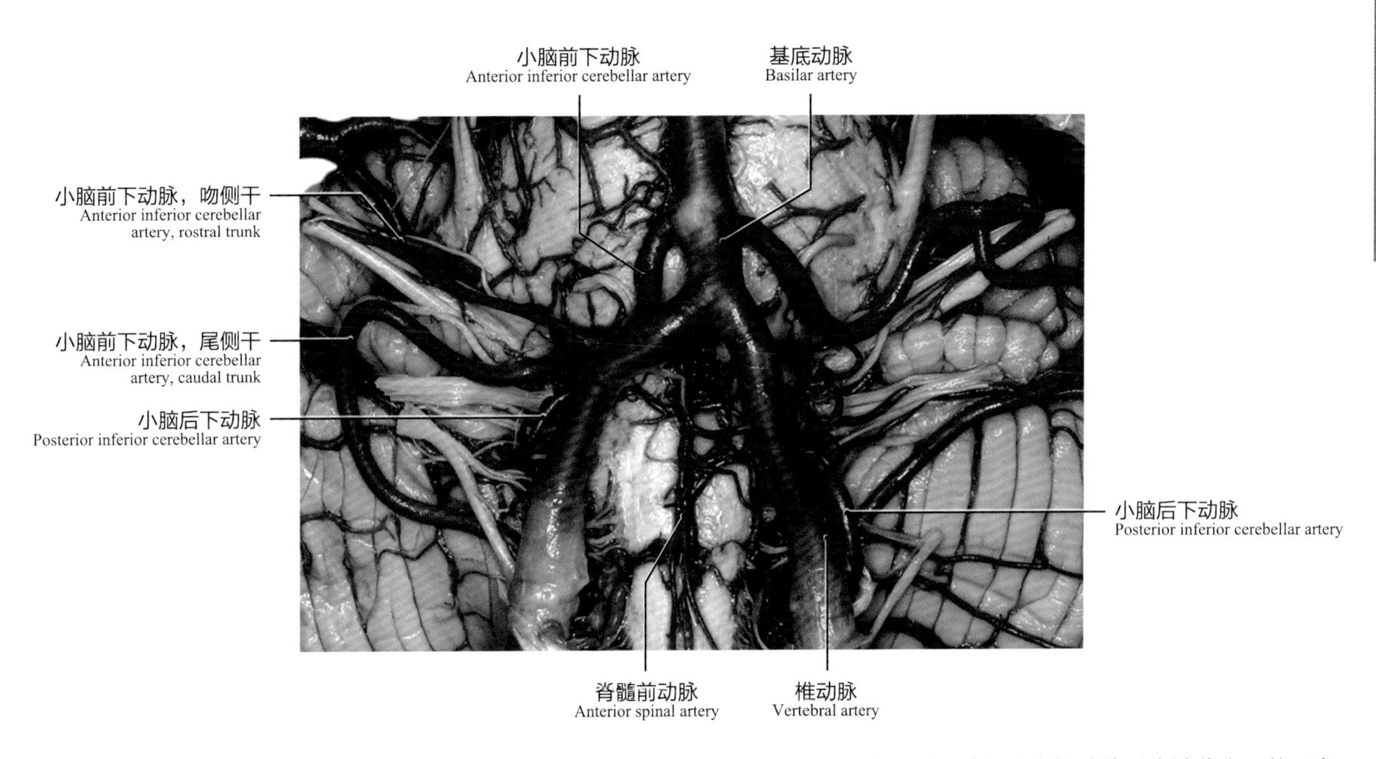
小脑前下动脉
Anterior inferior cerebellar artery
基底动脉
Basilar artery
小脑前下动脉，吻侧干
Anterior inferior cerebellar artery, rostral trunk
小脑前下动脉，尾侧干
Anterior inferior cerebellar artery, caudal trunk
小脑后下动脉
Posterior inferior cerebellar artery
小脑后下动脉
Posterior inferior cerebellar artery
脊髓前动脉
Anterior spinal artery
椎动脉
Vertebral artery

图 1.66 延髓和相关神经血管结构的腹侧面观。椎动脉上行分出小脑后下动脉。脊髓前动脉往往在椎动脉近头端分出，甚至在椎动脉－基底动脉移行处分出。小脑后下动脉在下方更贴近后组脑神经走行。

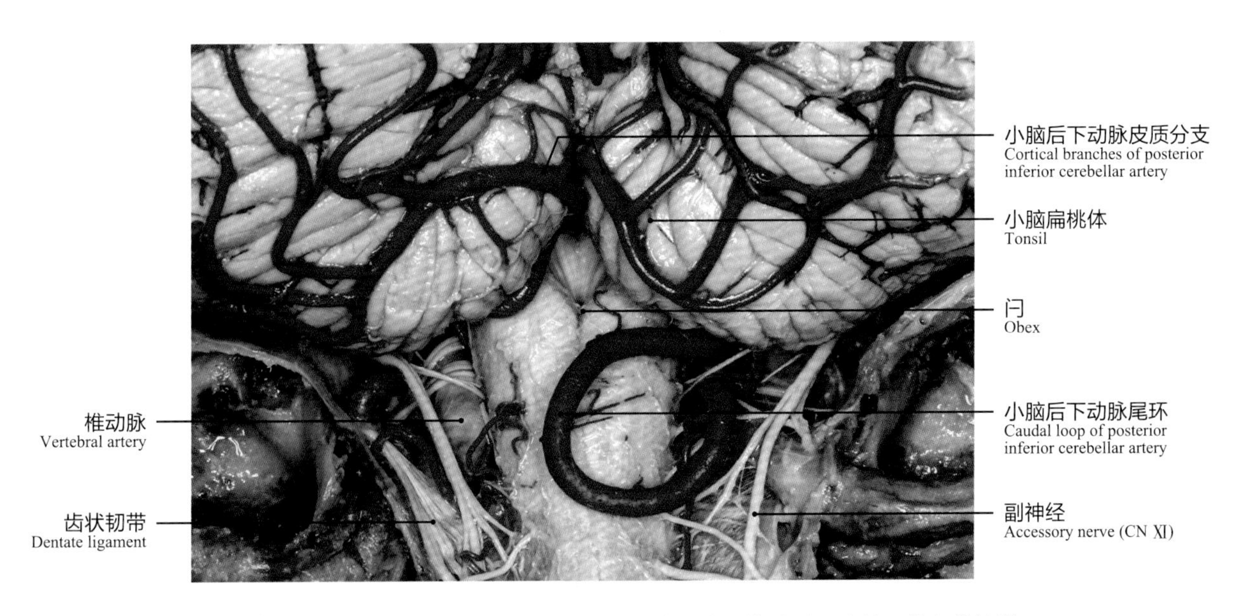
小脑后下动脉皮质分支
Cortical branches of posterior inferior cerebellar artery
小脑扁桃体
Tonsil
闩
Obex
椎动脉
Vertebral artery
小脑后下动脉尾环
Caudal loop of posterior inferior cerebellar artery
齿状韧带
Dentate ligament
副神经
Accessory nerve (CN XI)

图 1.67 延髓背侧观。枕下表面和延髓小脑裂的背侧视图显示了延髓部位相关血管对后组脑神经的血供情况。

绒球
Flocculus
脉络膜丛
Choroid plexus
面神经和前庭蜗神经
Facial and vestibulocochlear nerves (CN Ⅶ & Ⅷ)
舌咽神经
Glossopharyngeal nerve (CN Ⅸ)
迷走神经
Vagus nerve (CN Ⅹ)
小脑后下动脉
Posterior inferior cerebellar artery
副神经
Accessory nerve (CN Ⅺ)
舌下神经
Hypoglossal nerve (CN Ⅻ)

a

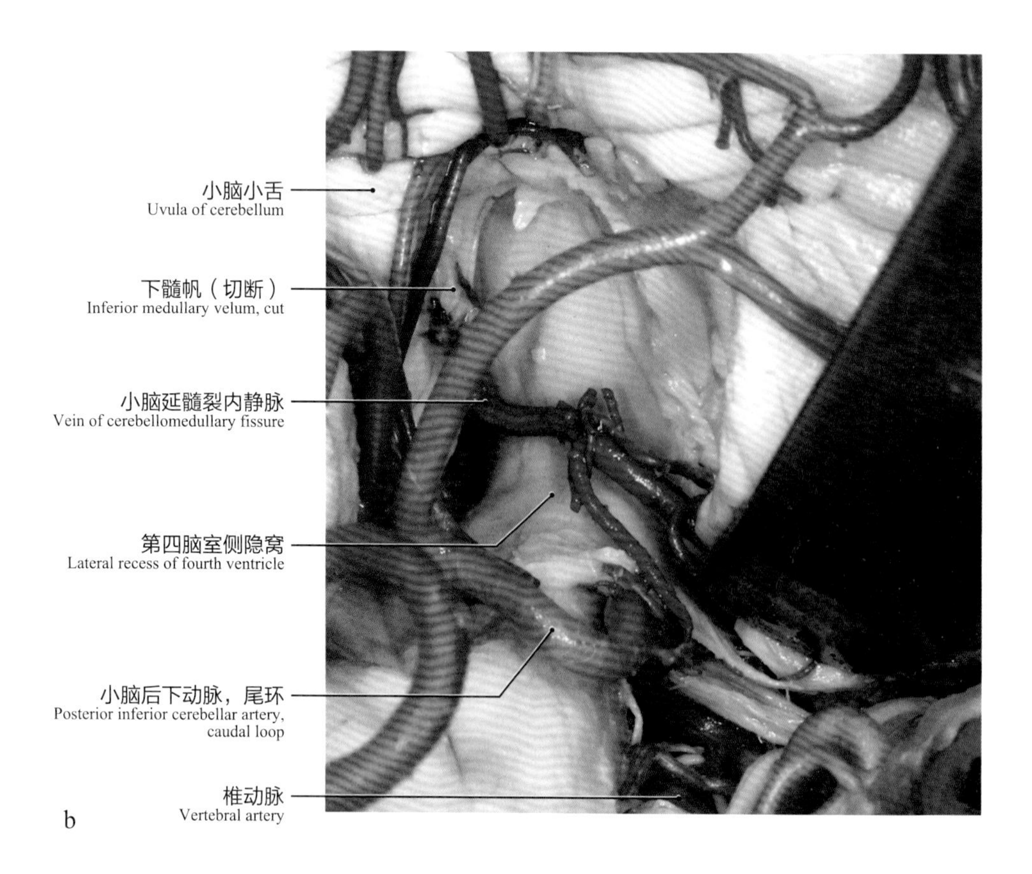
小脑小舌
Uvula of cerebellum
下髓帆（切断）
Inferior medullary velum, cut
小脑延髓裂内静脉
Vein of cerebellomedullary fissure
第四脑室侧隐窝
Lateral recess of fourth ventricle
小脑后下动脉，尾环
Posterior inferior cerebellar artery, caudal loop
椎动脉
Vertebral artery

b

图 1.68 a. 小脑延髓交界处背外侧观，显示后组脑神经（舌咽神经、迷走神经、副神经、舌下神经）与椎动脉及其分支之间的关系。b. 髓帆交界处背侧观及相关血管。

齿状核和小脑脚

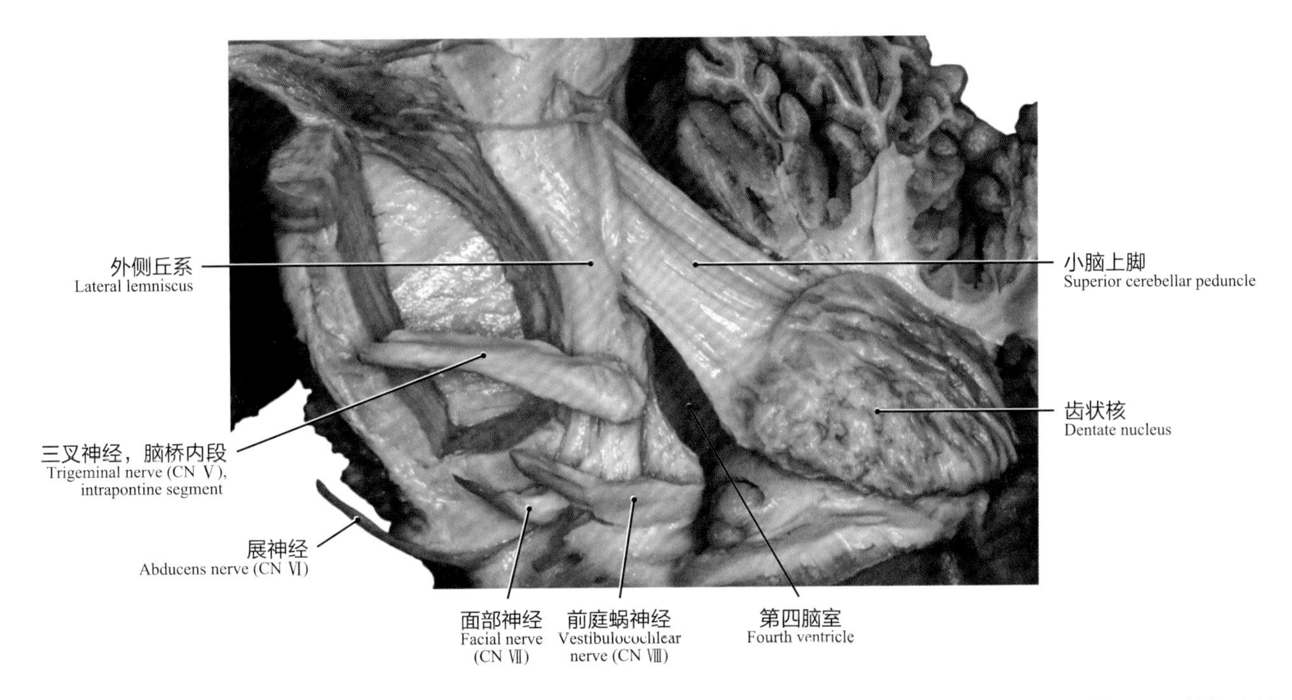

外侧丘系
Lateral lemniscus
小脑上脚
Superior cerebellar peduncle
齿状核
Dentate nucleus
三叉神经，脑桥内段
Trigeminal nerve (CN Ⅴ),
intrapontine segment
展神经
Abducens nerve (CN Ⅵ)
面部神经
Facial nerve
(CN Ⅶ)
前庭蜗神经
Vestibulocochlear
nerve (CN Ⅷ)
第四脑室
Fourth ventricle

图 1.69 齿状核和小脑的侧面观。小脑上脚纤维起自齿状核，沿中脑上行到达丘脑。同时，小脑上脚亦是第四脑室外侧壁的上半部分。

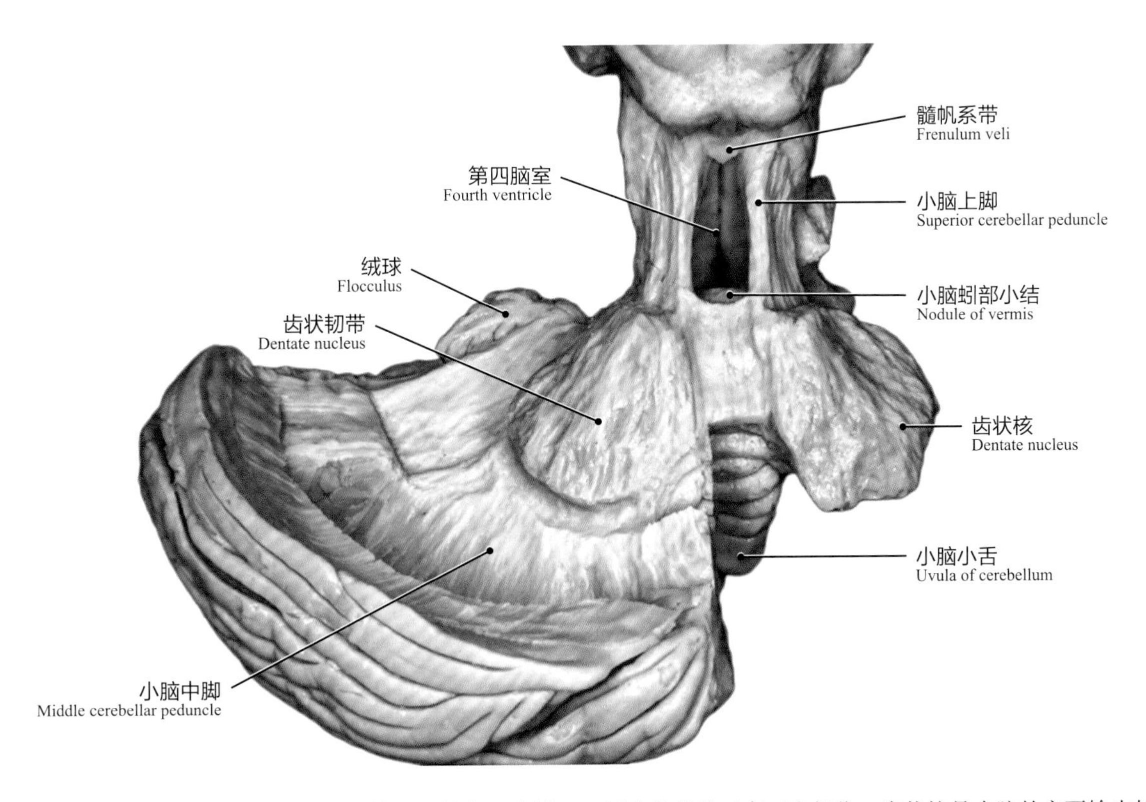

髓帆系带
Frenulum veli
第四脑室
Fourth ventricle
小脑上脚
Superior cerebellar peduncle
绒球
Flocculus
小脑蚓部小结
Nodule of vermis
齿状韧带
Dentate nucleus
齿状核
Dentate nucleus
小脑小舌
Uvula of cerebellum
小脑中脚
Middle cerebellar peduncle

图 1.70 齿状核和小脑的背侧观。小舌、锥体和小结位于中线，双侧齿状核位于旁正中部位。齿状核是小脑的主要输出核团。

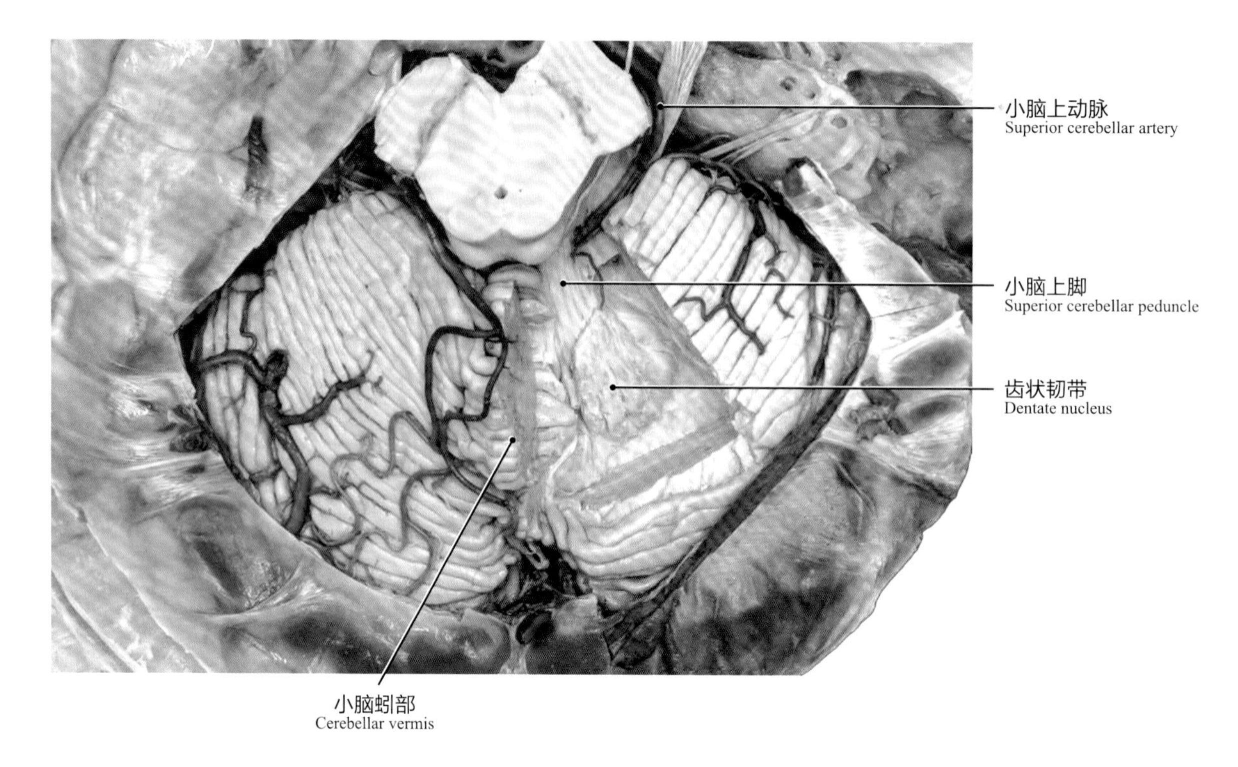
小脑上动脉
Superior cerebellar artery
小脑上脚
Superior cerebellar peduncle
齿状韧带
Dentate nucleus
小脑蚓部
Cerebellar vermis

图 1.71 齿状核和小脑的上面观。齿状核位于四边形小叶内，由小脑上动脉供血。

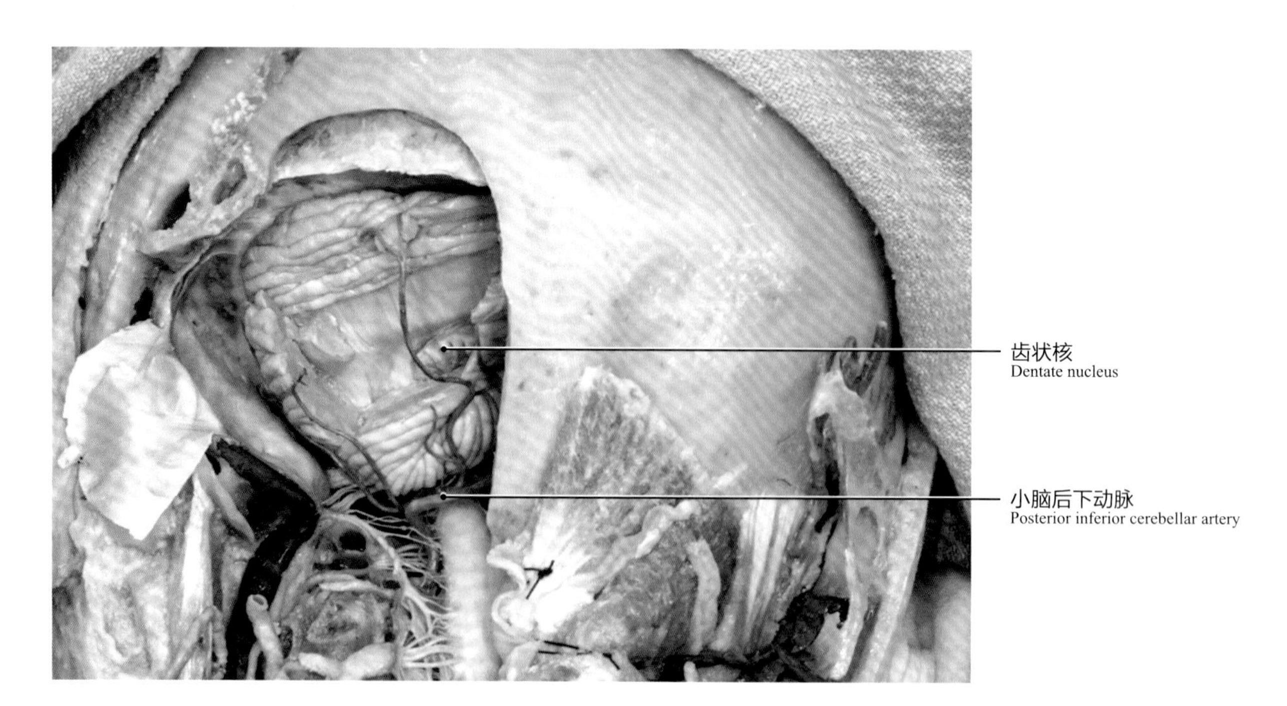
齿状核
Dentate nucleus
小脑后下动脉
Posterior inferior cerebellar artery

图 1.72 齿状核的下面观。齿状核位于小脑半球中部内上部。

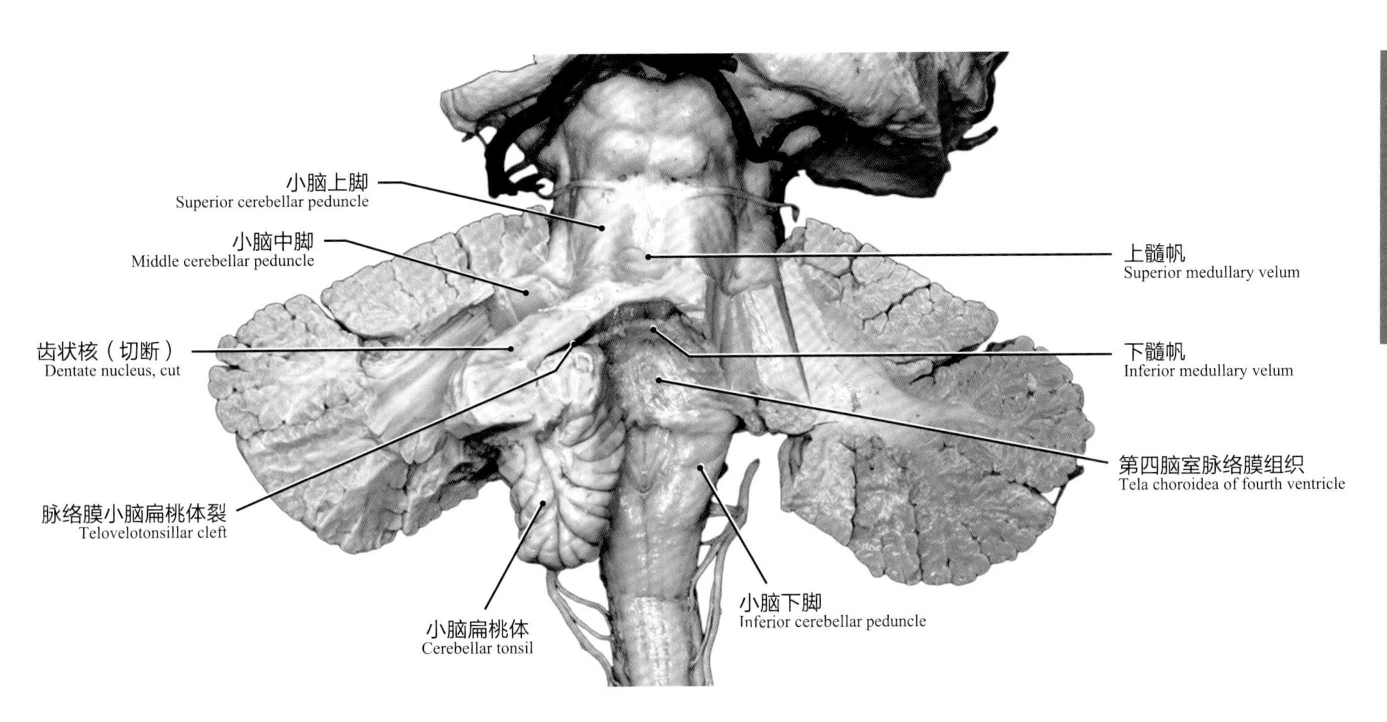
小脑上脚
Superior cerebellar peduncle
小脑中脚
Middle cerebellar peduncle
齿状核（切断）
Dentate nucleus, cut
脉络膜小脑扁桃体裂
Telovelotonsillar cleft
小脑扁桃体
Cerebellar tonsil
上髓帆
Superior medullary velum
下髓帆
Inferior medullary velum
第四脑室脉络膜组织
Tela choroidea of fourth ventricle
小脑下脚
Inferior cerebellar peduncle

图 1.73 髓帆 - 小脑扁桃体裂的后面观，该水平是小脑扁桃体切除术上界的标志。

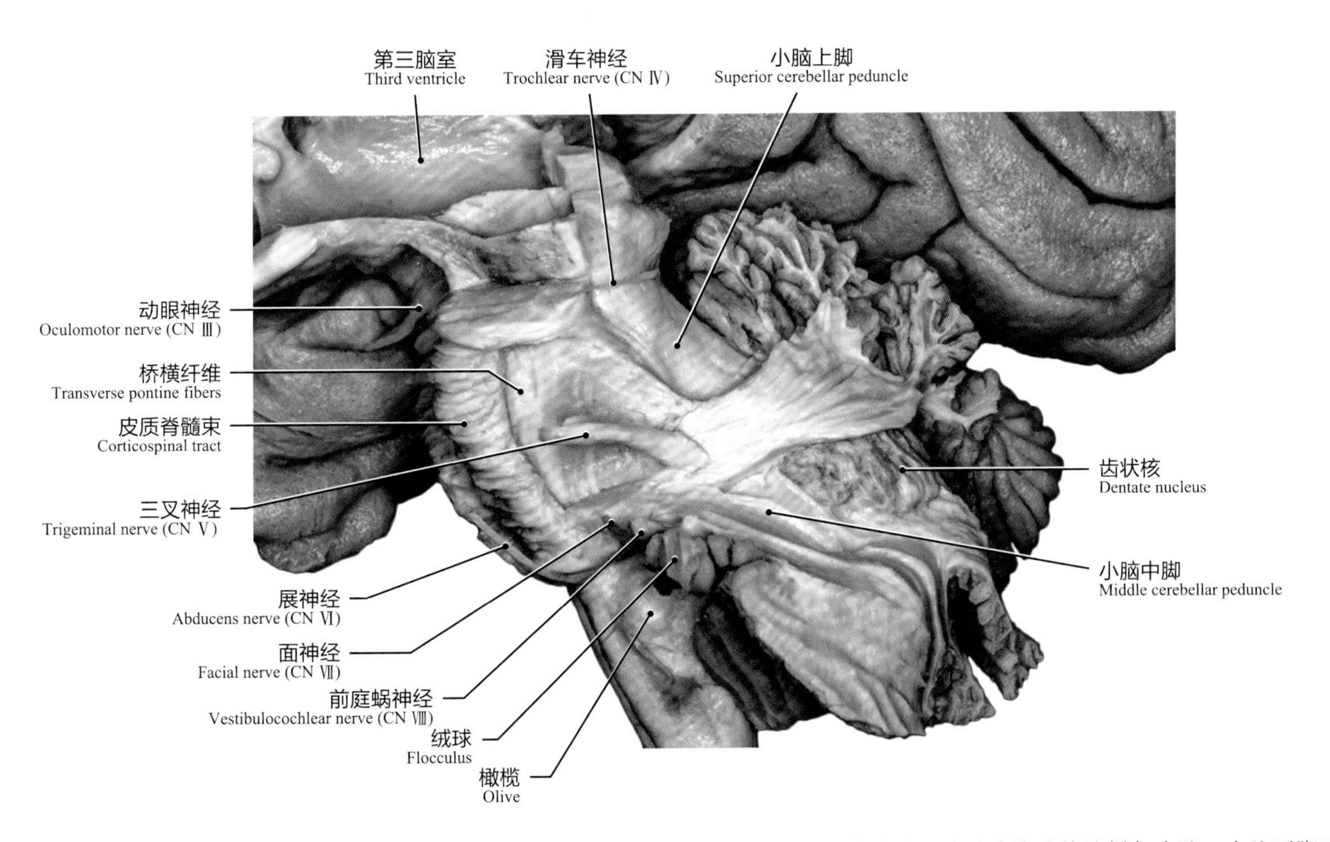
第三脑室
Third ventricle
滑车神经
Trochlear nerve (CN Ⅳ)
小脑上脚
Superior cerebellar peduncle
动眼神经
Oculomotor nerve (CN Ⅲ)
桥横纤维
Transverse pontine fibers
皮质脊髓束
Corticospinal tract
三叉神经
Trigeminal nerve (CN Ⅴ)
展神经
Abducens nerve (CN Ⅵ)
面神经
Facial nerve (CN Ⅶ)
前庭蜗神经
Vestibulocochlear nerve (CN Ⅷ)
绒球
Flocculus
橄榄
Olive
齿状核
Dentate nucleus
小脑中脚
Middle cerebellar peduncle

图 1.74 小脑上脚、中脚及下脚形成的小脑白质的侧面观。小脑上脚连接小脑与中脑，小脑中脚连接脑桥与小脑，小脑下脚连接延髓 - 脊髓颈段与小脑。

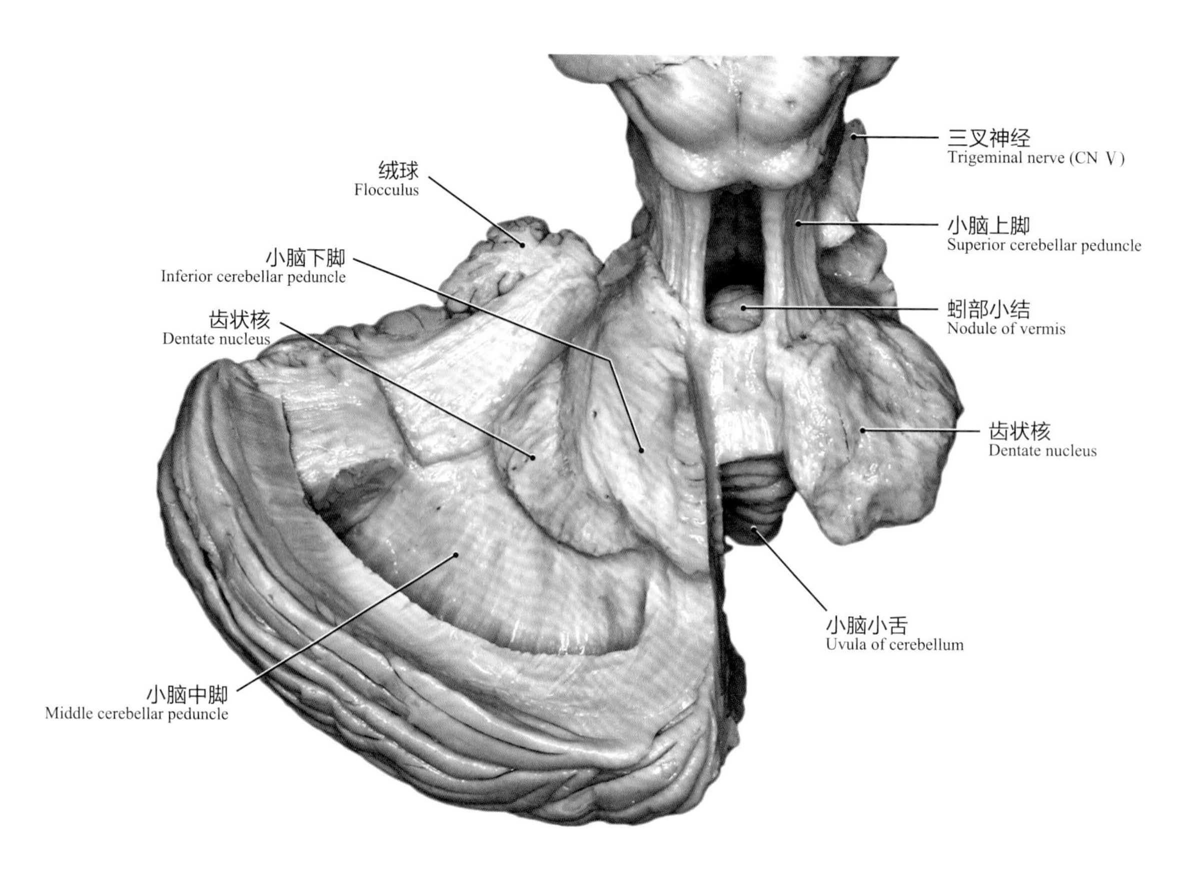

绒球
Flocculus
小脑下脚
Inferior cerebellar peduncle
齿状核
Dentate nucleus
小脑中脚
Middle cerebellar peduncle
三叉神经
Trigeminal nerve (CN Ⅴ)
小脑上脚
Superior cerebellar peduncle
蚓部小结
Nodule of vermis
齿状核
Dentate nucleus
小脑小舌
Uvula of cerebellum

图 1.75 脑干背侧观，显示关键核团与相关纤维束。

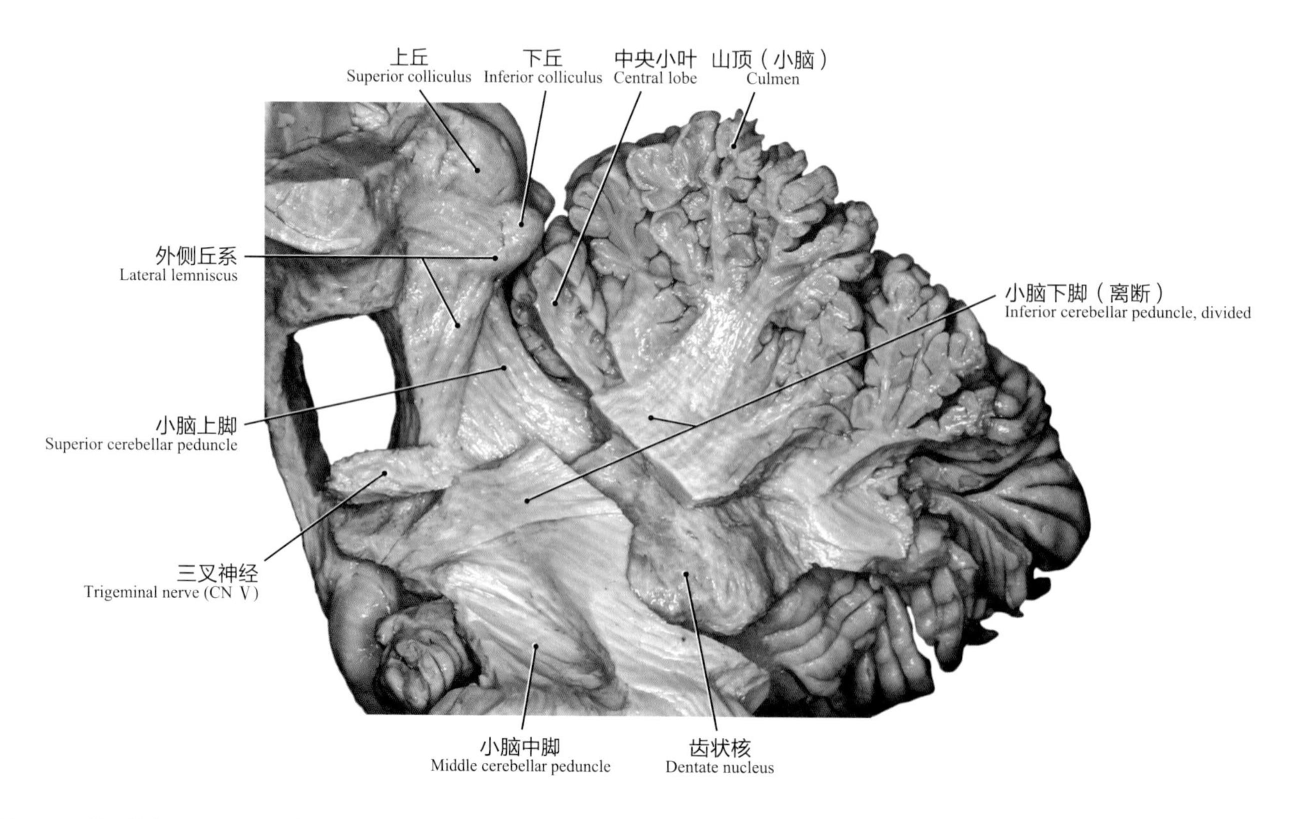

上丘
Superior colliculus
下丘
Inferior colliculus
中央小叶
Central lobe
山顶（小脑）
Culmen
外侧丘系
Lateral lemniscus
小脑下脚（离断）
Inferior cerebellar peduncle, divided
小脑上脚
Superior cerebellar peduncle
三叉神经
Trigeminal nerve (CN Ⅴ)
小脑中脚
Middle cerebellar peduncle
齿状核
Dentate nucleus

图 1.76 脑干侧面观，显示关键核团与相关纤维束。

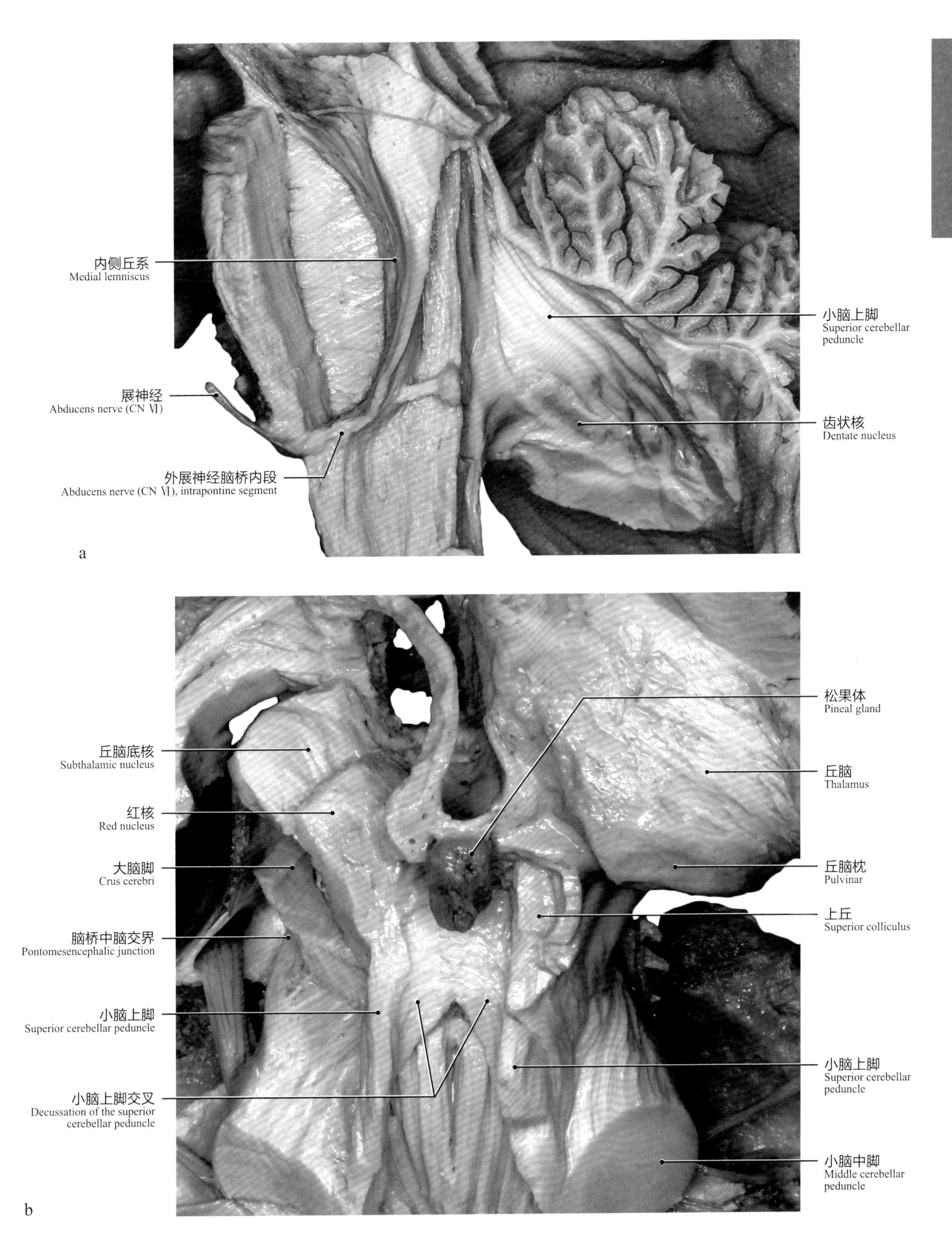
内侧丘系
Medial lemniscus
小脑上脚
Superior cerebellar peduncle
展神经
Abducens nerve (CN Ⅵ)
齿状核
Dentate nucleus
外展神经脑桥内段
Abducens nerve (CN Ⅵ), intrapontine segment
a
松果体
Pineal gland
丘脑底核
Subthalamic nucleus
丘脑
Thalamus
红核
Red nucleus
大脑脚
Crus cerebri
丘脑枕
Pulvinar
上丘
Superior colliculus
脑桥中脑交界
Pontomesencephalic junction
小脑上脚
Superior cerebellar peduncle
小脑上脚
Superior cerebellar peduncle
小脑上脚交叉
Decussation of the superior cerebellar peduncle
小脑中脚
Middle cerebellar peduncle
b

图 1.77 小脑上脚和中脚的侧面观（a）和背面观（b）。小脑上脚纤维在中脑水平交叉，形成红核的囊壁。小脑中脚连接小脑与脑桥。

脑神经和颅底

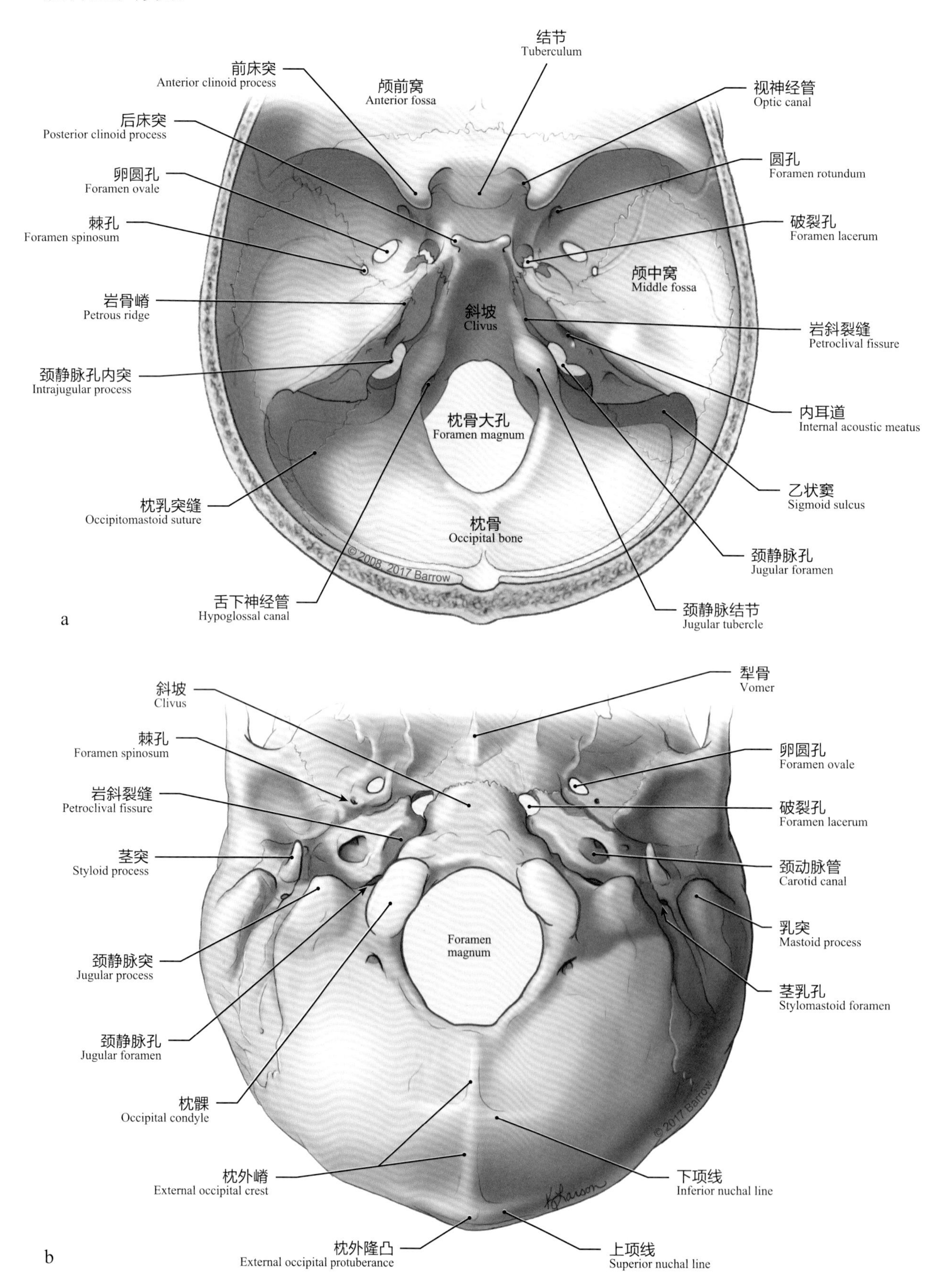
结节
Tuberculum
前床突
Anterior clinoid process
颅前窝
Anterior fossa
视神经管
Optic canal
后床突
Posterior clinoid process
圆孔
Foramen rotundum
卵圆孔
Foramen ovale
棘孔
Foramen spinosum
破裂孔
Foramen lacerum
颅中窝
Middle fossa
岩骨嵴
Petrous ridge
斜坡
Clivus
岩斜裂缝
Petroclival fissure
颈静脉孔内突
Intrajugular process
内耳道
Internal acoustic meatus
枕骨大孔
Foramen magnum
乙状窦
Sigmoid sulcus
枕乳突缝
Occipitomastoid suture
枕骨
Occipital bone
© 2008, 2017 Barrow
颈静脉孔
Jugular foramen
舌下神经管
Hypoglossal canal
颈静脉结节
Jugular tubercle
a
斜坡
Clivus
犁骨
Vomer
棘孔
Foramen spinosum
卵圆孔
Foramen ovale
岩斜裂缝
Petroclival fissure
破裂孔
Foramen lacerum
茎突
Styloid process
颈动脉管
Carotid canal
乳突
Mastoid process
Foramen magnum
颈静脉突
Jugular process
茎乳孔
Stylomastoid foramen
颈静脉孔
Jugular foramen
© 2017 Barrow
枕髁
Occipital condyle
枕外嵴
External occipital crest
下项线
Inferior nuchal line
枕外隆凸
External occipital protuberance
上项线
Superior nuchal line
b

图 1.78 颅底内侧面观（a）和外侧面观（b），以及相关的作为脊髓、脑神经和血管的出口部位的孔裂。

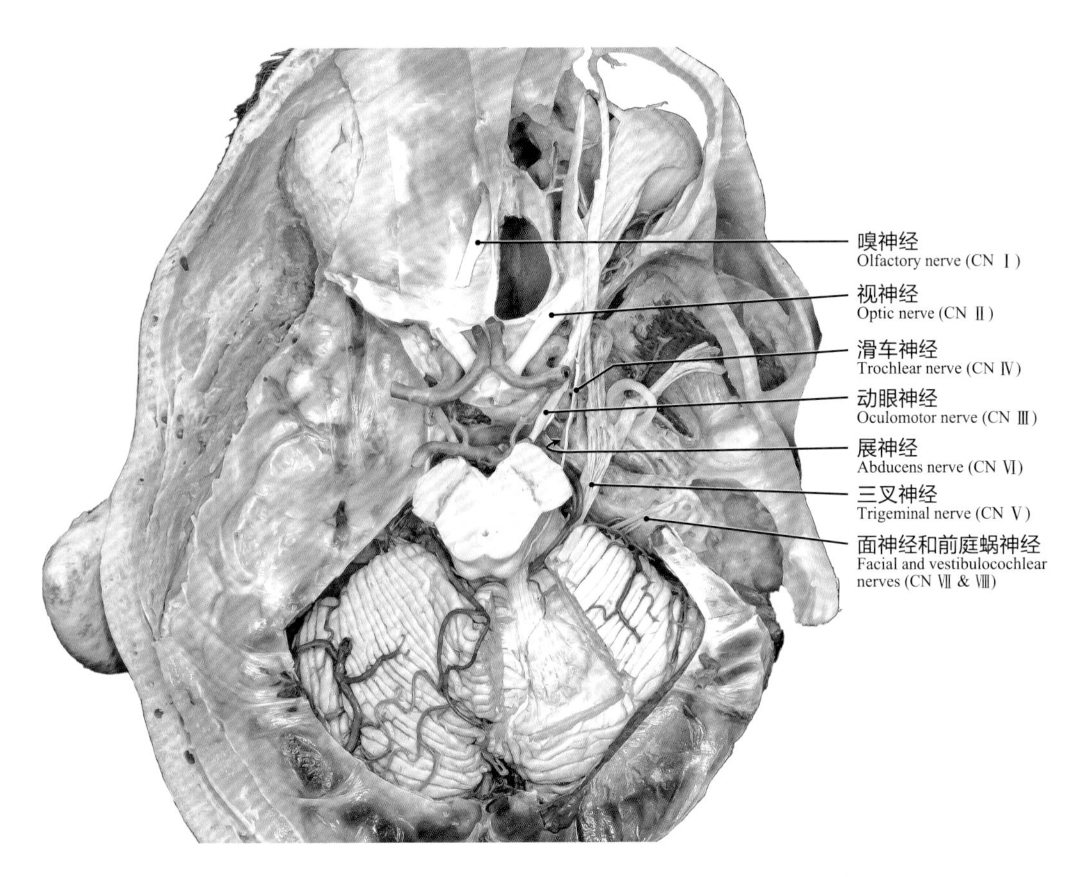
嗅神经
Olfactory nerve (CN Ⅰ)
视神经
Optic nerve (CN Ⅱ)
滑车神经
Trochlear nerve (CN Ⅳ)
动眼神经
Oculomotor nerve (CN Ⅲ)
展神经
Abducens nerve (CN Ⅵ)
三叉神经
Trigeminal nerve (CN Ⅴ)
面神经和前庭蜗神经
Facial and vestibulocochlear nerves (CN Ⅶ & Ⅷ)

图 1.79 嗅神经、视神经、动眼神经、滑车神经、三叉神经、展神经、面神经和前庭蜗神经及其走行的上视图。

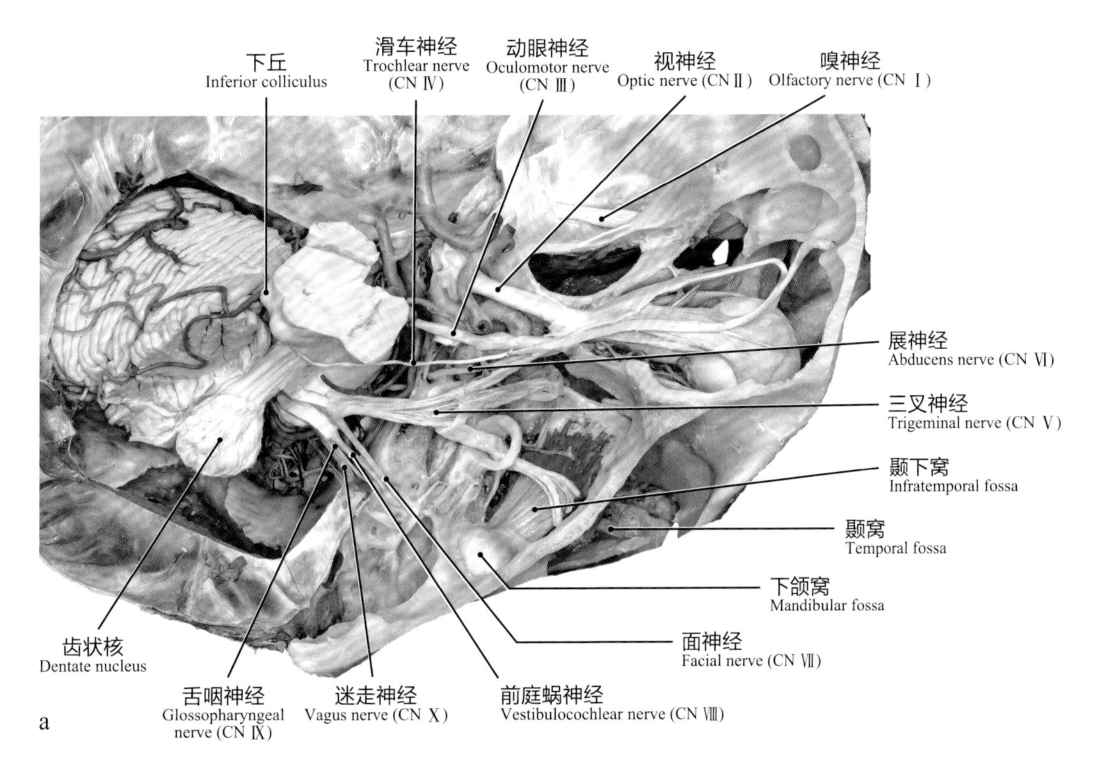
下丘
Inferior colliculus
滑车神经
Trochlear nerve (CN Ⅳ)
动眼神经
Oculomotor nerve (CN Ⅲ)
视神经
Optic nerve (CN Ⅱ)
嗅神经
Olfactory nerve (CN Ⅰ)
展神经
Abducens nerve (CN Ⅵ)
三叉神经
Trigeminal nerve (CN Ⅴ)
颞下窝
Infratemporal fossa
颞窝
Temporal fossa
下颌窝
Mandibular fossa
面神经
Facial nerve (CN Ⅶ)
齿状核
Dentate nucleus
舌咽神经
Glossopharyngeal nerve (CN Ⅸ)
迷走神经
Vagus nerve (CN Ⅹ)
前庭蜗神经
Vestibulocochlear nerve (CN Ⅷ)
a

图 1.80 a. 颅后窝及颅前窝内嗅神经、视神经、动眼神经、滑车神经、三叉神经、展神经、面神经、前庭蜗神经、舌咽神经和迷走神经及其走行的上外侧视图。

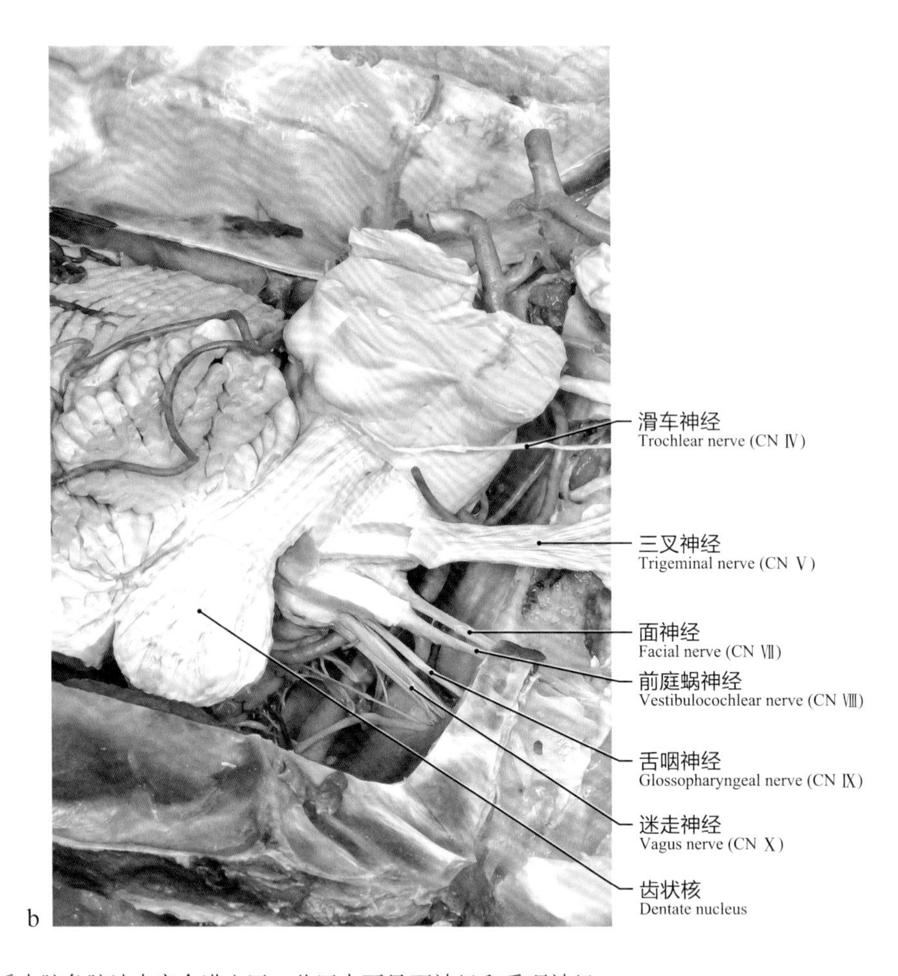

滑车神经
Trochlear nerve (CN Ⅳ)
三叉神经
Trigeminal nerve (CN Ⅴ)
面神经
Facial nerve (CN Ⅶ)
前庭蜗神经
Vestibulocochlear nerve (CN Ⅷ)
舌咽神经
Glossopharyngeal nerve (CN Ⅸ)
迷走神经
Vagus nerve (CN Ⅹ)
齿状核
Dentate nucleus
b

图 1.80 b. 放大拉近观察桥小脑角脑池内安全进入区，此区内可见面神经和舌咽神经。

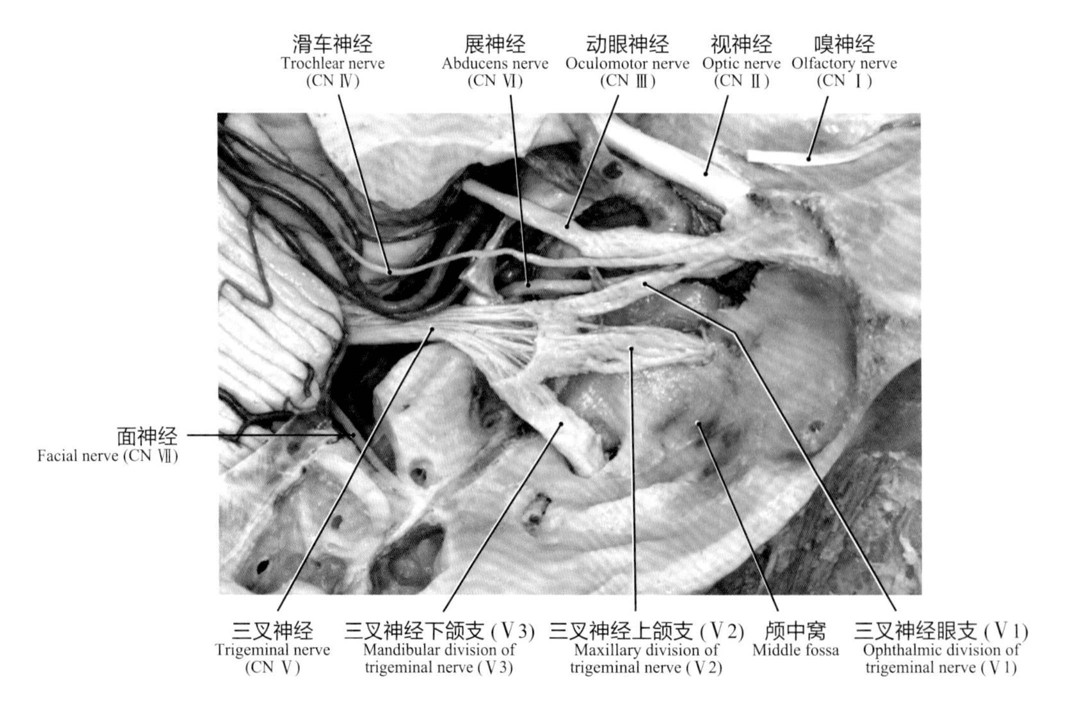

滑车神经
Trochlear nerve
(CN Ⅳ)
展神经
Abducens nerve
(CN Ⅵ)
动眼神经
Oculomotor nerve
(CN Ⅲ)
视神经
Optic nerve
(CN Ⅱ)
嗅神经
Olfactory nerve
(CN Ⅰ)
面神经
Facial nerve (CN Ⅶ)
三叉神经
Trigeminal nerve
(CN Ⅴ)
三叉神经下颌支 (Ⅴ3)
Mandibular division of
trigeminal nerve (Ⅴ3)
三叉神经上颌支 (Ⅴ2)
Maxillary division of
trigeminal nerve (Ⅴ2)
颅中窝
Middle fossa
三叉神经眼支 (Ⅴ1)
Ophthalmic division of
trigeminal nerve (Ⅴ1)

图 1.81 颅底侧面观显示嗅神经、视神经、动眼神经、滑车神经、三叉神经、展神经、面神经的走行。

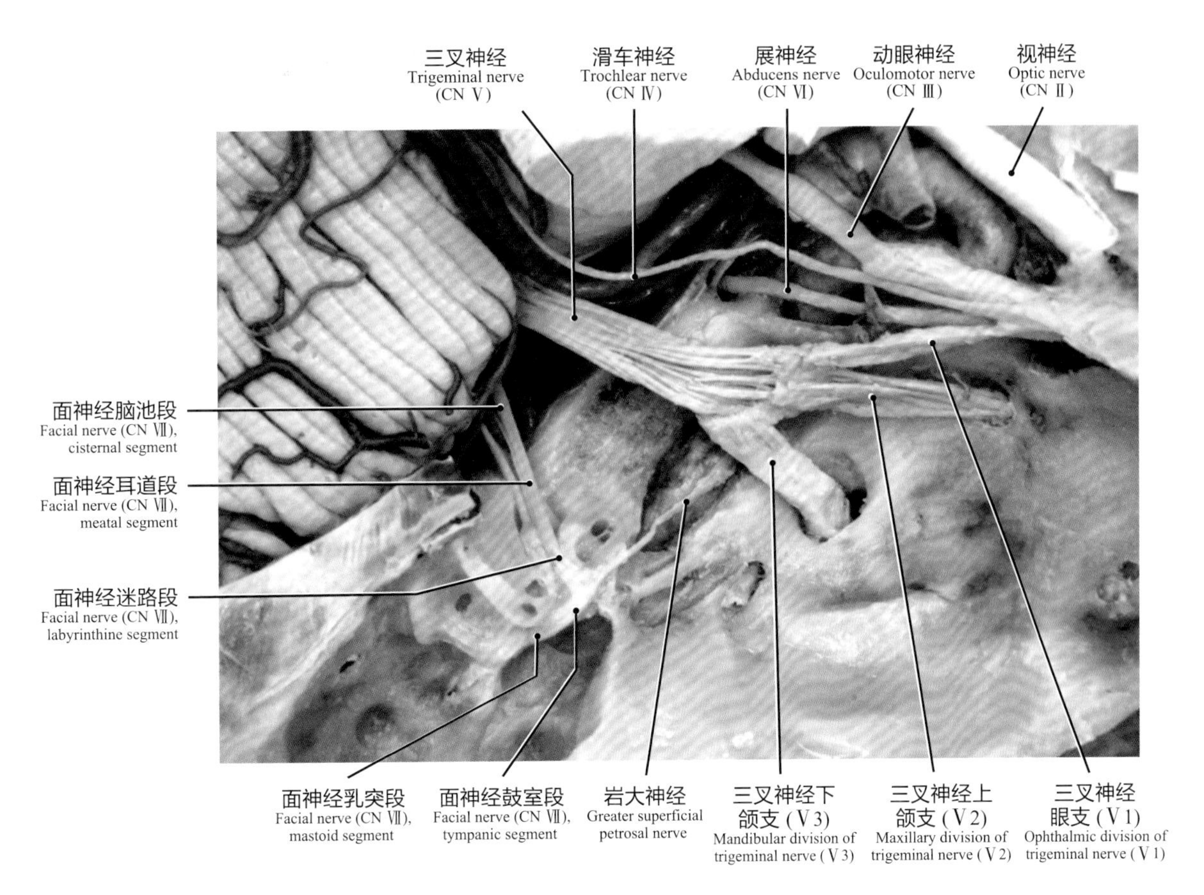
三叉神经
Trigeminal nerve
(CN Ⅴ)
滑车神经
Trochlear nerve
(CN Ⅳ)
展神经
Abducens nerve
(CN Ⅵ)
动眼神经
Oculomotor nerve
(CN Ⅲ)
视神经
Optic nerve
(CN Ⅱ)
面神经脑池段
Facial nerve (CN Ⅶ),
cisternal segment
面神经耳道段
Facial nerve (CN Ⅶ),
meatal segment
面神经迷路段
Facial nerve (CN Ⅶ),
labyrinthine segment
面神经乳突段
Facial nerve (CN Ⅶ),
mastoid segment
面神经鼓室段
Facial nerve (CN Ⅶ),
tympanic segment
岩大神经
Greater superficial
petrosal nerve
三叉神经下
颌支 (Ⅴ3)
Mandibular division of
trigeminal nerve (Ⅴ3)
三叉神经上
颌支 (Ⅴ2)
Maxillary division of
trigeminal nerve (Ⅴ2)
三叉神经
眼支 (Ⅴ1)
Ophthalmic division of
trigeminal nerve (Ⅴ1)

图 1.82 颅底侧面观显示动眼神经、滑车神经、三叉神经、展神经移行入海绵窦。

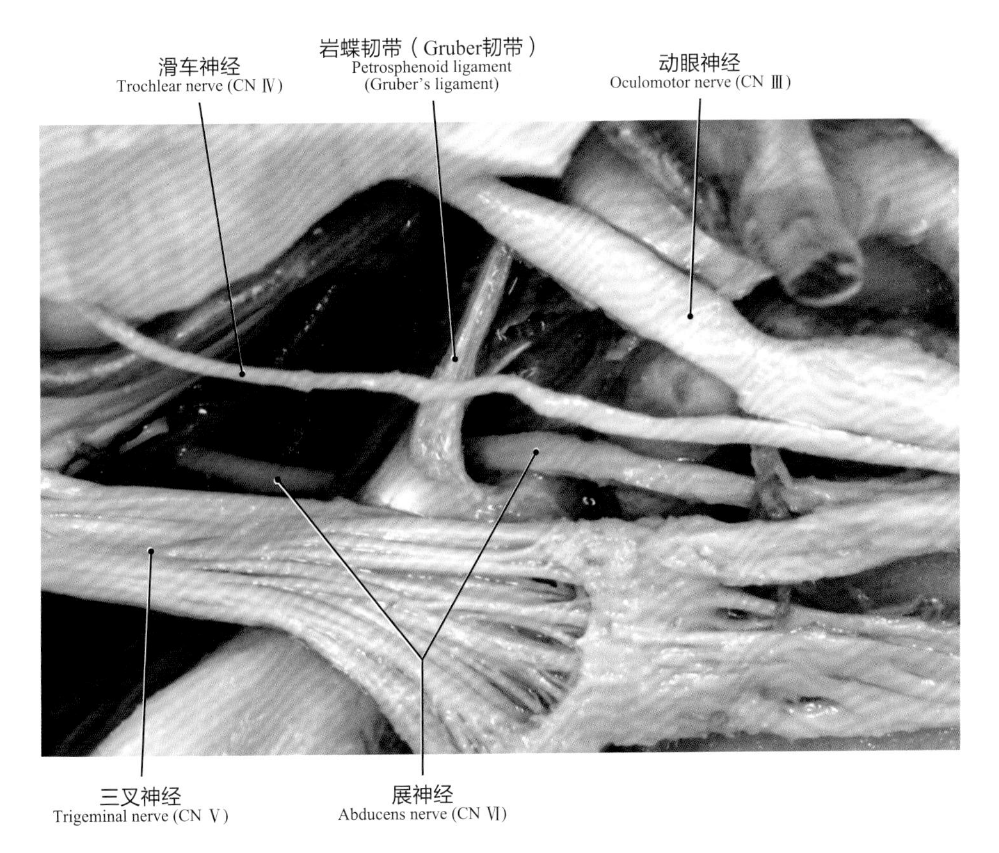
滑车神经
Trochlear nerve (CN Ⅳ)
岩蝶韧带（Gruber韧带）
Petrosphenoid ligament
(Gruber's ligament)
动眼神经
Oculomotor nerve (CN Ⅲ)
三叉神经
Trigeminal nerve (CN Ⅴ)
展神经
Abducens nerve (CN Ⅵ)

图 1.83 海绵窦后部的外侧面观。

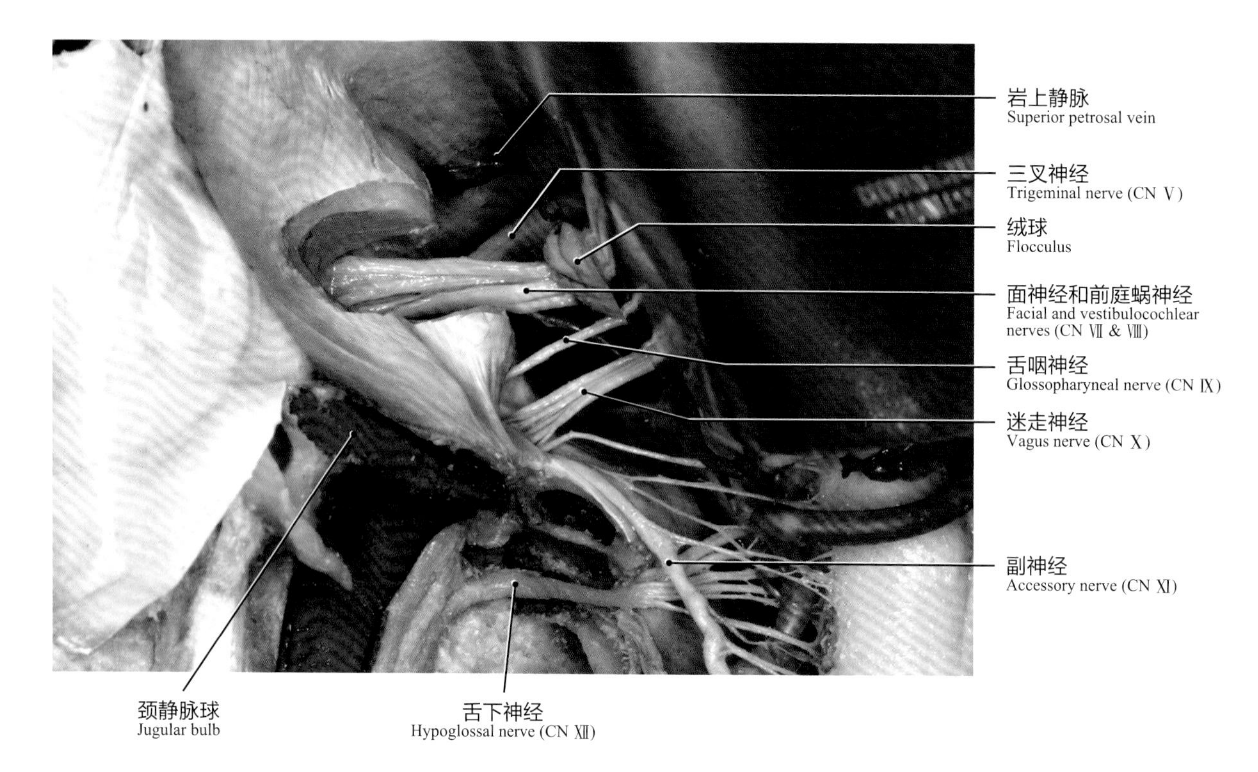

岩上静脉
Superior petrosal vein
三叉神经
Trigeminal nerve (CN Ⅴ)
绒球
Flocculus
面神经和前庭蜗神经
Facial and vestibulocochlear nerves (CN Ⅶ & Ⅷ)
舌咽神经
Glossopharyneal nerve (CN Ⅸ)
迷走神经
Vagus nerve (CN Ⅹ)
副神经
Accessory nerve (CN Ⅺ)
颈静脉球
Jugular bulb
舌下神经
Hypoglossal nerve (CN Ⅻ)

图 1.84 颅后窝脑神经的侧面观。

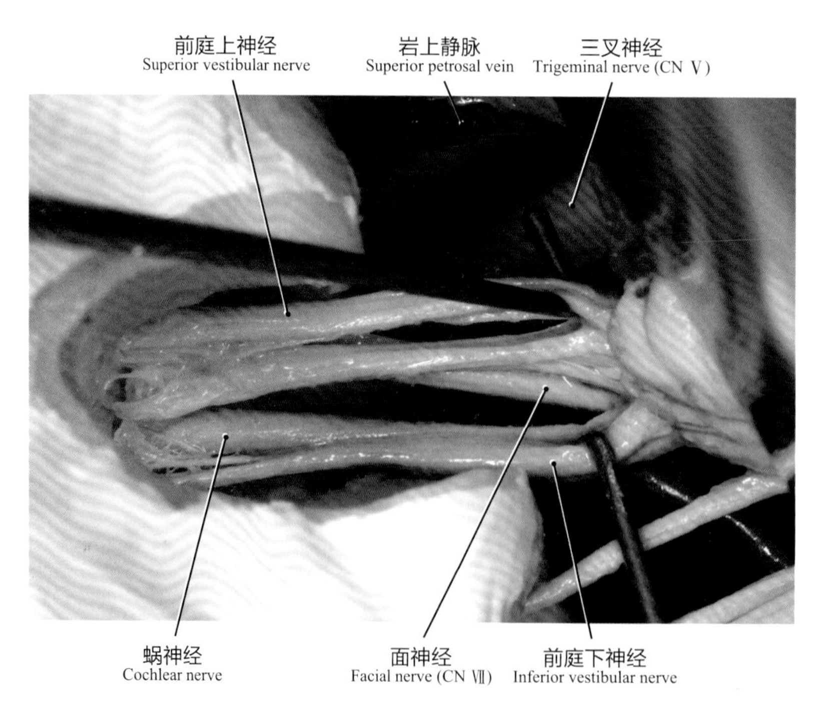

前庭上神经
Superior vestibular nerve
岩上静脉
Superior petrosal vein
三叉神经
Trigeminal nerve (CN Ⅴ)
蜗神经
Cochlear nerve
面神经
Facial nerve (CN Ⅶ)
前庭下神经
Inferior vestibular nerve

图 1.85 面神经和前庭蜗神经的相对关系示意。

2　安全进入区
Safe Entry Zones

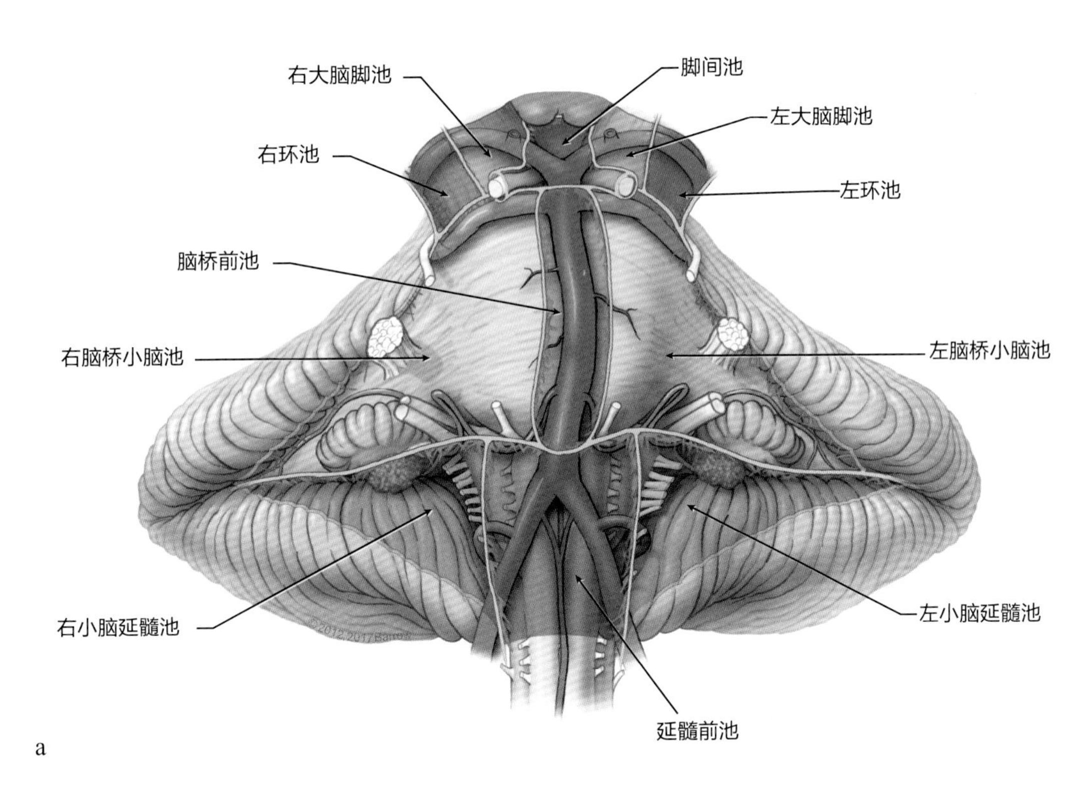

右大脑脚池
脚间池
左大脑脚池
右环池
左环池
脑桥前池
右脑桥小脑池
左脑桥小脑池
右小脑延髓池
左小脑延髓池
延髓前池
a

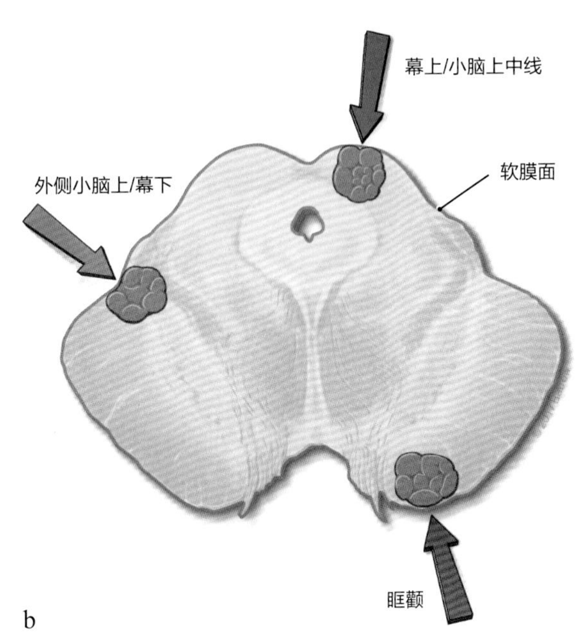

幕上/小脑上中线
软膜面
外侧小脑上/幕下
眶颧
b

图 2.1　a. 前面观。脑池提供了通往脑干的自然通道。b. 轴位观。箭头所指提示到达相关病灶的入路，往往需要剪开蛛网膜，释放脑脊液。原则上选择最短路径从脑组织表面到达病灶，以减少相关并发症。

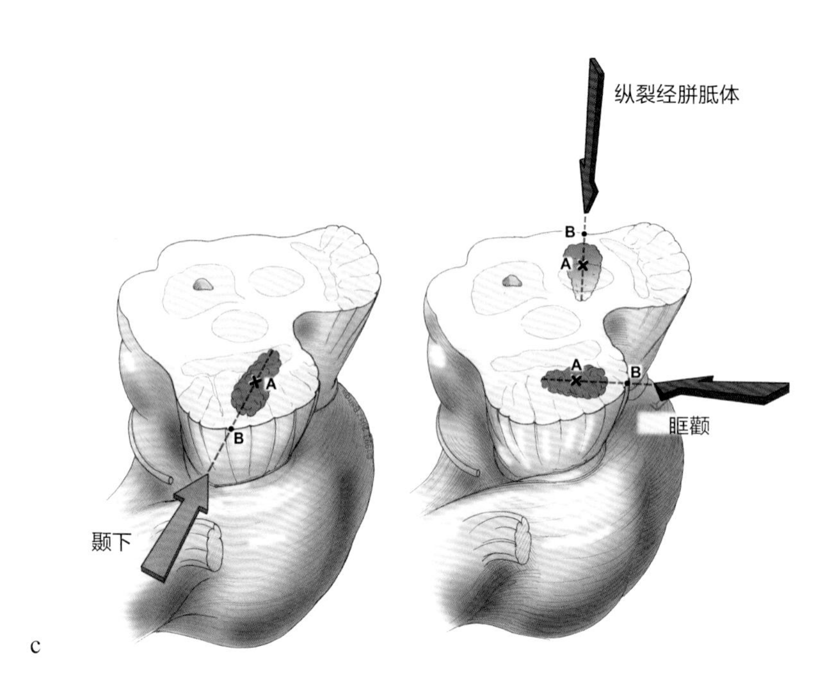
纵裂经胼胝体
B
A
A
B
A
B
眶颧
颞下

c

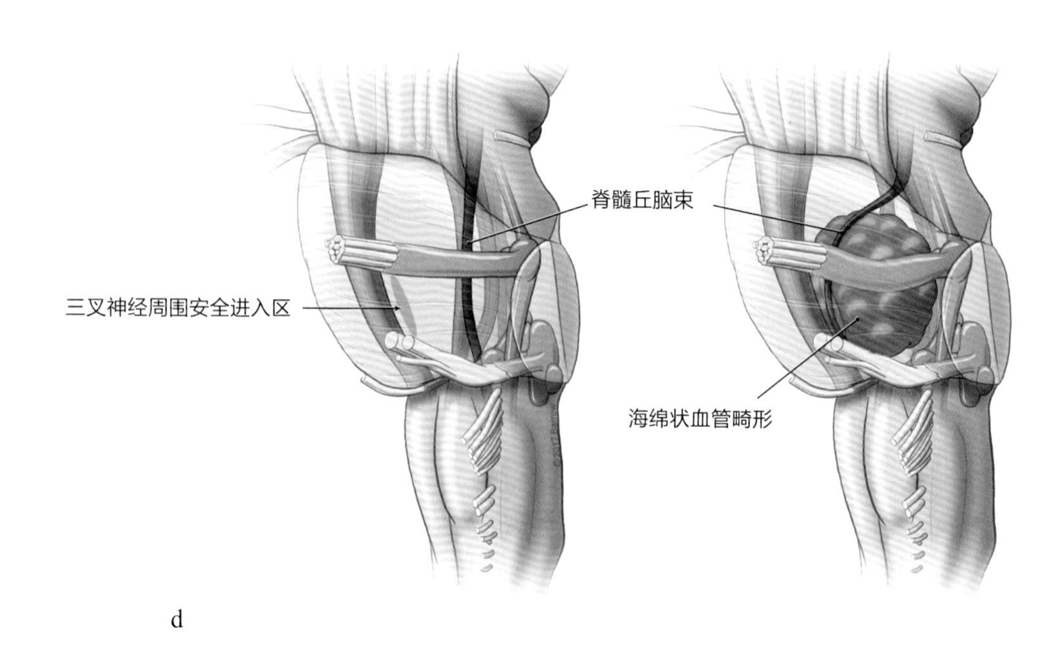
脊髓丘脑束
三叉神经周围安全进入区
海绵状血管畸形

d

图 2.1 c. 轴位观。当病灶位于深部时，需遵循两点一线，选择安全进入路径，减少对神经纤维结构的破坏。具体操作：在病灶几何中心标记一点（A 点），然后标记离脑干表面最近的点或者明确的安全进入点（B 点），然后两点连线，并向颅骨表面做延长线，以此作为开颅入路的选择参考。d. 前外侧观。病灶往往会使相关核团及纤维束移位，进而使原先设定的安全进入点变得“不安全”。例如，三叉神经周围安全进入区（蓝色椭圆）是从脑桥侧方进入病灶的途径之一，但出现出血或肿瘤时，纤维束会移位，此时再从此路径进入，可能会造成神经功能损伤。

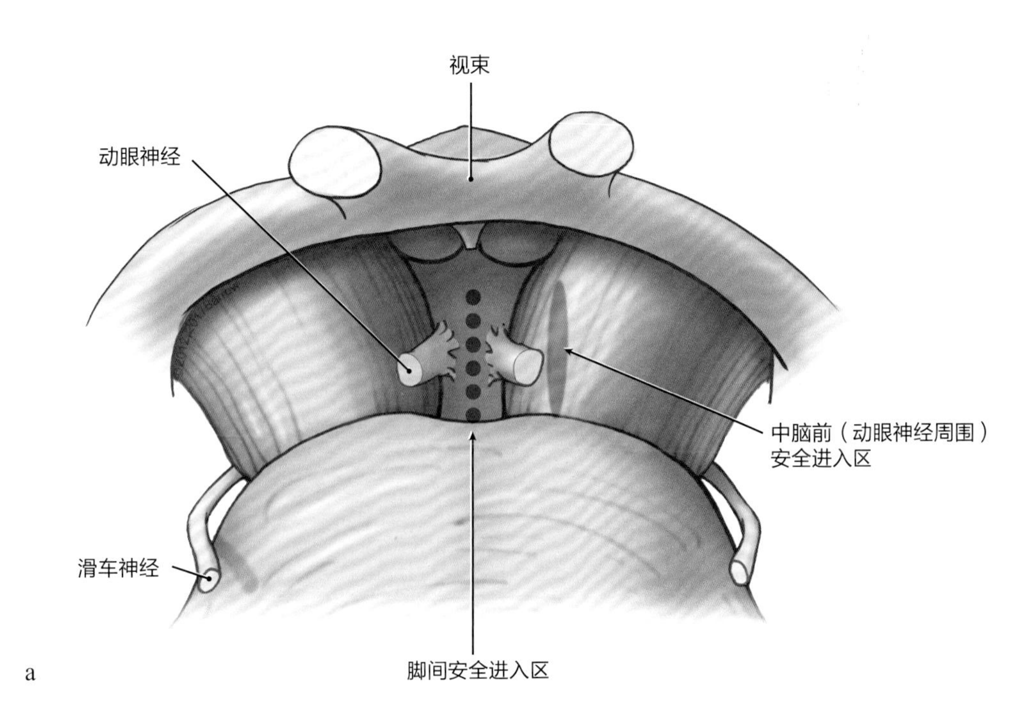
视束
动眼神经
中脑前（动眼神经周围）
安全进入区
滑车神经
脚间安全进入区
a

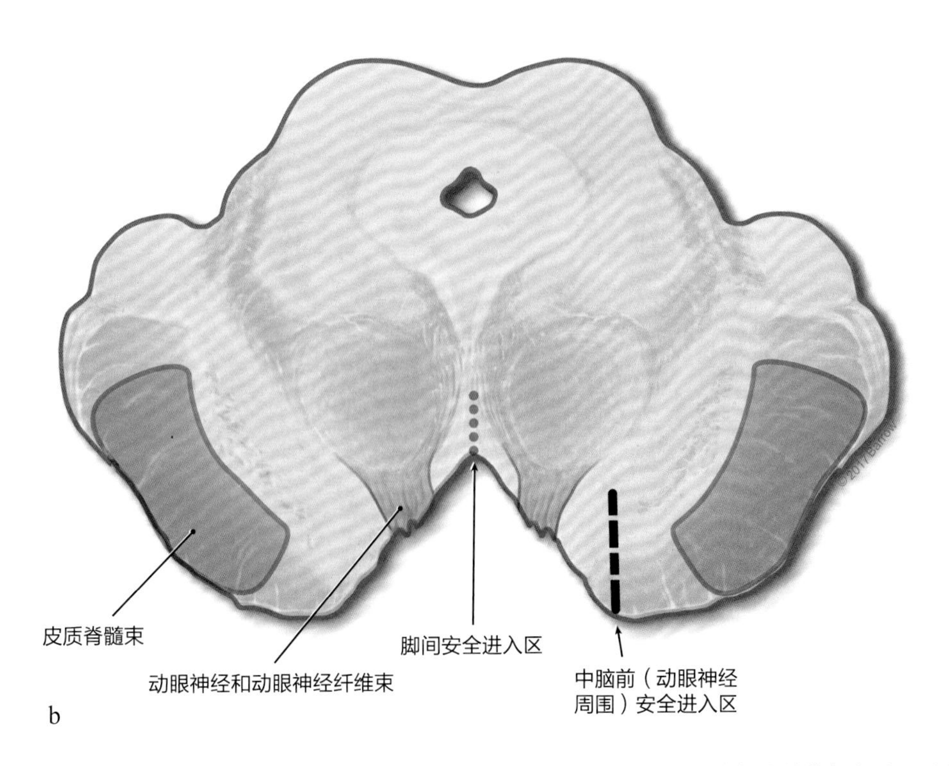
皮质脊髓束
脚间安全进入区
动眼神经和动眼神经纤维束
中脑前（动眼神经
周围）安全进入区
b

图 2.2 a. 前视图。中脑腹侧病变可通过中脑前安全进入区进入，此入路通过大脑脚从前方或前外侧方进入（蓝色椭圆）。该安全进入区位于大脑后动脉和小脑上动脉之间的动眼神经（CN Ⅲ）外侧。另一个腹侧安全进入区是脚间安全进入区（虚线）。b. 轴向视图。中脑前安全进入区（虚线）内侧为动眼神经束和神经，外侧为皮质脊髓束，上方为大脑后动脉，下方为小脑上动脉。大脑脚间安全区（点状线）两侧为动眼神经。

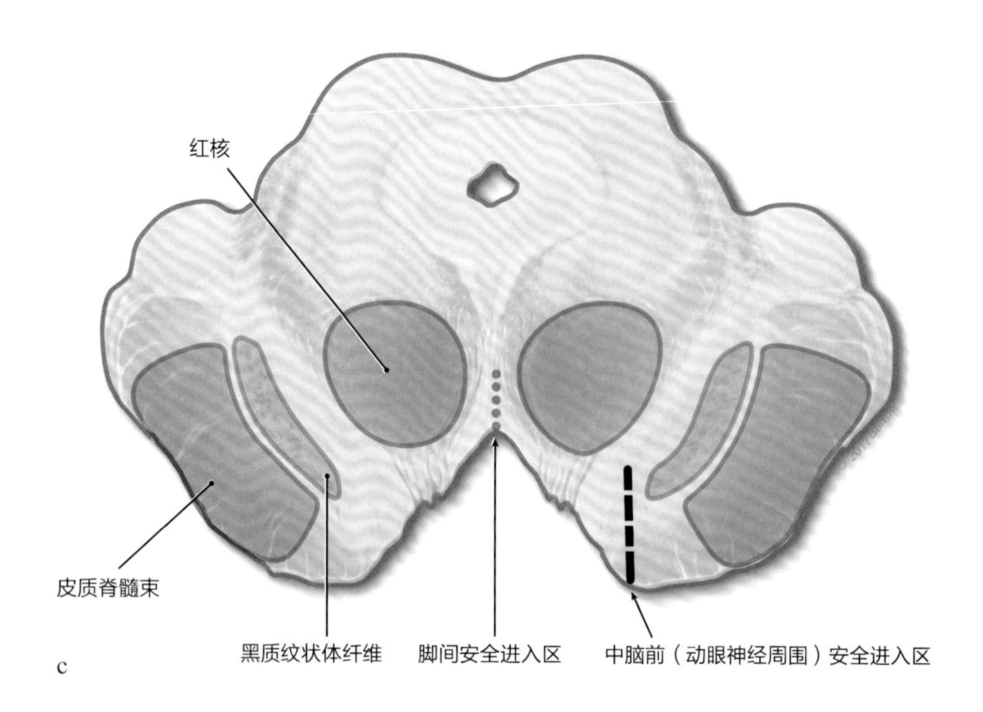
红核
皮质脊髓束
黑质纹状体纤维
脚间安全进入区
中脑前（动眼神经周围）安全进入区
c

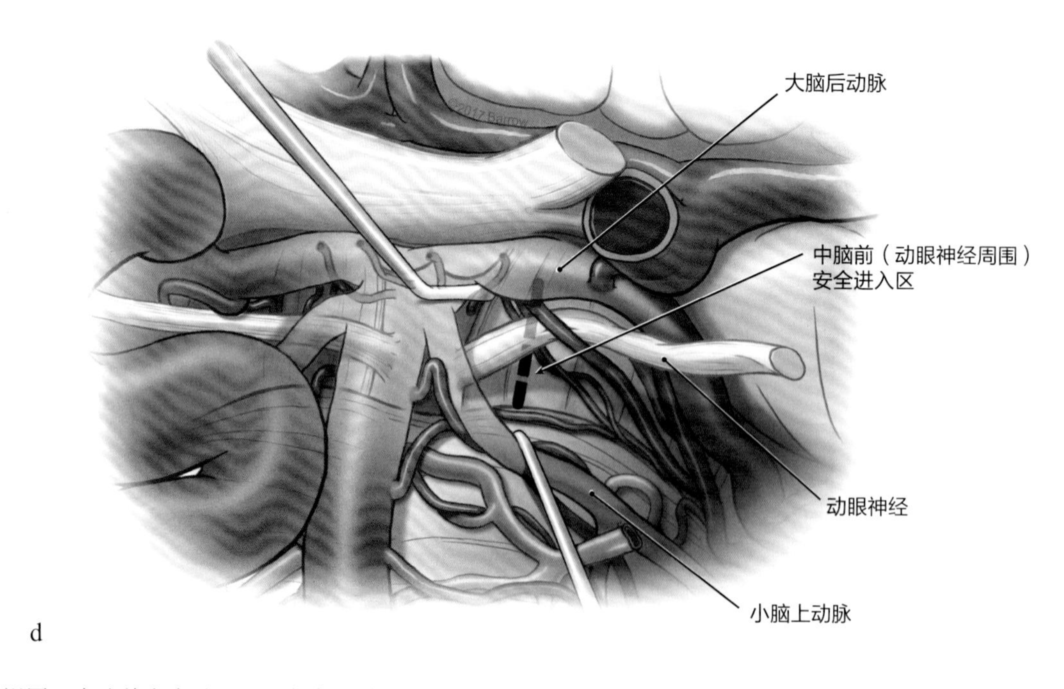
大脑后动脉
中脑前（动眼神经周围）
安全进入区
动眼神经
小脑上动脉
d

图 2.2 c. 轴向视图。中脑前安全进入区（虚线）利用了皮质脊髓束纤维在大脑脚中 3/5 的分布，以及红核和黑质纹状体环路处于深部的事实。大脑脚间安全进入区（点状线）利用了此处关键性神经纤维相对较少的特点，但此处靠近基底动脉，同时相关穿支的位置也不固定，这就为相关手术操作带来了挑战。d. 中脑前方安全进入区（虚线）上界为大脑后动脉，下界为小脑上动脉。

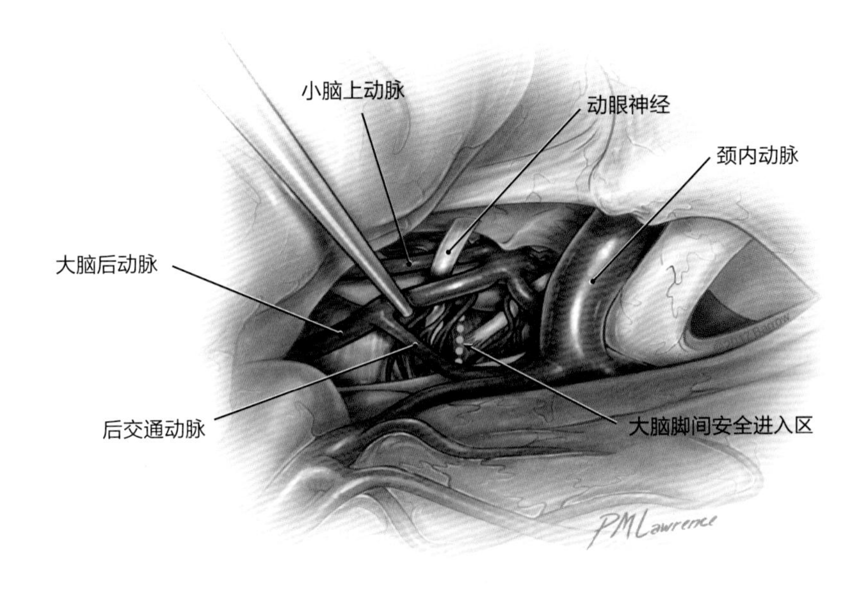
小脑上动脉
动眼神经
颈内动脉
大脑后动脉
后交通动脉
大脑脚间安全进入区
PMLawrence
e

图 2.2 e. 大脑脚间安全进入区用于暴露位于动眼神经核腹侧和其中线侧的病灶。

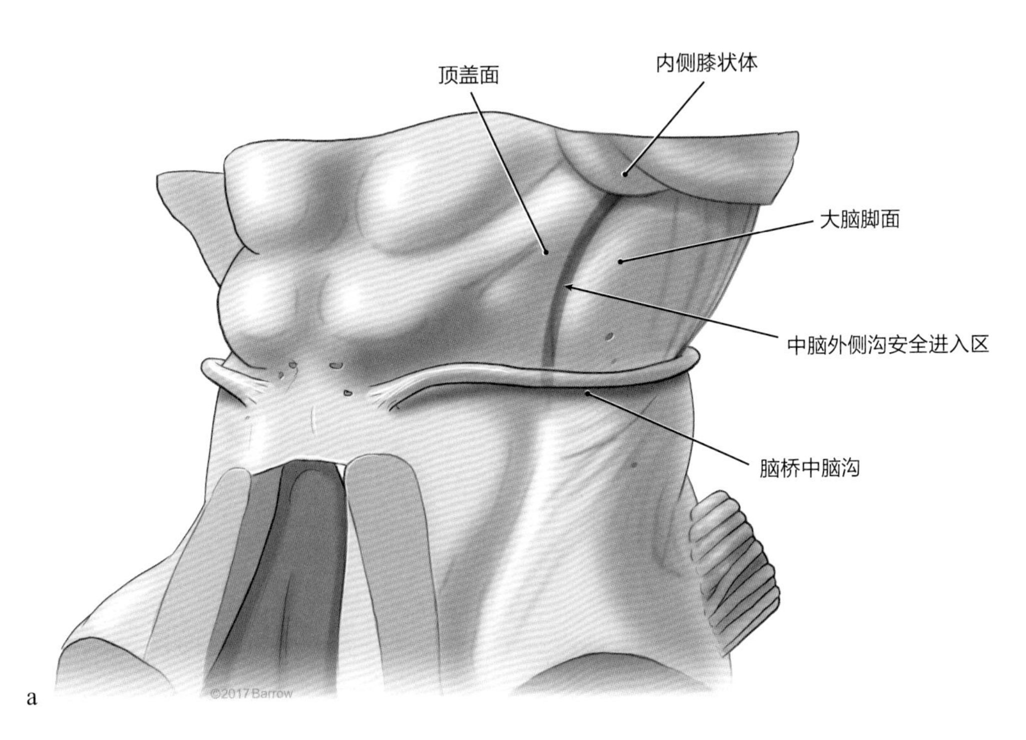
顶盖面
内侧膝状体
大脑脚面
中脑外侧沟安全进入区
脑桥中脑沟
©2017 Barrow
a

图 2.3 a. 后外侧观。中脑外侧沟（蓝线），从内侧膝状体延伸至脑桥中脑沟，是进入中脑的另一个安全进入区。该沟通常隐藏于中脑外侧静脉后方，其将中脑的大脑脚面和顶盖面分开。

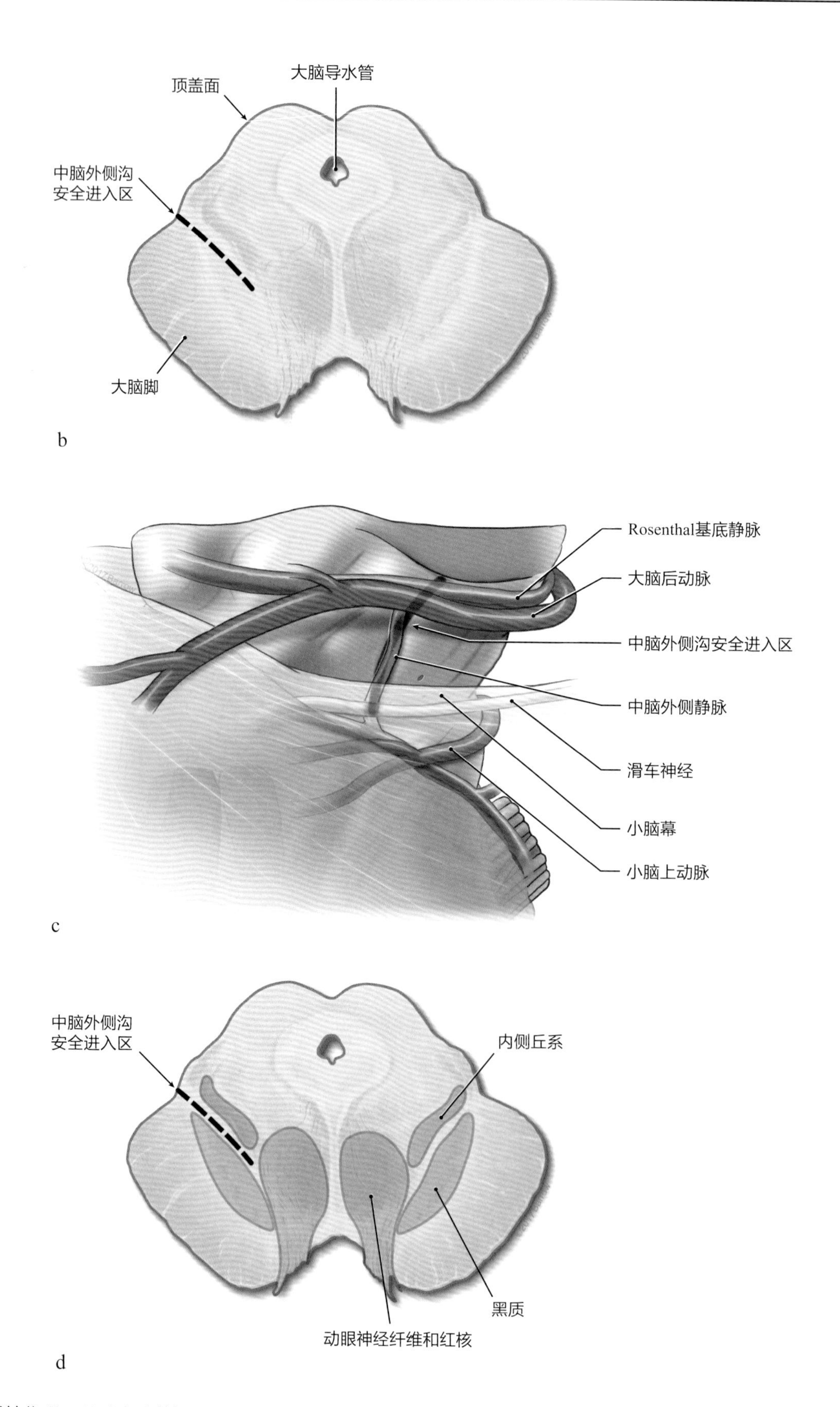
顶盖面
大脑导水管
中脑外侧沟
安全进入区
大脑脚
b
Rosenthal基底静脉
大脑后动脉
中脑外侧沟安全进入区
中脑外侧静脉
滑车神经
小脑幕
小脑上动脉
c
中脑外侧沟
安全进入区
内侧丘系
黑质
动眼神经纤维和红核
d

图 2.3 b. 中脑断层轴位观，显示中脑外侧沟安全进入区（虚线）。c. 后外侧观，大脑后动脉跨过中脑外侧沟安全进入区上方，而小脑上动脉的小脑中脑段、滑车神经和天幕缘从下方跨过该区。d. 轴位观。中脑外侧沟安全进入区（虚线）位于黑质与内侧丘系之间。其的内侧界限为动眼神经。

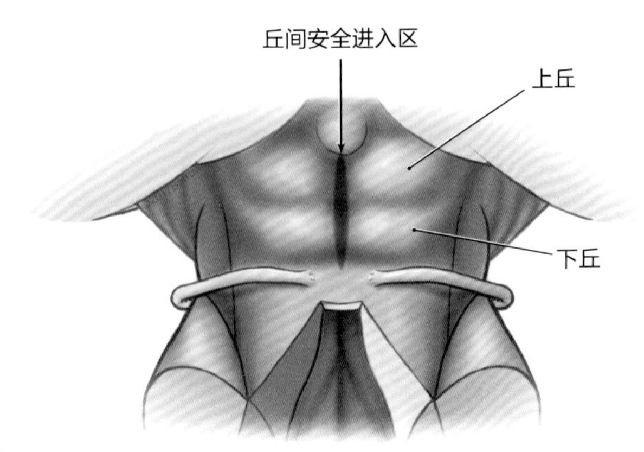

丘间安全进入区
上丘
下丘

a

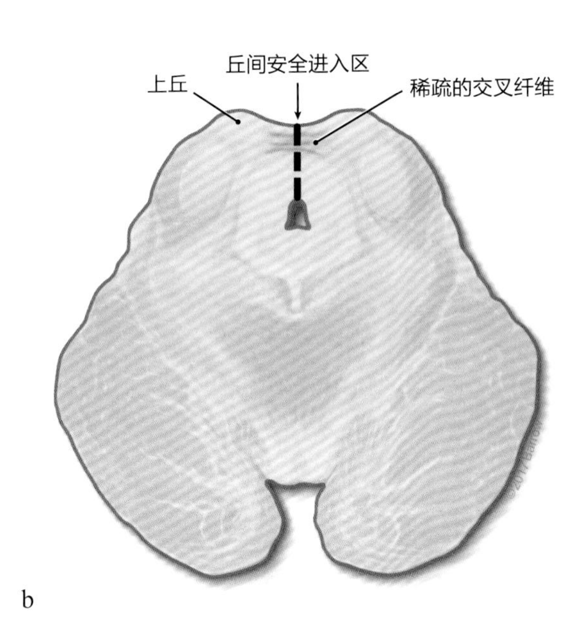

丘间安全进入区
上丘
稀疏的交叉纤维

b

图 2.4 a. 背侧观。上下丘组成了中脑的背侧面。丘间安全进入区（蓝色椭圆）位于两侧上下丘之间。b. 丘间安全进入区（虚线）的轴位视图。该区内纤维相对稀疏，其前方界限为大脑导水管。

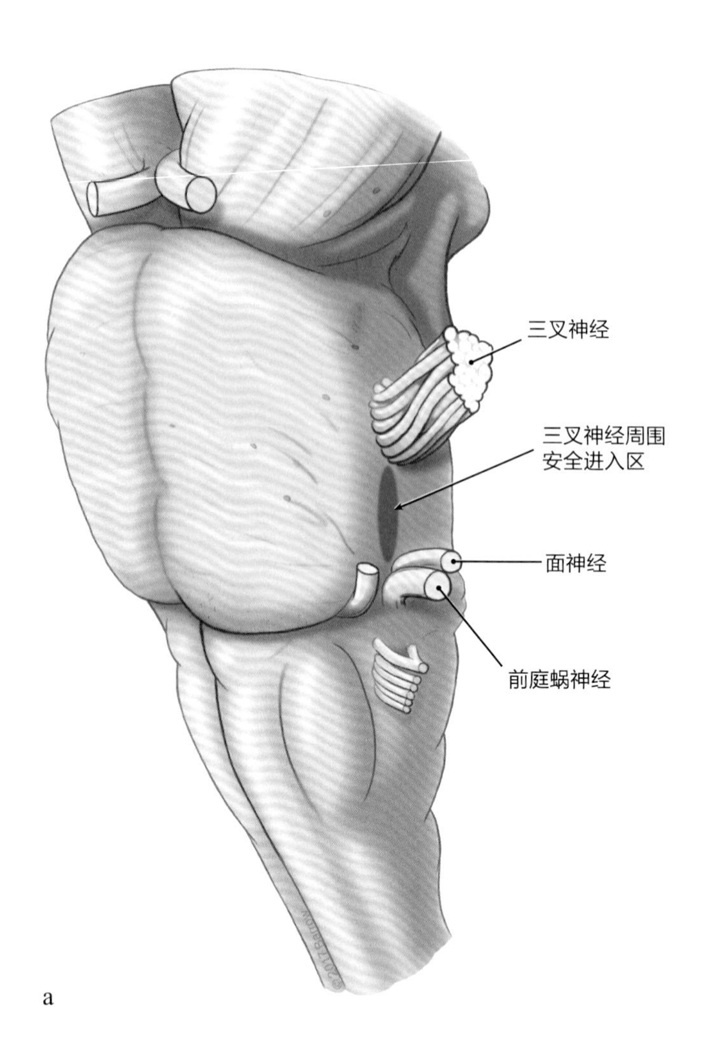
三叉神经
三叉神经周围
安全进入区
面神经
前庭蜗神经
a

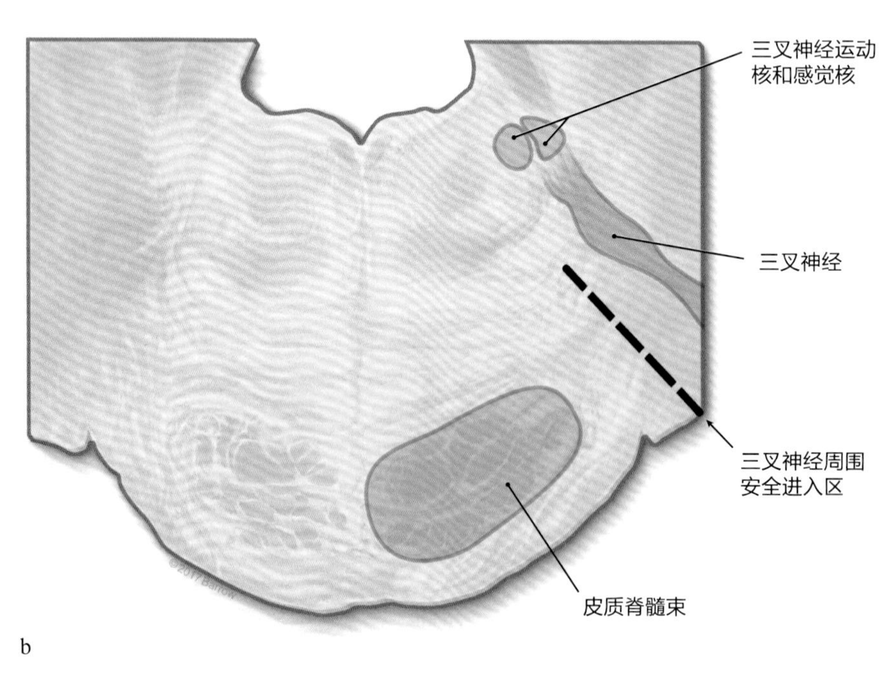
三叉神经运动
核和感觉核
三叉神经
三叉神经周围
安全进入区
皮质脊髓束
b

图 2.5 a. 前外侧观。三叉神经周围安全进入区（蓝色椭圆）上界为三叉神经，下界为面神经和前庭蜗神经。b. 轴位观。三叉神经周围安全进入区（虚线）位于三叉神经运动核及感觉核前方，皮质脊髓束侧方。

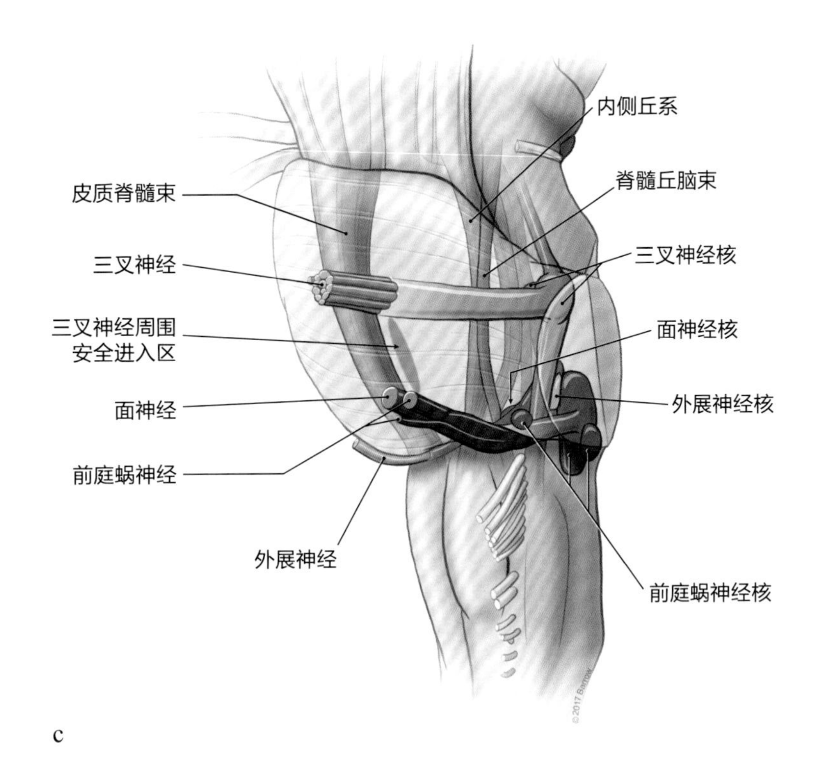
内侧丘系
皮质脊髓束
脊髓丘脑束
三叉神经
三叉神经核
三叉神经周围
安全进入区
面神经核
面神经
外展神经核
前庭蜗神经
外展神经
前庭蜗神经核

c

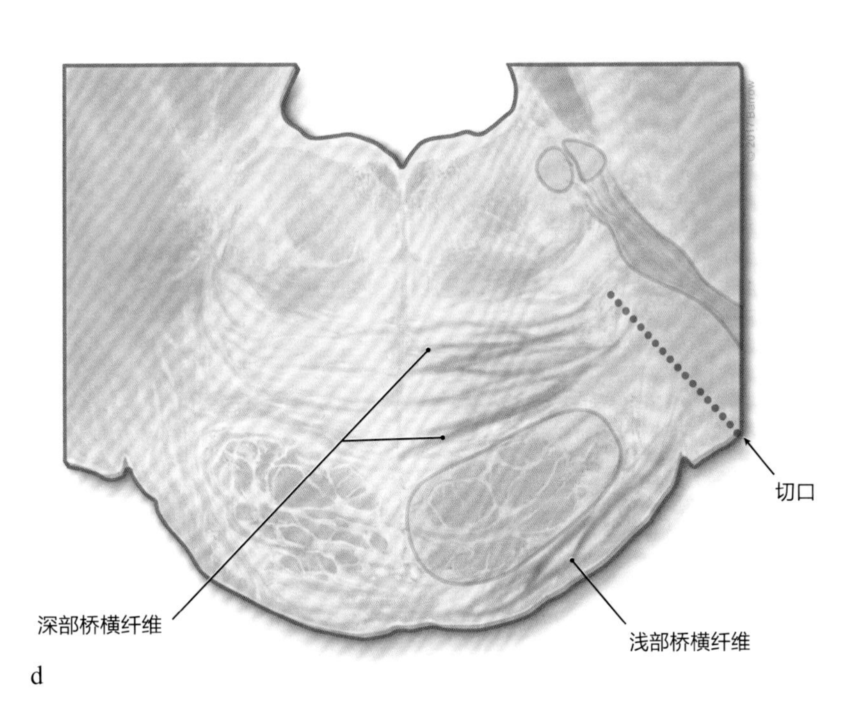
切口
深部桥横纤维
浅部桥横纤维

d

图 2.5 c. 前外侧观。展神经、面神经及前庭蜗神经纤维向尾端走行，并跨过三叉神经核后方。这些神经纤维为三叉神经周围安全进入区（蓝色椭圆）下界，即，从该入路进入时，需注意不要太靠近后下方，否则容易损伤这些核团。另外，三叉神经纤维向头端走行，并成为该入路的上界。d. 三叉神经周围安全进入区轴位观。在三叉神经和面神经之间做纵向切口，切口穿过脑桥浅层横纤维。进一步深入，可见该入路最终跨越脑桥深部横纤维。在三叉神经背侧做切口入路，可能损伤三叉神经脑桥内段和腹侧的蜗神经核。

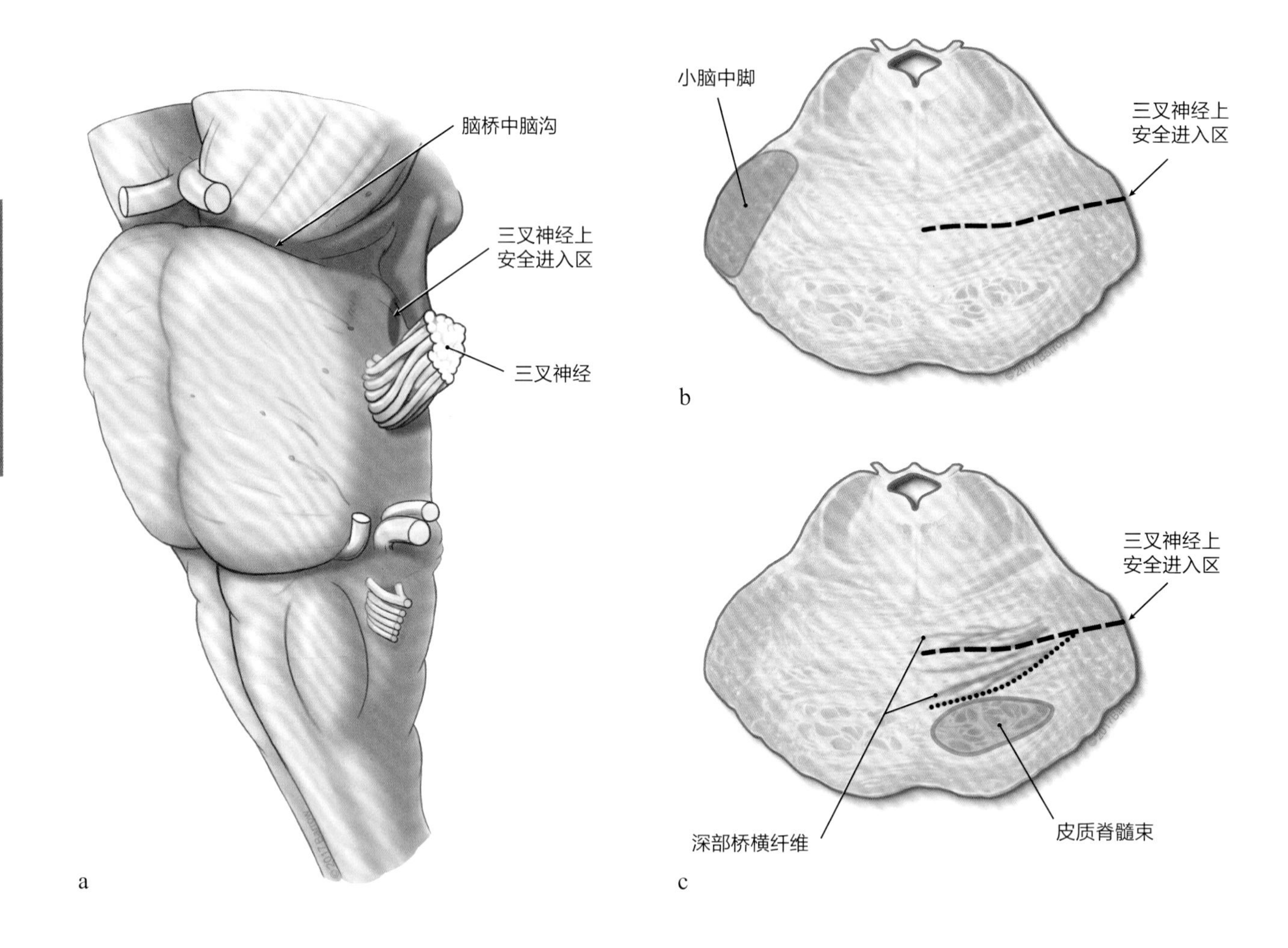
脑桥中脑沟
三叉神经上
安全进入区
三叉神经
a
小脑中脚
三叉神经上
安全进入区
b
三叉神经上
安全进入区
深部桥横纤维
皮质脊髓束
c

图 2.6 a. 前外侧观。另一个进入脑桥的安全点为三叉神经上安全进入区（蓝色椭圆），该区位于小脑中脚上的三叉神经根上方。b. 三叉神经上安全进入区轴位观（点状线）。c. 轴位观。小脑中脚及桥横纤维位于后外侧，故而在内侧（虚线）或前内侧（点状线）与前方的皮质脊髓束进行分离是相对安全可行的。

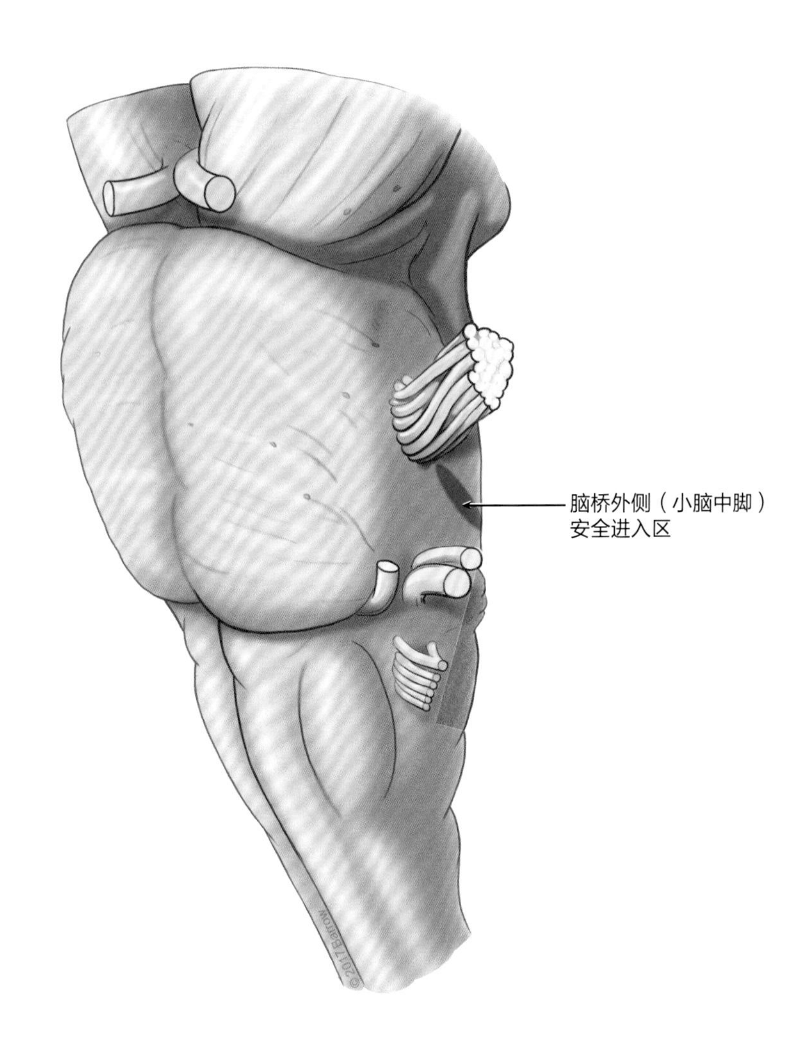
脑桥外侧（小脑中脚）
安全进入区

图 2.7 前外侧观。脑桥外侧或小脑中脚安全进入区（蓝色椭圆）位于小脑与脑桥交界处之间。

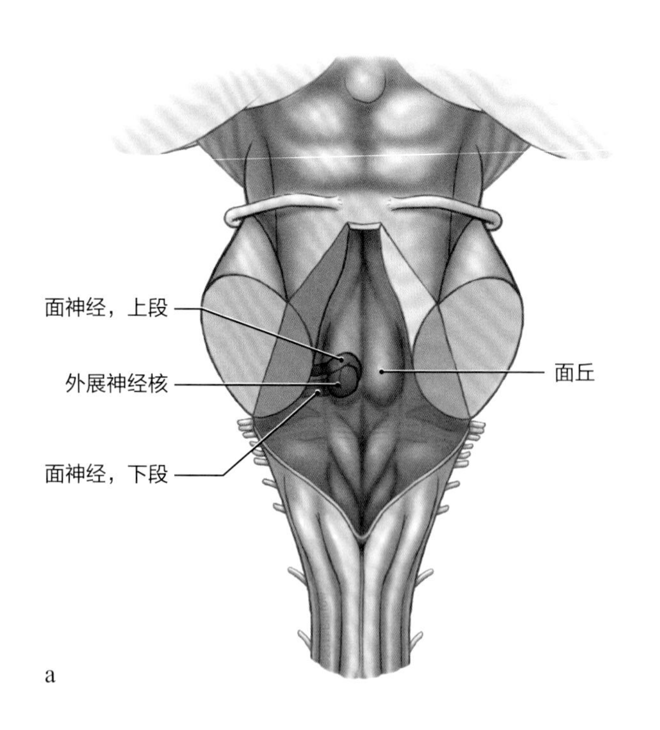
面神经，上段
外展神经核
面丘
面神经，下段
a

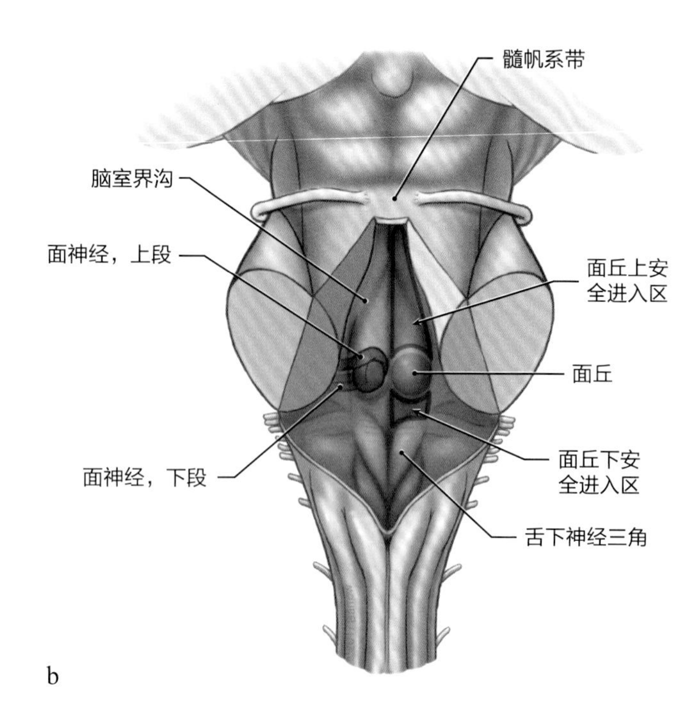
髓帆系带
脑室界沟
面神经，上段
面丘上安全进入区
面丘
面神经，下段
面丘下安全进入区
舌下神经三角
b

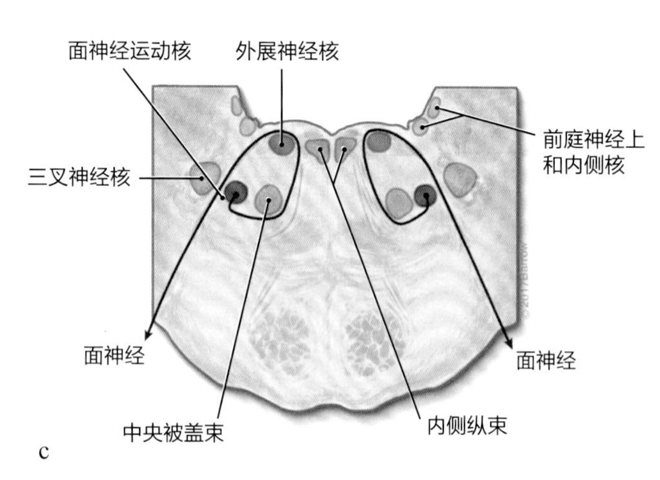
面神经运动核
外展神经核
前庭神经上和内侧核
三叉神经核
面神经
面神经
中央被盖束
内侧纵束
c

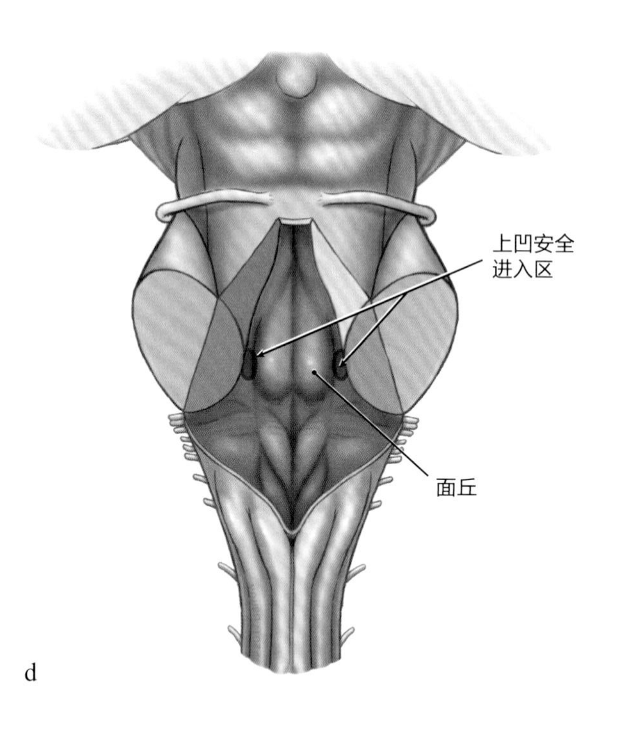
上凹安全进入区
面丘
d

图 2.8 a. 背面观。在第四脑室底，面神经越过展神经核，形成面丘。此处，有面丘上 / 面丘下安全进入区。b. 背面观。面丘上安全进入区呈三角形，尾端为面神经，侧方为脑室界沟，内侧为内侧纵束，上界为髓帆小蒂。面丘下安全进入区尾端为舌下神经三角，外侧为面神经，内侧为内侧纵束，上界为面神经下段。c. 轴位观。面丘上安全进入区切口必须谨慎，切勿过于靠近内侧和外侧。这一入路可避免损伤三叉神经中脑及中央被盖束，也能较好保护三叉神经运动核和感觉核。面丘下横行切口向外侧延伸可能损伤小脑上脚和外侧丘系。d. 背侧观。面丘水平还存在另一个安全进入区，小凹上安全进入区（蓝色椭圆），该区位于上小凹三角下半段，面丘外侧。

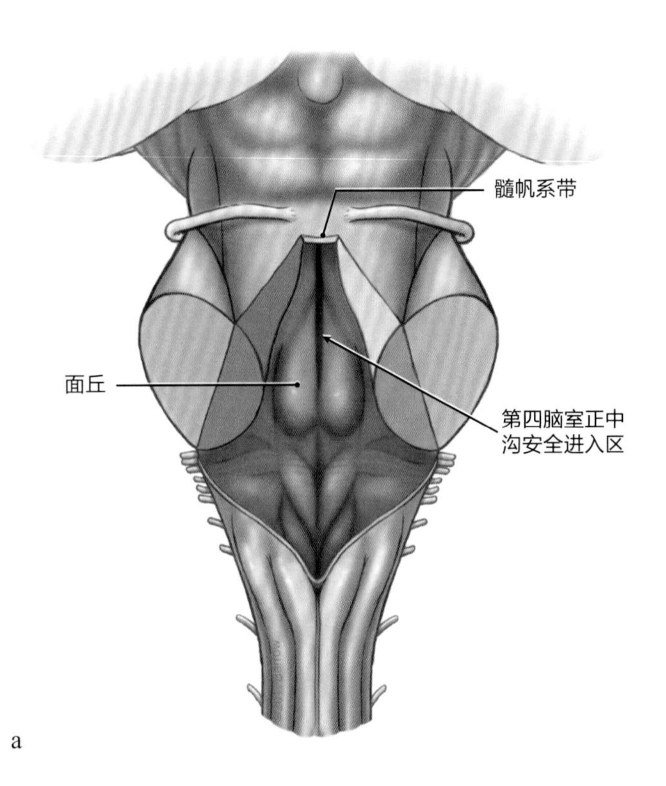
髓帆系带
面丘
第四脑室正中
沟安全进入区
a

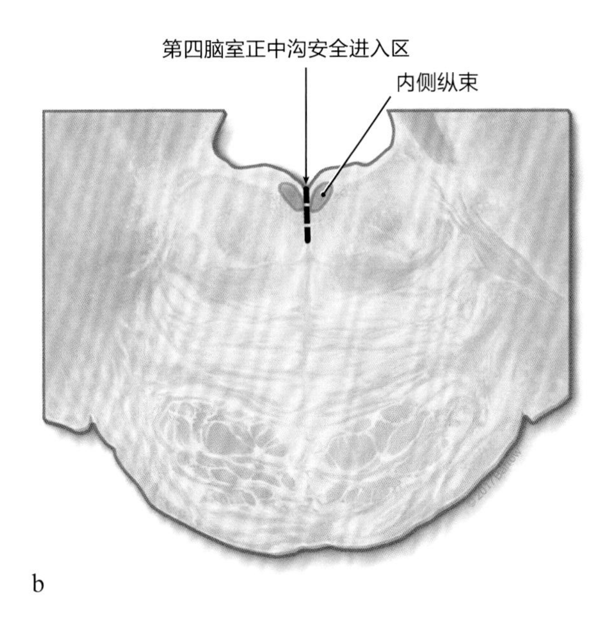
第四脑室正中沟安全进入区
内侧纵束
b

图 2.9 a. 背面观。第四脑室正中沟安全进入区，此区域在面丘和髓帆小蒂之间，无交叉纤维。b. 轴位观。此图提示第四脑室正中沟安全进入区切口需特别谨慎，因为可能损伤其深部外侧部的内侧纵束（蓝色区域）而出现运动功能障碍。

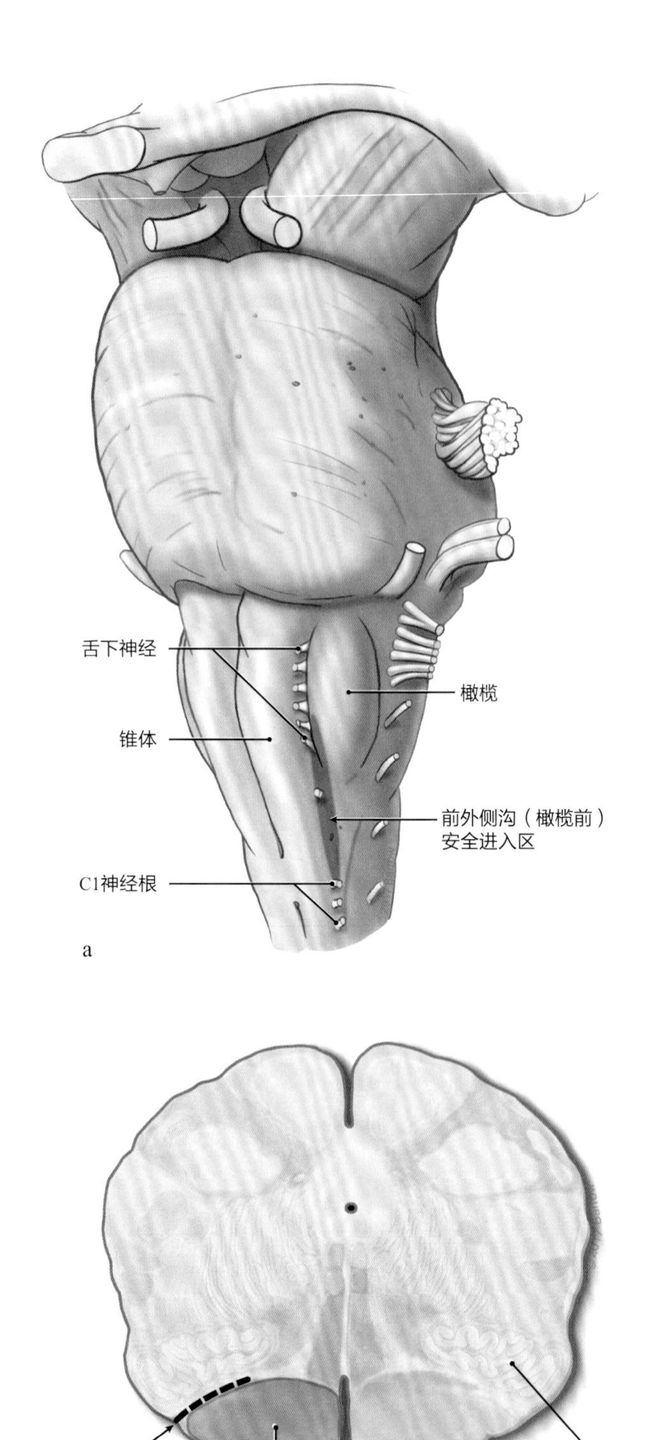
舌下神经
橄榄
锥体
前外侧沟（橄榄前）
安全进入区
C1神经根
a
前外侧沟（橄榄前）
安全进入区
锥体
橄榄核
b

图 2.10 a. 前外侧观。舌下神经根位于锥体束外侧，并从前外侧沟出脑干而外行，因此，在舌下神经根与 C1 神经根之间存在前外侧沟安全进入区（蓝色椭圆），该处几乎与锥体交叉处于同一水平。斜向旁正中分离可避开皮质脊髓束。b. 前外侧沟（橄榄前）安全进入区（虚线）的轴位观。

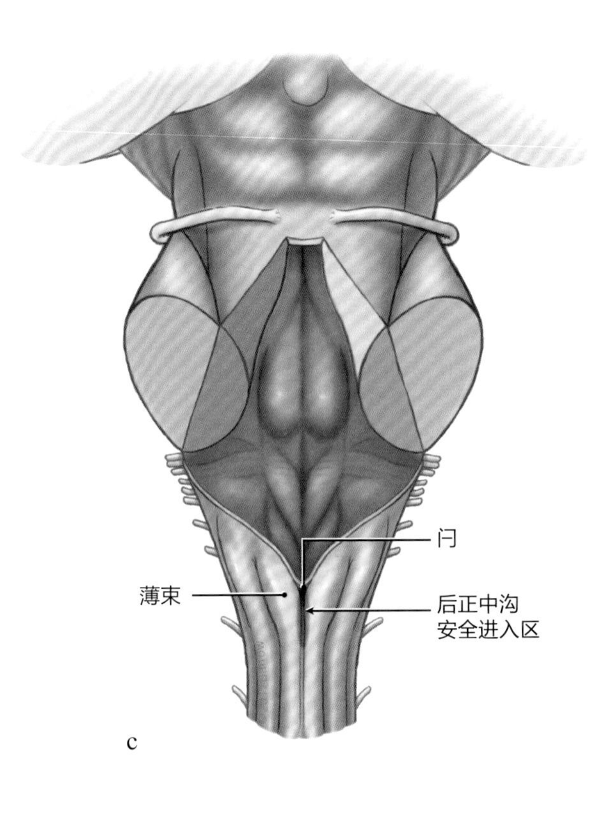
闩
薄束
后正中沟
安全进入区
c

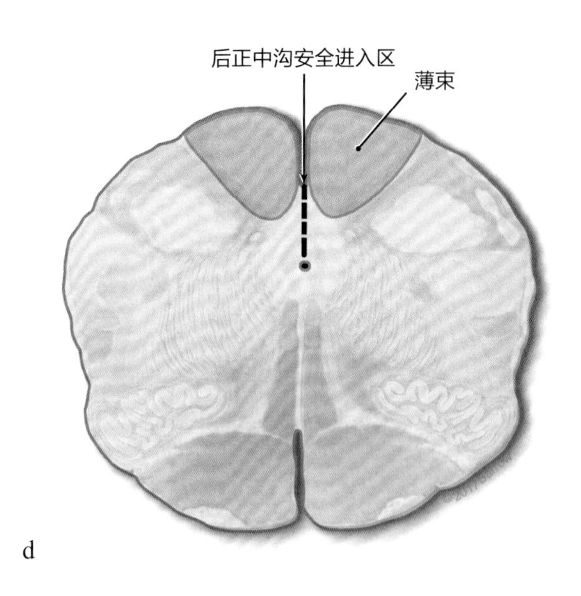
后正中沟安全进入区
薄束
d

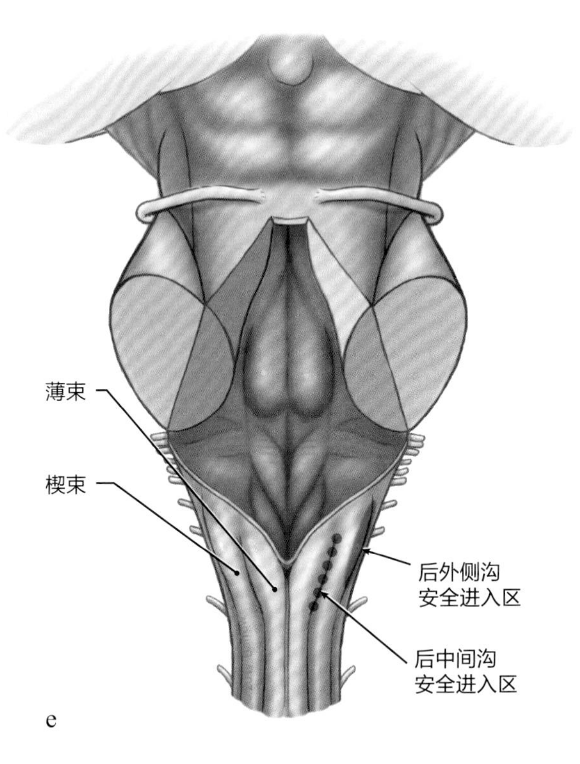
薄束
楔束
后外侧沟
安全进入区
后中间沟
安全进入区
e

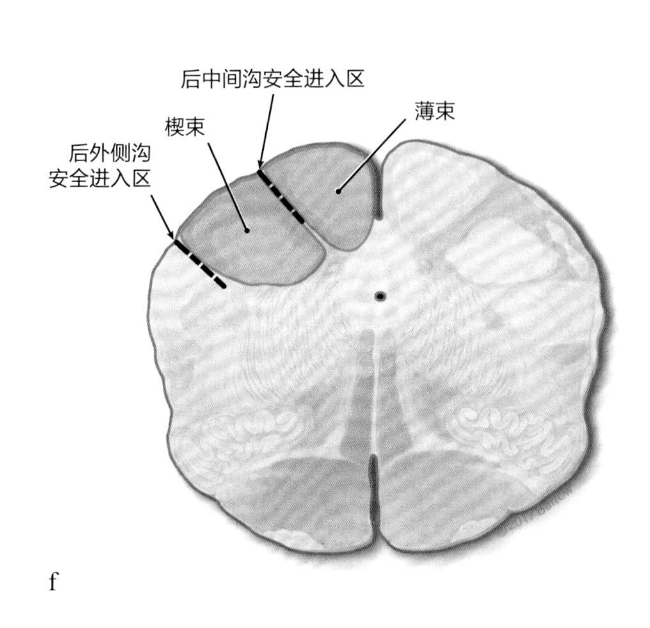
后中间沟安全进入区
薄束
楔束
后外侧沟
安全进入区
f

图 2.10 c. 背侧观。后正中沟安全进入区（蓝色椭圆）位于闩下方、纺锤体外侧，该区覆盖了薄束；与颈髓背侧脊髓中线（图 2.13）安全进入区类似，该区主要用于切除延髓后部病灶。d. 后正中沟安全进入区（虚线）轴位观。e. 背面观。后中间沟安全进入区（虚线）位于薄束和楔束之间，后外侧沟安全进入区（蓝色椭圆）位于楔束外侧。f. 后中间沟安全进入区和后外侧沟安全进入区轴位观。

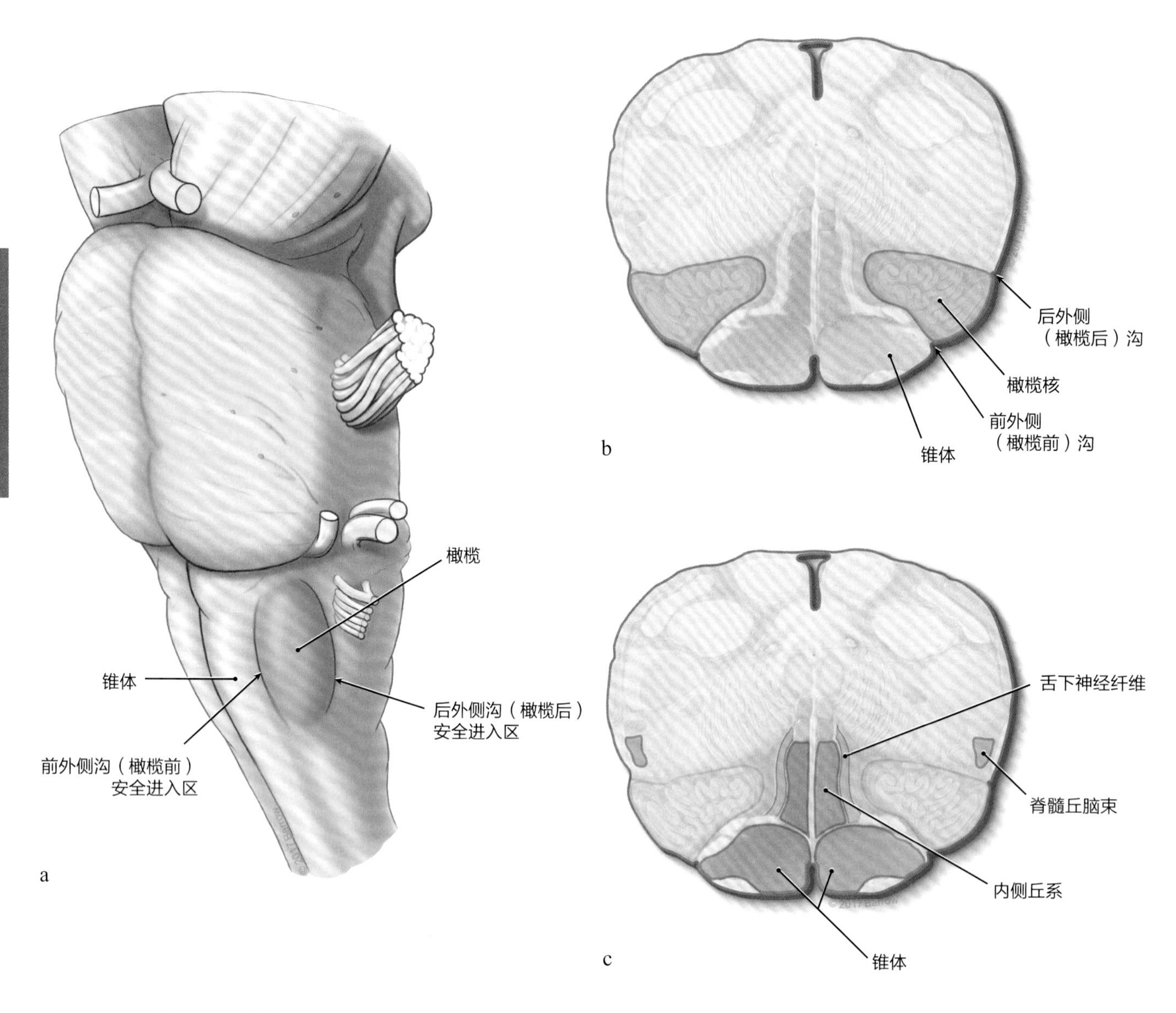
橄榄
锥体
前外侧沟（橄榄前）
安全进入区
后外侧沟（橄榄后）
安全进入区
a
后外侧
（橄榄后）沟
橄榄核
前外侧
（橄榄前）沟
锥体
b
舌下神经纤维
脊髓丘脑束
内侧丘系
锥体
c

图 2.11　a. 前外侧观。橄榄位于延髓前外侧表面，呈椭圆状凸起，内侧为前外侧沟，后界为后外侧沟；橄榄及其腹侧和背侧的脑沟可用作安全进入区。b. 通过双侧橄榄（蓝色区域）、前外侧沟和后外侧沟的轴位观。c. 下橄榄核水平的轴位观。此平面可观察到舌下神经将橄榄和皮质脊髓束分开。橄榄内侧界为舌下神经和内侧丘系，后界为脊髓丘脑束。

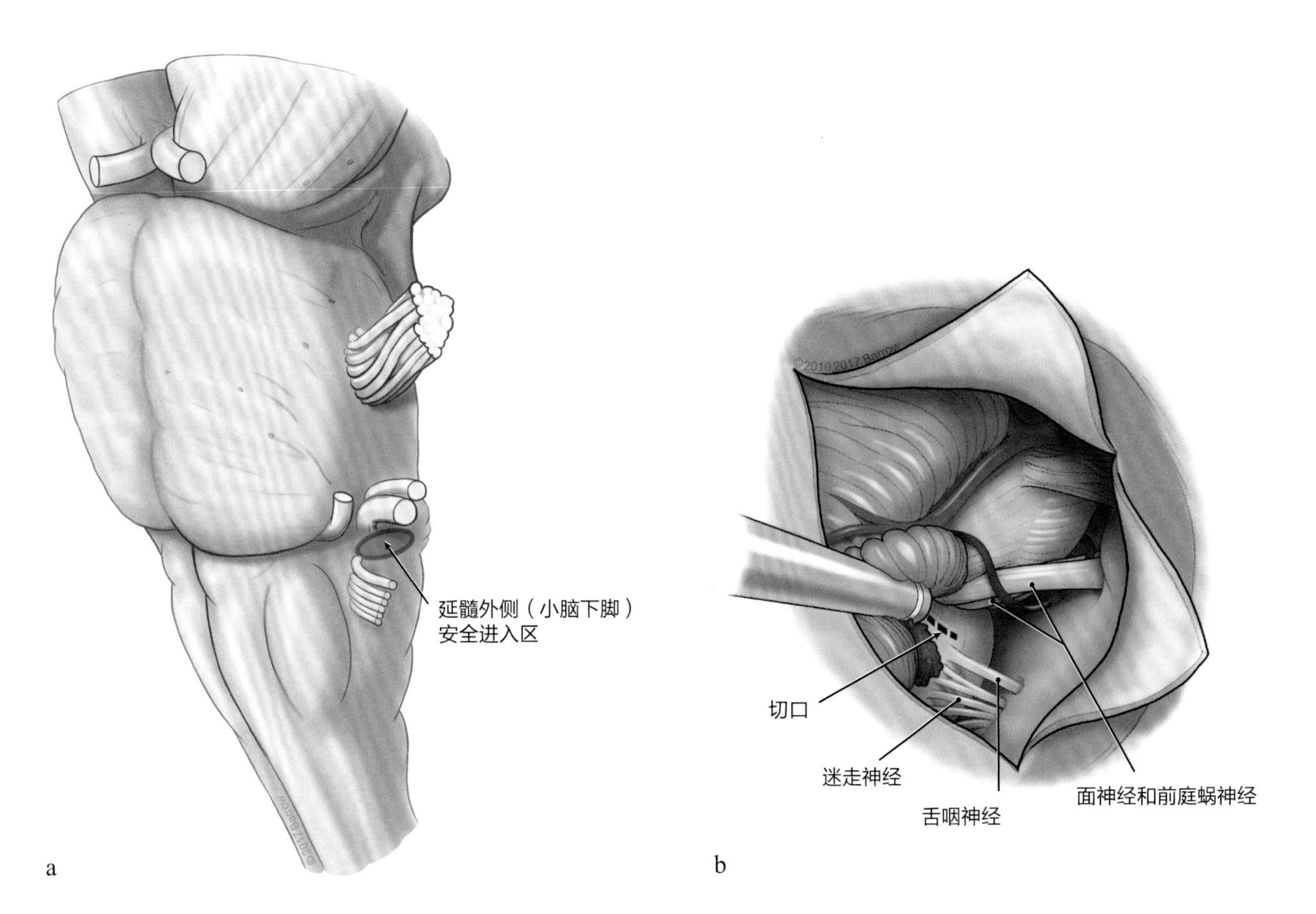
延髓外侧（小脑下脚）
安全进入区
a
切口
迷走神经
舌咽神经
面神经和前庭蜗神经
b

图 2.12 a. 前外侧视图——延髓外侧或小脑下脚安全进入区（蓝色区域）。该区域可通过乙状窦后入路或者经小脑下脚远外侧入路开颅术进入。b. Luschka 孔被打开（Luschka 孔是第四脑室侧孔向桥小脑脚的延伸）。舌咽神经和迷走神经就在 Luschka 孔的前缘发出。如图虚线所示，在小脑下脚做一个小的横切口，下至蜗神经核，后达舌咽神经和迷走神经的起点。

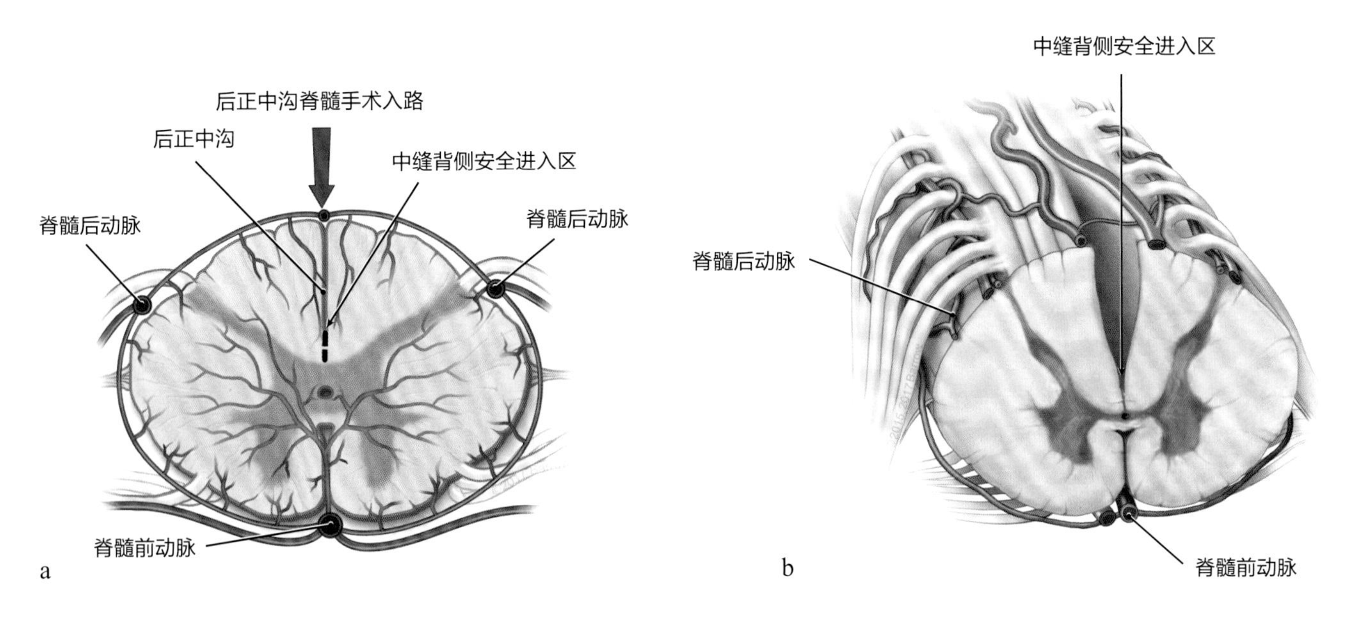
后正中沟脊髓手术入路
后正中沟
中缝背侧安全进入区
脊髓后动脉
脊髓后动脉
脊髓前动脉
a
中缝背侧安全进入区
脊髓后动脉
脊髓前动脉
b

图 2.13 a. 延颈髓交界区轴位视图。通过中缝背侧安全进入区（虚线所示）的脊髓切开手术入路（箭头所示）适用于延颈髓交界区和高位颈髓病变。b. 轴视图。通过后正中沟的脊髓切开手术入路（箭头所示）可以使脊髓纵向得到充分暴露，并尽量减少对延颈髓交界区纵向传导纤维的收缩和压迫。

后根安全进入区
胶状质
后根安全进入区
脊髓后动脉
脊髓后动脉
脊髓前动脉
脊髓前动脉
a
b

图 2.14　a. 延颈髓交界区轴位视图。后根安全进入区（虚线）可以完成延颈髓交界区和上颈髓区脊髓后角灰质病变的切除。b. 轴向视图。后根安全进入区（箭头）可以打开进入脊髓后外侧完成病变切除。

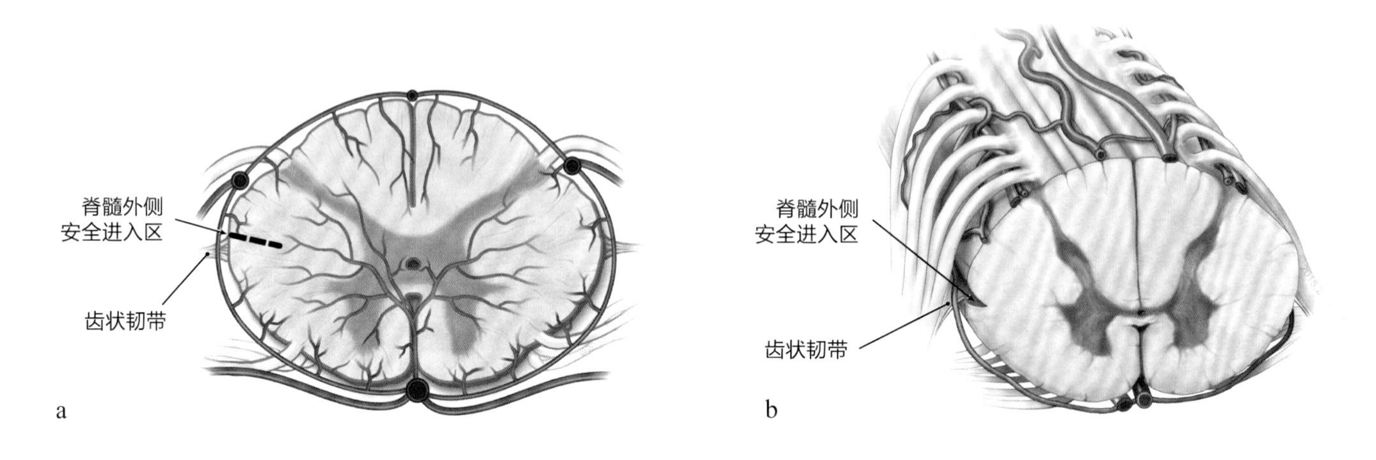
脊髓外侧
安全进入区
齿状韧带
a
脊髓外侧
安全进入区
齿状韧带
b

图 2.15　a. 轴位视图。脊髓外侧安全进入区，位于前后神经根之间的齿状韧带平面（虚线），可以完成延颈髓交界区和脊髓外侧区病变切除。b. 轴位视图。脊髓外侧安全进入区（箭头）可以通过切除多个节段的齿状韧带进入脊髓外侧完成病变切除，甚至可以暴露一些脊髓腹侧病变。

3 脑干手术技巧

Tenets of Brainstem Surgery

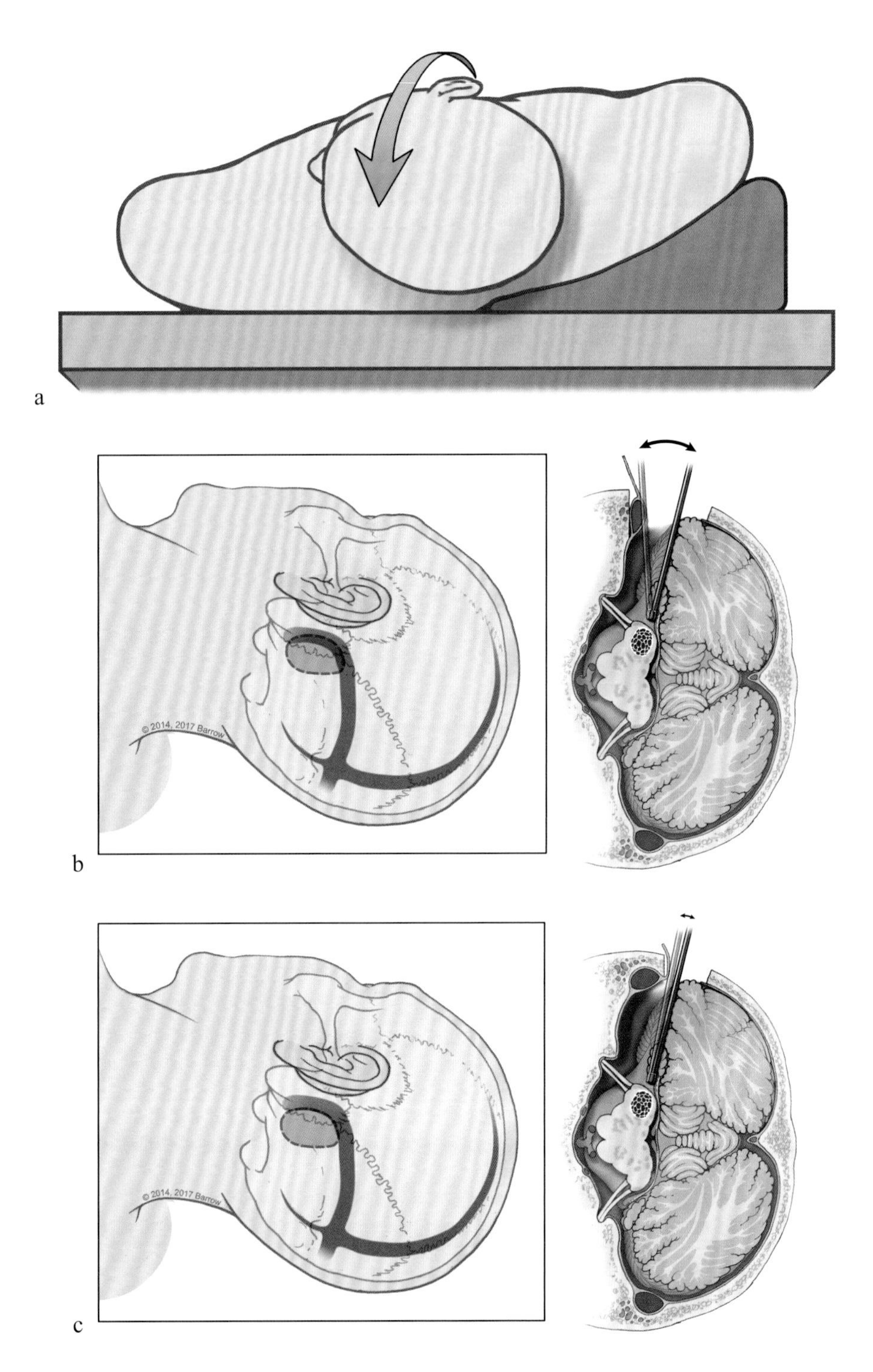
a
b
© 2014, 2017 Barrow
c
© 2014, 2017 Barrow

图 3.1 术前定位和开颅术。a. 术前应调整好患者至合适的手术体位，以便使术者能轻松舒适地完成手术。摆放体位时，最大限度减少患者局部组织受压，注意颈部静脉回流，防止头部充血，并方便术者根据术中情况随时微调手术床。譬如，幕下小脑上远外侧入路，患者平卧，患侧垫肩，头偏向对侧，下巴收拢，颈部朝地面略伸（箭头）使术区扩宽，使小脑半球因自然重力作用回缩，扩大入路间隙。b. 合适的骨窗可以获取充足的空间，以便暴露深部的组织，而无须牵拉邻近的脑组织和静脉窦。譬如，乙状窦后入路骨窗应充分暴露乙状窦与横窦交界，在术区水平面上使视角更宽。c. 未能暴露乙状窦与横窦交界，比如窦表面的骨质没有磨除，会阻碍桥小脑角区的术野，为了获得相同的术野，只能更多地牵拉小脑。需要引起重视的是，不能以牺牲手术空间而片面追求小骨窗，脑干手术的顺利完成离不开正常所需的手术空间。b 图示开颅术中磨除乙状窦与横窦交界的骨质使桥小脑角区得到充分暴露。

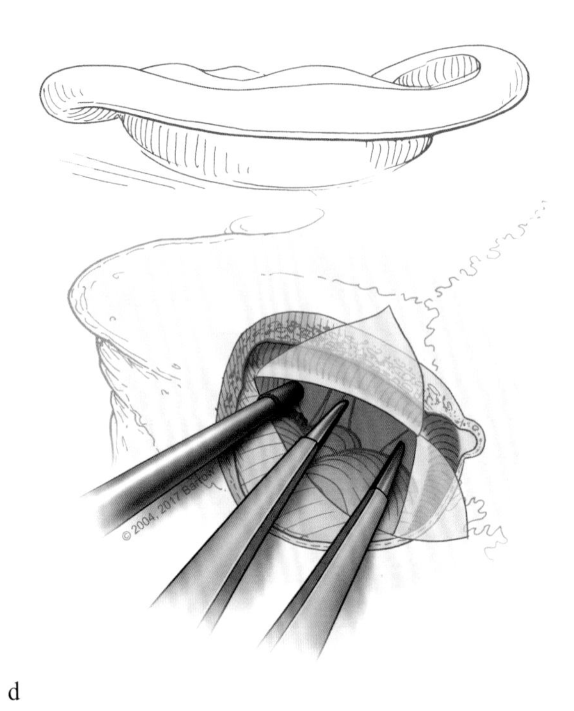
d

图 3.1　术前定位和开颅术。d. 应用锁孔手术的哲学。尽可能地优化骨窗大小、手术工作轨迹与术者到达病灶视野的关系。必须根据病人的具体情况，个性化地优化切口。锁孔不是片面追求小切口，应该是在足够的优化术野的情况下追求最小的损伤。最佳的开颅切口，可以使术者能顺利完成手术而不牺牲手术效果和提高手术风险。锁孔开颅最小的切口也必须保证双极和吸引器能出入自如。

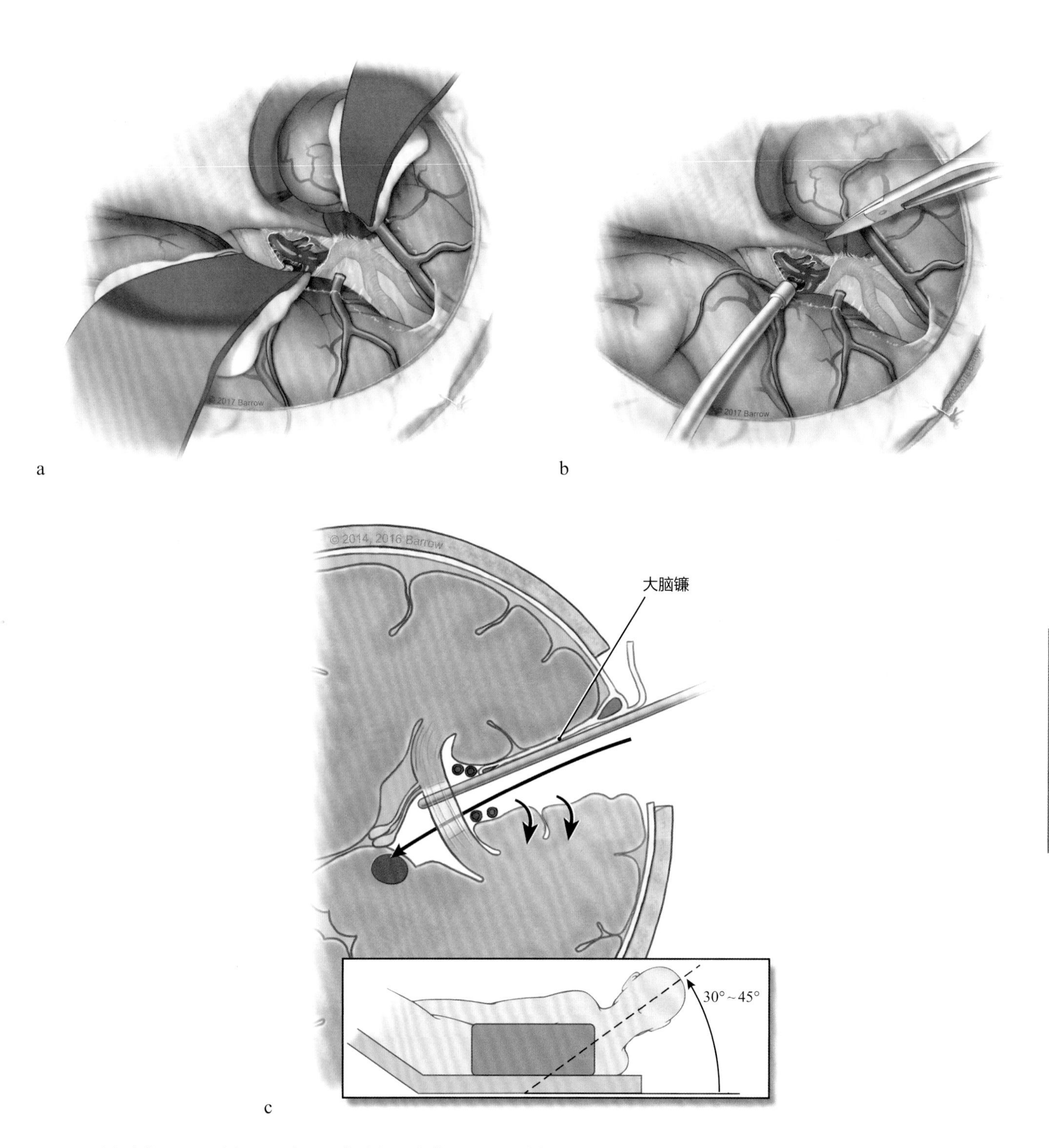
a
b
c
© 2017 Barrow
© 2017 Barrow
© 2014, 2016 Barrow
大脑镰
30°~45°

图 3.2　动态牵拉和重力牵拉。a. 合适的体位能避免使用脑压板牵拉脑组织。b. 术者可以使用双极镊、吸引器或其他显微器械通过动态牵拉获得与脑压板相同的术野。c. 天然解剖障碍。如利用重力效应，可以使大脑镰代替脑压板的功能（图中插入的器械）。这些都强调了手术体位以及优化手术计划的重要性，用以减少手术风险。

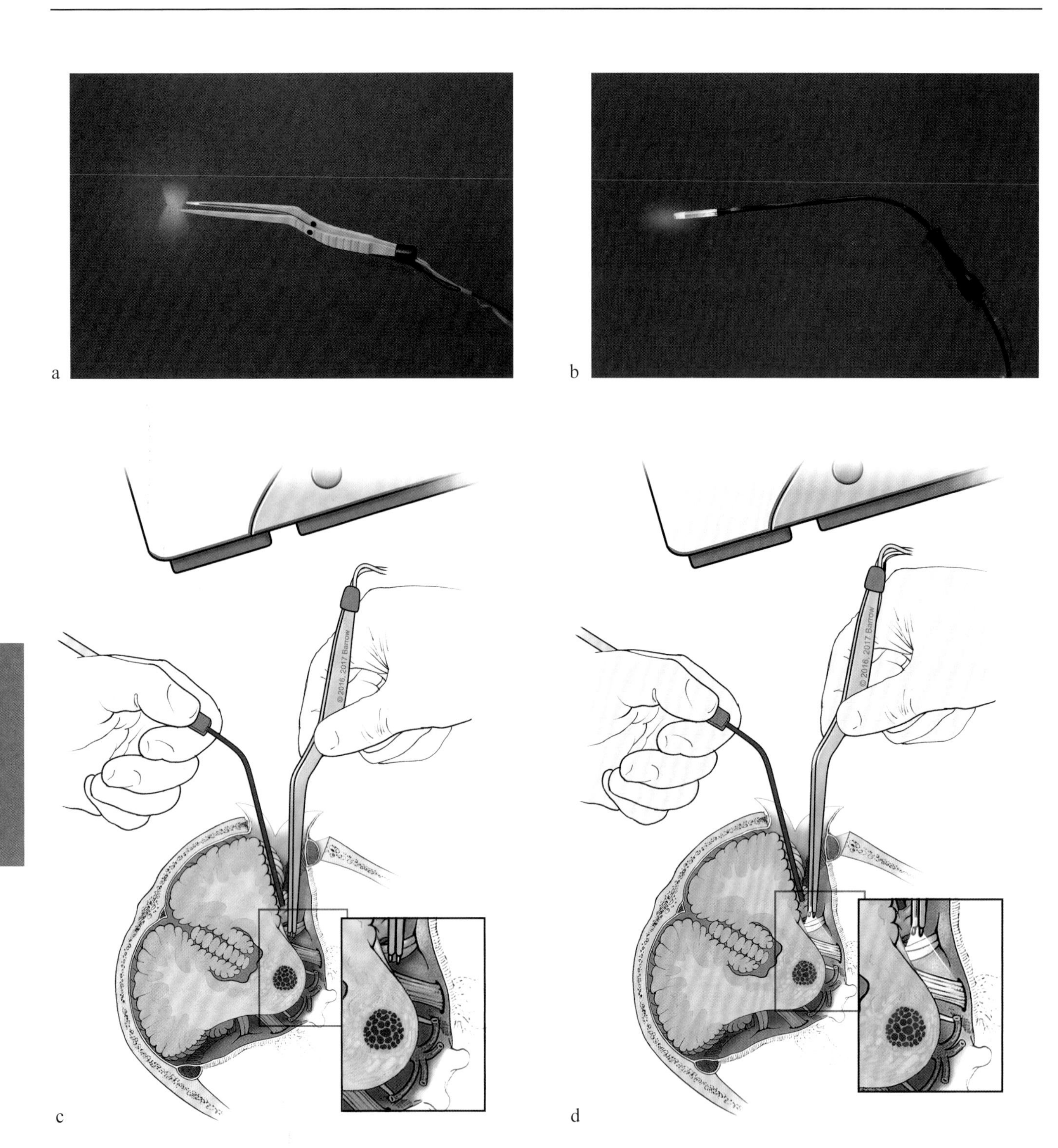
a
b
© 2016, 2017 Barrow
© 2016, 2017 Barrow
c
d

图 3.3 新型可照明手术器械。脑干及其邻近的结构位置深在，可供术者操作的空间是一个狭长的通道，虽然使用常规笨重粗大的显微器械和手术显微镜能通过扩大切口完成手术，但适应于脑干深部手术视野的新型器械和设备需要进一步开发。a. 发光双极镊。b. 发光吸引器，可以在深部视野中增强照明。c. 采用普通手术显微镜获得的视野。d. 在使用手术显微镜的基础上使用可照明手术器械获得的视野。图注提示可照明手术器械可以在深部术野中增强可视化程度，这种特殊的显微器械能帮助术者更好地处理棘手的脑干复杂病灶。

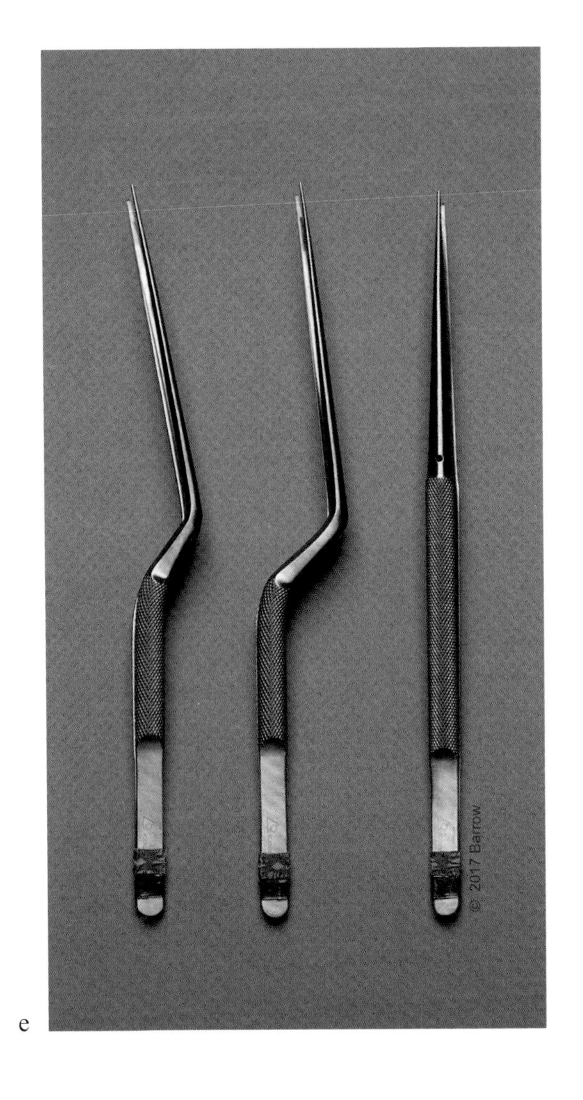
© 2017 Barrow

e

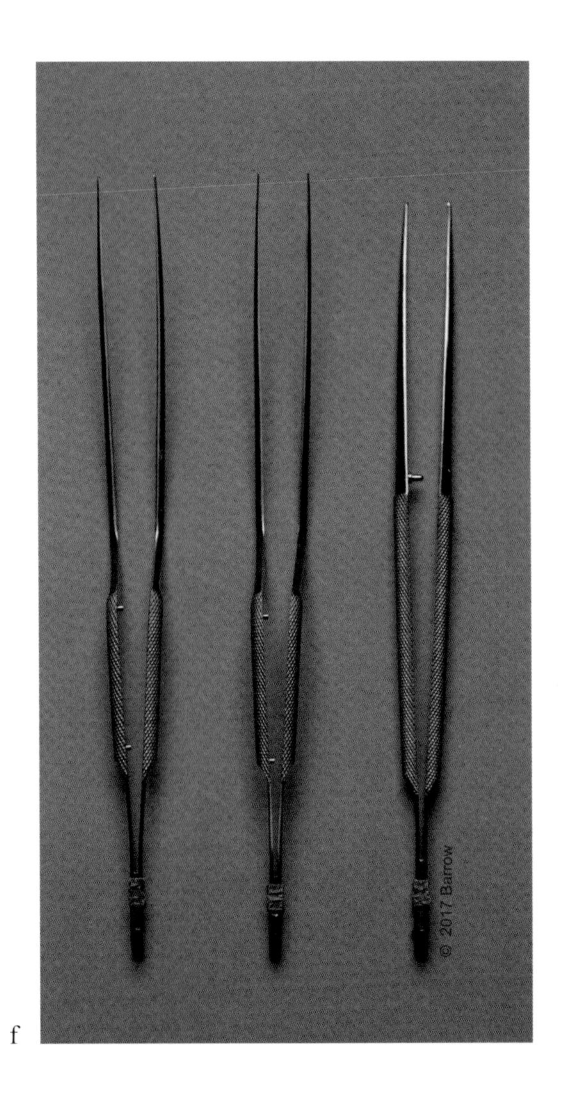
© 2017 Barrow

f

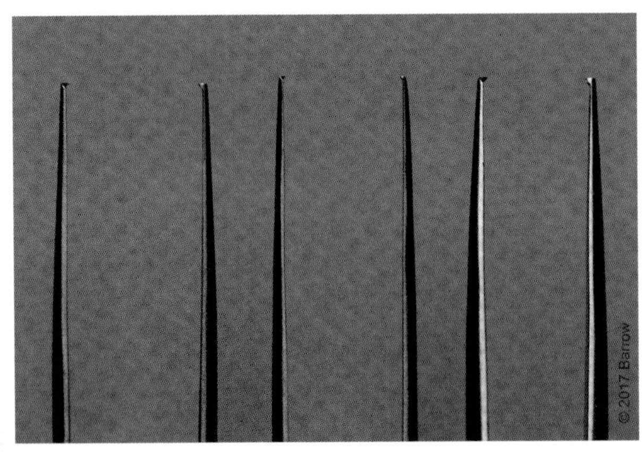
© 2017 Barrow

g

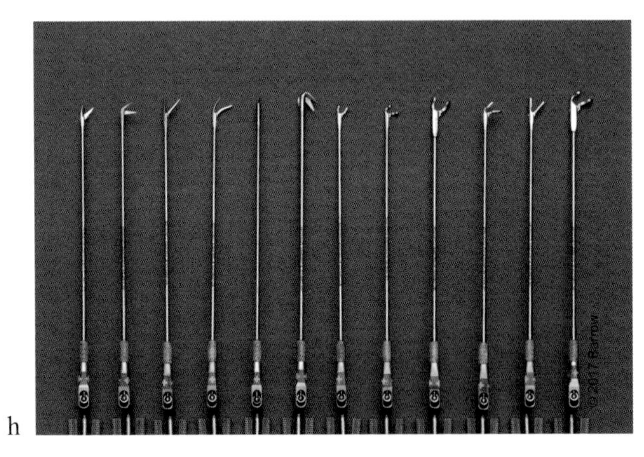
© 2017 Barrow

h

图 3.3 e~g. 例如，Spetzler 显微镊呈刺刀状可低握持位，能够深入术区而不遮挡术野。g. 有齿显微镊可以从术腔中剥离残存的海绵状血管瘤。h. 单轴手术器械提供了一种低握持位的方式，能最大限度地减少深部操作的术野遮挡。

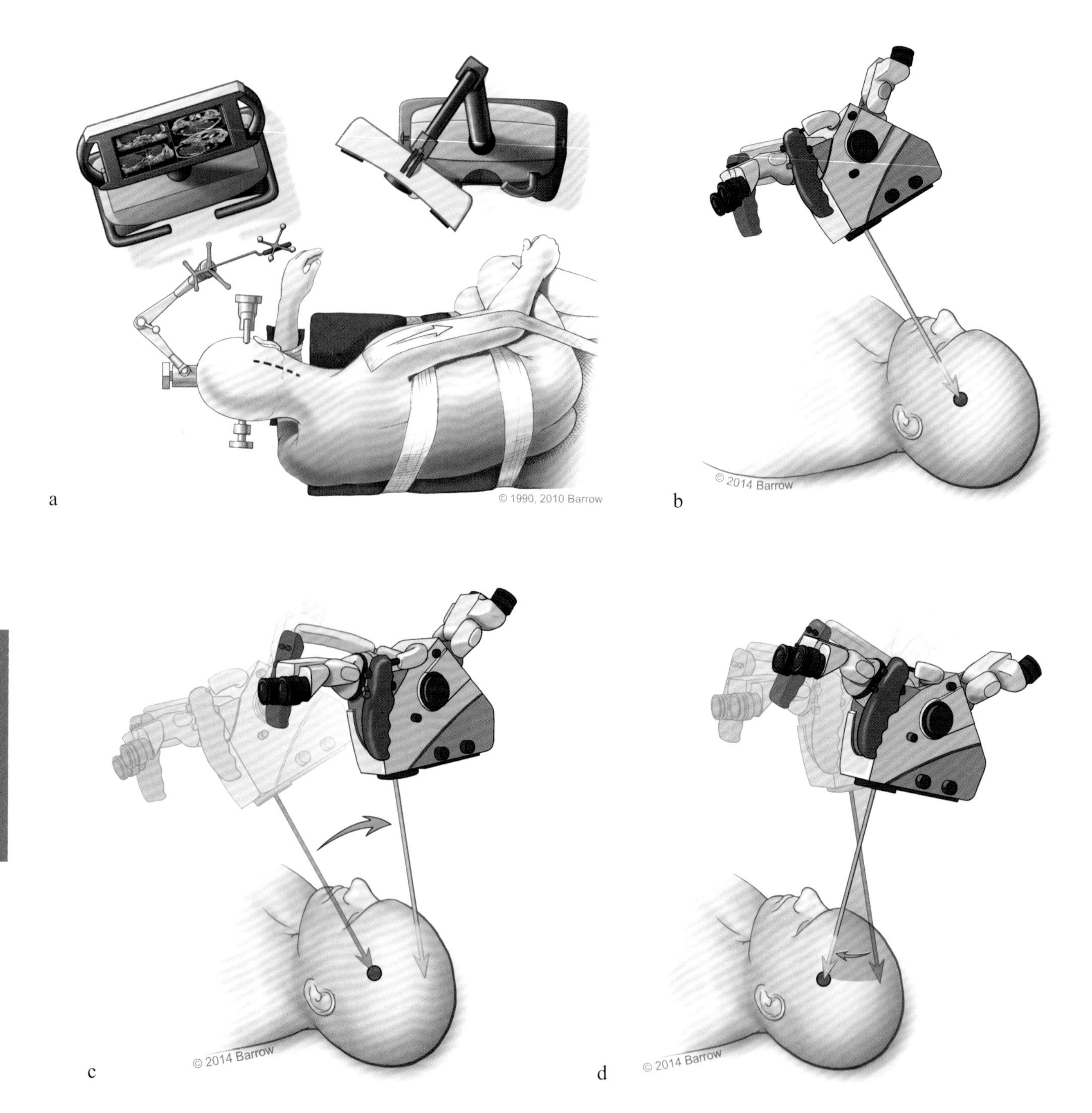
a
© 1990, 2010 Barrow
b
© 2014 Barrow
c
© 2014 Barrow
d
© 2014 Barrow

图 3.4 神经导航给深部开颅手术提供了极大的便利。神经导航系统可以协助术者优化术前准备，明确安全进入区以及找到手术的界面（正常脑组织与病变组织的蛛网膜间隙）。a. 神经导航可以与手术显微镜结合以锁定深部病变。同时可以通过简单的按键帮助术者灵活的掌握病变的三维结构。b. 自动定位功能。可设置显微镜自动聚焦于病变组织。c. 设置后可以手动调节。d. 激活自动定位功能，显微镜又可自动回到原来位置。

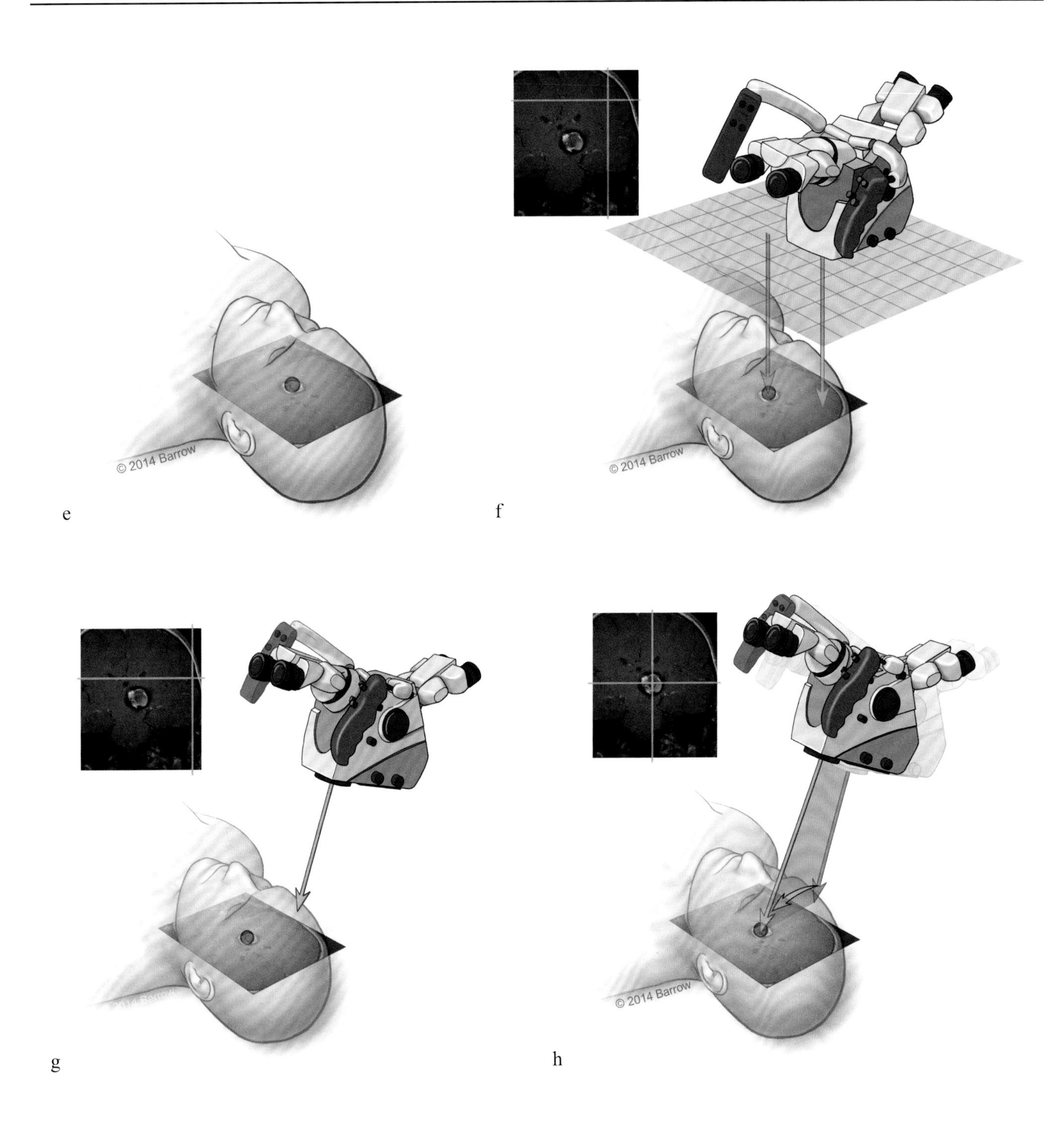
© 2014 Barrow
e
© 2014 Barrow
f
g
© 2014 Barrow
h

图 3.4 e. 平行于手术平面特征。设定目标病区坐标后，手术平面即可确定。f. 打开平行于手术平面功能，显微镜即可聚焦在此平面上，并可沿此平面平行移动。g. 点对面指向病变的功能，设定病变坐标。h. 打开点对面指向病变功能后，显微镜自动旋转并聚焦在目标病区。

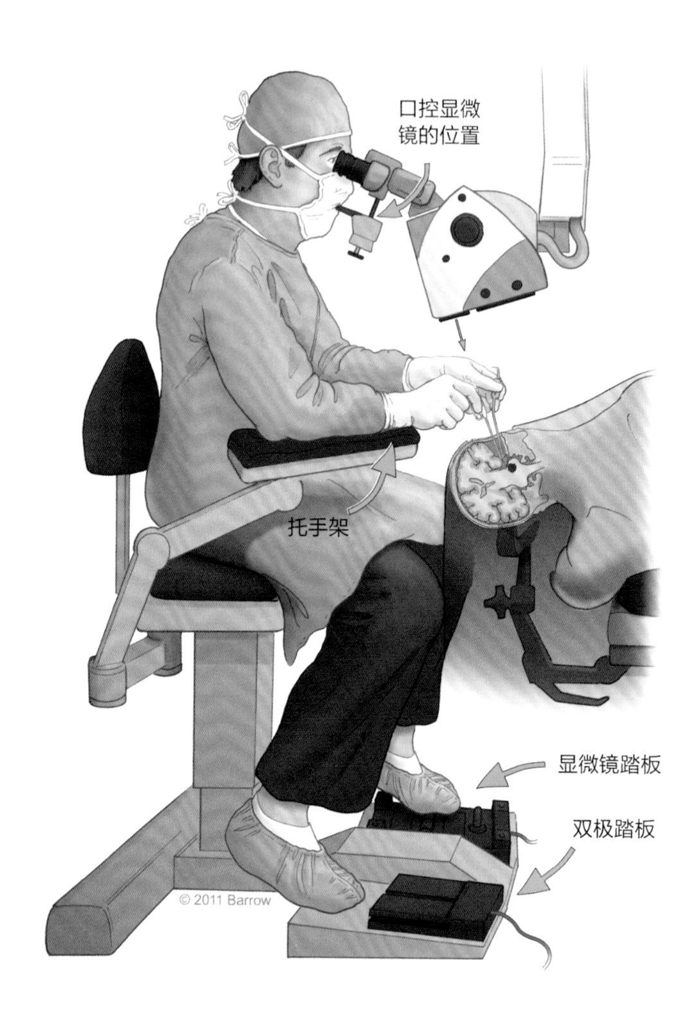
口控显微
镜的位置
托手架
显微镜踏板
双极踏板
© 2011 Barrow

图 3.5 让术者舒适的手术椅。口控显微镜、托手架、显微镜踏板、双极踏板。保证术者的舒适的重要性不可低估。带托手架的手术椅使术者在做复杂手术时能保持在同一个位置长达数小时，且能保持手臂的稳定、减少疲劳。使用口控显微镜来调整角度和光照强度，比腾出手来调整显微镜节约大量时间，并且更加精准。

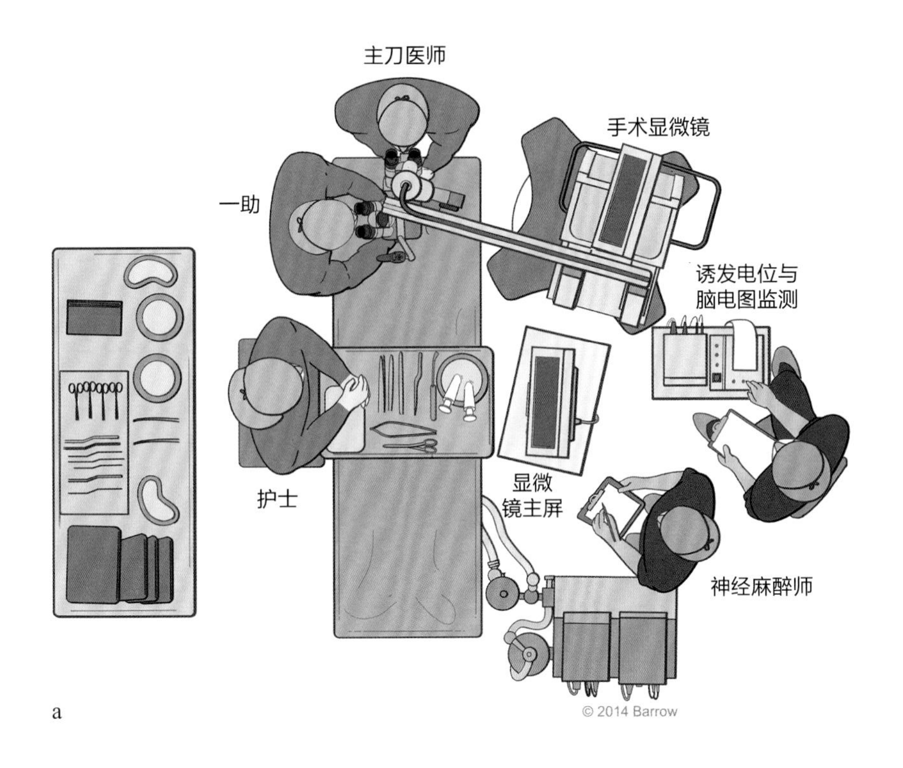
主刀医师
手术显微镜
一助
诱发电位与
脑电图监测
护士
显微
镜主屏
神经麻醉师
© 2014 Barrow

a

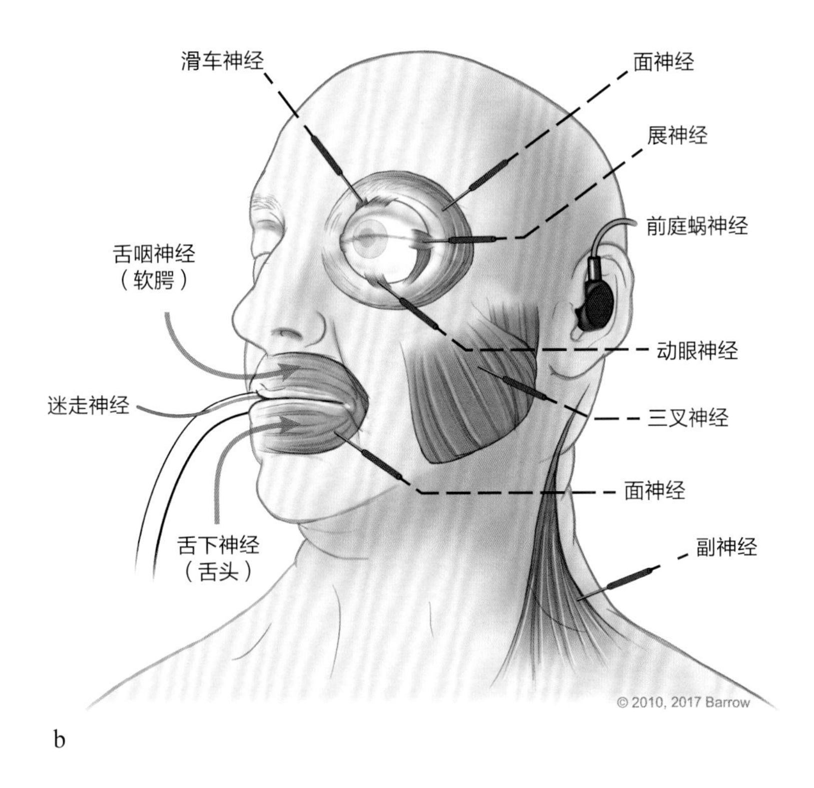
滑车神经
面神经
展神经
前庭蜗神经
舌咽神经
（软腭）
动眼神经
迷走神经
三叉神经
面神经
舌下神经
（舌头）
副神经
© 2010, 2017 Barrow

b

图 3.6 神经麻醉与术中神经监测。a. 为保证手术成功，每一项操作都需要神经麻醉、术中电生理监测等良好的团队协作。一位训练有素的专科麻醉师可以使病人各项指标保持稳定，为深部开颅手术顺利进行保驾护航。脑干手术常常需要监测体感诱发电位和脑神经特异性监测，神经麻醉团队必须与术中神经监测模块相融合。b. 对感觉运动通路和重要神经束进行术中神经监测是非常必需的，可以显著减少手术并发症。在巴罗神经病学研究所，所有计划做脑干手术的患者，都必须进行体感诱发电位、运动诱发电位和适当的脑神经监测。

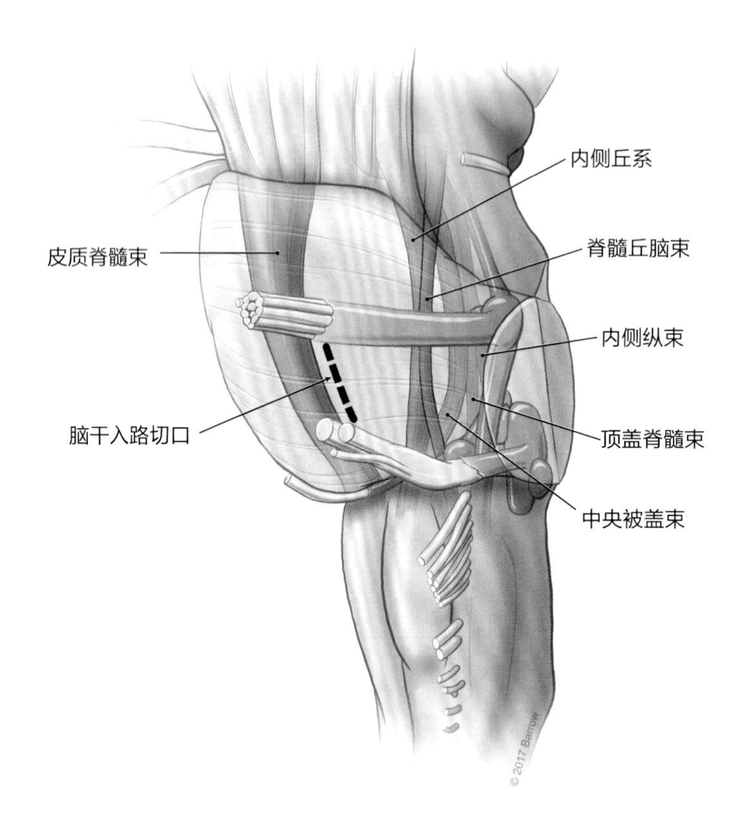
内侧丘系
皮质脊髓束
脊髓丘脑束
内侧纵束
脑干入路切口
顶盖脊髓束
中央被盖束
© 2017 Barrow

图 3.7 进入脑干的方法（前外侧视图）。脑干入路设计应该选取离病灶最近的软脑膜或室管膜平面。利用安全进入区或点尽可能地减少对正常脑组织和神经束的破坏与损伤。纵行两点法能有助于脑干入路的选择。尽可能减少对神经束的损伤，一般情况下，平行于毗邻神经束的地方设计切口（虚线所示）将能降低因术中对脊神经通路或脑神经通路的损伤所带来的并发症。

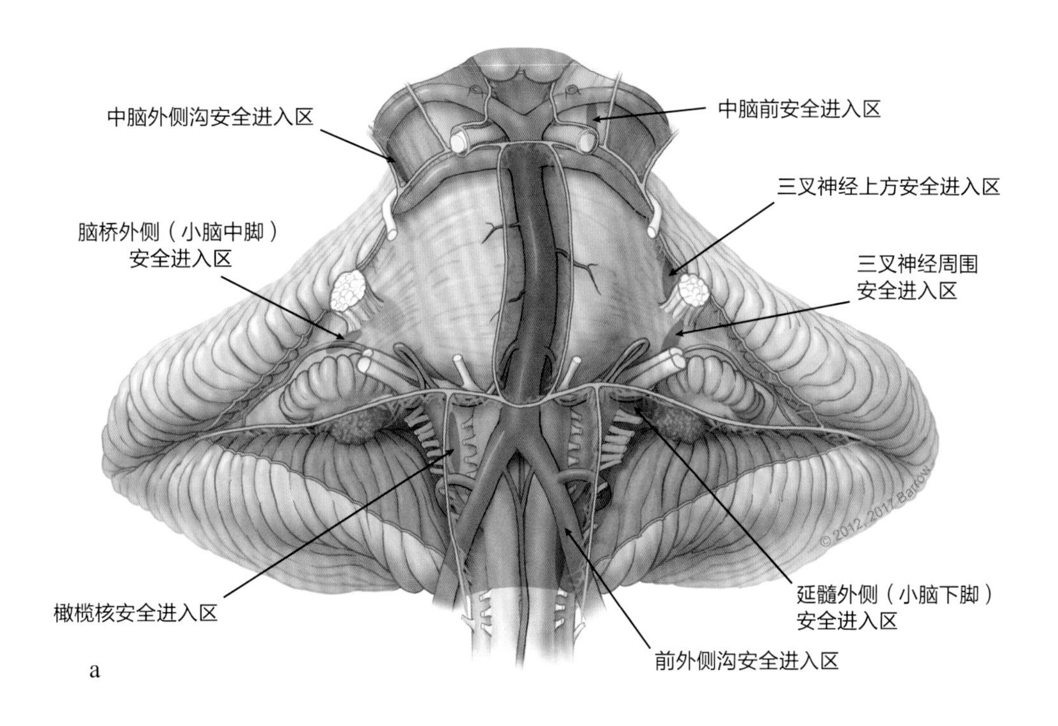

中脑外侧沟安全进入区
中脑前安全进入区
三叉神经上方安全进入区
脑桥外侧（小脑中脚）
安全进入区
三叉神经周围
安全进入区
橄榄核安全进入区
延髓外侧（小脑下脚）
安全进入区
前外侧沟安全进入区
a

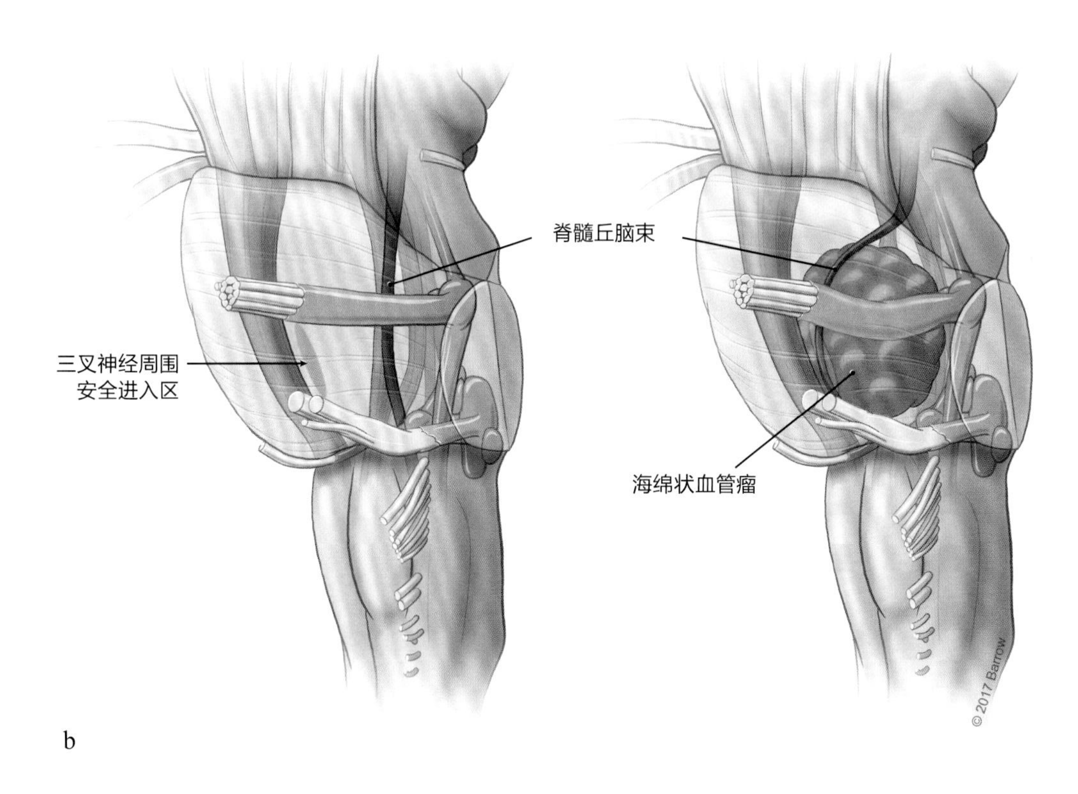

脊髓丘脑束
三叉神经周围
安全进入区
海绵状血管瘤
b

图 3.8 脑干安全进入区和自然进入平面（前视图）。a. 利用安全进入区（蓝色椭圆）和脑池等自然通道切除脑干及丘脑病变，其重要性众所周知。借用脑池等自然通道释放脑脊液后可使脑组织塌陷增加手术空间，尽量减少对神经束的损伤，使术者从安全进入区进入脑干抵达病灶。这类似于外侧裂、纵裂入路，分离外侧裂池释放脑脊液减少周围组织的损伤。关于安全进入区（蓝色椭圆）的详细讨论见第 2 个专题。这些安全进入区多选在血管分布稀疏之处。b. 值得警惕的是，大的病灶会使脑干内解剖结构变形或移位，此时，也许安全进入区（蓝色椭圆）下就是重要的神经束（前视图）。

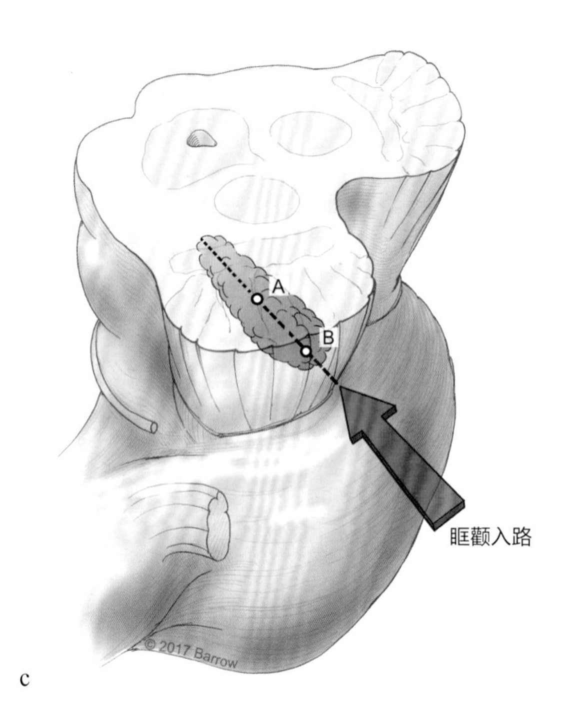
A
B
眶颧入路
© 2017 Barrow

c

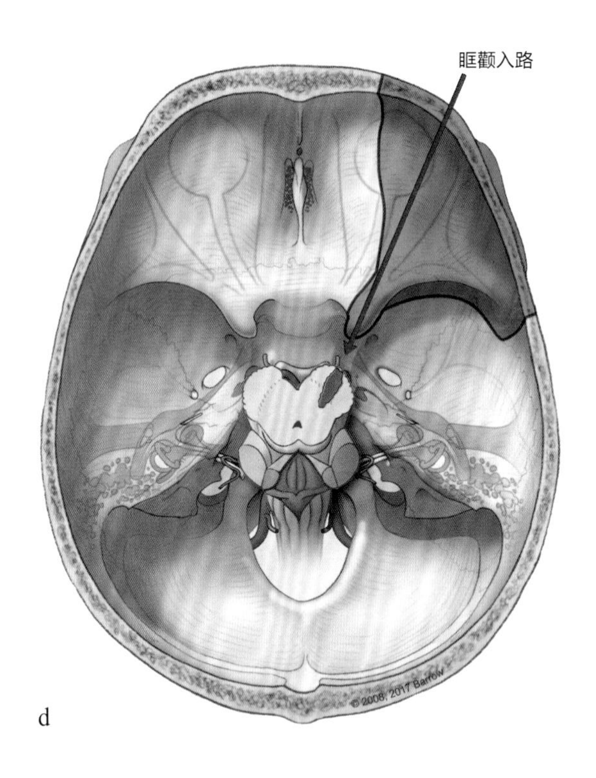
眶颧入路
© 2008, 2017 Barrow

d

图 3.8　c. 两点法有助于选择最佳病变切除入路，能减少术后并发症。采用两点法，首先需要识别病灶最长轴，并指向软脑膜或室管膜最近的方向，而后延长至头颅表面确定最理想的开颅切口。A 点设置在病灶正中点，B 点设置在离软脑膜或室管膜最近处。d. AB 两点连线延长至颅骨表面（箭头）。这个 AB 点及延长线就是手术切除病变时所需入路。

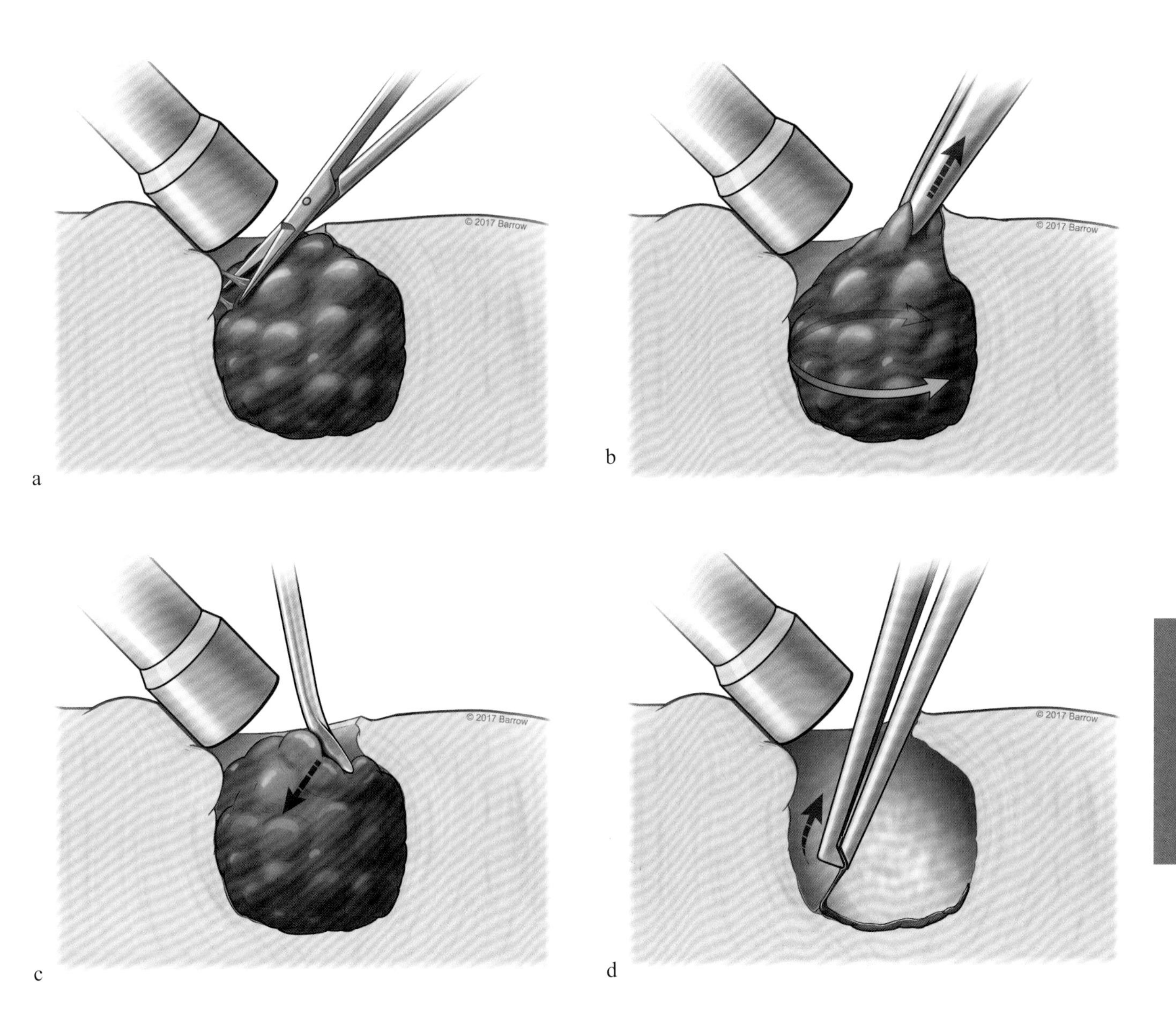
© 2017 Barrow
a
© 2017 Barrow
b
© 2017 Barrow
c
© 2017 Barrow
d

图 3.9 锐性分离、松解、剥离技术。在操作脑干或有明确核团边界的手术中，术者必须严格遵循显微神经外科手术基本原则。a. 尽可能地使用锐性分离的方法使病灶与邻近的语言功能区结构分离。尽量减少对语言功能区结构的压迫、牵拉和损伤。b, c. 锐性分离后便可采取轻拉或推挤交替的方式松解病灶。在一些脑干常见的病变，比如海绵状血管瘤手术，对残留病灶采取非瘤内切除的方式，整体松解，沿界面缓慢分离，可以顺利地切除病灶。d. 除了紧邻神经束的病灶外，大多数残余病灶都可以使用专门器械进行剥离的方式进行。

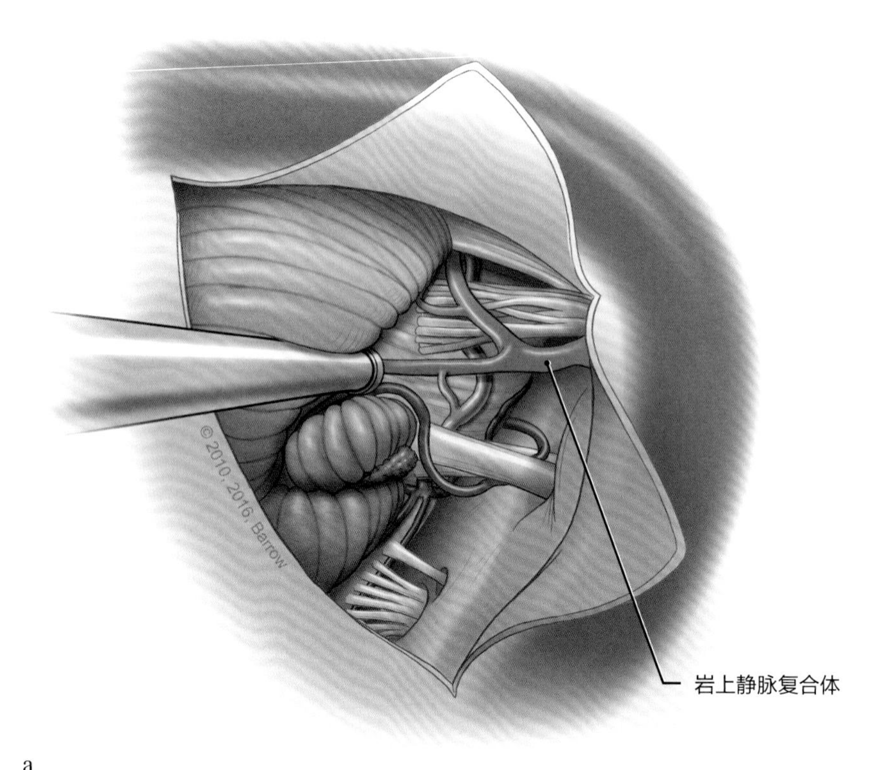
© 2010, 2016, Barrow
岩上静脉复合体

a

© 2017 Barrow
发育性静脉异常

b

图 3.10 静脉结构的保留。a. 术中保留静脉是预防术后静脉栓塞、梗死和幕下脑水肿的关键。脑干表面的静脉应尽可能地松解到术野之外并保护好。比如桥小脑角手术中，每一次都会遇到岩上静脉复合体，此时，应该尽可能地保护好。剥离静脉外膜将其移动到术野之外而不要直接电凝，术中最好不要牺牲它们。b. 海绵状血管瘤的成功切除有赖于保留任何发育性静脉异常。在完整地去除畸形血管的同时，必须注意保留这些静脉的完整性。

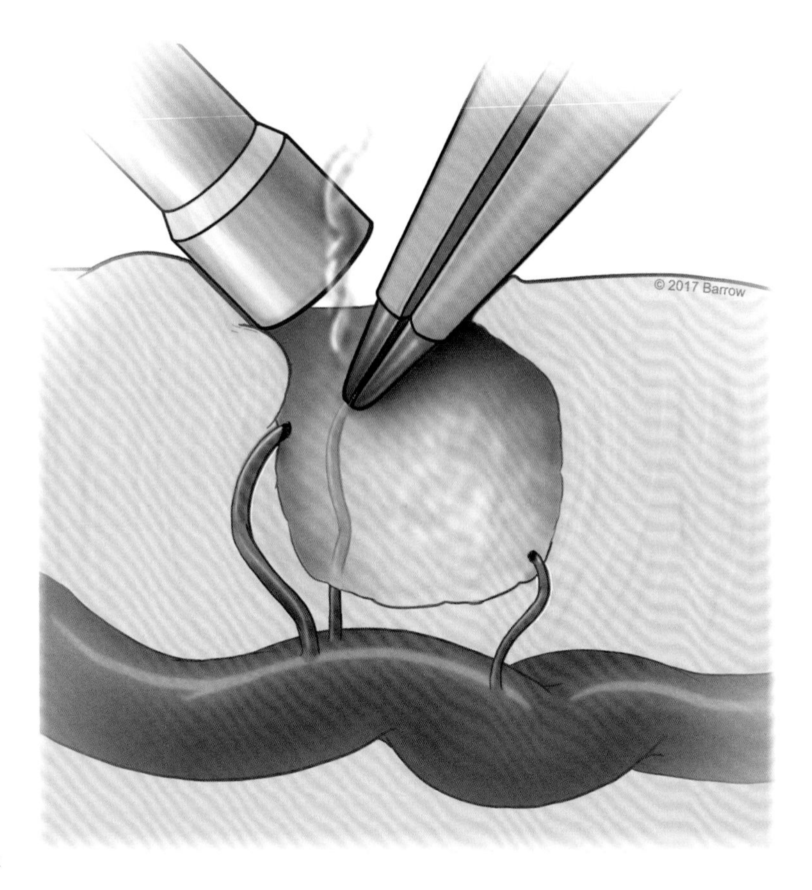
© 2017 Barrow

a

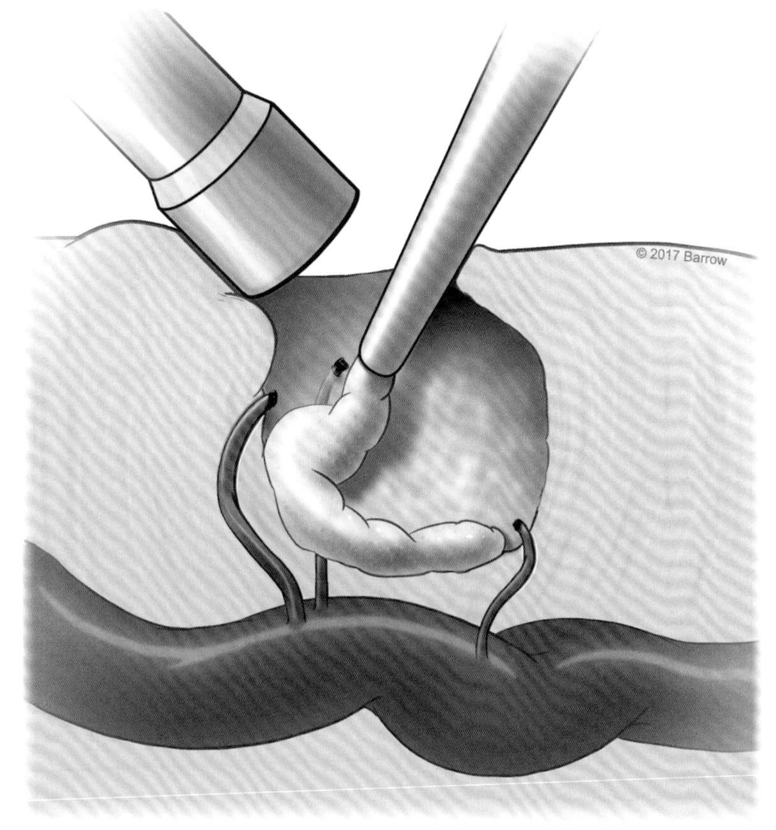
© 2017 Barrow

b

图 3.11 止血。a. 脑干术中止血时，因手术空间有限，容易对毗邻的语言功能区组织造成损伤，所以避免不可控地电凝毗邻的神经组织是至关重要的。在直视下采取低强度电凝细致精准地电凝出血点。渗血可以采用简单地压迫和使用生理盐水反复冲洗。b. 极少的情况下，可在瘤腔使用少量的止血剂，并持续冲洗。

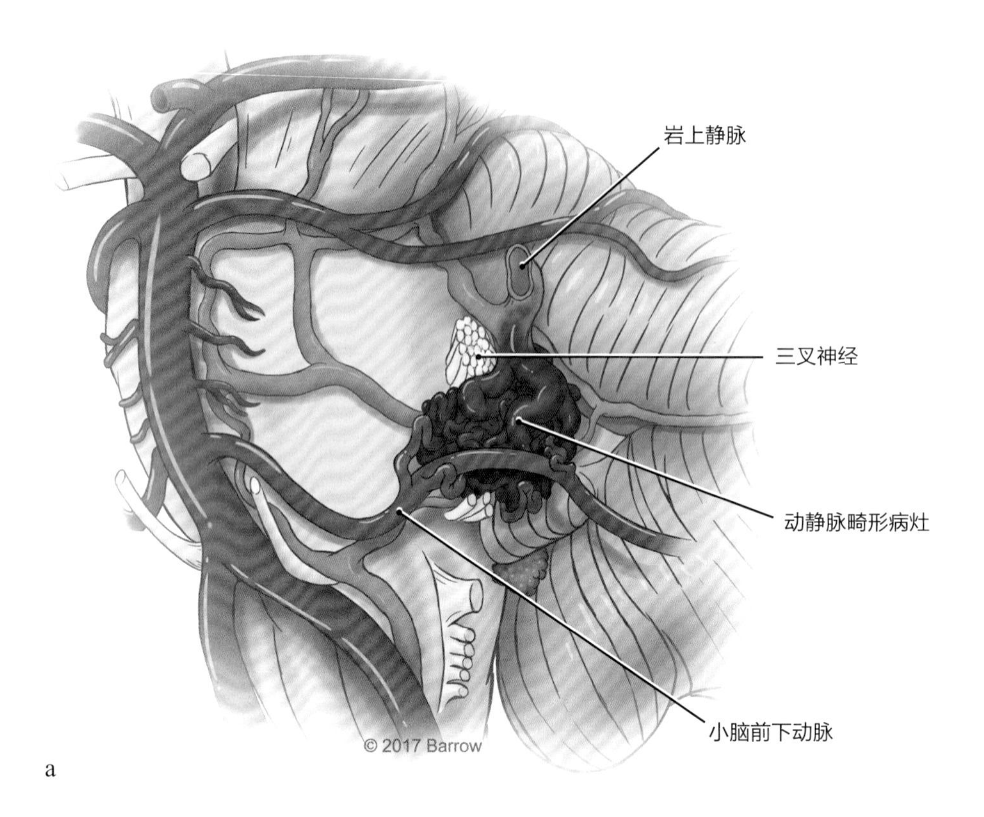
岩上静脉
三叉神经
动静脉畸形病灶
小脑前下动脉
© 2017 Barrow

a

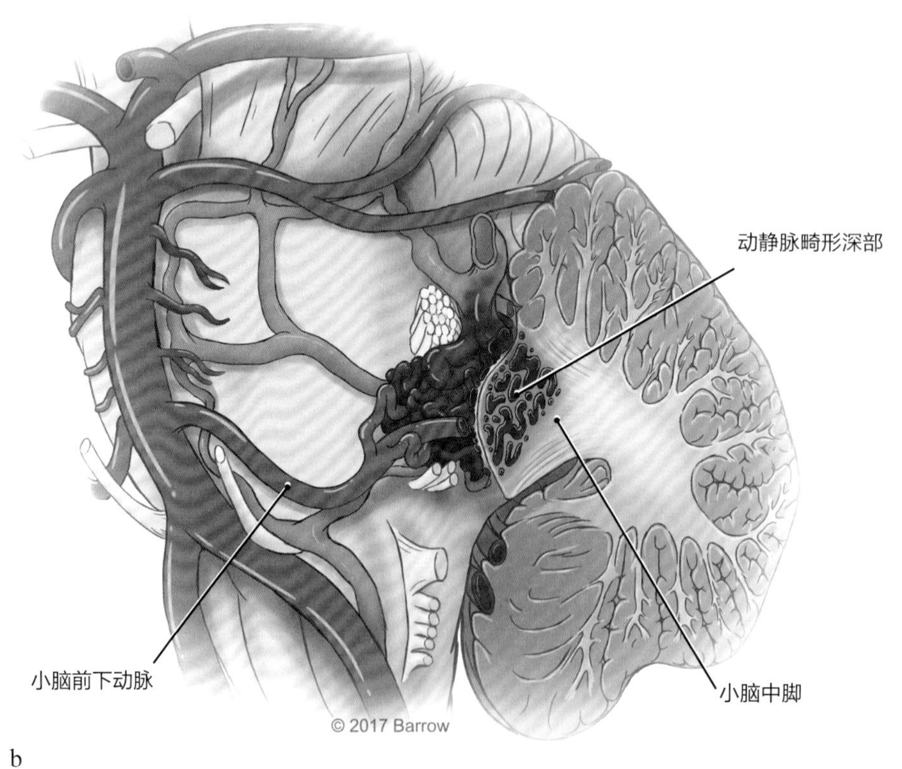
动静脉畸形深部
小脑前下动脉
小脑中脚
© 2017 Barrow

b

图 3.12 脑干非功能区动静脉畸形病灶切除步骤。以脑桥外侧动静脉畸形切除的手术技巧为例。a. 前外侧视角显示，小脑中脚动静脉畸形病灶，邻近三叉神经外侧，由小脑前下动脉供血，回流静脉为岩上静脉复合体。b. 矢状旁切面图显示小脑中脚深部的畸形血管结构，如何安全地切除动静脉畸形而避开小脑中脚纤维束？

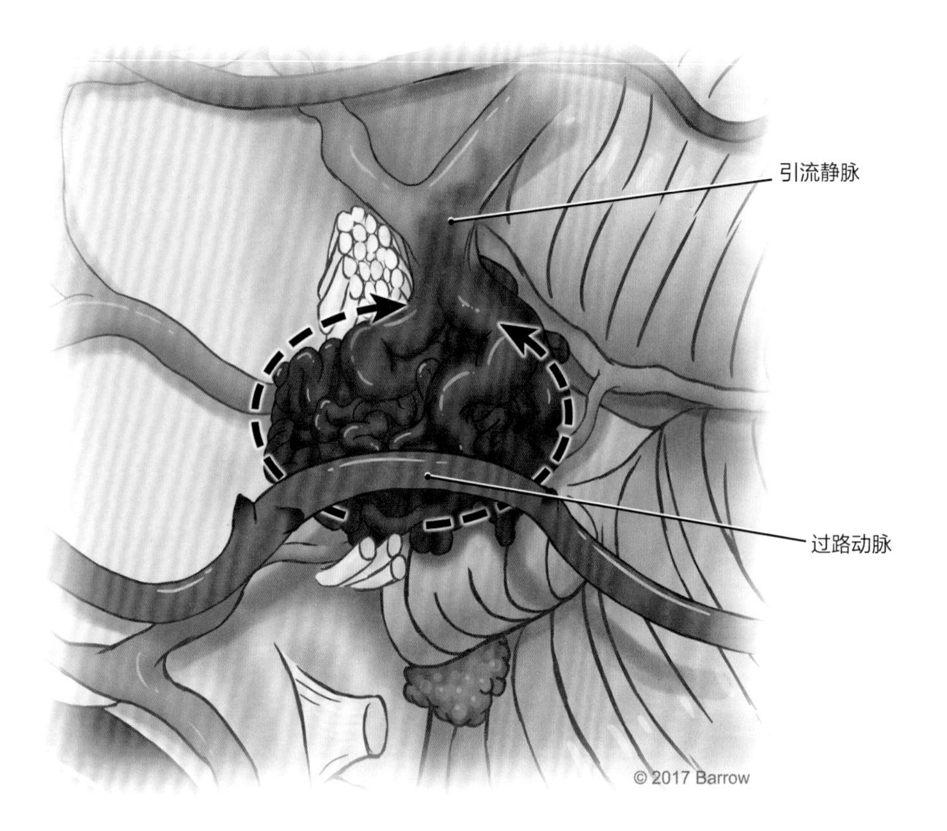
引流静脉
过路动脉
© 2017 Barrow

c

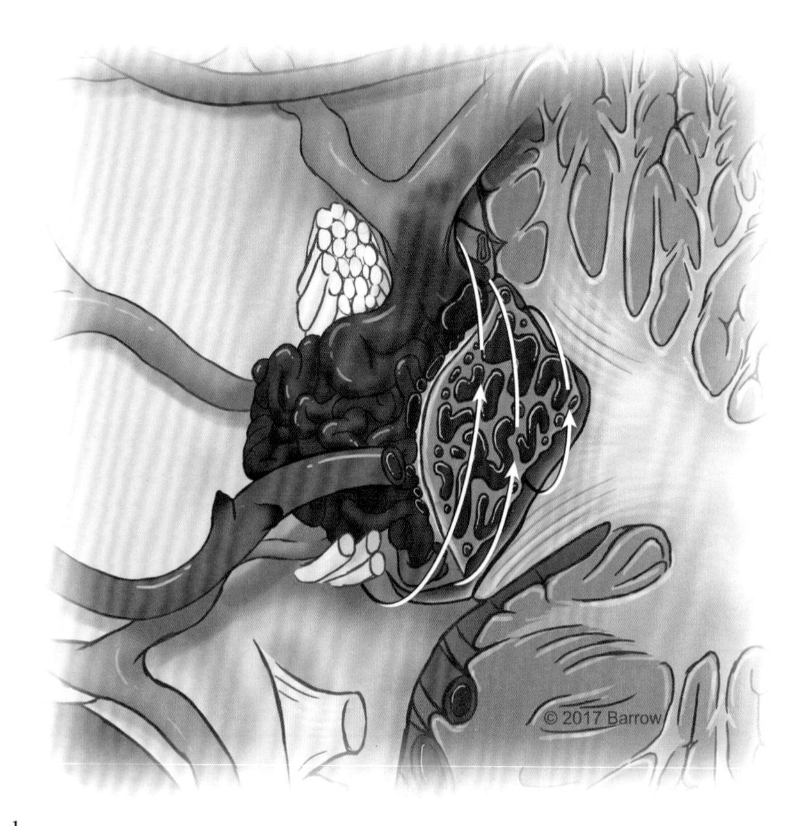
© 2017 Barrow

d

图 3.12 c. 将畸形团周围供血动脉一一烧灼，过路动脉和回流静脉必须保留。d. 采取环周锥形解剖，沿界面将畸形血管与脑实质充分分离。

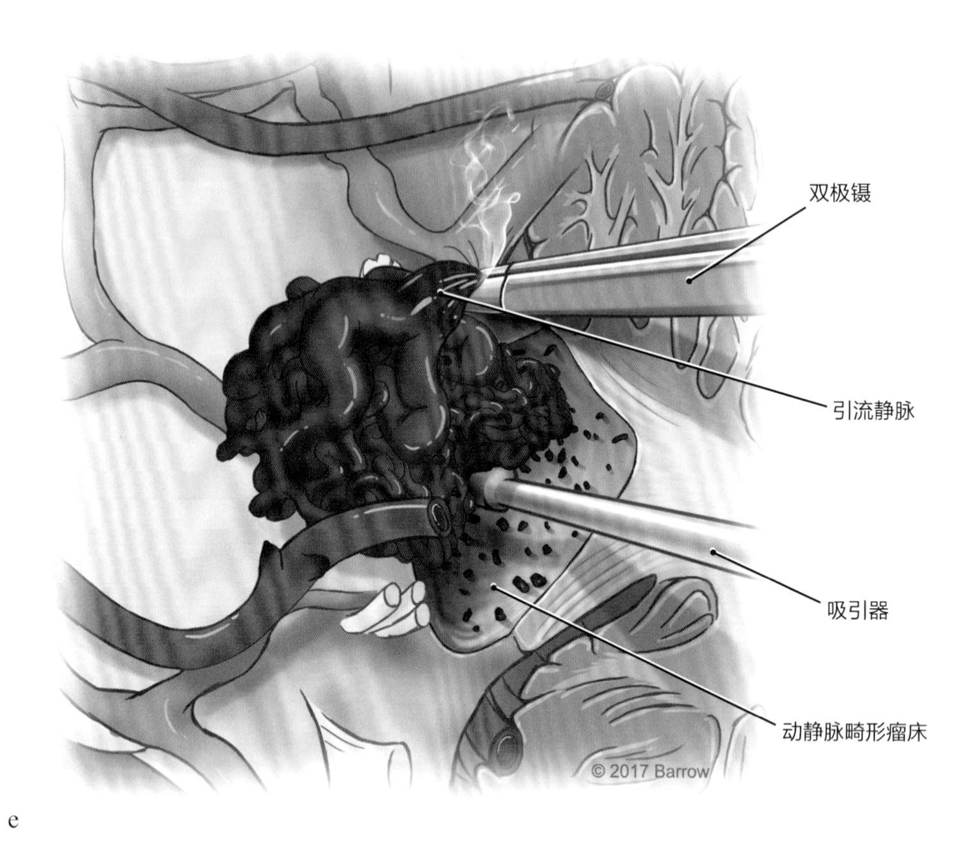
双极镊
引流静脉
吸引器
动静脉畸形瘤床
© 2017 Barrow

e

图 3.12 e. 最后处理引流静脉，畸形团塌陷后予以完全电凝切断，完整切除畸形团，瘤床精细止血。

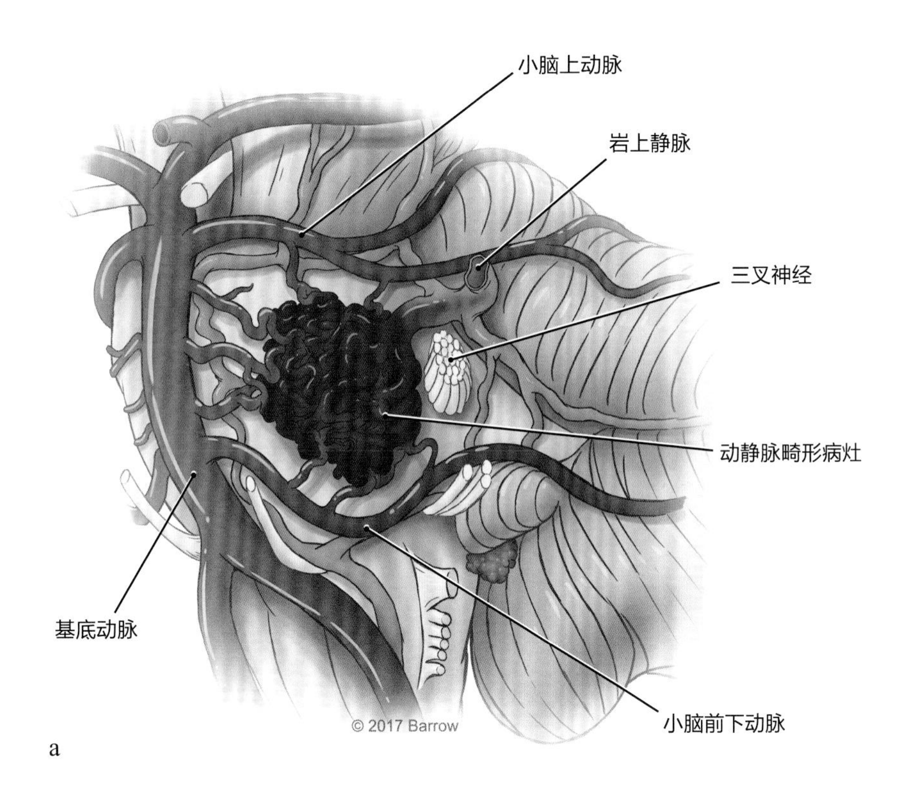
小脑上动脉
岩上静脉
三叉神经
动静脉畸形病灶
基底动脉
小脑前下动脉
© 2017 Barrow
a

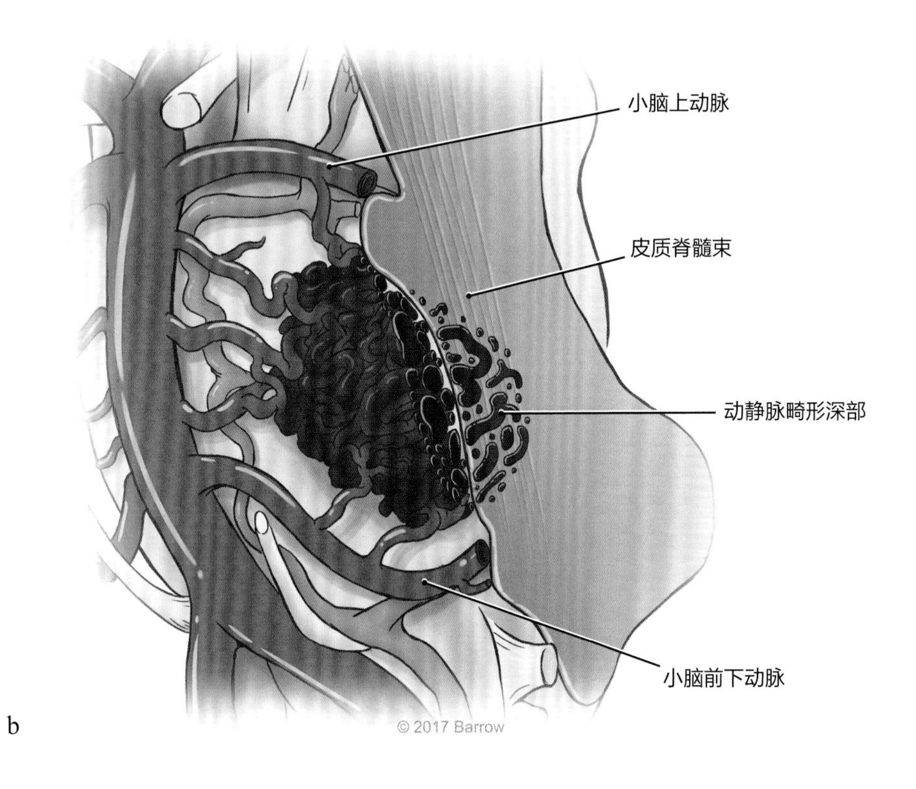
小脑上动脉
皮质脊髓束
动静脉畸形深部
小脑前下动脉
b
© 2017 Barrow

图 3.13 脑干功能区动静脉畸形切除步骤。以脑桥前部的动静脉畸形切除为例。a. 前外侧视角，动静脉畸形病灶位于脑桥面三叉神经内侧，由基底动脉、小脑上动脉和小脑前下动脉供血。主要引流静脉为岩上静脉复合体。b. 脑桥前部矢状断面显示畸形团深入皮质脊髓束，无法做到脑桥内的安全切除。

引流静脉
三叉神经
双极镊
© 2017 Barrow

c

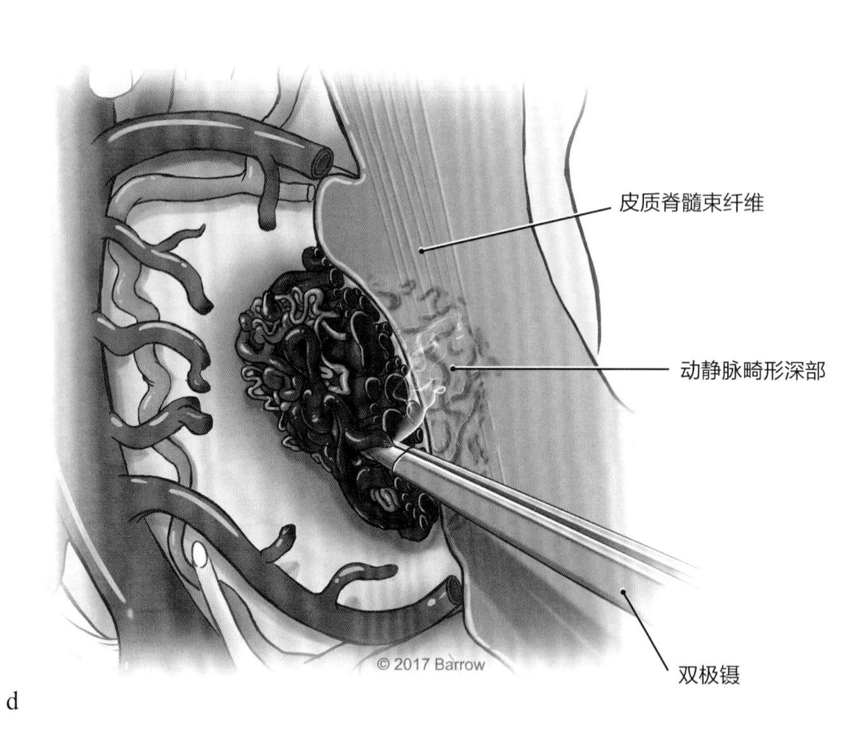
皮质脊髓束纤维
动静脉畸形深部
双极镊
© 2017 Barrow

d

图 3.13 c. 将畸形团周围供血动脉一一电凝离断，过路动脉和回流静脉保留完整，过路动脉的供血支亦要完全电凝离断。图中所示在尽量不损伤脑干组织的情况下切除畸形团有两种方案可供选择。d. 方案一：矢状断面显示，电凝畸形团所有的表面血管，直到引流静脉处，脑桥深处的血管塌陷，血管保留。

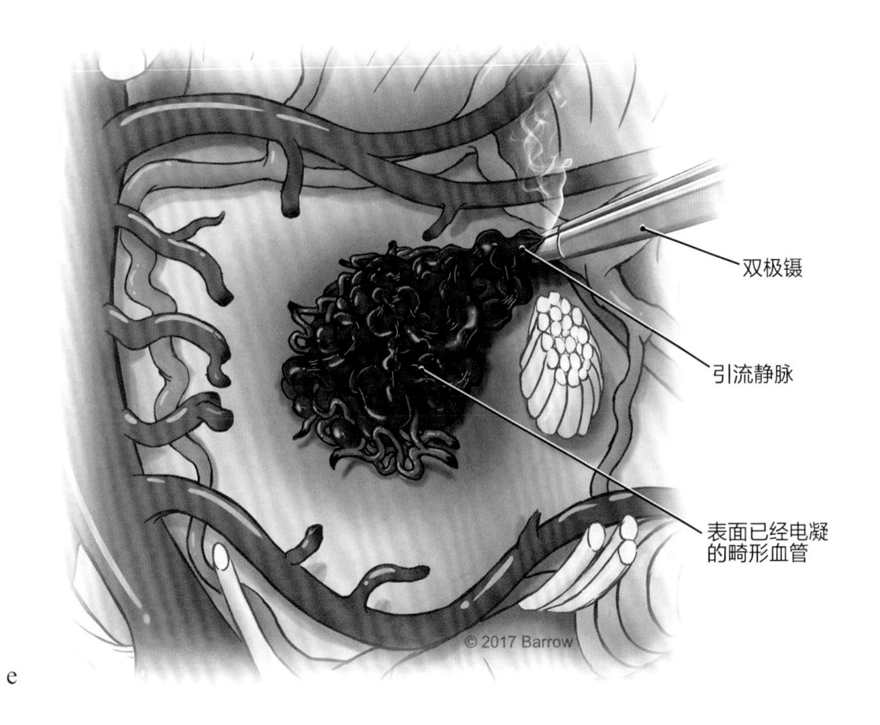
双极镊
引流静脉
表面已经电凝
的畸形血管
© 2017 Barrow

e

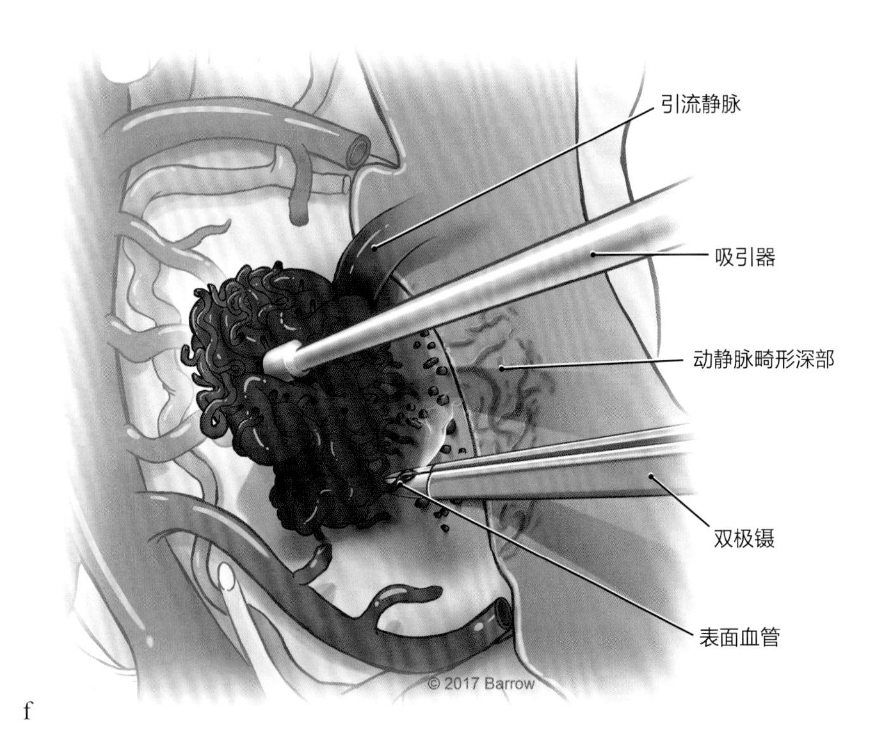
引流静脉
吸引器
动静脉畸形深部
双极镊
表面血管
© 2017 Barrow

f

图 3.13 e. 前视图显示畸形团萎缩后即可电凝引流静脉。f. 方案二：脑桥旁矢状切面显示沿畸形团边界逐步分离至脑干表面，电凝深部畸形血管，并剥离畸形团，但不进入脑实质，最后处理引流静脉。

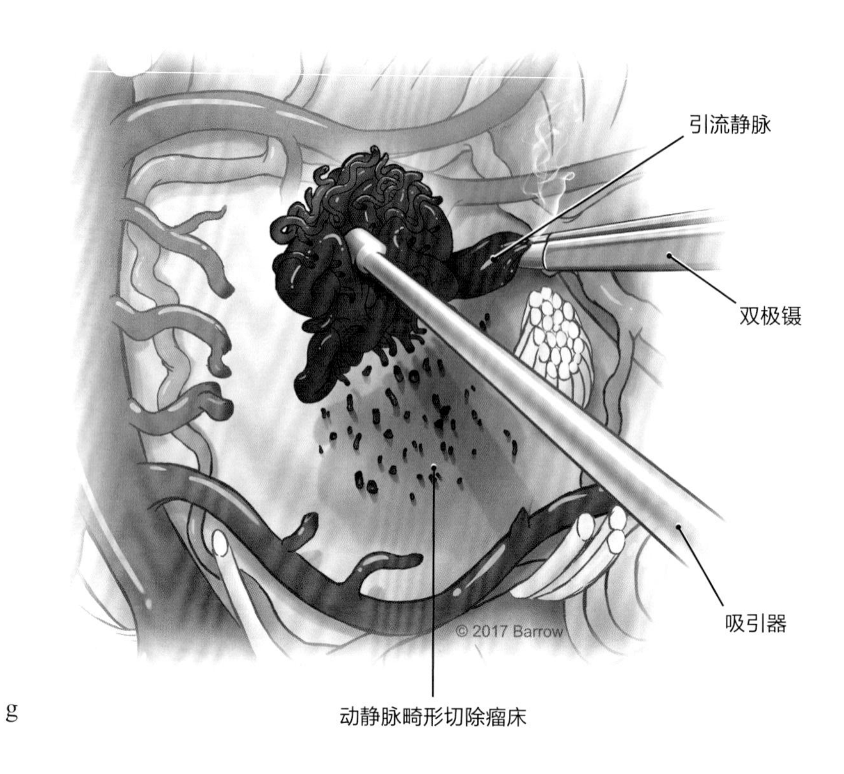
引流静脉
双极镊
吸引器
© 2017 Barrow
g
动静脉畸形切除瘤床

图 3.13 g. 畸形团塌陷后予以完全电凝切断引流静脉，完整切除畸形团，瘤床精细止血。

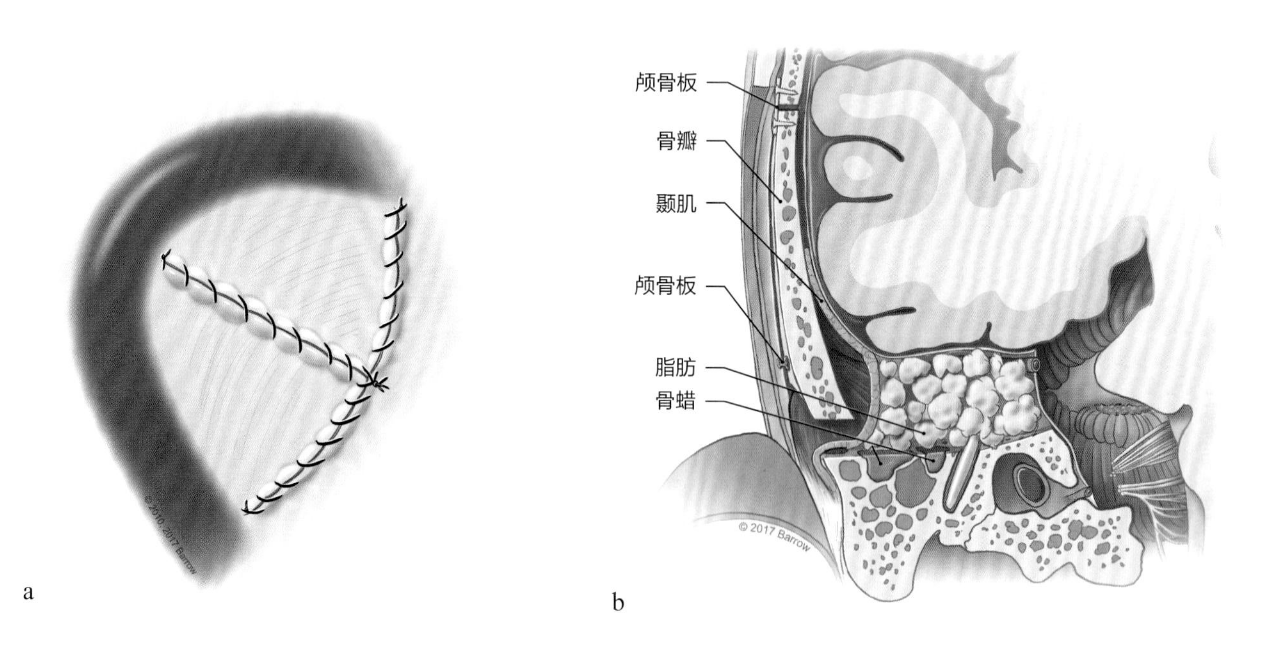
颅骨板
骨瓣
颞肌
颅骨板
脂肪
骨蜡
© 2017 Barrow
a
b

图 3.14 a. 颅后窝关颅尤为重要。严密缝合硬脑膜可以尽量减少脑脊液漏、颅内感染和低颅压。术后腰大池引流有助于颅后窝切口的术后愈合，并减少术后脑脊液漏的可能性，然而，腰大池引流并非常规采用。b. 必须封闭开放的乳突气房，最好采用骨蜡密闭后，使用肌肉、脂肪以及筋膜多层封闭。这些方法在颅后窝扩大骨瓣切口的情况下尤其必要。

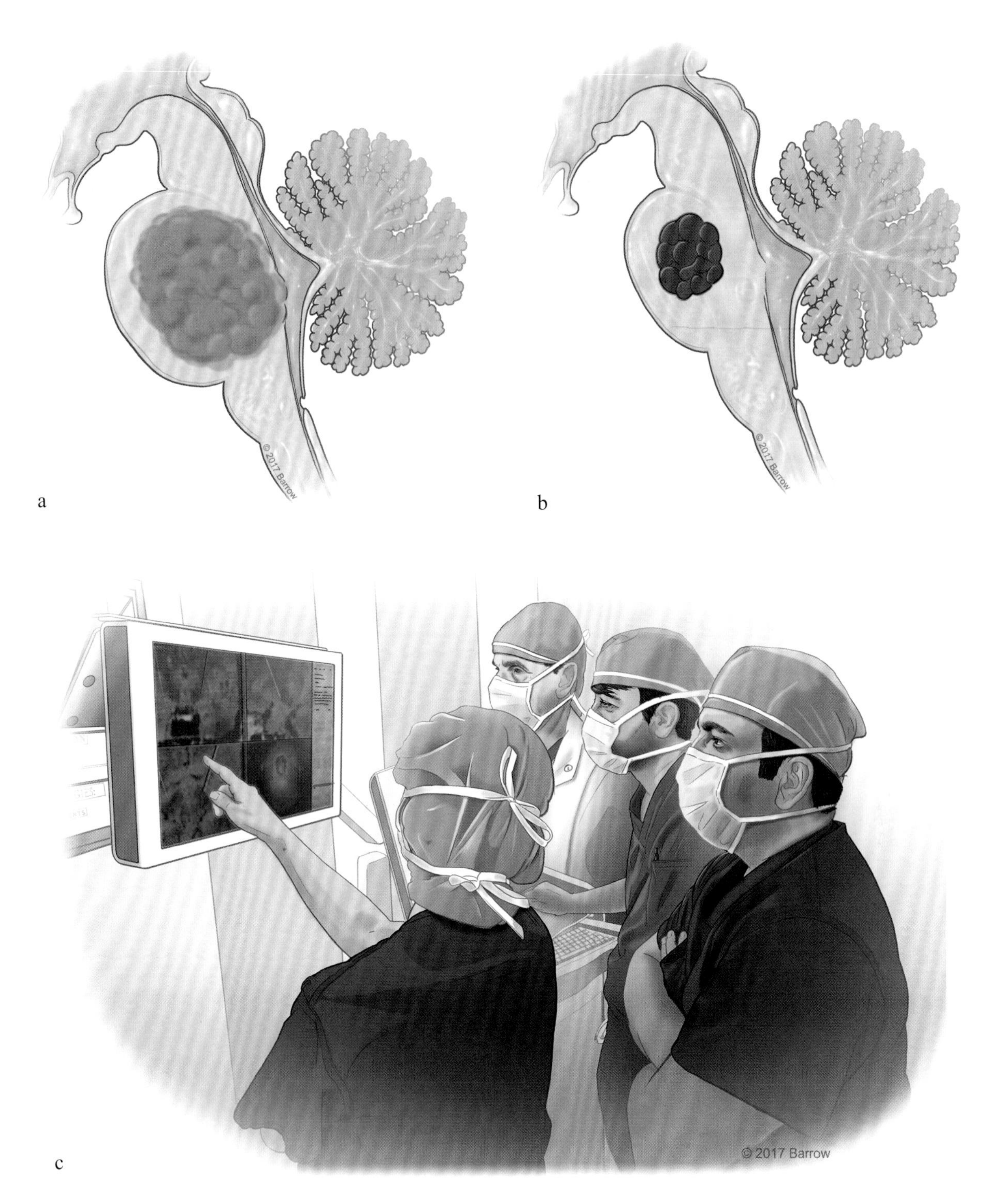
a
b
c
© 2017 Barrow

图 3.15 患者及手术时机的选择。根据患者的具体情况，提出最优方案，可以降低并发症，提高患者生存质量，使患者真正获益。某些脑干或丘脑的病变自然转归极差，尽管采取积极手术，仍预后极差，所以活检比全切使患者获益更多。a. 图示弥漫性内生性脑桥胶质瘤的病例，预后极差，说明病例的选择极其重要。b. 如果预计能从手术受益，应该尝试手术切除。图示是一名脑桥海绵状血管瘤反复出血的患者，予以手术治疗获益。c. 手术时机的选择是另外一个重要的考量。这很大程度上取决于患者的症状。尽管反复出血或突发意识障碍需要紧急干预，然而大部分患者经过保守治疗后都能得到较好的恢复。所以手术时机的选择应该是依据病变位置、可及性和可能导致的神经功能缺损来决定是保守治疗还是手术干预。

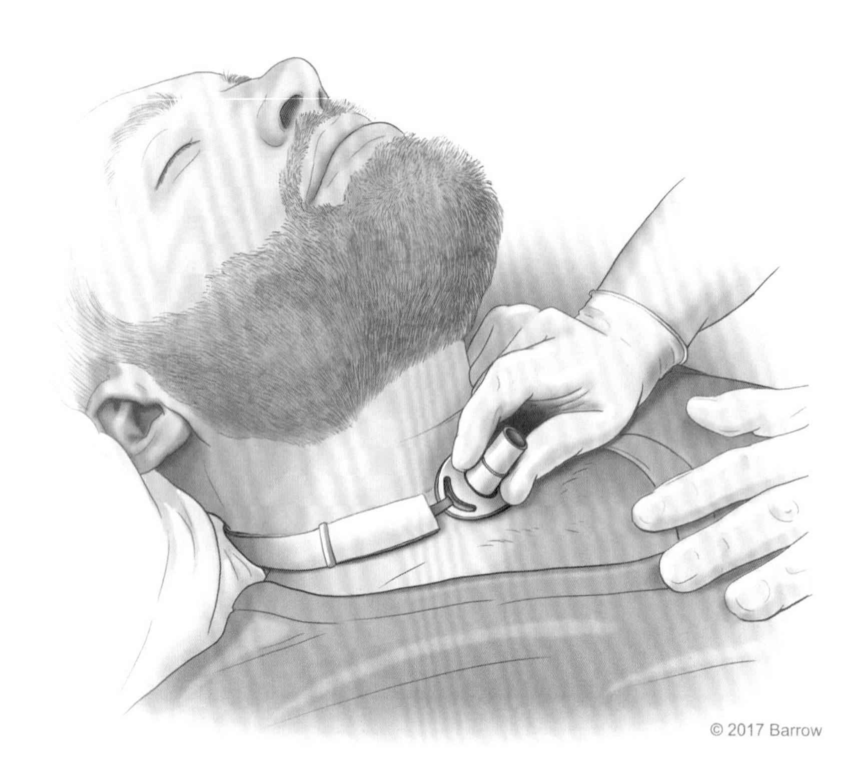
© 2017 Barrow

a

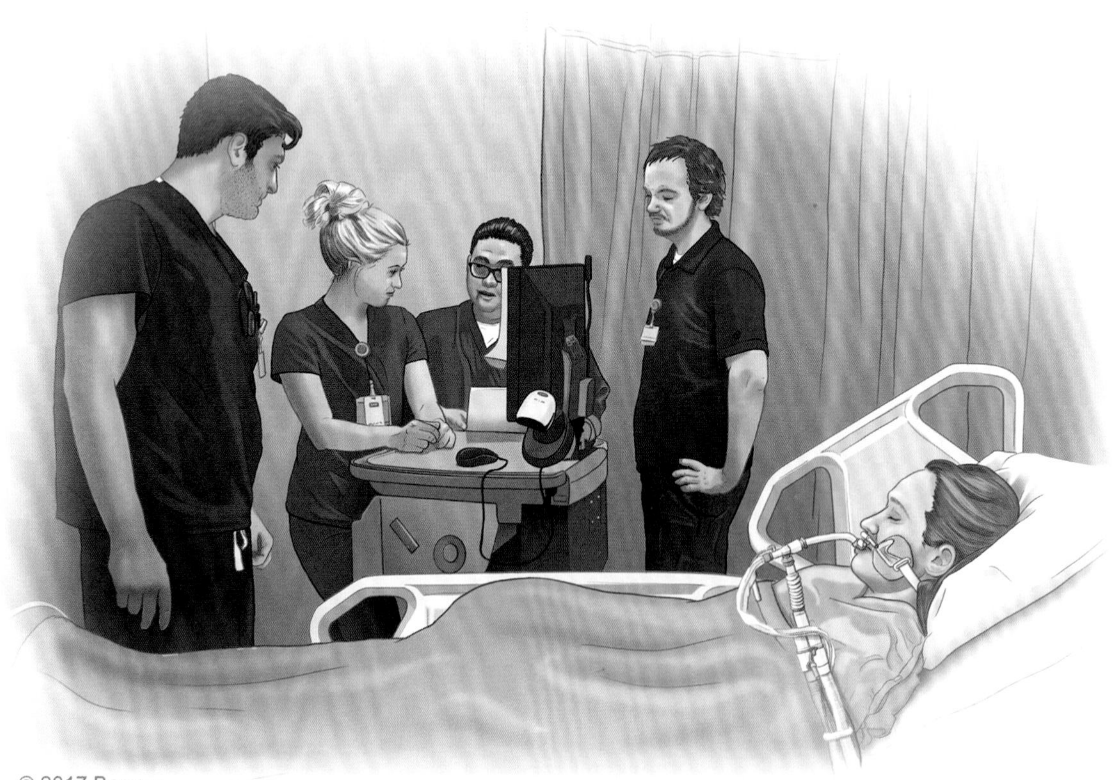
© 2017 Barrow

b

图 3.16　其他考量。a. 脑干手术常常导致短暂或不可逆的神经功能缺损，这些缺损常常是在患者原有神经功能缺损的基础上进一步恶化。术前应该充分告知这种可能风险。手术组医师应该提前预知这种术后并发症的可能。比如，延髓手术可以提前行气管切开。b. 一个成熟的手术团队需要强大的神经重症监护团队和康复团队作为后盾。

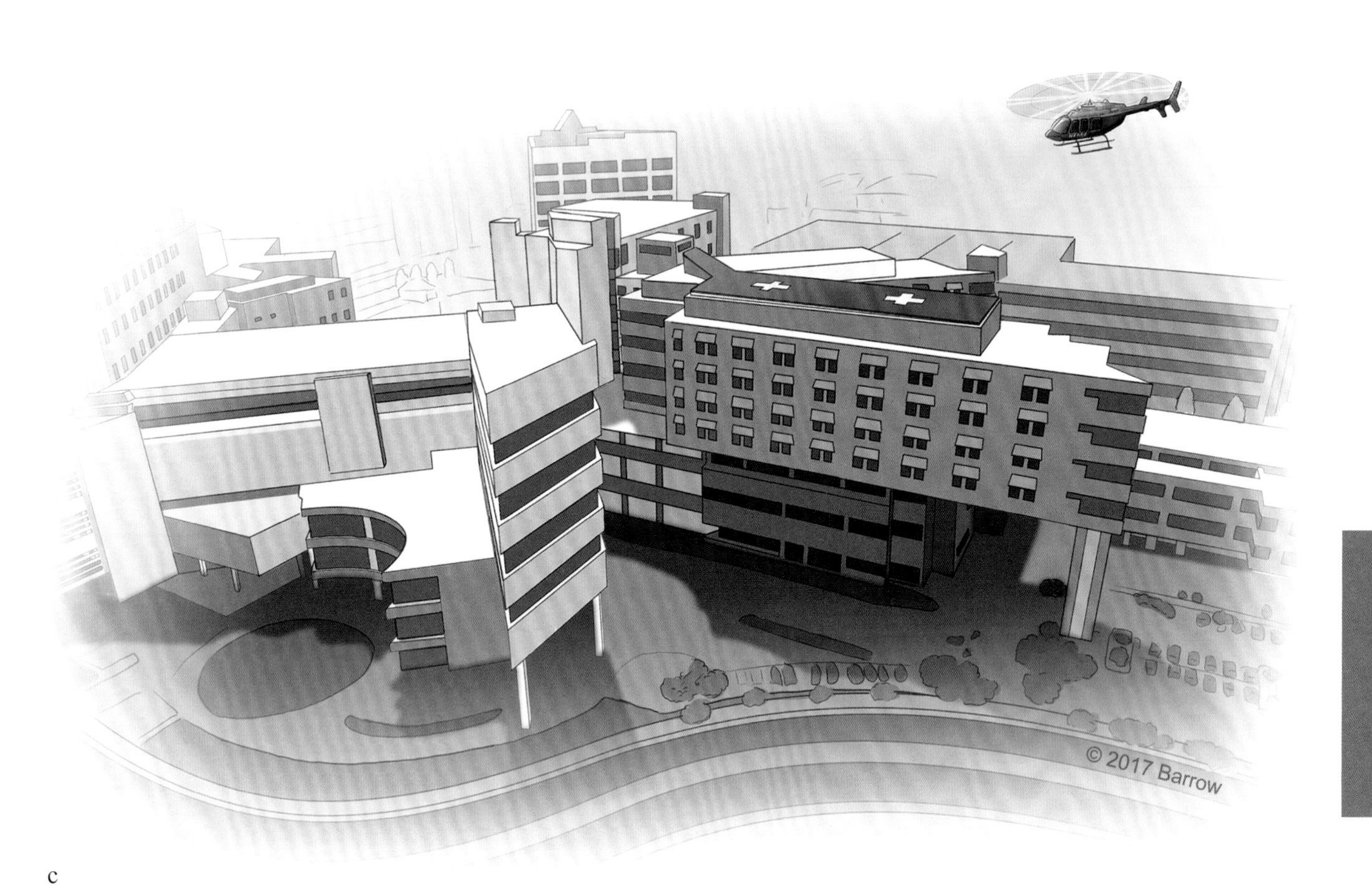
© 2017 Barrow

c

图3.16 c. 脑干手术的顺利完成需要大量实践与经验的积累。患者应该被转至有丰富的脑干及丘脑手术经验的医疗中心进行救治。

4 丘脑、松果体和脑干病变的手术入路

Approaches to Thalamic, Pineal, and Brainstem Lesions

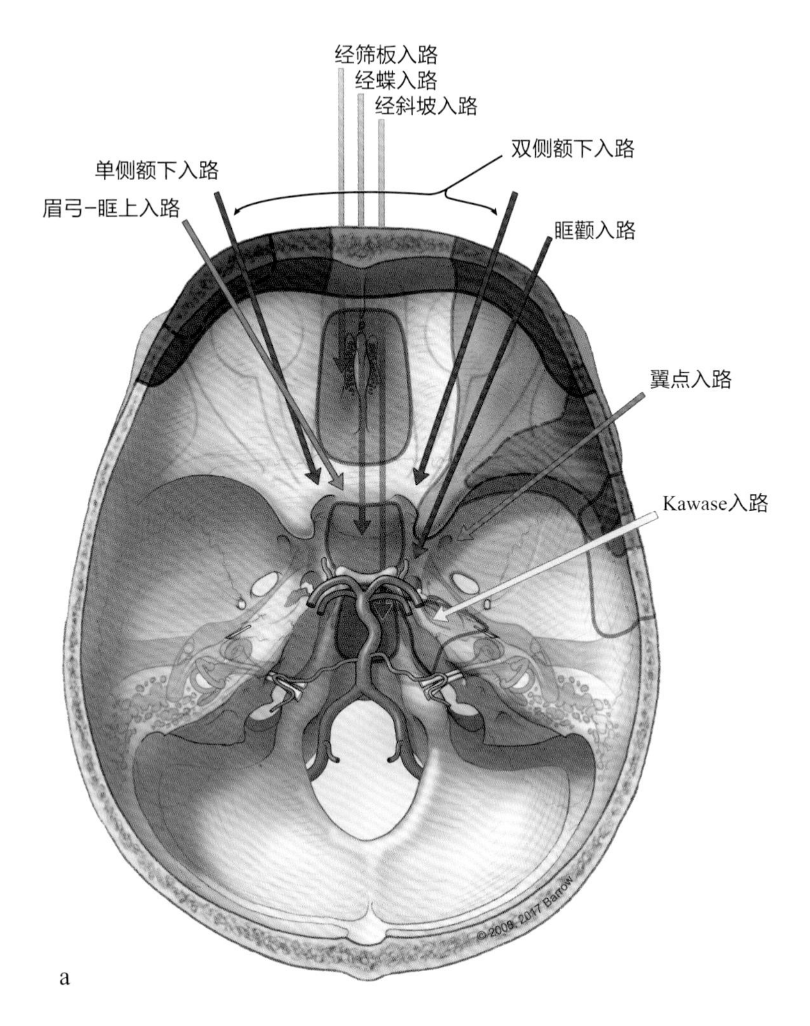

经筛板入路
经蝶入路
经斜坡入路
双侧额下入路
单侧额下入路
眉弓–眶上入路
眶颧入路
翼点入路
Kawase入路
© 2008, 2017 Barrow
a

图 4.1 前颅底手术入路。a. 可用于进入脑干病变的各种前和前外侧颅底入路。这些入路组成了一个有机的整体，可根据具体情况灵活采用，可以单侧或双侧，包括经额、眉弓 / 眶上或眶翼点、翼点、眶颧和 Kawase 入路。在使用内镜的情况下，可以采取前部经斜坡入路开展脑桥和延髓腹侧病变的治疗。

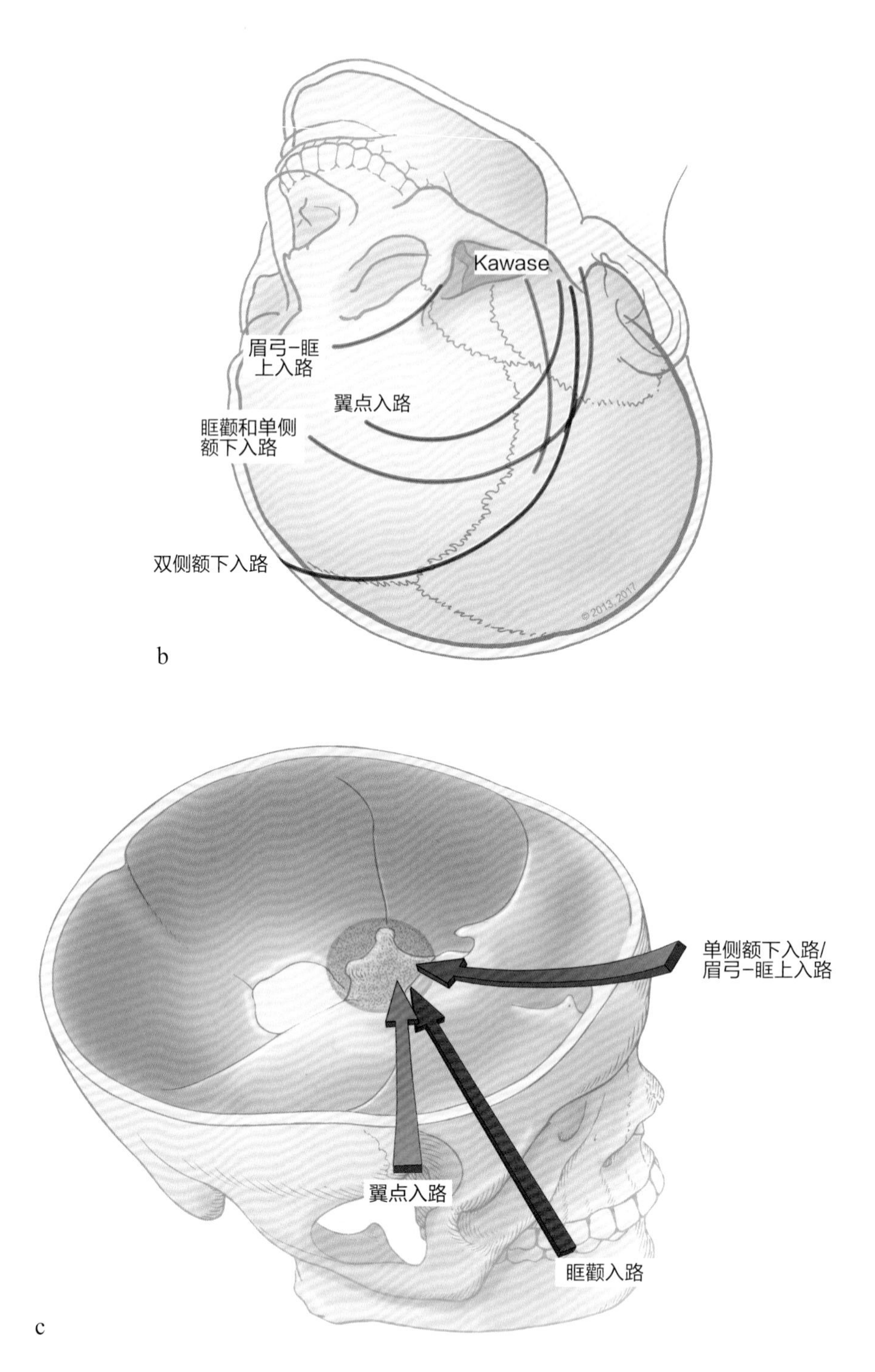
Kawase
眉弓-眶
上入路
翼点入路
眶颧和单侧
额下入路
双侧额下入路
b
单侧额下入路/
眉弓-眶上入路
翼点入路
眶颧入路
c

图 4.1　b. 图示 a 图中各种开颅手术入路的皮肤切口。c. 各种抵达脑干的手术入路提供的工作轨迹。根据病变的范围灵活采用复合入路或决定磨除颅骨的范围，在章尾总结了根据各种病变拟定具体的脑干手术入路的方案（表 4.1）。

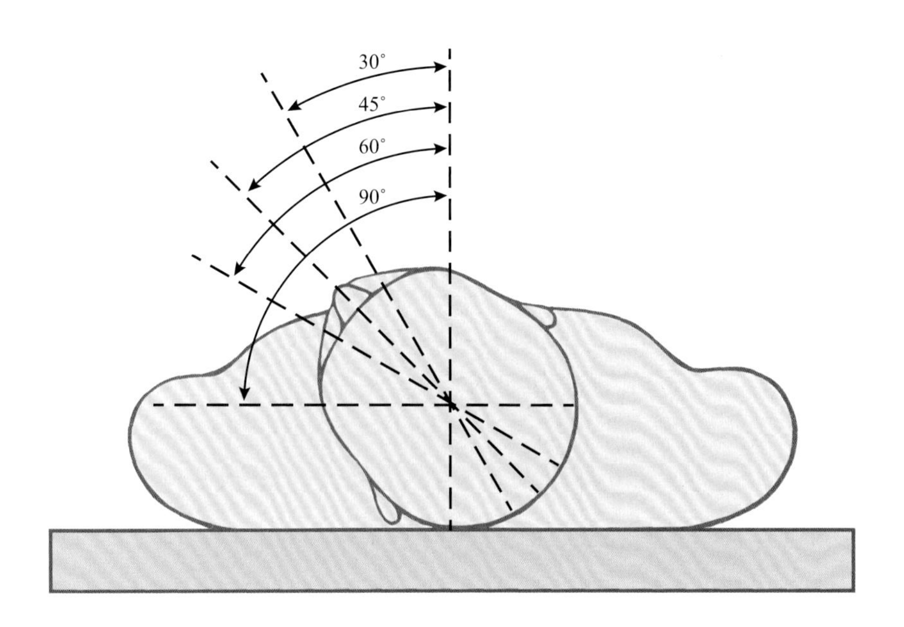
30°
45°
60°
90°

图 4.2 各种经前颅底脑干手术入路的患者体位。头部旋转的角度取决于拟定的入路方案、病灶长轴和病变范围。好的体位有利于脑组织因重力作用使额颞叶抬离前中颅窝底，从而减少牵拉。好的角度有利于术者在最长视轴上处理病灶，获得最满意的视野。头部应稍高于心脏的位置，同时也要避免颈部过屈，避免静脉回流受阻。

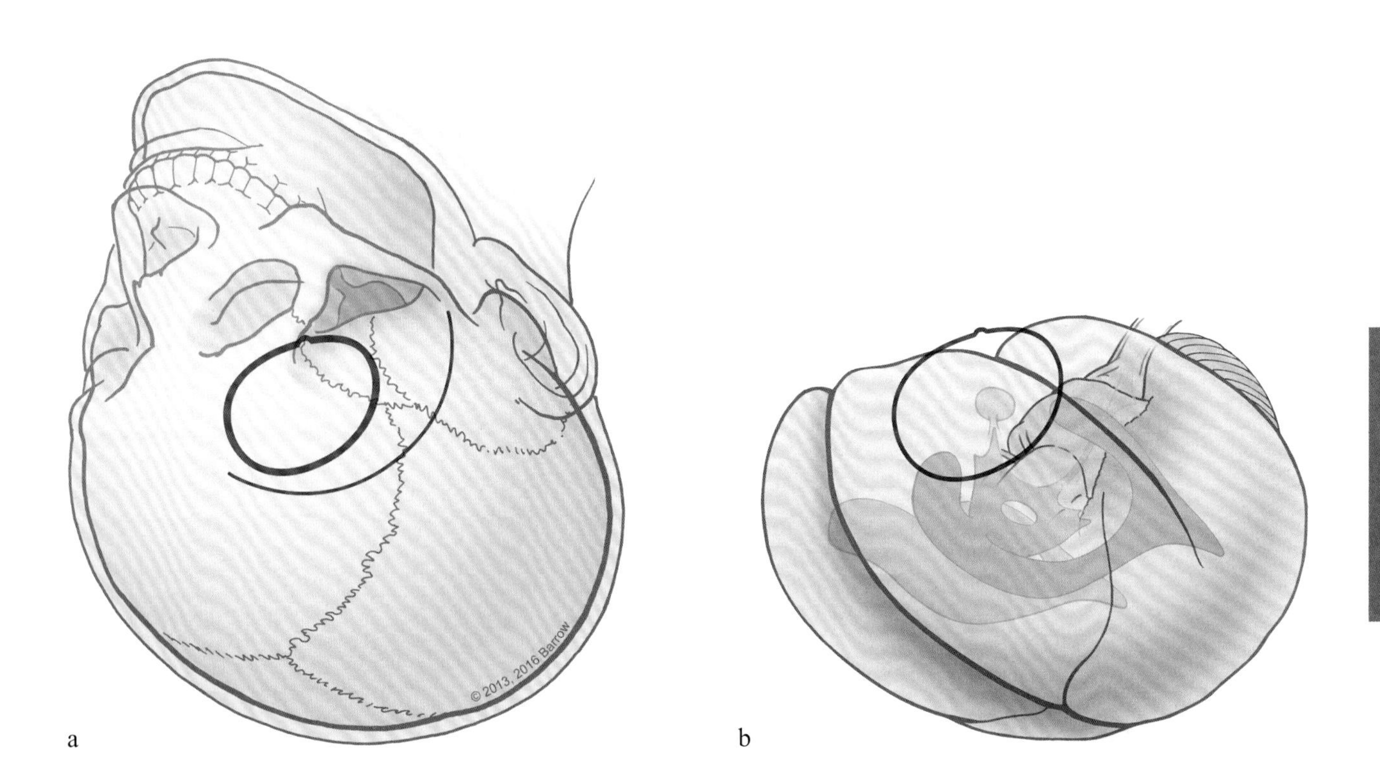
© 2013, 2016 Barrow
a
b

图 4.3 单侧额下或额外侧入路。a. 头旋 30°，稍后仰。切口起于中线发际内，止于颧突。这一入路可沿颅前窝底延伸至翼点。行颅前窝底冲水打磨，可以顺利地暴露基底池。b. 骨瓣与脑组织解剖结构的关系。

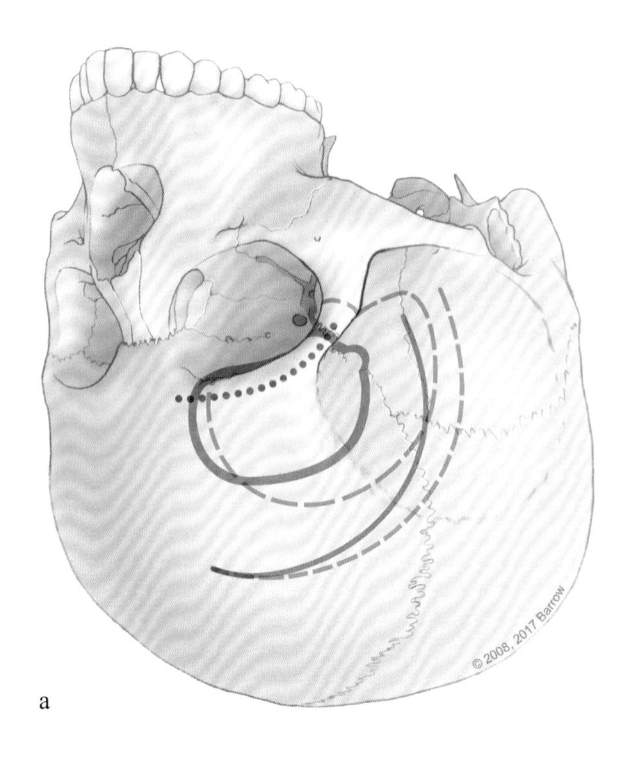
© 2008, 2017 Barrow

a

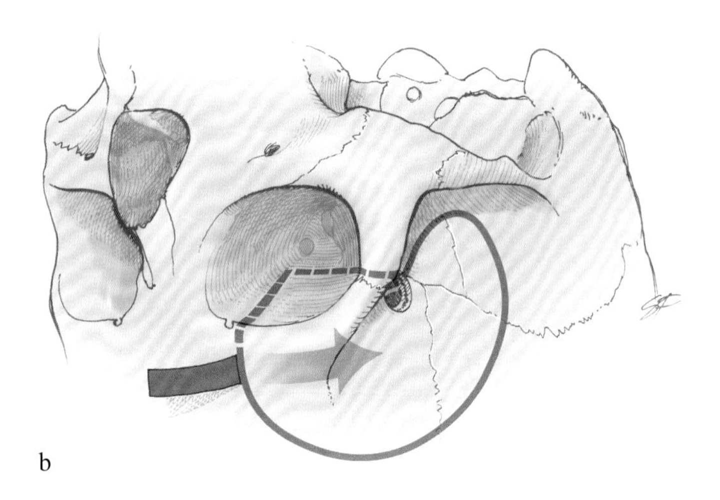

b

图 4.4 眶翼点入路。a. 眶翼点入路是单侧额下入路的一种改良。体位：头旋 30°，稍后仰，使额叶抬离颅前窝底，最大限度地减少脑组织牵拉。切口在发际内，与单侧额下入路相似。另外，如果眉毛浓厚（虚线）或发际线偏后的患者，可以选择做眉内或眉上切口，这一切口可以延伸至眼角外侧。眶翼点入路（实线圆圈）行颅前窝底冲水打磨，可以增加手术暴露范围。为了完成靠外侧生长的病灶或获取外侧方向的视野，必须扩大骨瓣（虚线圆圈）。b. 眶翼点入路骨瓣范围（橙色圆圈）。这一入路可根据病变具体情况外延。最后进行颅前窝底磨除的方向（箭头所示）。

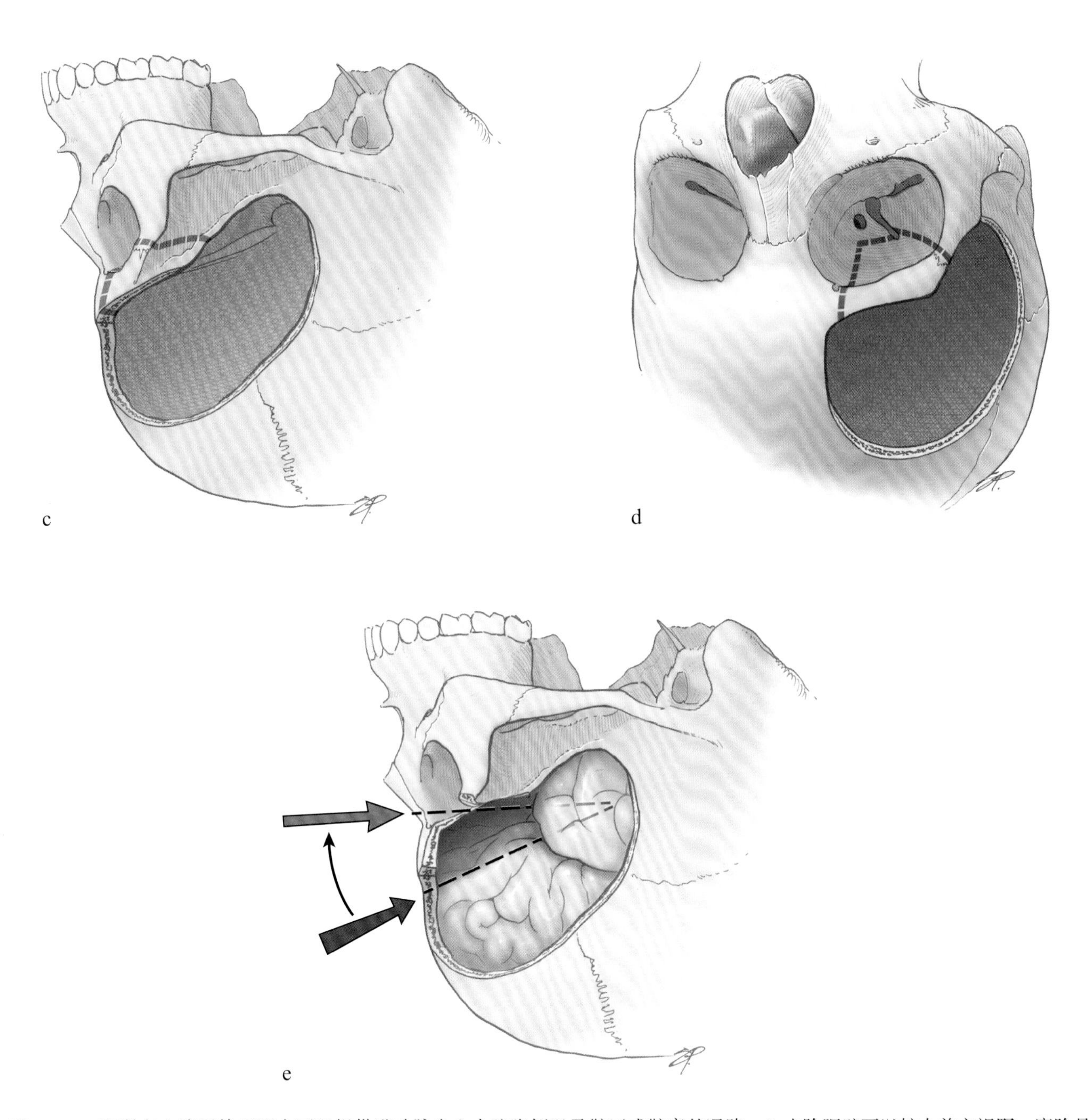
c
d
e

图 4.4 c. 眶翼点入路延伸至眶内可以提供进动脉尖入中脑腹侧以及鞍区或鞍旁的通路。d. 去除眶壁可以扩大前方视野。磨除骨性突起可以减少对额叶的牵拉，使术者可以开展基底尖或中脑水平的高位病变手术。e. 眶翼点入路是在翼点入路的基础上去除眶顶。橙色箭头所示，眶翼点入路可适用于 Willis 环动脉瘤及中脑病变的手术。紫色箭头所示，去除眶顶增加了脑干上方的视角。正确的关颅利于患者容貌的恢复。

a

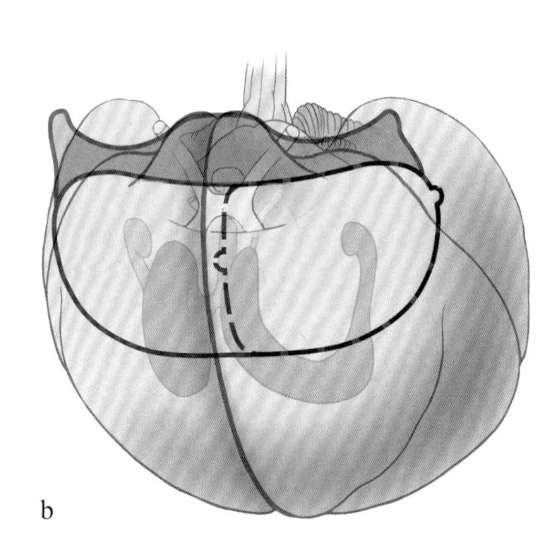

b

图 4.5 双侧额下入路。a. 患者仰卧，头部中线保持正中，颈过伸，头稍后仰，使额叶抬离前颅窝底。必要时，可以去除双侧眶顶，以增加手术空间。b. 骨窗与颅内神经结构的关系。

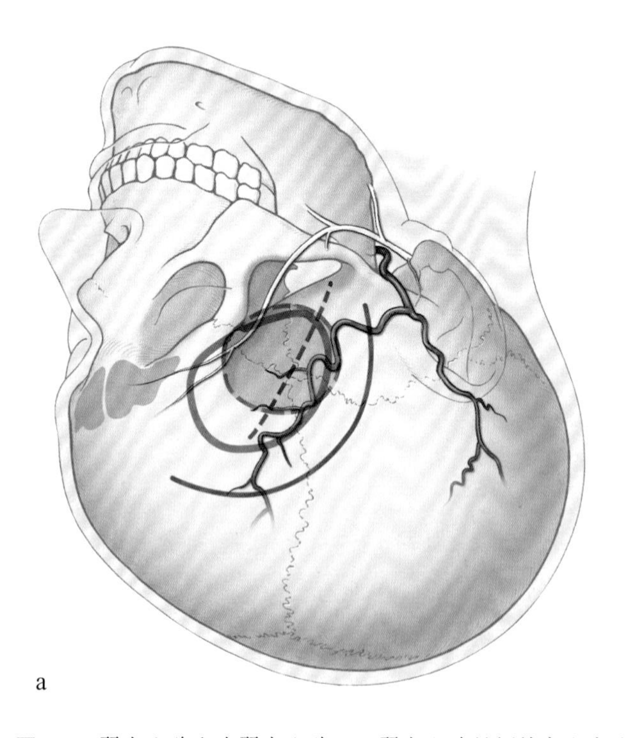

a

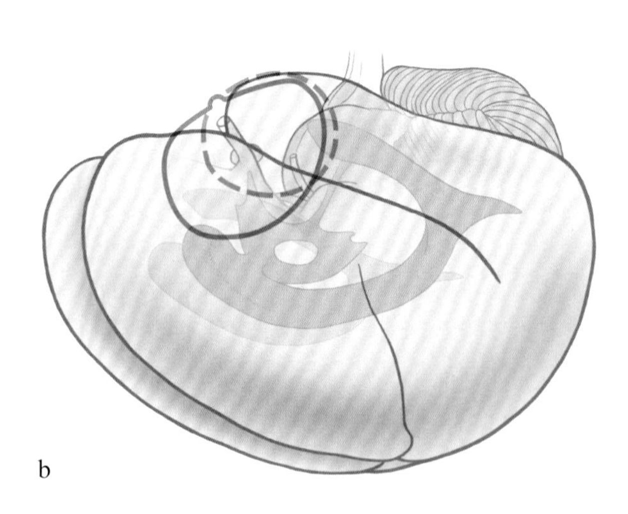

b

图 4.6 翼点入路和小翼点入路。a. 翼点入路是颅前窝和中脑腹侧病变手术最基础的入路。标准翼点入路皮肤切口如实线所示，小翼点入路切口如虚线所示。b. 翼点入路骨窗与神经结构的关系。

空间。

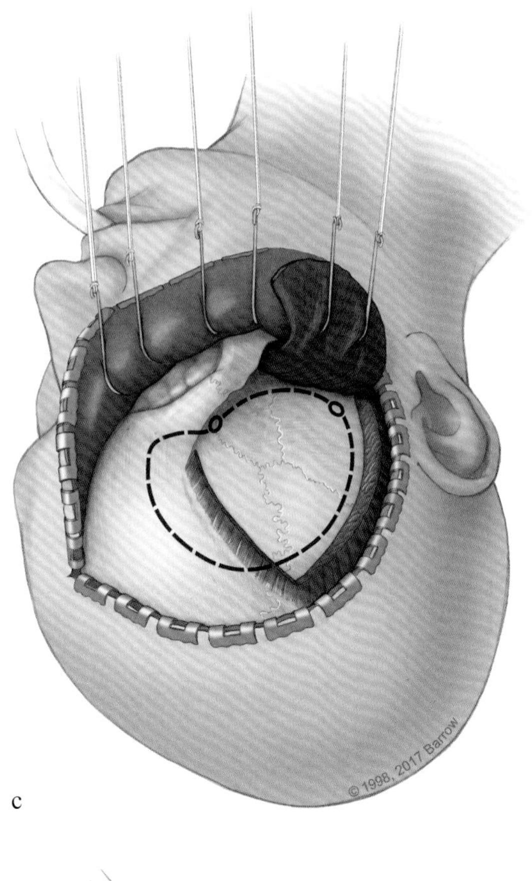
© 1998, 2017 Barrow

c

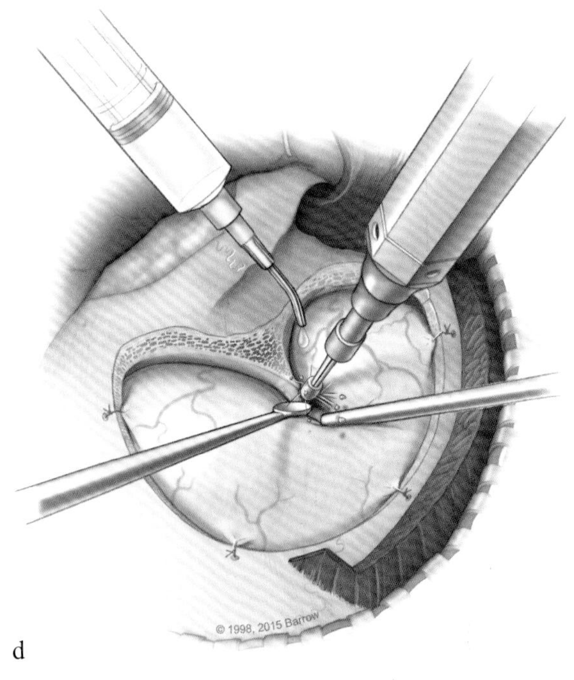
© 1998, 2015 Barrow

d

图 4.6 c. 将头皮掀开向后下方显露，颧弓根前方显露至关键孔前。因面神经额支经过颞肌筋膜脂肪垫，故不应切断以避免损伤面神经。颞肌沿切口切开，掀至前下方，并在颞上线上留取少许肌肉筋膜以便关颅时缝合。d. 磨除蝶骨翼可以扩大翼点入路手术空间。

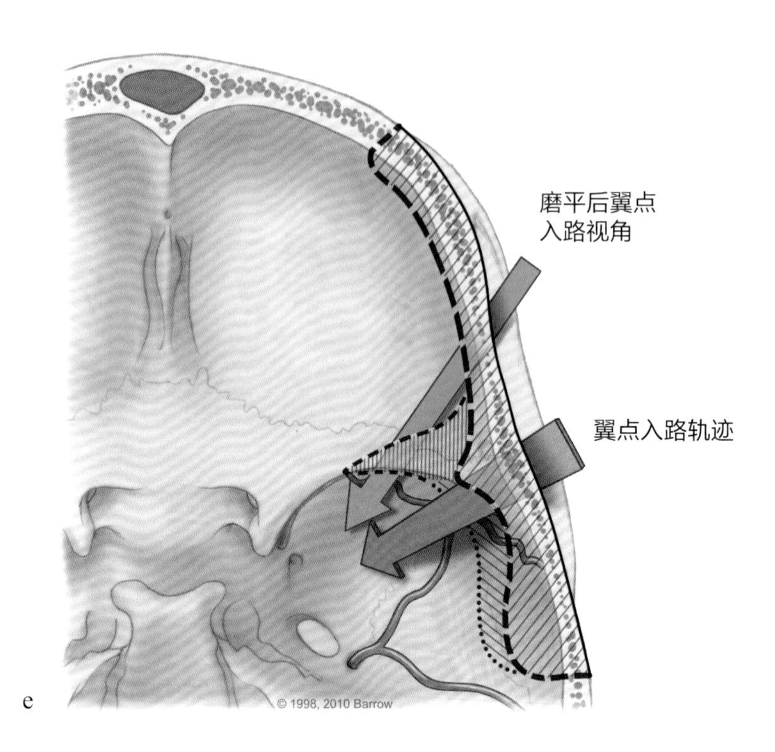
磨平后翼点
入路视角
翼点入路轨迹
© 1998, 2010 Barrow

e

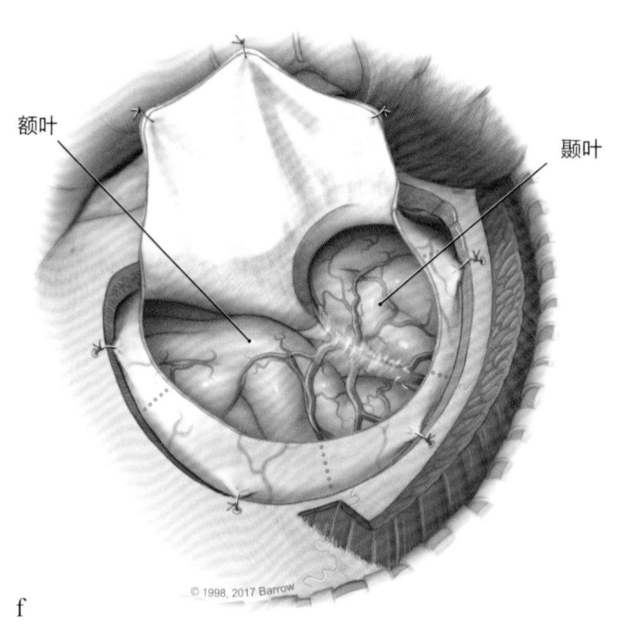
额叶
颞叶
© 1998, 2017 Barrow

f

图 4.6 e. 翼点开颅到达颅中窝的位置深在（粗箭头所示）。磨除前床突及蝶骨小翼，暴露眶上裂内侧，可以提供一种跨越眼眶连接颅前窝和颅中窝的手术平面（窄箭头所示）。f. 半圆形剪开硬脑膜，在颅前窝侧下方延伸至颅中窝，可以暴露颈动脉池。

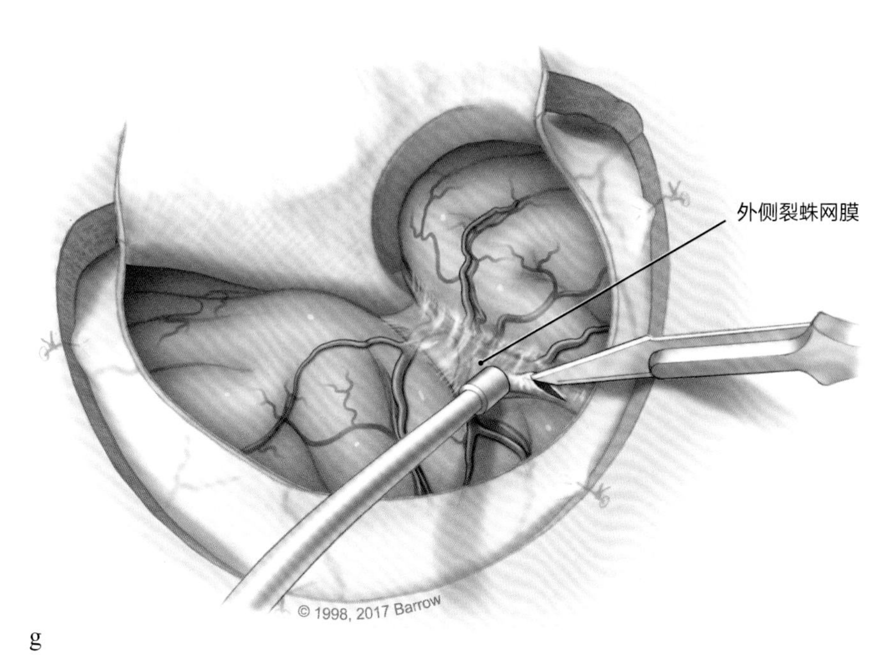
外侧裂蛛网膜
© 1998, 2017 Barrow

g

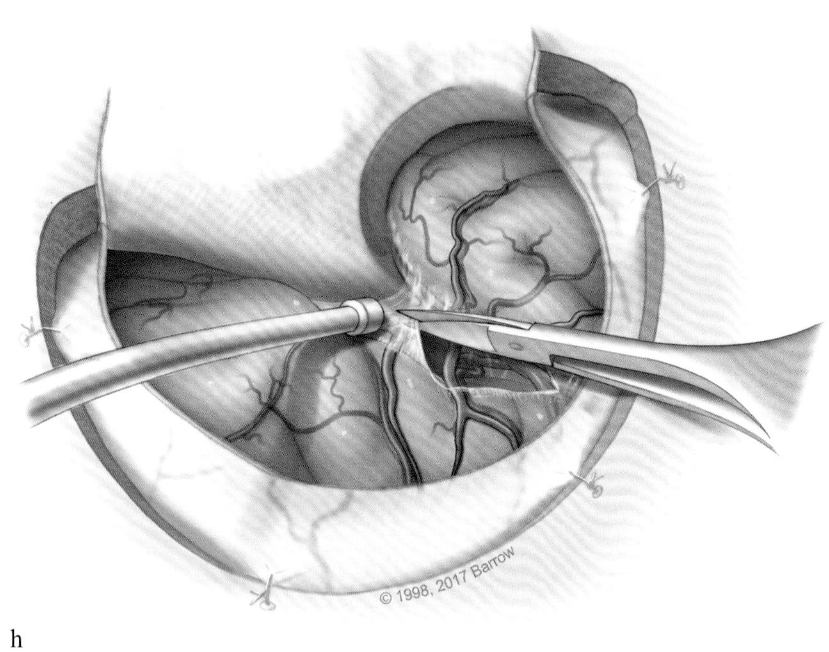
© 1998, 2017 Barrow

h

图4.6 g~k. 打开侧裂。g. 先用吸引器吸住外侧裂蛛网膜，使额颞叶之间保持一定张力后，尖刀挑开蛛网膜。h. 剪刀锐性分离蛛网膜，逐渐打开外侧裂。注意保留外侧裂血管，较粗的静脉必须保留。不得已必须牺牲静脉时，优先保留颞叶的静脉。

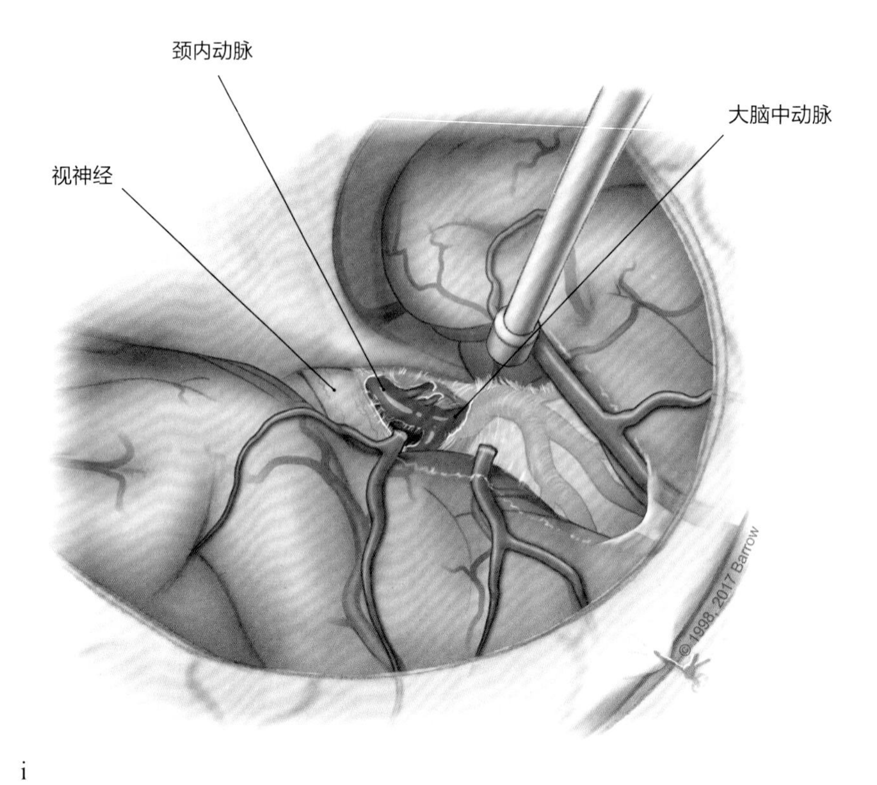
颈内动脉
大脑中动脉
视神经
© 1998, 2017 Barrow

i

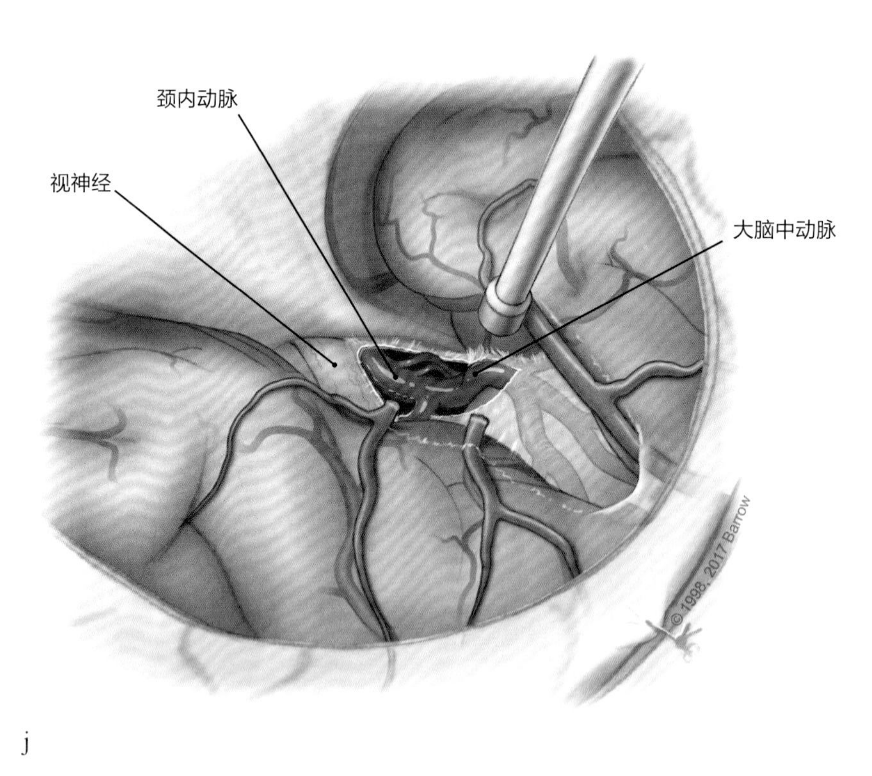
颈内动脉
视神经
大脑中动脉
© 1998, 2017 Barrow

j

图 4.6　i. 释放脑脊液，可以使脑组织松弛，扩大手术空间。然而在外侧裂分离早期释放过多的脑脊液可能使额盖和颞盖相互粘连，使侧裂分离过程变得复杂。合理使用生理盐水冲洗外侧裂，有利于外侧裂分离。j. 锐性分离颈动脉池、松解大脑前动脉、视神经，颈动脉池和视神经池分离后必须最大限度地释放脑脊液。使额颞叶充分分离，直达脑干前方脑池，暴露基底动脉尖和脑干腹侧。

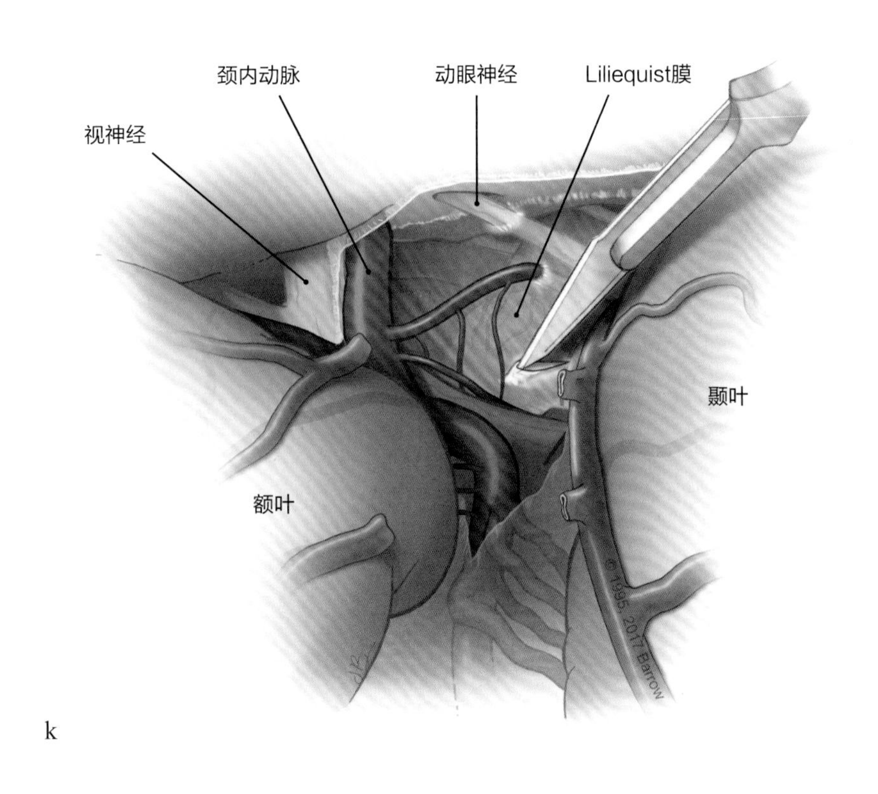
颈内动脉
动眼神经
Liliequist膜
视神经
颞叶
额叶
© 1995, 2017 Barrow
k

图 4.6 k. 打开 Liliequist 膜，释放脚间池脑脊液。总而言之，有三个手术间隙可以到达脚间池。分别是：颈内动脉－动眼神经间隙、视神经－颈内动脉间隙、颈内动脉上部间隙。

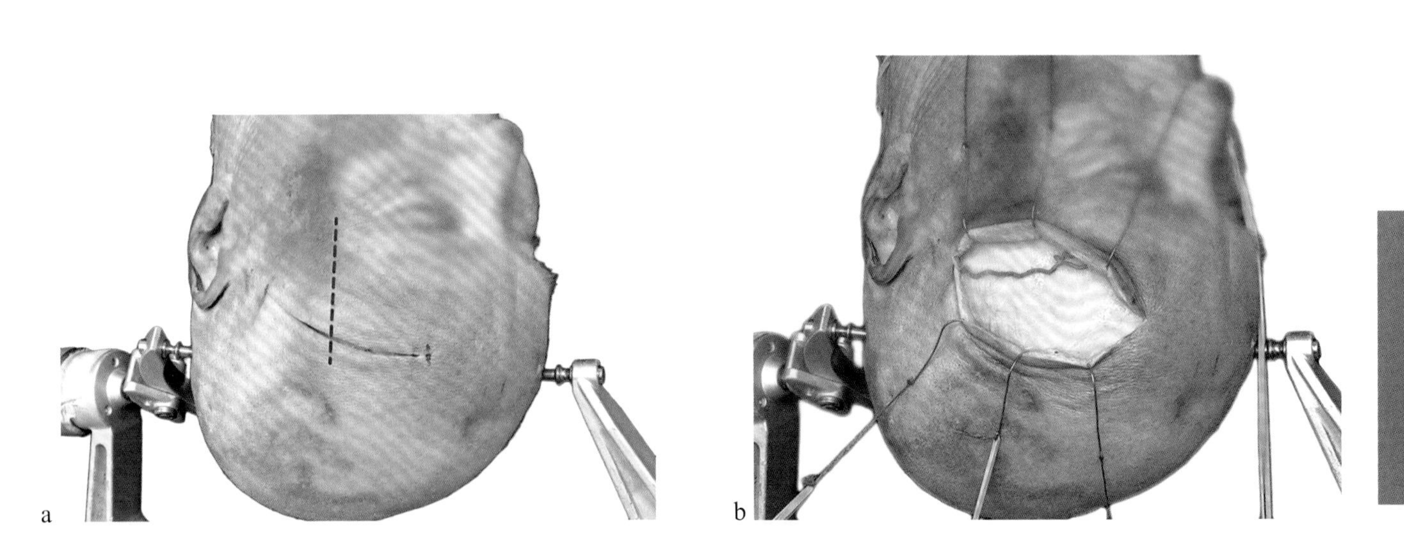
a
b

图 4.7 尸体解剖显示小翼点开颅。a. 发迹后 1 cm 做弧形切口，其中点在蝶骨沟（蓝色虚线）延长线上。b. 帽状腱膜瓣向颞窝反折后，显露皮下组织、颞浅动脉额支和浅表脂肪垫。

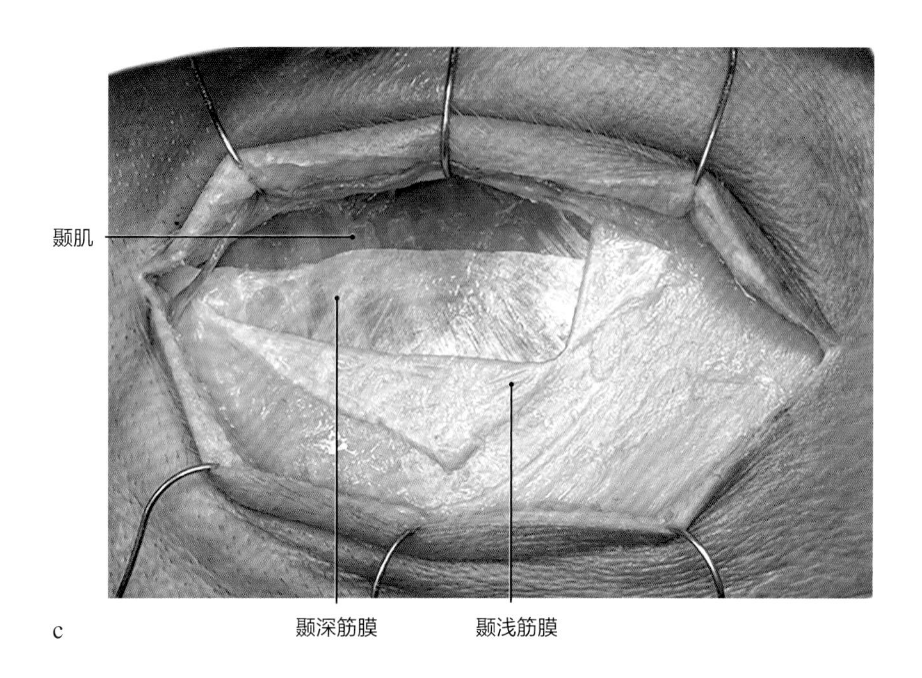
颞肌
c
颞深筋膜
颞浅筋膜

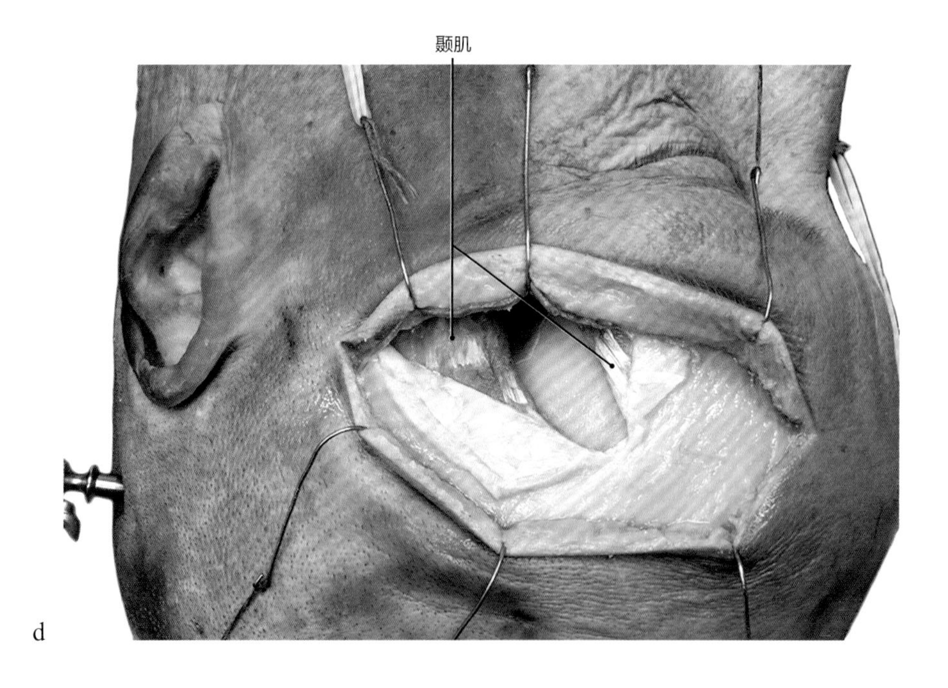
颞肌
d

图 4.7 c. 在筋膜下分离时，切断颞浅筋膜、颞深筋膜后可见颞肌纤维。d. 顺纤维束拉开颞肌暴露翼点和蝶骨沟。

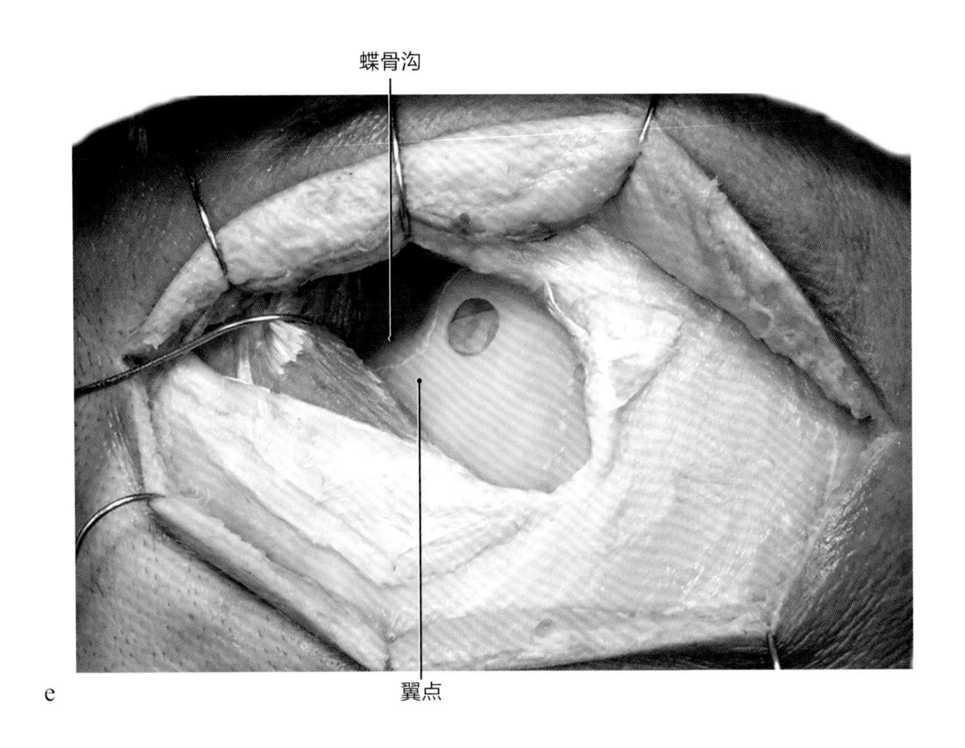
蝶骨沟
e
翼点

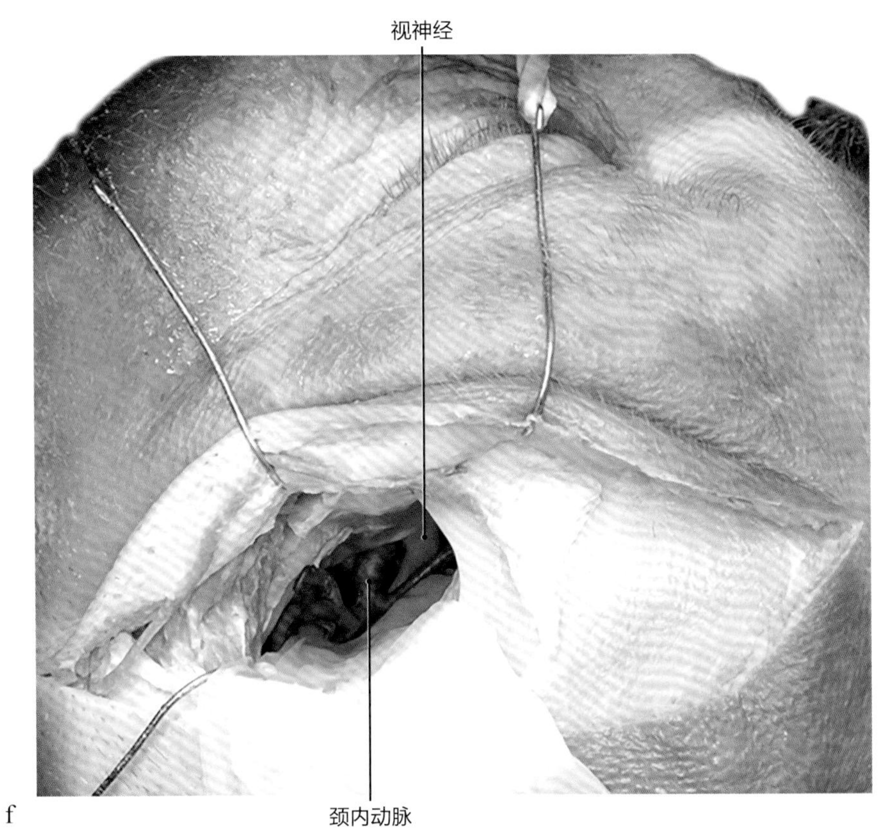
视神经
f
颈内动脉

图 4.7 e. 在翼点前方的额骨上钻孔一枚。f. 去骨瓣后，打开硬膜，进行外侧裂分离，暴露视神经 - 颈内动脉复合体。

后床突
视神经
大脑中动脉
颈内动脉
大脑前动脉

g

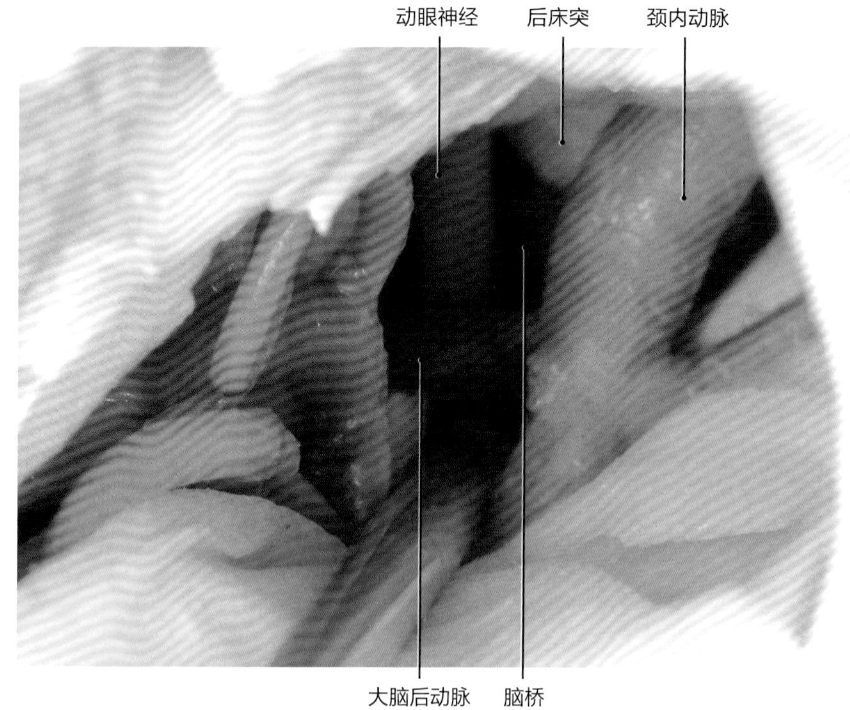
动眼神经
后床突
颈内动脉
大脑后动脉
脑桥

h

图 4.7 g. 视神经 - 颈内动脉复合体的放大示意图。显示颈内动脉，大脑前动脉（A1 和前交通动脉），大脑中动脉（M1 和 M2），以及视神经。h. 暴露动眼神经、中脑腹侧和脑桥。

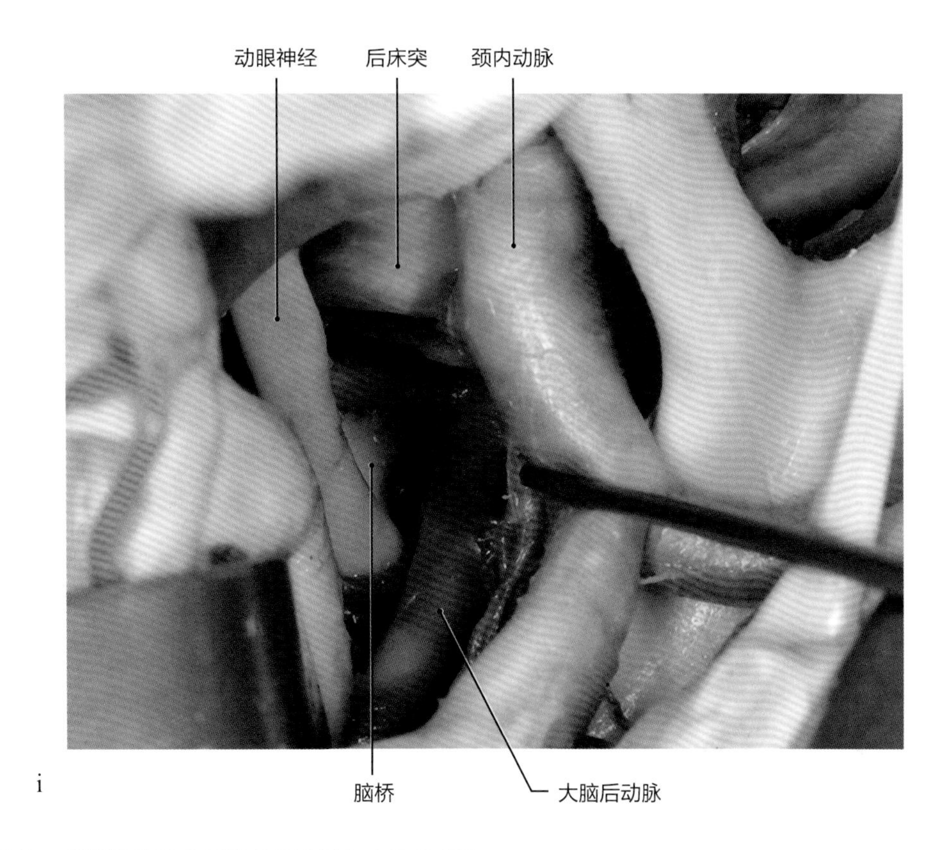
动眼神经
后床突
颈内动脉
i
脑桥
大脑后动脉

图 4.7　i. 从颈内动脉－动眼神经手术间隙暴露脑桥和大脑后动脉。

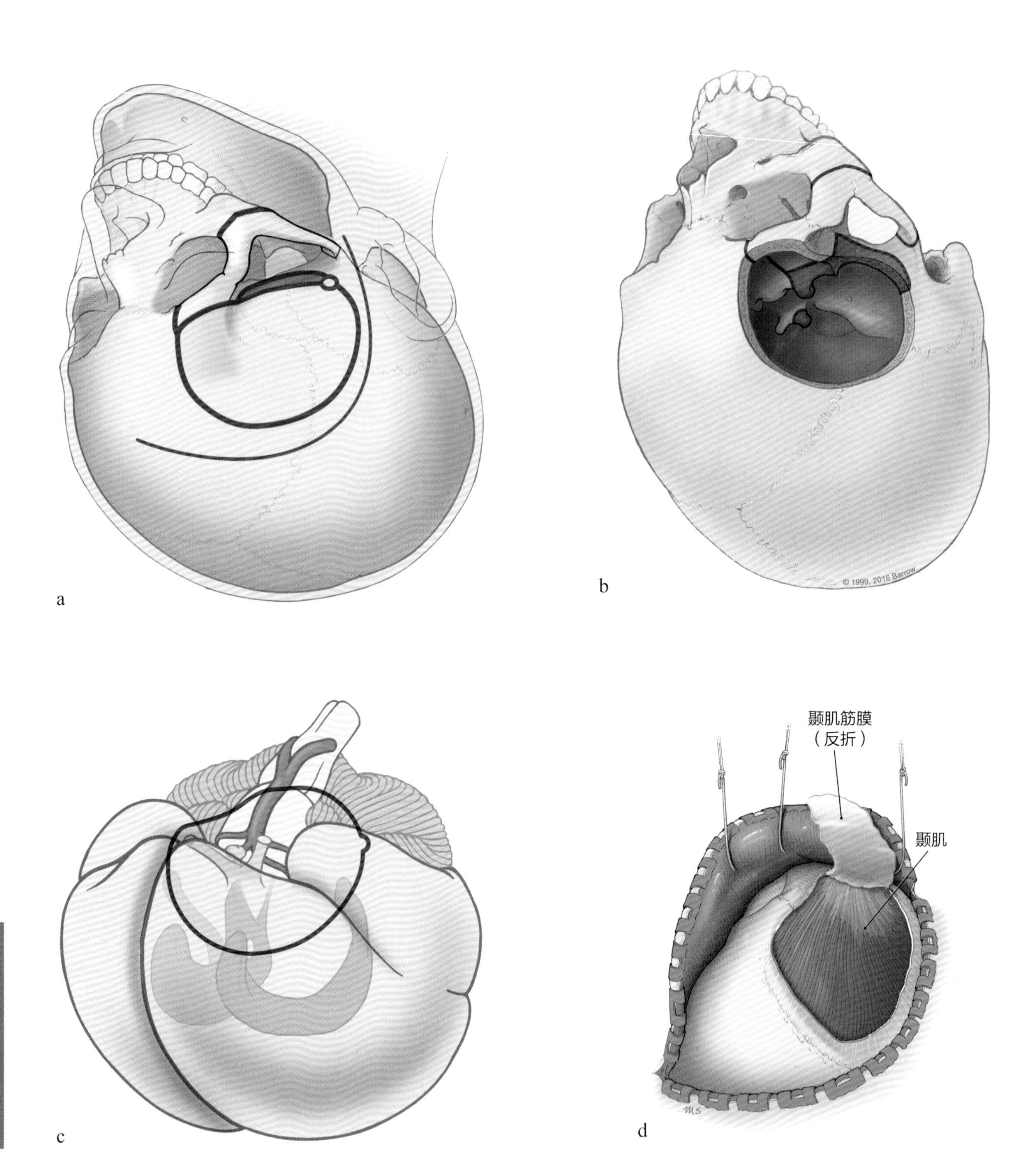
a
b
© 1999, 2016 Barrow
颞肌筋膜
（反折）
颞肌
c
d

图 4.8 眶颧入路开颅。a. 眶颧入路开颅头皮切口及骨窗。患者体位和头皮切口与翼点入路一致。b. 眶颧入路可以行一次开颅法或二次开颅法。眶颧复合体包括：眶缘、眶顶、眶外侧壁、颧突。二次开颅法旨在先行翼点开颅，而后采用摆动电锯行眶切开和颧弓去除术，可在阴影区域进行磨除增加视野范围。c. 骨窗与脑干上部的关系。d~j. 眶颧入路处理颞肌的具体步骤。d. 眶颧入路与翼点入路的主要区别在于软组织的处理方式不同。

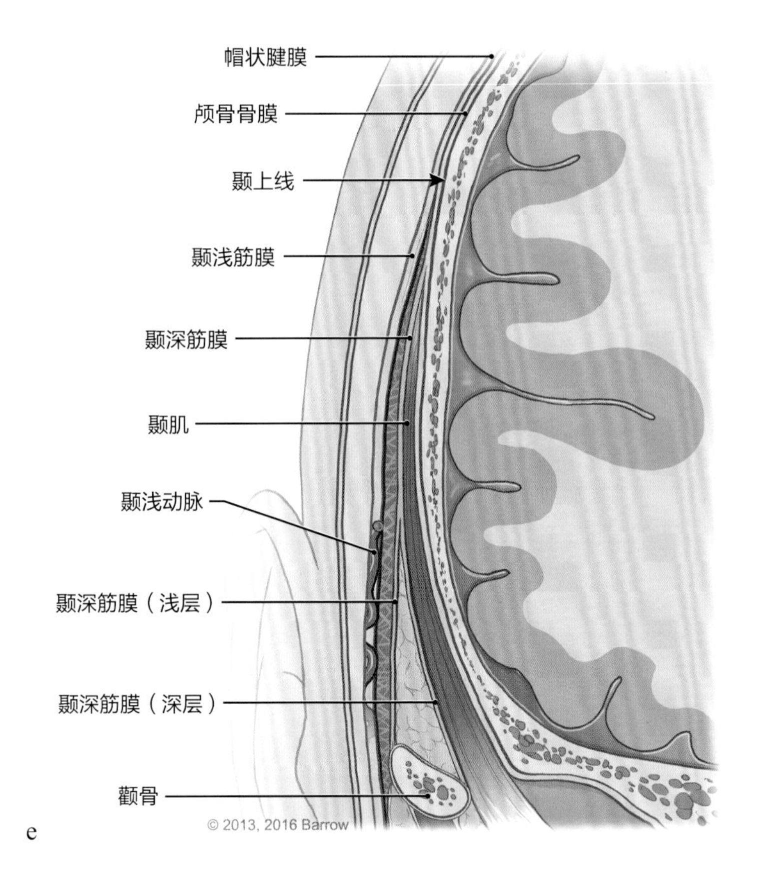
帽状腱膜
颅骨骨膜
颞上线
颞浅筋膜
颞深筋膜
颞肌
颞浅动脉
颞深筋膜（浅层）
颞深筋膜（深层）
颧骨
e
© 2013, 2016 Barrow

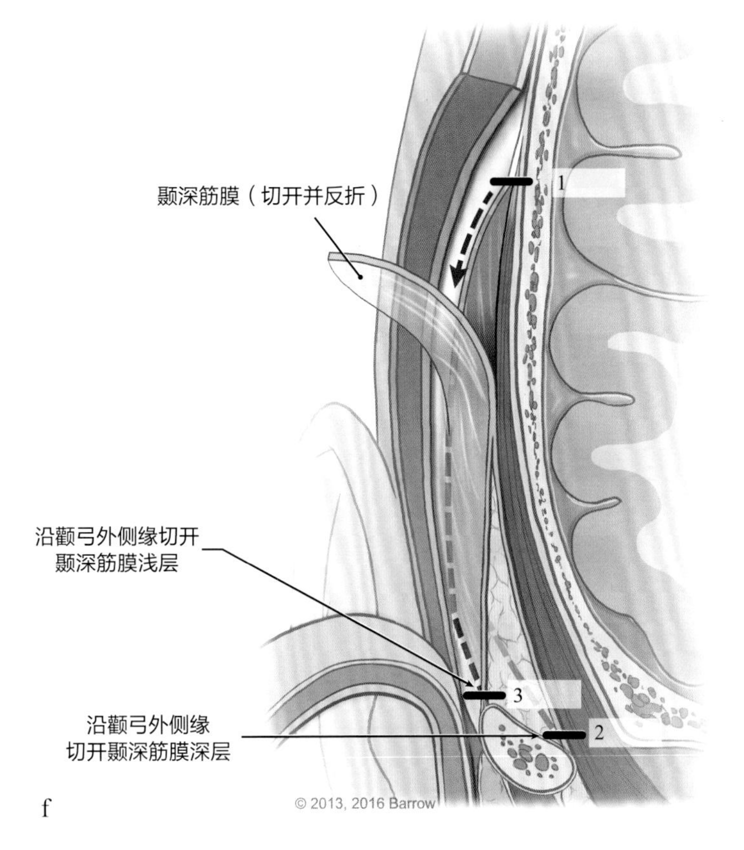
颞深筋膜（切开并反折）
1
沿颧弓外侧缘切开
颞深筋膜浅层
3
沿颧弓外侧缘
切开颞深筋膜深层
2
f
© 2013, 2016 Barrow

图 4.8 e. 颧骨与眶缘分别有两层筋膜覆盖。f. 切开筋膜，才能顺利截除眶颧复合体。具体分为六步。

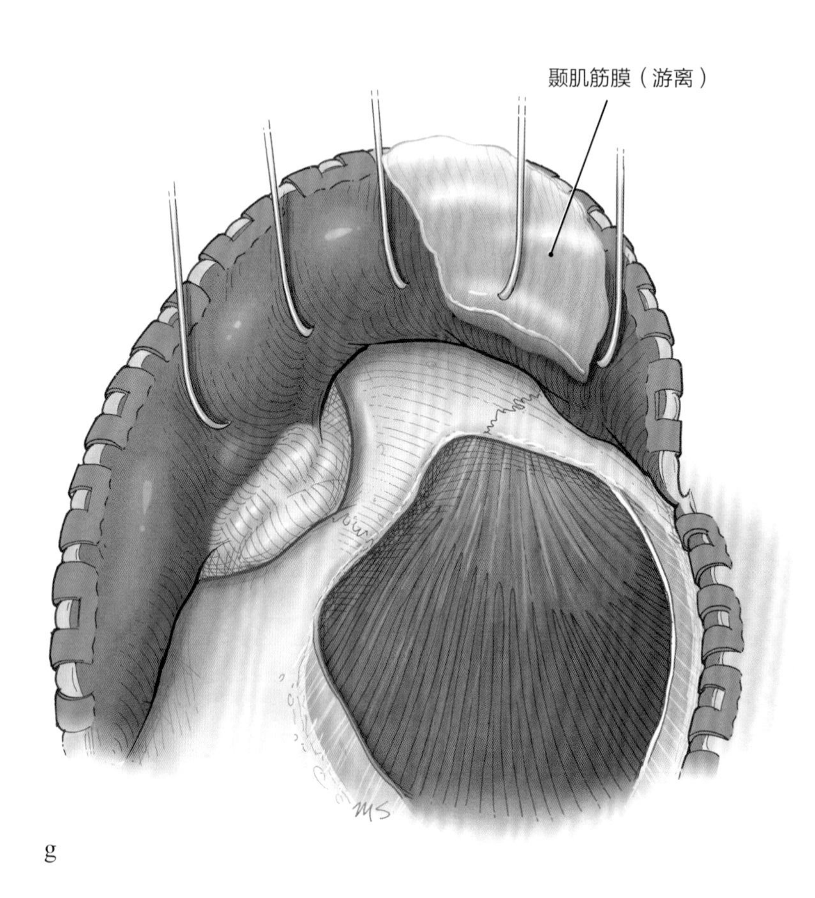
颞肌筋膜（游离）
g

图 4.8 g. 切开筋膜，才能顺利截除眶颧复合体。

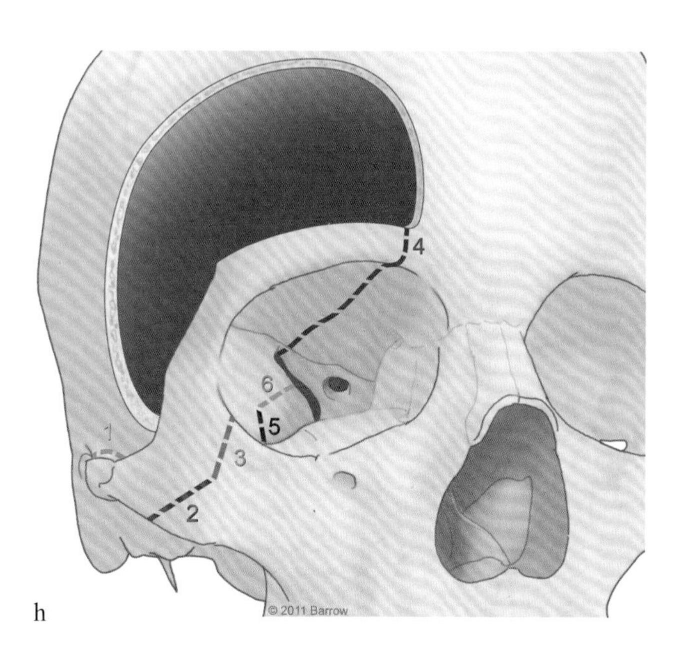
4
6
5
1
3
2
© 2011 Barrow

h

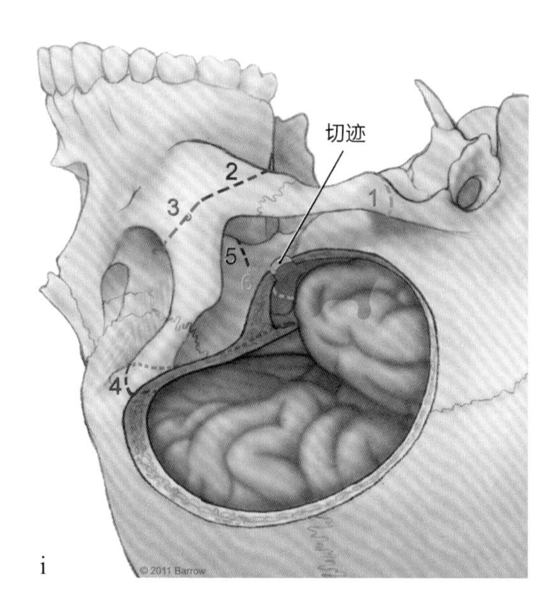
切迹
2
3
1
5
6
4
© 2011 Barrow

i

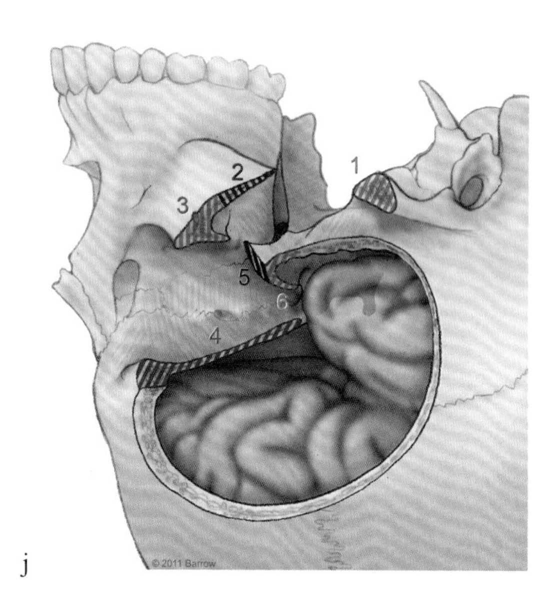
2
1
3
5
6
4
© 2011 Barrow

j

图 4.8 h. 按顺序六步移除眶颧复合体的前侧视角。i. 示外侧视角。j. 移除后。

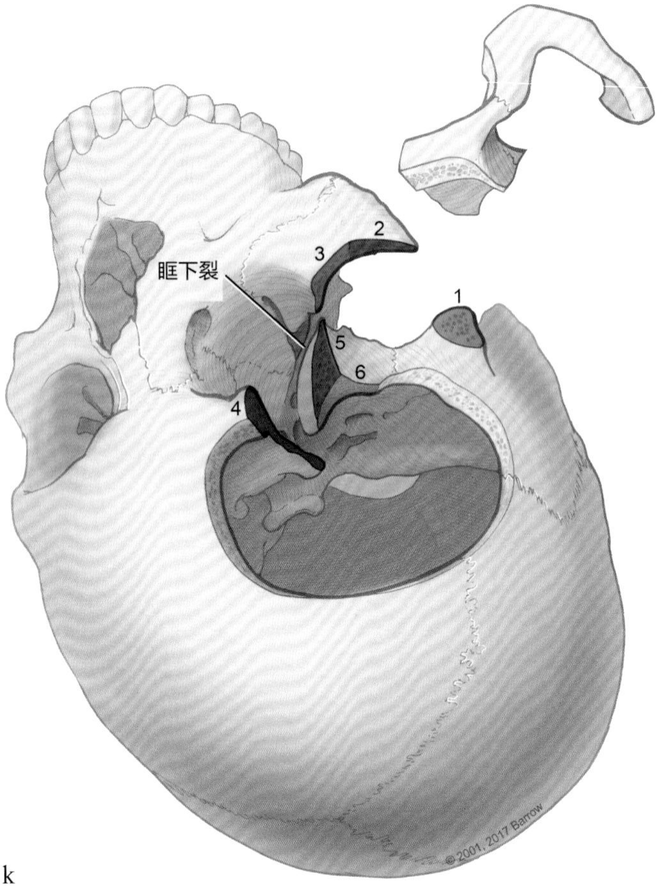

2
3
眶下裂
1
5
6
4
© 2001, 2017 Barrow

k

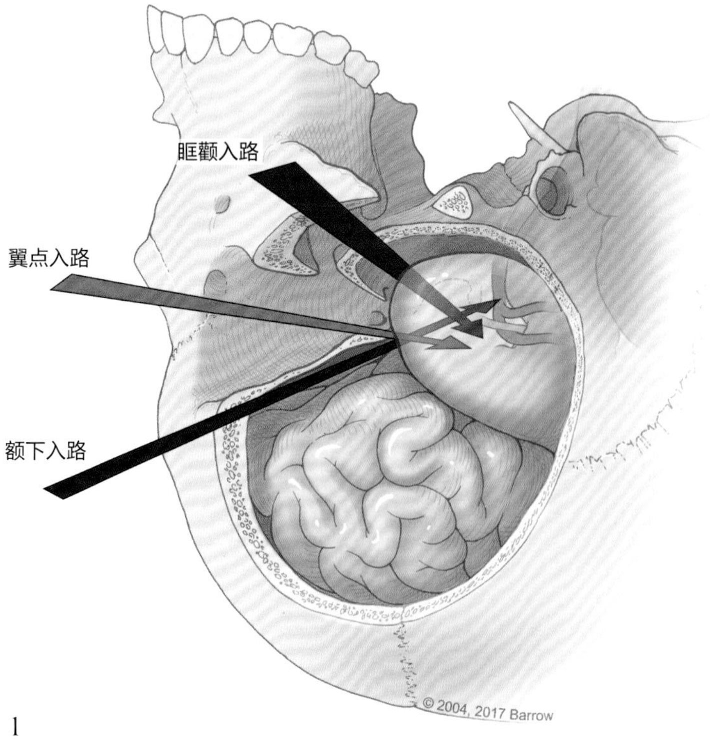

眶颧入路
翼点入路
额下入路
© 2004, 2017 Barrow

l

图 4.8　k. 眶颧入路可以暴露斜坡上部、中脑周围池、基底动脉尖等结构。在改良颞下入路中，充分分离外侧裂，使颞叶松解，牵拉至后外侧，即可暴露颞叶下外侧的脑干和基底动脉尖。l. 眶颧入路、翼点入路和额下入路三种入路抵达中脑周围池（箭头所示），移除眶缘可以提供一个向上的视野角度。

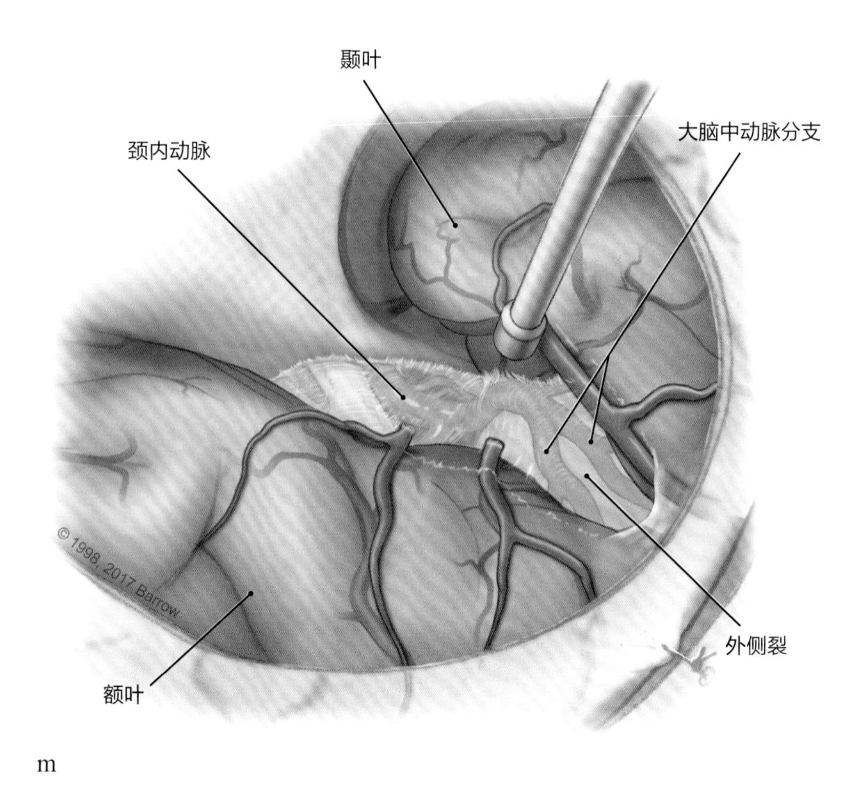
颞叶
颈内动脉
大脑中动脉分支
© 1998, 2017 Barrow
外侧裂
额叶

m

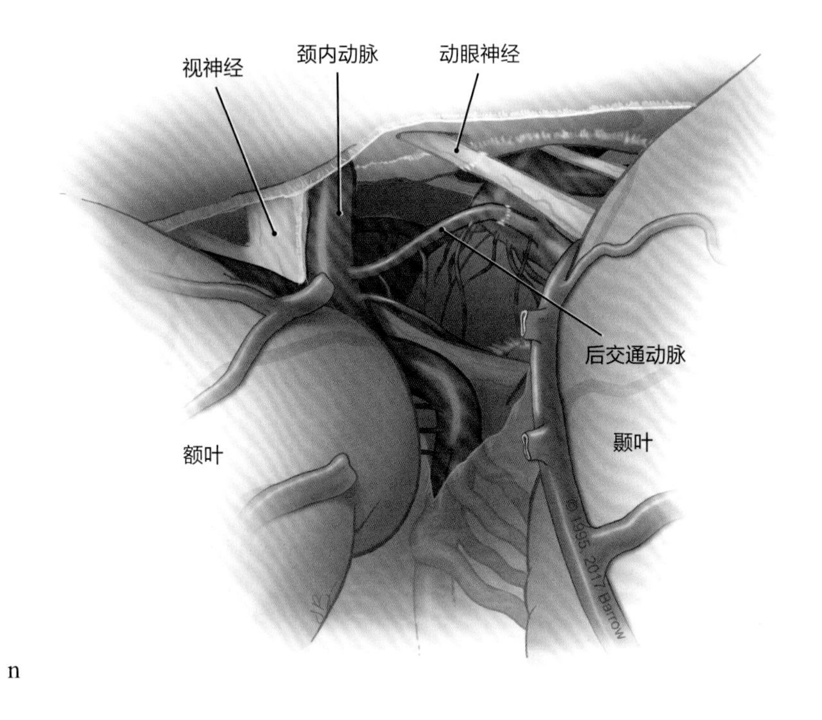
视神经
颈内动脉
动眼神经
后交通动脉
额叶
颞叶
© 1995, 2017 Barrow

n

图 4.8 m. 充分分离开放外侧裂，从大脑中动脉远端分支分离至近端，打开颈内动脉池、颈内动脉 – 视交叉池。n. 打开颈内动脉 – 视交叉池，从颈动脉 – 动眼神经三角可到达大脑脚和脚间池。

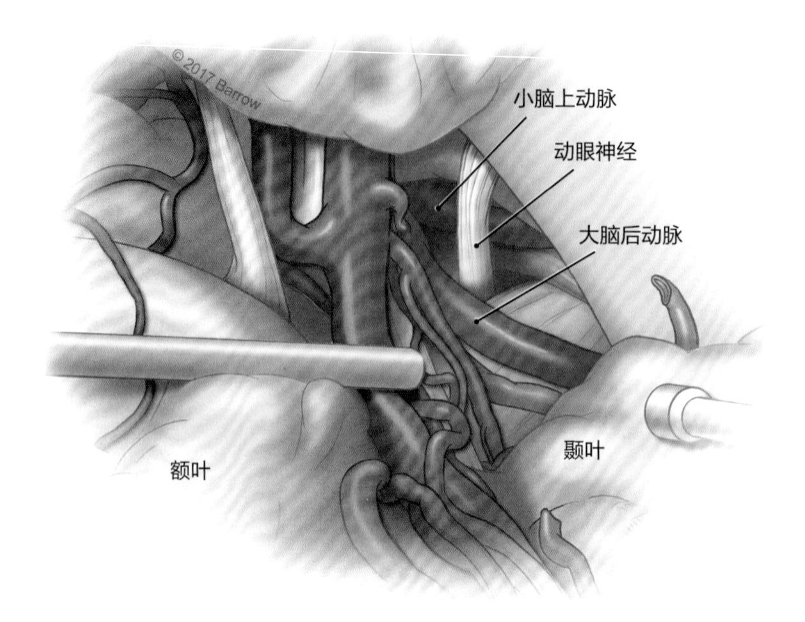
© 2017 Barrow
小脑上动脉
动眼神经
大脑后动脉
额叶
颞叶

o

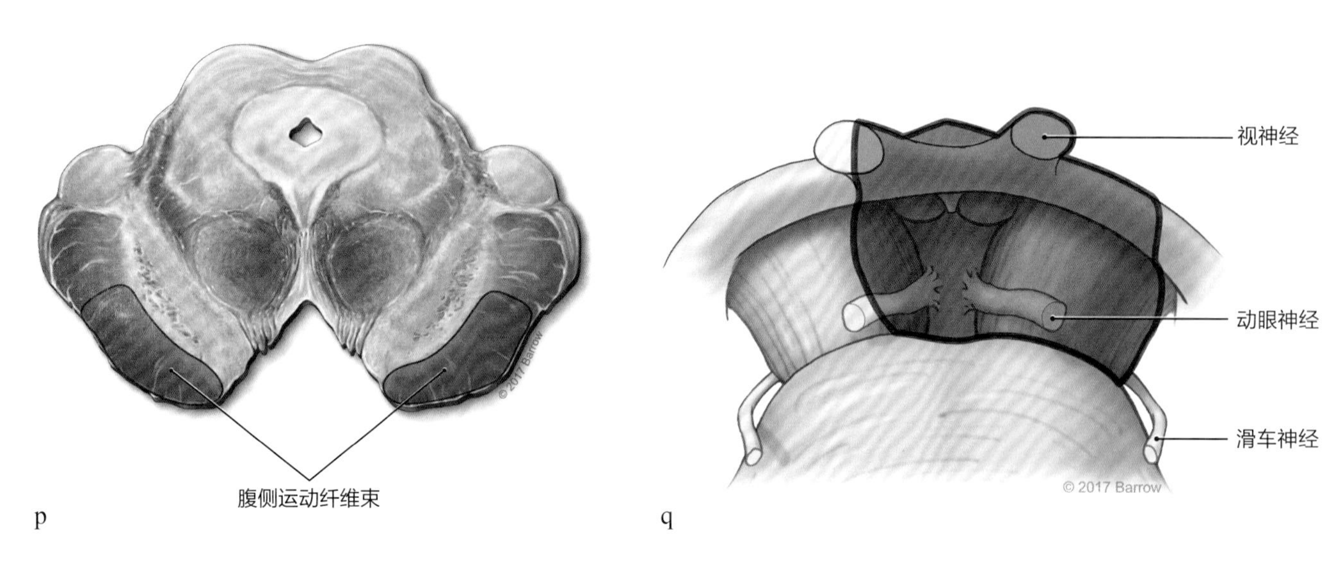
腹侧运动纤维束
© 2017 Barrow
视神经
动眼神经
滑车神经
© 2017 Barrow

p　　q

图 4.8　o. 打开大脑脚池和脚间池可以将动眼神经暴露至大脑脚发出的地方。p. 中脑轴位观。因为中脑腹侧存在丰富的运动神经纤维，因此常常避免腹侧入路。然而，在某些特定的病例中，前方入路可以切除中脑前方的病变。运动纤维束位于大脑脚的中内 3/5 的位置，需避免损伤此处纤维，可以减少运动功能障碍的发生率。两个腹侧的安全进入区可以作为中脑病变手术的切入点。q. 前视图。眶颧、翼点入路（和改良翼点入路）暴露的脑干区域结构（阴影部分）。

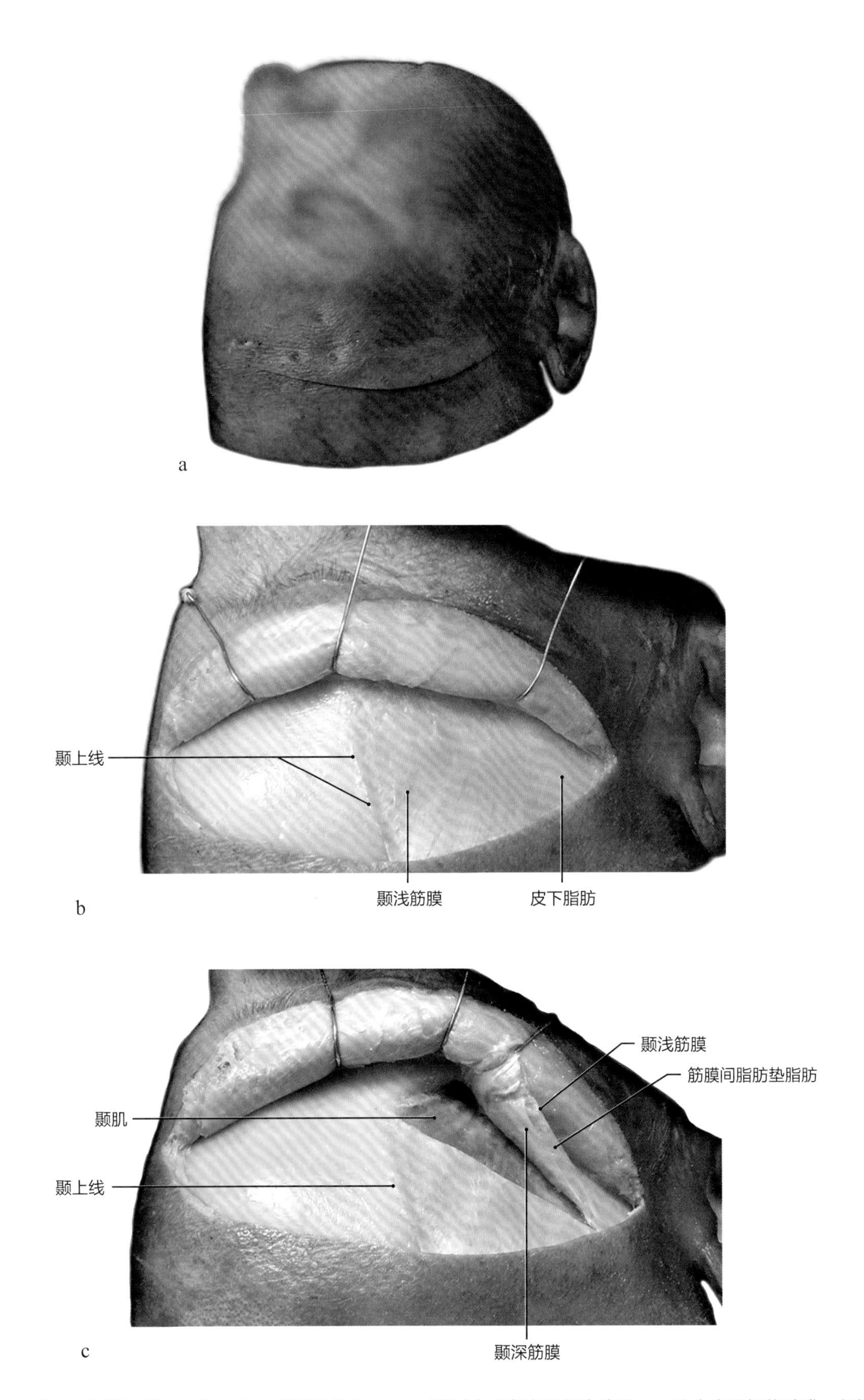
a
颞上线
颞浅筋膜
皮下脂肪
b
颞浅筋膜
筋膜间脂肪垫脂肪
颞肌
颞上线
颞深筋膜
c

图 4.9 尸体标本上的改良眶颧入路。a. 头皮切口自耳屏前上方 1 cm 到同水平高度的额中线处。b. 连头皮及帽状腱膜一起掀开至颞窝方向。可以暴露颞浅筋膜和皮下脂肪。c. 解剖分离颞浅筋膜和颞深筋膜以暴露颞肌。

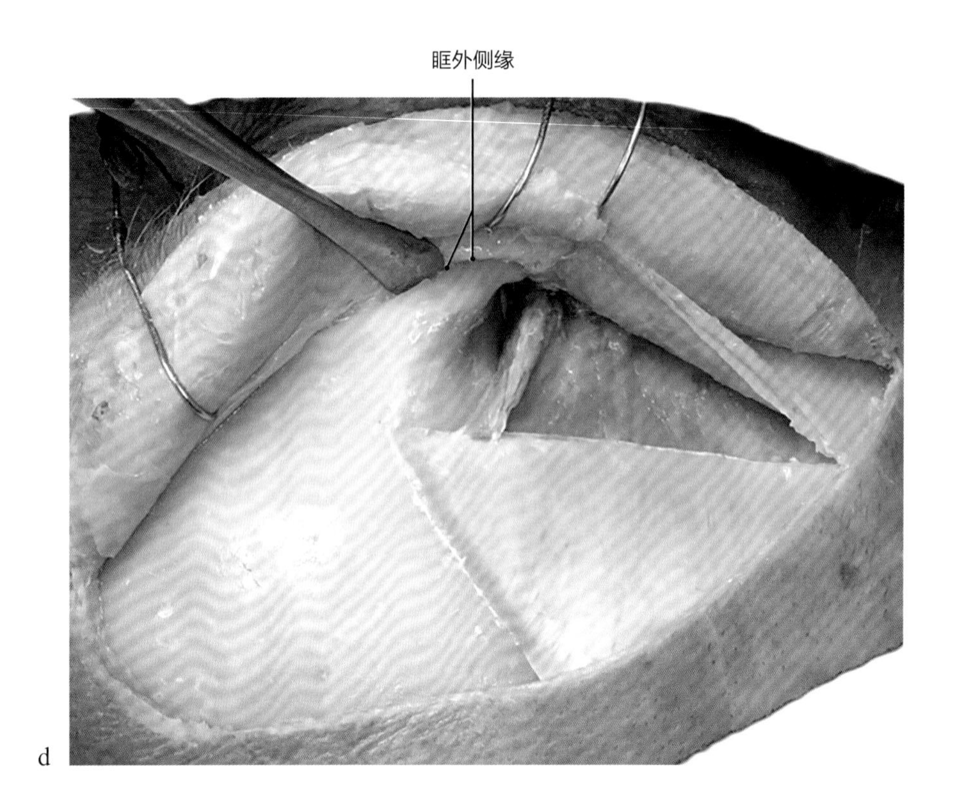
眶外侧缘
d

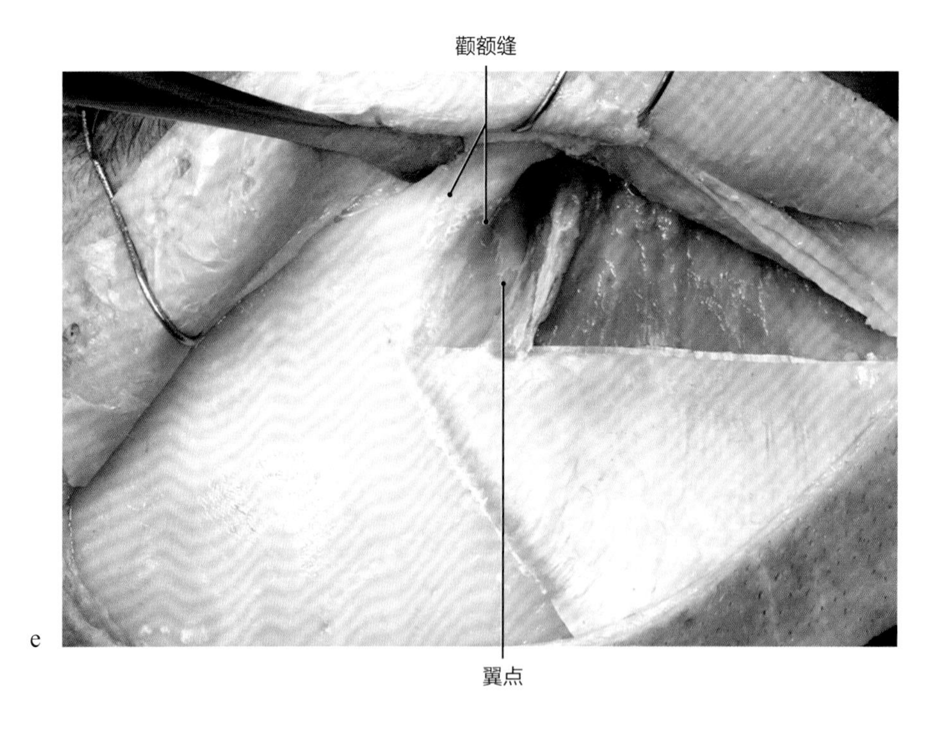
颧额缝
e
翼点

图 4.9 d. 从颞上线分离颞肌及筋膜，掀开至颞窝方向，暴露眶外侧缘和颧额缝。e. 颧额缝是额骨颧突和颧骨额突的连接处。

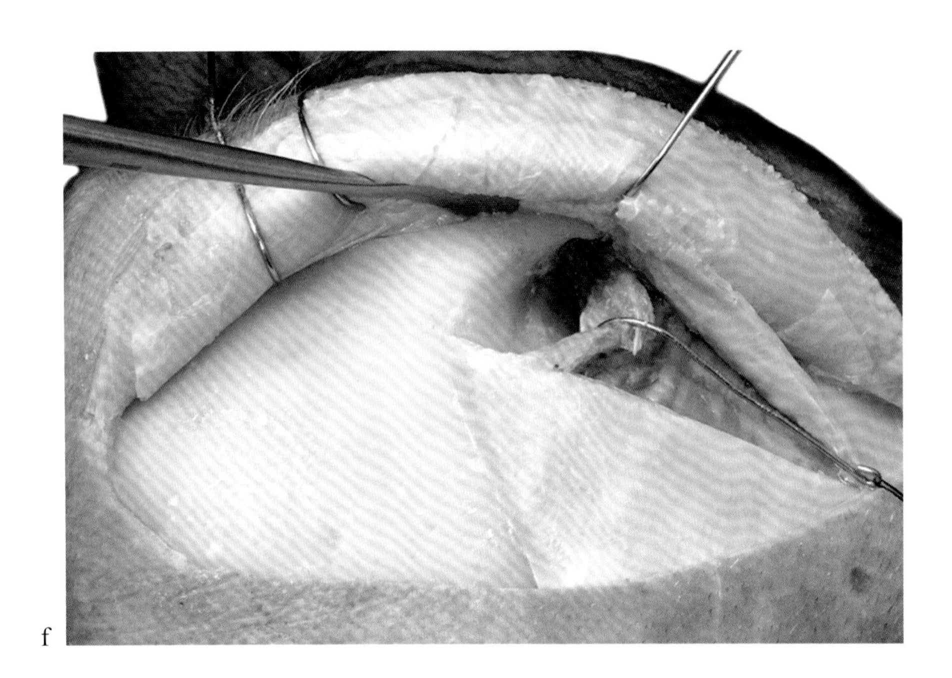

f

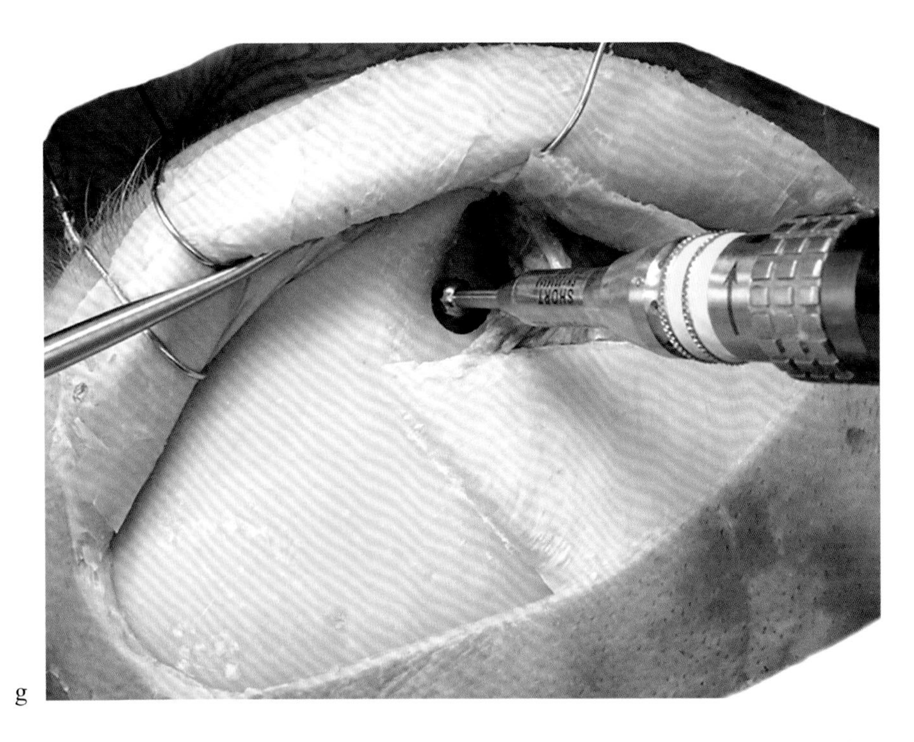

g

图 4.9　f. 鱼钩拉钩拉起颞肌，从而尽量减少外侧肌肉过多的分离。g. 在 MacCarty 关键孔处钻孔。其位置为颧额缝上后方各 5 mm 处，沿 45° 角钻入颞骨鳞部。

眶骨膜 额叶硬脑膜

h

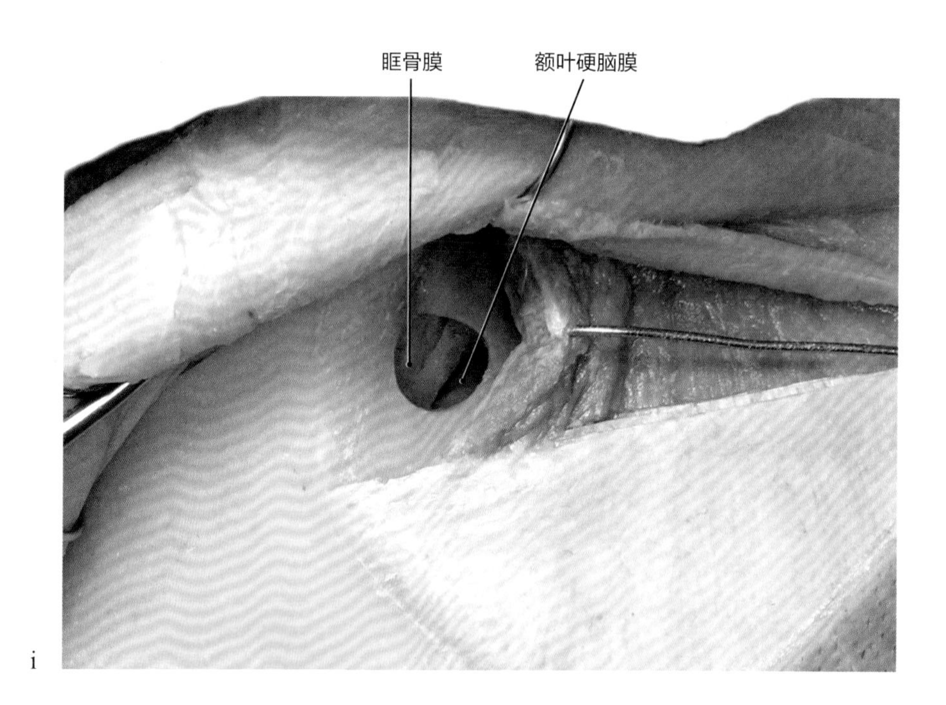
眶骨膜
额叶硬脑膜

i

图4.9 h. 通过MacCarty关键孔可提供进入眶骨膜和颅内区域的通道。i. 剥离眶骨膜，可以让术者使用这一单个钻孔完成开颅手术。

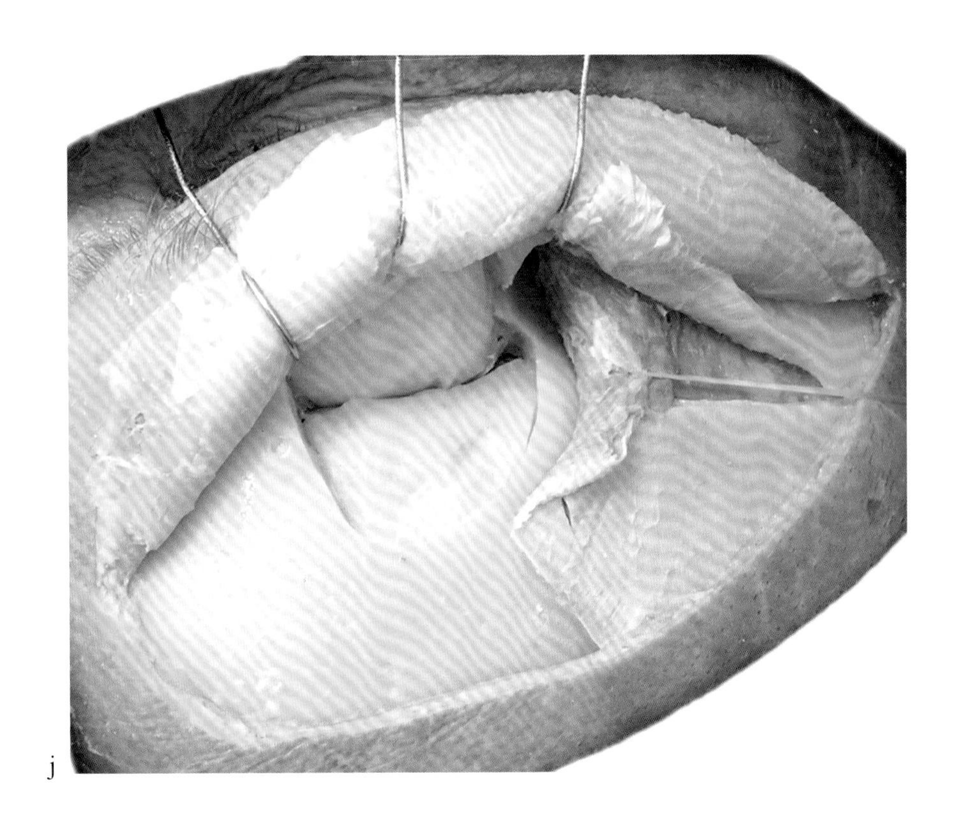

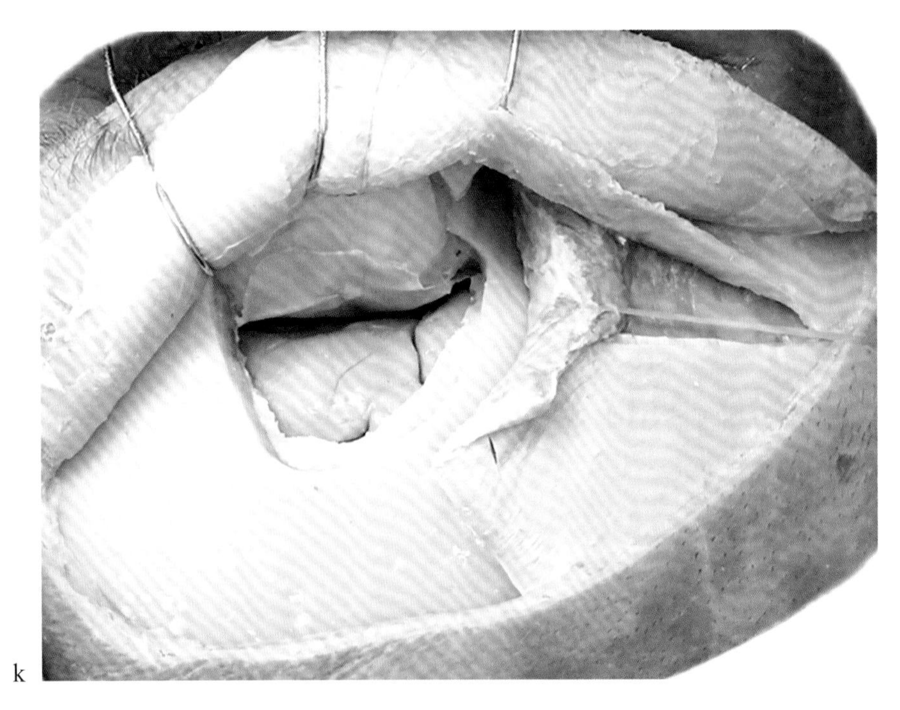

图 4.9 j. 切除眶缘及额底，可以提供额下视野。而选择性地磨除翼点可扩大外侧暴露范围。k. 采取改良眶颧入路，打开硬脑膜可以提供额下及外侧入路视野。

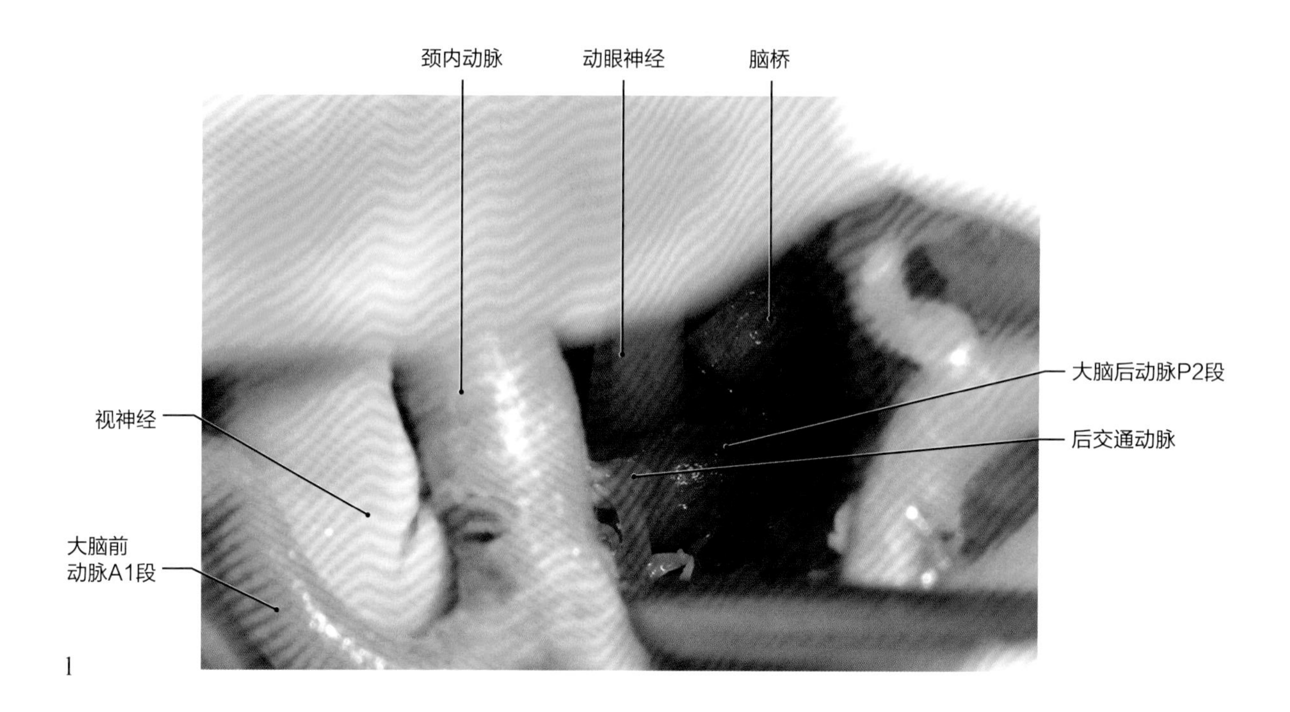
颈内动脉
动眼神经
脑桥
大脑后动脉P2段
后交通动脉
视神经
大脑前
动脉A1段
l

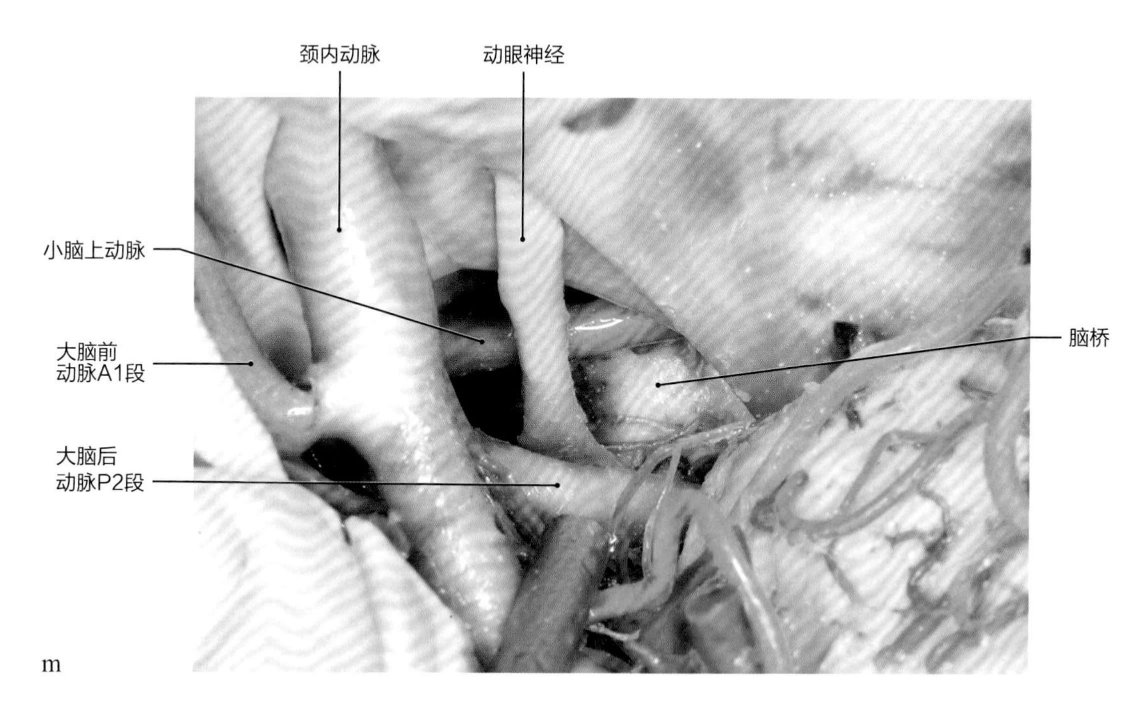
颈内动脉
动眼神经
小脑上动脉
大脑前
动脉A1段
大脑后
动脉P2段
脑桥
m

图 4.9 l. 打开外侧裂，暴露基底池。m. 沿此入路低倍显微镜下暴露脑桥。

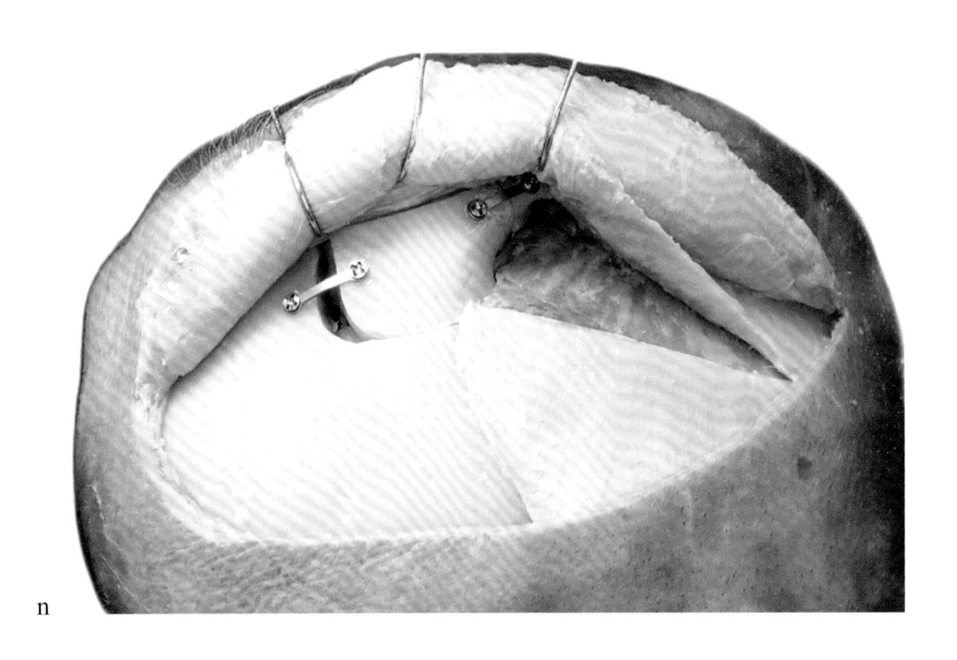

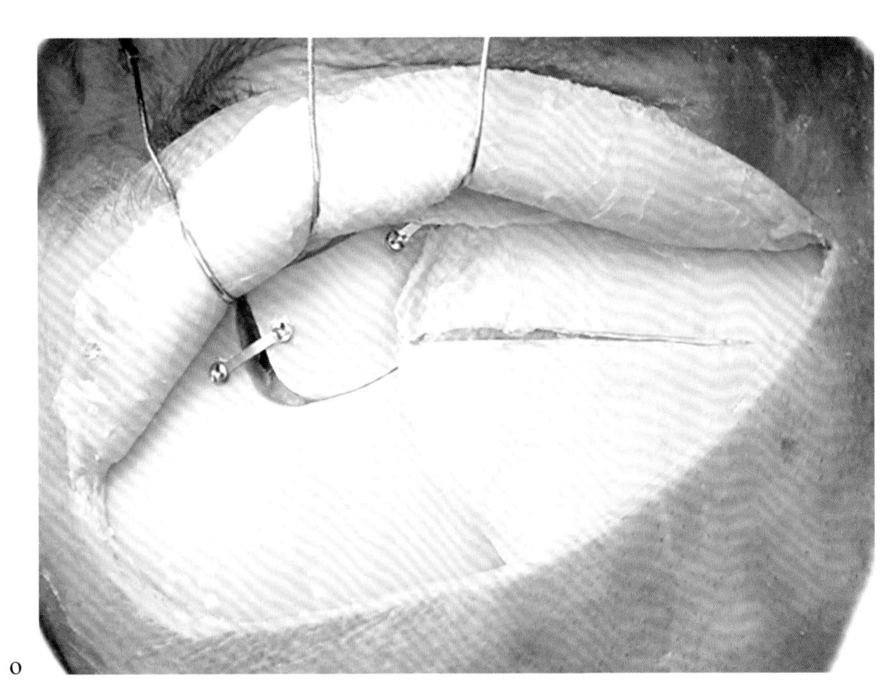

图 4.9 n. 使用连接片固定颅骨瓣大多可以恢复容貌。o. 对肌肉及其筋膜进行解剖复位缝合，以减少肌肉萎缩。

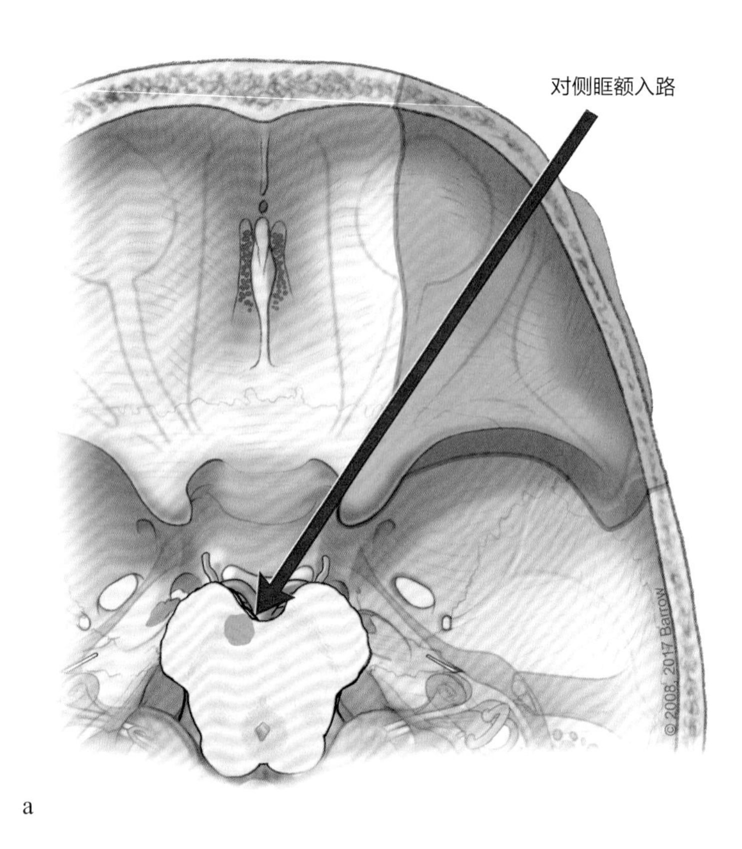
对侧眶额入路
© 2008, 2017 Barrow

a

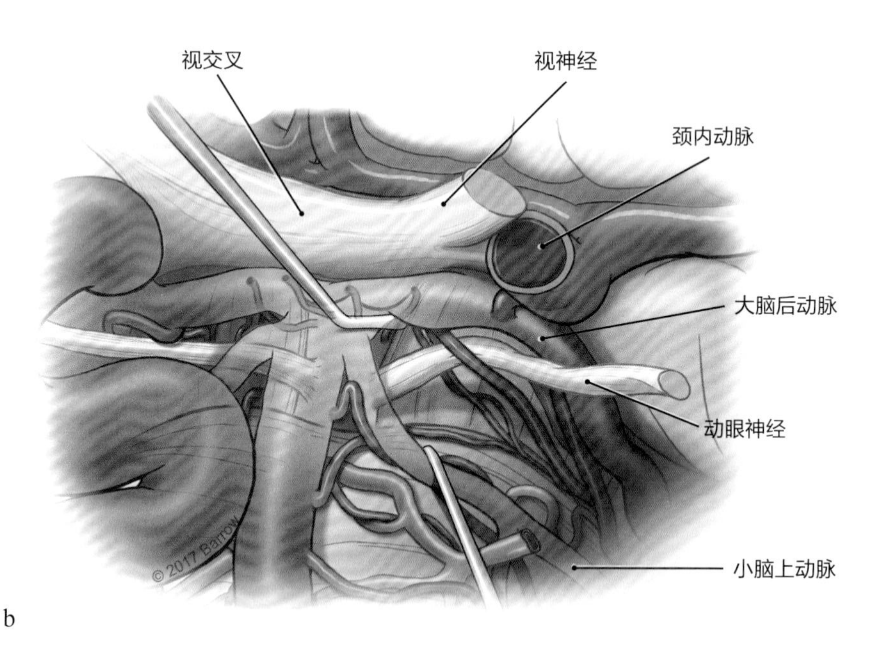
视交叉
视神经
颈内动脉
大脑后动脉
动眼神经
小脑上动脉
© 2017 Barrow

b

图 4.10 对侧眶颧入路。a. 根据病变的前后延伸，与软脑膜表面的邻近程度以及与动眼神经核和运动纤维束的关系，来选择病例是否采取对侧眶颧入路。采用此入路通过脚间安全进入区用于切除位于动眼神经和运动纤维束内侧的中脑中央正中病变。b. 打开 Liliequist 膜，可以使外科医生能够探查脚间池，并打通显露基底动脉分叉处的手术通路，同时，该通路也可以显露双侧大脑后动脉和小脑上动脉，脉络膜后内侧动脉，另外可以很好地暴露丘脑穿支动脉和小脑上动脉近端的穿支动脉。

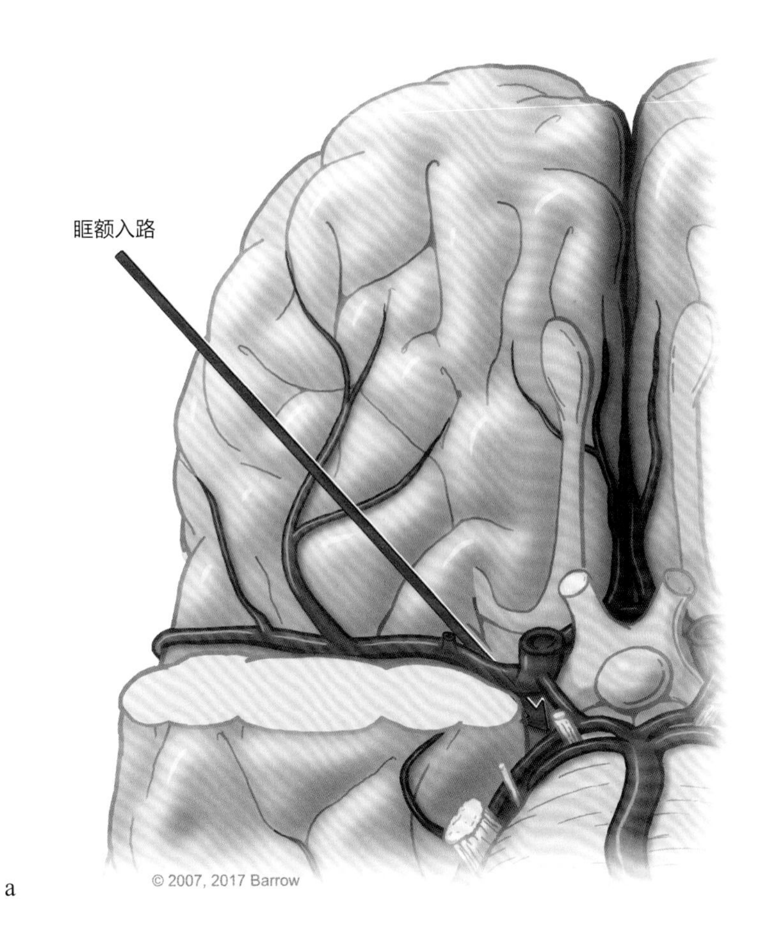
眶额入路
© 2007, 2017 Barrow

a

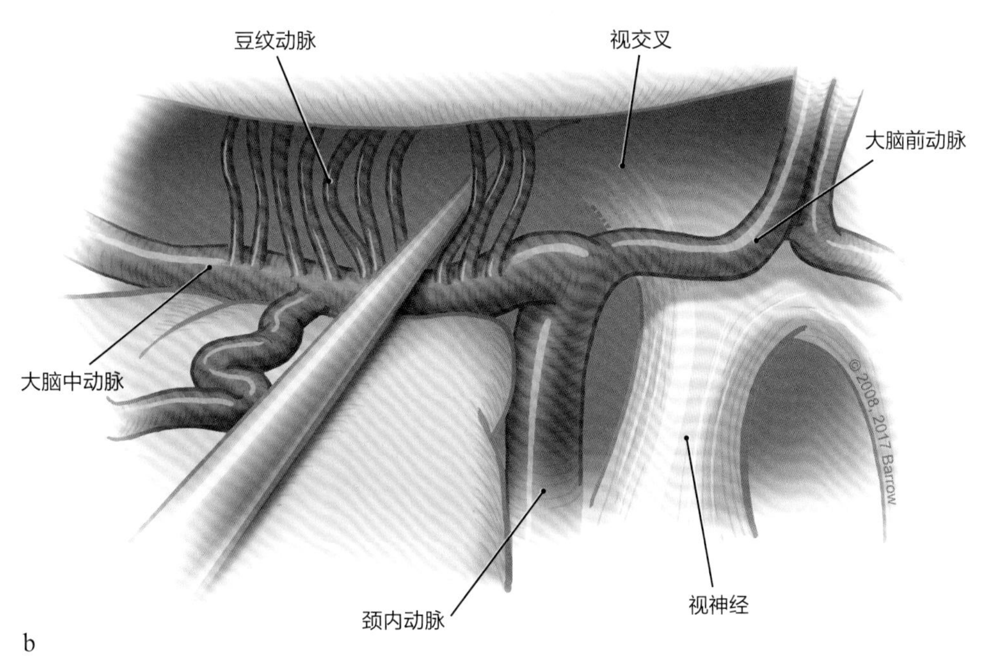
豆纹动脉
视交叉
大脑前动脉
大脑中动脉
© 2008, 2017 Barrow
颈内动脉
视神经

b

图 4.11 中脑 - 丘脑眶颧入路。a. 下方视图。眶颧入路处理丘脑 - 中脑交界处病变。b. 前视图。充分分离外侧裂后可以在豆纹动脉簇之间直回后界与眶内侧回之间和大脑中动脉 Ml 段之间找到狭小的手术通路。

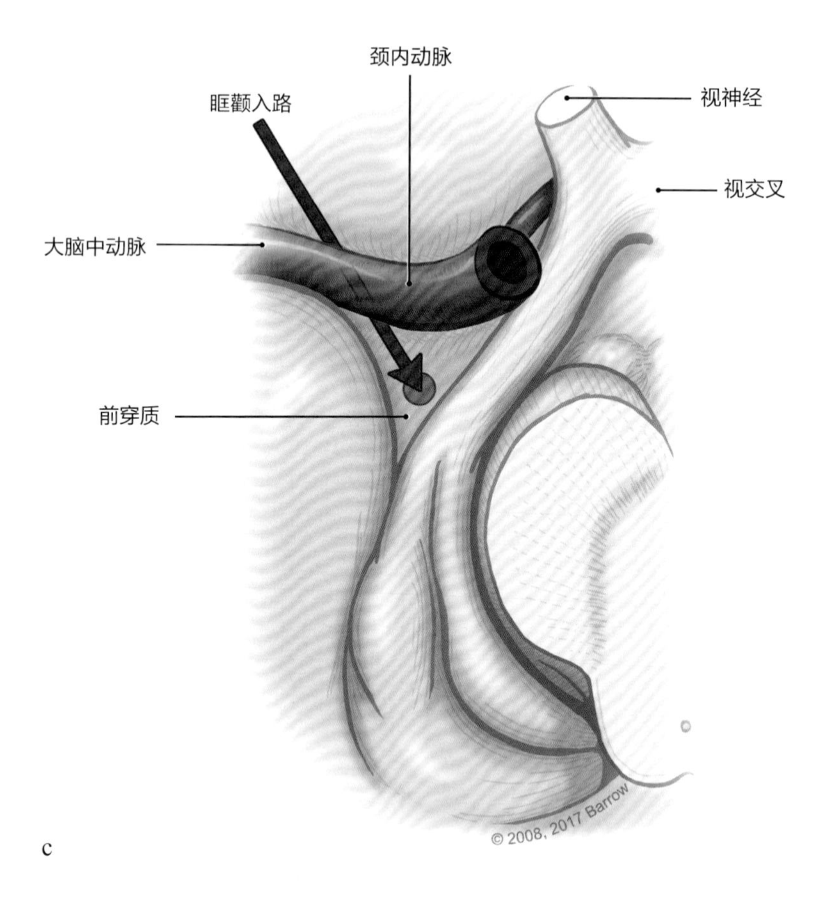
颈内动脉
眶颧入路
视神经
视交叉
大脑中动脉
前穿质
© 2008, 2017 Barrow
c

图 4.11 c. 下方视图。这一通路需要在嗅纹后方和邻近视束的位置在前穿质上切开一个小口。

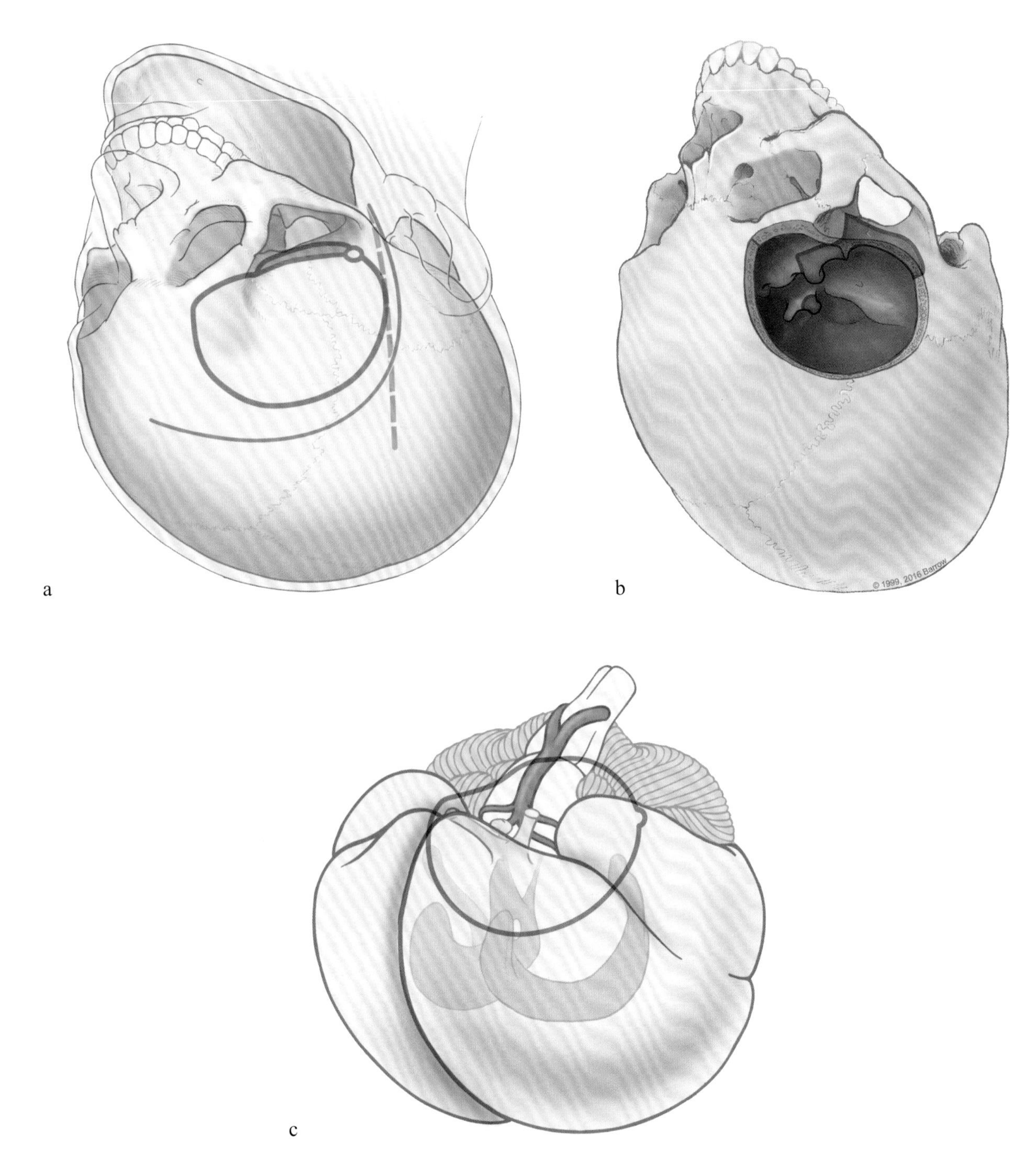
a
b
© 1999, 2016 Barrow
c

图 4.12 Kawase（岩前）入路。a. Kawase（岩前）入路头皮切口如图实线。另外，可以采取直切口（虚线）。b. 开颅与颞部开颅类似。必要时，可以使用眶颧入路结合移除岩前尖部骨瓣（阴影部分）增加手术空间，以便暴露基底动脉尖。移除的岩前尖部骨瓣（阴影部分）更好地暴露脑干腹侧以处理三叉神经前方病变和基底动脉尖。暴露的边界为前方的三叉神经 V3 支和外侧的岩浅大神经。c. 前视图。骨窗与脑干腹侧的相对解剖位置关系。

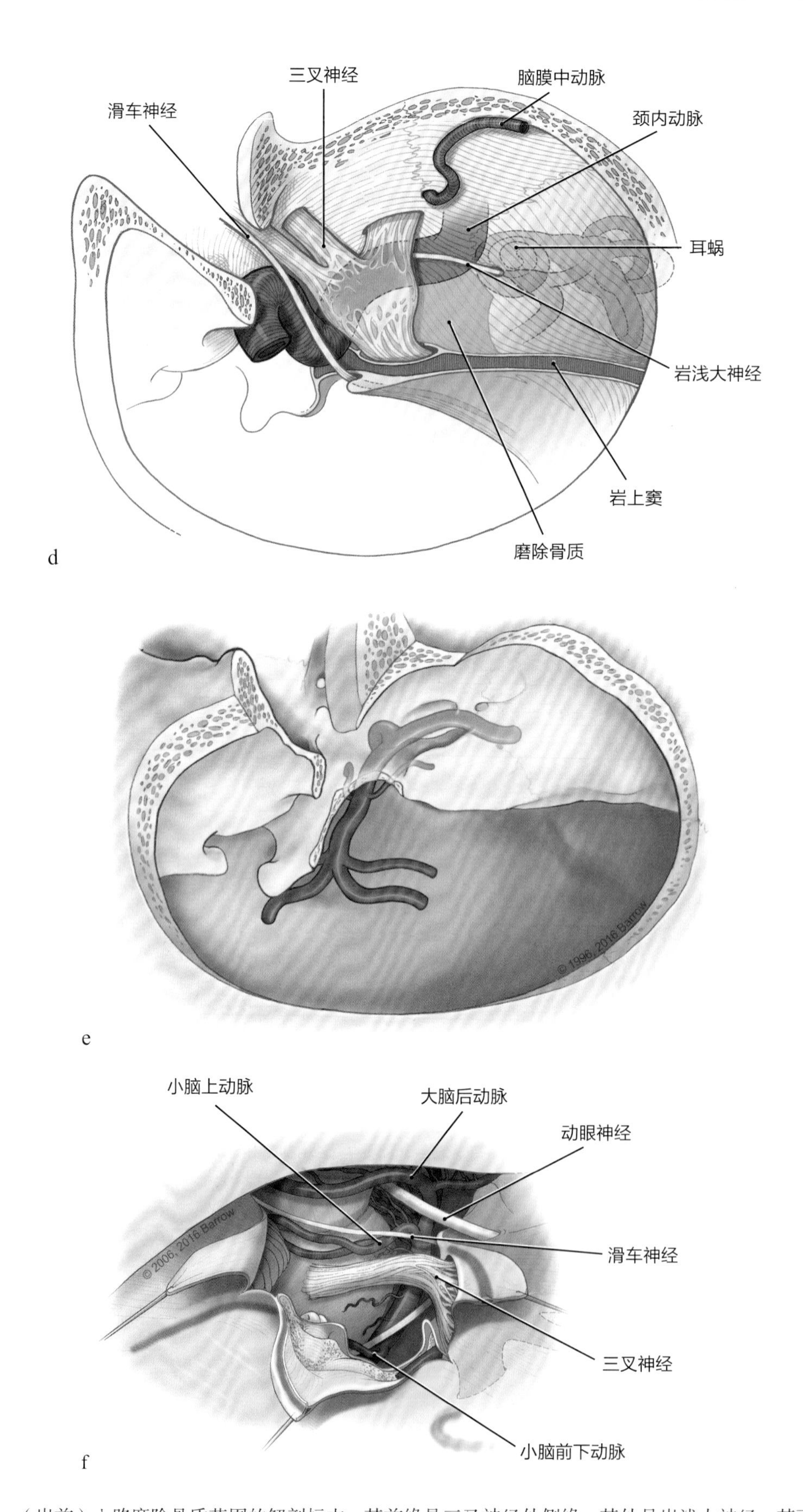
三叉神经
脑膜中动脉
滑车神经
颈内动脉
耳蜗
岩浅大神经
岩上窦
磨除骨质
d
© 1998, 2016 Barrow
e
小脑上动脉
大脑后动脉
动眼神经
© 2006, 2016 Barrow
滑车神经
三叉神经
小脑前下动脉
f

图 4.12 d. Kawase（岩前）入路磨除骨质范围的解剖标志。其前缘是三叉神经外侧缘，其外是岩浅大神经，其下缘是颈内动脉，内侧是岩上窦。注意保护其后方的耳蜗，防止损伤听力。绿色区域示磨除骨质范围。e. 扩大磨除岩前骨质，更好暴露脑干腹外侧。磨除岩骨内侧尖扩大了斜坡及基底动脉尖的术区视野。f. 岩前切除后提供的最终解剖显露。

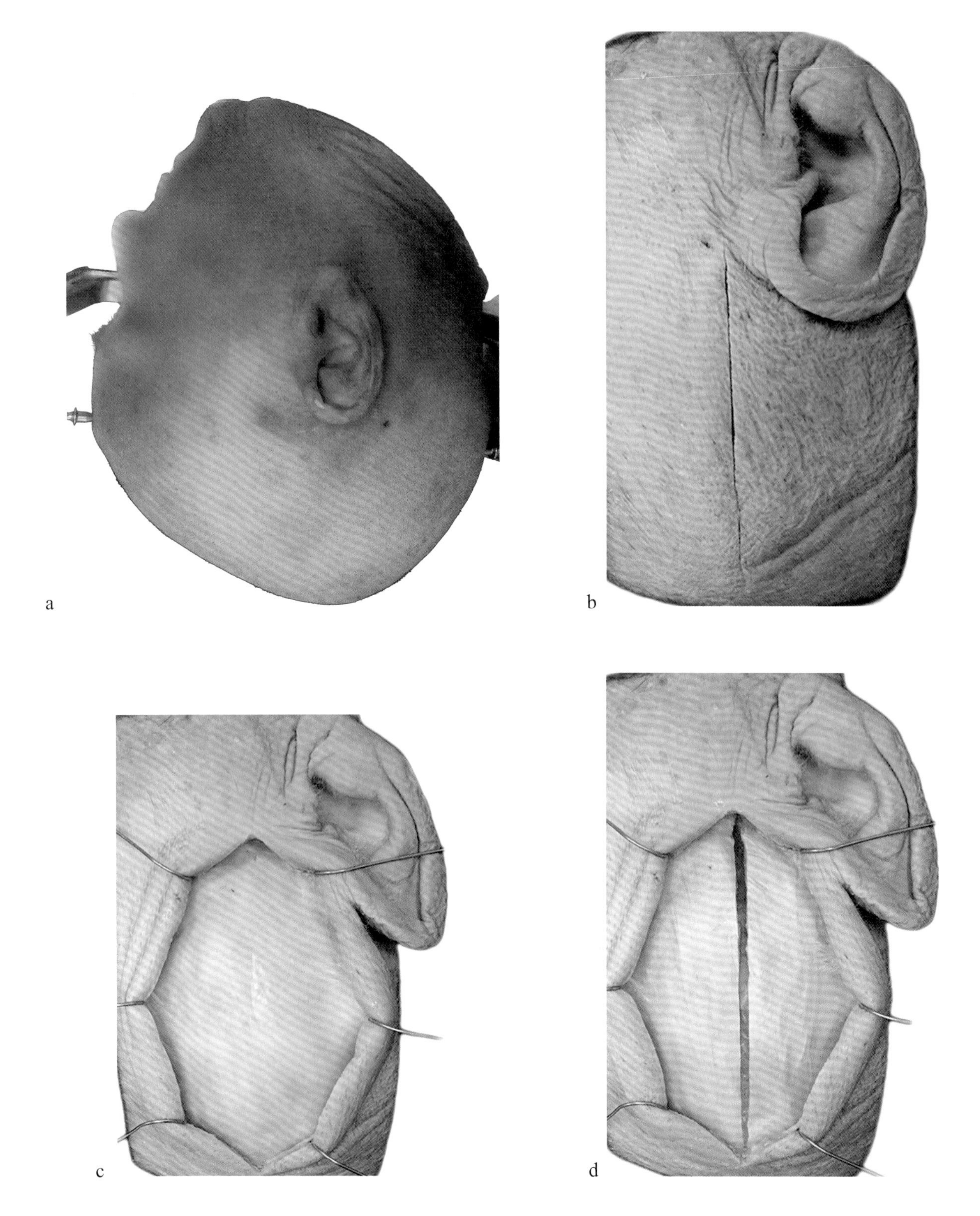
a
b
c
d

图 4.13　Kawase（岩前）入路尸体解剖。a. 患者仰卧，头偏向对侧。b. 直切口，起于耳前颧骨水平，止于顶骨骨缝水平。c. 皮瓣牵向外侧。d. 直切口必须切开筋膜与颞肌。

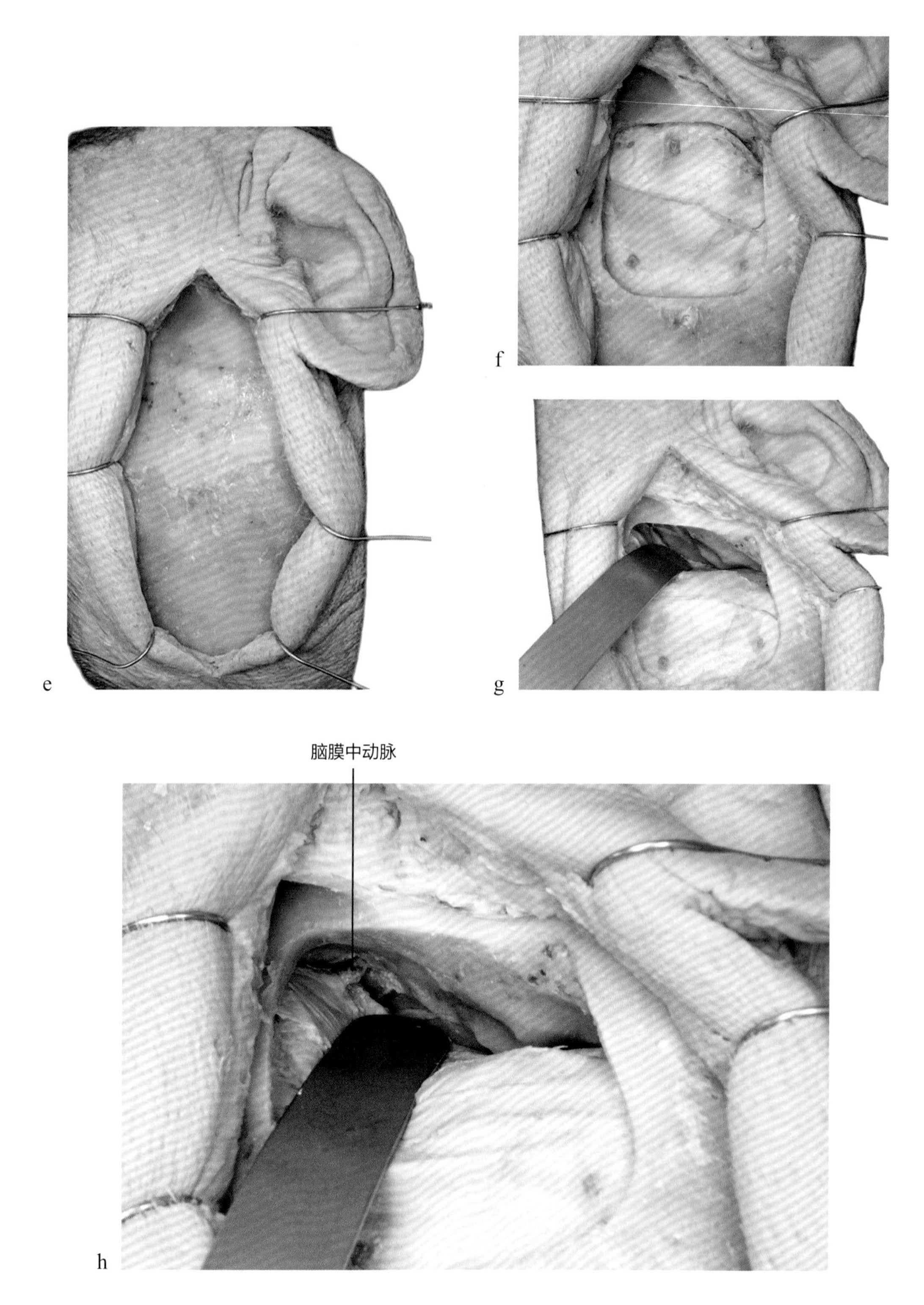
脑膜中动脉
e
f
g
h

图 4.13 e. 颞肌及筋膜向外侧牵开。f. 颞骨骨窗暴露颅底。g. 在显微镜下，从颅中窝底小心剥离硬脑膜，注意保护岩浅大神经。h. 脑膜中动脉暴露后予以电凝切断。

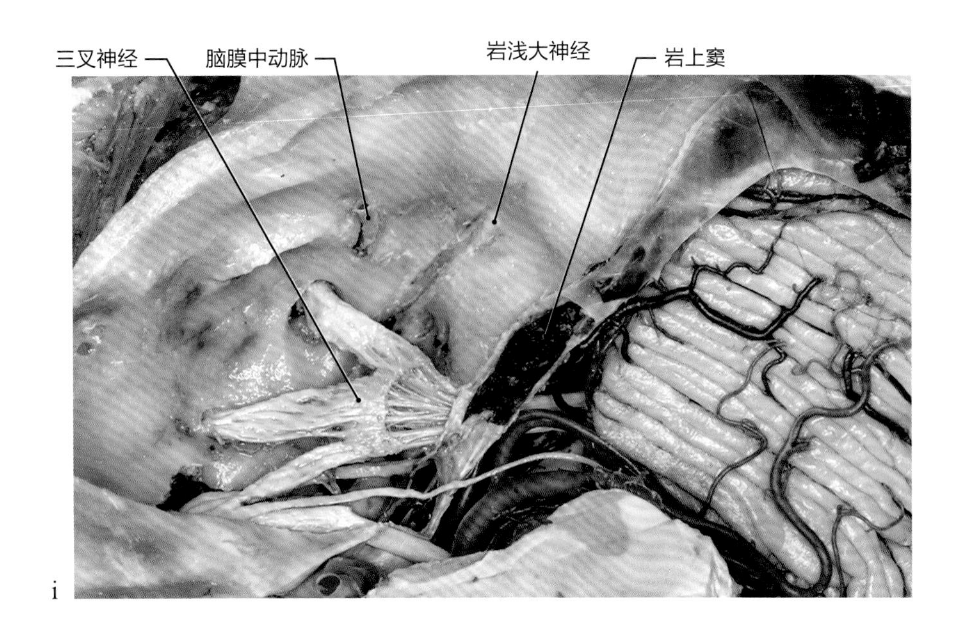
三叉神经
脑膜中动脉
岩浅大神经
岩上窦
i

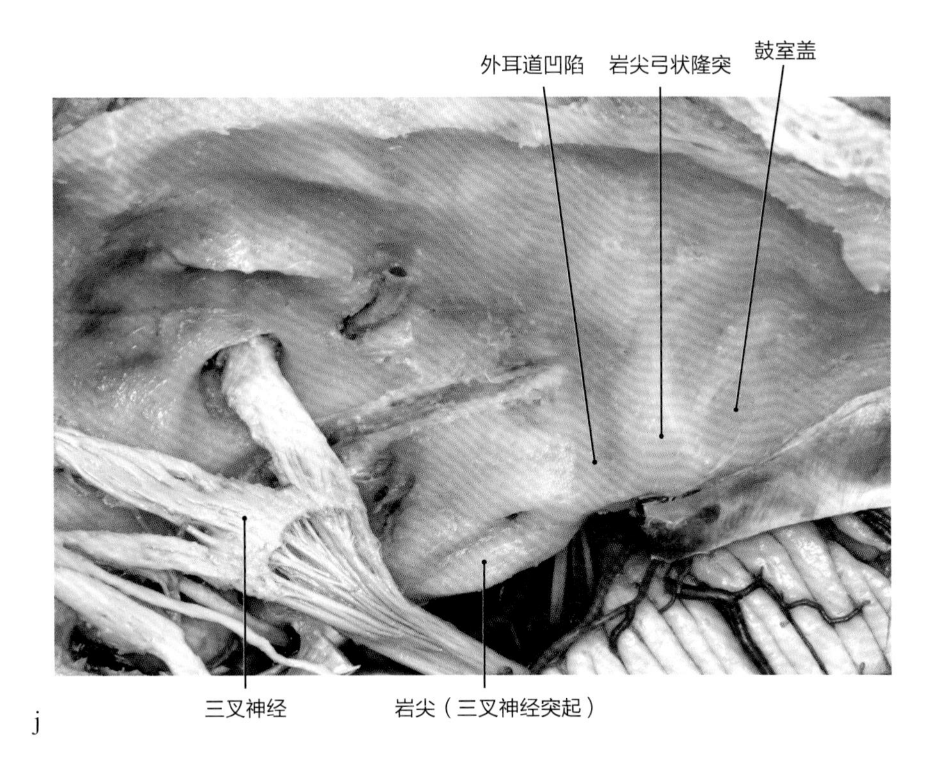
外耳道凹陷
岩尖弓状隆突
鼓室盖
三叉神经
岩尖（三叉神经突起）
j

图4.13 i. 岩上窦在岩骨嵴上。j. 位于岩骨嵴上的结构由内到外：三叉神经压迹、三叉神经突、外耳道凹陷、岩尖弓状隆突、鼓室盖。

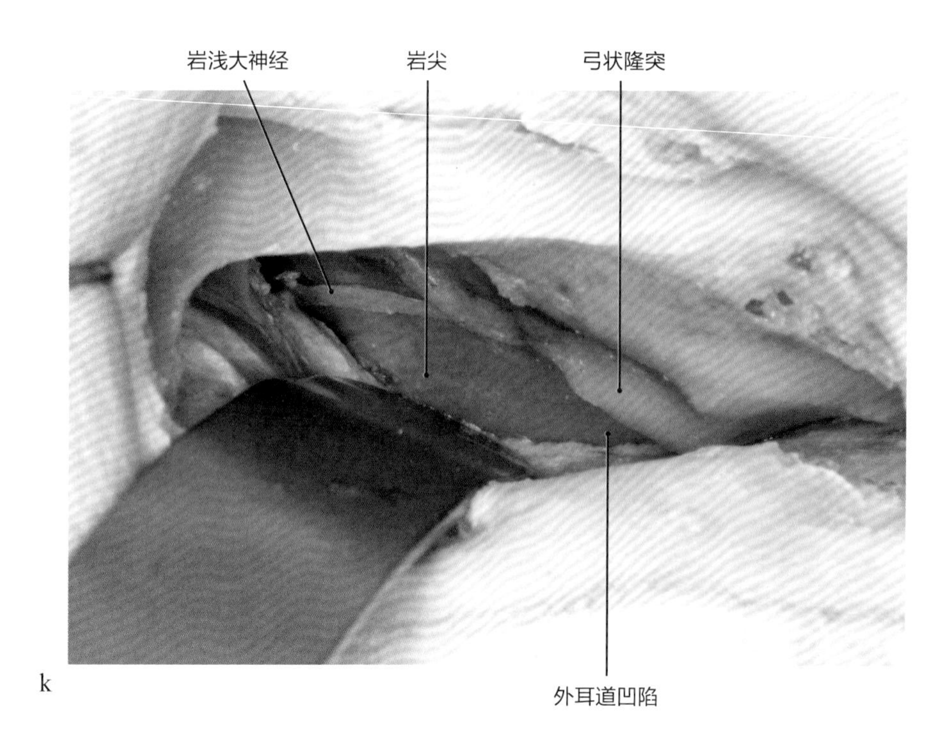
岩浅大神经
岩尖
弓状隆突
k
外耳道凹陷

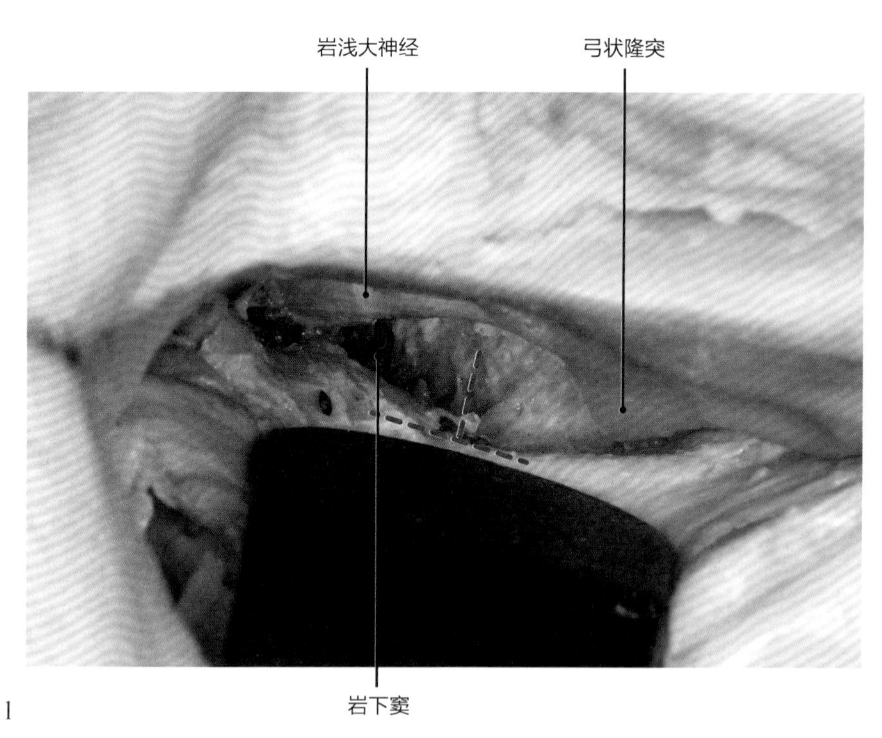
岩浅大神经
弓状隆突
l
岩下窦

图 4.13 k. 先确定弓状隆突。l. 磨除岩尖。磨除范围外侧以岩浅大神经和弓状隆突为界；下缘以岩下窦为界。警惕损伤展神经。在岩上窦外侧 2 cm 开始做硬脑膜 T 形切开（红色虚线所示）。

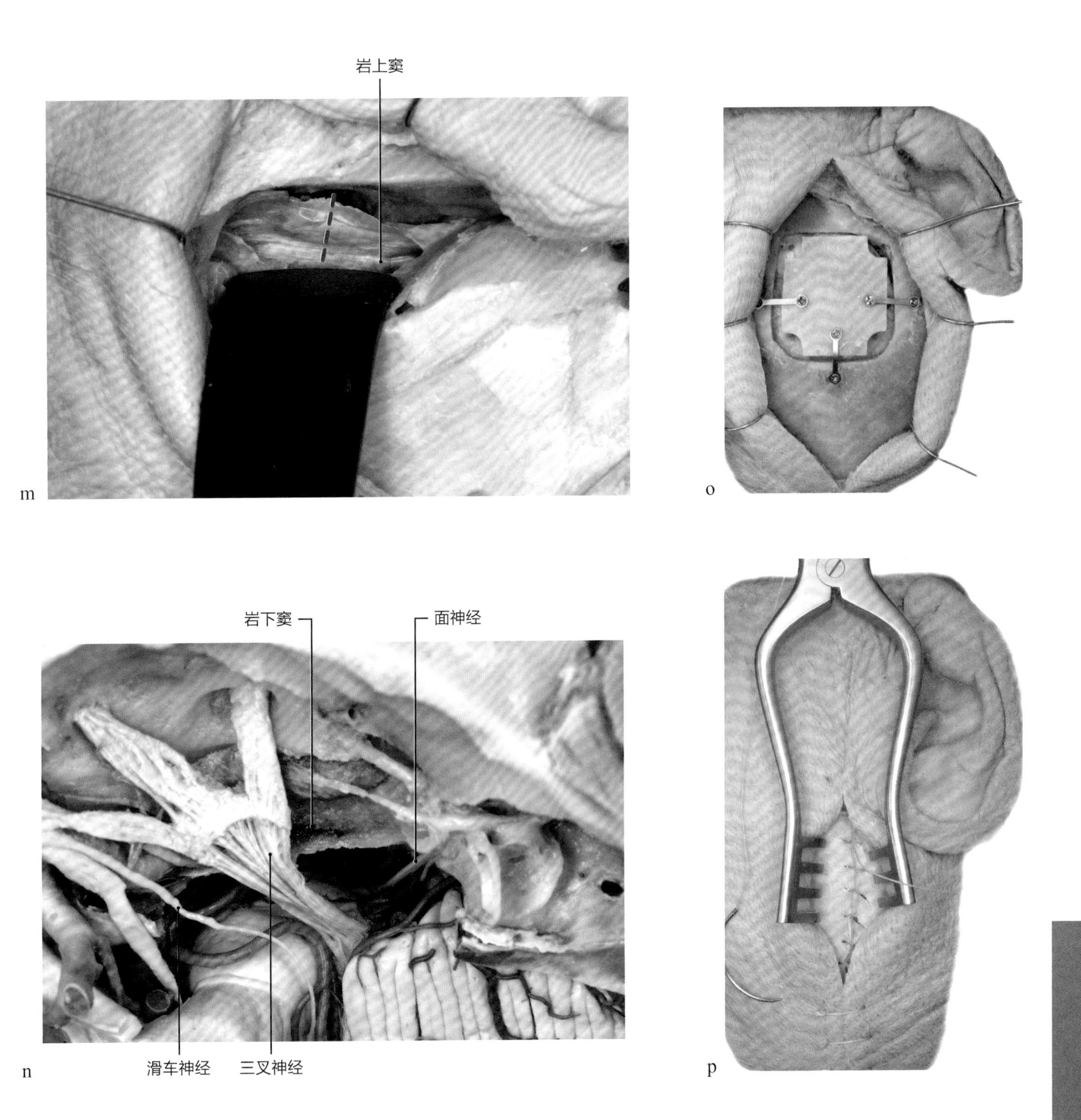
岩上窦
m
o
岩下窦
面神经
n
滑车神经
三叉神经
p

图 4.13 m. 行岩上窦结扎、电凝后切断（虚线）。n. 完全打开天幕，注意保护小脑幕切迹处的滑车神经。o. 关闭硬脑膜后使用钛板连接片固定颅骨。p. 缝合颞肌筋膜及头皮。

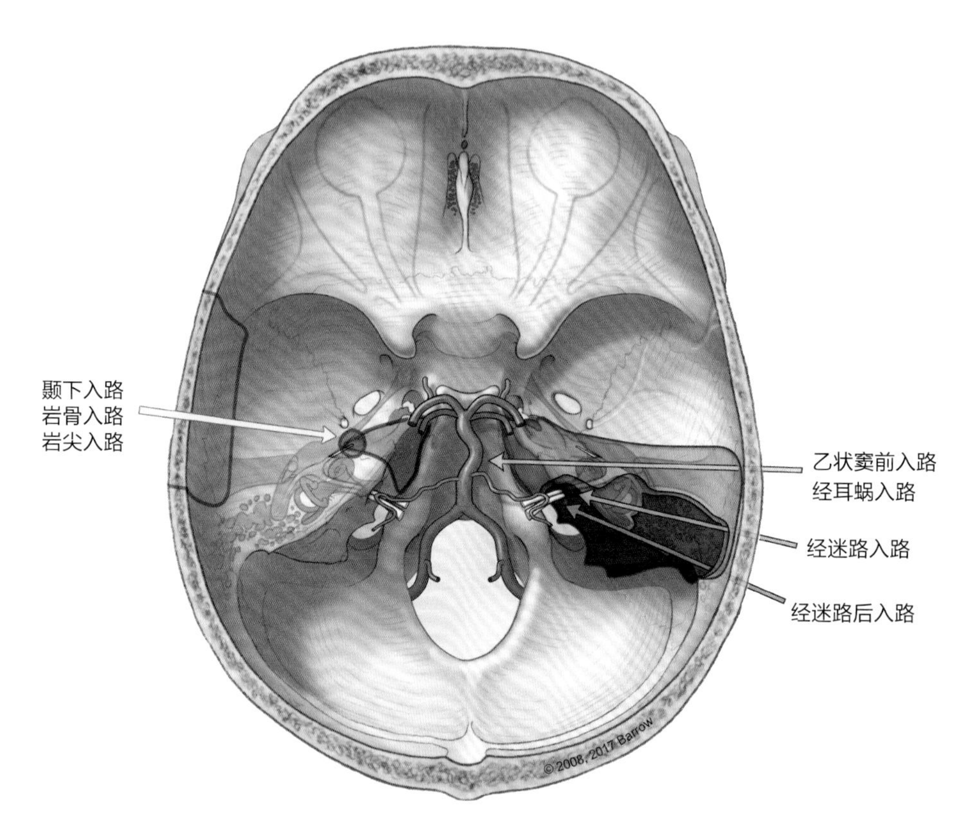
颞下入路
岩骨入路
岩尖入路
乙状窦前入路
经耳蜗入路
经迷路入路
经迷路后入路
© 2008, 2017 Barrow

图 4.14　颅中窝入路。横断面图示颅中窝入路和颅中后窝组合入路。颞下入路多用于脑干外侧病变切除。改良颞下入路(黄色箭头)可以根据岩骨磨除的位置来暴露颈内动脉和颅后窝斜坡中部，包括：岩骨入路（橙色亮区）和岩尖入路（橙色暗区）。因眶颧入路行或不行岩尖切除，都有损伤 Labbé 静脉的风险，所以很少用于脑干腹侧或腹外侧病变。乙状窦前入路能不同程度地磨除后岩骨嵴，从而暴露颅后窝病变，但是容易造成面神经损伤或听力障碍。乙状窦前入路包括：经迷路后入路（紫色箭头）、经迷路入路（蓝色箭头）、经耳蜗入路（绿色箭头）。鉴于乙状窦后入路及其改良入路可以完成大量颅后窝手术，我们实际上很少使用乙状窦前入路。至于联合颞下入路和乙状窦前入路，如此大范围暴露幕上及幕下，这在脑干手术中实际很少使用。

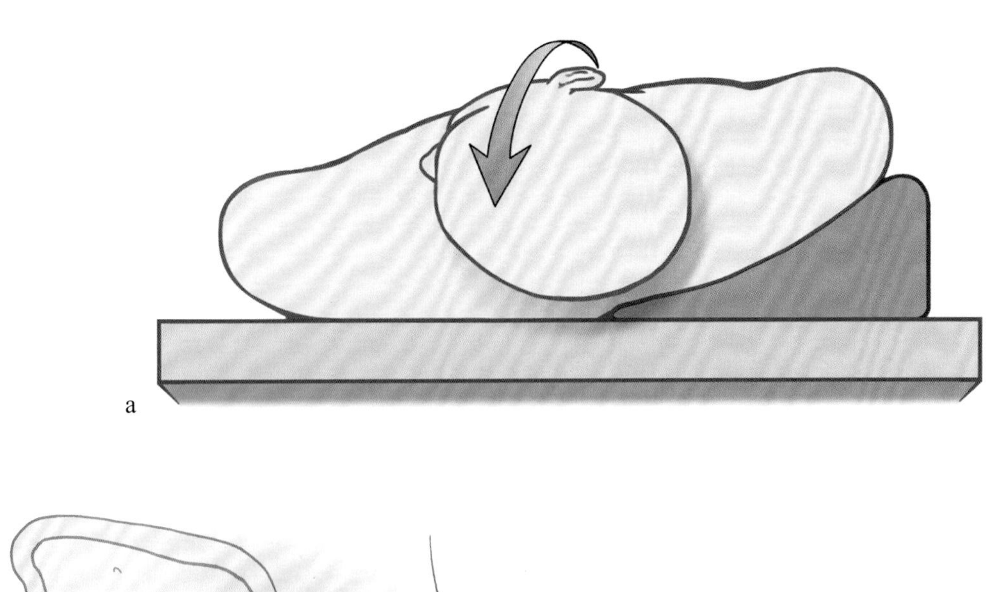

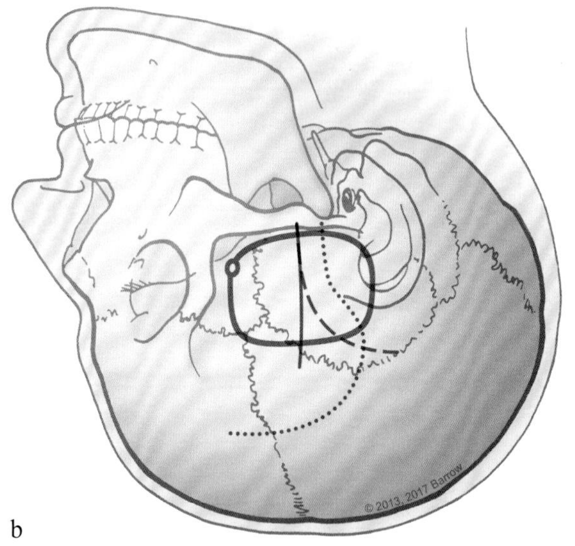

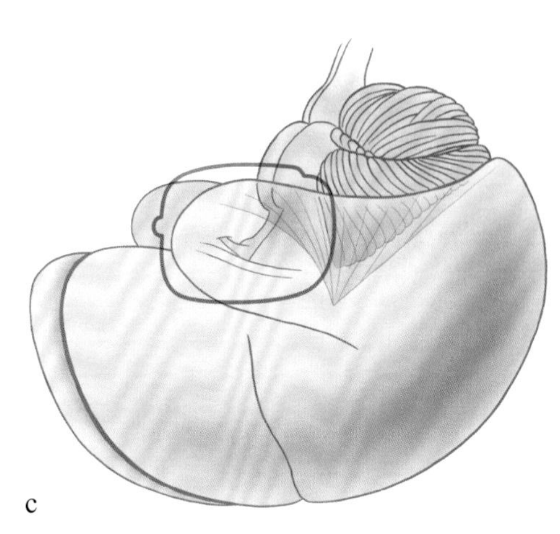

图 4.15 颞下入路。a. 患者仰卧，患侧垫肩，头在水平位置，颈部稍后仰，使颞叶因重力作用而抬离颅底。打开硬脑膜后，应最大限度地释放脑脊液，以防止过度牵拉损伤 Labbé 静脉，这一细节相当关键。b. 头皮切口。S 形虚线所示为颞下入路头皮切口。其骨瓣尽量靠前下方扩大，以便充分暴露中颅底。这一入路常常因骨瓣边缘没有对齐中颅底，上方暴露受限，而导致开颅失败。另外，朝后延展的虚线所示的切口，可以更好地暴露颅后窝。c. 骨瓣与颞叶及中脑的位置关系。

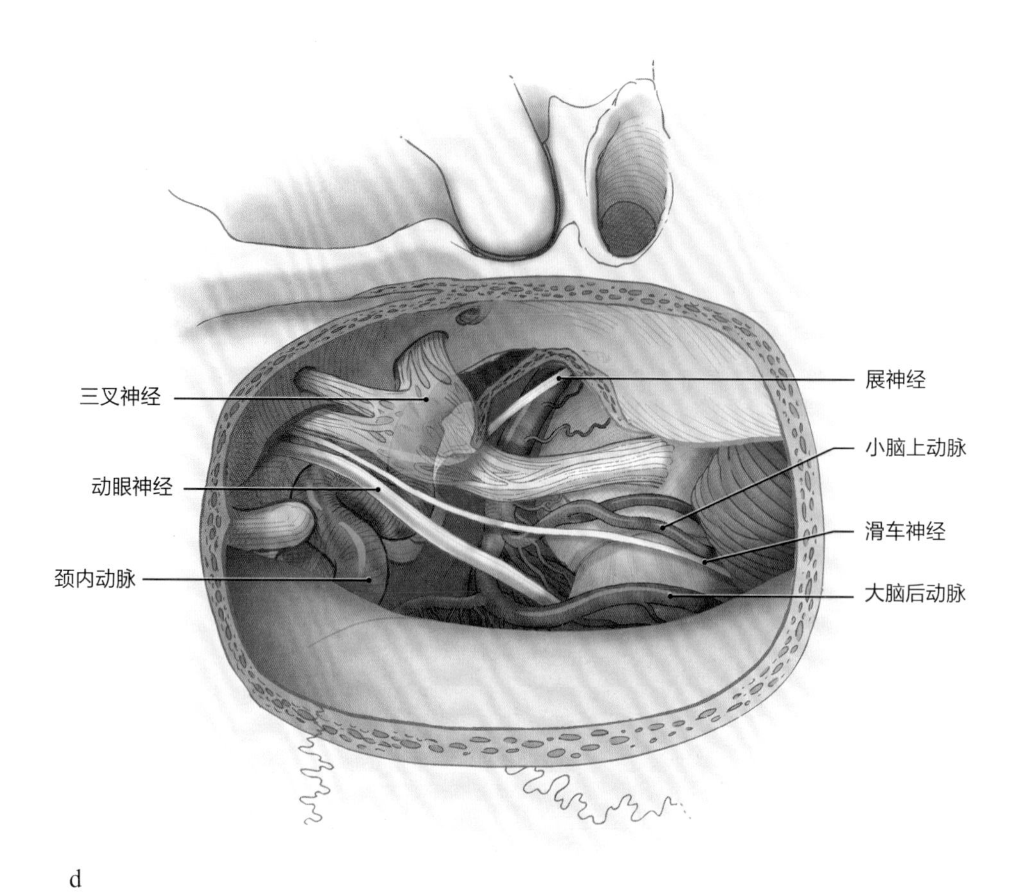
三叉神经
动眼神经
颈内动脉
展神经
小脑上动脉
滑车神经
大脑后动脉

d

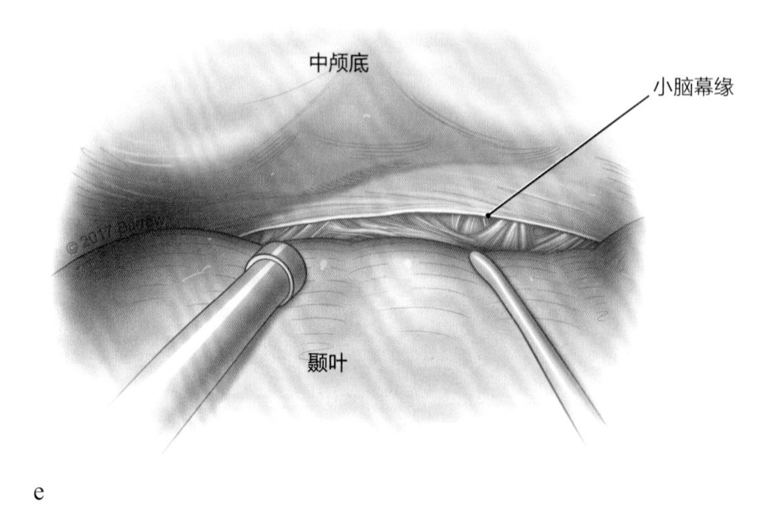
中颅底
小脑幕缘
颞叶

e

图 4.15 d. 所谓岩尖入路，是将岩骨嵴磨除，以便扩大脑干腹外侧病变的暴露。e. U 形剪开硬膜，朝向小脑幕缘。沿颞叶底部释放脑脊液后，即可暴露小脑幕缘。

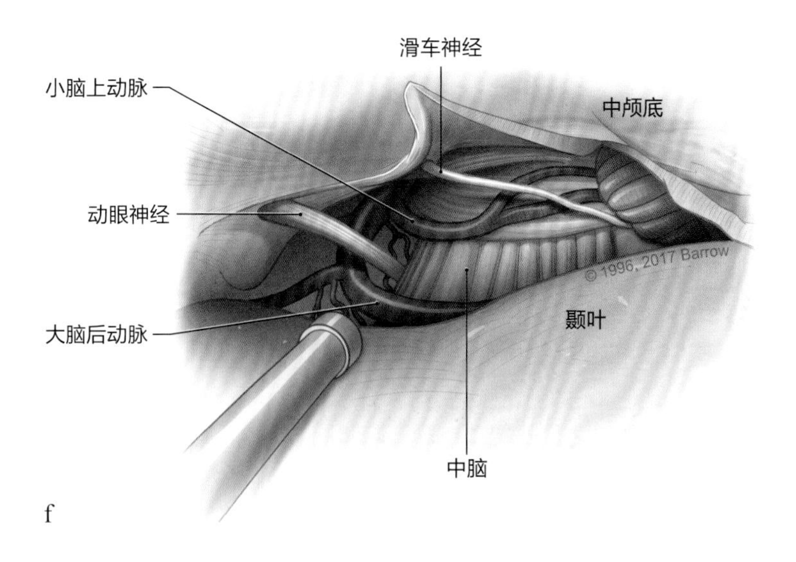
滑车神经
小脑上动脉
中颅底
动眼神经
© 1996, 2017 Barrow
颞叶
大脑后动脉
中脑
f

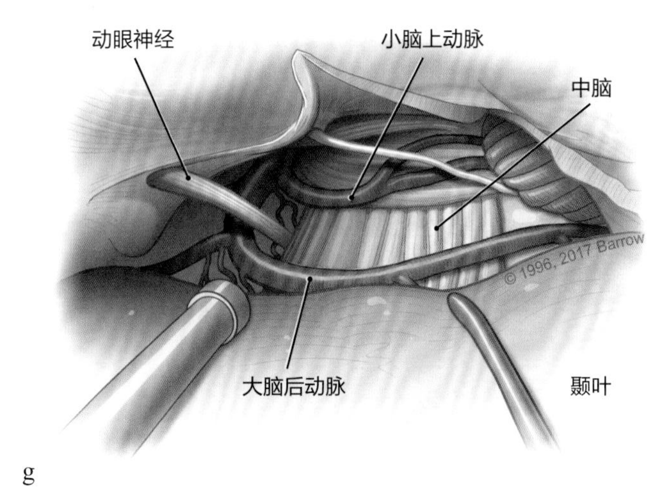
动眼神经
小脑上动脉
中脑
© 1996, 2017 Barrow
大脑后动脉
颞叶
g

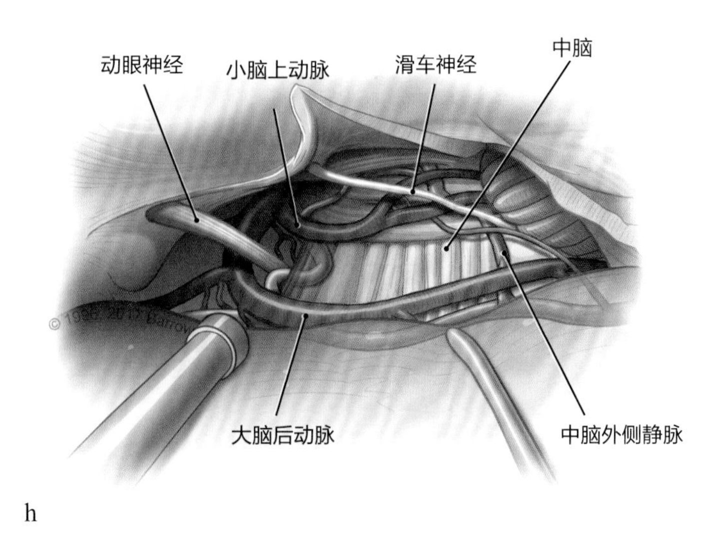
动眼神经
小脑上动脉
滑车神经
中脑
大脑后动脉
中脑外侧静脉
h

图 4.15 f. 切开小脑幕缘，注意不要误伤小脑幕缘内侧的滑车神经。此时，术野的前部和中部已经暴露。继续分离蛛网膜，打开环池、脚池和脚间池。g. 这一入路可以完成中脑下方或中脑－脑桥交界区外侧的病变切除。h. 中脑外侧静脉一般位于中脑外侧沟内。

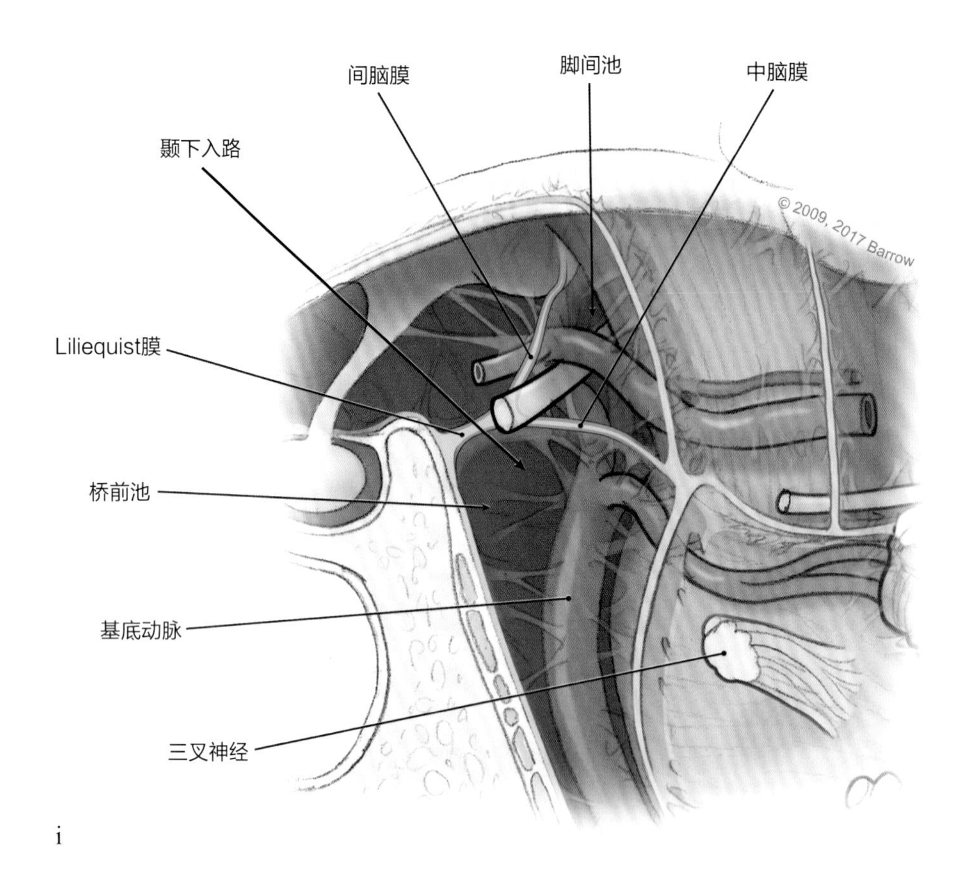
间脑膜
脚间池
中脑膜
颞下入路
© 2009, 2017 Barrow
Liliequist膜
桥前池
基底动脉
三叉神经
i

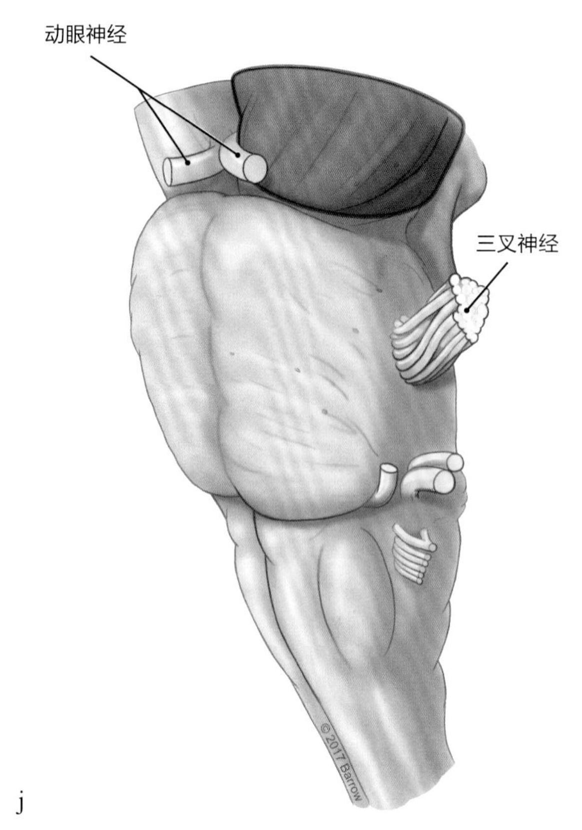
动眼神经
三叉神经
©2017 Barrow
j

图 4.15 i. 侧面观。打开 Liliequist 膜进入桥前池。j. 前外侧视图所示颞下入路暴露区域（阴影区）。

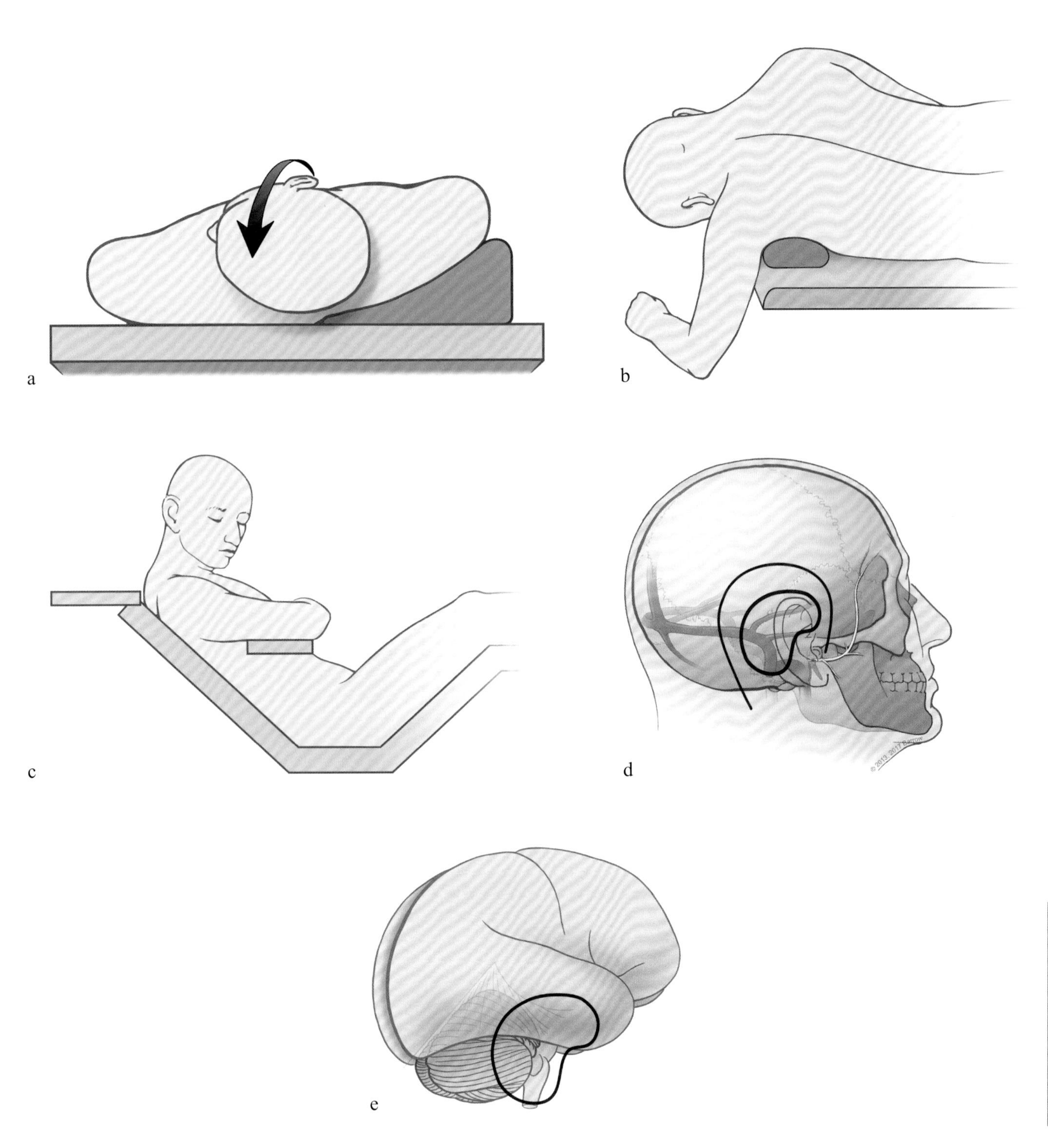
a
b
c
d
e

图 4.16 幕上－幕下联合入路。这一入路适用于沿着岩骨嵴或斜坡生长并侵入幕上和幕下的病变。完成这种入路的手术团队中，最好同时有神经外科医生和耳鼻喉科医生。患者体位视情况有多种方式：a. 患者仰卧，患侧肩部垫高，头偏向对侧。b. 改良的公园长椅体位。c. 改良的半坐位。d. 头皮切口起始于耳屏前方，颧弓下方，面神经额支后上方。切口弧形绕向耳后，耳道尖以下。切口位置可以根据病变位置和类型灵活改良。头皮及肌肉可前后调整。往前可暴露颧弓及颅中窝底。采用套橡皮筋的拉钩固定在 Leyla 杆上，可以拉开头皮及颞肌。其余软组织翻转向后下方，暴露耳道缘及外耳道。e. 幕上－幕下联合入路同时提供了暴露桥小脑角区及幕上区的视野。

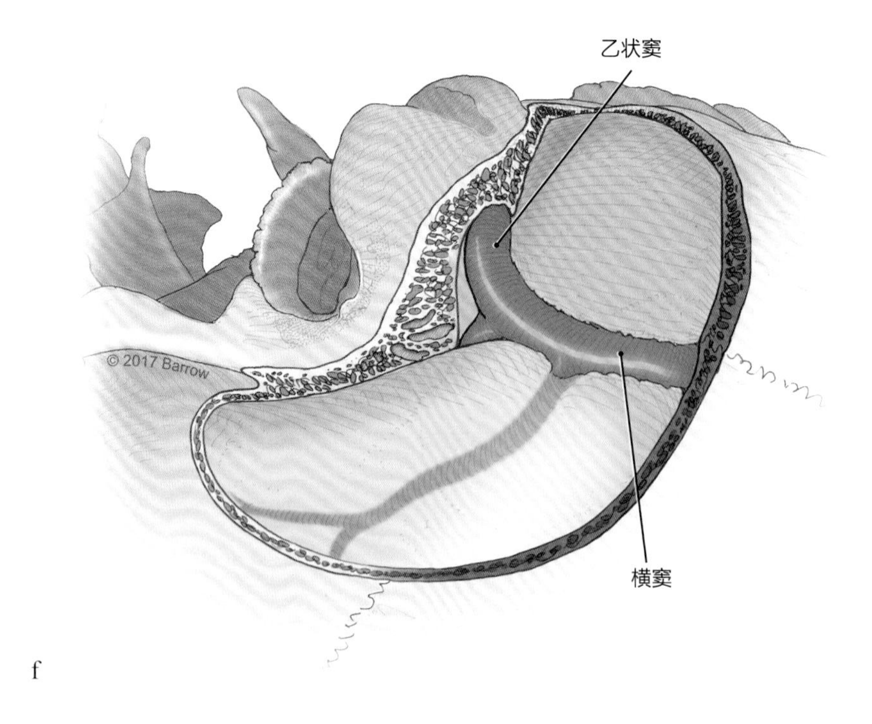
乙状窦
© 2017 Barrow
横窦

f

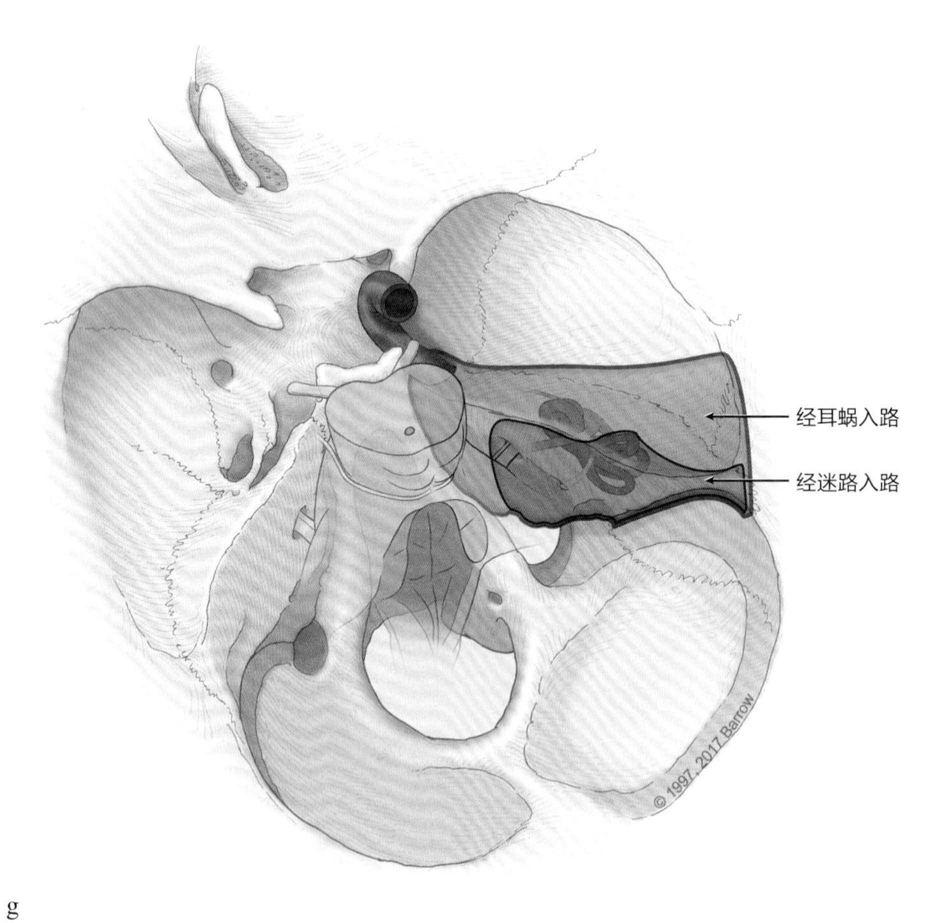
经耳蜗入路
经迷路入路
© 1997, 2017 Barrow

g

图 4.16 f. 磨除岩骨暴露颅后窝硬脑膜和乙状窦。g. 磨除岩骨的程度取决于入路的选择及其需要。分阶段磨除岩骨可以增加脑干外侧的暴露，不过存在面神经和听神经损伤的风险。图示磨除的岩骨与耳蜗的透视。蓝色区域表示经迷路入路所磨除的范围，经耳蜗入路会磨除包含蓝色区域在内的绿色区域。

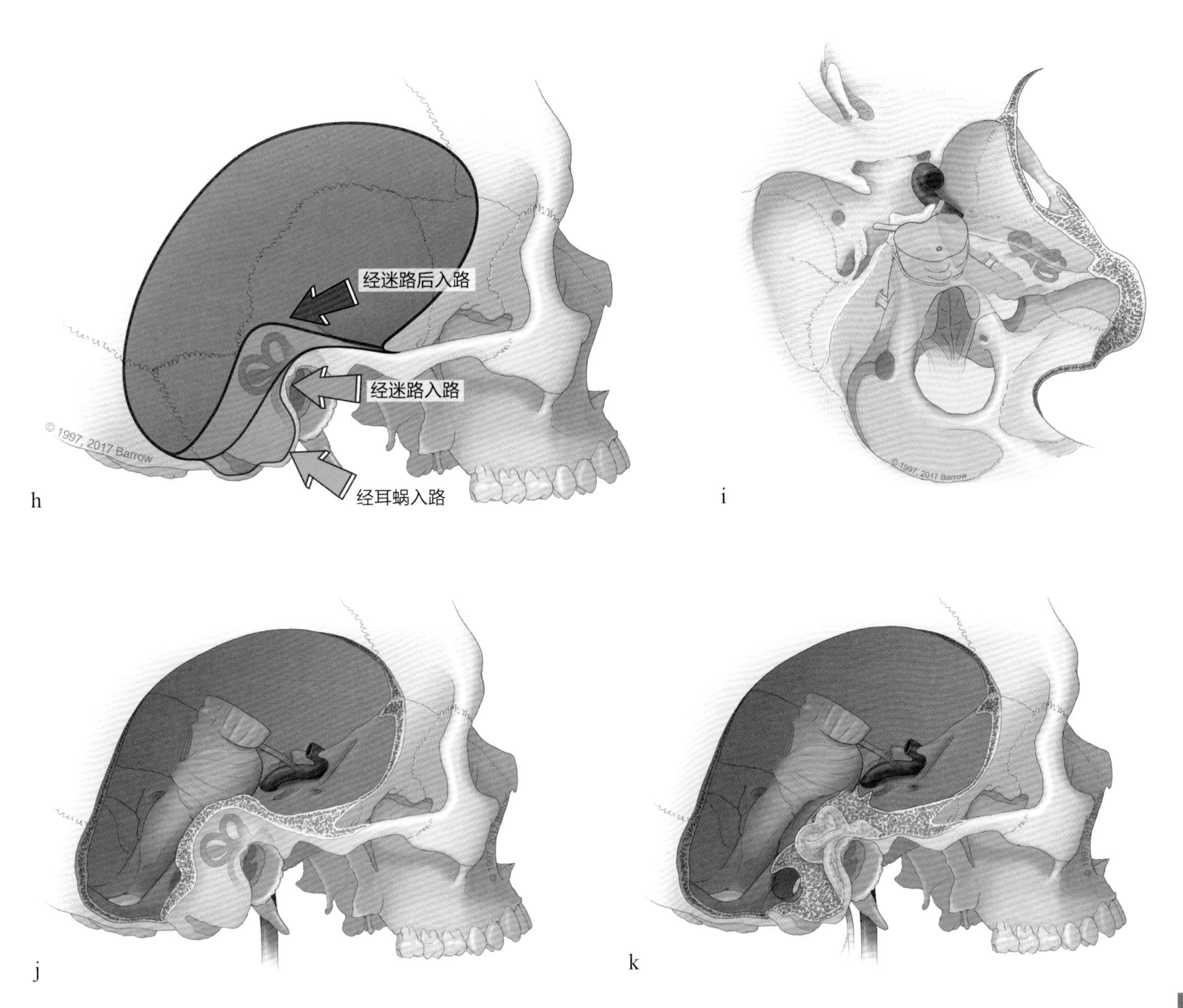
经迷路后入路
经迷路入路
经耳蜗入路
© 1997, 2017 Barrow
h
i
j
k

图 4.16　h. 三种入路的侧视图：幕上 - 幕下联合迷路后入路（紫色区域），幕上和幕下经迷路联合入路（蓝色区域），幕上和幕下经耳蜗联合入路（绿色区域）。i. 经迷路后入路因保留迷路，听力无损伤。j. 对于暴露脑干腹外侧区的视野受限。k. 扩大经迷路后入路，打磨半规管后上方骨质，磨除乳突，这样就增加了脑干外侧区的暴露。

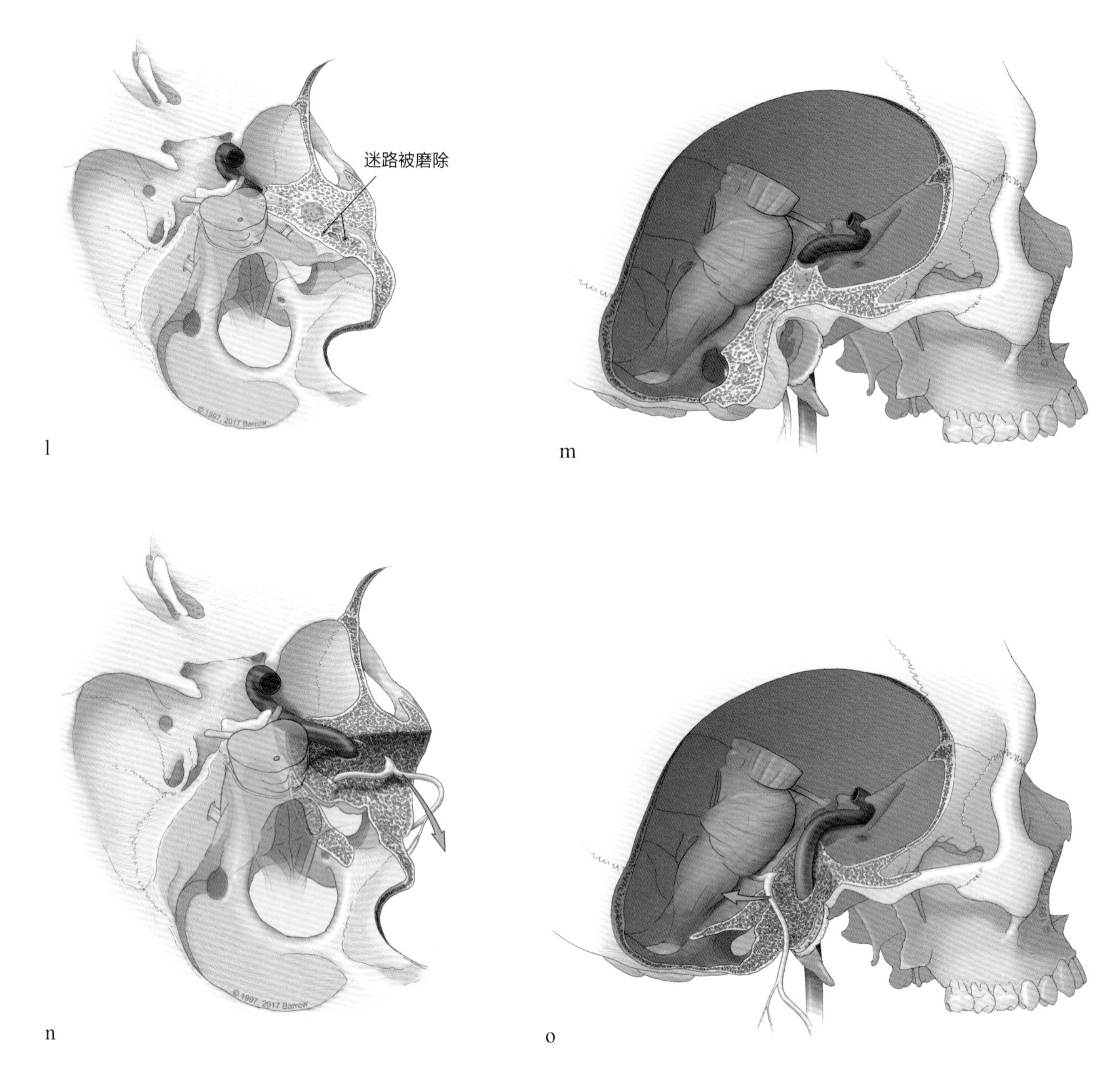
迷路被磨除
l
m
n
o

图 4.16 l. 经迷路入路磨除迷路，牺牲同侧听力。m. 直接充分暴露脑干腹外侧面。n. 经耳蜗入路中，去除整个耳蜗和部分岩锥，面神经与岩浅分支断开后牵拉移位（箭头）。o. 极少需要使用经耳蜗入路，但该入路可充分暴露脑干腹侧面和腹外侧面。

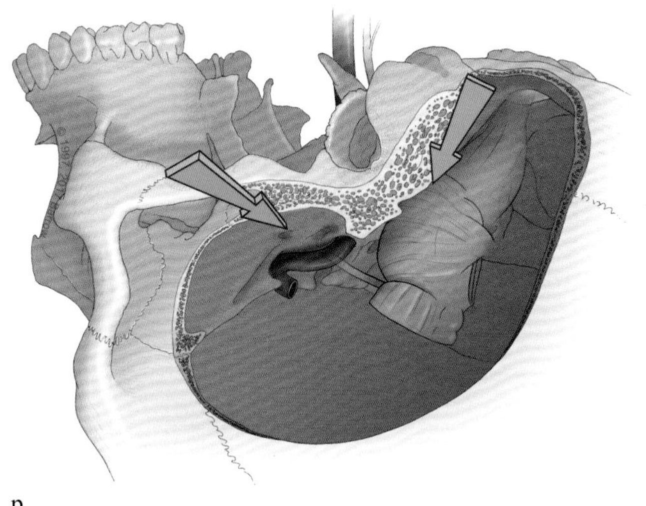

p

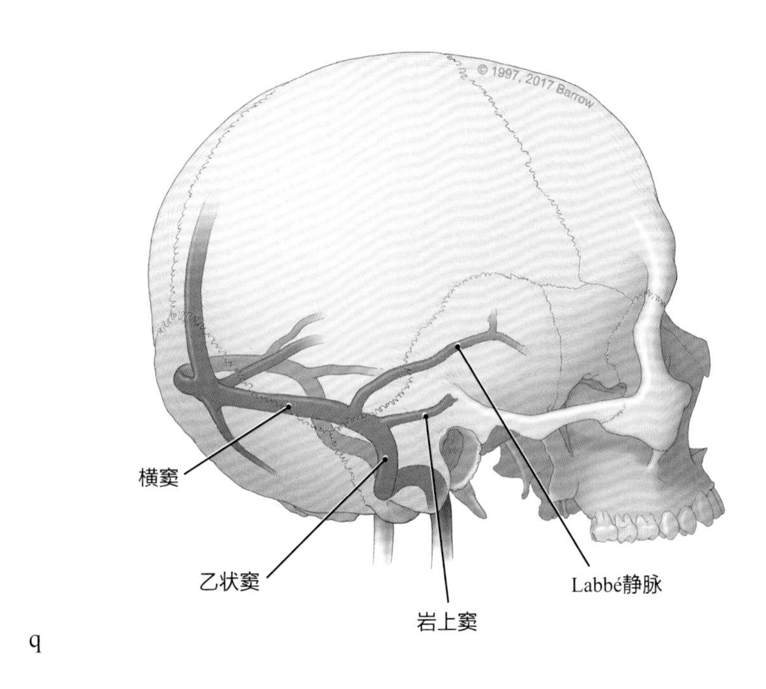
© 1997, 2017 Barrow
横窦
乙状窦
岩上窦
Labbé静脉

q

图 4.16 p. 扩大的幕上－幕下联合入路的骨窗范围（箭头）。扩展的颞下暴露有助于显露岩尖部和斜坡。q. 与颞下及其改良入路类似，该幕上－幕下联合手术入路对 Labbé 静脉有牵拉损伤或撕脱的风险。术中为使大脑松弛，必须适当释放脑脊液。多数情况下通过动态牵开和重力牵拉可避免使用固定脑压板。

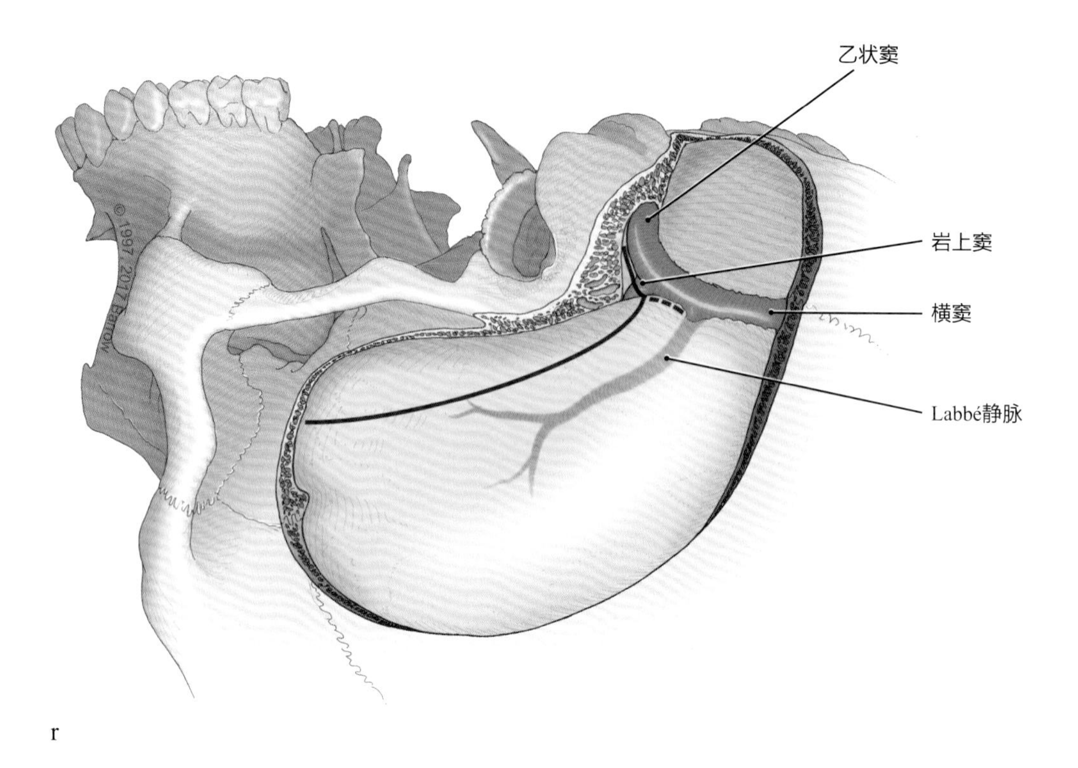
乙状窦
岩上窦
横窦
Labbé静脉
© 1997, 2017 Barrow
r

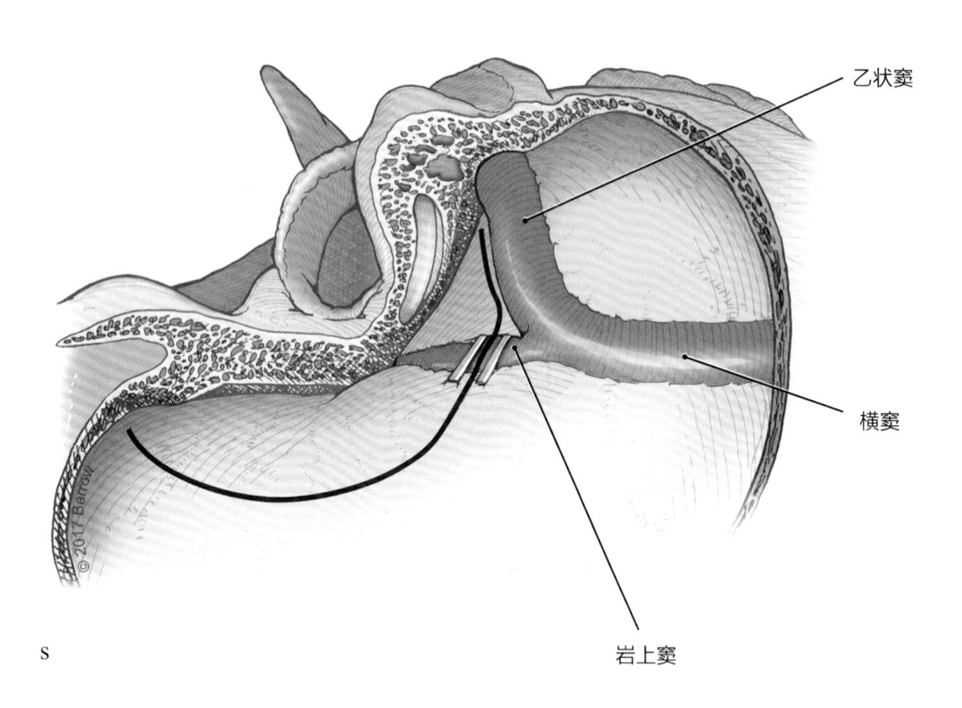
乙状窦
横窦
岩上窦
© 2017 Barrow
s

图 4.16 r. Labbé 静脉于乙状窦－岩上窦连接处近端汇入横窦。s. 识别该解剖关系十分重要，因在其连接处下方整体切开小脑幕可牺牲岩上窦，但保留 Labbé 静脉汇入横窦的重要静脉引流。

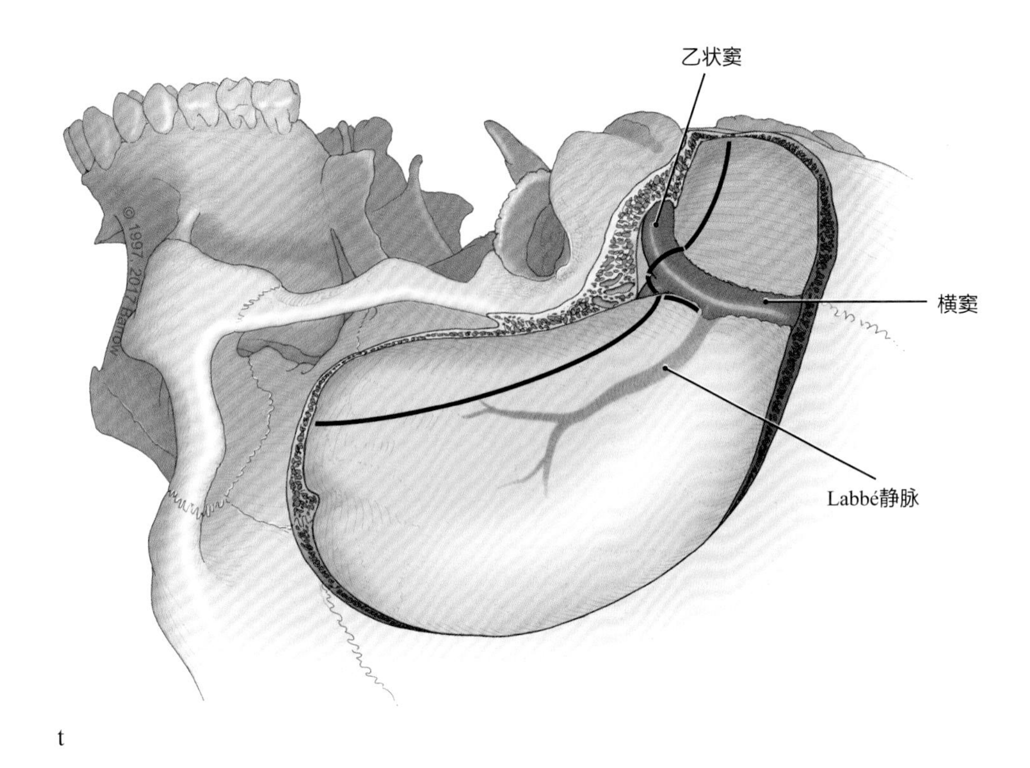
乙状窦
横窦
Labbé静脉
© 1997 2017 Barrow

t

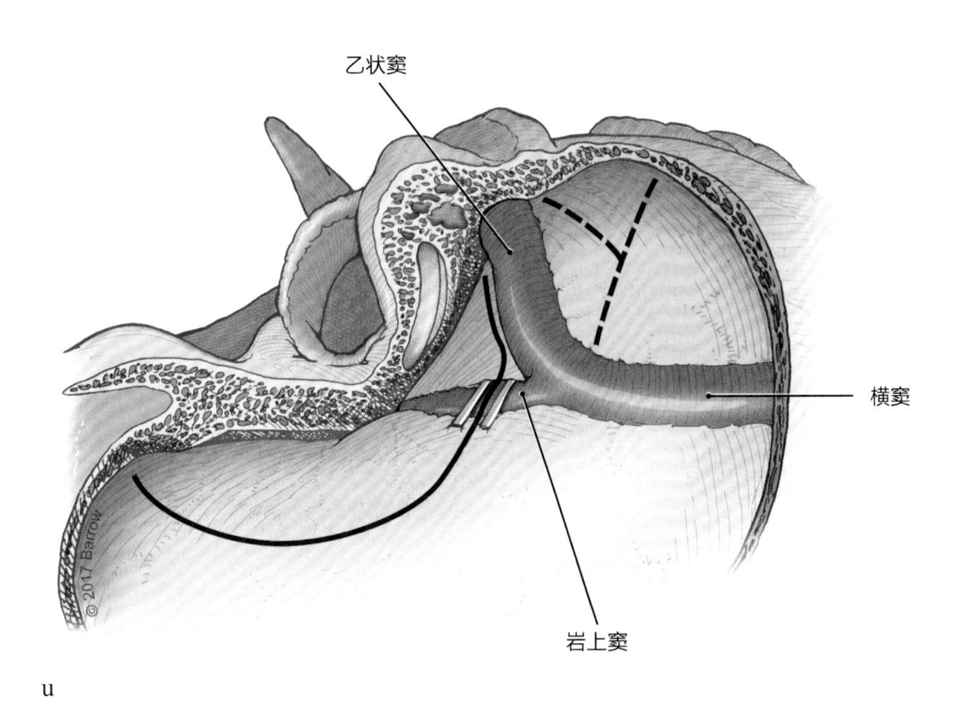
乙状窦
横窦
岩上窦
© 2017 Barrow

u

图 4.16　t. 当存在双侧乙状窦引流或者对侧乙状窦为主要静脉引流时，可牺牲同侧乙状窦。该操作可使切开的小脑幕几乎不受限制的向后牵拉，同时牵开外侧乙状窦、Labbé 静脉和颞叶底部。扩大的岩骨磨除可减少这类牵拉。若面神经管被磨开暴露面神经，术后面瘫症状可持续 6~12 个月。如果较少的暴露范围已足够，保留一圈骨缘保护面神经，保证其正常的解剖路径以避免面神经麻痹。u. 或在乙状窦前打开硬脑膜（实线），保留乙状窦。颈静脉球为该入路切开的下界。乙状窦后硬膜切口（虚线）可用于进入桥小脑角池。

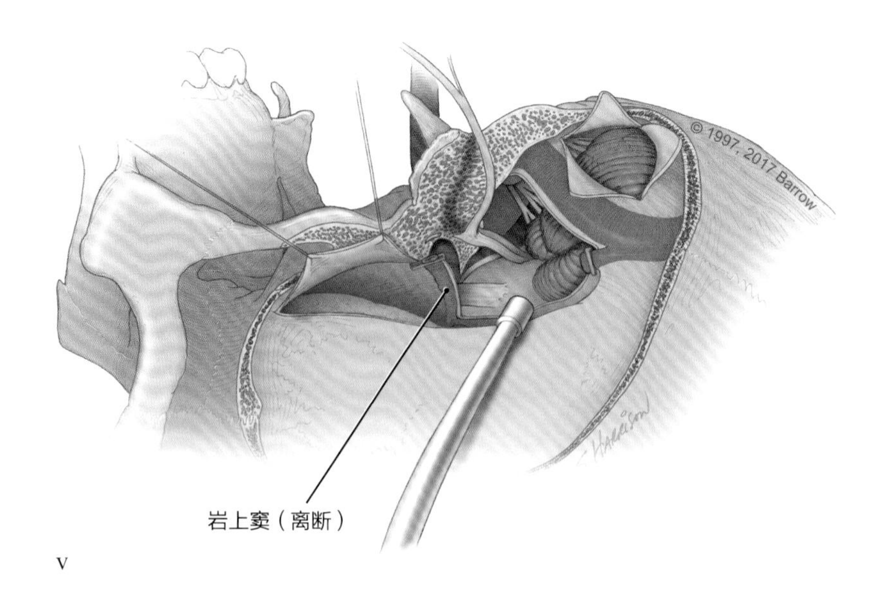
© 1997, 2017 Barrow
岩上窦（离断）
v

图 4.16 v. 幕上 - 幕下联合入路保留乙状窦后的最终暴露视图。

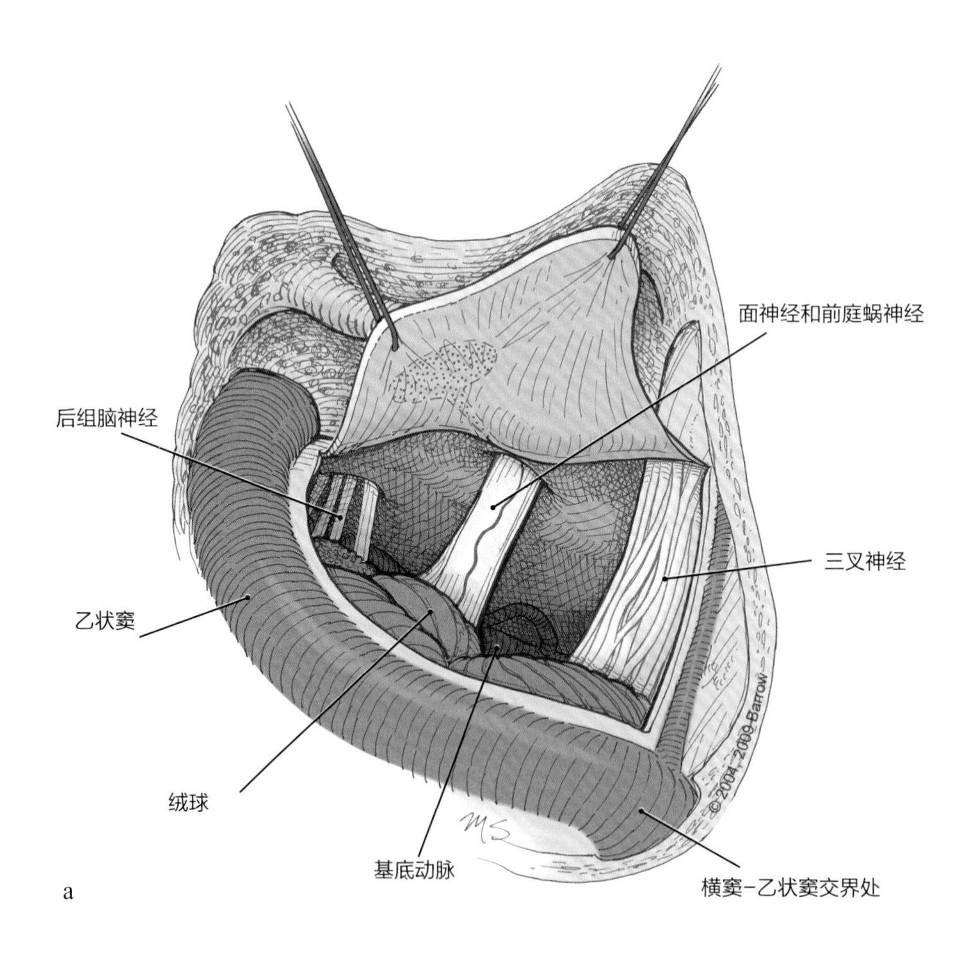
面神经和前庭蜗神经
后组脑神经
三叉神经
乙状窦
© 2004, 2009 Barrow
绒球
基底动脉
横窦-乙状窦交界处
a

图 4.17 乙状窦前入路。a. 各类乙状窦前开颅术见图 4.16（幕上 - 幕下联合入路）。在进行所需的开颅术后，沿着横窦和乙状窦剪开硬脑膜并向前牵开。首先暴露小脑岩骨面，释放脑脊液；小脑绒球位于面神经 - 前庭蜗神经复合体后方，并可见小脑前下动脉。

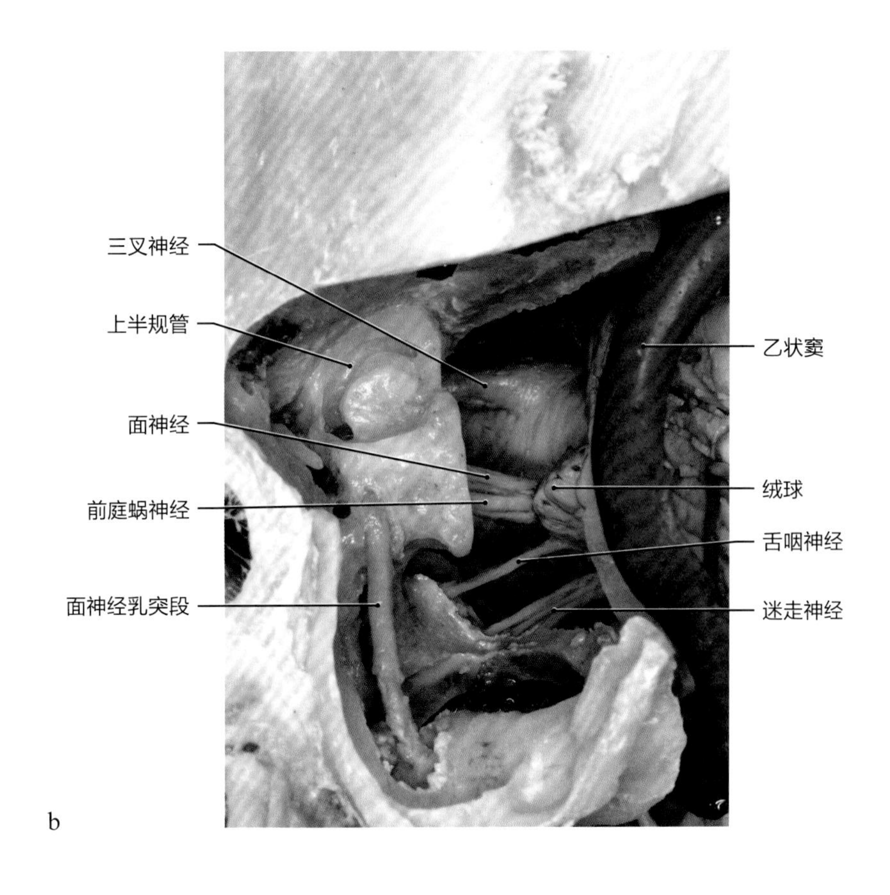
三叉神经
上半规管
面神经
前庭蜗神经
面神经乳突段
乙状窦
绒球
舌咽神经
迷走神经

b

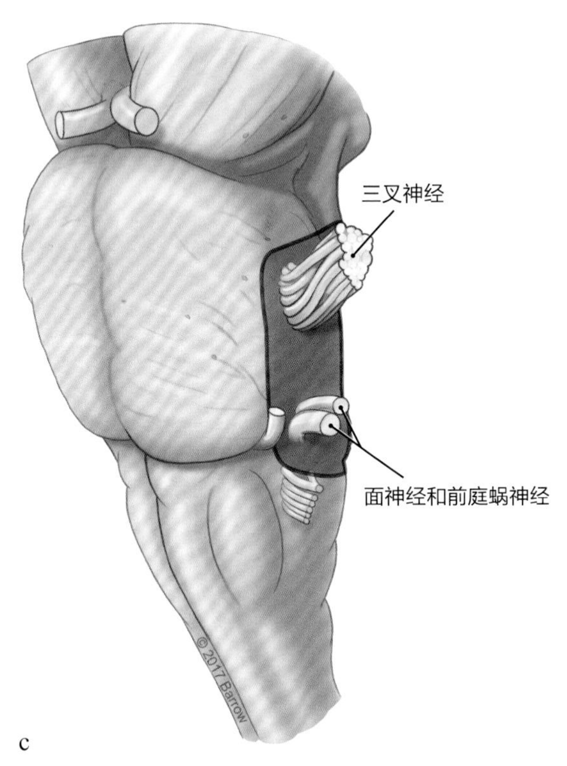
三叉神经
面神经和前庭蜗神经
© 2017 Barrow

c

图 4.17 b. 开放脑脊液池后可见小脑中脚表面和三叉神经根入区。三叉神经运动根于更大的感觉根的上内侧出脑桥。c. 前外侧视角。乙状窦前入路为三叉神经上区、三叉神经周围区和脑桥外侧区的安全进入区（阴影区）提供了直接的侧位入路。

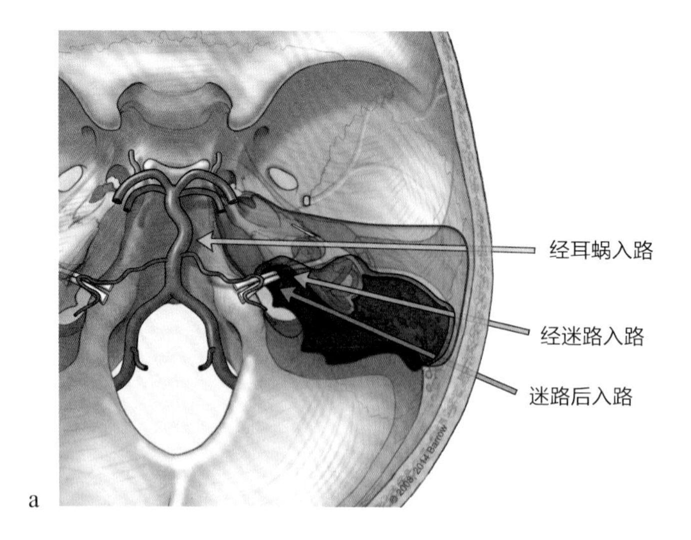
经耳蜗入路
经迷路入路
迷路后入路
a

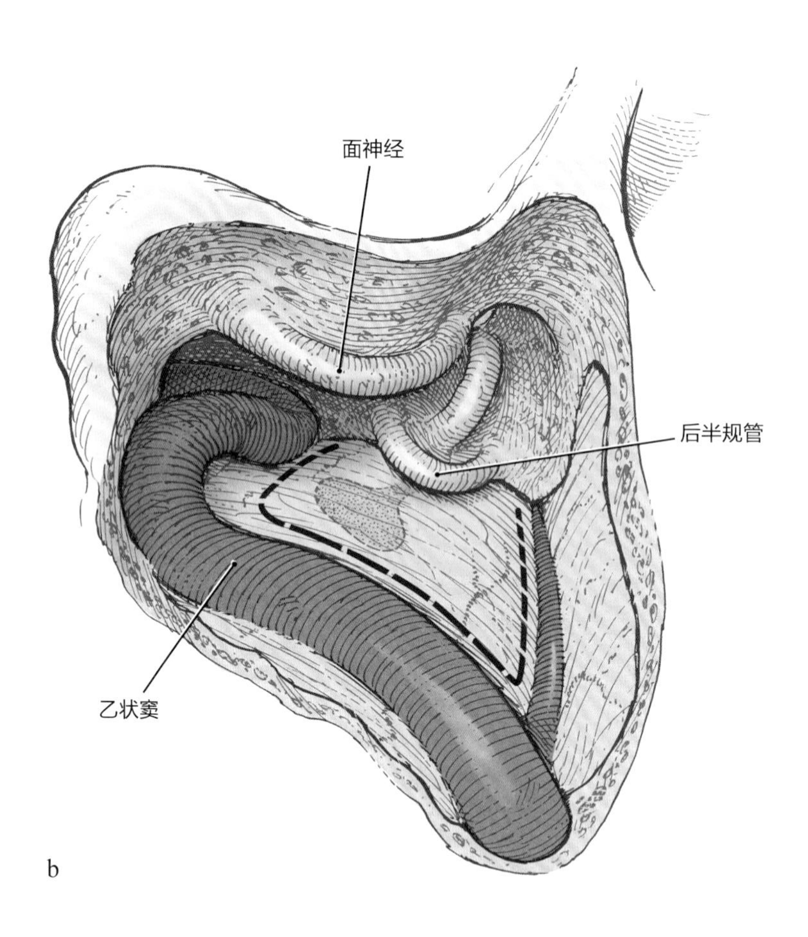
面神经
后半规管
乙状窦
b

图 4.18 岩骨后入路。a. 经岩骨后入路的上视图。b. 迷路后入路的骨质磨除和硬脑膜开口（虚线）。

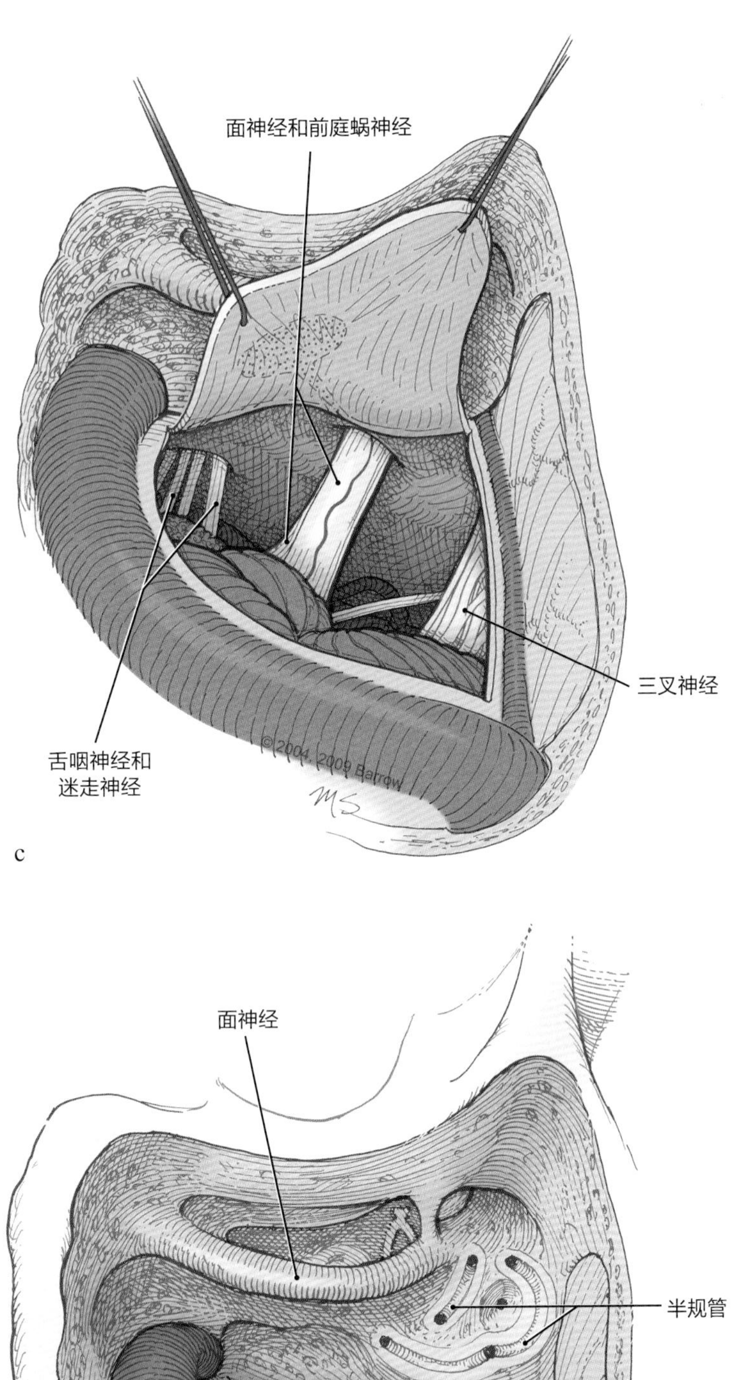
面神经和前庭蜗神经
三叉神经
舌咽神经和
迷走神经
c
面神经
半规管
岩上窦
乙状窦
d

图 4.18　c. 打开硬脑膜后暴露有限的桥小脑角区的视图。d. 经迷路入路的骨质磨除。

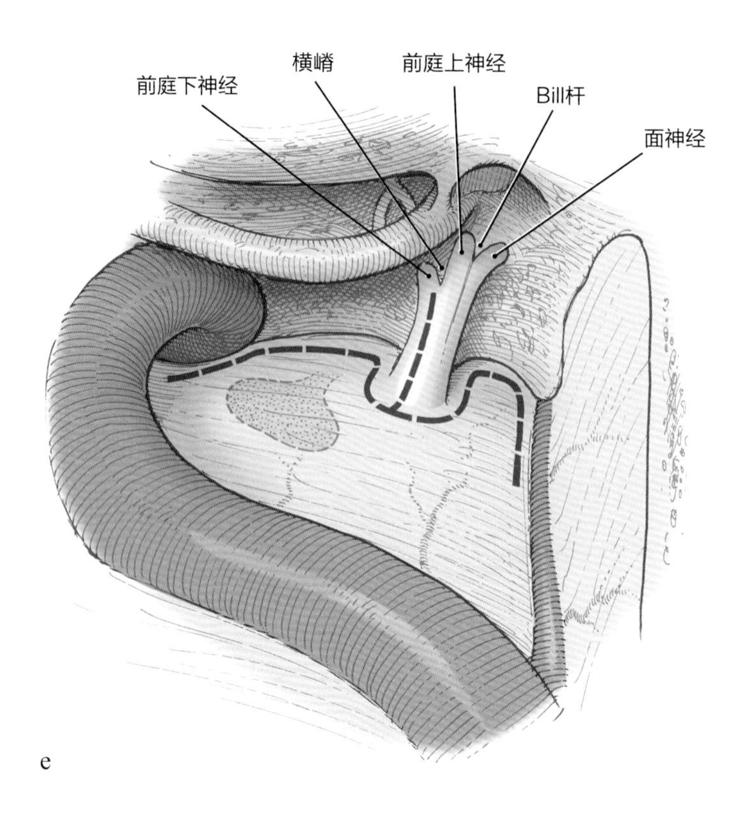

横嵴
前庭上神经
前庭下神经
Bill杆
面神经
e

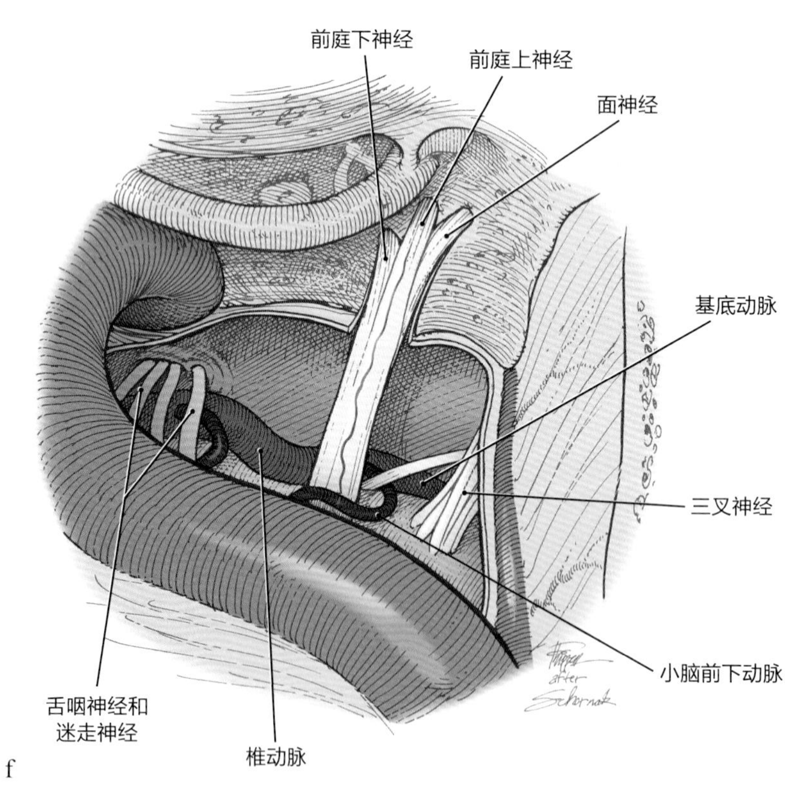

前庭下神经
前庭上神经
面神经
基底动脉
三叉神经
小脑前下动脉
舌咽神经和
迷走神经
椎动脉
f

图 4.18 e. 经迷路入路的硬脑膜开口（虚线）。f. 打开硬脑膜后暴露广泛的桥小脑角池和面神经 - 前庭蜗神经（CN Ⅶ～Ⅷ）复合体区视图。

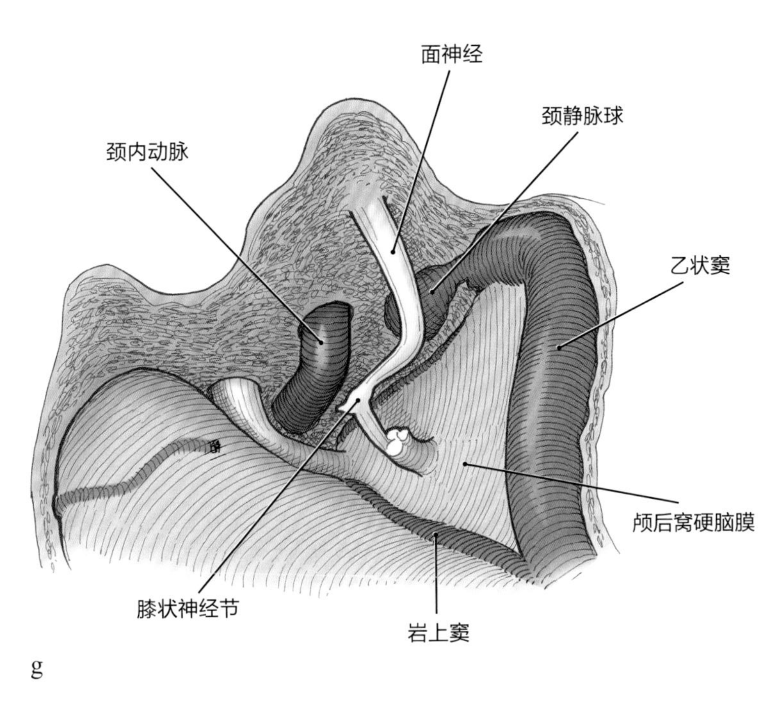

面神经
颈静脉球
颈内动脉
乙状窦
颅后窝硬脑膜
膝状神经节
岩上窦
g

图 4.18 g. 经耳蜗入路的扩大骨质磨除可使面神经移位牵开以及提供更好的脑干暴露视图。

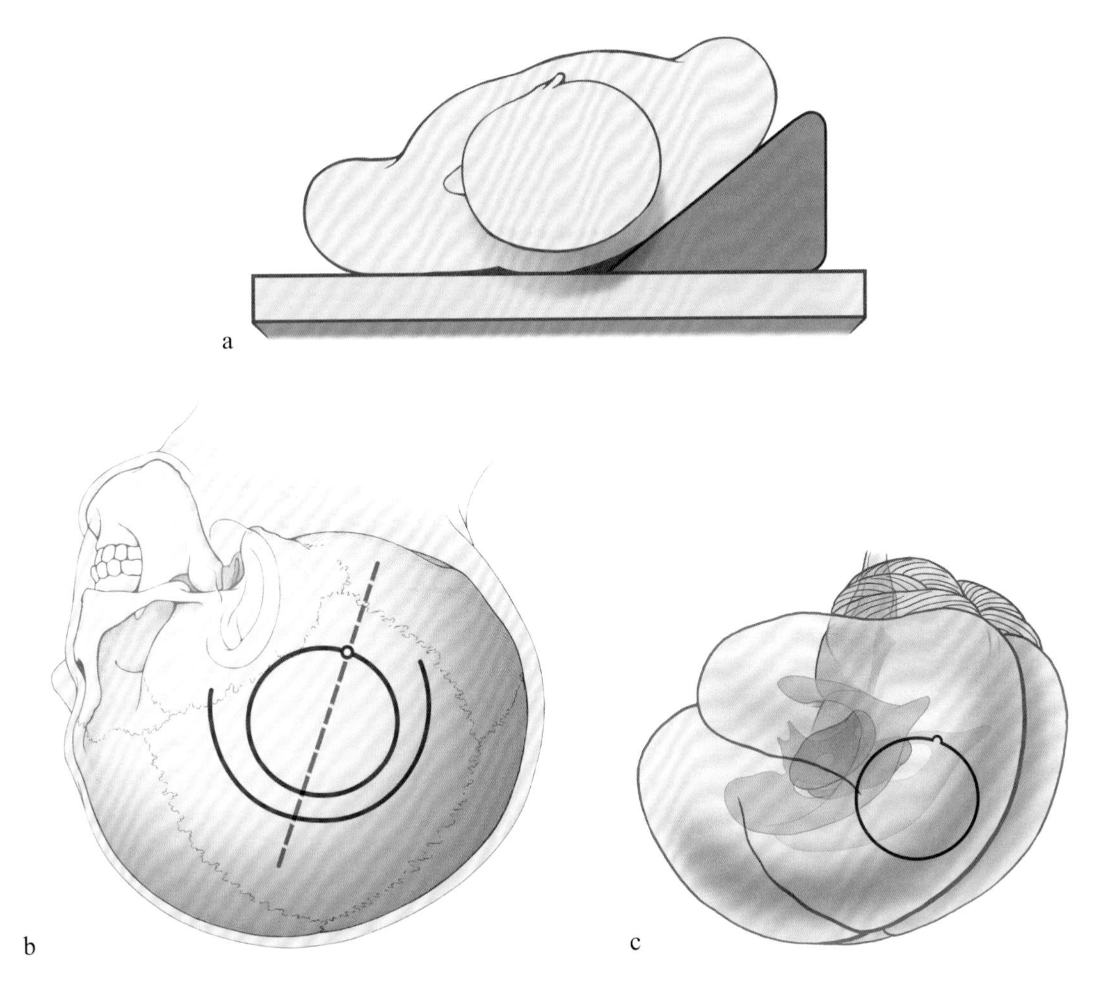

a
b
c

图 4.19 顶枕经脑室入路。a. 患者取仰卧位，抬高同侧肩部，头水平转向对侧。或采用改良的公园长椅位（图 4.16b）。b. 顶枕经脑室入路的两个可选择的头皮切口和开颅范围。推荐尽可能选用线性头皮切口，因其切口较短且能提供所需的暴露范围。c. 骨瓣范围与侧脑室和丘脑的位置关系。

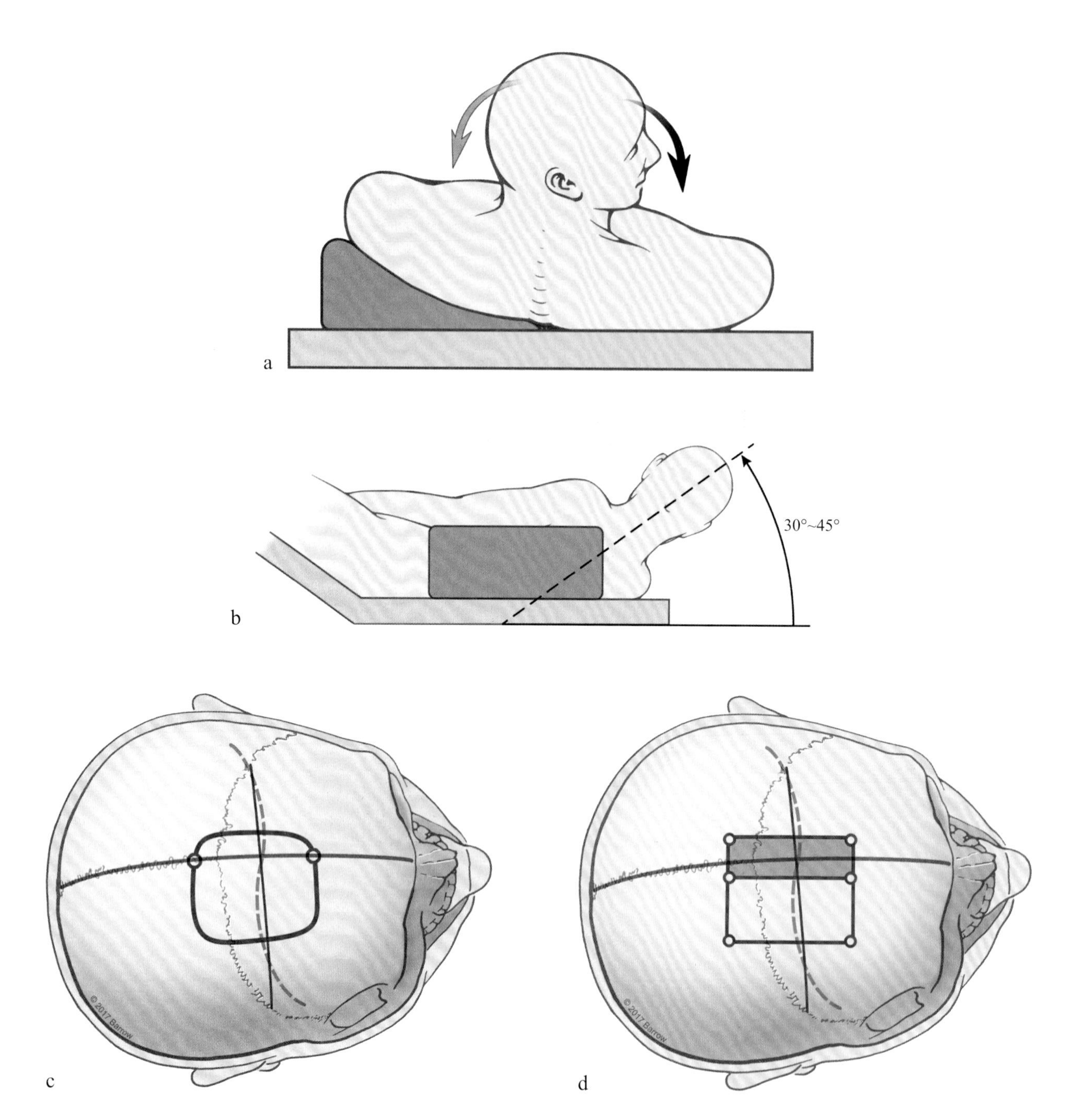
a
b
30°~45°
c
d
© 2017 Barrow
© 2017 Barrow

图 4.20 经纵裂胼胝体前部入路。a. 经纵裂入路时患者头部可置于水平位或垂直位。将患者头部置于水平位有利于术者通过大脑镰动态牵拉额叶。患者取仰卧位，抬高同侧肩部，头水平转向对侧。对于病变位于胼胝体嘴部或膝部时，应屈颈（黑色箭头）以优化进入胼胝体腹侧的角度。对于病变位于胼胝体体部或压部时，应伸展头部（蓝色箭头）以优化胼胝体后部视野。b. 抬高头部 30°~45°，该体位可确保术者双手与纵裂于同一水平面，同时同侧半球因重力作用下垂，避免使用脑压板。将头部抬起高于心脏也能改善静脉回流降低颅内压。c. 患者头部置于水平位的经纵裂入路开颅的两个可选择的头皮切口（紫色直线和虚线）。在多数情况下，直线切口可提供足够的暴露范围和最少的软组织损伤。头部应抬起高于心脏以改善静脉回流。可直接在静脉窦上方钻孔，该操作便于术者将静脉窦从颅骨面剥离以确保其在开颅完成前暴露于硬膜外。骨瓣范围位于冠状缝前占 2/3 和后占 1/3。d. 钻孔也可位于静脉窦两侧，其可在开颅完成前将静脉窦从颅骨面剥离（阴影区域）。

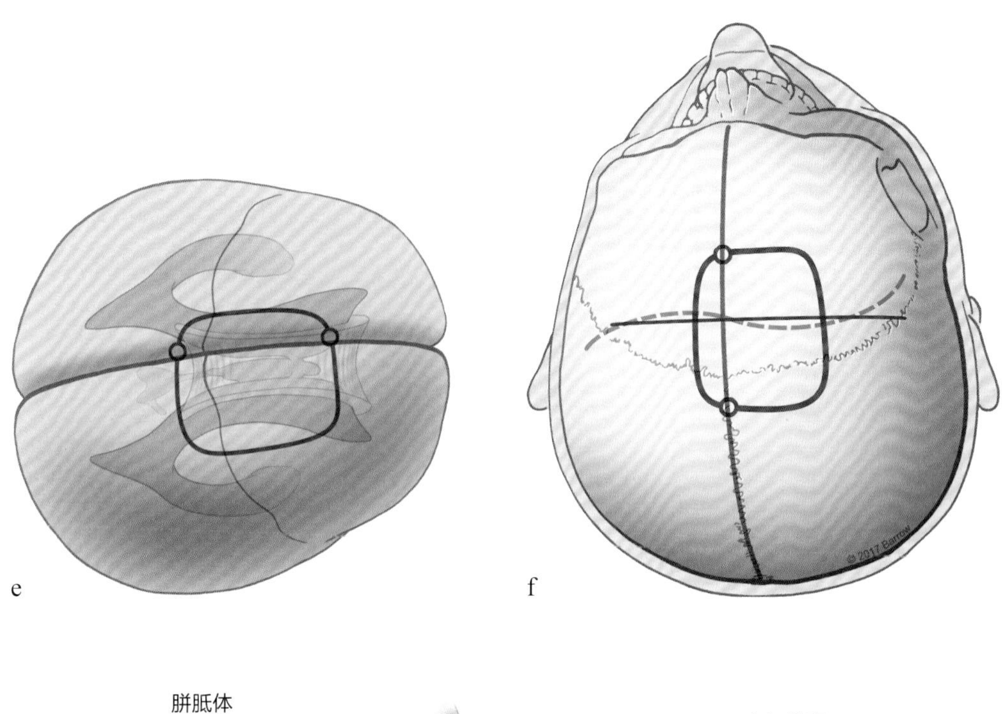
e
f
© 2017 Barrow

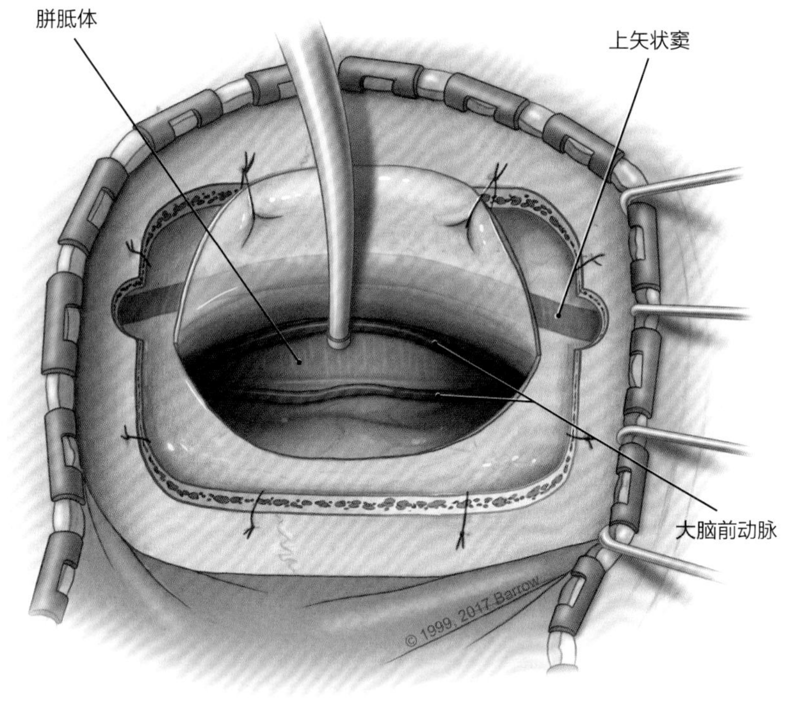
胼胝体
上矢状窦
大脑前动脉
© 1999, 2017 Barrow
g

图 4.20 e. 经纵裂入路可抵达胼周动脉和胼缘动脉。切开胼胝体可暴露侧脑室和第三脑室。该入路对于丘脑病变尤其有用。f. 头部置于垂直位的头皮切口和骨瓣范围与头部置于水平位的定位相同。患者头部置于垂直位虽不能使术者利用大脑镰进行重力牵拉，但其提供给术者更为熟悉的解剖视图。g. 开放纵裂后的解剖视图。硬脑膜被缝线牵拉至骨窗边缘，这有利于完整暴露静脉窦，且用缝线轻轻牵拉静脉窦可提供与大脑镰平齐的视野。经纵裂解剖分离有助于显示双侧大脑前动脉和胼胝体结构。

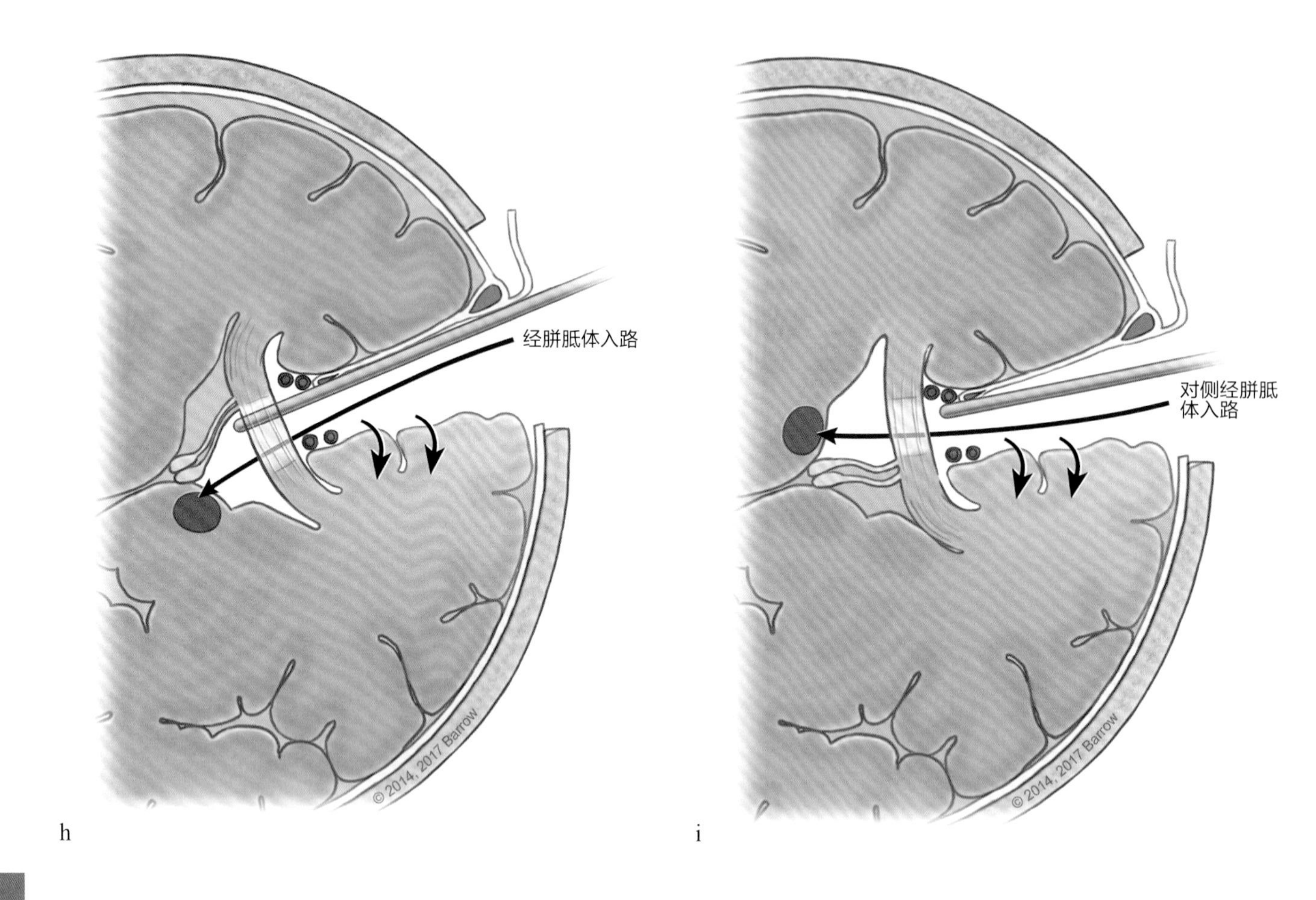
经胼胝体入路
© 2014, 2017 Barrow
h
对侧经胼胝
体入路
© 2014, 2017 Barrow
i

图 4.20 h. 经胼胝体入路至同侧侧脑室和丘脑。对侧半球利用大脑镰进行动态牵拉。必要时由吸引器和双极镊进行动态牵拉。同侧脑叶利用自身重力下垂牵开（黑色箭头）。注意保持上矢状窦湿润和最小限度牵拉，以防止静脉窦闭塞或血栓形成。用不含凝血酶盐水浸湿的明胶海绵覆盖静脉窦可达到较好的效果。i. 经对侧胼胝体入路至侧脑室和丘脑（蓝色箭头）。该入路中大脑镰可被切除以扩大暴露范围。该方法对于病变位于优势半球时尤其有用。将优势半球置于上方可通过大脑镰轻拉脑叶，减少损伤。对侧脑叶利用自身重力下垂牵开（黑色箭头）。对于更外侧方的病变，可使用经扣带回入路以获取更外侧方所需的通道。

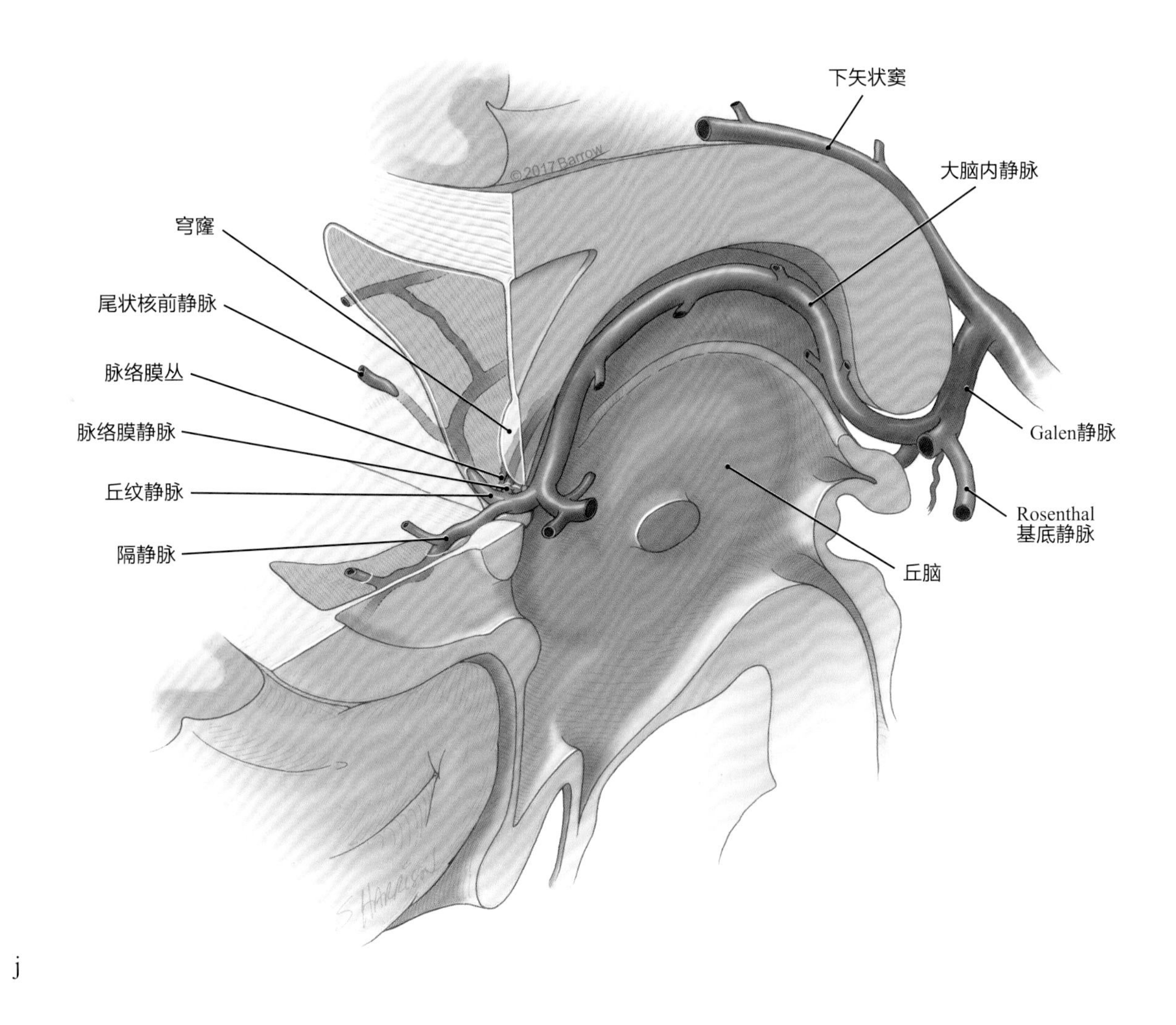
下矢状窦
大脑内静脉
穹窿
尾状核前静脉
脉络膜丛
脉络膜静脉
丘纹静脉
隔静脉
Galen静脉
Rosenthal
基底静脉
丘脑
© 2017 Barrow
j

图 4.20 j. 脑室内解剖及脑室静脉与丘脑的关系。脉络丛是进入侧脑室后识别的第一个解剖标志。脉络膜丛覆盖在脉络膜裂上。脉络丛位于穹窿体部和丘脑之间，形成侧脑室的底部。

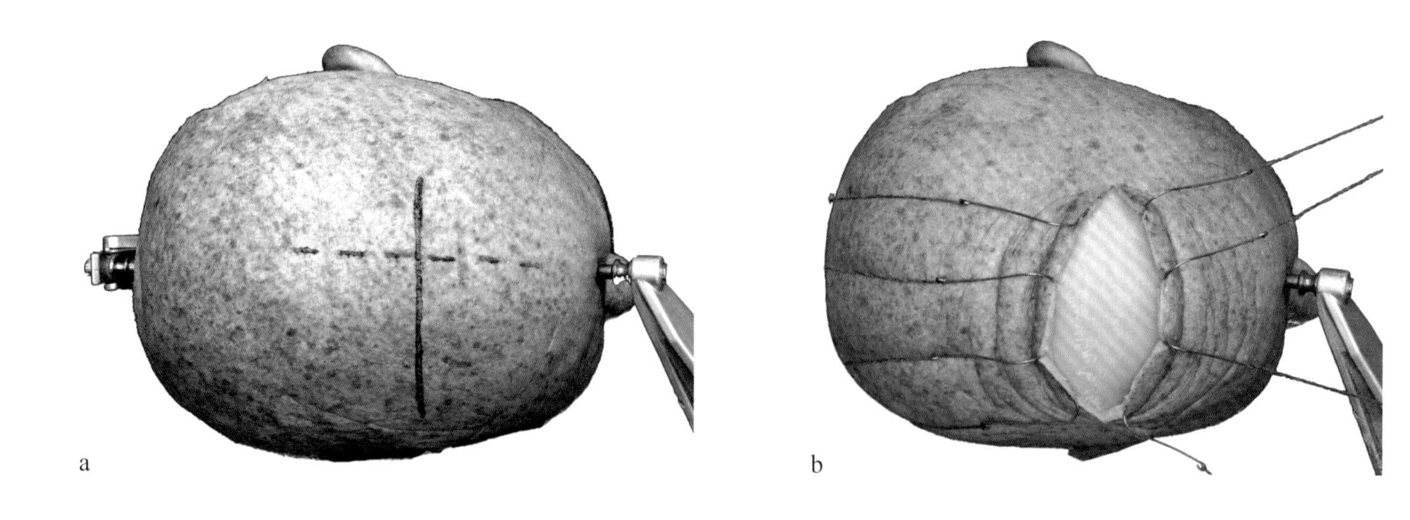

a
b

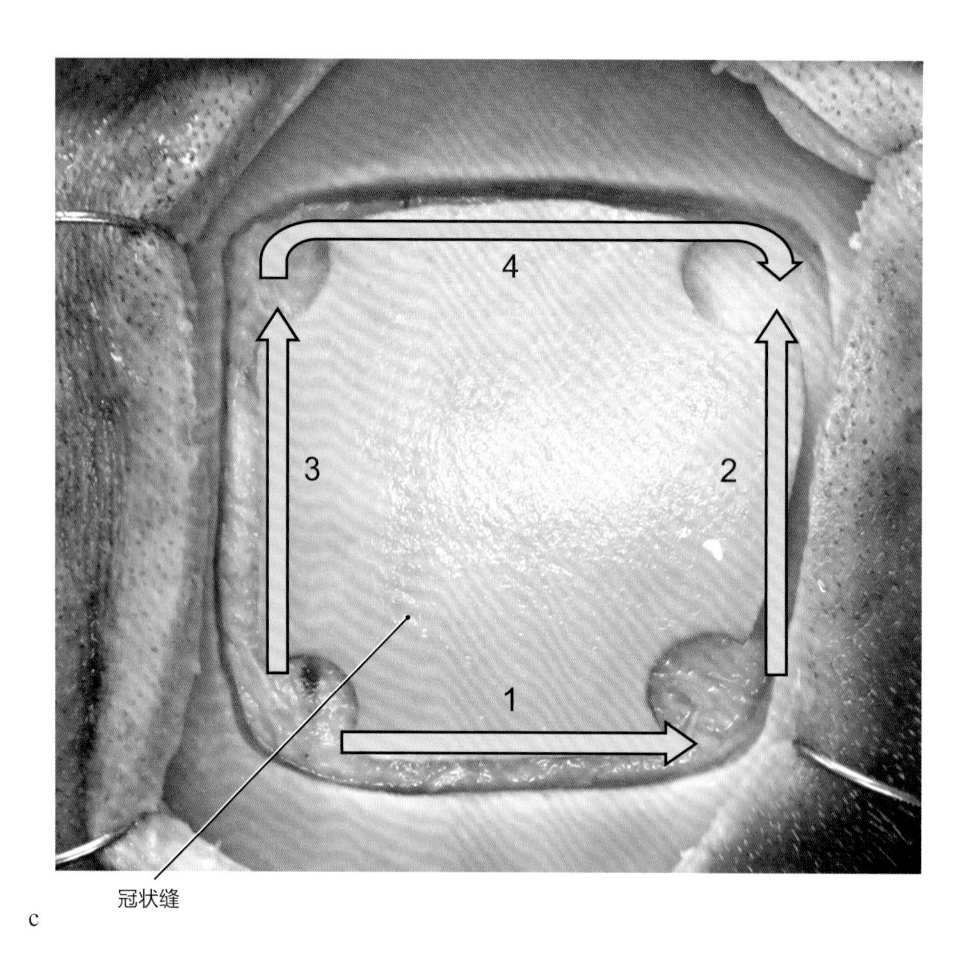

4
3
2
1
冠状缝
c

图 4.21 经前纵裂入路。a. 患者取仰卧位，头部矢状面（虚线）与地面平行，病变侧半球位于上方。抬高头部 30°~45°。在冠状缝前做一线性头皮切口（实线），1/3 位于开颅侧对侧半球，2/3 位于同侧半球。b. 牵开头皮瓣后可见冠状缝。c. 骨瓣范围位于冠状缝前占 2/3 和后占 1/3。该区域通常极少有引流静脉汇入上矢状窦，这便于开放大脑纵裂。上矢状窦区开颅存在多种方式。可直接在静脉窦上方钻孔，剥离静脉窦后打开骨瓣，或如图中所示在静脉窦旁钻孔。编号的黄色箭头表示开颅时骨瓣铣开顺序。

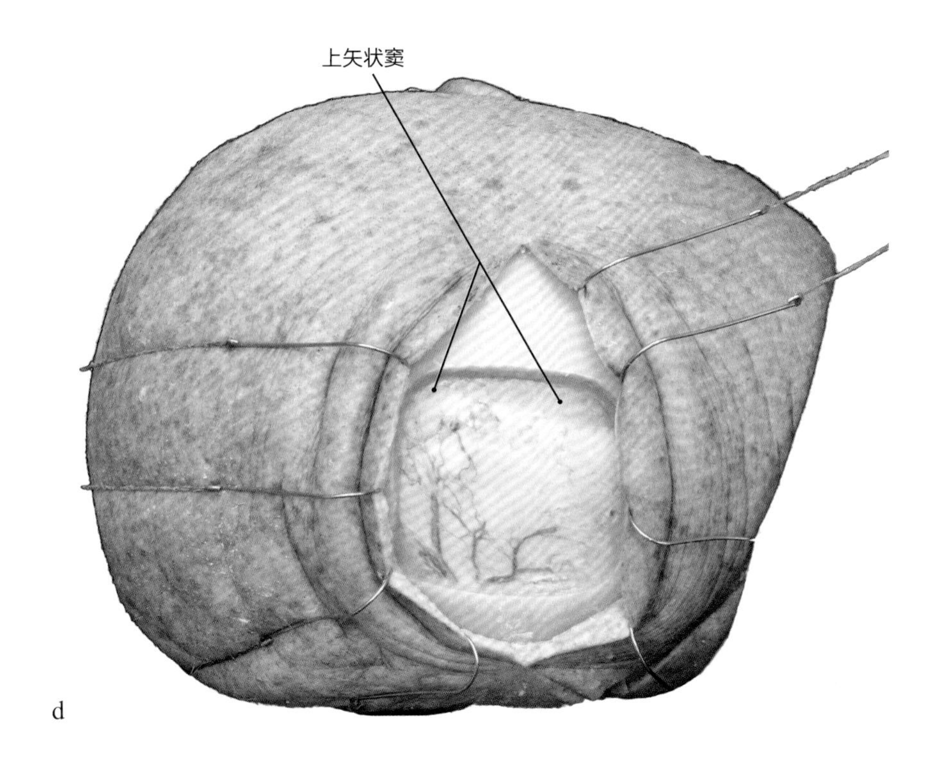
上矢状窦
d

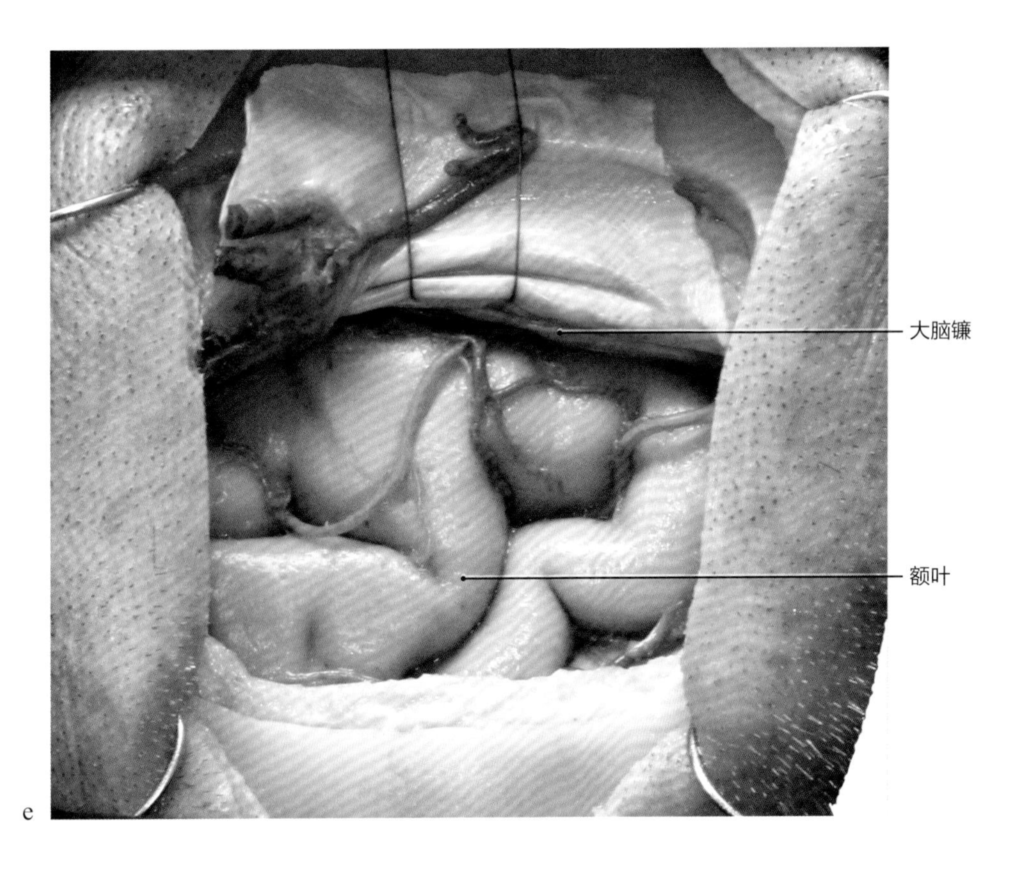
大脑镰
额叶
e

图 4.21　d. 打开骨瓣后暴露上矢状窦，用缝线轻轻牵拉剪开硬脑膜。e. 硬脑膜呈 U 形剪开，硬脑膜瓣便于保护静脉窦。翻开硬脑膜瓣，保留窦侧缝线牵拉。适度牵拉静脉窦可给术者提供沿大脑镰的平行视图。

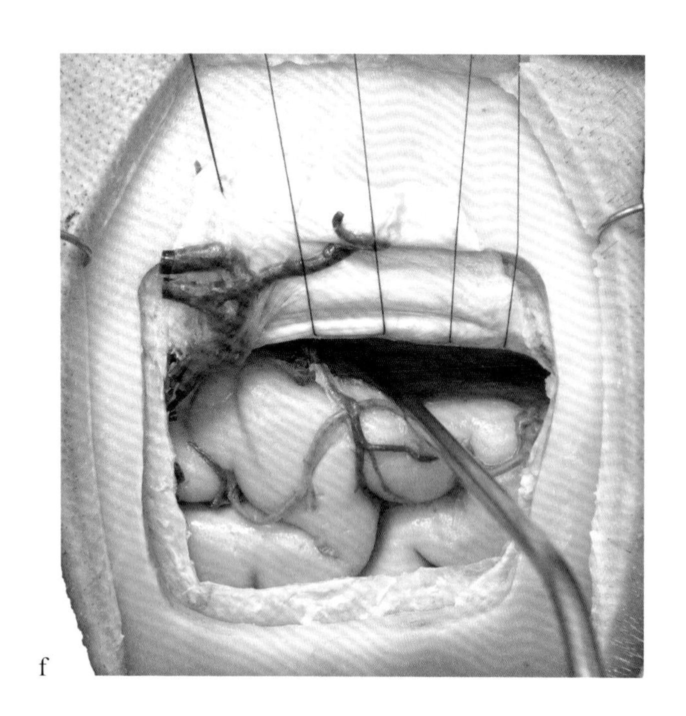
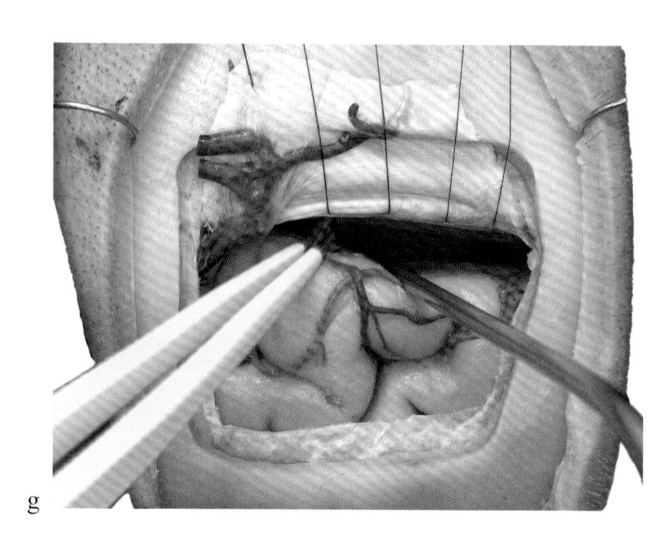
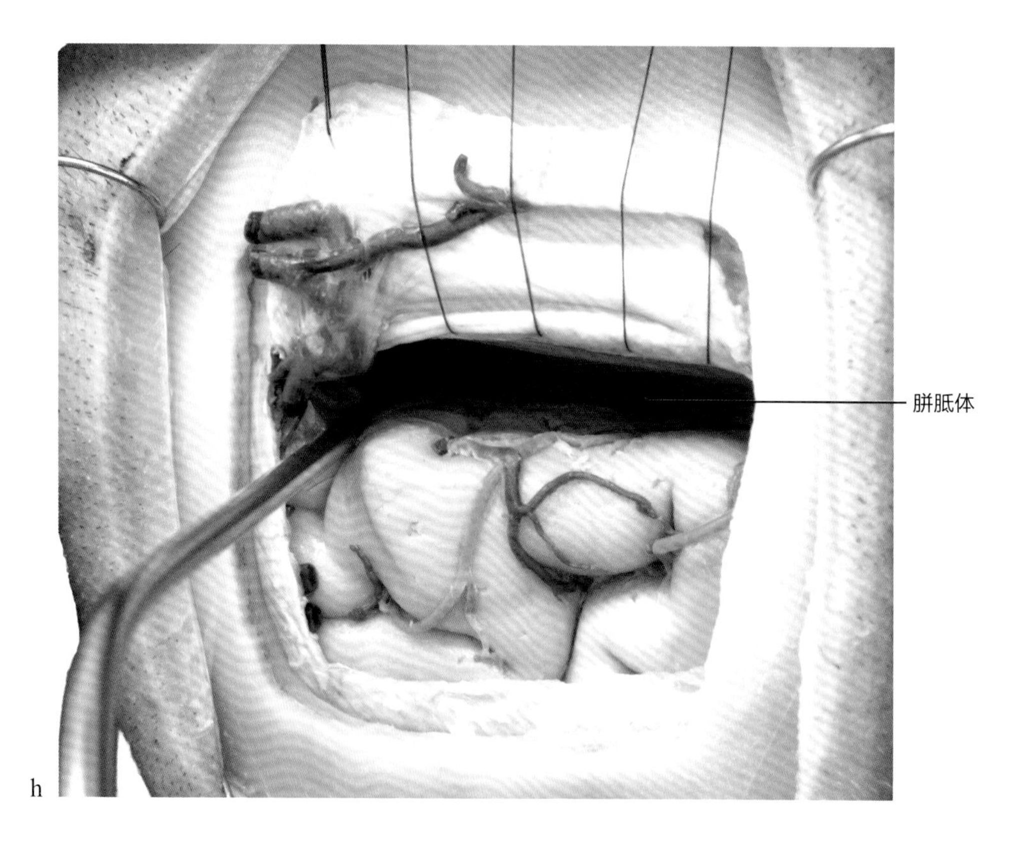
胼胝体

图 4.21 f. 大脑间纵裂较容易开放和进入，无须使用固定脑压板。大脑镰可充当天然的脑压板，以防止对侧额叶下垂。g. 注意保护引流至静脉窦的桥静脉或静脉湖。尽管传统教学理论认为上矢状窦前 1/3 的静脉可以被牺牲，但仍应尽可能通过仔细的显微解剖来保护这些静脉。可在静脉间隙或者静脉周围操作，而非选择牺牲它们，该方法需要在硬脑膜瓣上打开数个缝隙。h. 大脑间纵裂深部可见白色的胼胝体。成对的大脑前动脉位于胼胝体上方。

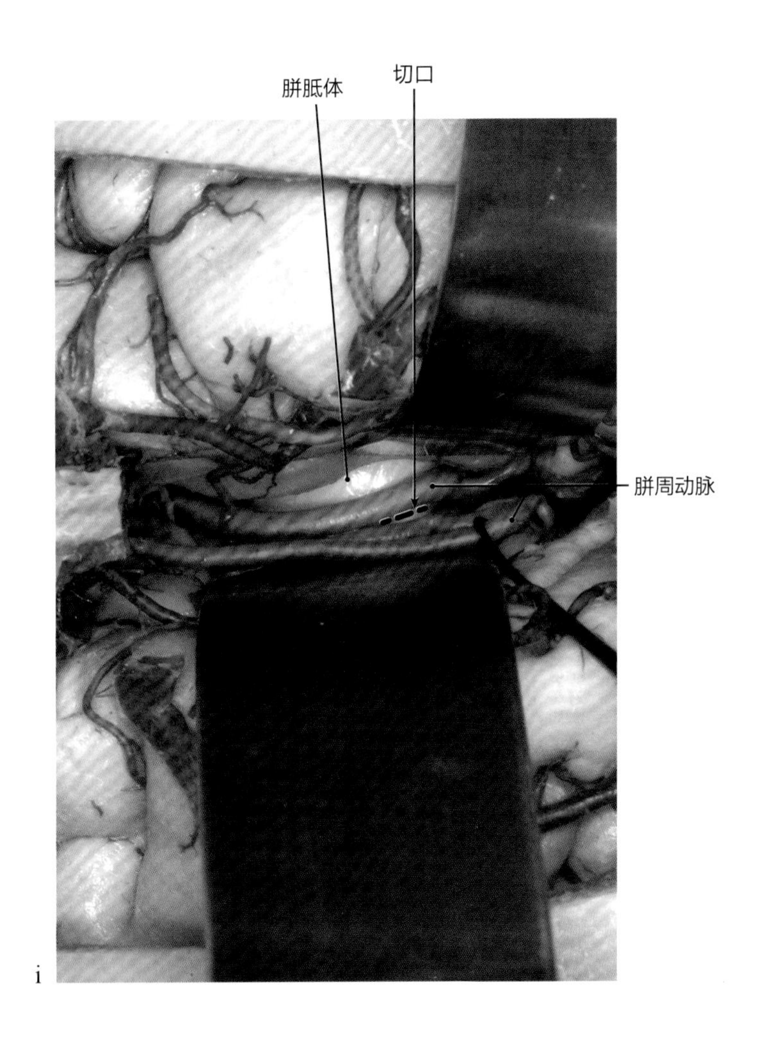
胼胝体
切口
胼周动脉
i

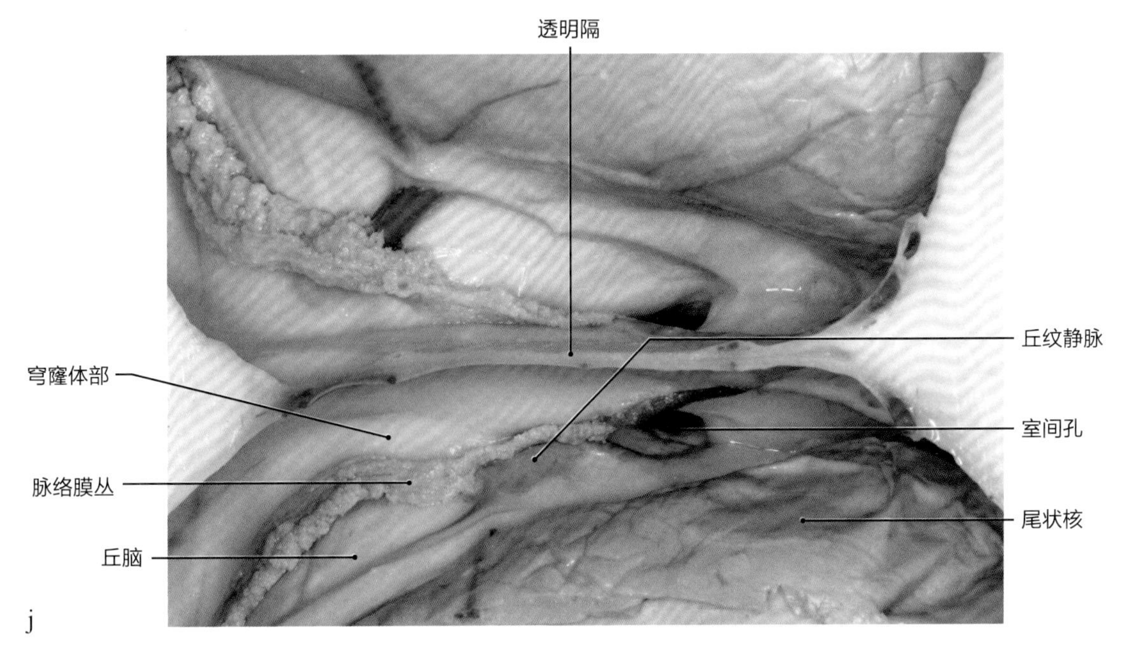
透明隔
丘纹静脉
穹窿体部
室间孔
脉络膜丛
尾状核
丘脑
j

图 4.21 i. 经胼胝体入路需将大脑前动脉解剖分离并向外侧方移位。胼胝体切开一个小口以进入开放脑室（虚线）。胼胝体切口可位于水平面或者垂直面。应确保切口尽可能小以降低离断综合征的风险，这一点十分重要。j. 经胼胝体入路的脑室内解剖视图。注意穹窿、丘脑和脉络丛的关系。

大脑内静脉
穹窿体部
丘脑
脉络膜丛
室间孔
k

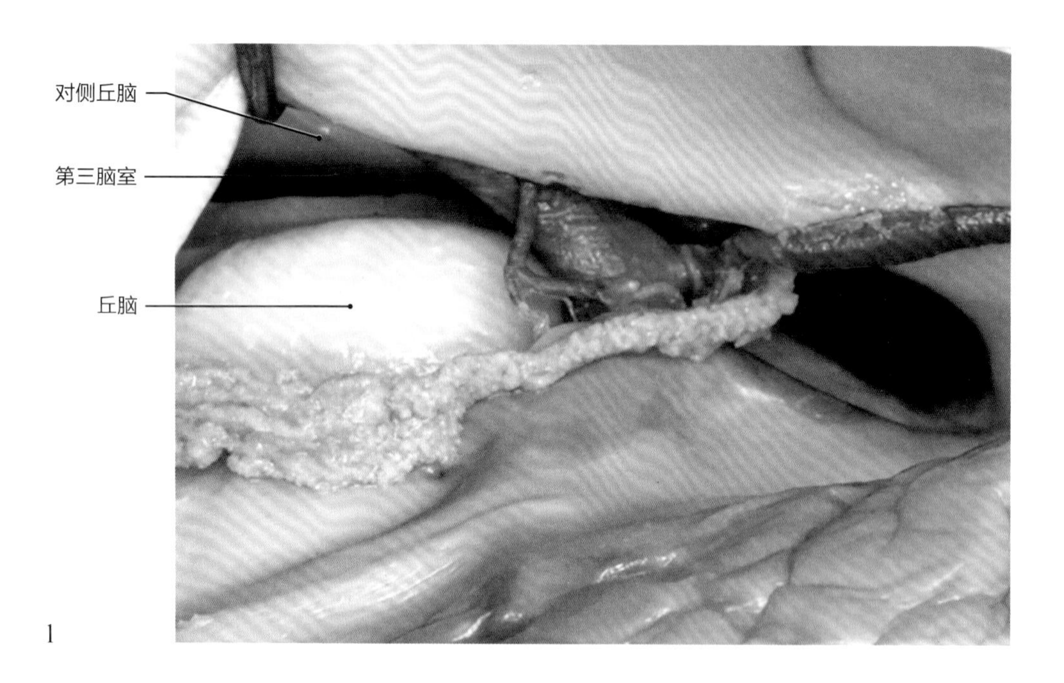
对侧丘脑
第三脑室
丘脑
l

图 4.21 k. 侧脑室及其与丘脑、穹窿和脉络丛的解剖关系视图。可在穹窿和脉络膜丛之间或在丘脑和脉络膜丛之间打开脉络膜裂。l. 经脉络膜裂入路中打开穹窿侧脉络膜裂的解剖视图。打开丘脑侧脉络膜裂可最大限度地减少穹窿损伤的可能。在打开丘脑侧脉络膜裂时，脉络丛作为缓冲垫可减少对穹窿的牵拉。

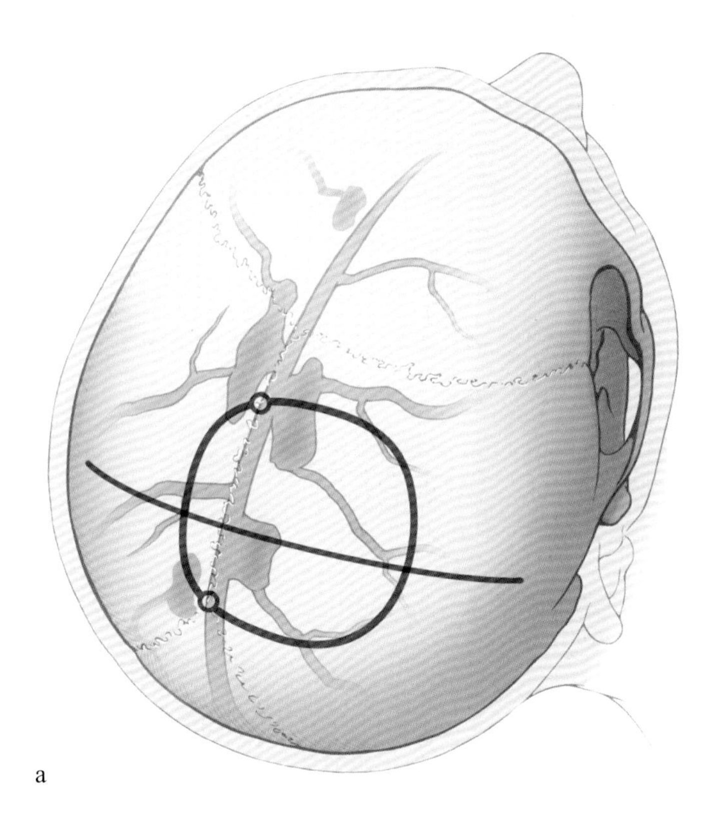

a

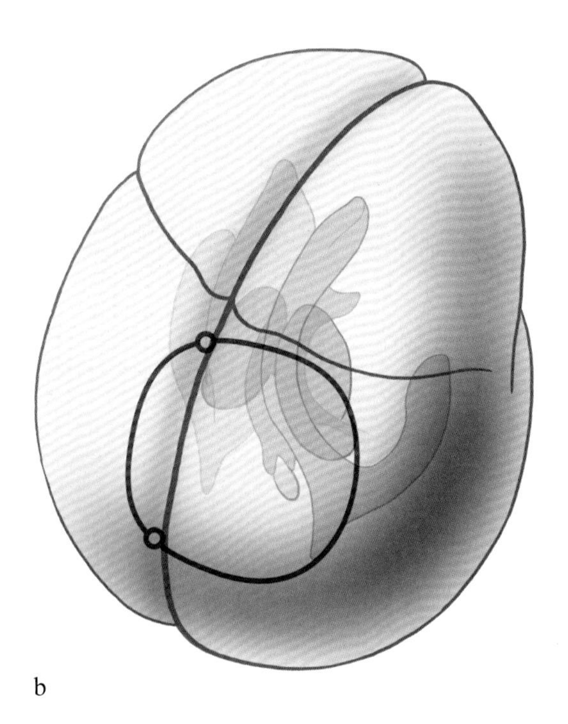

b

图 4.22 经纵裂胼胝体后部入路。a. 经纵裂胼胝体后部入路可用于胼胝体压部的病变。由于上矢状窦中部静脉结构丰富，该入路很少被使用。头皮切口和骨瓣范围如图所示。与经前纵裂入路类似，经后纵裂入路可将患者头部置于水平位或者垂直位。b. 骨瓣与脑室系统和丘脑的关系。

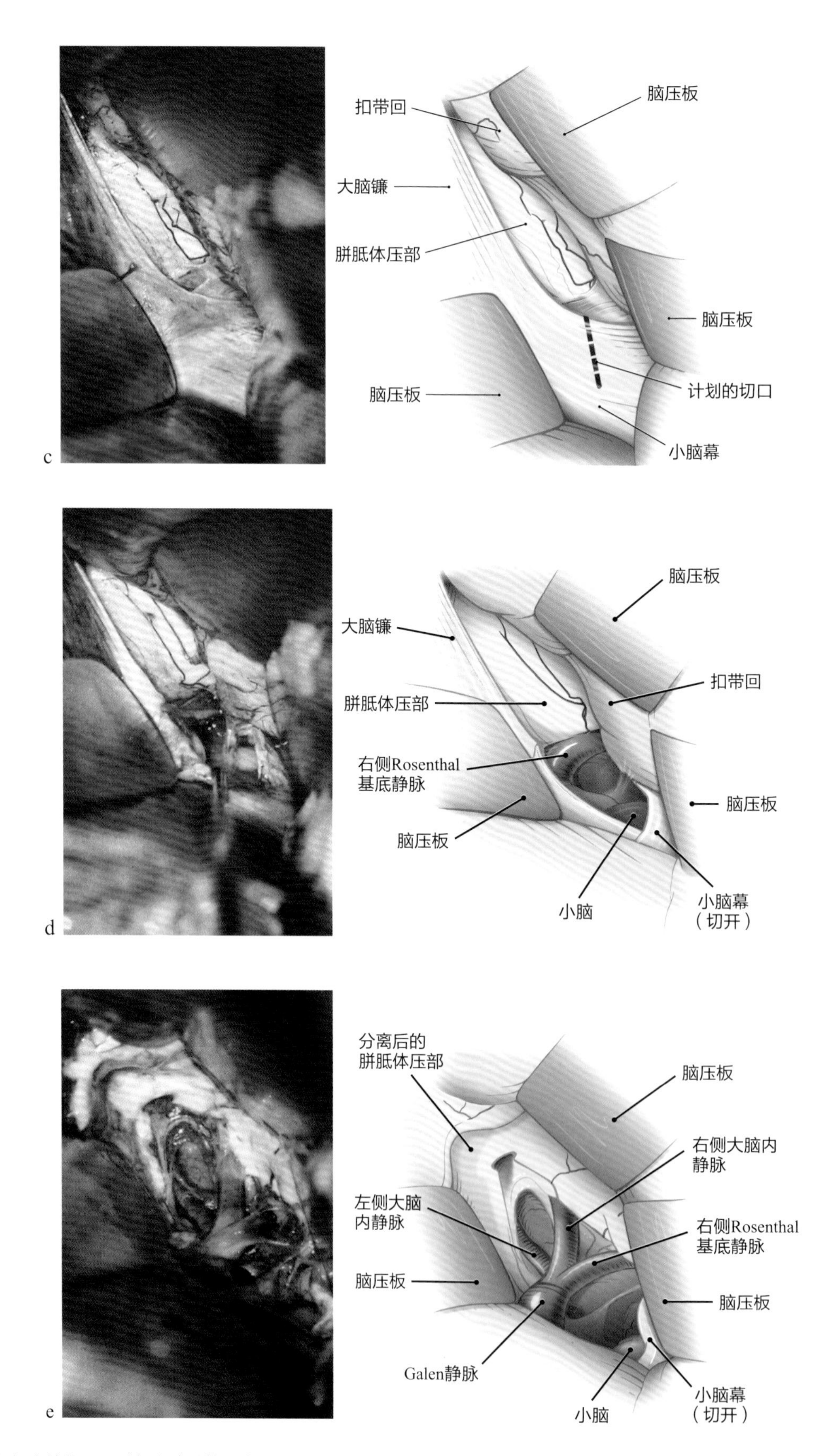
扣带回
脑压板
大脑镰
胼胝体压部
脑压板
脑压板
计划的切口
小脑幕
c
脑压板
大脑镰
扣带回
胼胝体压部
右侧Rosenthal
基底静脉
脑压板
脑压板
小脑
小脑幕
（切开）
d
分离后的
胼胝体压部
脑压板
右侧大脑内
静脉
左侧大脑
内静脉
右侧Rosenthal
基底静脉
脑压板
脑压板
Galen静脉
小脑
小脑幕
（切开）
e

图 4.22　c. 沿大脑镰深入可暴露胼胝体压部。切开大脑镰 – 小脑幕交界处（虚线）有助于显示深静脉复合体。d. 大脑镰 – 小脑幕交界处切开后可暴露松果体和深部静脉系统。e. 在胼胝体压部前方切开便于观察松果体区，其位于成对大脑内静脉汇入 Rosenthal 基底静脉和枕内静脉移形成大脑大静脉之间。

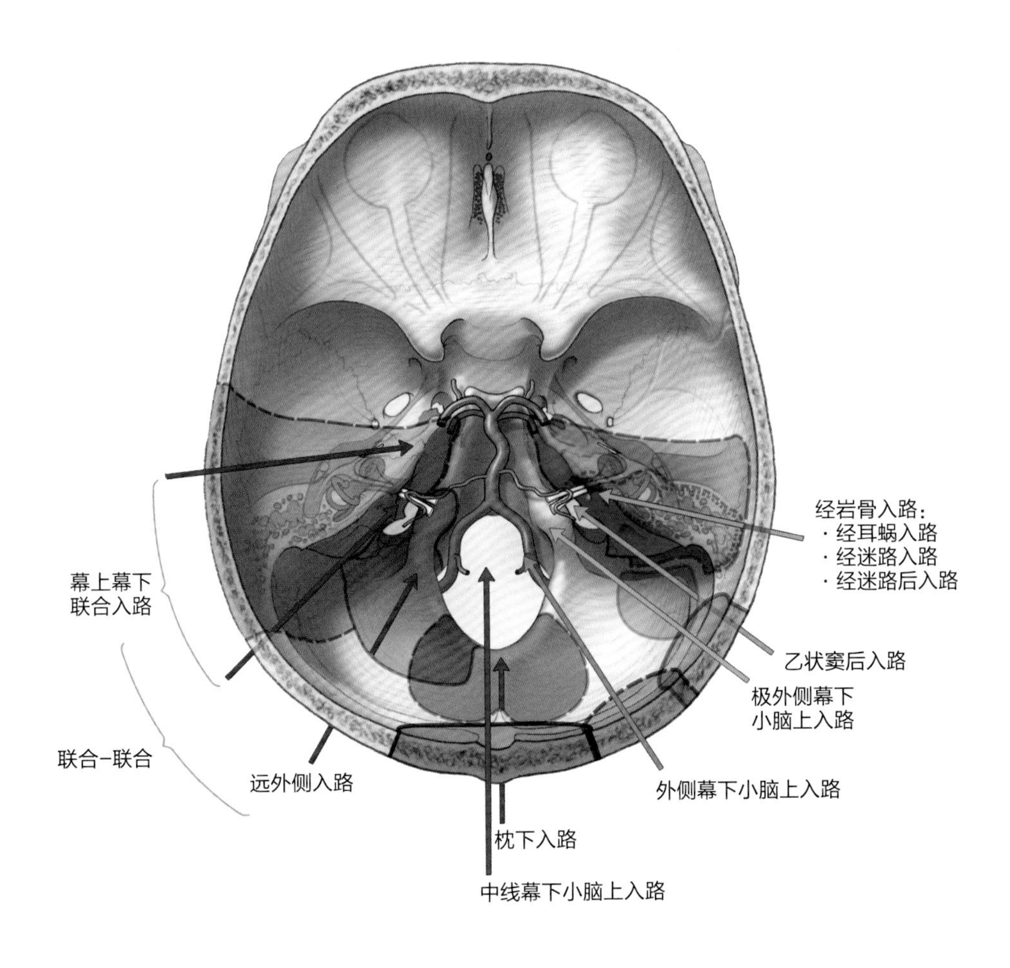
经岩骨入路：
· 经耳蜗入路
· 经迷路入路
· 经迷路后入路
幕上幕下
联合入路
乙状窦后入路
极外侧幕下
小脑上入路
联合-联合
远外侧入路
外侧幕下小脑上入路
枕下入路
中线幕下小脑上入路

图 4.23 颅后窝手术入路。颅后窝和颅颈交界区的手术入路如图所示：枕下、乙状窦后、远外侧、经岩骨和幕上 - 幕下联合入路。

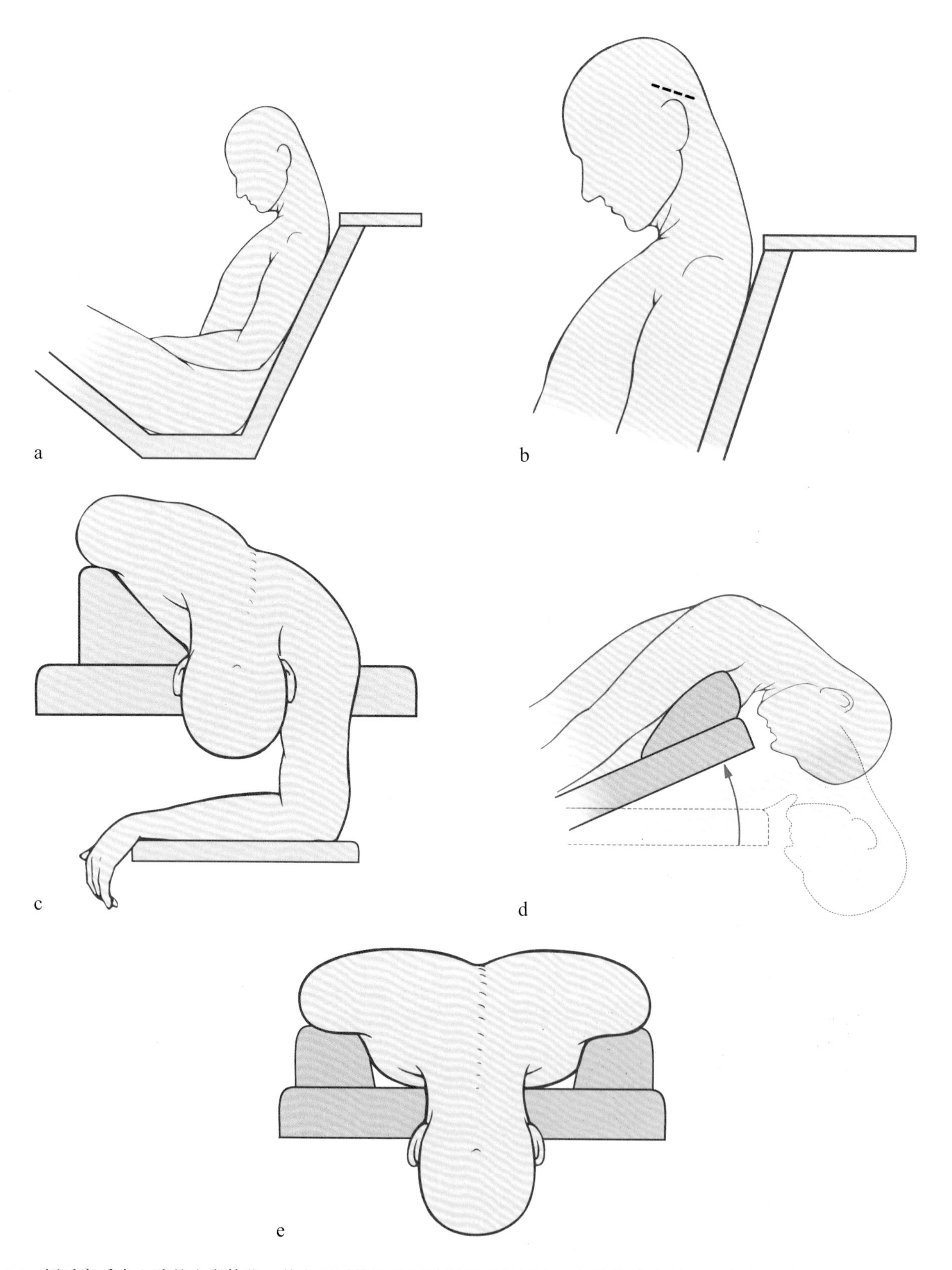
a
b
c
d
e

图 4.24 颅后窝手术入路的患者体位。数个不同体位均可进行颅后窝手术。最终的体位取决于术者的偏好和舒适度、患者的体态以及病变的位置和范围。a. 患者坐位时颈部屈曲。坐位及其改良体位为颅后窝提供了良好的手术路径。该体位能利用重力牵拉小脑。采用该手术入路因为重力引流关系，术区积血较少，同时静脉空气栓塞风险降低。考虑采用坐位手术，术前超声心动图检查评估心脏有无卵圆孔未闭是十分必要的。坐位手术时麻醉团队操作舒适程度以及处理并发症的能力也是至关重要的。b. 所需的颈部屈曲程度取决于病变与直窦的关系（虚线）。直窦最好与地面平行。c~e. 患者体位。c. 半俯卧位。d, e. 俯卧位。颈部屈曲和旋转的程度取决于病变在颅后窝的具体位置和范围。

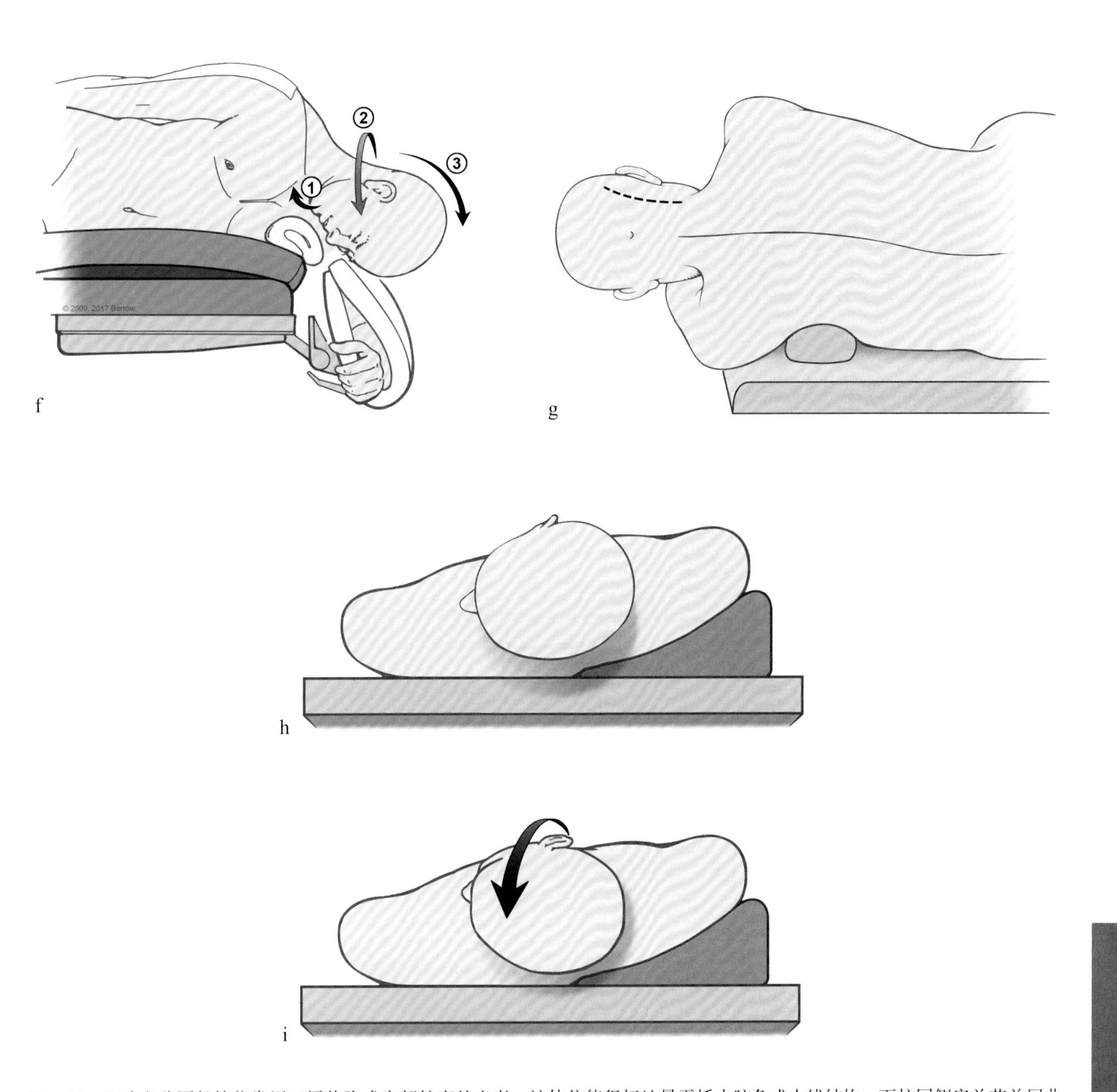
②
③
①
© 2009, 2017 Barrow
f
g
h
i

图 4.24 f. 改良公园长椅位常用于桶状胸或肩部较宽的患者。该体位能很好地暴露桥小脑角或中线结构。下拉同侧肩关节并屈曲下颌（箭头①），将颈部向对侧旋转（箭头②），并最大限度地伸展颈部（箭头③），从而确保手术视野暴露范围以达到手术入路的最优化使用。g. 侧卧位是小脑半球和桥小脑角病变的可选体位。虚线显示小脑侧方入路的头皮切口位置。h, i. 患者可仰卧位，头部完全转向对侧使其置于与地面平行的水平位置。h. 颏部可向对侧屈曲，开放同侧肩部角度，从而扩展桥小脑角区的暴露范围。i. 轻度向地面伸展颈部（箭头）对于术者更好地暴露小脑幕和三叉神经（CN Ⅴ）复合体十分有用。若病变位置没有高至紧贴小脑幕表面，则无须进行该步骤。

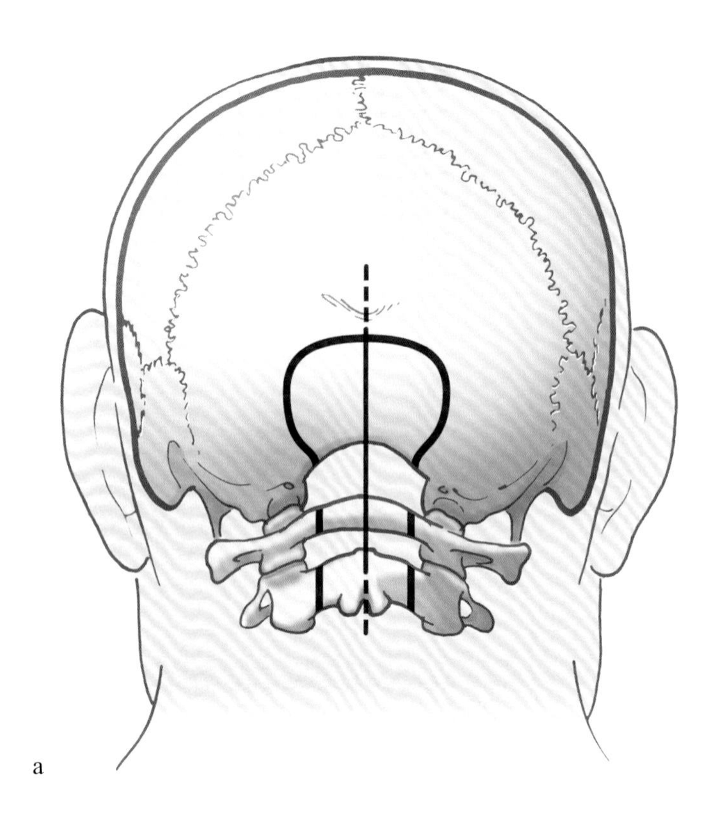
a

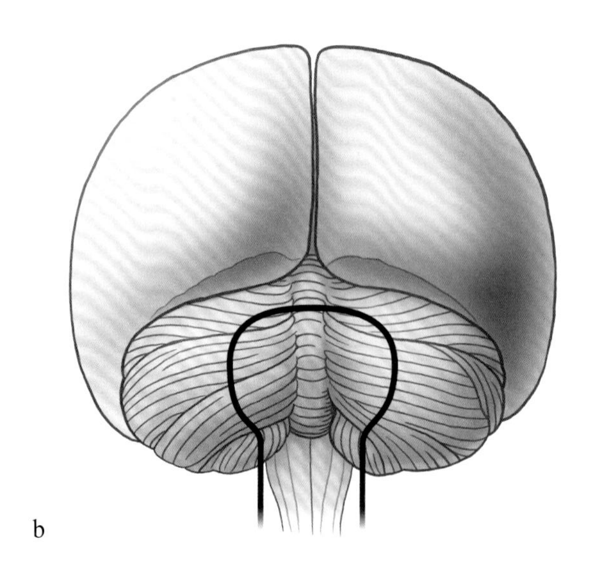
b

图 4.25 枕下入路。a. 正中枕下入路开颅术所需要的切口。具体取决于病变的部位，切口可起始于枕外隆凸上数厘米并延伸至第二颈椎以下水平。通常不需要切除第一和第二颈椎的后弓。病变在脑干背侧表面的位置越高，开颅及皮肤切口的位置则应越向下延伸以获得从下往上的视野以及操作路径。b. 该入路开颅所涉及的神经结构。

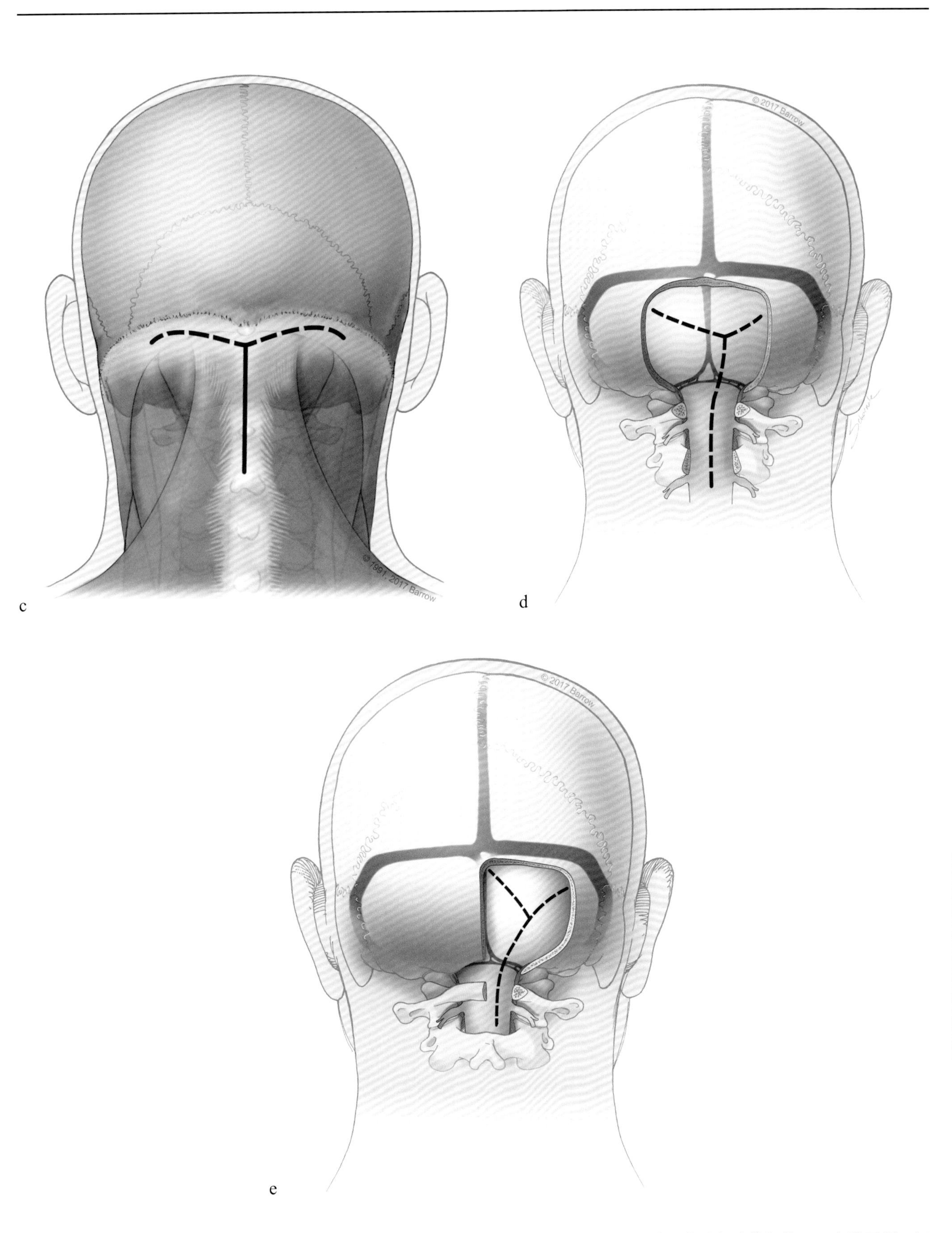
© 1991, 2017 Barrow
c
© 2017 Barrow
d
© 2017 Barrow
e

图 4.25 c. 项韧带（虚线）以及中线（实线）被确定后，以 T 形方式切开，使得手术结束时能重新连接韧带。d. 中线开颅，打开寰椎及枢椎的后弓，打开硬脑膜的切口（虚线）。e. 单侧开颅也采取类似的方法。

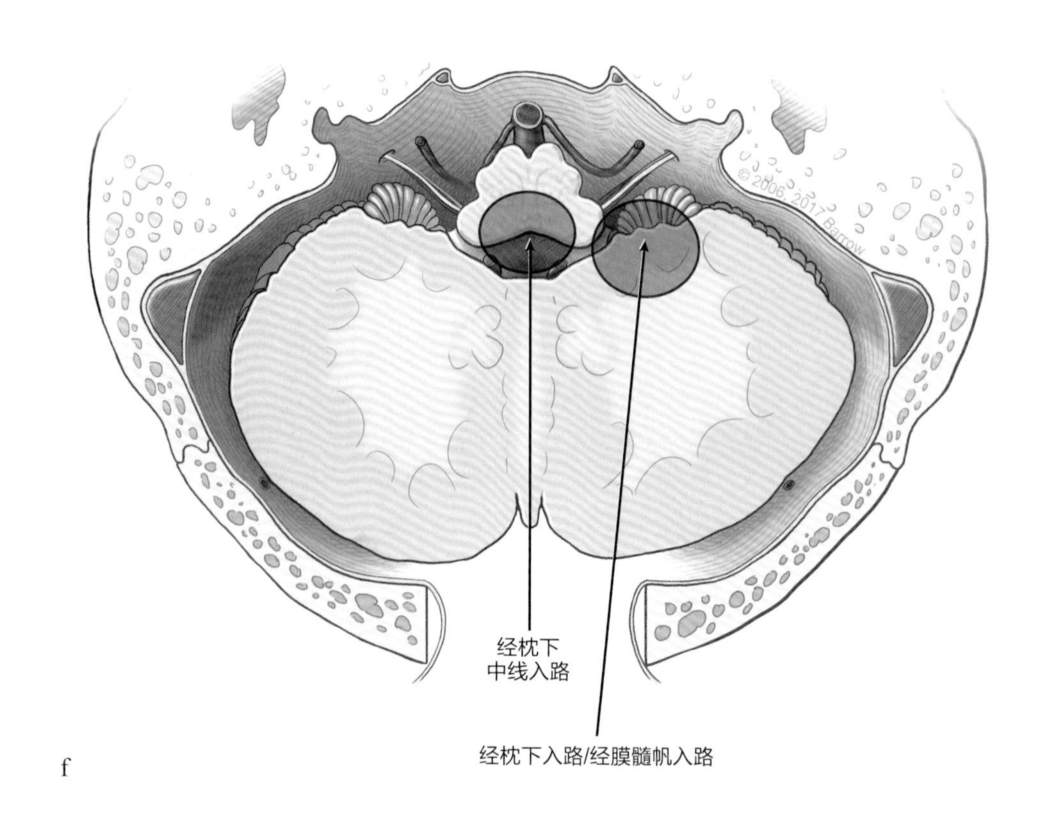

经枕下
中线入路
经枕下入路/经膜髓帆入路
f

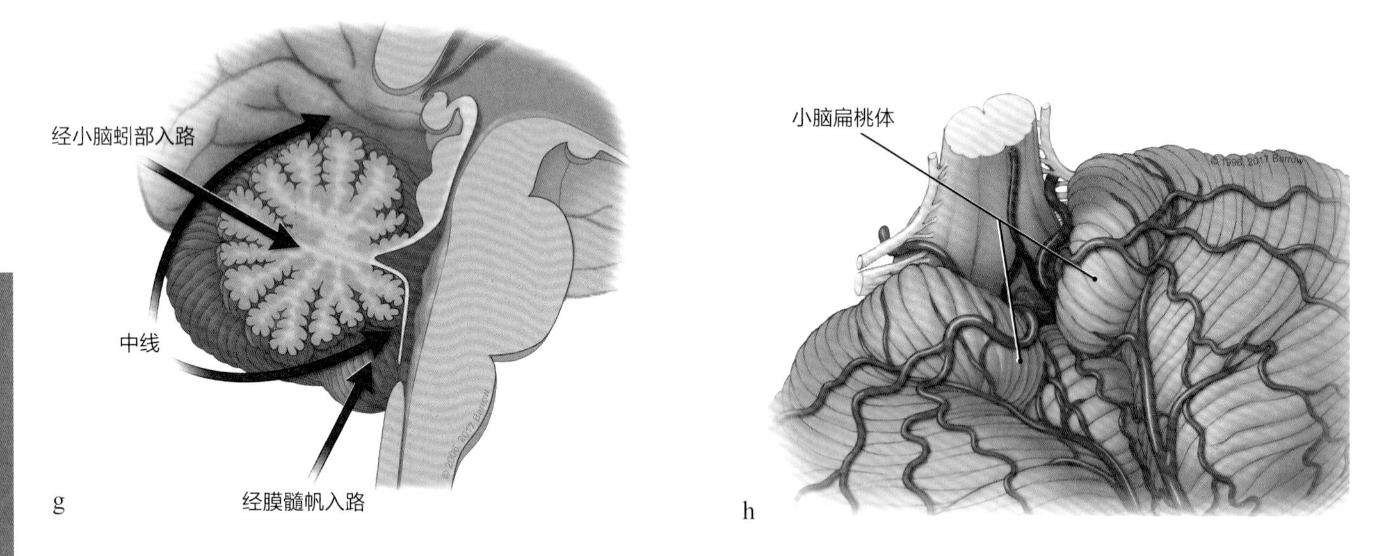

经小脑蚓部入路
中线
经膜髓帆入路
g
小脑扁桃体
h

图 4.25　f. 轴位视图。枕下中线开颅提供了一些入路以及切除位于小脑和脑干背侧的病变。g. 侧位视图。不同的入路包括经小脑蚓部和膜髓帆入路。h. 后外侧视图。打开硬膜显露小脑扁桃体，后者遮挡着小脑延髓裂。

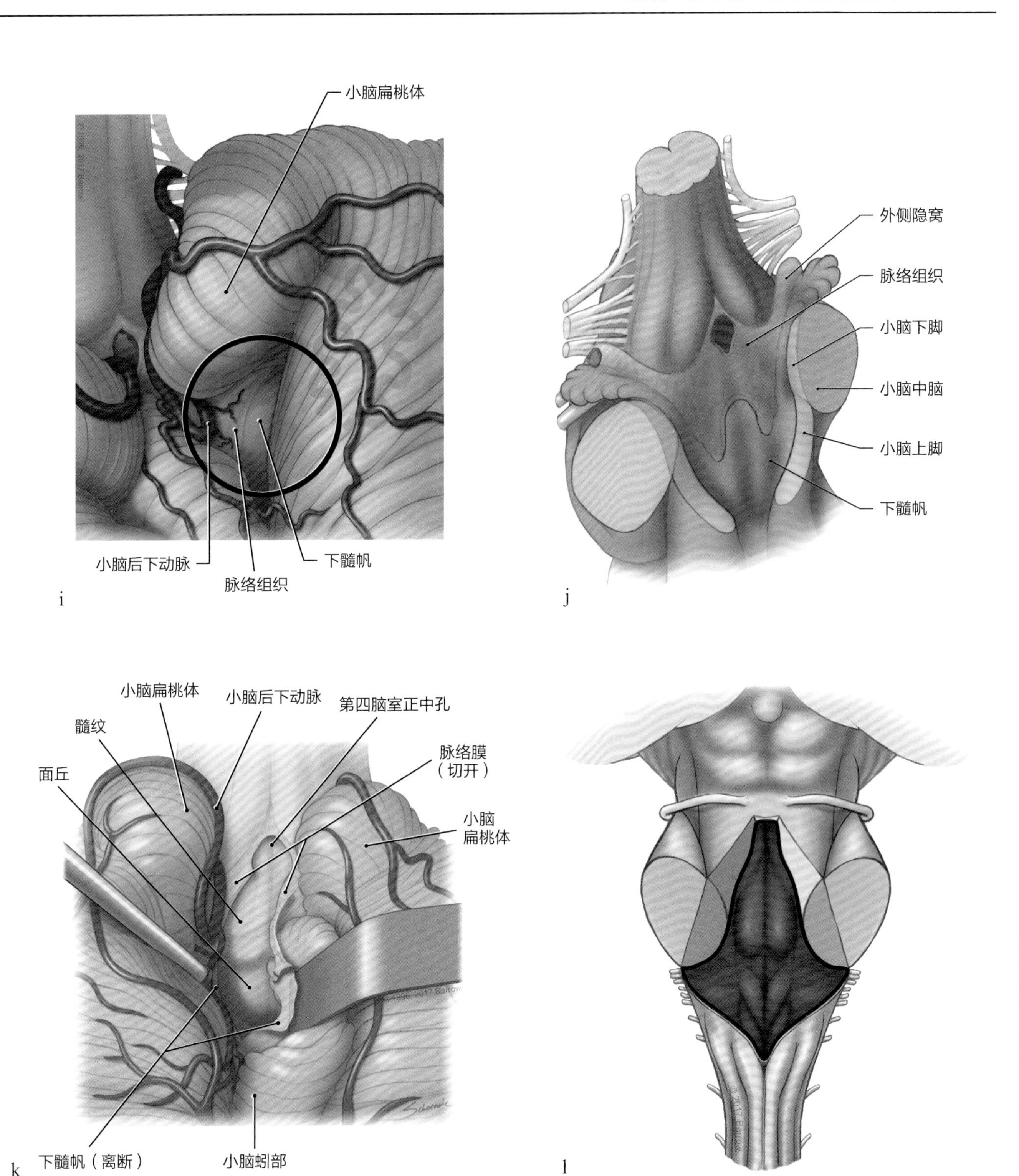

小脑扁桃体
小脑后下动脉
脉络组织
下髓帆
i
外侧隐窝
脉络组织
小脑下脚
小脑中脑
小脑上脚
下髓帆
j
小脑扁桃体
小脑后下动脉
第四脑室正中孔
髓纹
面丘
脉络膜
（切开）
小脑
扁桃体
下髓帆（离断）
小脑蚓部
k
l

图 4.25　i. 后外侧视图。牵开小脑扁桃体，离断小脑后下动脉膜髓帆扁桃体段从外侧方显露脉络膜。j. 后外侧视图。脉络膜与下髓帆共同组成第四脑室顶的下半部分。k. 分离脉络膜可以显露菱形窝以及上外侧隐窝。l. 通过枕下入路显露的脑干背侧面（阴影区域）。

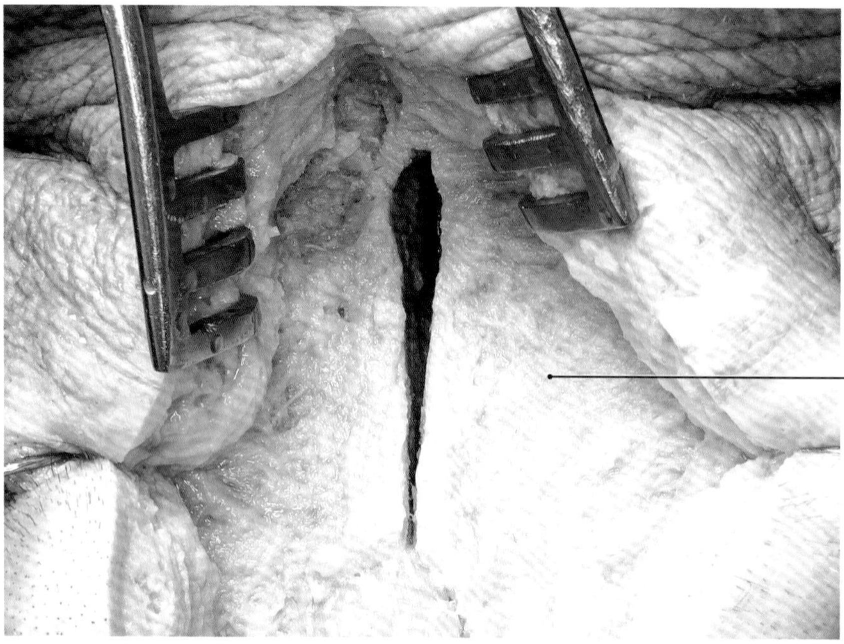

尾侧
项韧带
头侧
a 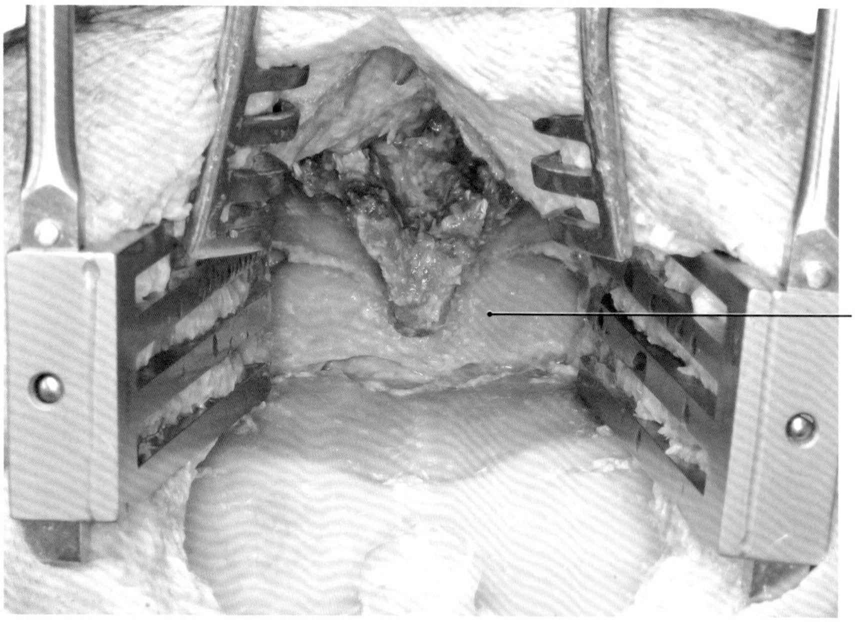
C1后弓
b

图 4.26 枕下正中入路尸体解剖，后视图，头端位于图的下方。a. 枕下肌群沿项韧带剥离并牵向两侧。b. 使用电刀将椎旁肌沿骨膜下从第一颈椎后弓上剥离。

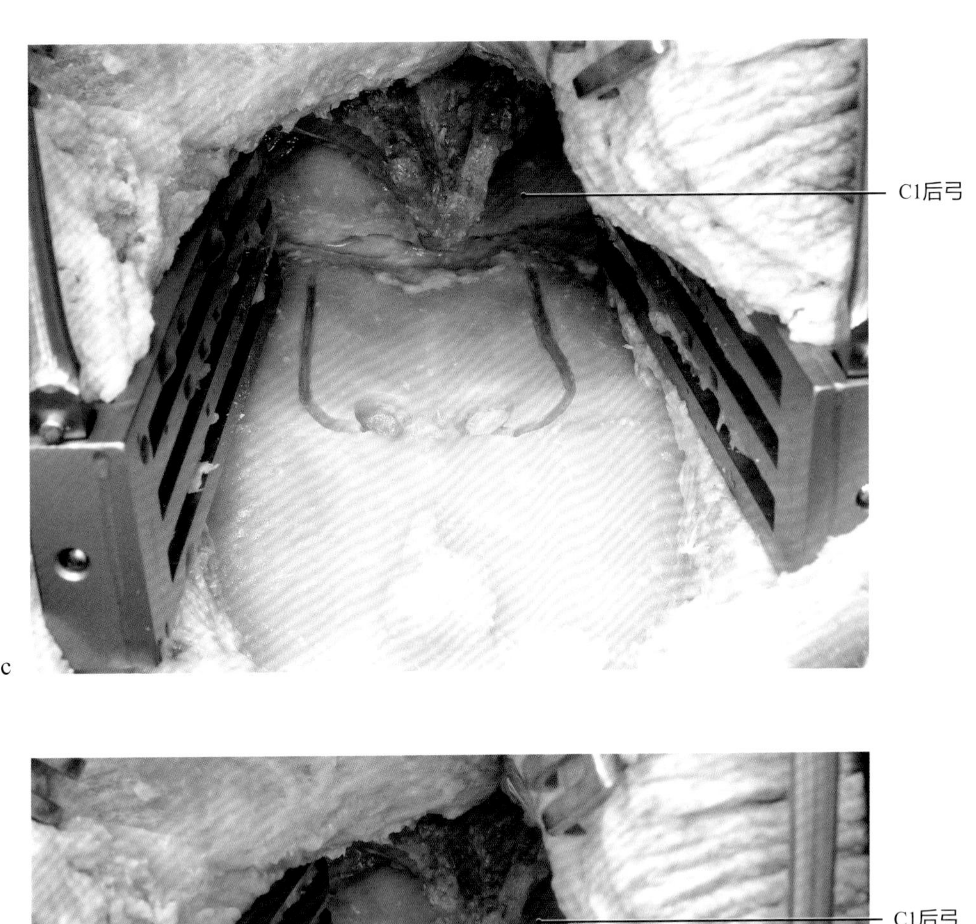
C1后弓
c

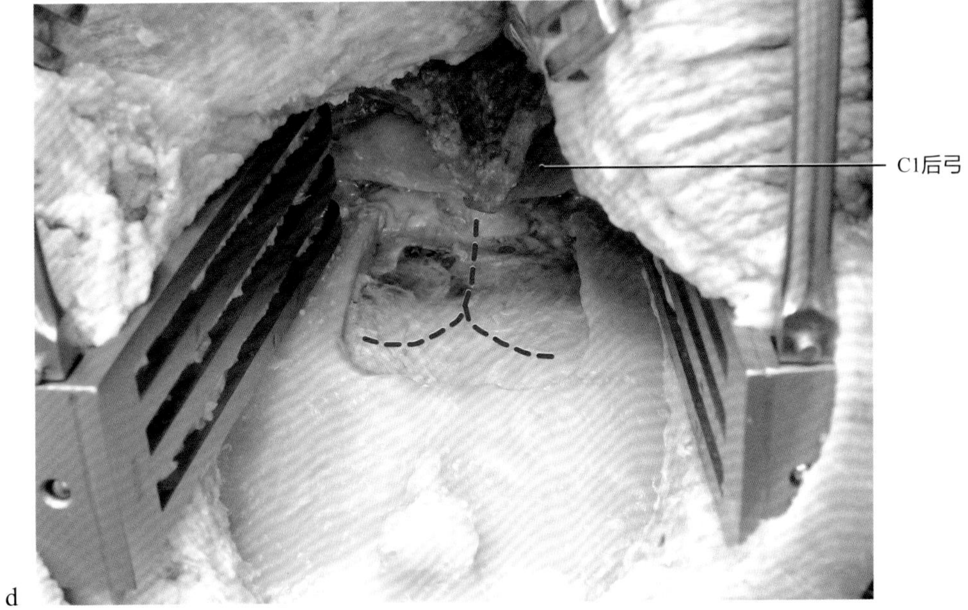
C1后弓
d

图 4.26　c. 于旁正中钻两孔。枕骨大孔的后缘作为开颅或去骨瓣的下界。d. 硬膜切开呈倒 Y 字形（虚线所示）。起始于枕骨大孔，向上延伸至骨窗的两个上角。

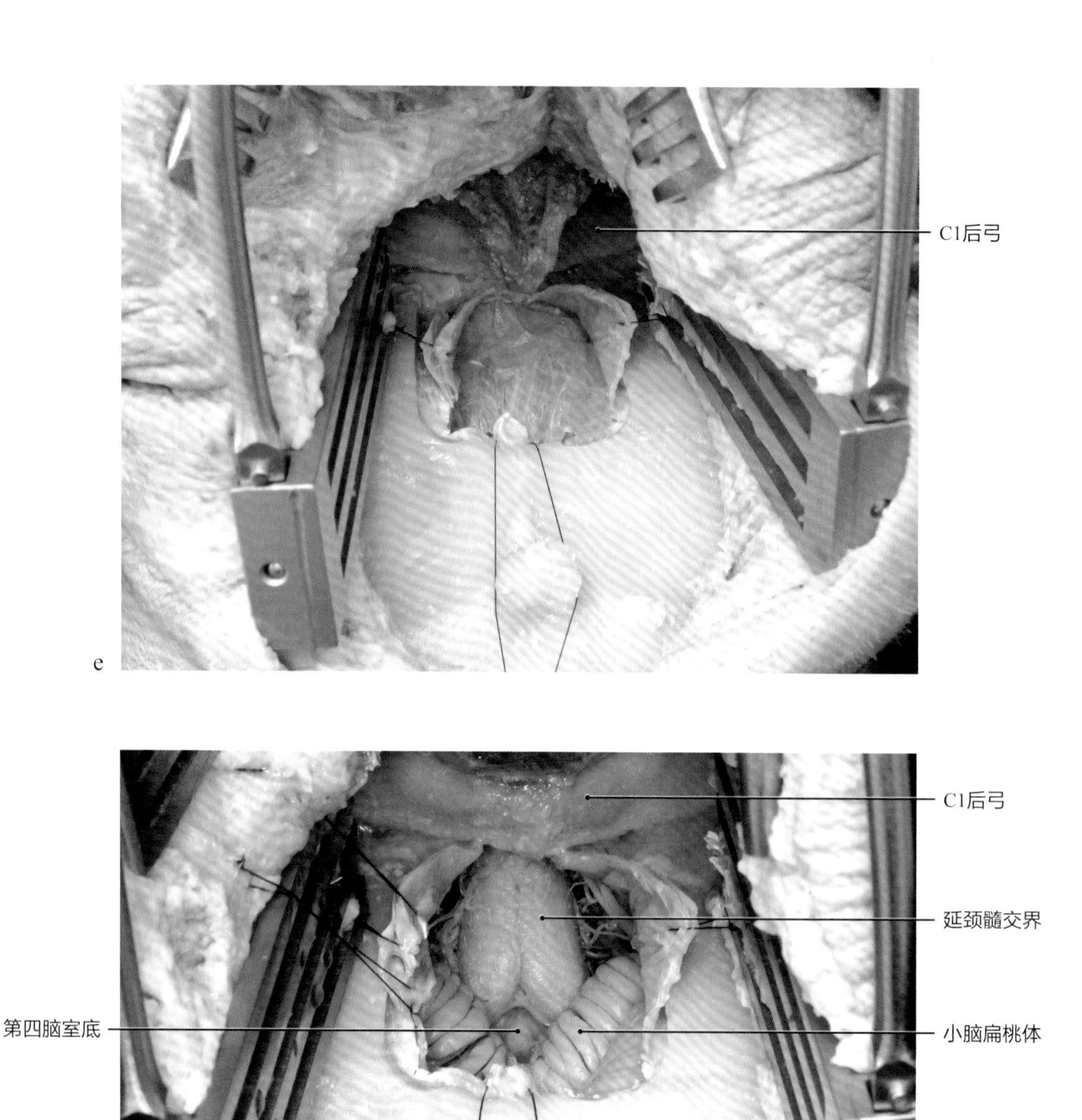
e
C1后弓
f
C1后弓
延颈髓交界
第四脑室底
小脑扁桃体

图 4.26 e. 将硬脑膜边缘游离悬吊，枕大池（小脑延髓池）被显露出来。f. 打开枕大池释放脑脊液使小脑松弛。

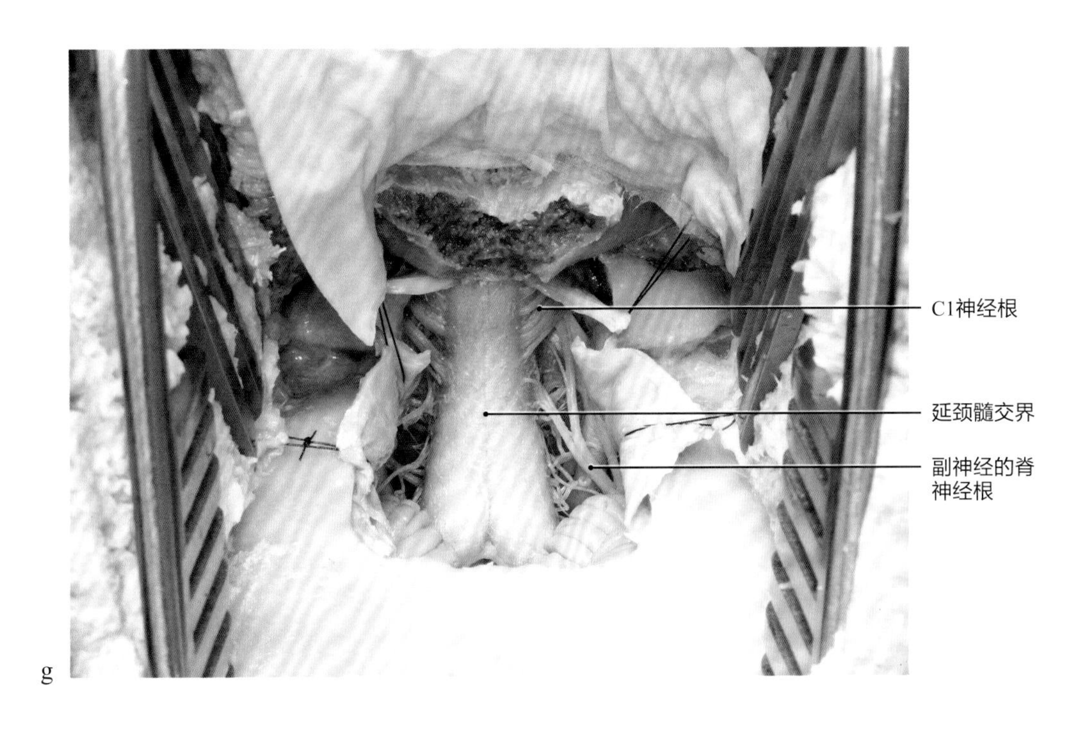
C1神经根
延颈髓交界
副神经的脊
神经根
g

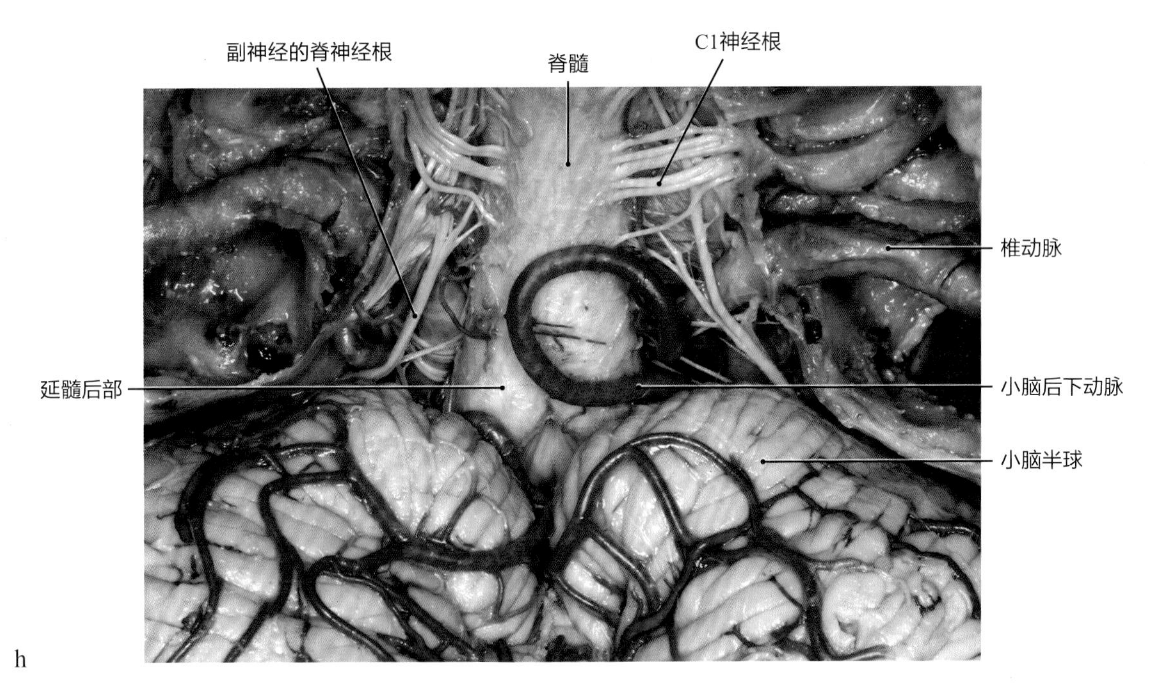
副神经的脊神经根
脊髓
C1神经根
椎动脉
延髓后部
小脑后下动脉
小脑半球
h

图 4.26　g. 如果需要向尾侧显露更多范围的话，则可切除第一颈椎的后弓，显露 C1 神经根、副神经的脊神经根、小脑扁桃体、椎动脉及延髓后部和脊髓。h. 解剖显示完全暴露了 C1 神经根、副神经脊神经根、小脑扁桃体、椎动脉、小脑后下动脉、延髓后部和脊髓。

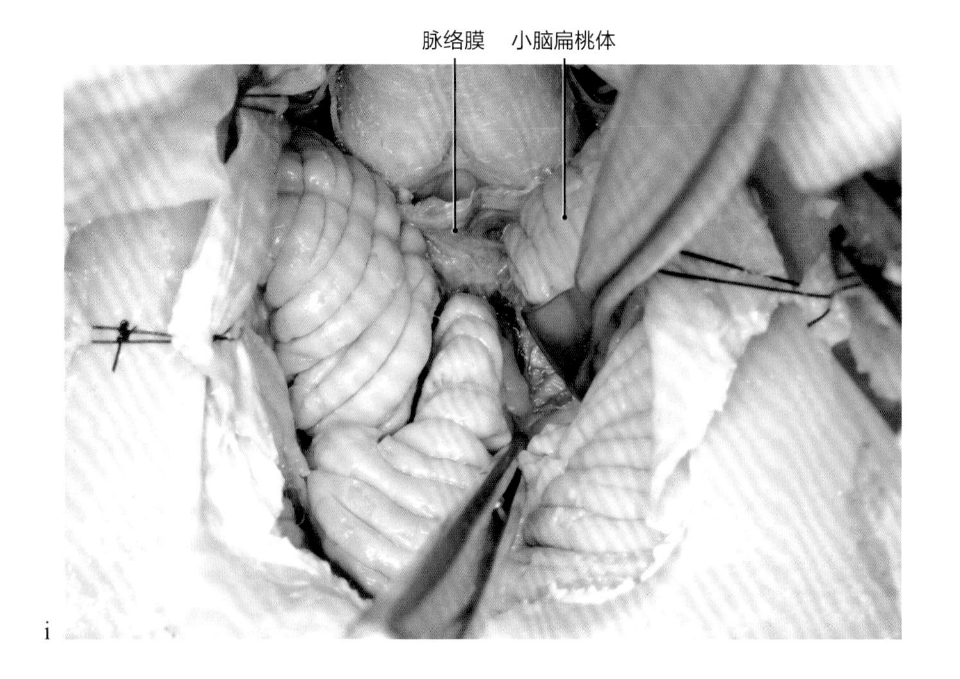
脉络膜
小脑扁桃体
i

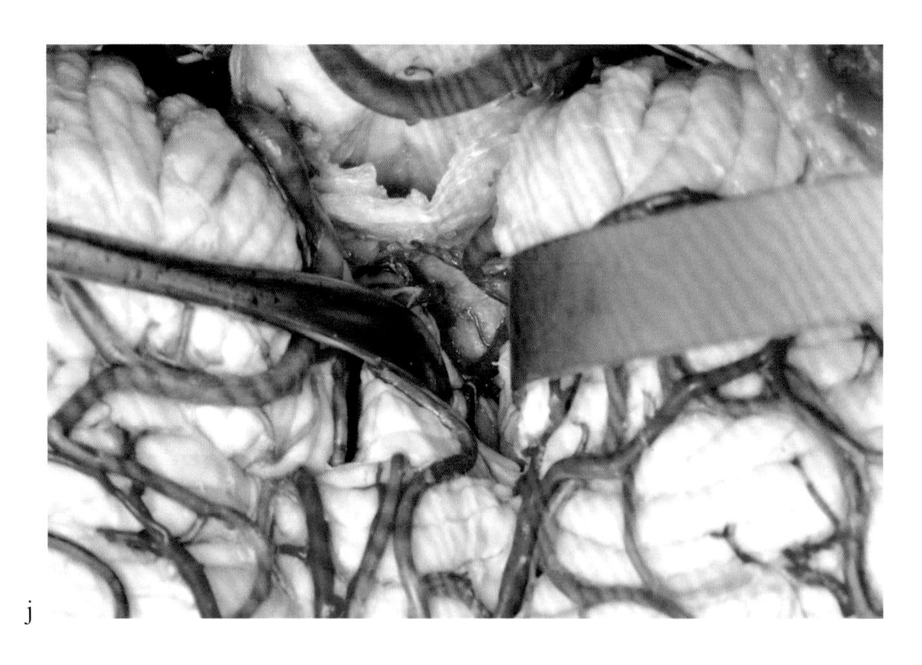
j

图 4.26 i. 小脑扁桃体向两侧上方牵开，显露脉络膜与下髓帆的交界。j. 更近的视图显示脉络膜与下髓帆的交界。

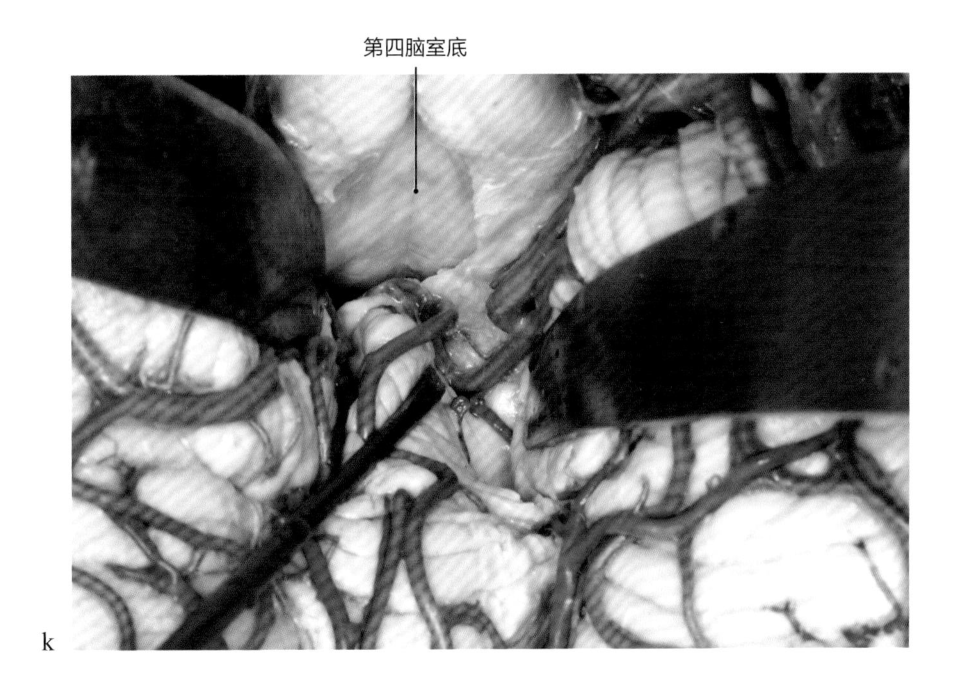
第四脑室底
k

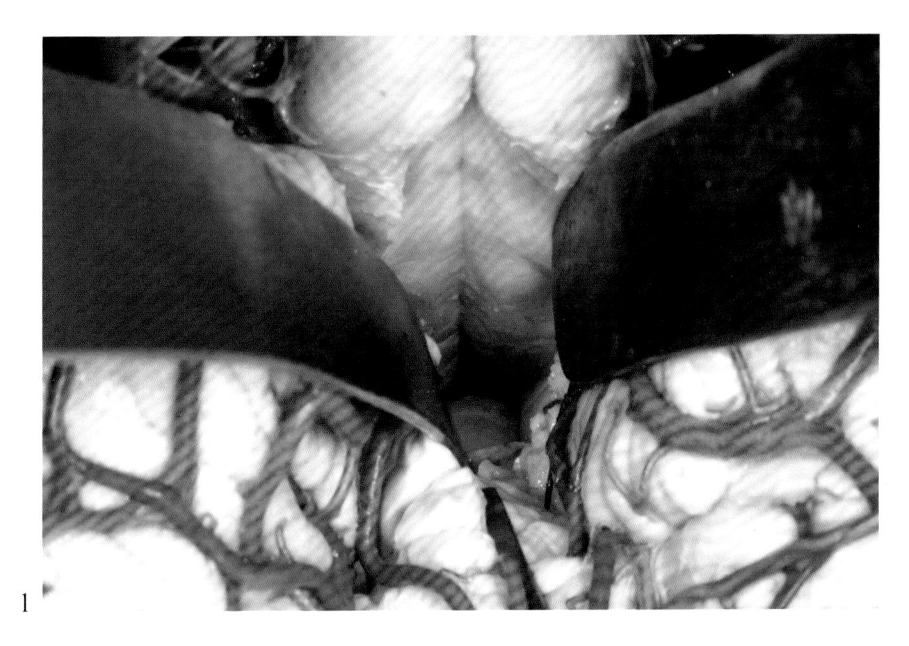
l

图 4.26 k. 经脉络膜下髓帆入路到达脑干背侧（第四脑室底）的手术视角。l. 经脉络膜下髓帆入路提供了对第四脑室底及 Luschka 孔的很好显露。

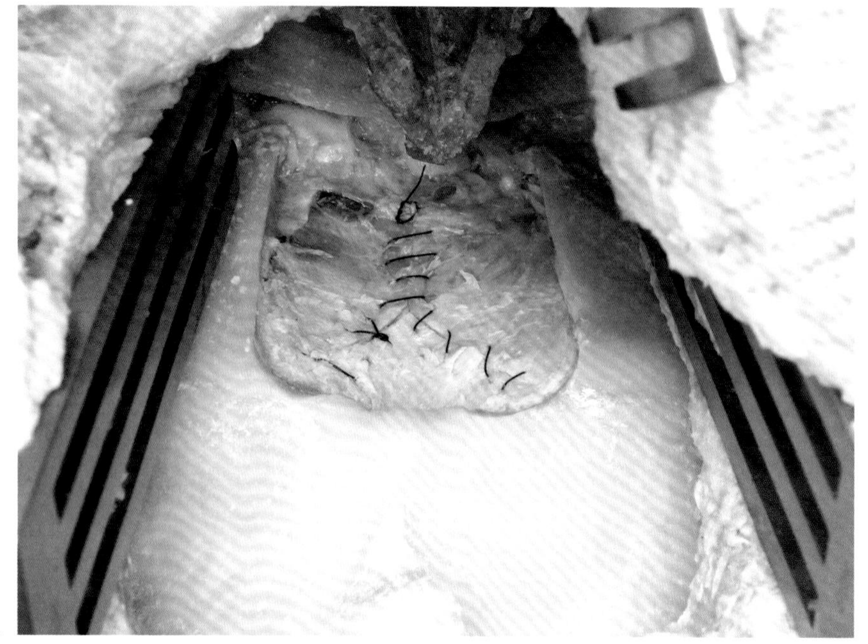
m

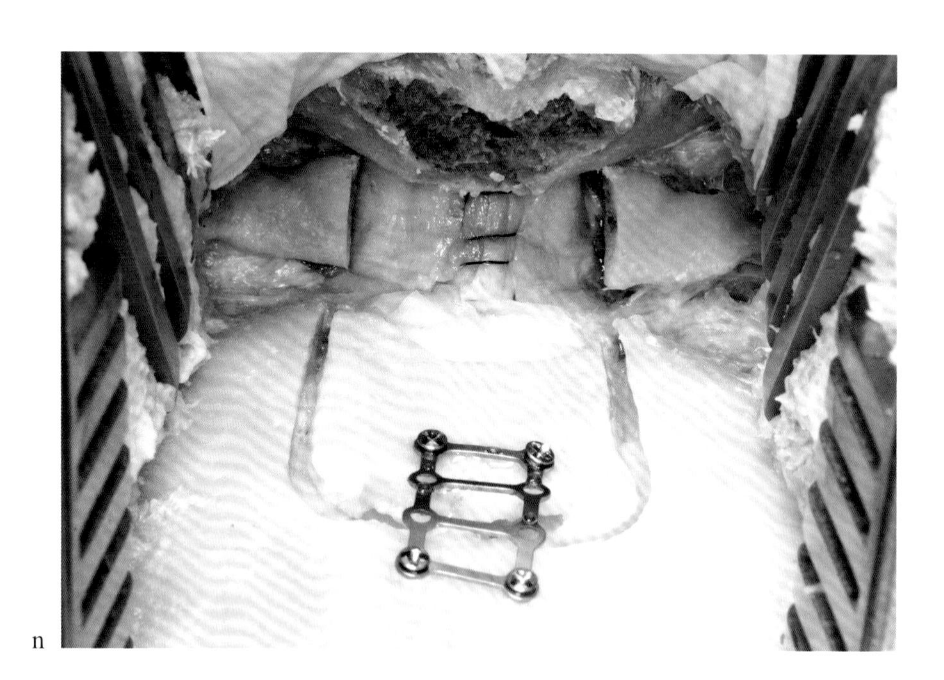
n

图 4.26　m. 保证硬脑膜缝合的水密性。n. 骨瓣用钛板连接固定。

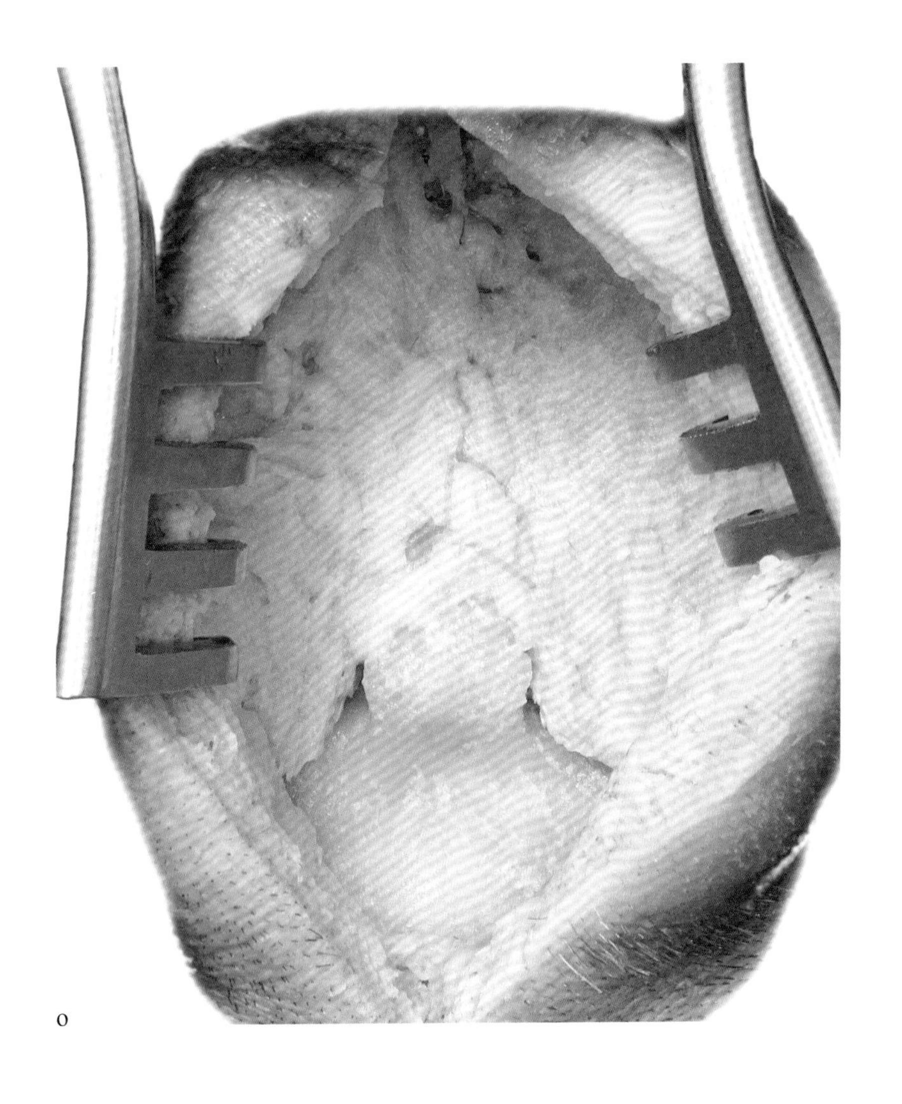
o

图 4.26　o. 严密缝合枕下肌肉及筋膜。

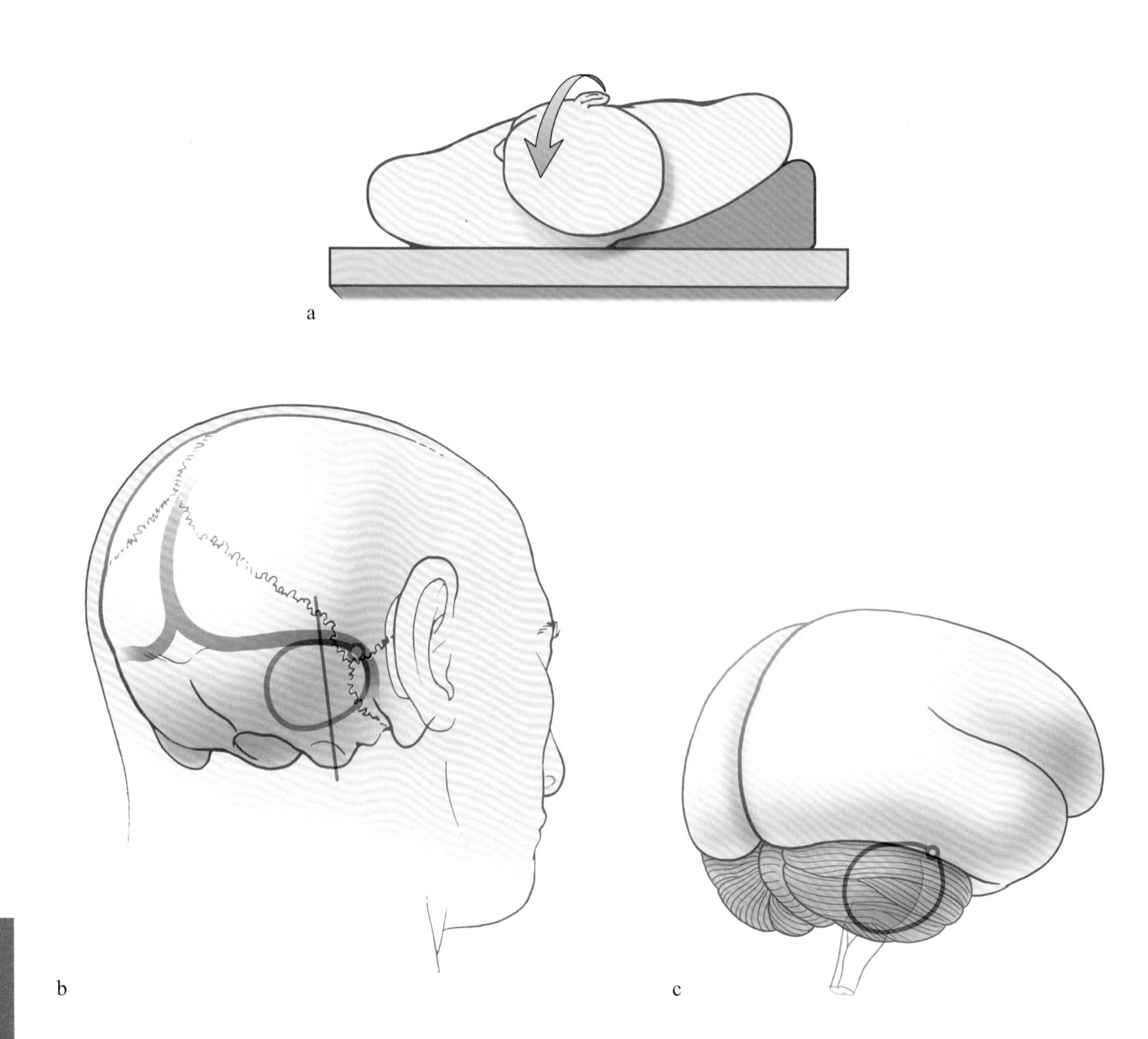
a
b
c

图 4.27 乙状窦后入路。a. 头端视角的乙状窦后入路患者体位。患者处于仰卧位，同侧肩部应被抬高并向下拉。对于肩部比较宽或者桶状胸的患者，应选用改良公园长椅位（侧俯卧位）（如图 4.24f 所示）头部偏向对侧并且下巴屈曲。位于小脑幕的病变，将头部稍向地面方向倾斜（如蓝色箭头所示）可以提供更好的视野。b~g. 后外侧视角。b. 乙状窦后入路的皮肤切口和开颅，注意开颅的位置在横窦和乙状窦交界的位置，向尾端开颅的范围取决于病变向尾端延伸的范围。c. 开颅的位置与小脑和脑干的相对位置关系。

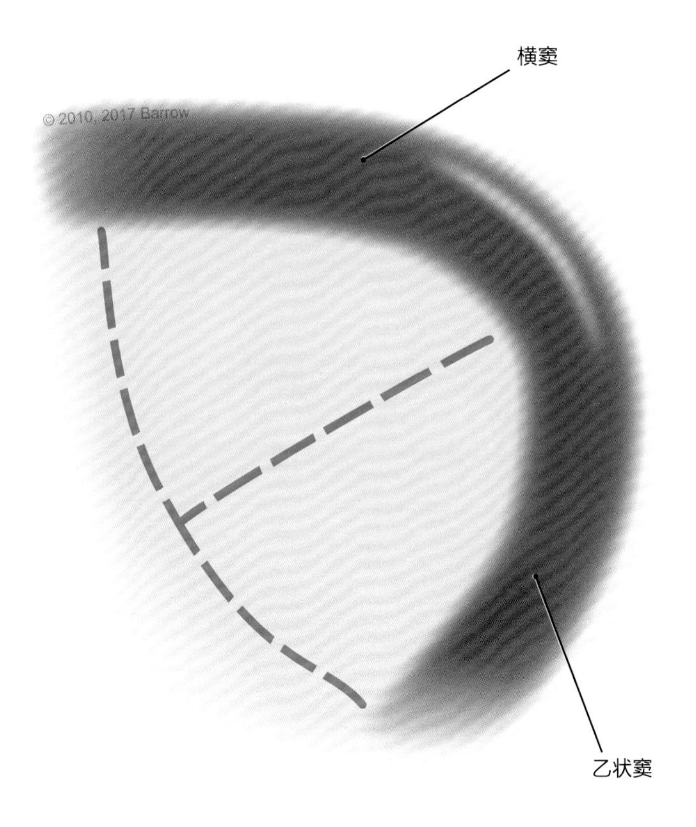

横窦
© 2010, 2017 Barrow
乙状窦
d

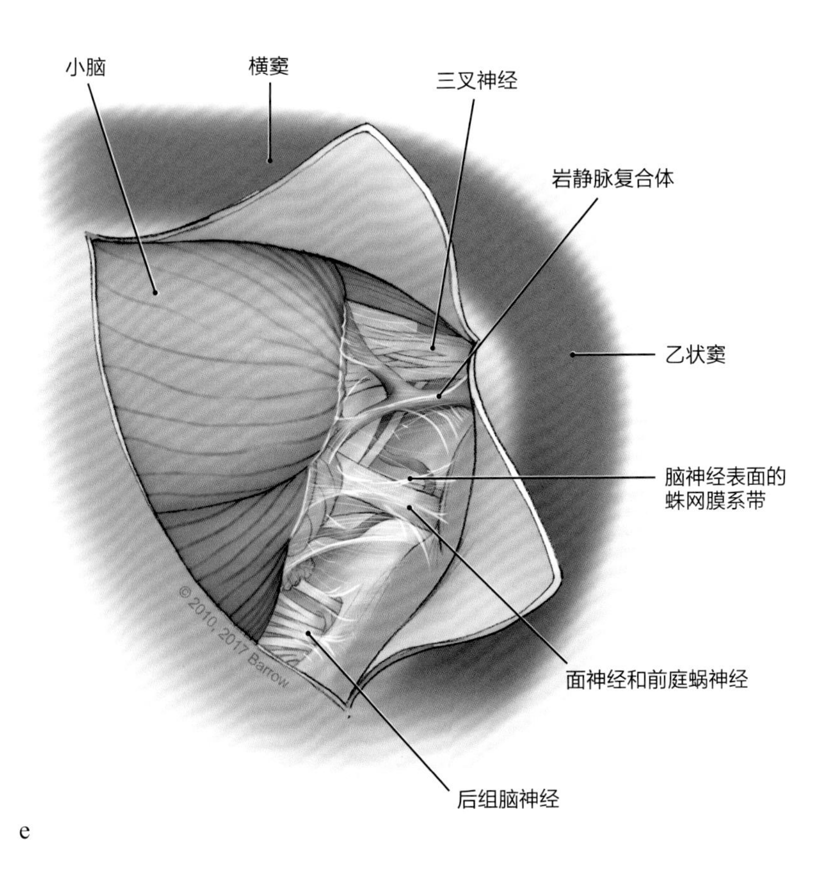

小脑
横窦
三叉神经
岩静脉复合体
乙状窦
脑神经表面的
蛛网膜系带
© 2010, 2017 Barrow
面神经和前庭蜗神经
后组脑神经
e

图 4.27　d. 硬脑膜以倒 T 字形切开（虚线），沿横窦和乙状窦保留硬脑膜基底。这些硬脑膜小叶可以减少牵拉，并且可以提供一个显示桥小脑角的平直视野。e. 沿小脑的颞骨岩部面解剖分离，到达桥小脑池，脑神经被覆着较厚的蛛网膜系带，应该注意保护岩静脉复合体。

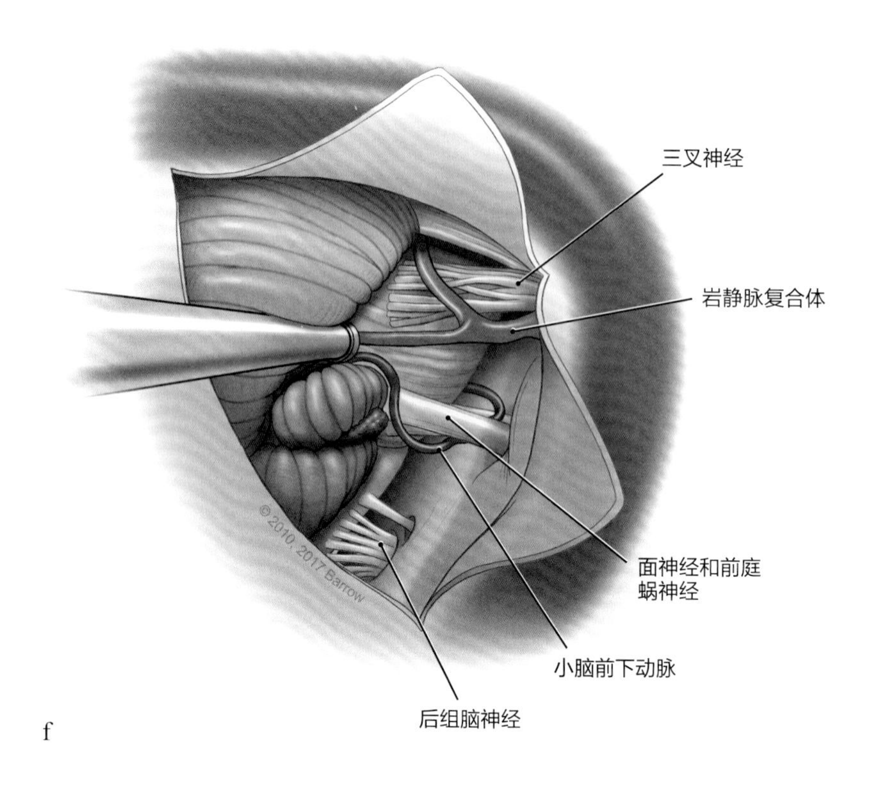
三叉神经
岩静脉复合体
面神经和前庭
蜗神经
小脑前下动脉
后组脑神经
© 2010, 2017 Barrow
f

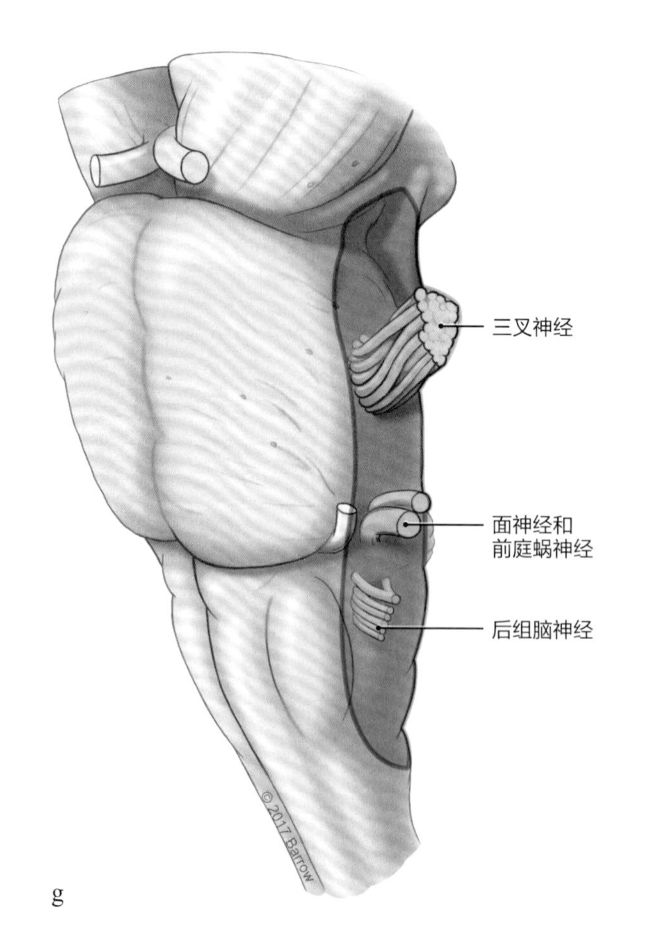
三叉神经
面神经和
前庭蜗神经
后组脑神经
© 2017 Barrow
g

图 4.27 f. 蛛网膜系带包裹着岩静脉复合体，同样也连接着三叉神经、面神经和前庭蜗神经，蛛网膜应被分离以显露游离这些结构，接下来小脑中脚和脑桥外侧被显露出来。g. 脑干外侧面。显示了外侧颅后窝入路的暴露范围。

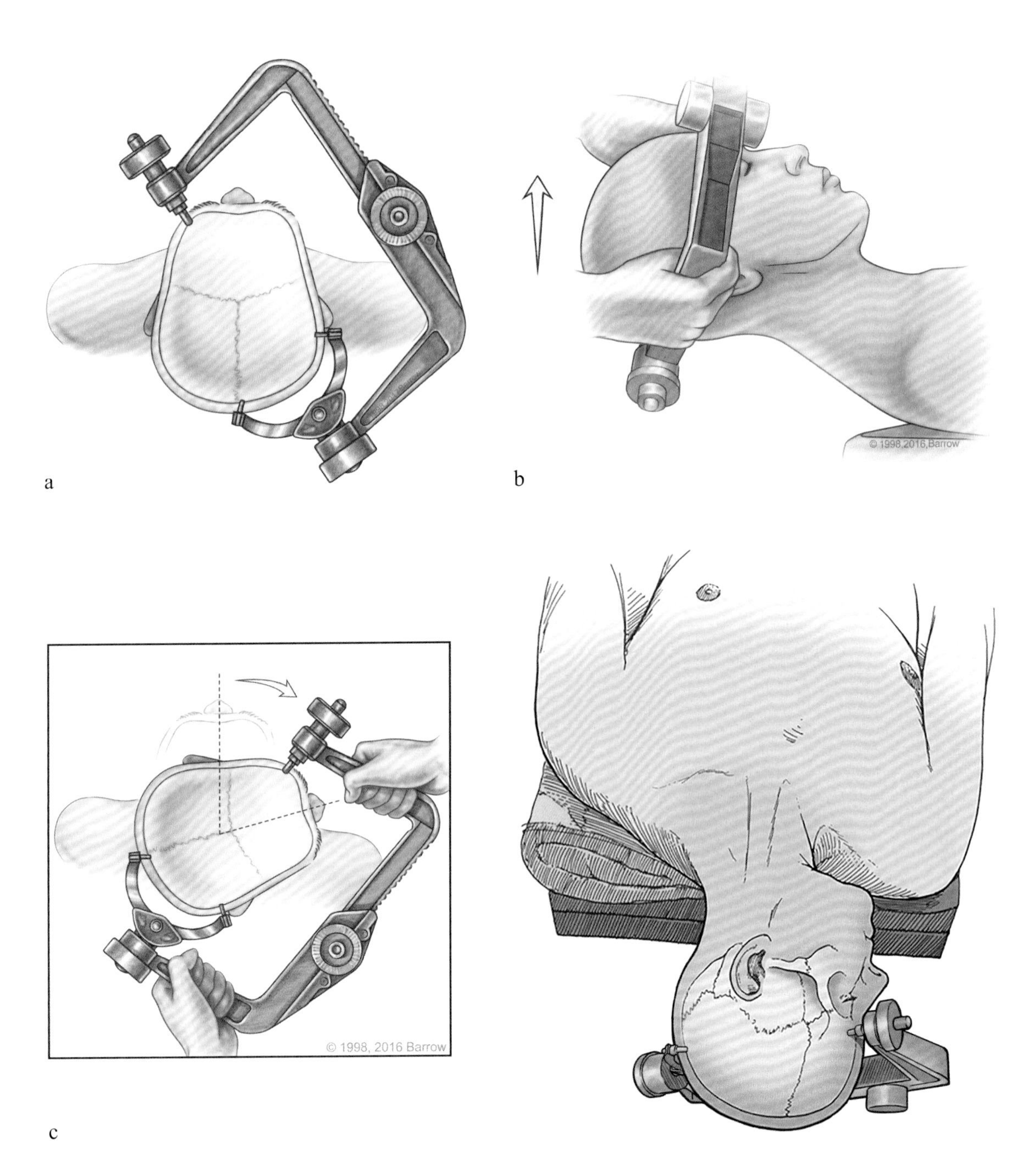
a
b
© 1998,2016,Barrow
c
© 1998, 2016 Barrow

图 4.28 乙状窦后入路。a. 头钉的位置应避免置于颞肌上，否则会降低稳定性并可能引起头部滑动。b. 头部应抬高在胸部水平以上 15° 以增加静脉引流。c. 患者处于仰卧位，同时肩部抬高（右侧）或采用改良公园长椅位（侧俯卧位），对于胸肌比较大或者桶状胸的患者，头部应该朝对侧旋转 75°~100° 。旋转 75° 对解剖分离，脑干足够了。对于显露内听道和 Meckel 腔，角度应大于 90° 。

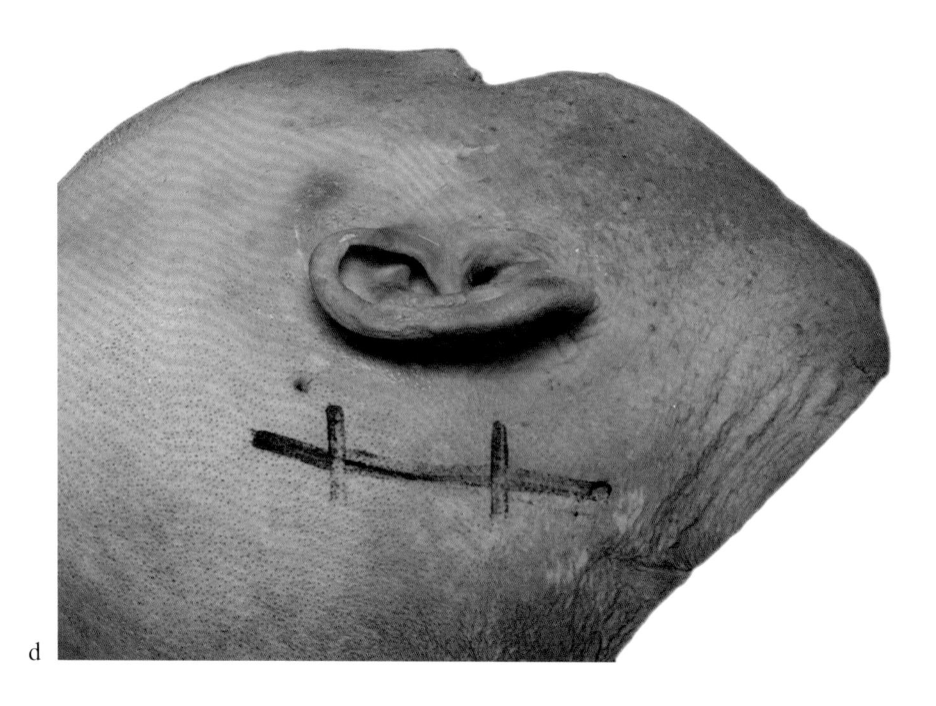

d

e

图 4.28 d~v. 尸体解剖演示乙状窦后入路；所有图片均为头向左侧的后外侧视角。d. 乙状窦后入路的皮肤切口应位于乳突切迹内侧 5 mm，向上于切迹上方 6 cm，向下于切迹下 4 cm，这种入路能够显露三叉神经复合体。或者，乳突切迹内侧 5 mm，向上于乳突切迹上方 5 cm，向下至 5 cm，可以显露面听神经复合体。最后，乳突切迹内侧 5 mm，向上 4 cm，向下 6 cm，可以显露位于后侧脑神经的病变。e. 皮肤被切开后，被筋膜覆盖的胸锁乳突肌被显露出来。

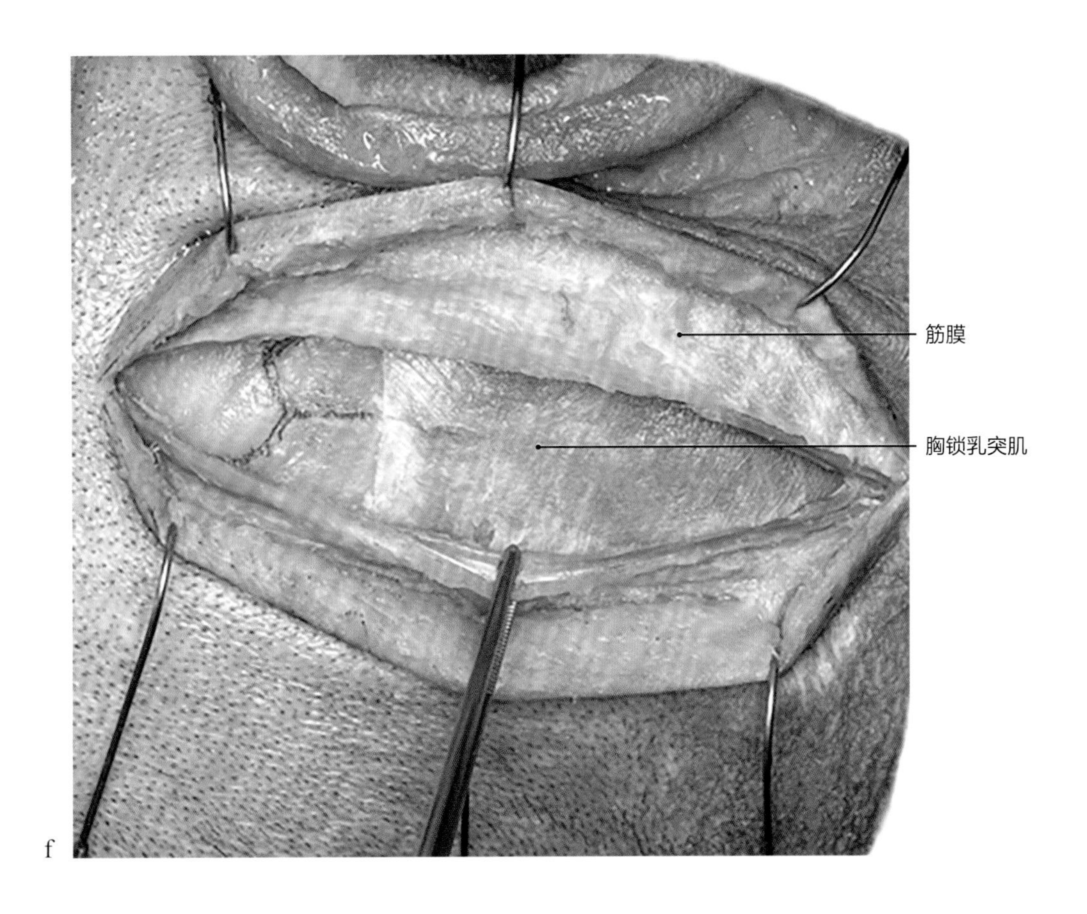
筋膜
胸锁乳突肌
f

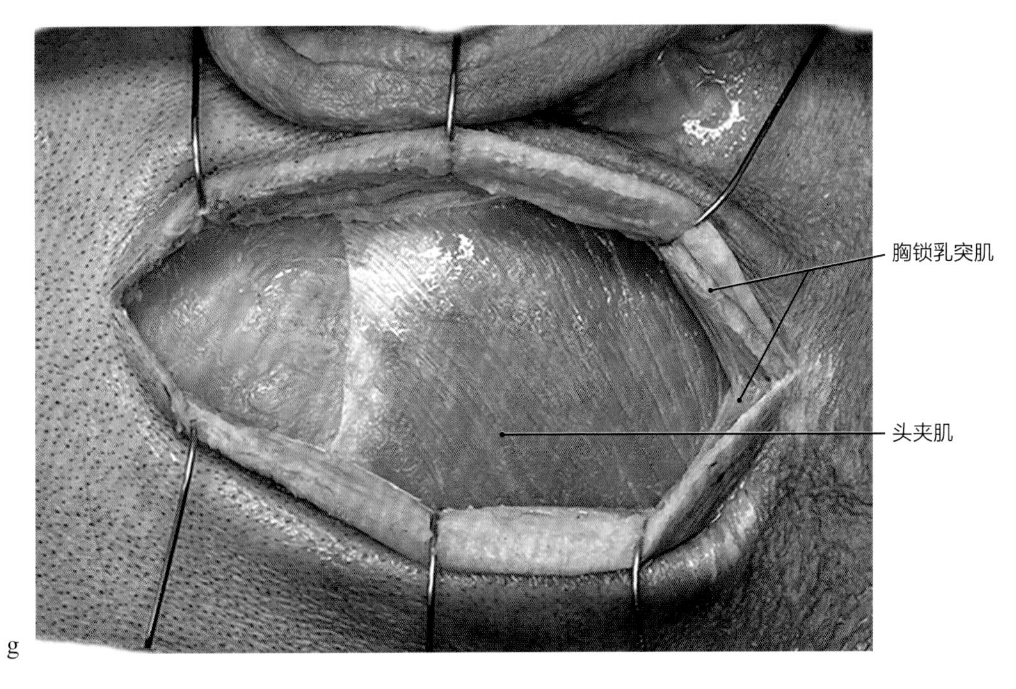
胸锁乳突肌
头夹肌
g

图 4.28　f. 纵向切开胸锁乳突肌的筋膜。g. 胸锁乳突肌被牵向两侧，显露枕骨和头夹肌。

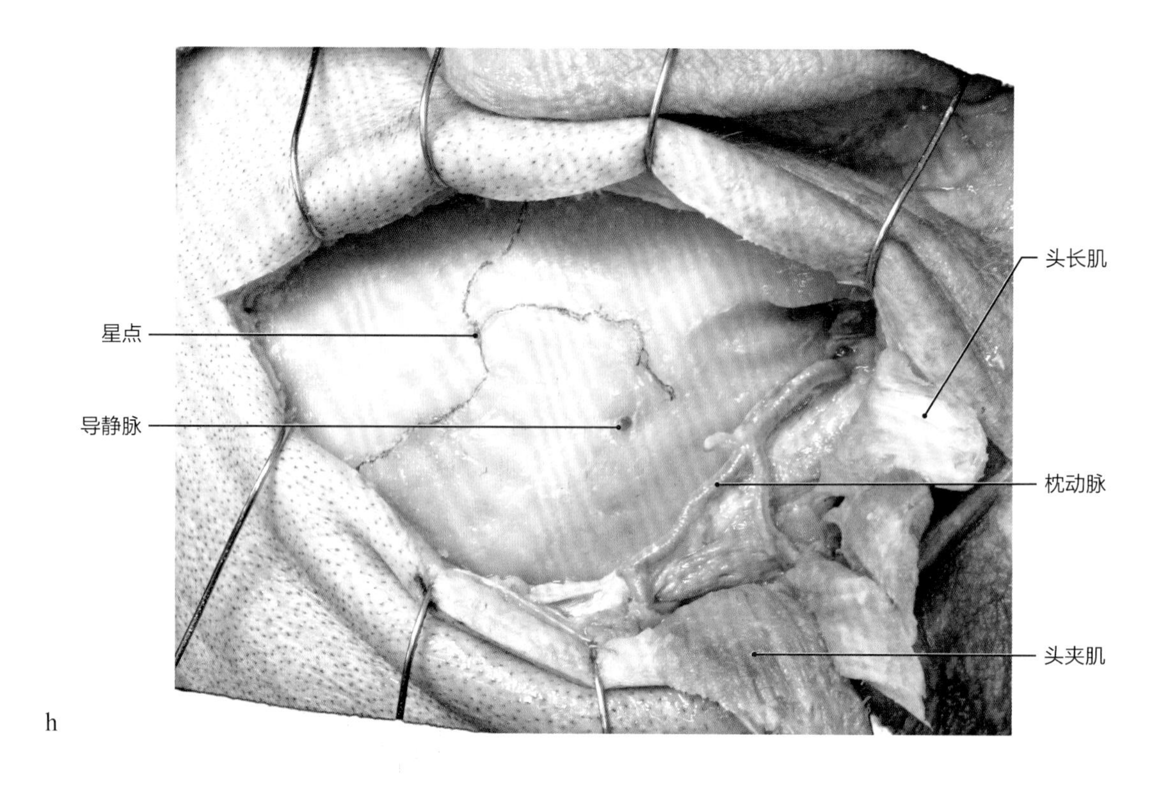
星点
导静脉
头长肌
枕动脉
头夹肌
h

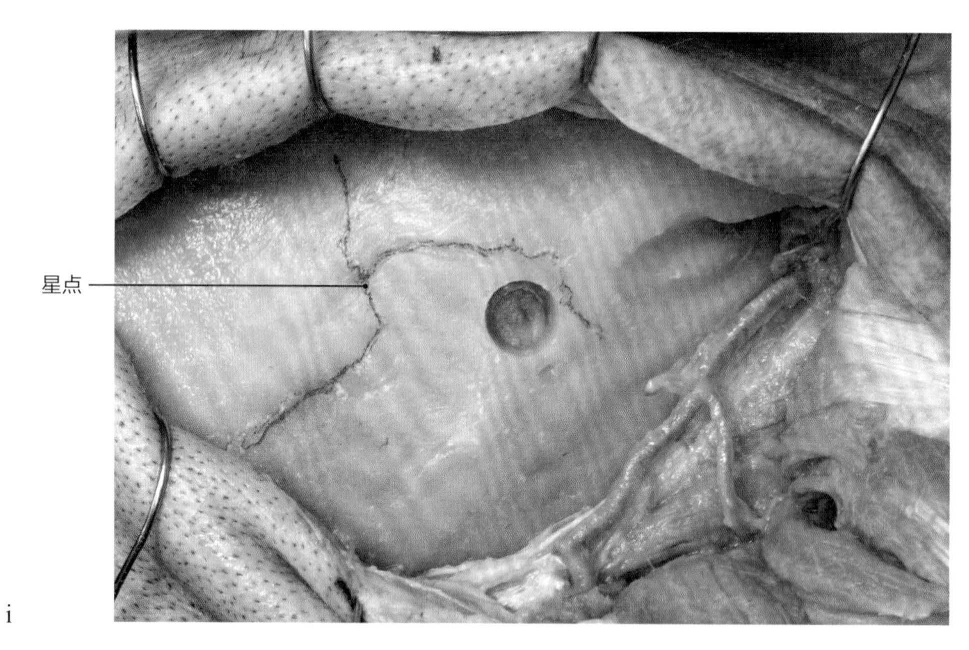
星点
i

图 4.28 h. 将头夹肌和头长肌的覆着点从枕骨乳突分离下来，在内下方的显露过程中应注意枕动脉。在一些病例中，椎动脉也可能会被显露，应注意避免损伤。使用骨膜剥离子剥离骨膜。在这个位置，通常会诱导静脉出血。这种出血可以很容易用骨蜡止住。i. 使用颅骨钻在星点内下 1 cm 处钻一孔。

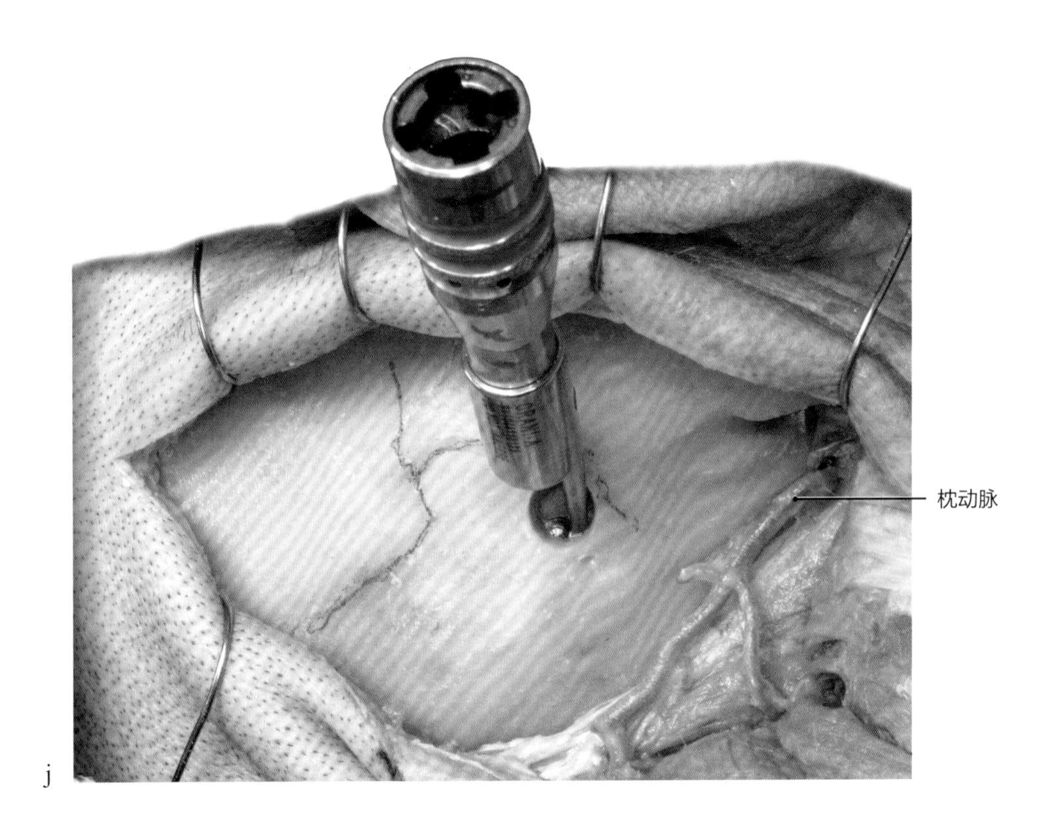
枕动脉
j

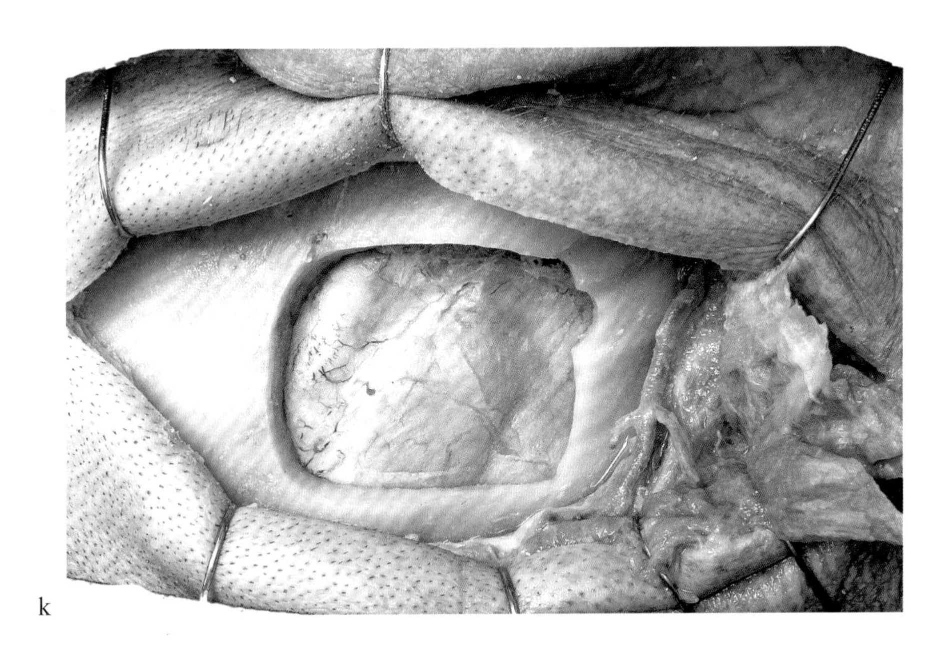
k

图 4.28 j. 在使用高速铣刀打开颅骨之前，使用 B1 铣刀的头部或者 3 号 Penfield 剥离子将硬膜从颅骨上剥离，在打开乙状窦上的颅骨时应避免使用开颅器。k. 做一个大小为 3 cm×3 cm 骨窗，磨除部分乳突以及骨窗内缘可以显著增大显露范围和视野范围。使用缝线悬吊可以将乙状窦向外侧显露 2~3 mm，从而获得更好的视野。

横窦-乙状窦交界

l

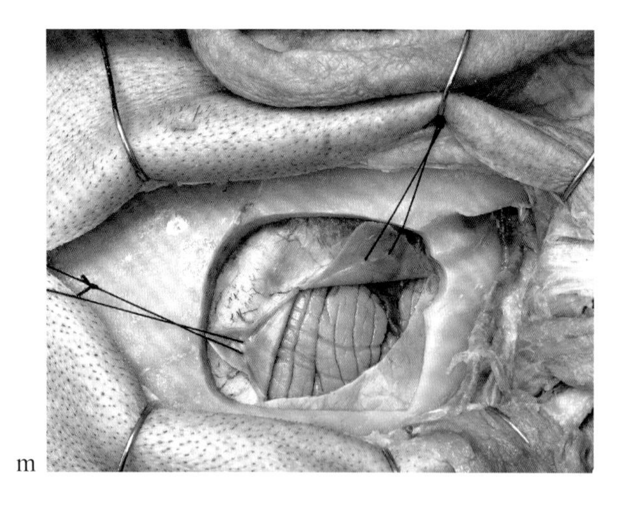
m

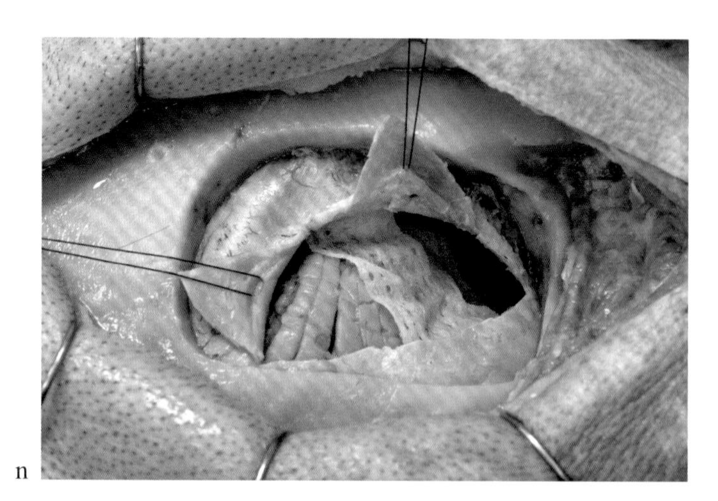
n

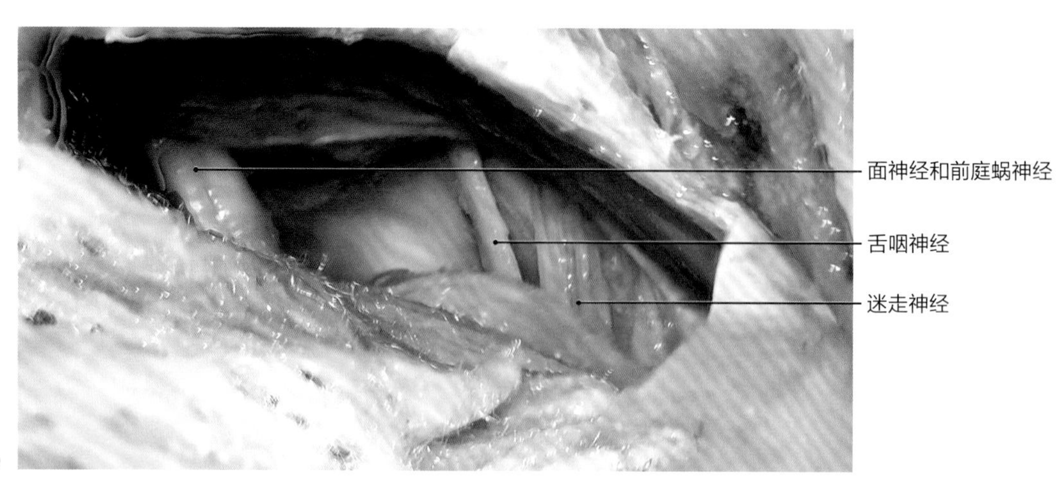
面神经和前庭蜗神经
舌咽神经
迷走神经
o

图 4.28 l. 弧形切开硬膜（如黑线所示），基底部位于横突 - 乙状窦交界处。m. 用 4-0 缝线将三角形硬膜瓣翻折并悬吊硬脑膜于乙状窦之上，可以提供一个平整的桥小脑角池的显露空间。这种方法同时可以利用硬脑膜袖套来保护窦。n. 释放桥小脑角的脑脊液可以使小脑松弛，提供桥小脑角区的充分显露视野，避免了脑压板的使用。o. 较低的乙状窦后入路可以更好地观察到面神经、前庭蜗神经、舌咽神经及迷走神经。

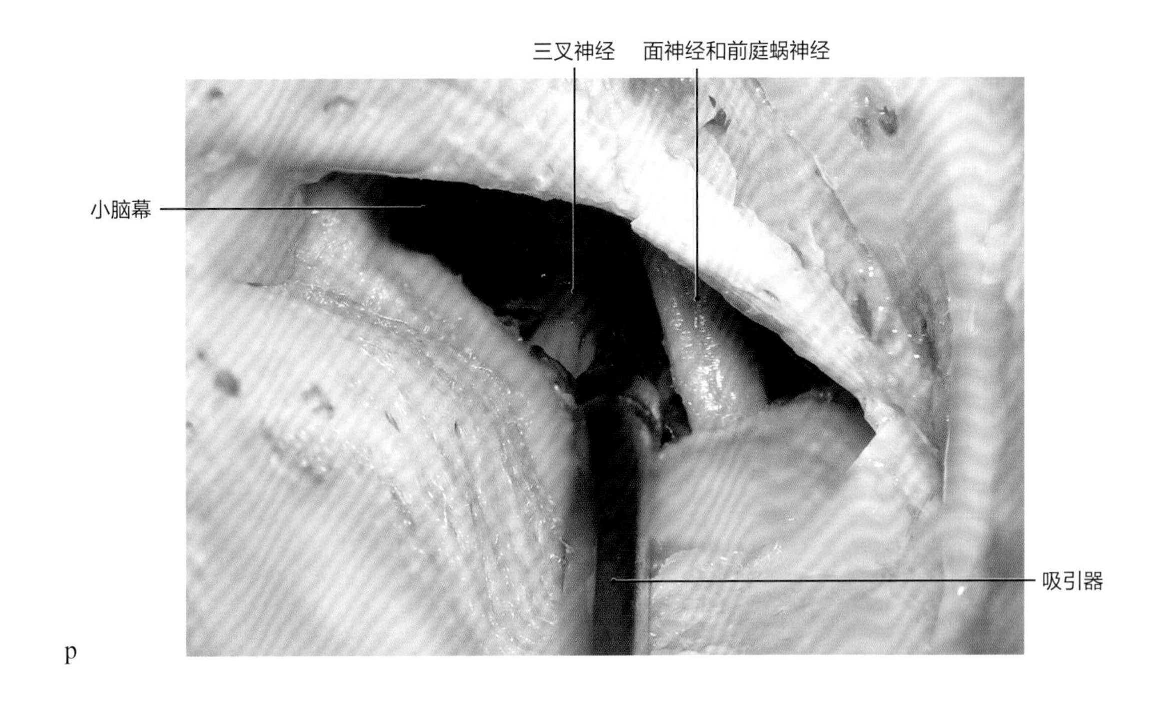
三叉神经
面神经和前庭蜗神经
小脑幕
吸引器
p

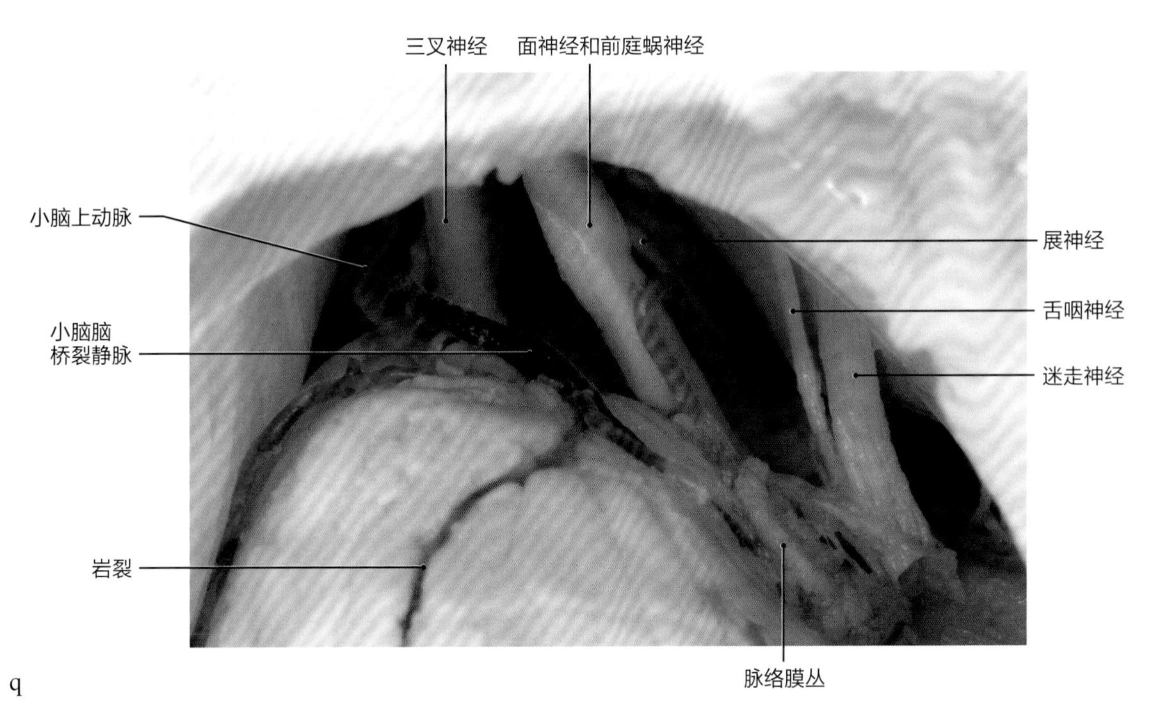
三叉神经
面神经和前庭蜗神经
小脑上动脉
展神经
舌咽神经
小脑脑
桥裂静脉
迷走神经
岩裂
脉络膜丛
q

图 4.28　p. 显露小脑幕、岩静脉复合体（未显示）、三叉神经、面神经——前庭蜗神经复合体。q. 充分的乙状窦后显露可以提供从小脑幕到后组脑神经的良好视野。

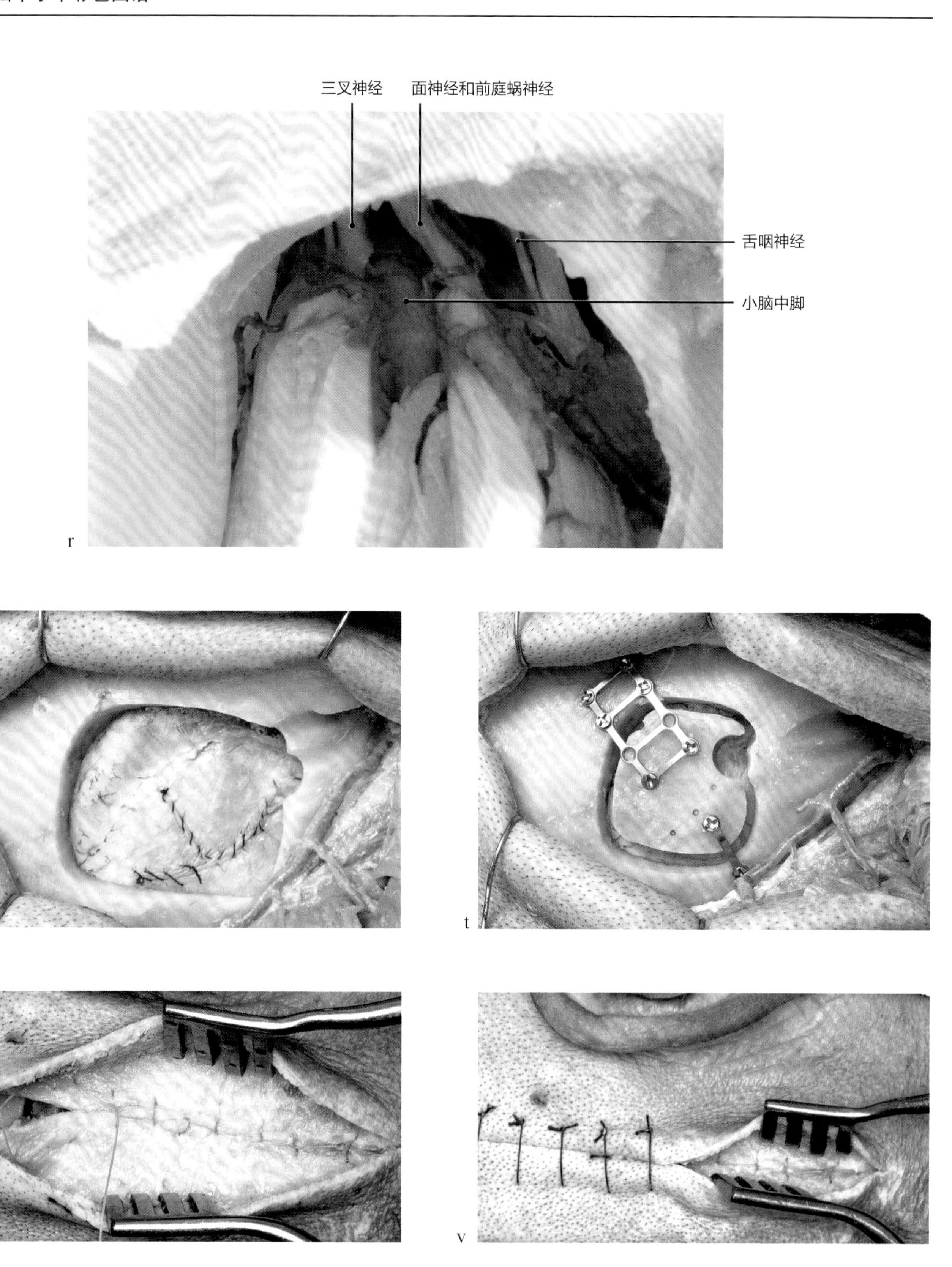
三叉神经
面神经和前庭蜗神经
舌咽神经
小脑中脚
r
s
t
u
v

图 4.28 r. 打开小脑岩部裂可以获得更加宽敞和直接的路径至小脑中脚。s. 颅后窝必须水密缝合硬脑膜，如果硬脑膜无法直接缝合，应使用自体筋膜或者合成材料补片修补。t. 骨瓣使用钛板回纳固定。在关颅前需要使用骨蜡封闭乳突气房以免出现脑脊液漏。u. 逐层缝合肌肉和筋膜减少出现脑脊液漏的概率，并且可以获得更美观的效果。v. 关闭筋膜，皮下组织和皮肤。

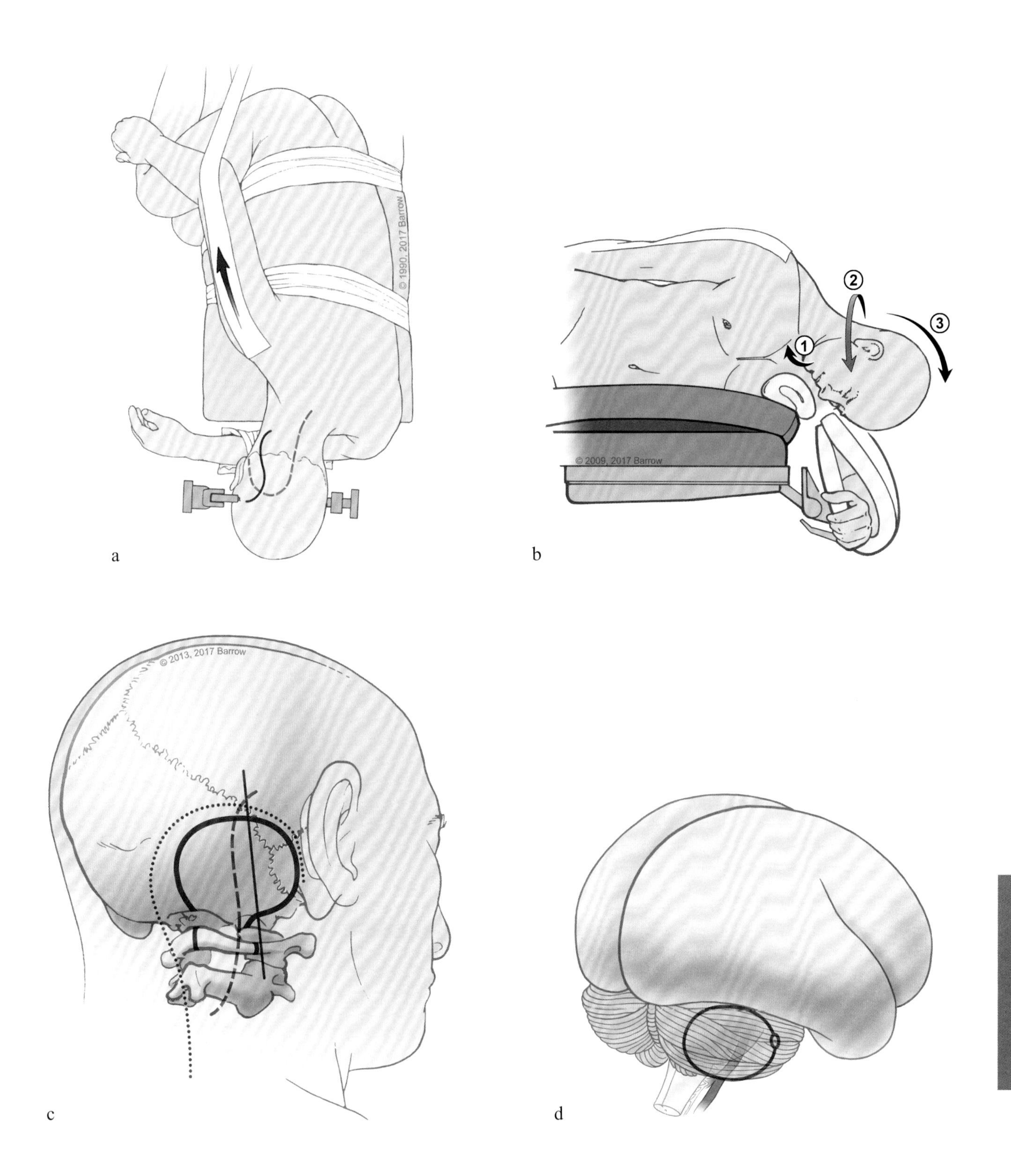
© 1990, 2017 Barrow
a
②
③
①
© 2009, 2017 Barrow
b
© 2013, 2017 Barrow
c
d

图 4.29 远外侧入路。a. 远外侧入路患者体位，采用改良公园长椅体位通过牵拉同侧肩部并与大腿一起固定于手术床以获得更加利于显露的体位。b. 将头部转向病变对侧，并将下斜坡垂直于地面从而最大限度地显露颈后和枕下三角，为了充分暴露，公园长椅体位需要以下三步，即头颈部体位改变：屈颈（箭头①），旋头（箭头②）及头部向下放置（箭头③）。c. 远外侧入路的皮肤切口可以采用小 S 形切开（虚线），直切口（实线）或者曲棍球棒切开（点线）。最后一种是最长的切口，但体表标志最清楚，并且保留了肌肉的支配神经和枕动脉。d. 骨窗的范围及其与小脑和脑干的关系。

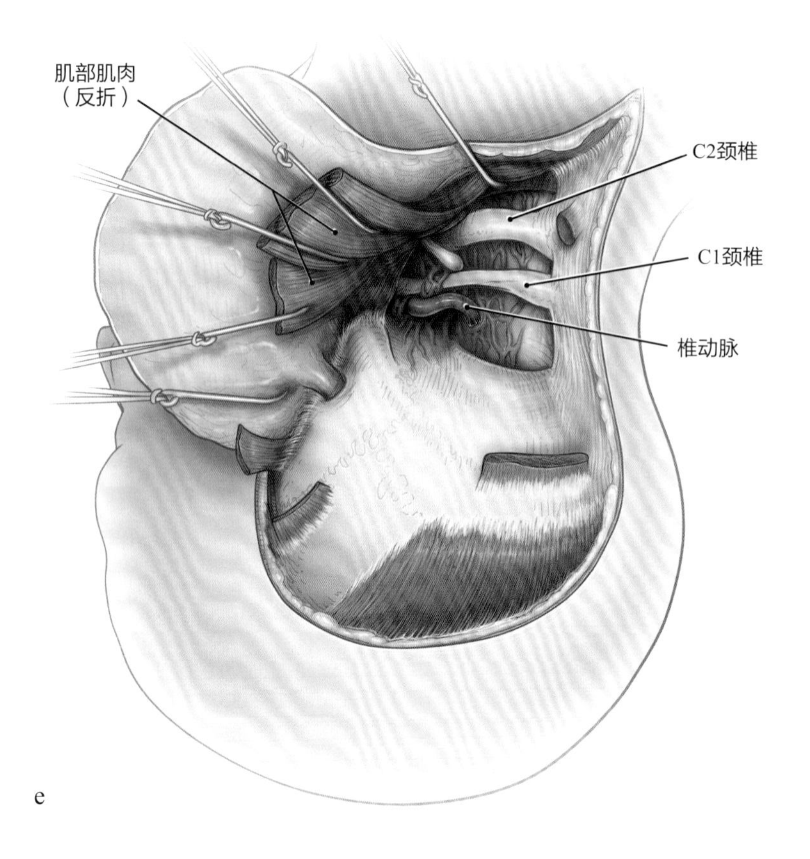
肌部肌肉
（反折）
C2颈椎
C1颈椎
椎动脉
e

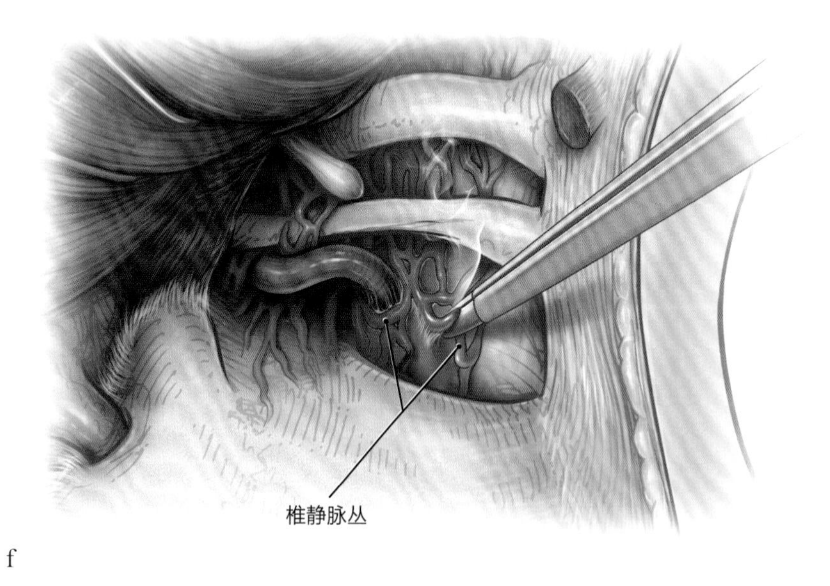
椎静脉丛
f

图 4.29 e. 采用倒置的曲棍球棒切口，起自乳突尖延伸到上项线至中线，沿颈项线分离肌肉，并保留 1 cm 项韧带及肌肉切缘以便缝合。在关颅前，屈颈可以便于将肌肉复位于项韧带，切口向下可延伸至第六颈椎棘突。当病变向下延伸时，棘突旁的肌肉被分离以显露第一颈椎和第二颈椎棘突。将肌肉瓣从枕下颅骨及第一、第二颈椎的椎板剥离，肌肉用鱼钩牵拉器翻向下方以及外侧方以显露第一颈椎的侧块和椎动脉和其硬脑膜入口。f. 在使用电刀对椎静脉丛止血时注意勿损伤邻近椎动脉。

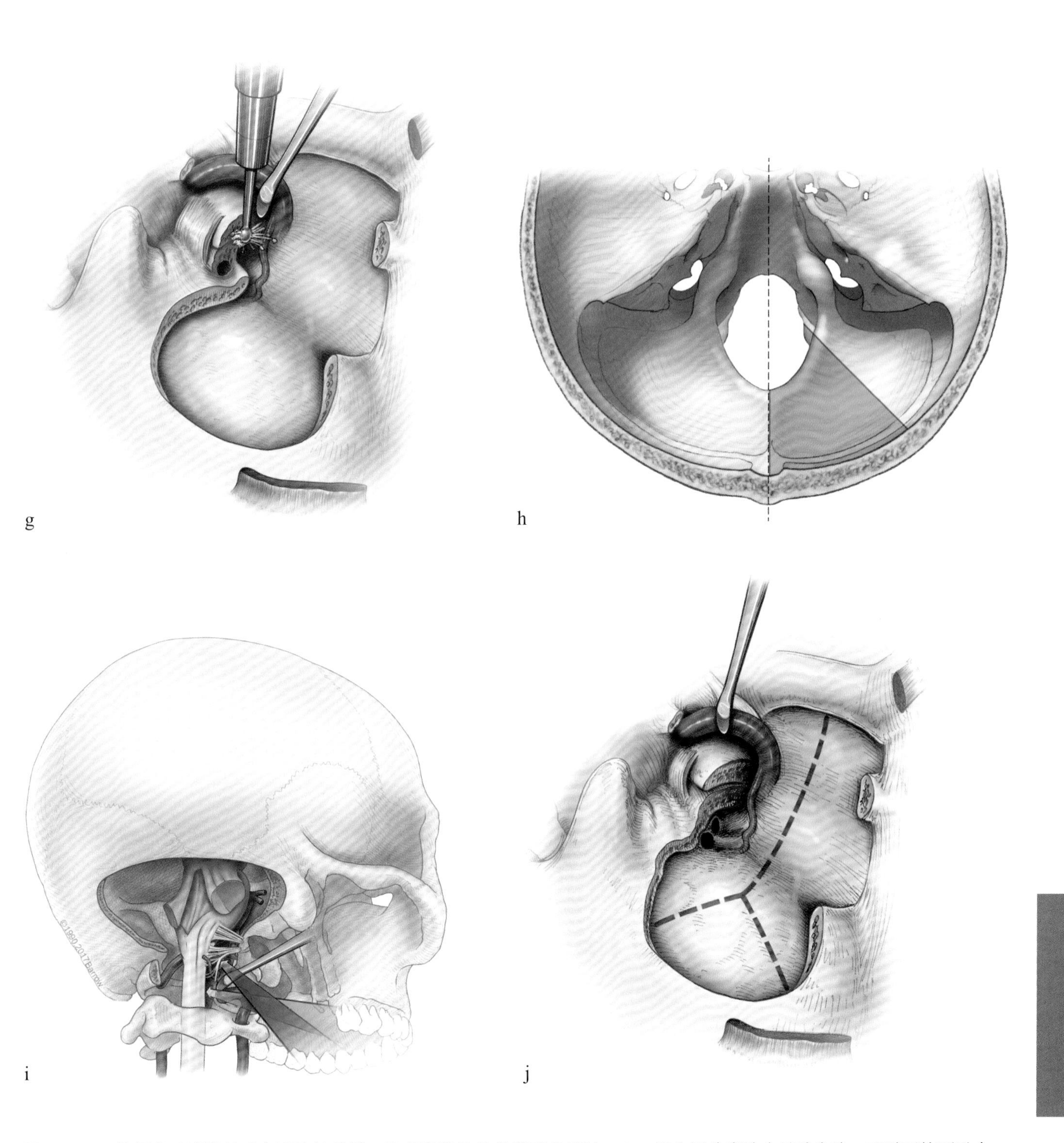
g
h
i
j

图 4.29　g. 使用高速磨钻从后方磨除枕骨髁，注意磨除的枕骨髁不应超过 50%，因为过分磨除会导致失稳，而需要枕颈融合。磨除上部和中部枕骨髁不会对寰枕关节造成影响，达到需要显露的程度的同时保持其稳定性。因为舌下神经管位于枕骨髁前内 1/3，所以在从后方磨除枕骨髁时应该注意保护。切除寰椎半椎板，并过中线至对侧椎板。游离的椎板保留待结束时回置。最终开颅骨窗位于横窦下界并沿乙状窦走行方向。对于年轻患者的枕下开颅使用铣刀直接从枕骨大孔处开始铣开。对于年纪大的患者因为硬脑膜与颅骨粘连紧密，因此需要钻开一孔再铣开。h. 枕下颅骨切开的范围。i. 切除第一颈椎后弓可以进一步松解椎动脉，并更好地显露下斜坡，枕骨大孔前缘，脑干前缘以及上颈段脊髓。j. 远外侧入路的硬脑膜切开方式（如虚线所示）。

图 4.29 k. 打开枕大池和小脑延髓池外侧。椎动脉 V4 段向副神经外侧走行并位于舌下神经根前方，于该处发出小脑后下动脉。l. 分离桥小脑角池的蛛网膜可以到达脑桥表面，继续向腹侧分离可以至髓前池，并达到前外侧沟和延髓橄榄。

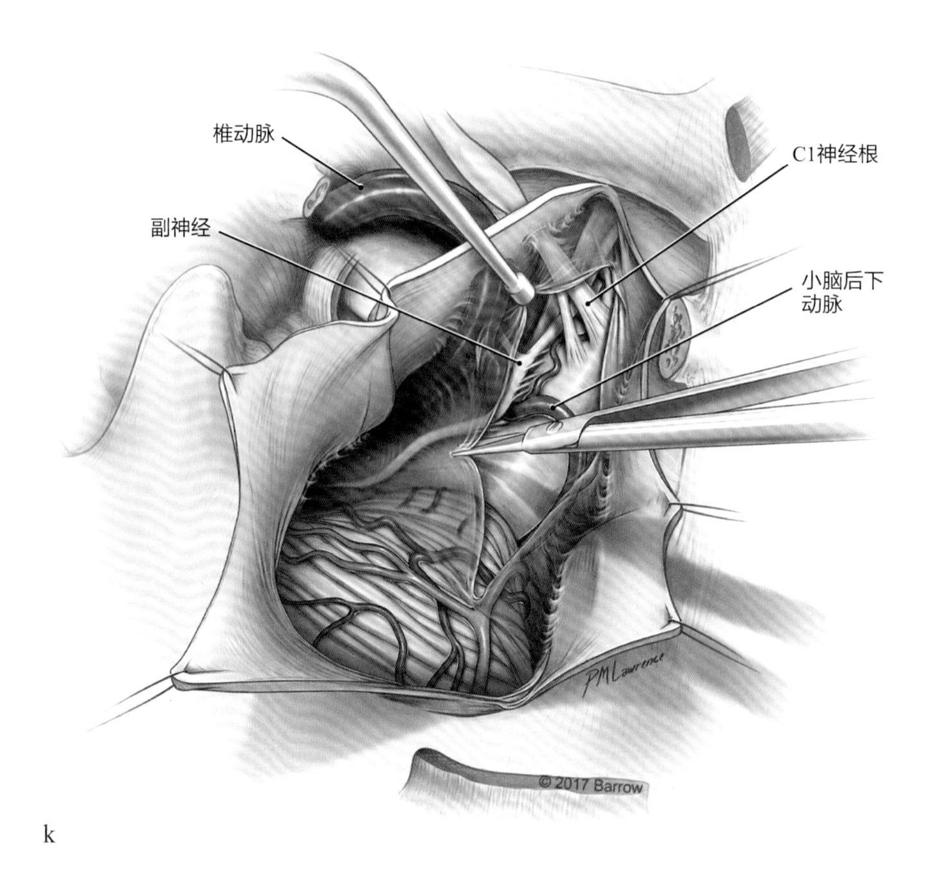
椎动脉
C1神经根
副神经
小脑后下
动脉
© 2017 Barrow

k

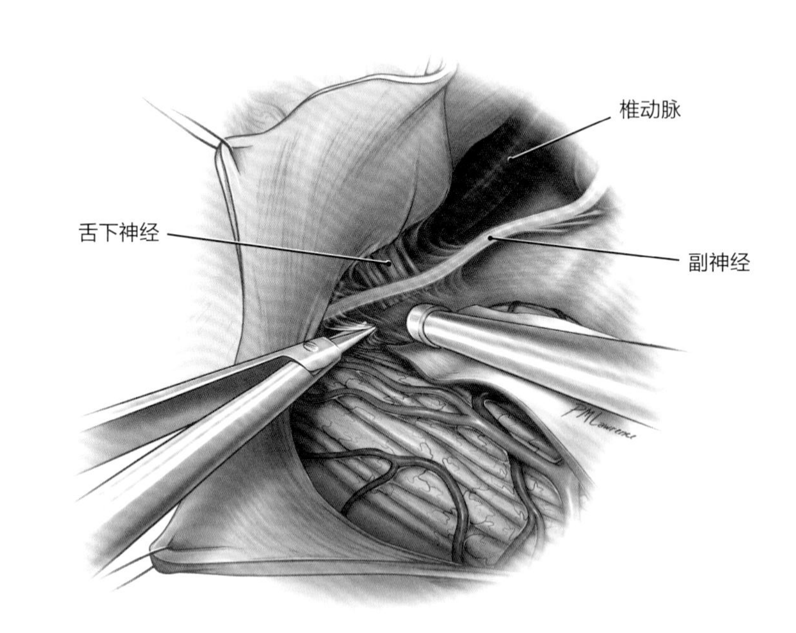
椎动脉
舌下神经
副神经

l

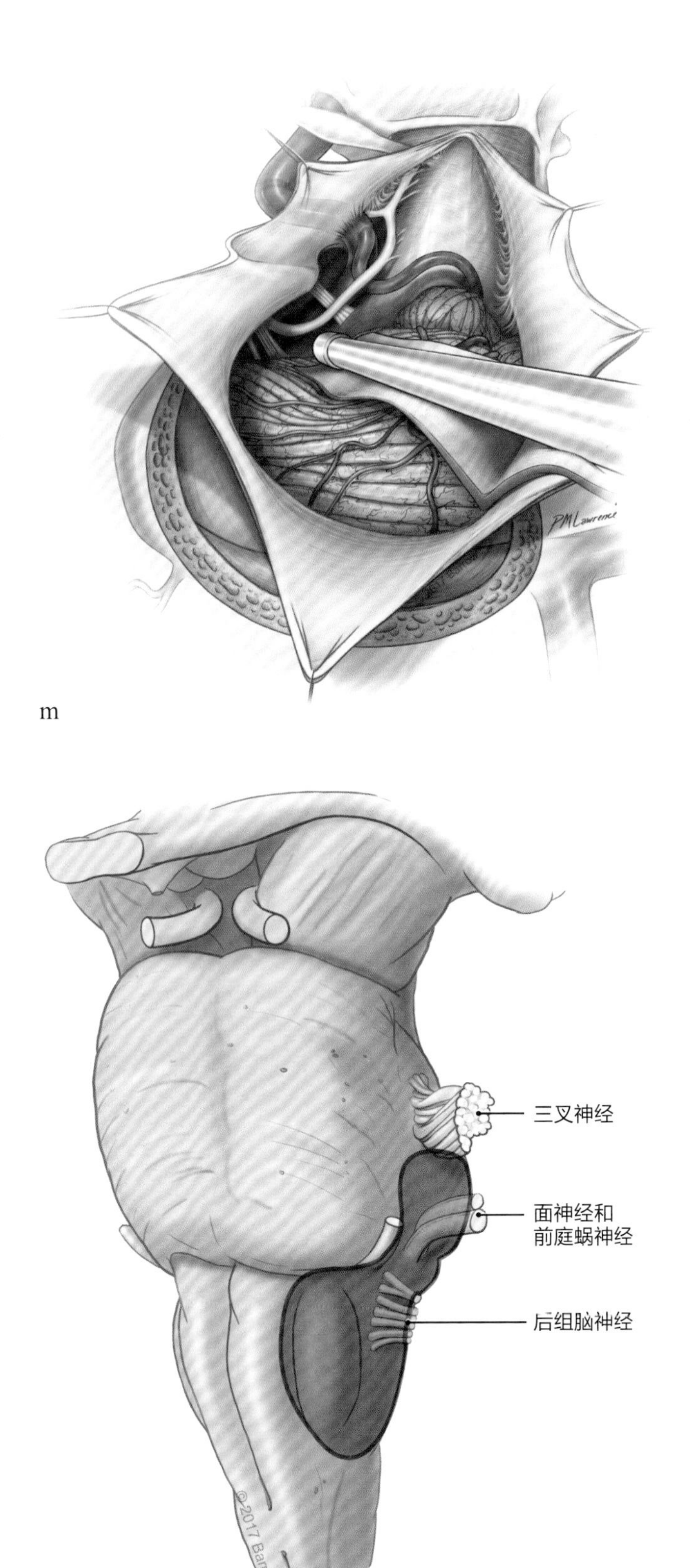
PMLawrence
m
三叉神经
面神经和
前庭蜗神经
后组脑神经
©2017 Barrow
n

图 4.29 m. 打开硬脑膜并释放脑脊液后提供的后外侧视野。n. 采用远外侧入路获得的脑干暴露区域（阴影部分）。

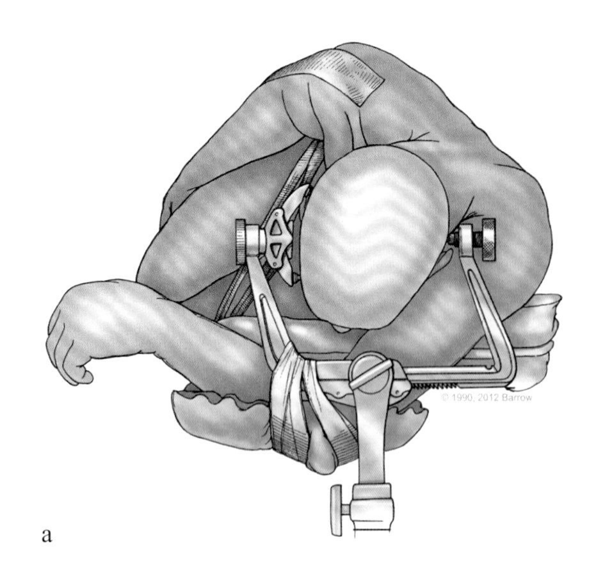
© 1990, 2012 Barrow

a

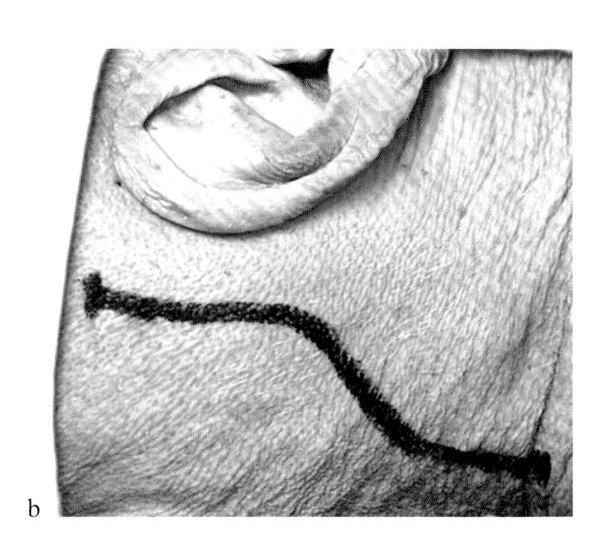

b

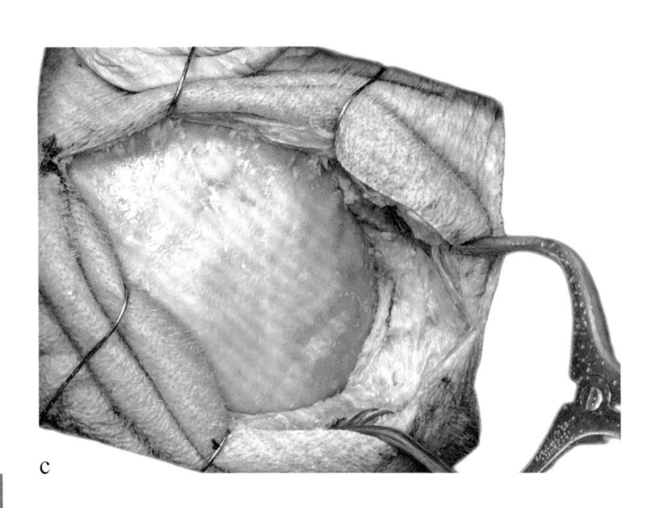

c

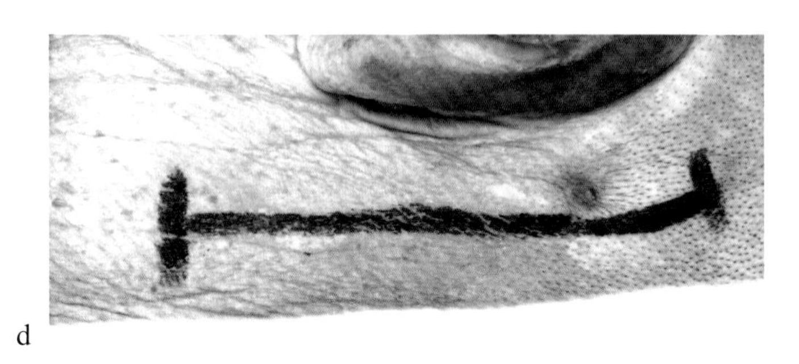

d

图 4.30 采用远外侧入路的尸体解剖示例。a. 患者采用公园长椅体位，胸部抬高 15°，头位于正中位。或者将头向病变对侧偏转 30°。b. 做一小 S 形切口起自乳突（如黑线所示），弯向中线并包含第二颈椎平面。这种切口通常用于颈部较粗的患者。c. 枕下肌群被切断并牵拉向外侧以暴露枕骨。d. 直切口是 S 形切口的另一种选择（如黑线所示）。根据病变情况，直切口可以起自外耳道水平，沿胸锁乳突肌后缘延伸至第六颈椎水平。

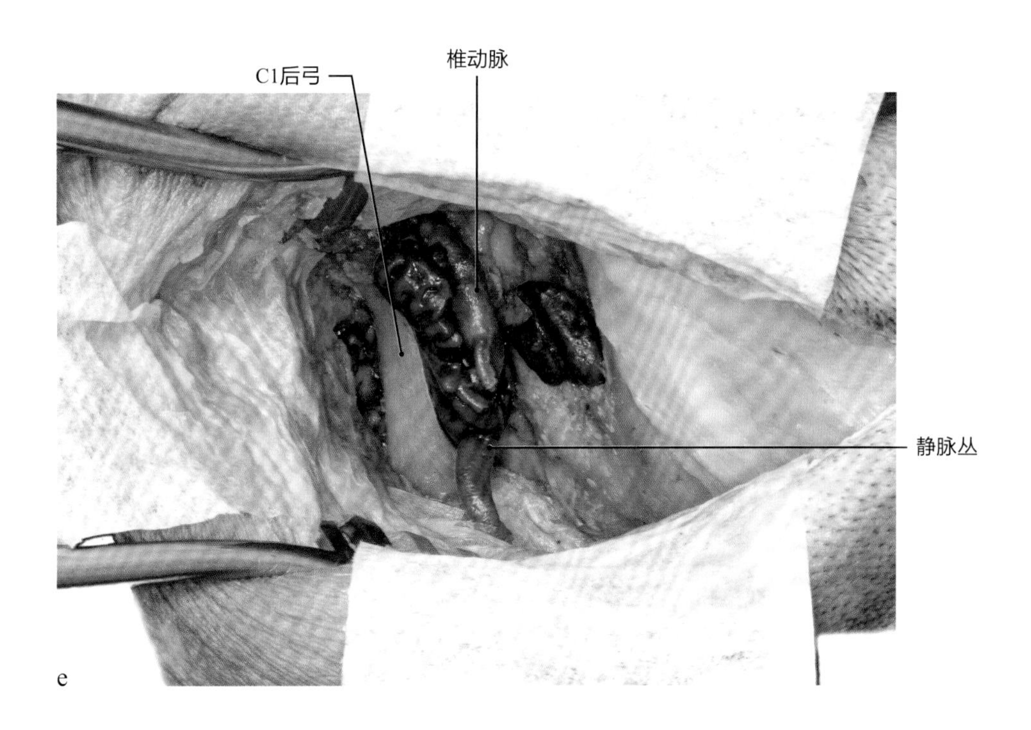
椎动脉
C1后弓
静脉丛
e

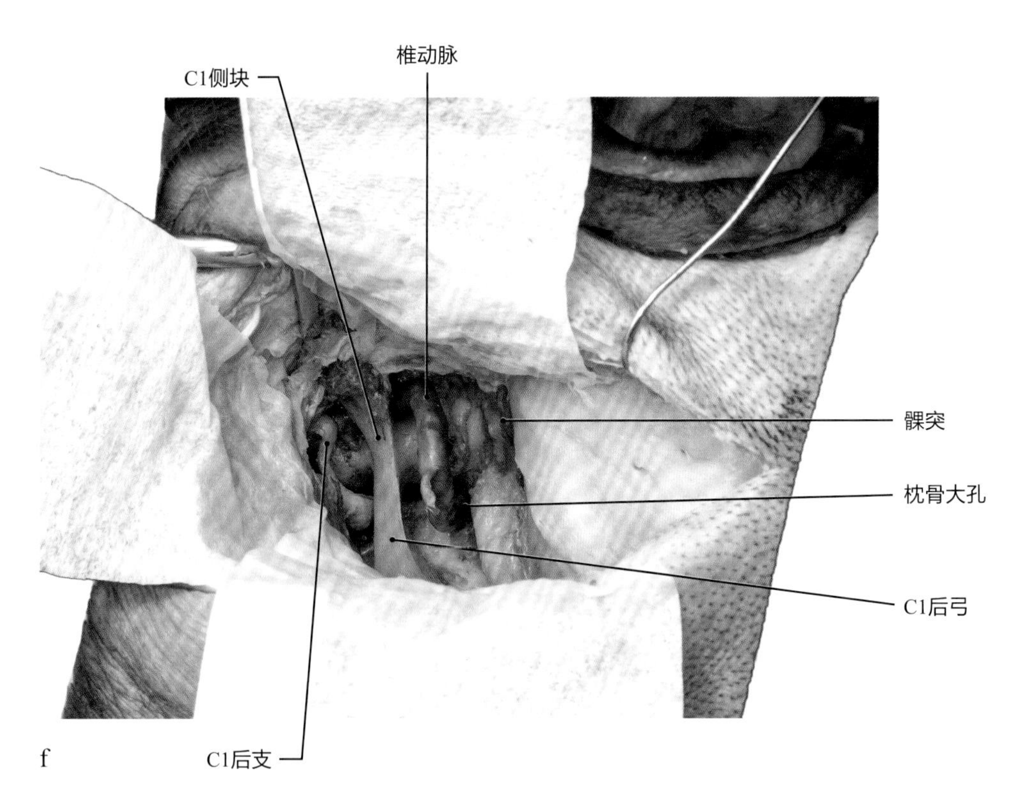
椎动脉
C1侧块
髁突
枕骨大孔
C1后弓
f
C1后支

图 4.30 e. 直切口切开筋膜和颈部肌肉，椎动脉由脂肪组织和明显的静脉丛包裹。f. 在暴露椎动脉后，向外侧进行骨膜下剥离。

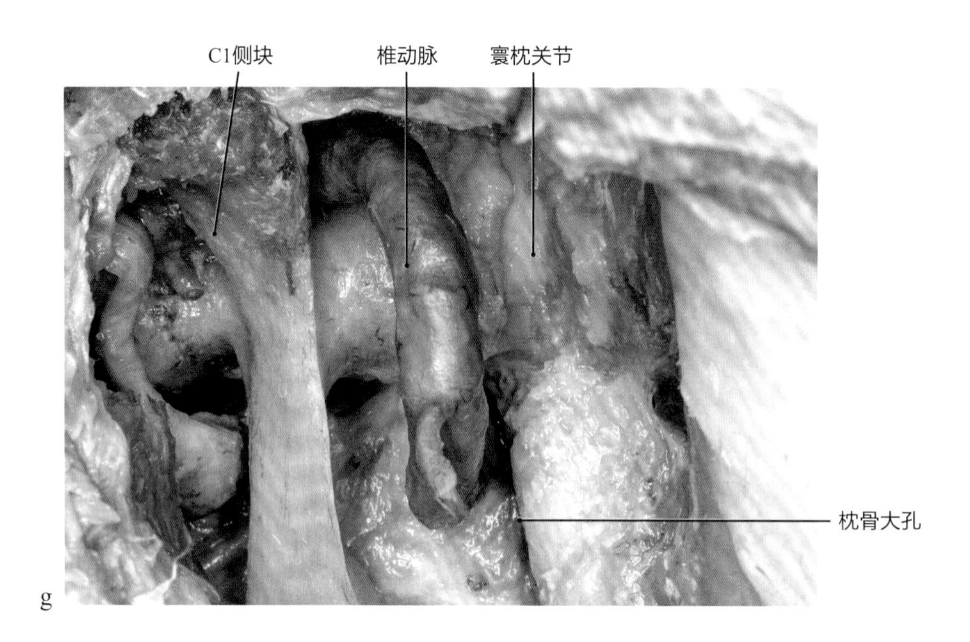
C1侧块
椎动脉
寰枕关节
枕骨大孔
g

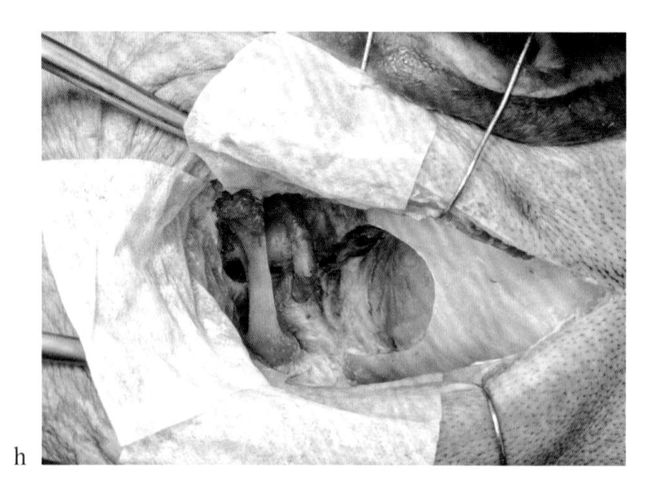
h

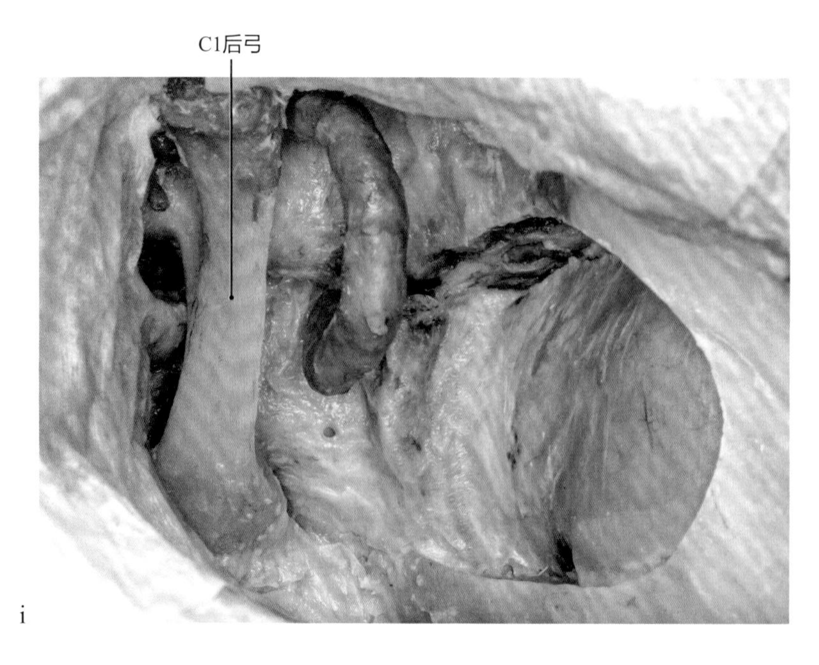
C1后弓
i

图 4.30 g. f 图示内容放大后的解剖视图。h. 枕下开颅是从枕骨大孔外侧缘开始的。i. j 图示内容放大后的解剖示意图。

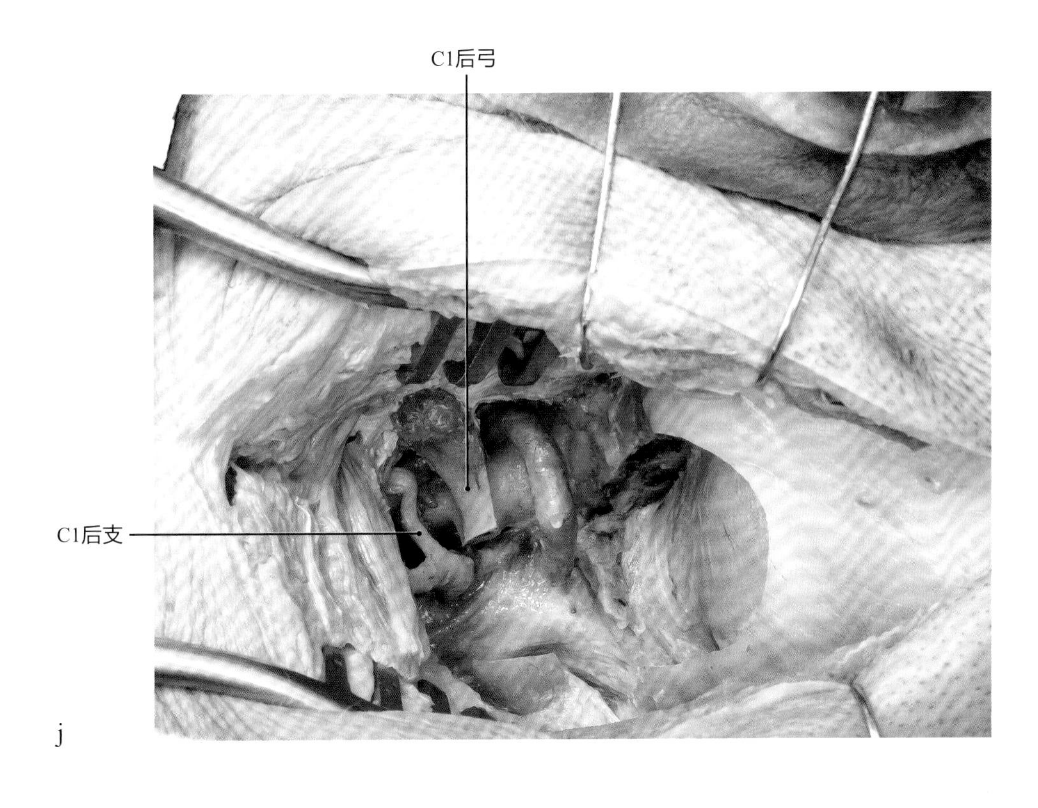
C1后弓
C1后支
j

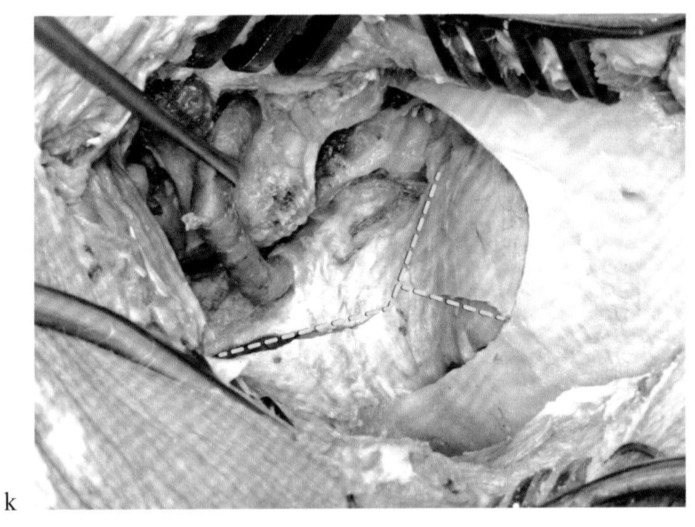
k

图 4.30　j. 第一颈椎后弓可以切除以提供更好的显露。k. 在第一颈椎水平和颅骨窗的上外侧缘做 Y 形硬脑膜切口。

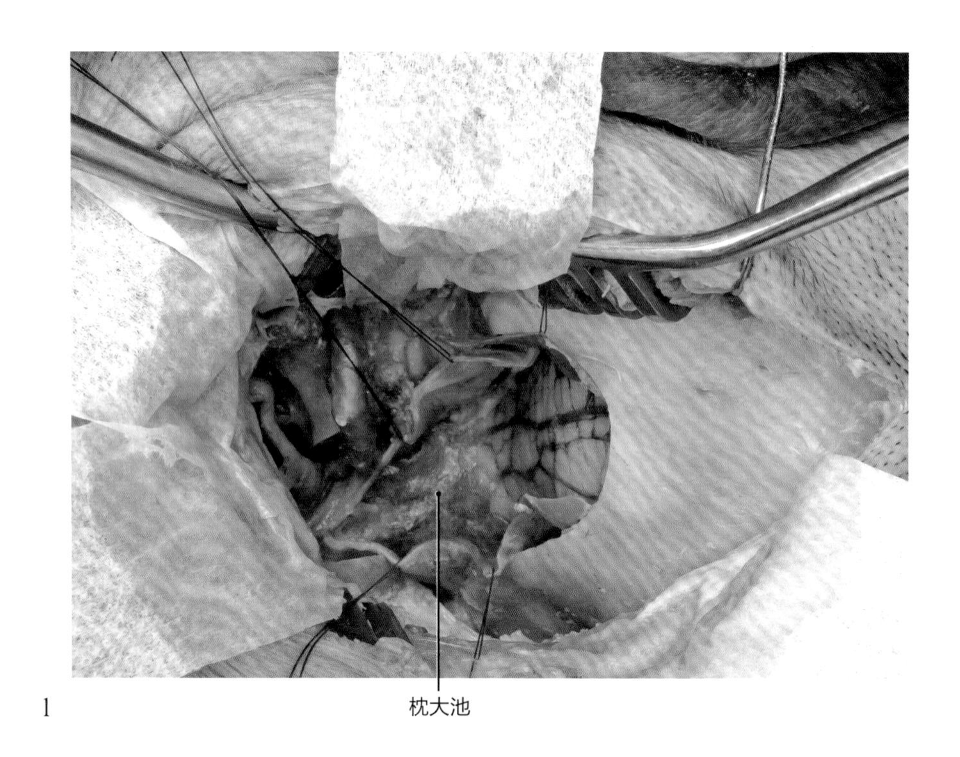
l
枕大池

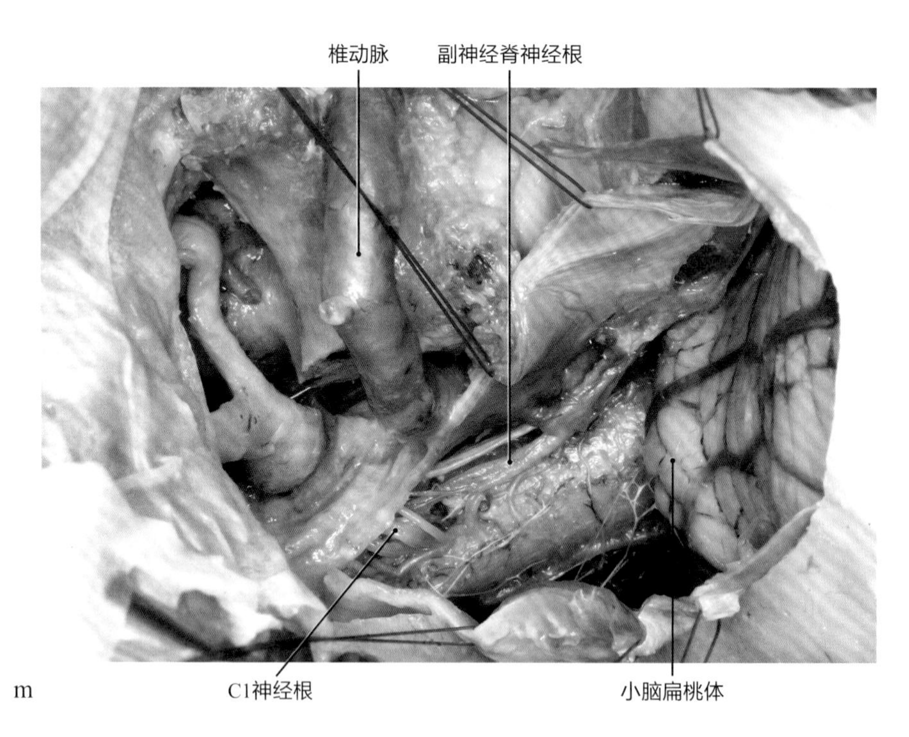
椎动脉
副神经脊神经根
m
C1神经根
小脑扁桃体

图 4.30 l. 硬脑膜被悬吊翻转向外侧，并释放枕大池的脑脊液。m. 显露硬脑膜外和硬脑膜下椎动脉、小脑扁桃体、第一颈椎神经根和副神经的脊神经根。

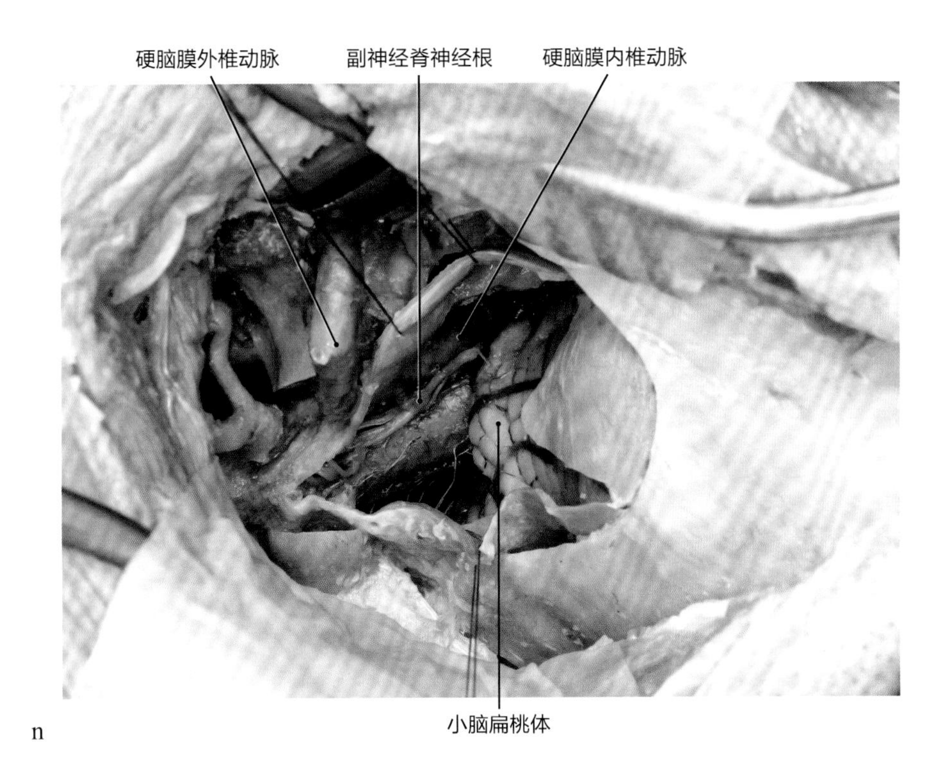
硬脑膜外椎动脉
副神经脊神经根
硬脑膜内椎动脉
小脑扁桃体

n

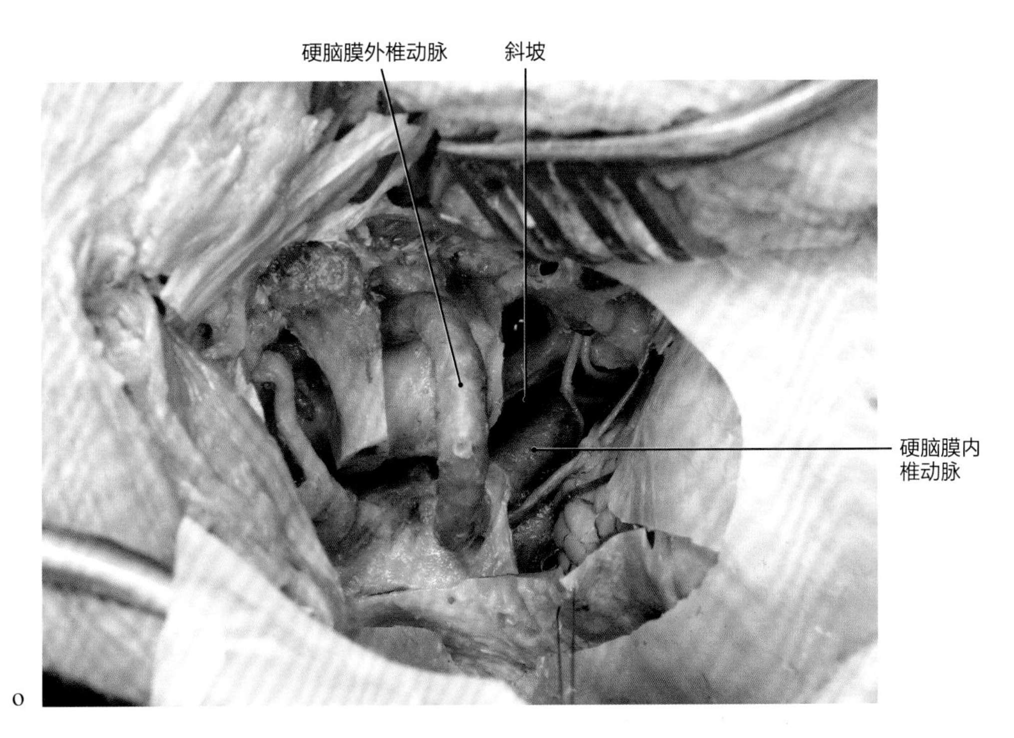
硬脑膜外椎动脉
斜坡
硬脑膜内
椎动脉

o

图 4.30　n. 远外侧经枕骨髁入路是远外侧入路结合切除枕骨髁 1/3 的一种入路。这种入路可以提供更多前内侧的显露。o. 远外侧经枕骨髁入路可以显露延髓腹侧和延髓前外侧的病变，显露斜坡下 1/3 和枕骨大孔前部。

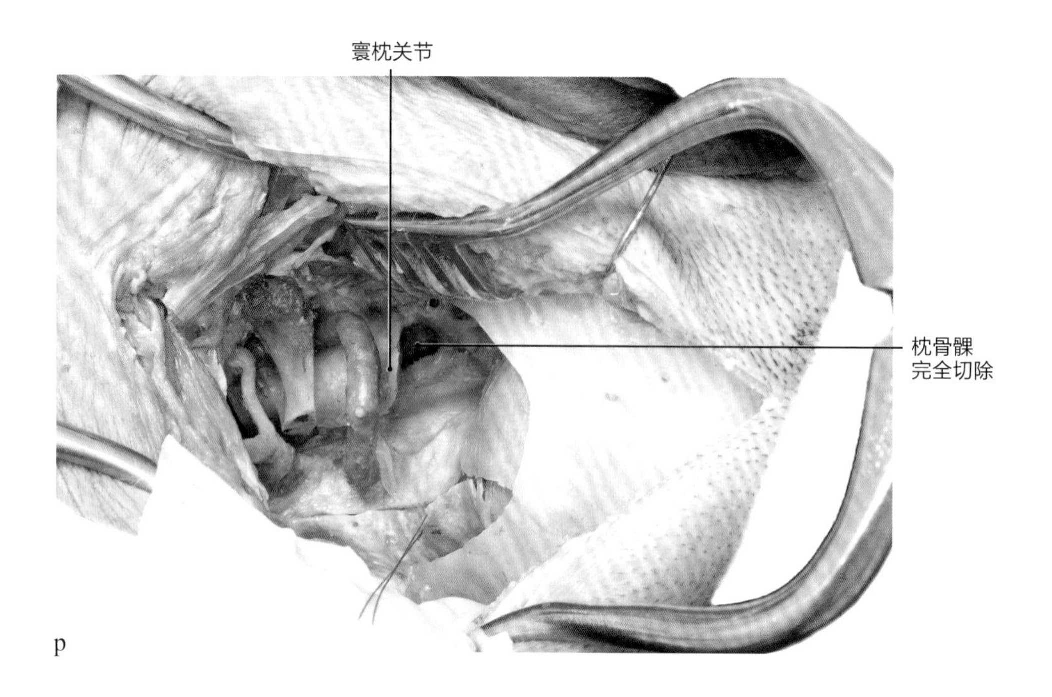
寰枕关节
枕骨髁
完全切除
p

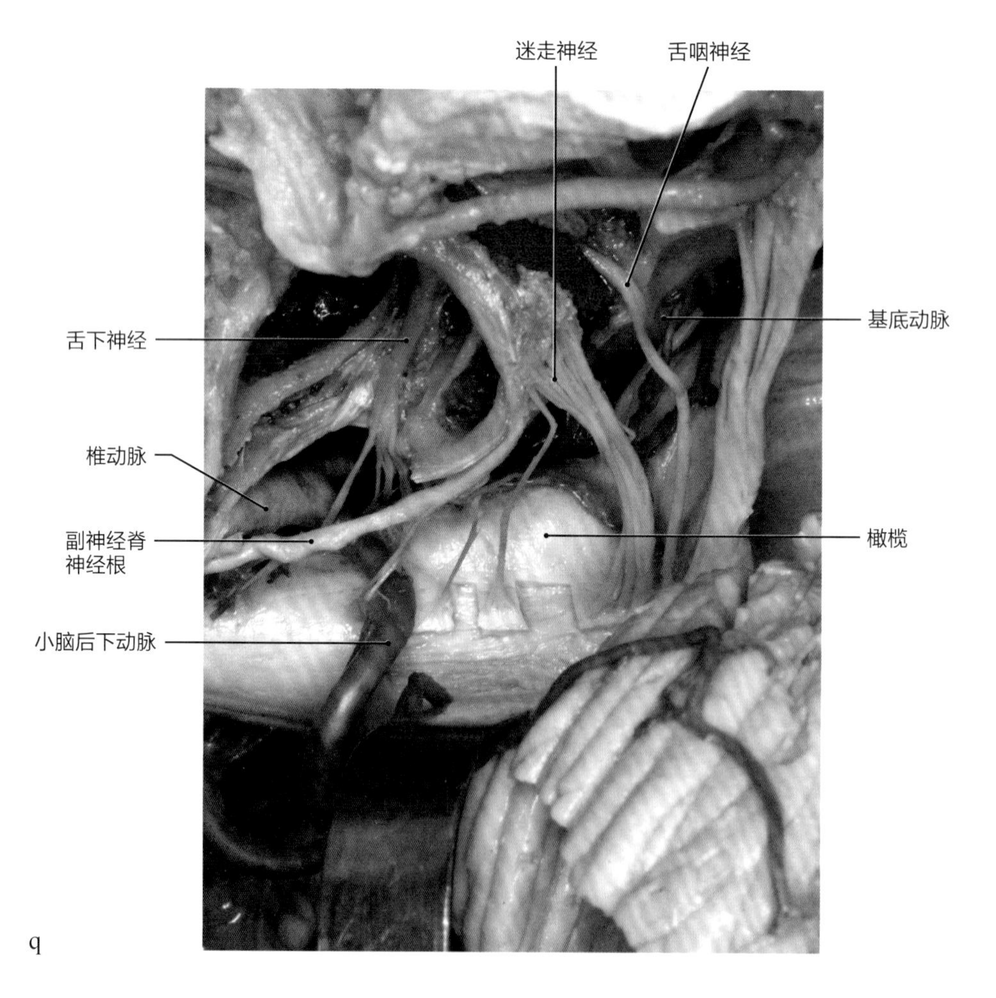
迷走神经
舌咽神经
基底动脉
舌下神经
椎动脉
副神经脊
神经根
橄榄
小脑后下动脉
q

图 4.30 p. 极远外侧入路是结合远外侧入路和完全切除枕骨髁的一种入路。这种入路很少采用，因其会导致颈椎失稳且需要枕颈融合。q. 完全切除枕骨髁后的显露。

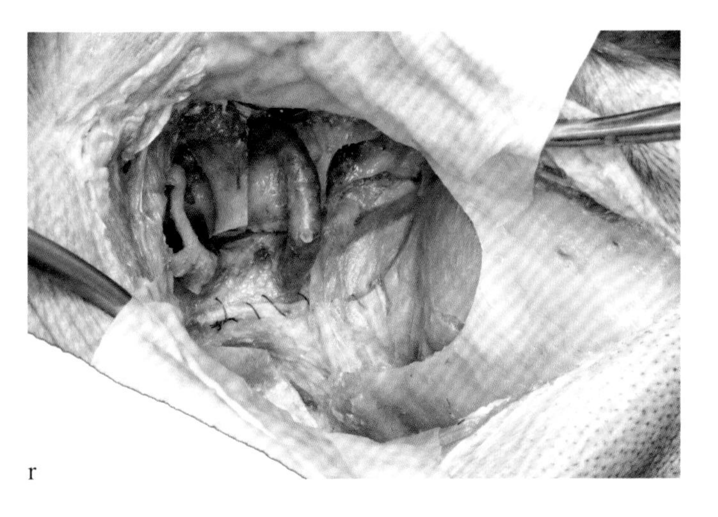

r

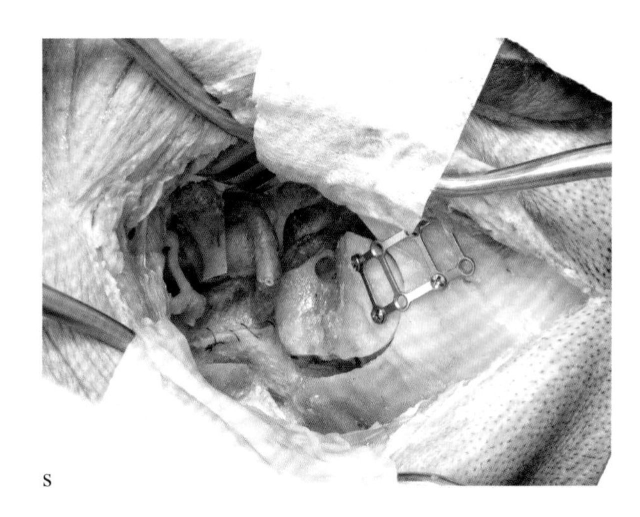

s

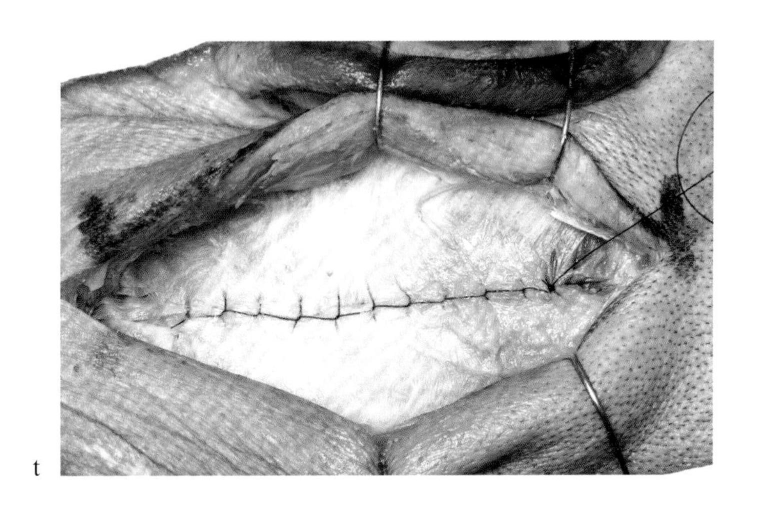

t

图 4.30 r. 水密缝合硬脑膜。s. 骨瓣使用钛板连接固定。t. 枕下肌群和筋膜严密缝合。

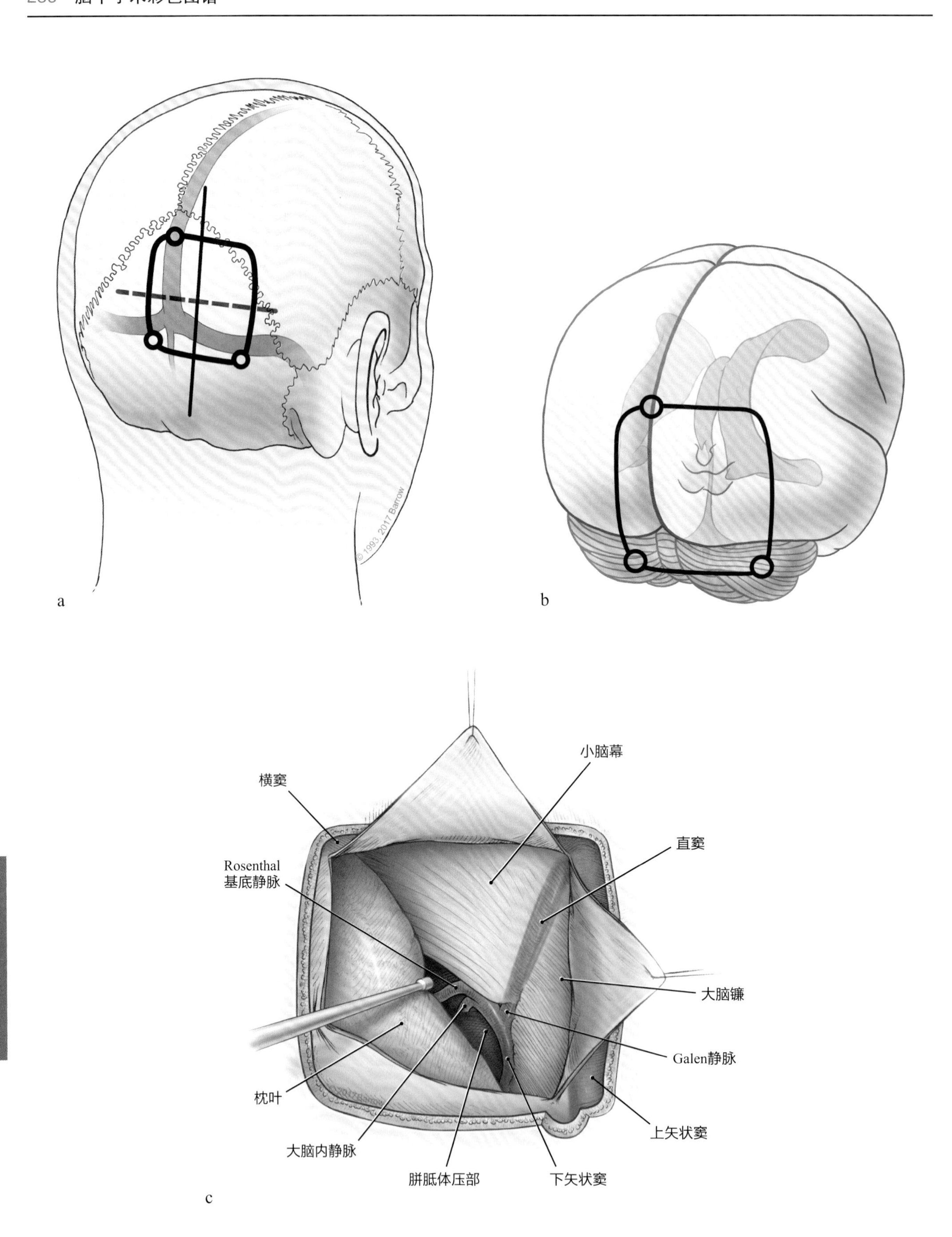

© 1993, 2017 Barrow
a
b
小脑幕
横窦
直窦
Rosenthal
基底静脉
大脑镰
Galen静脉
枕叶
上矢状窦
大脑内静脉
胼胝体压部
下矢状窦
c

图 4.31　a. 枕后经小脑幕入路的皮肤切口和开颅骨瓣。b. 开颅骨窗与脑室系统及松果体区的体表关系。c. 轻微牵拉枕叶后侧后可显露胼胝体压部，通常使用吸引器头端动态牵拉。注意尽量少牵拉枕叶中间表面，因视放射纤维通常从该处经过，从而易造成损伤。

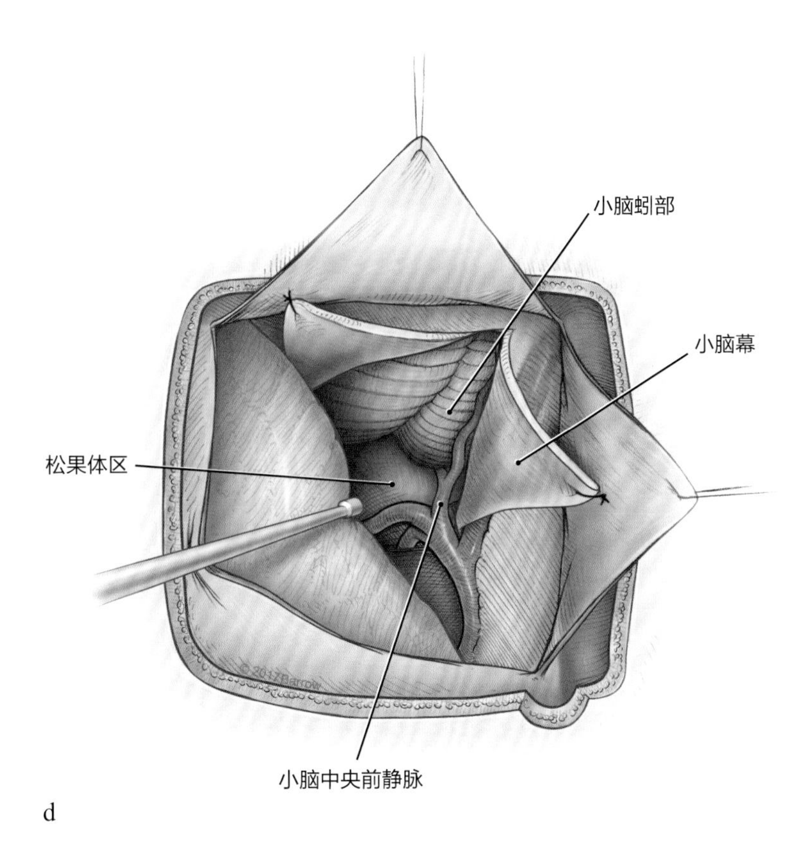
小脑蚓部
小脑幕
松果体区
小脑中央前静脉
d

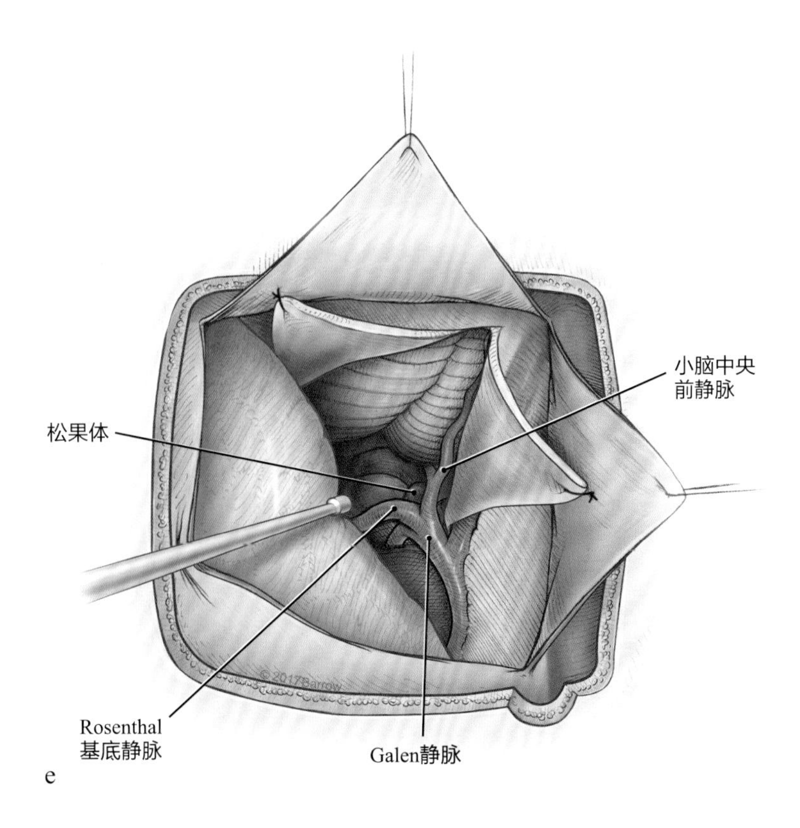
小脑中央
前静脉
松果体
Rosenthal
基底静脉
Galen静脉
e

图 4.31 d. 打开小脑幕，可以显露出小脑蚓部尖端以及松果体区蛛网膜。e. 在打开蛛网膜后可以显露松果体、小脑中央前静脉、Galen 静脉及成对的 Rosenthal 基底静脉。为了增加显露范围，有时可以牺牲小脑中央前静脉。

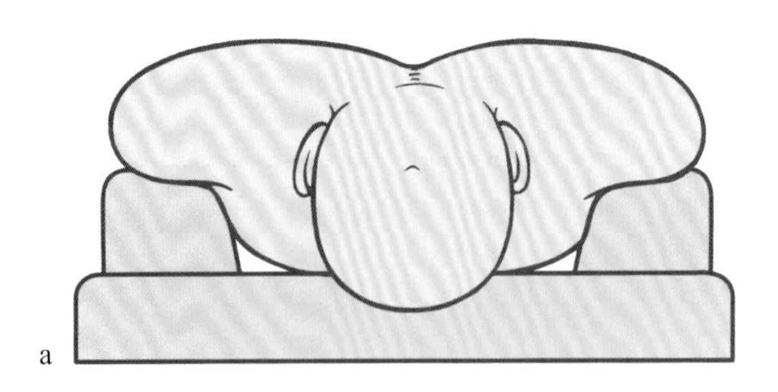

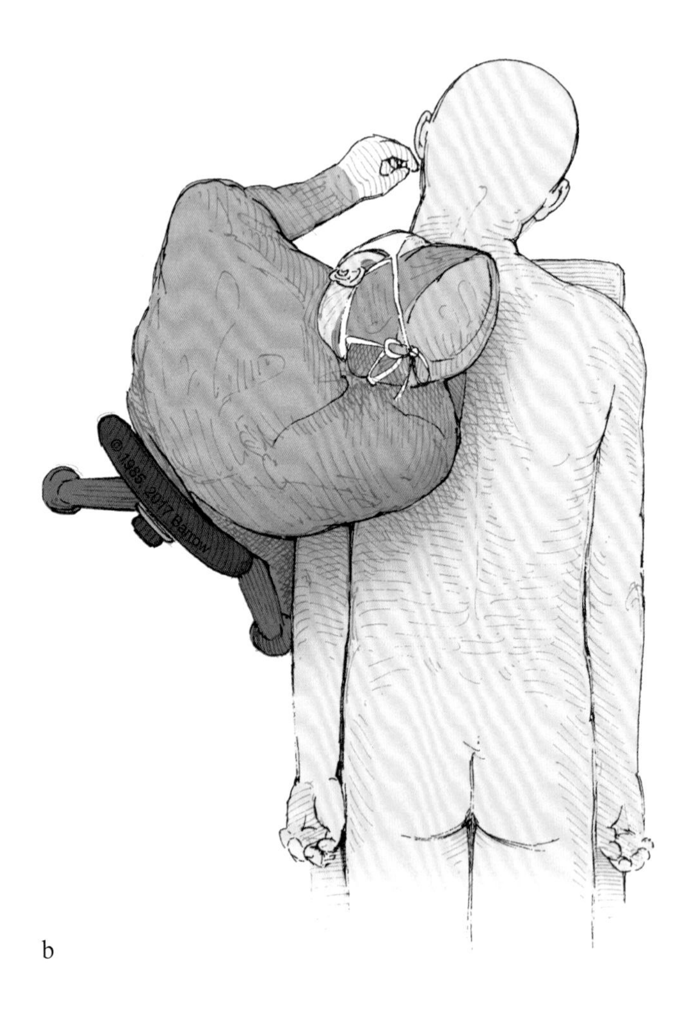

图 4.32 幕下小脑上入路。a. 患者取俯卧位，屈颈暴露后切迹。b. 患者取改良 Concorde 体位，俯卧头部屈向对侧肩部。术者坐在同侧肩的后方。手术床靠着术者，术者可以舒适地保持坐位进行手术。对于外侧幕下小脑上开颅，患者可取仰卧位，同时肩抬高，类似于乙状窦后入路体位。幕下小脑上入路还可以采用改良公园长椅体位（图 4.16b）。

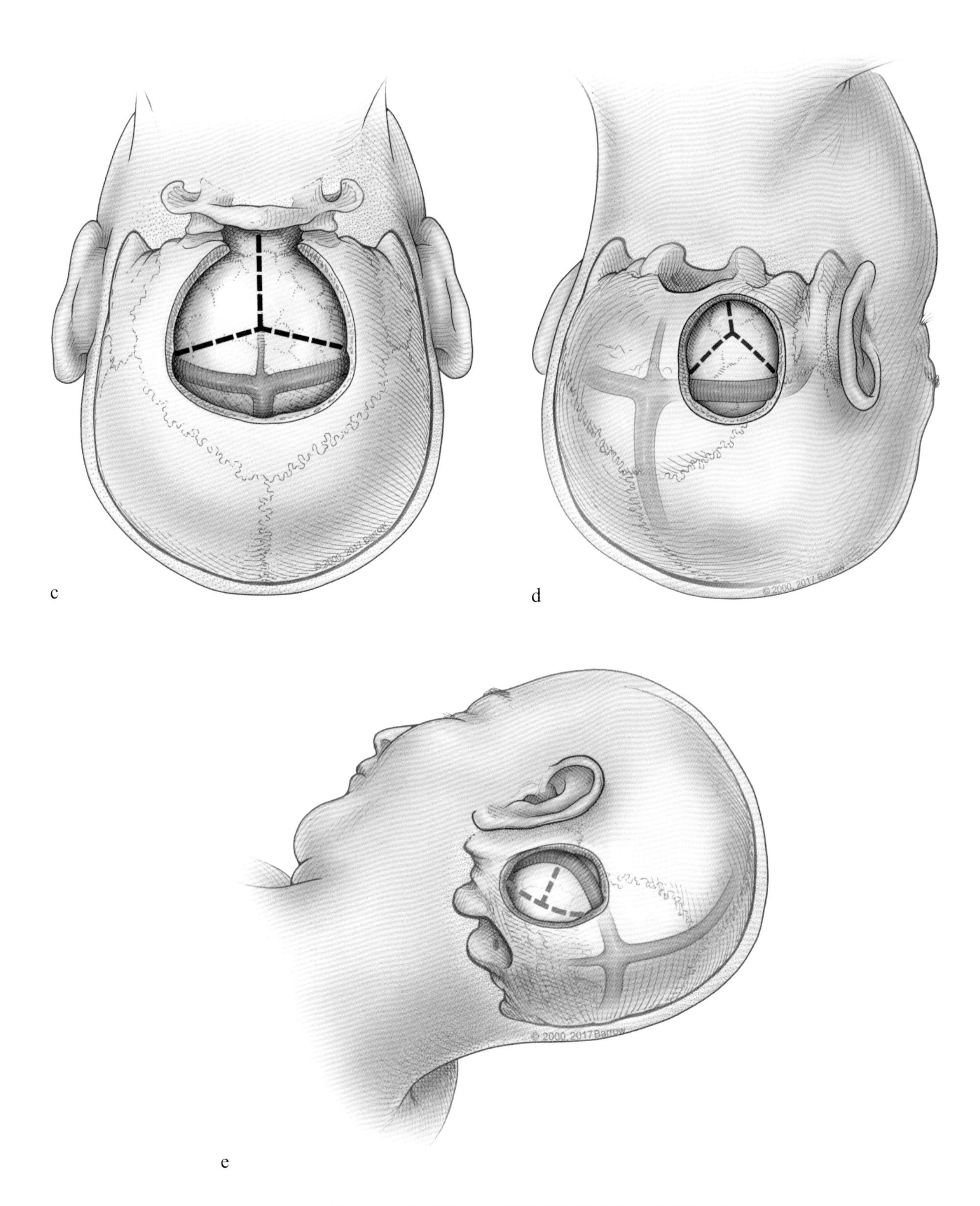
c
d
e

图 4.32 c~e. 正中（c）、外侧（d）、极外侧（e）幕下小脑上入路的硬脑膜开口（虚线所示）。

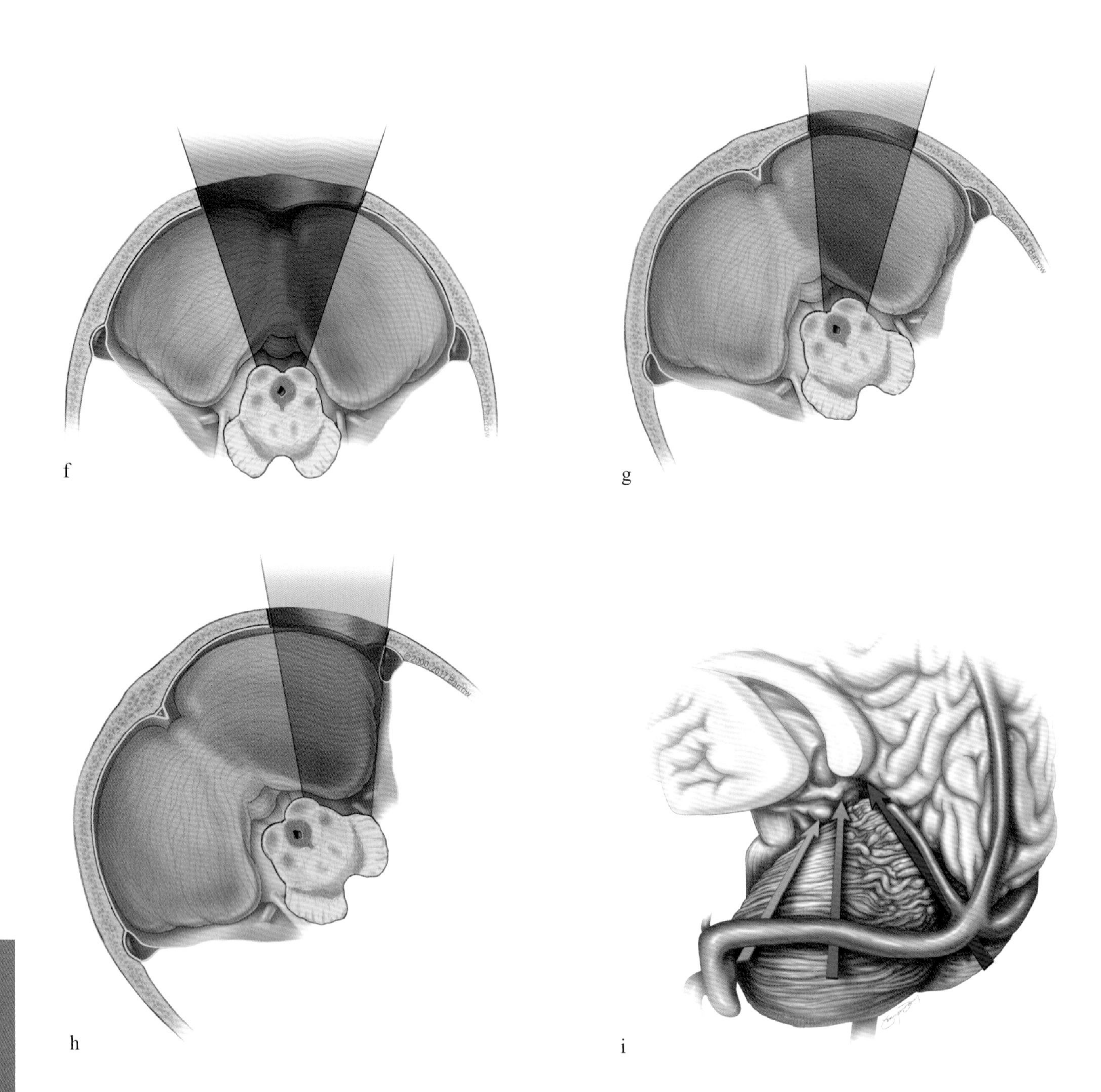
f
g
h
i
©2000-2017 Barrow
©2000-2017 Barrow

图 4.32 f~h. 通过正中（f）、外侧（g）、极外侧（h）幕下小脑上入路暴露脑干。i. 正中入路（深蓝箭头所示），外侧入路（浅蓝色箭头所示）及极外侧入路（青色箭头所示）幕下小脑上入路所提供的不同轨迹。

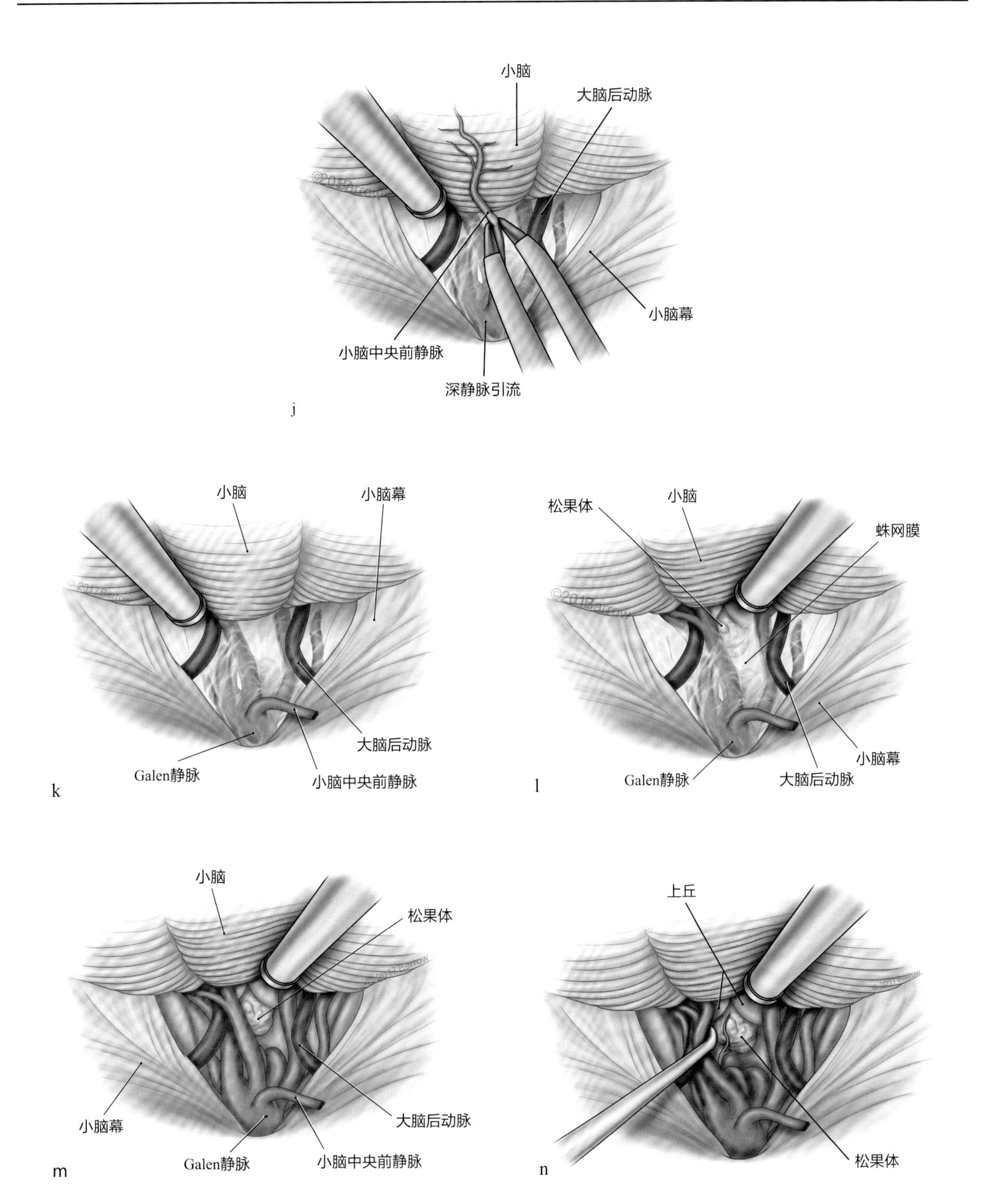
小脑
大脑后动脉
小脑幕
小脑中央前静脉
深静脉引流
j
小脑
小脑幕
大脑后动脉
Galen静脉
小脑中央前静脉
k
松果体
小脑
蛛网膜
小脑幕
Galen静脉
大脑后动脉
l
小脑
松果体
小脑幕
大脑后动脉
Galen静脉
小脑中央前静脉
m
上丘
松果体
n

图 4.32 j. 通过中线幕下小脑上入路，在小脑上分离解剖，术者达到中脑背侧及松果体区。通过电凝离断小脑幕的桥接静脉，可增强对该区域的暴露。在此凝固并切断蚓部上静脉。k. 覆盖在松果体区和深部引流静脉的蛛网膜可以被看到。l. 轻轻牵拉小脑半脑和蚓部即可显露松果体区。如果患者体位得当，这些结构可以受重力作用而牵拉开。四叠体池位于手术通道的深部，大脑内静脉、枕内静脉、Rosenthal 基底静脉以及小脑中脑裂静脉位于四叠体池内。m. 在分离覆盖在松果体区的蛛网膜后，可以显露松果体以及四叠体。n. 进一步向下解剖可以看到松果体以及周围丰富的静脉丛，向下可以看见发自四叠体板的上丘。

乙状窦
蛛网膜
小脑幕
横窦-乙状窦交界
小脑
横窦
桥静脉

o

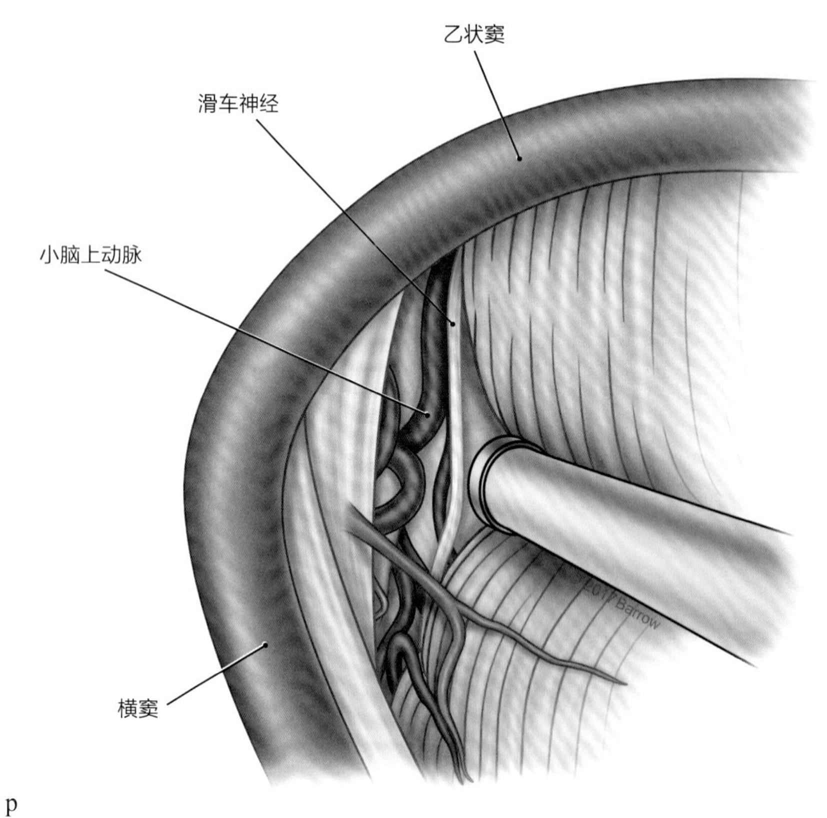
乙状窦
滑车神经
小脑上动脉
横窦

p

图 4.32 o. 对于极外侧幕下小脑上入路，通过切开覆盖在小脑幕表面的蛛网膜以及尽可能少地离断桥静脉以便更好地显露到达小脑中脑裂。p. 然后打开环池，显露沿中脑后外侧走行的滑车神经，其通常邻近小脑上动脉。

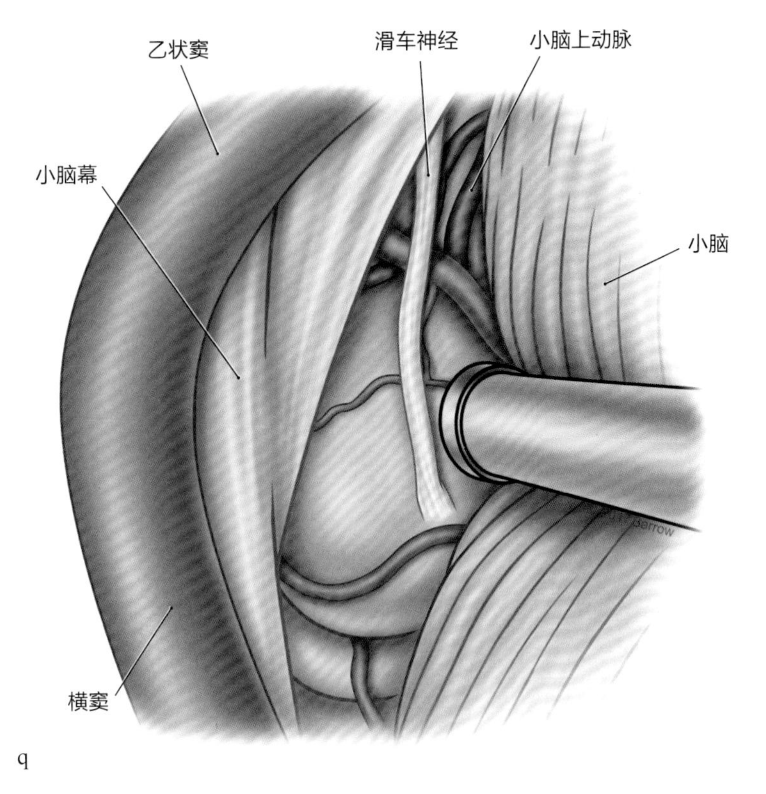
乙状窦
滑车神经
小脑上动脉
小脑幕
小脑
横窦

q

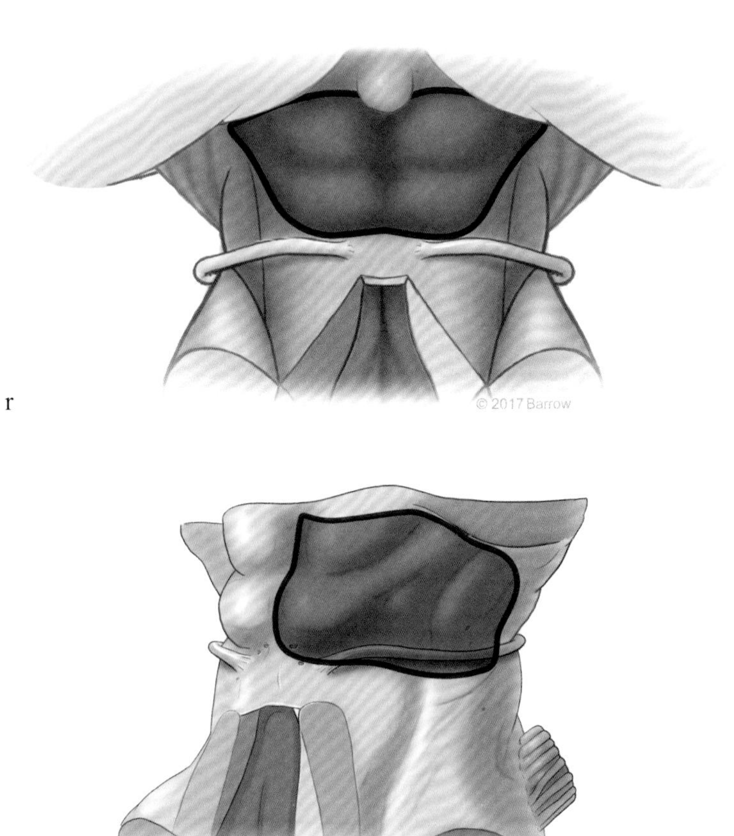
© 2017 Barrow
© 2017 Barrow

r

s

图 4.32 q. 打开四叠体池可以提供一个斜三角形的入路到上下丘区。滑车神经可以寻迹到其起始部，位于下丘的下方。r. 通过正中幕下小脑上入路显露的背侧解剖结构（阴影区域）。s. 通过外侧和极外侧幕下小脑上入路显露的背外侧解剖结构（阴影区域）。

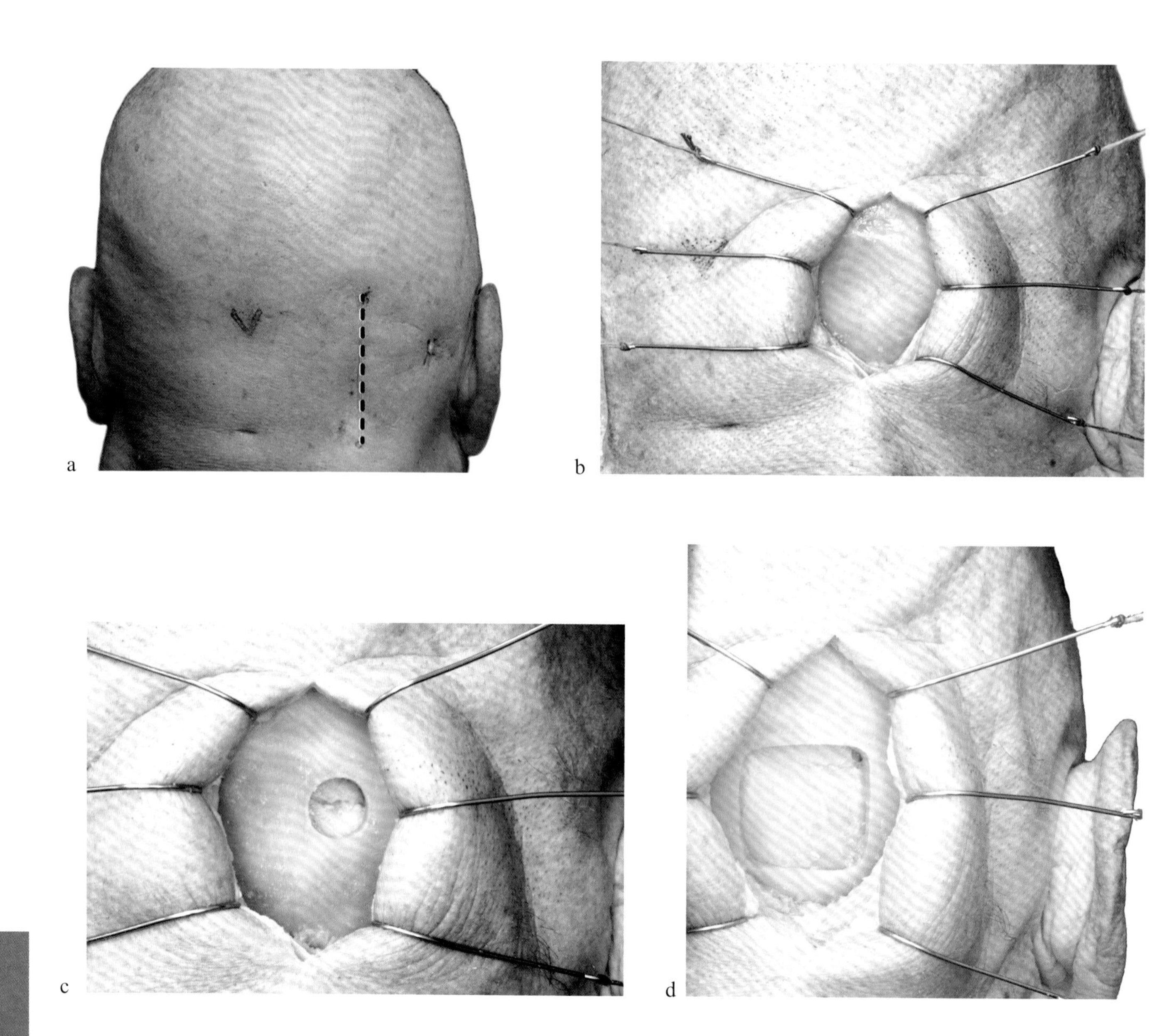
a
b
c
d

图 4.33 尸体解剖演示幕下小脑上入路。a. 在星点和枕骨粗隆连线的中点做一垂直切口。b. 切开枕下肌群，如同切开皮肤一样的方法。并且采用鱼钩拉钩牵开。c. 在上项线下方钻一孔。d. 形成 3 cm×3 cm 大小的骨瓣。

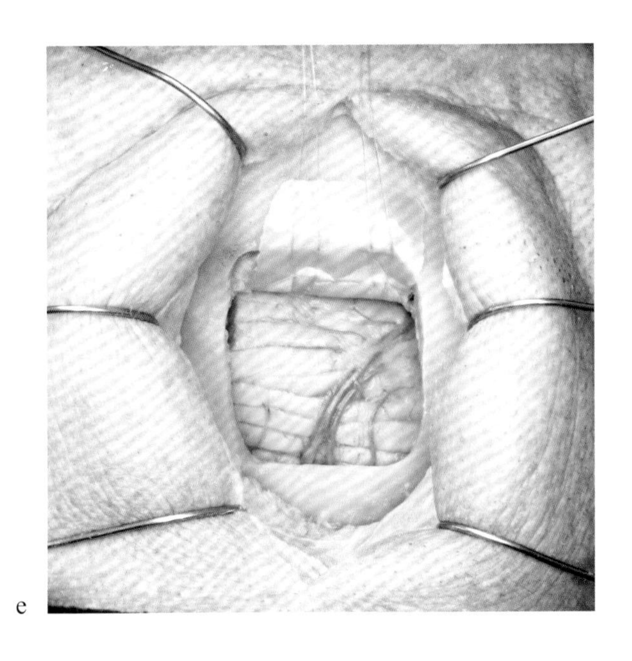
e

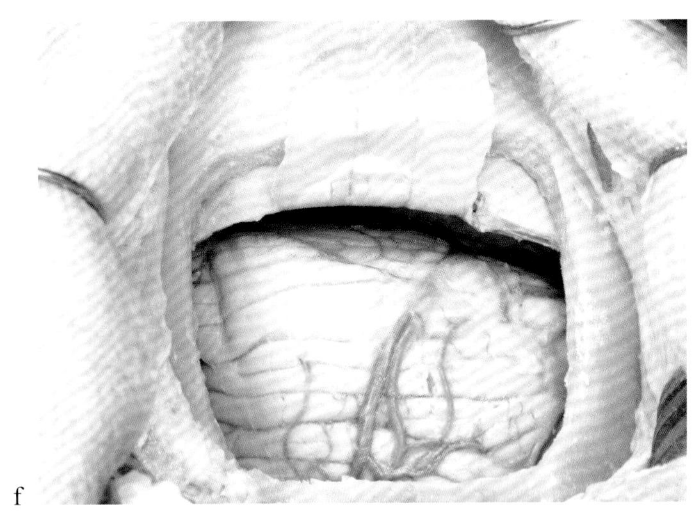
f

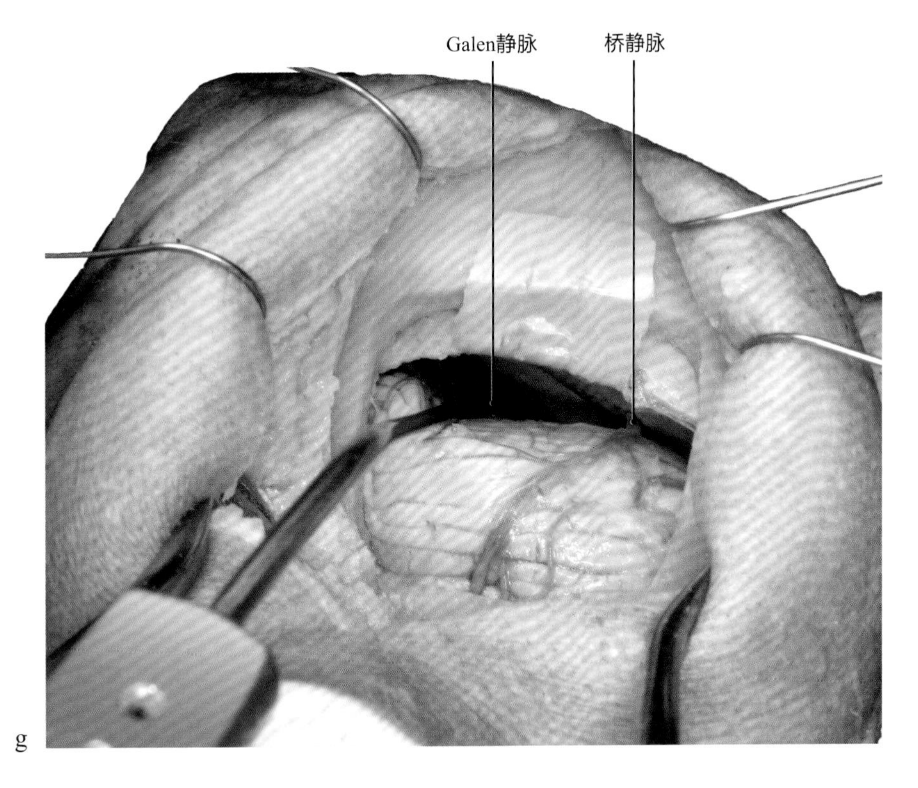
Galen静脉
桥静脉
g

图 4.33 e. 硬脑膜呈 U 字形切开，其基底位于横窦。f. 幕下小脑上间隙的显露。g. 通过正中幕下小脑上入路显露松果体区。

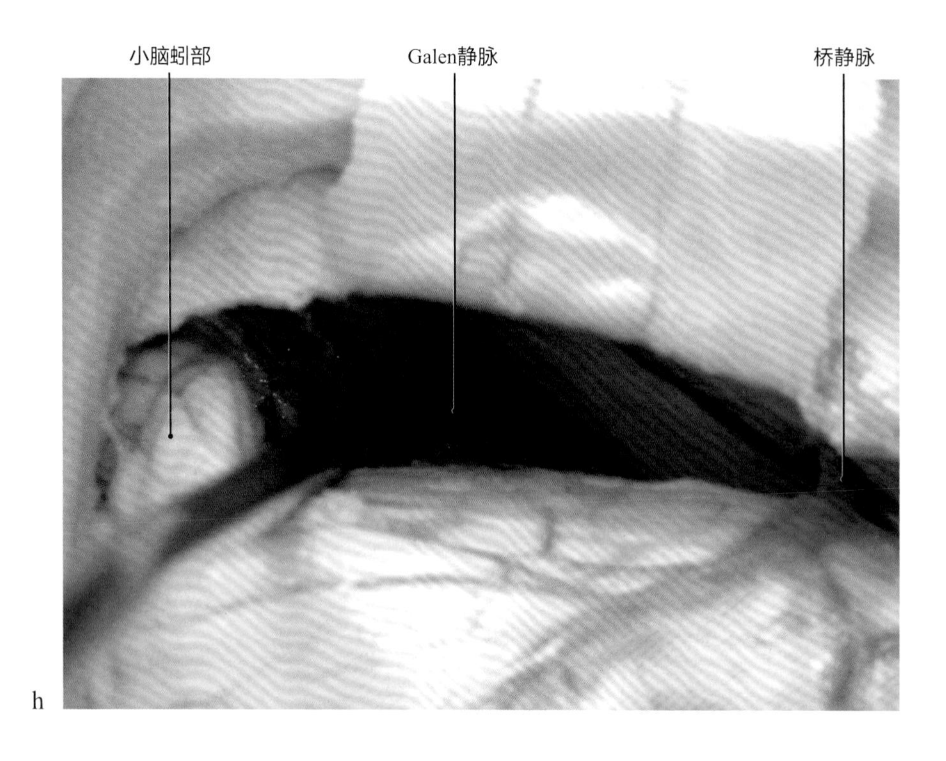
小脑蚓部
Galen静脉
桥静脉
h

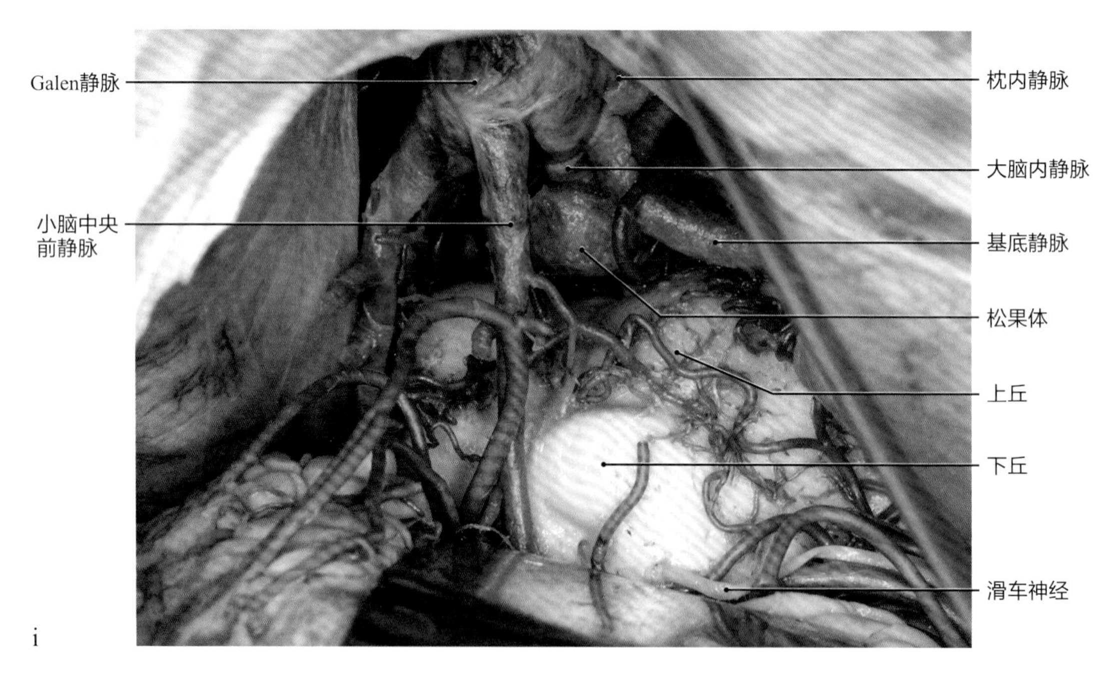
Galen静脉
小脑中央前静脉
枕内静脉
大脑内静脉
基底静脉
松果体
上丘
下丘
滑车神经
i

图 4.33 h. g 图图示中通过幕下小脑上入路显露的松果体区的放大图像。i. 通过正中幕下小脑上入路显露的放大视野，可以清晰看到松果体及其周围的深静脉复合体。

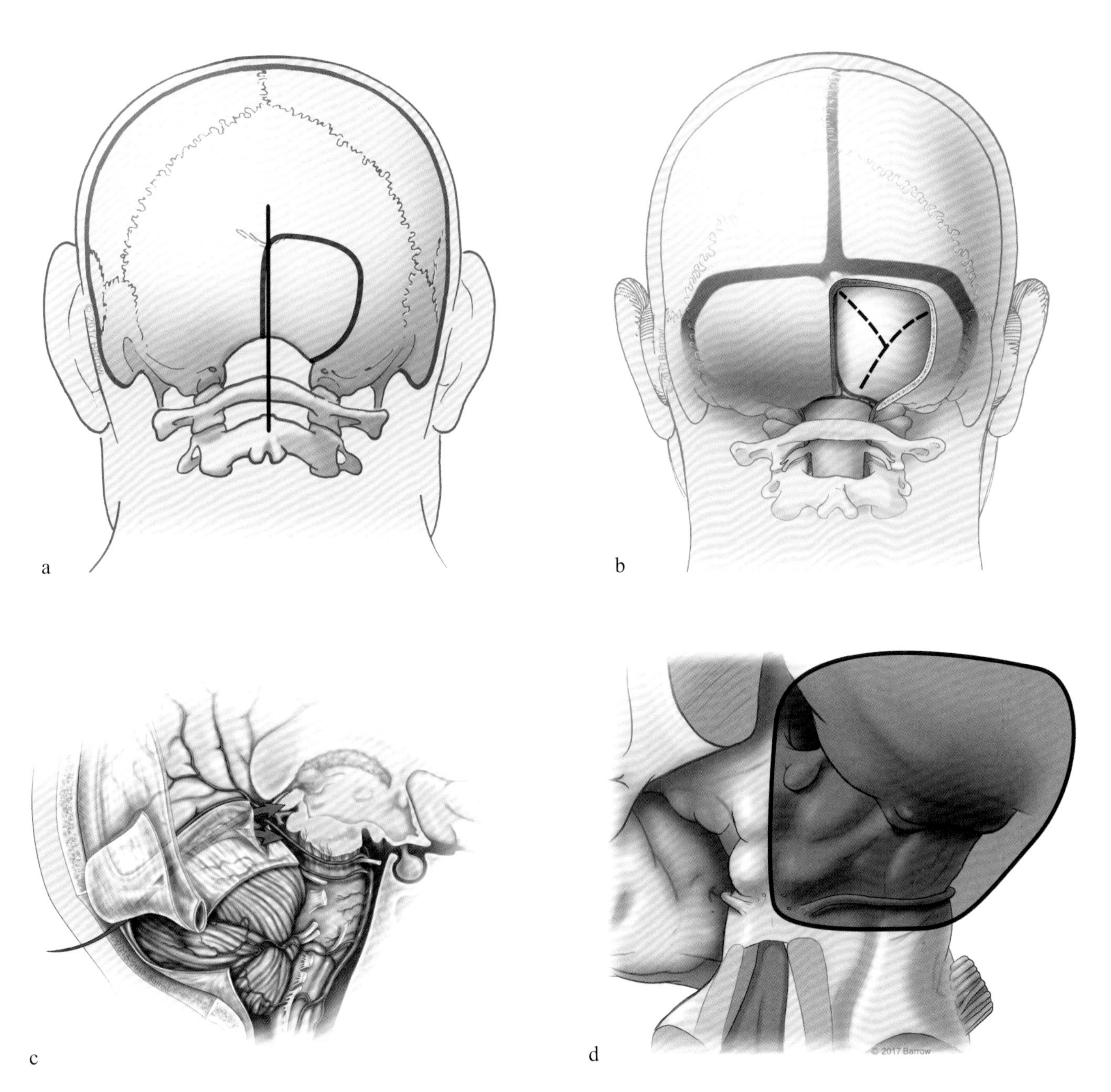
a
b
c
d
© 2017 Barrow

图 4.34　小脑上经小脑幕入路。a. 旁正中小脑上经小脑幕入路的头皮切口和开颅骨窗。b. 小脑幕上经小脑幕入路骨窗和硬脑膜切口（虚线所示）。c. 外侧视角，电凝并切开小脑幕可以显露颞叶内侧、丘脑以及脑干背侧的病变。d. 采用小脑上经小脑幕入路切开小脑幕显露的背外侧解剖结构（阴影区域）。

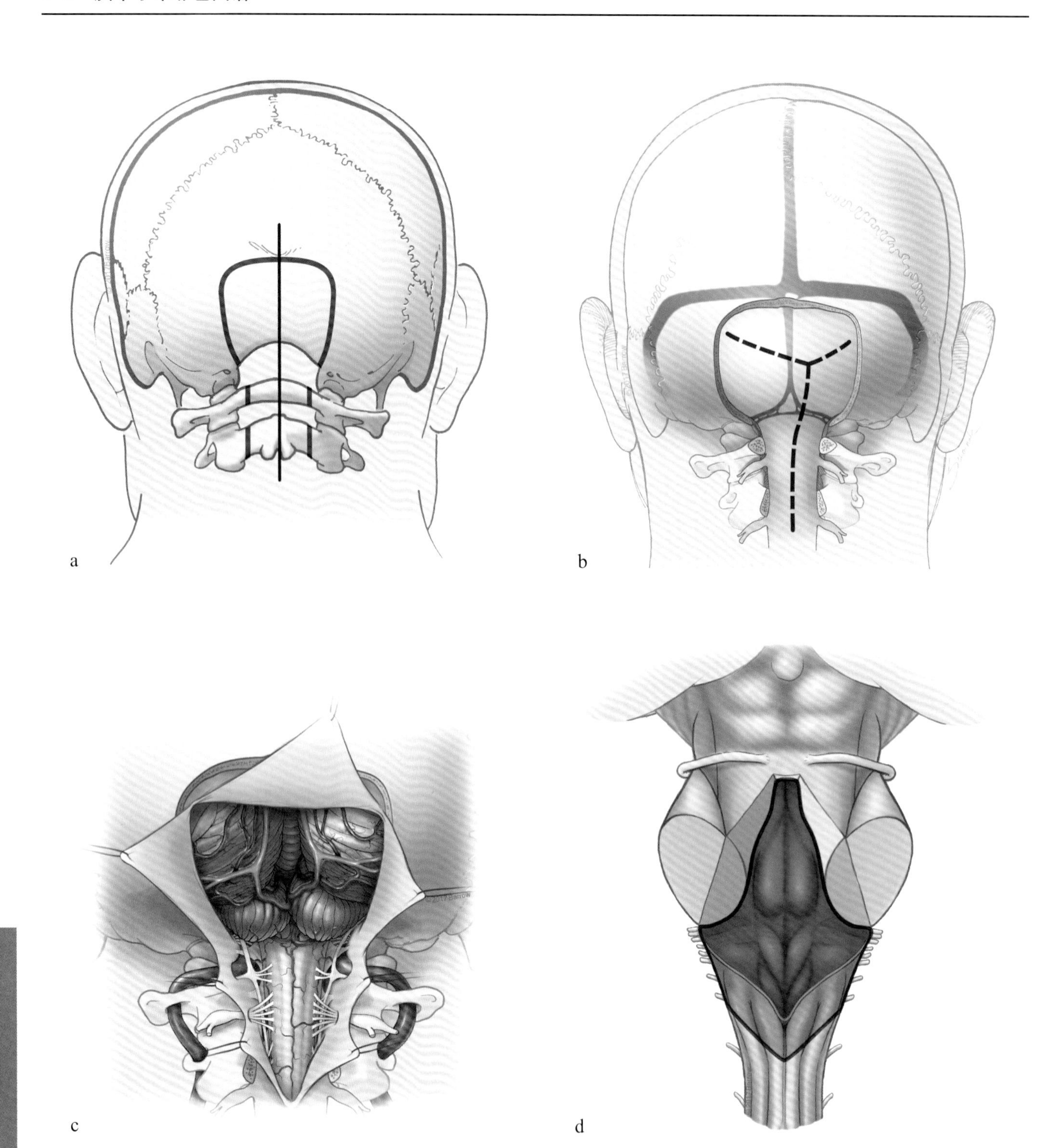
a
b
c
d

图 4.35　枕下椎管入路。a. 位于延颈髓交界处的病变可以采用枕下椎管入路。患者采取俯卧位，体位类似于标准枕下入路体位。垂直的头皮切口覆盖了颅后窝并向下延伸至颈椎。向尾端延伸的范围取决于病变的范围。b. 枕下椎管入路的硬脑膜打开方式（虚线）。c. 打开硬脑膜后，可以看到延颈髓交界处和上段颈髓的背侧面，以及椎动脉、脊神经根和后组脑神经之间的相对位置关系。d. 枕下椎管入路能提供的解剖显露范围。

表 4.1 脑干特定区域病变的手术入路

病变位置	前方	外侧	后方
中脑	· 翼点入路±眶颧入路	· 前外侧：翼点±眶颧入路 · 后外侧：旁正中或极外侧幕下小脑上入路	· 正中幕下小脑上入路
脑桥	· 翼点入路±眶颧入路 · 颞下入路±小脑幕扩展切开 · 迷路后入路 · 乙状窦后入路	· 乙状窦后入路	· 枕下经膜髓帆入路 · 枕下入路
延髓	· 远外侧入路 · 乙状窦后入路	· 远外侧入路 · 乙状窦后入路	· 枕下经膜髓帆入路 · 枕下入路

5 病例

Case Examples

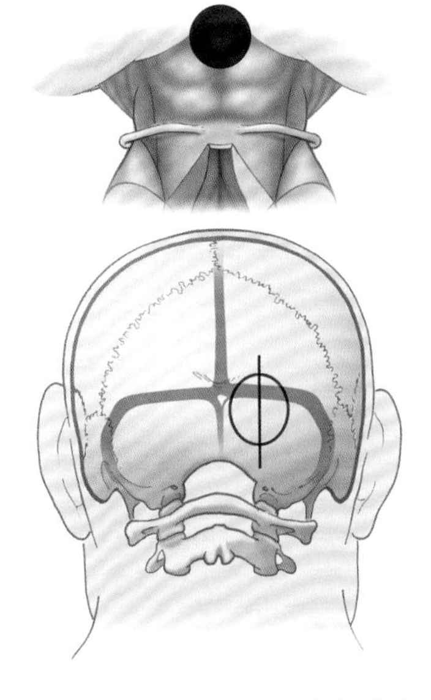

图 5.1　33 岁女性患者长期偏头痛。

病例 5.1

- 诊断：松果体囊肿（相关解剖：**10**，**11**，**38~47** 页）
- 术前检查：神经系统查体无异常
- 入路：右侧旁正中锁孔内镜辅助下幕下小脑上入路（相关入路：**238~246** 页）
- 体位：坐位
- 监测：体感诱发电位
- 预后：囊肿全切除，患者无神经功能缺损症状，头痛缓解

见视频 5.1

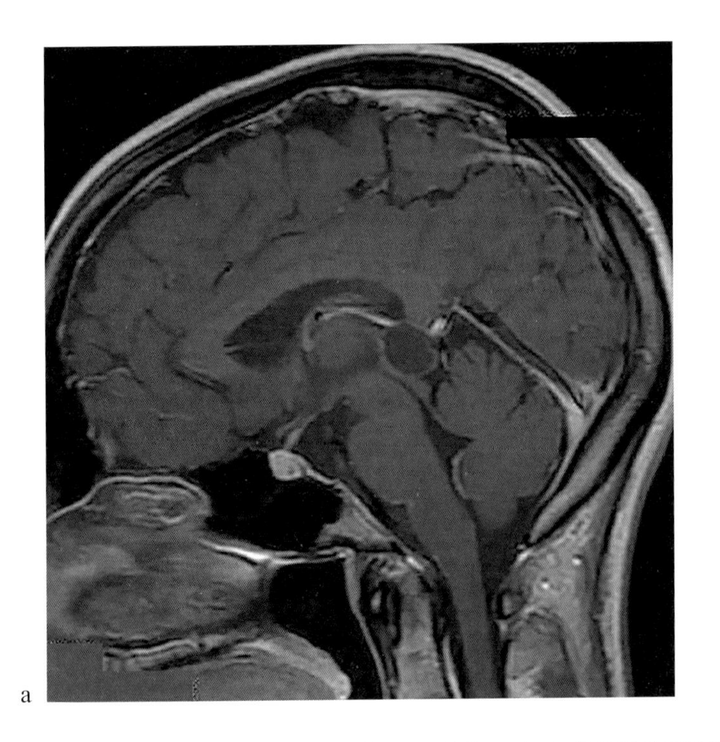

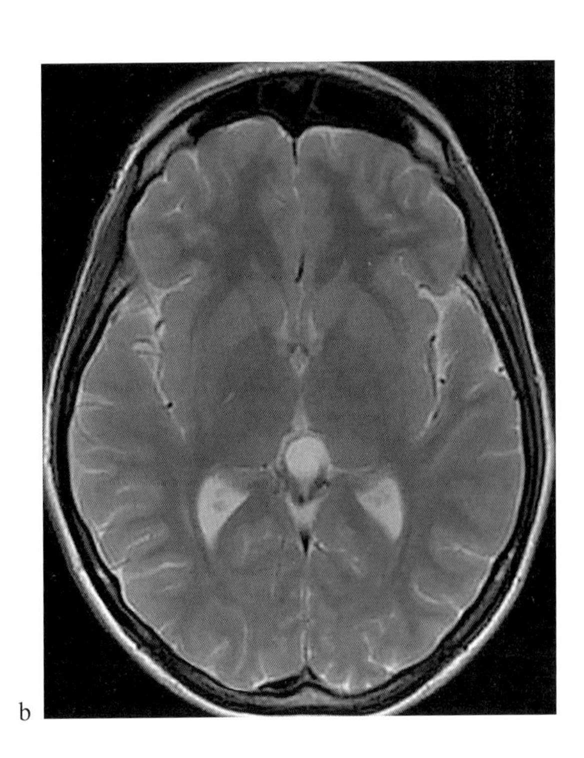

图 5.1　a. 矢状位 T1 加权增强磁共振。b. 轴位 T2 加权磁共振显示松果体区肿块导致顶盖受压，影像学特征符合 1.6 cm 松果体囊肿诊断。

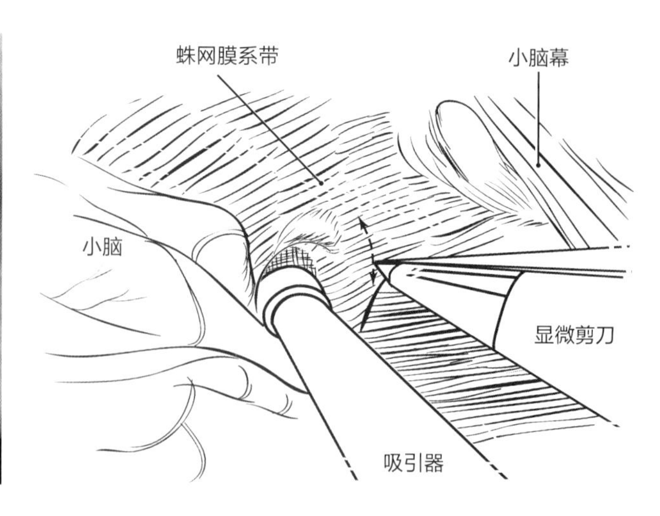
蛛网膜系带
小脑幕
小脑
显微剪刀
吸引器

c

图 5.1 c. 患者取坐位，采用右侧锁孔，内镜辅助，幕下小脑上入路开颅锐性分离小脑和小脑幕之间蛛网膜系带，使用显微剪刀扩大显露范围，使得小脑从小脑幕上自然下垂以提供到达松果体区的通道。

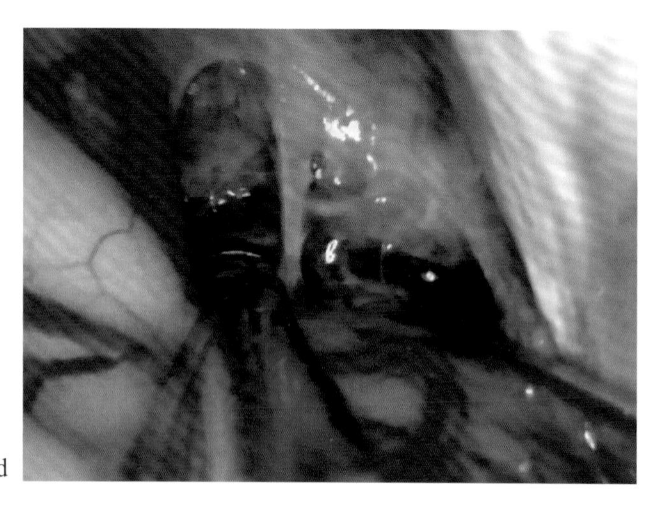
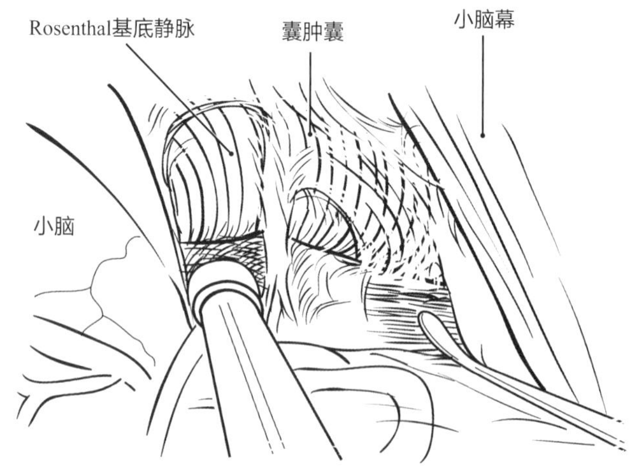
Rosenthal基底静脉
囊肿囊
小脑幕
小脑

d

图 5.1 d. 进一步分离显露松果体区以及深静脉复合体。

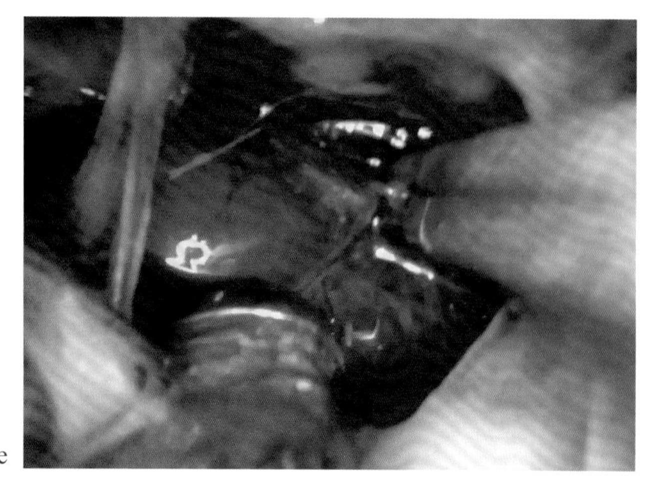
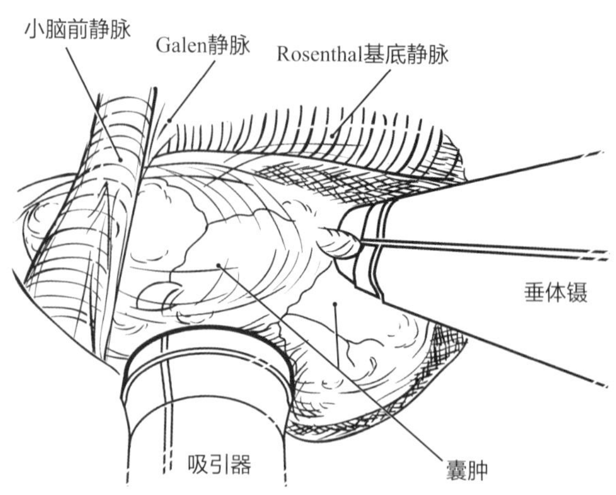
小脑前静脉
Galen静脉
Rosenthal基底静脉
垂体镊
吸引器
囊肿

e

图 5.1 e. 分离静脉显露囊肿，内含含铁血黄素囊液。助手持内镜，四手内镜操作，分离病变边界。吸引器对抗牵拉，牵拉同时使用垂体镊将病变从附着处剥离。

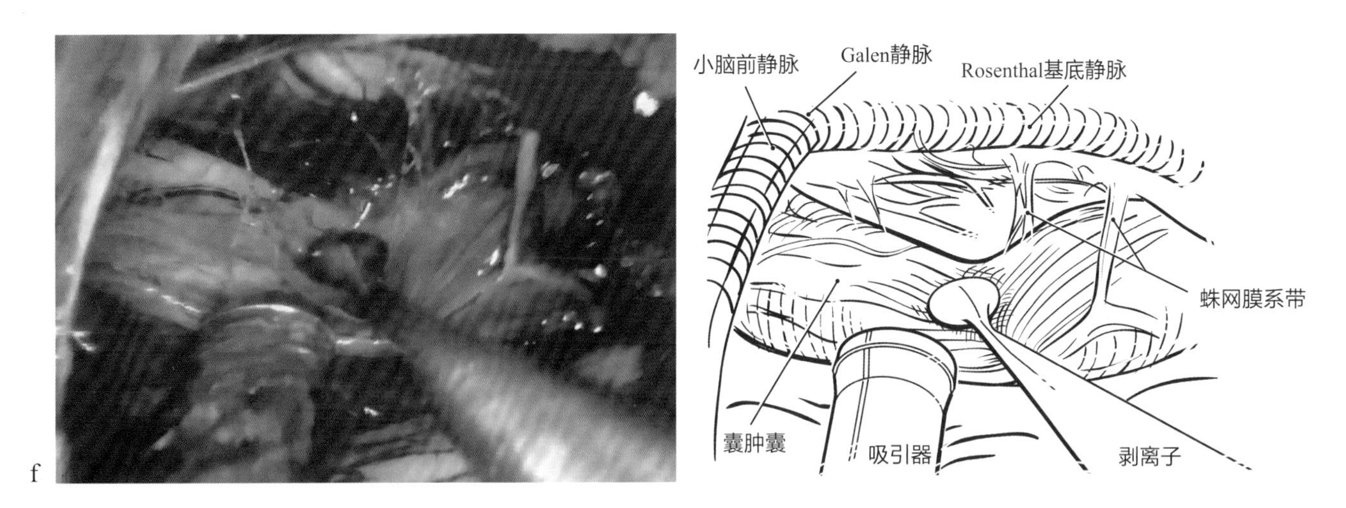
f
小脑前静脉
Galen静脉
Rosenthal基底静脉
蛛网膜系带
囊肿囊
吸引器
剥离子

图 5.1 f. 分离将囊肿与顶盖和脑干粘连在一起的蛛网膜系带使得囊肿松解。

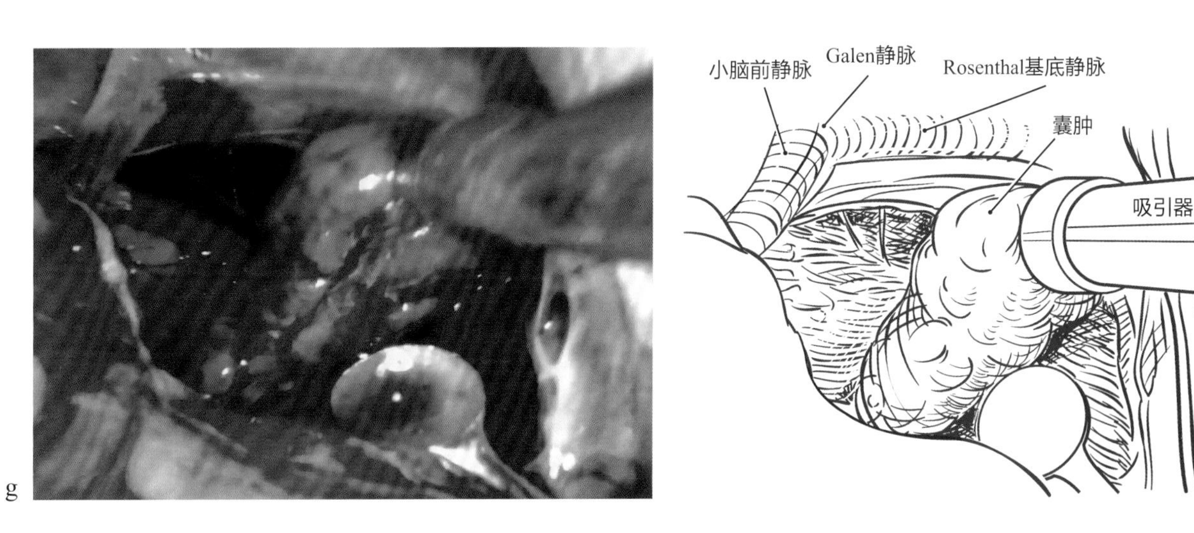
g
小脑前静脉
Galen静脉
Rosenthal基底静脉
囊肿
吸引器

图 5.1 g. 在边界完全游离后，切除病变。

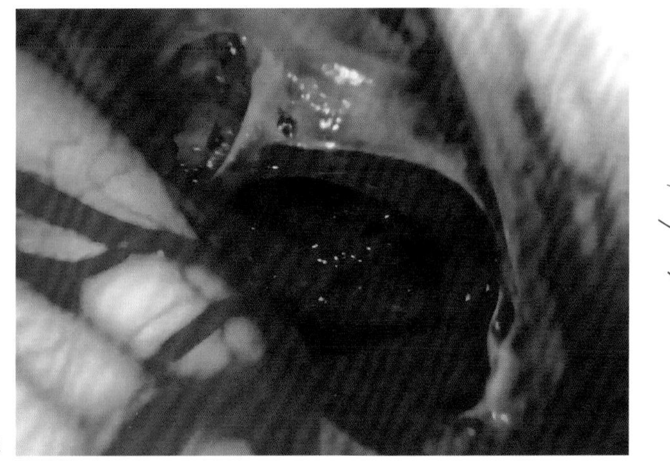
h

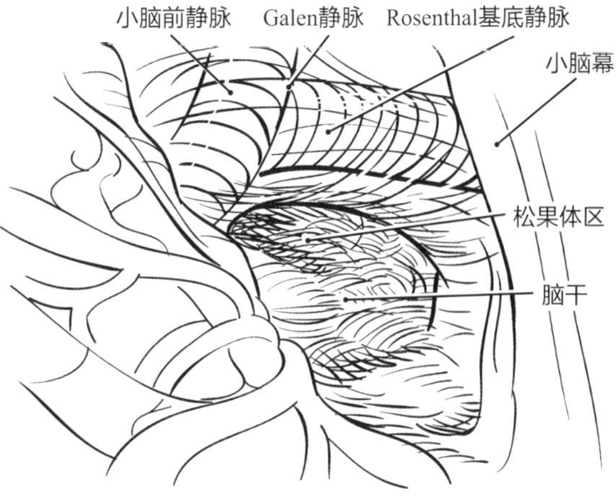
小脑前静脉
Galen静脉
Rosenthal基底静脉
小脑幕
松果体区
脑干

图 5.1 h. 切除的瘤腔的最终视图显示肿瘤完全被切除。

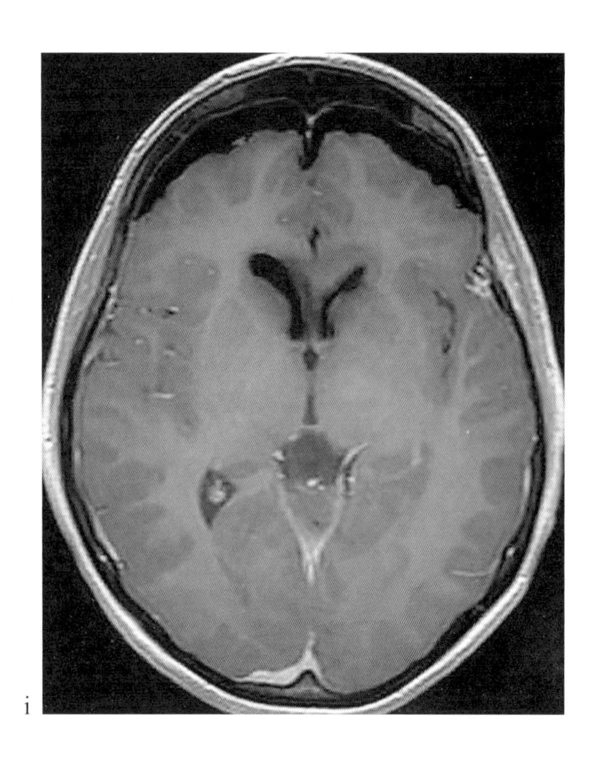
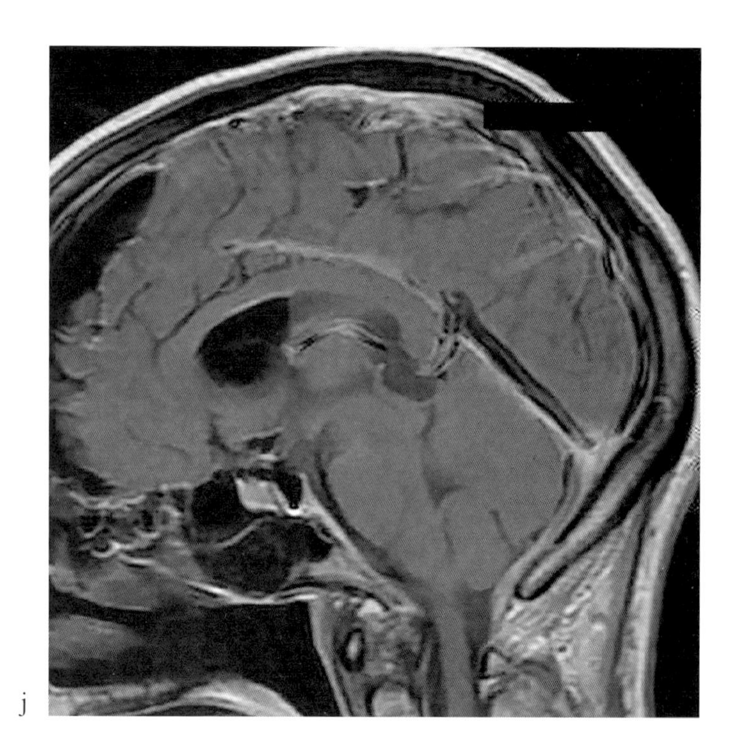
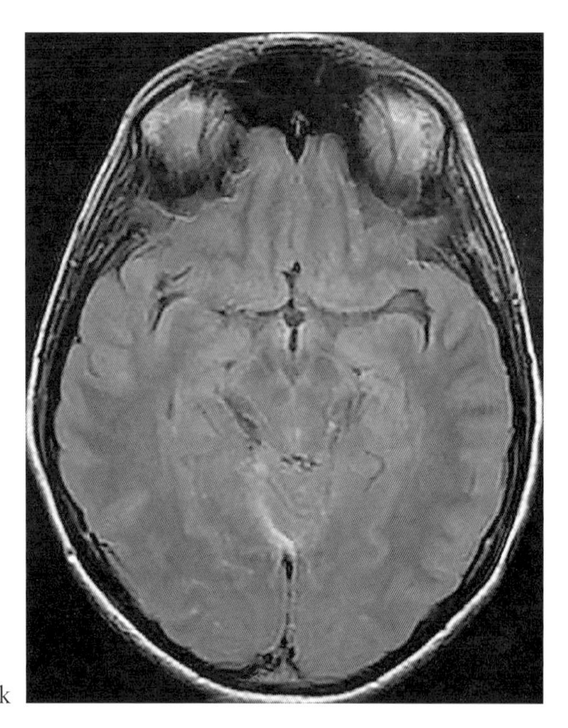

图 5.1 术后轴位（i）和矢状位（j）T1 加权和增强磁共振，以及轴位 FLAIR 像磁共振（k）证实松果体囊肿被完全切除。

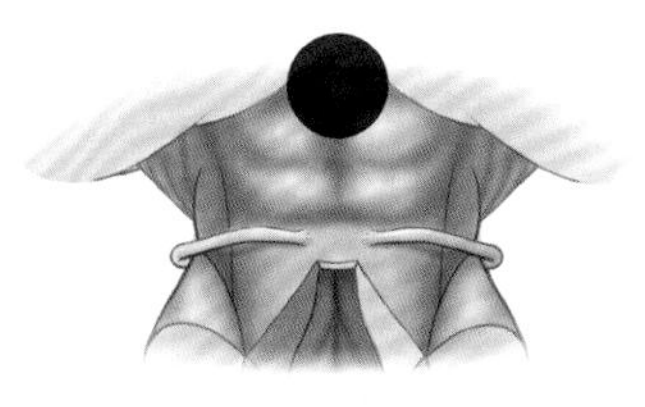

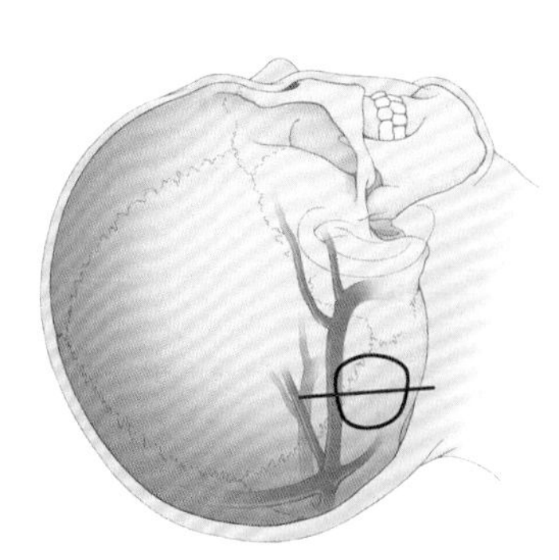

病例 5.2

- 诊断：松果体囊肿（相关解剖：**10**，**11**，**38~47** 页）
- 术前检查：神经功能完整
- 入路：右侧旁正中锁孔幕下小脑上入路（相关入路：**238~246** 页）
- 体位：左侧公园长椅体位
- 监测：体感诱发电位
- 预后：囊肿全切除，患者症状缓解且无神经功能缺损

见视频 5.2

图 5.2 42 岁女性患者，头痛，视力障碍及复视。

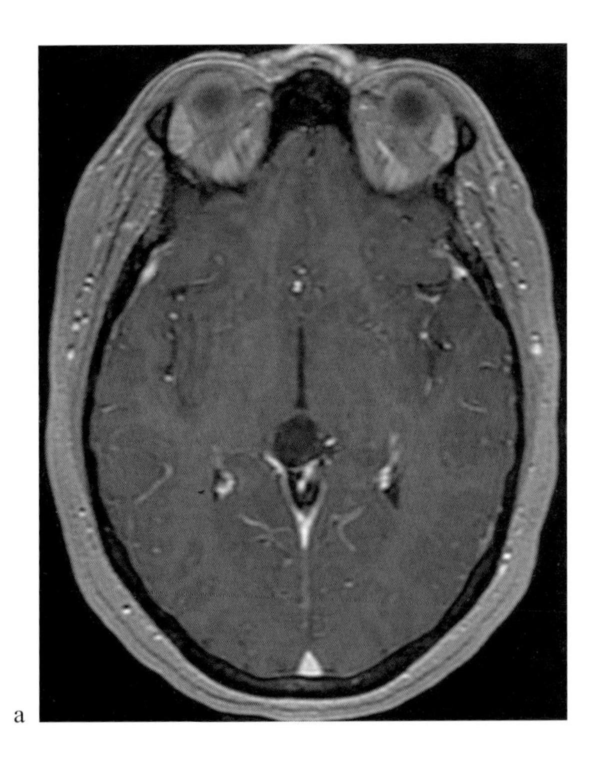

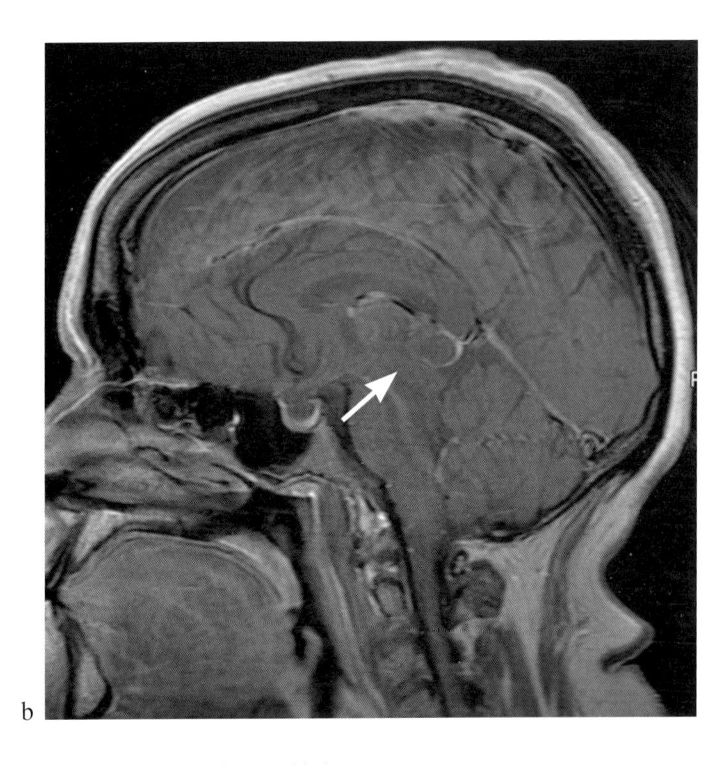

图 5.2 轴位（a）和矢状位（b）T1 加权及增强磁共振提示松果体区囊肿压迫顶盖（b，箭头）。

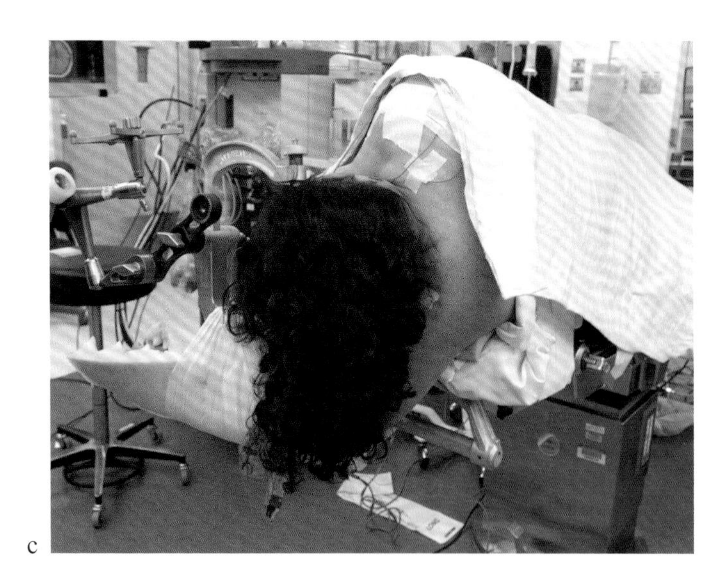

c

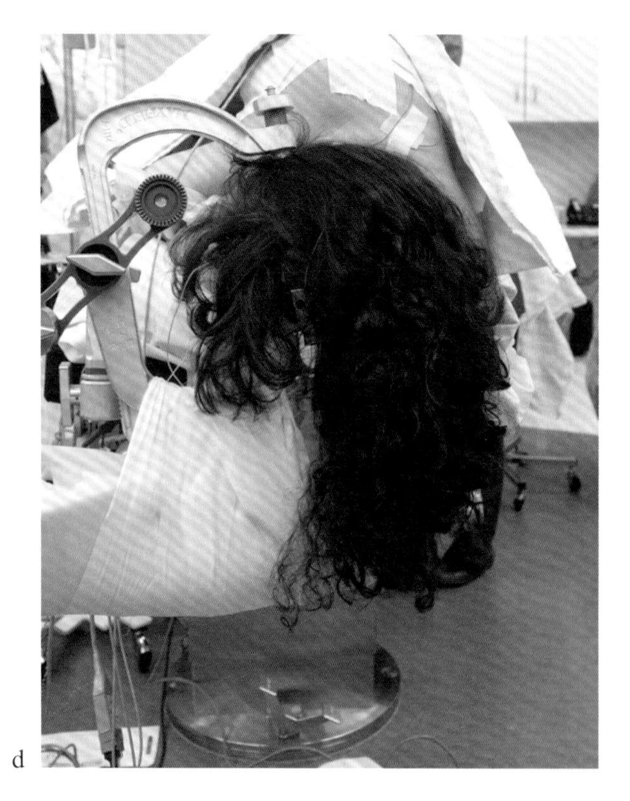

d

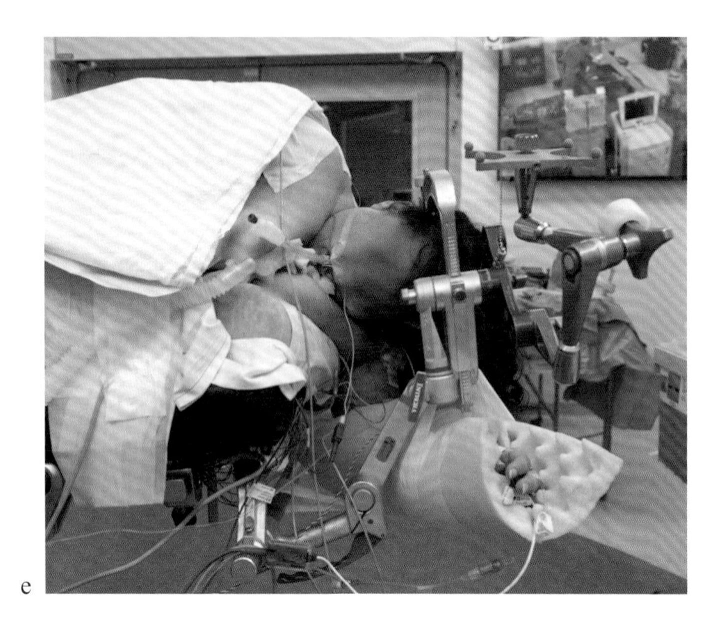

e

图 5.2 c~e. 术中照片展示了外侧幕下小脑上入路体位，患者可取仰卧位，肩部抬高，或者取公园长椅体位。d. 患者头部稍屈向左侧以使小脑能够利用重力作用牵开。e. 对于胸部较大或桶状胸的患者，公园长椅体位可以更好地打开头部与肩部之间的夹角，以便术者更方便操作。将颈部向地面轻微弯曲，结合蛛网膜分离和脑脊液释放可以使小脑从小脑幕上自然下垂。

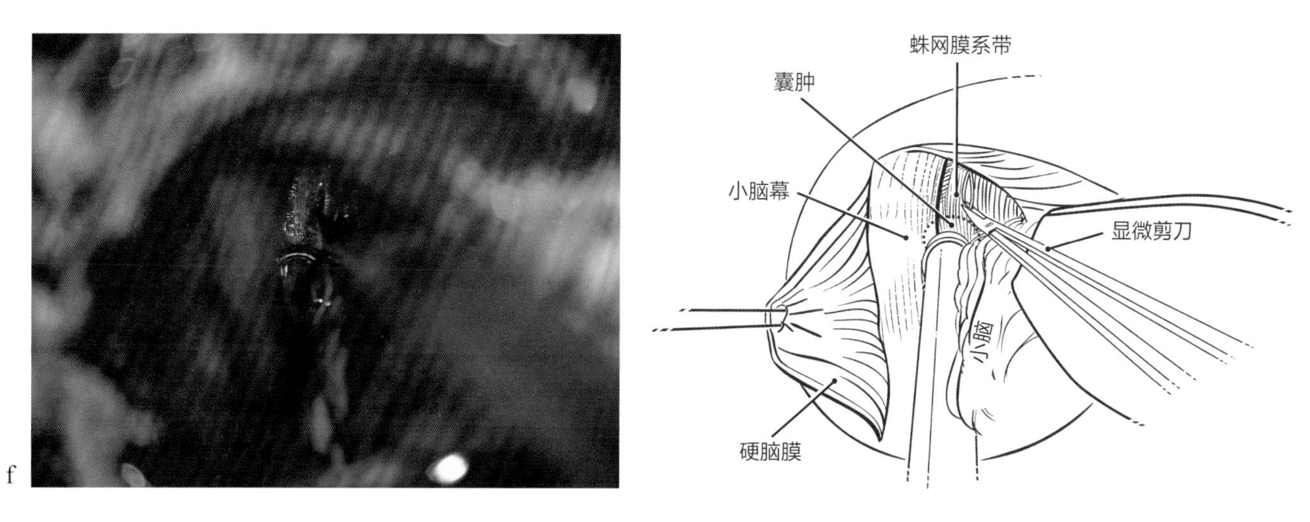
蛛网膜系带
囊肿
小脑幕
显微剪刀
小脑
硬脑膜
f

图 5.2 f. 行右侧幕下小脑上入路开颅，锐性分离小脑和小脑幕之间的蛛网膜系带以扩大小脑上部的空间，从而达到深部静脉复合体和囊肿（虚线）所在的松果体区。

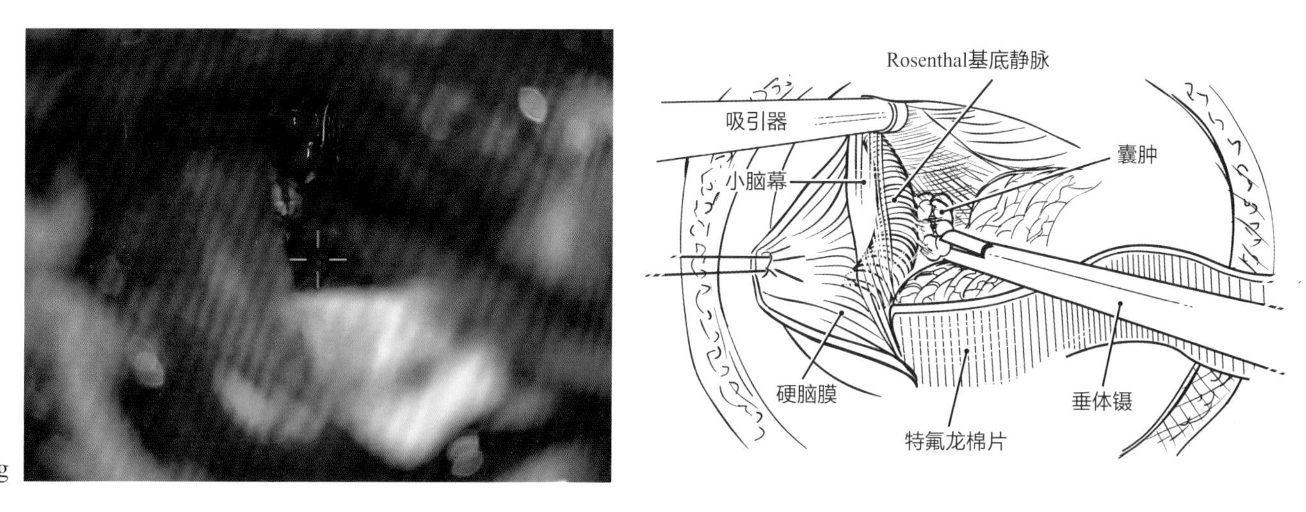
Rosenthal基底静脉
吸引器
囊肿
小脑幕
硬脑膜
垂体镊
特氟龙棉片
g

图 5.2 g. 囊肿减压并分块切除以免损伤深部静脉引流。

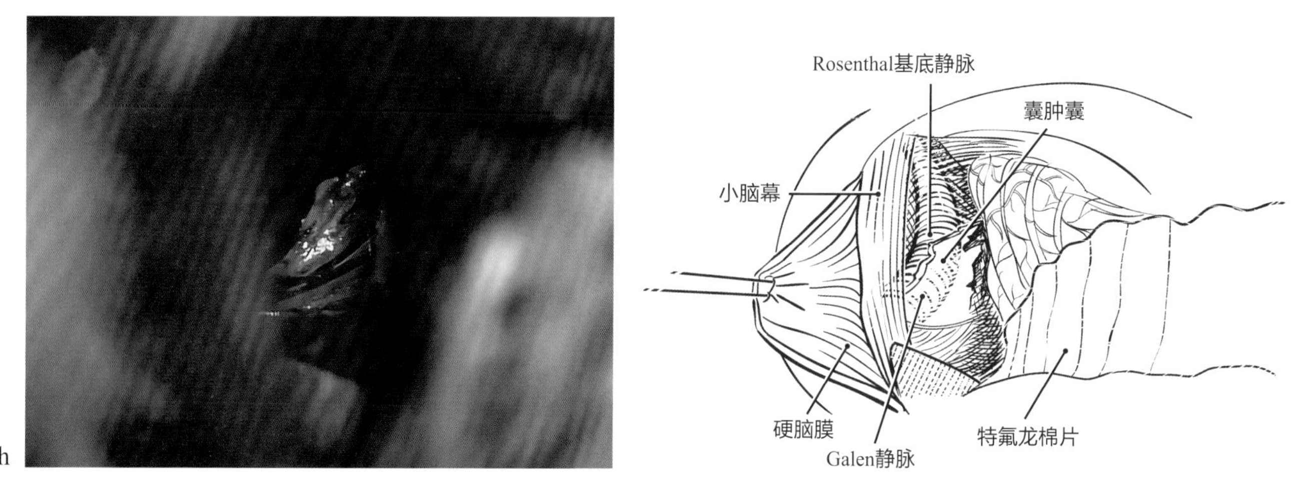
Rosenthal基底静脉
囊肿囊
小脑幕
硬脑膜
特氟龙棉片
Galen静脉
h

图 5.2 h. 切除囊肿通常需要将囊肿壁从深部静脉上锐性分离，在切除囊内容物后，囊肿残余部分可以从静脉上锐性分离。

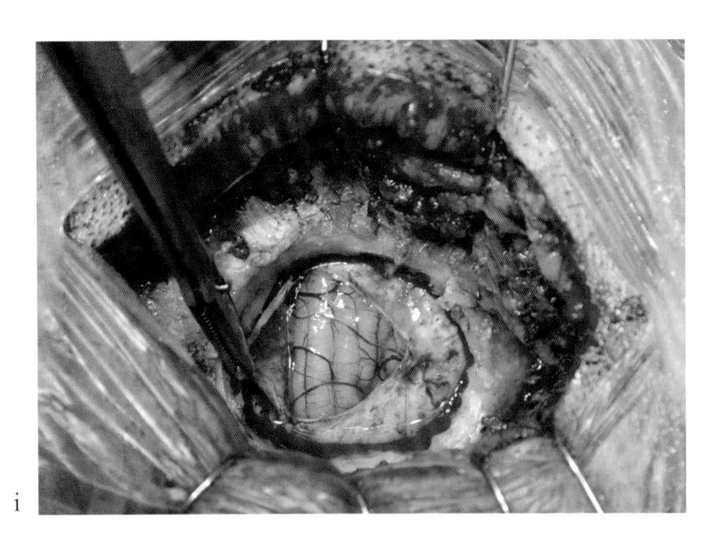

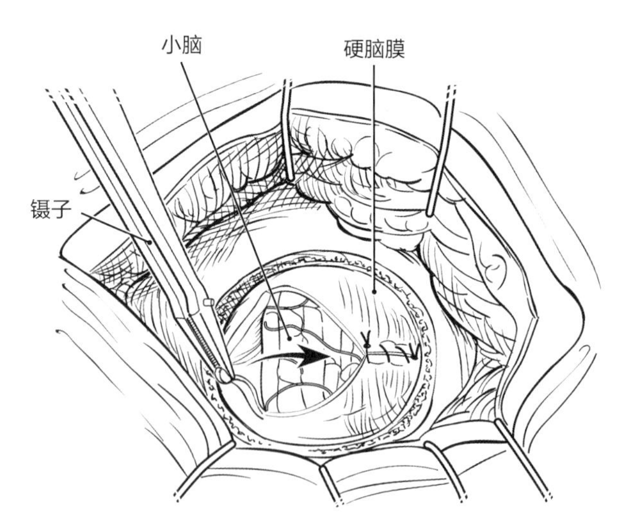
小脑
硬脑膜
镊子

图 5.2 i. 术中图片及示意图显示硬脑膜开口的大小以及硬脑膜的逐步缝合。

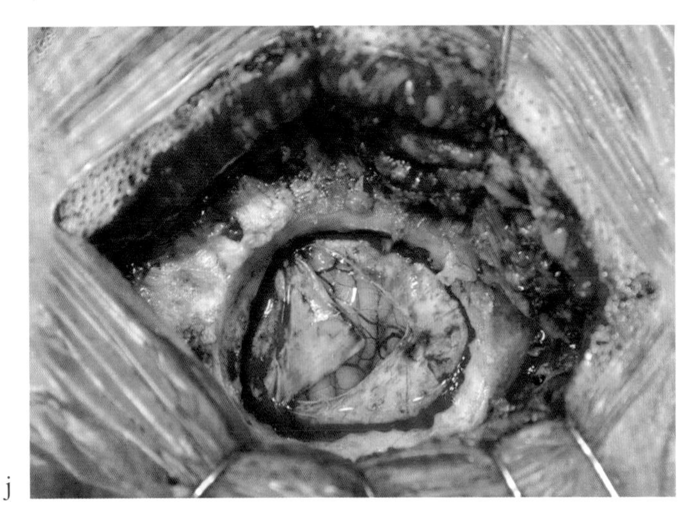

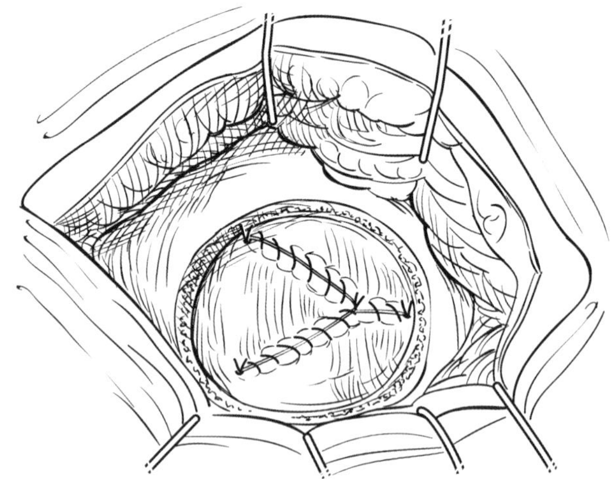

图 5.2 j. 颅后窝一定要水密缝合硬脑膜以防止脑脊液漏，如硬脑膜有破损，应用移植的修补材料完全缝合硬脑膜。

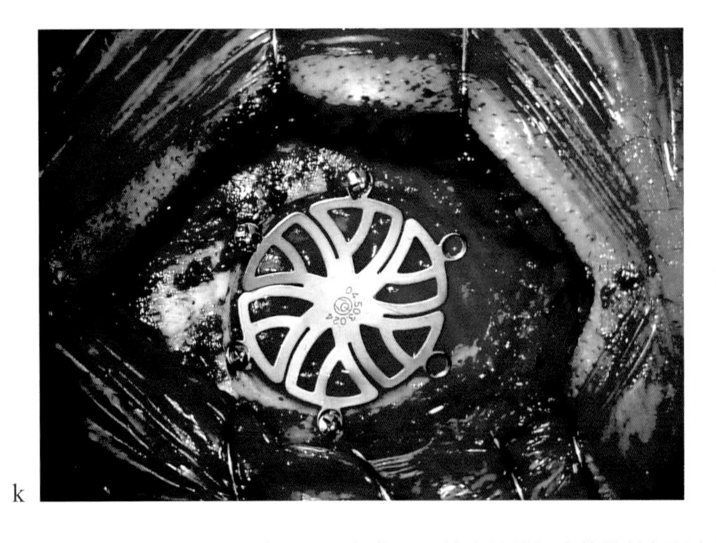

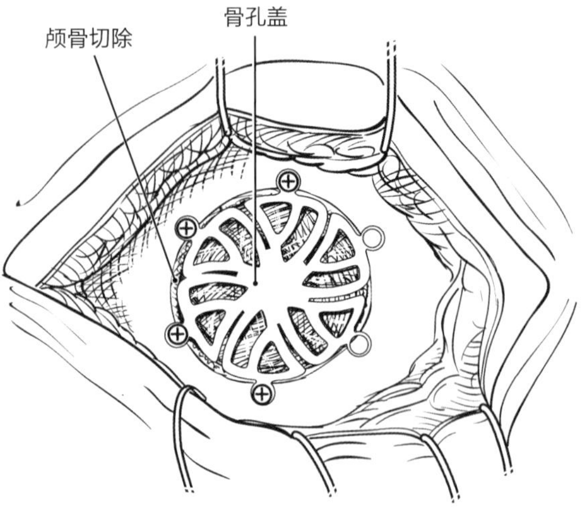
颅骨切除
骨孔盖

图 5.2 k. 术中图片及示意图显示仅使用一枚大的钛板来修补缺损的颅骨。

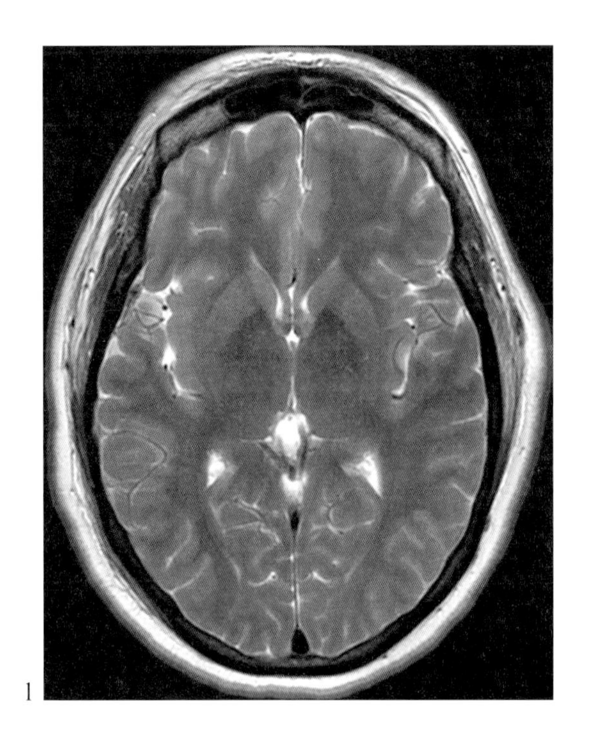

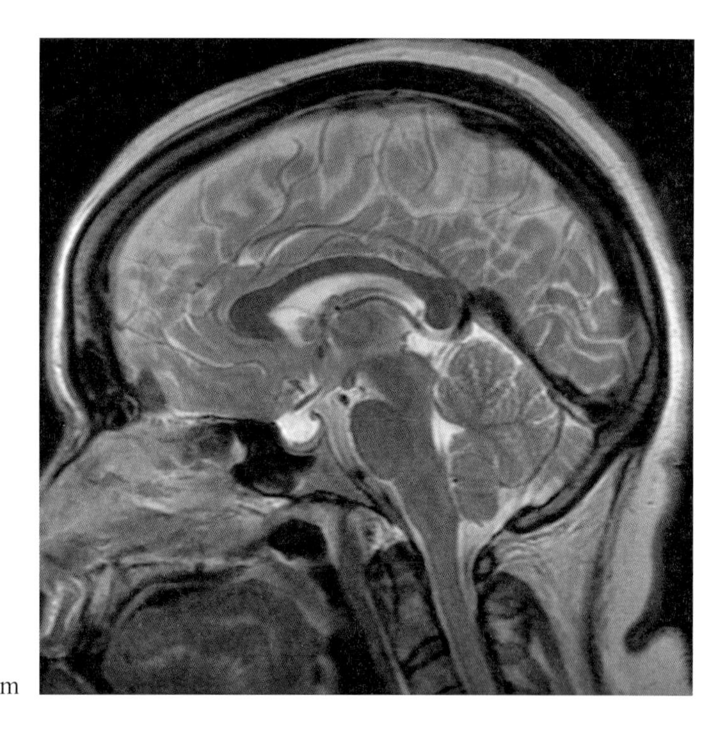

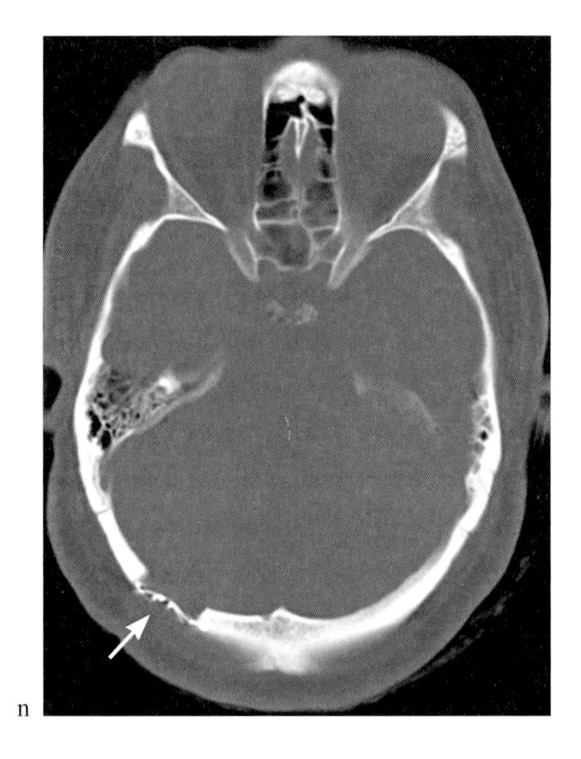

图 5.2 术后轴位（l）和矢状位（m）T2 加权磁共振提示病灶完全切除，顶盖压迫被解除。n. 术后轴位 CT 显示通过外侧幕下小脑上入路到达该病变所需的开颅骨窗的大小和位置（箭头所示）。

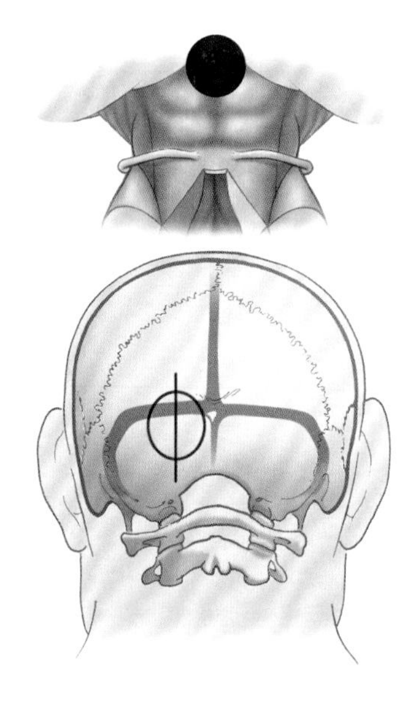

病例 5.3

- 诊断：松果体区实质性肿瘤（相关解剖：**10**，**11**，**38~47** 页）
- 术前检查：神经系统功能完整
- 入路：左外侧锁孔内镜辅助下幕下小脑上入路（相关入路：**238~246** 页）
- 体位：坐位
- 监测：体感诱发电位
- 预后：肿瘤完全切除，患者无神经功能缺损症状，但后期需要行分流手术

见视频 5.3

图 5.3 24 岁女性患者头痛。

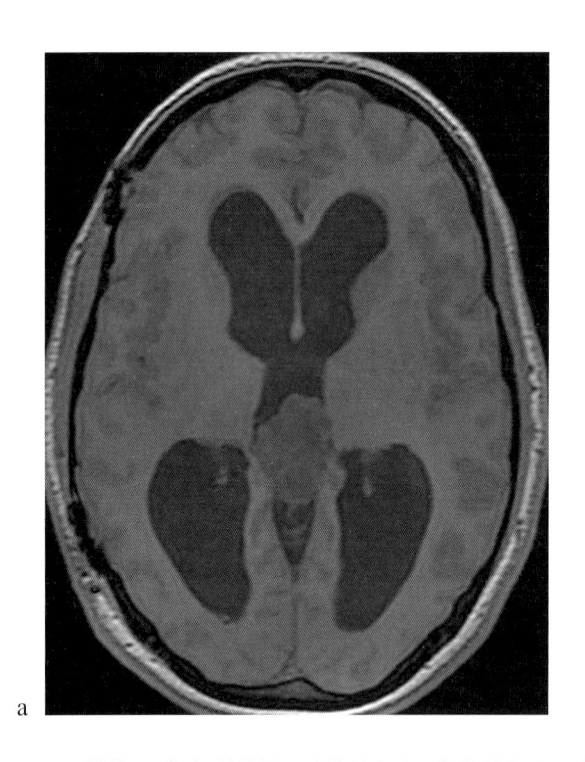

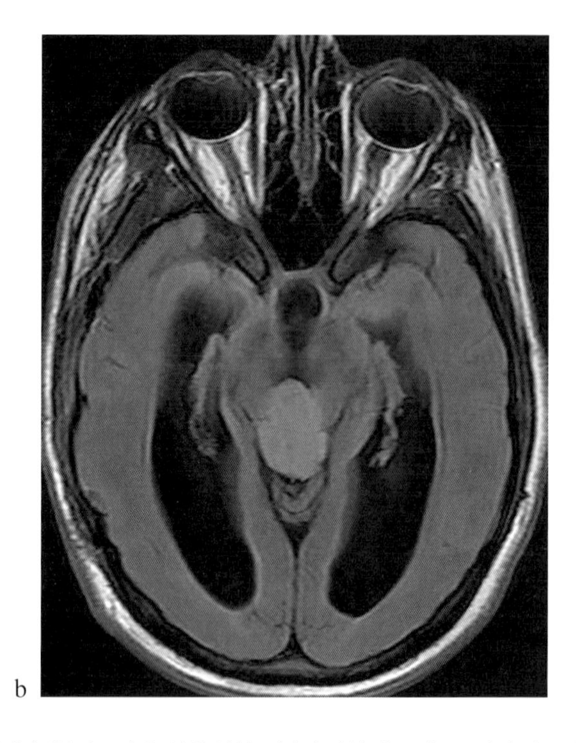

图 5.3 a, b. 轴位 T1 加权磁共振。无增强（a）、有增强（b）T2 加权磁共振提示巨大松果体肿块，同时顶盖明显受压。患者取坐位，通过采用左外侧锁孔内镜辅助下幕下小脑上入路到达病变部位。

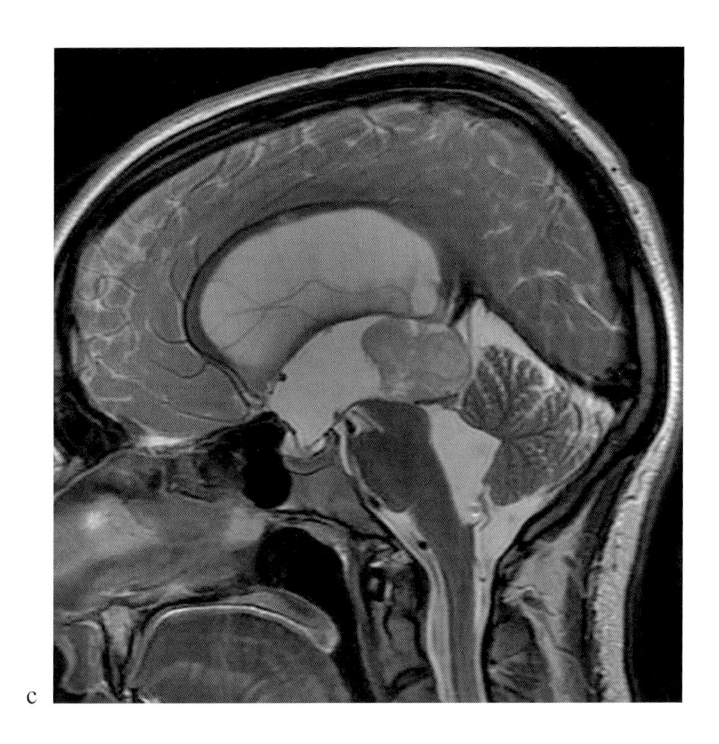

图 5.3 c. 矢状位 T2 加权磁共振提示巨大松果体肿块，同时顶盖明显受压。

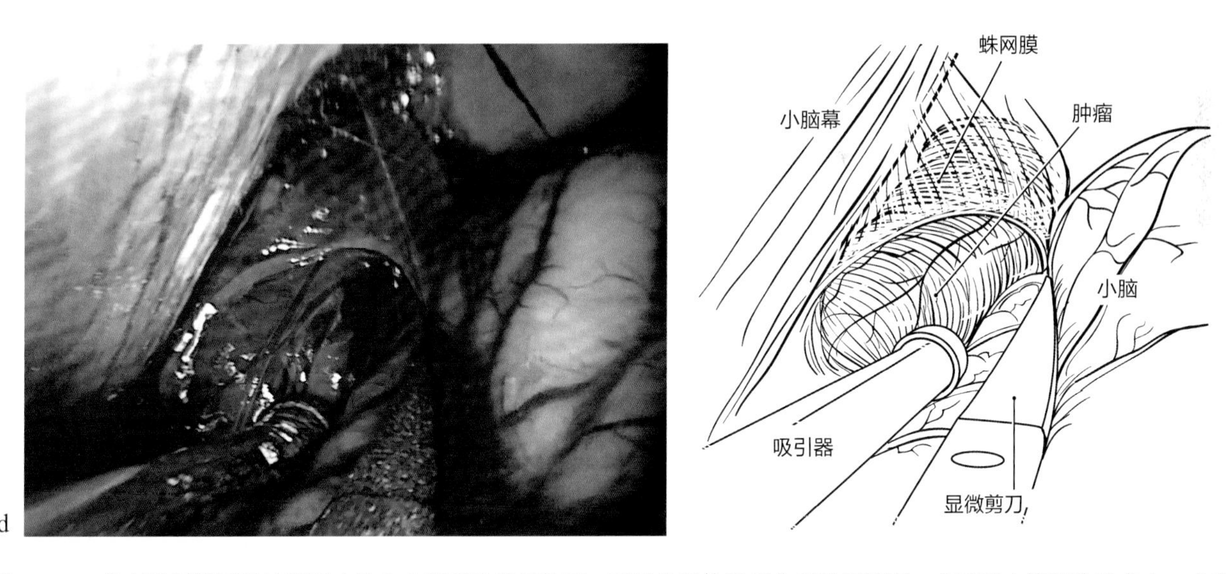
蛛网膜
小脑幕
肿瘤
小脑
吸引器
显微剪刀

图 5.3 d. 分离蛛网膜后通过幕下小脑上入路到达松果体区，可见松果体肿瘤位于蛛网膜下。在四手内镜切除手术中，术者利用显微剪刀及吸引器来分离蛛网膜系带，同时助手来操作内镜。

图 5.3 e. 显露肿瘤，并取活检，对于切除这种深部病变需要长的成角器械，肿瘤瘤内减压后从深部静脉上游离。

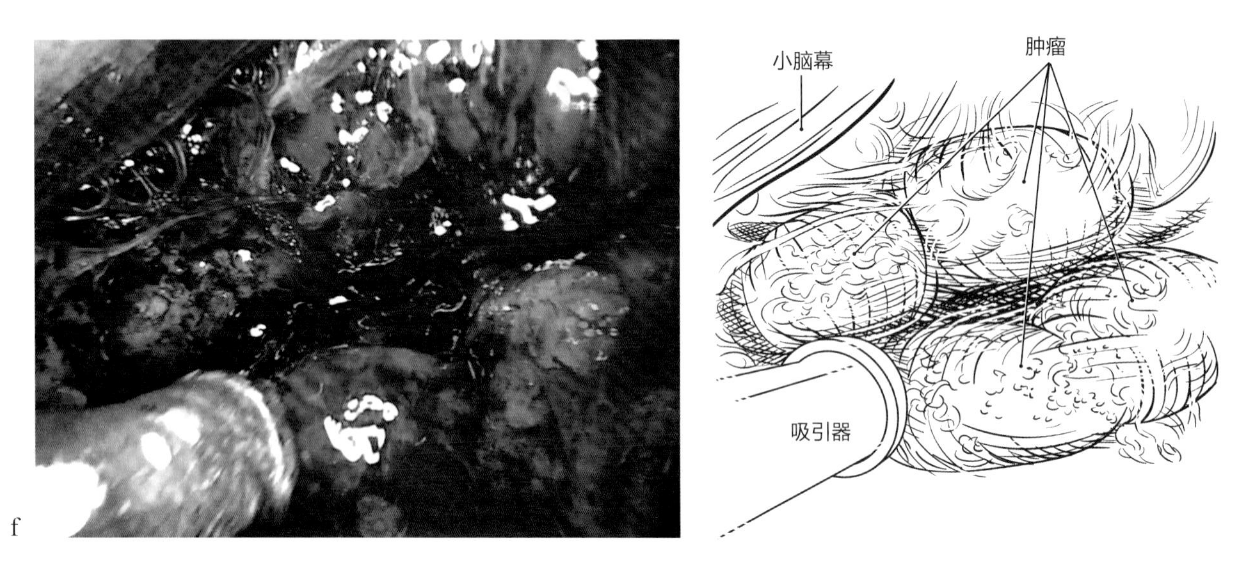
f
小脑幕
肿瘤
吸引器

图 5.3 f. 吸引器可以保持术野清楚并提供对肿瘤的反牵拉。

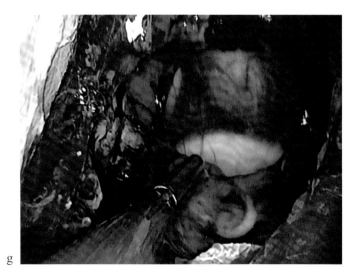
g

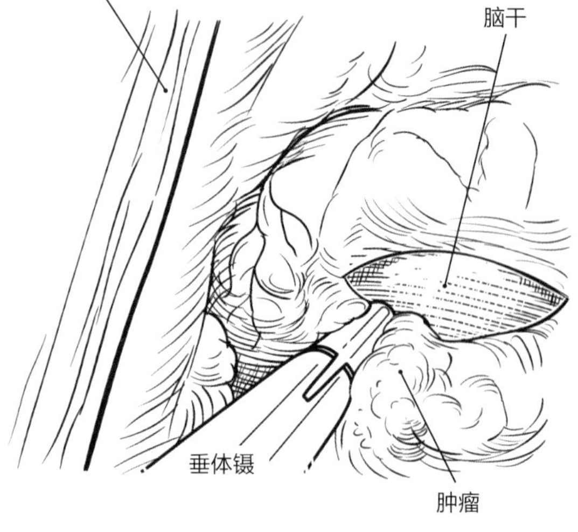
小脑幕
脑干
垂体镊
肿瘤

图 5.3 g. 使用垂体镊分块切除肿瘤，逐步显露肿瘤前方脑干。

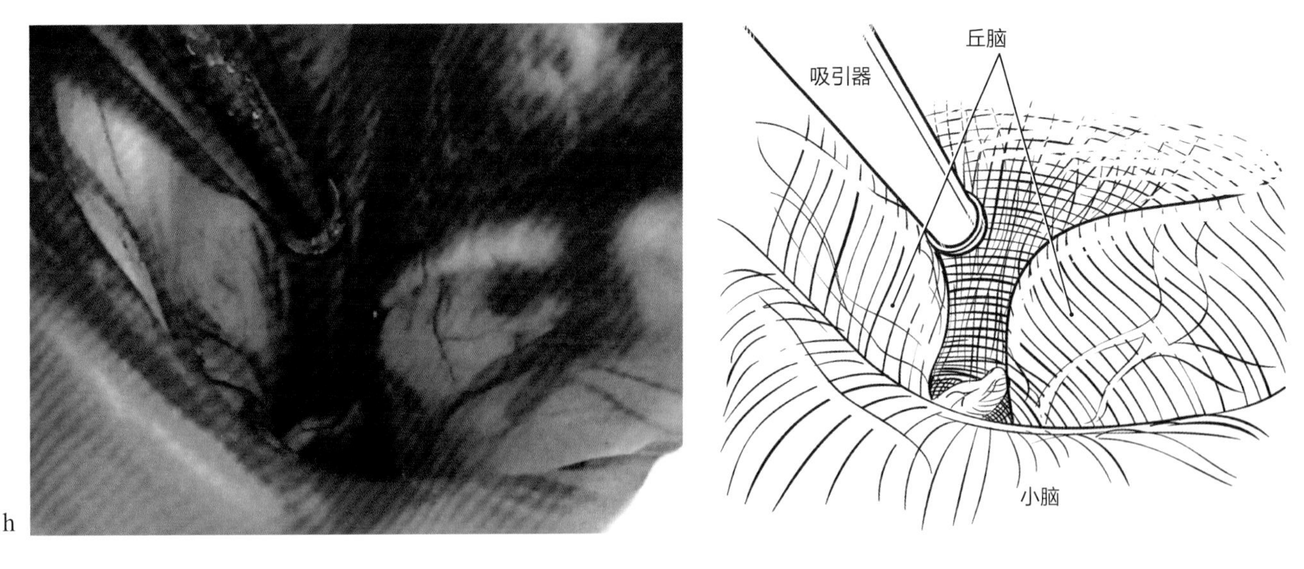
丘脑
吸引器
小脑
h

图 5.3 h. 最后检查瘤腔并充分止血。

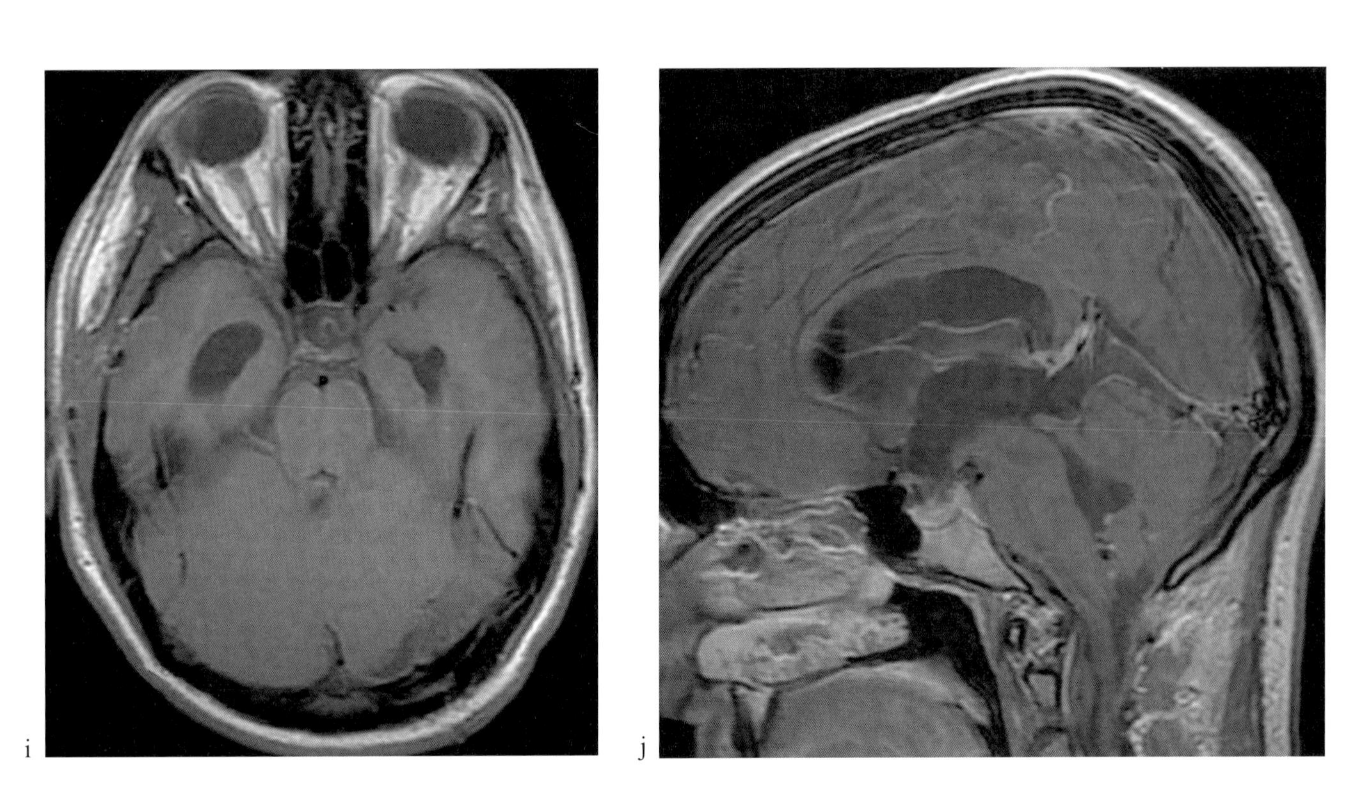
i
j

图 5.3 i，j. 术后轴位（i）T1 加权磁共振、矢状位（j）T1 加权及增强磁共振证实肿瘤完全切除。

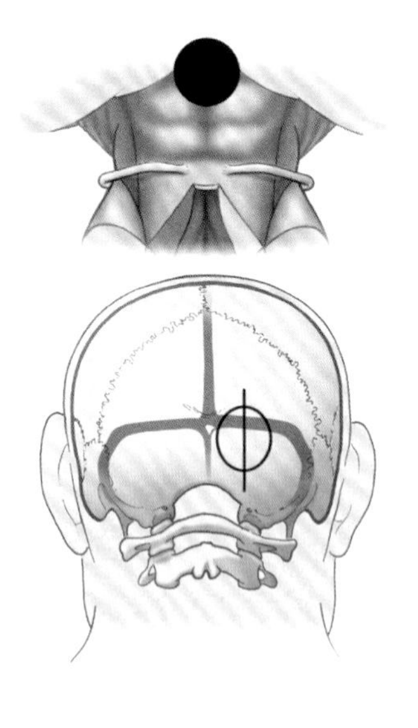

病例 5.4

· 诊断：松果体海绵状血管瘤（相关解剖：**10**，**11**，**38~47** 页）
· 术前检查：神经系统功能完整
· 入路：右侧旁正中内镜辅助下幕下小脑上入路（相关入路：**238~246** 页）
· 体位：坐位
· 监测：体感诱发电位
· 预后：病变完全切除，患者持续偏头痛逐渐缓解

见视频 5.4 和动画 5.1

图 5.4 头痛伴眼球活动障碍的 31 岁男性患者。

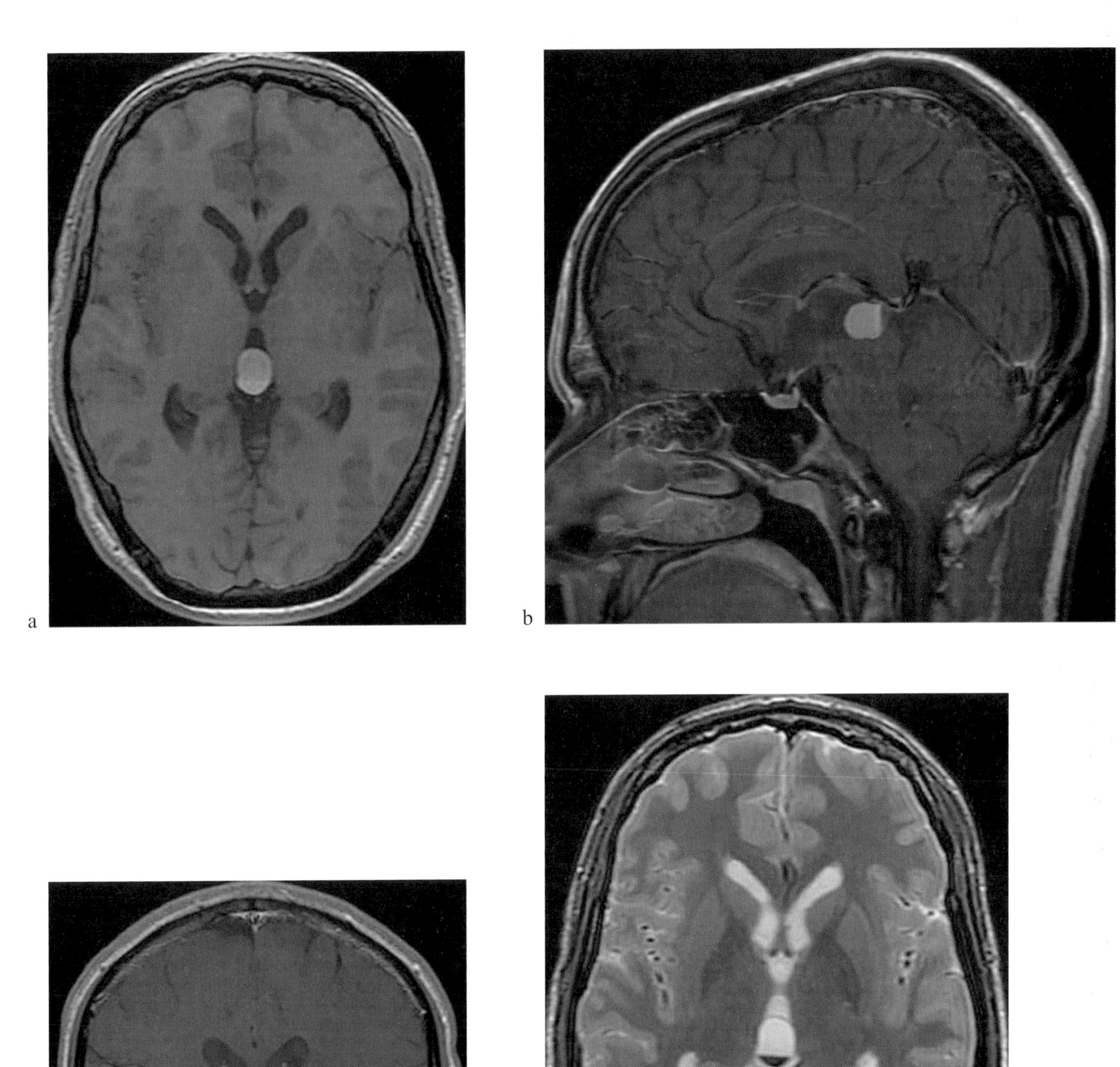
a
b
c
d

图 5.4 轴位（a）、矢状位（b）、冠状位（c）T1 加权，以及轴位（d）T2 加权磁共振提示松果体区肿块，囊肿内为不同密度的液面，合并出血，鉴别诊断为松果体囊肿和松果体肿瘤。

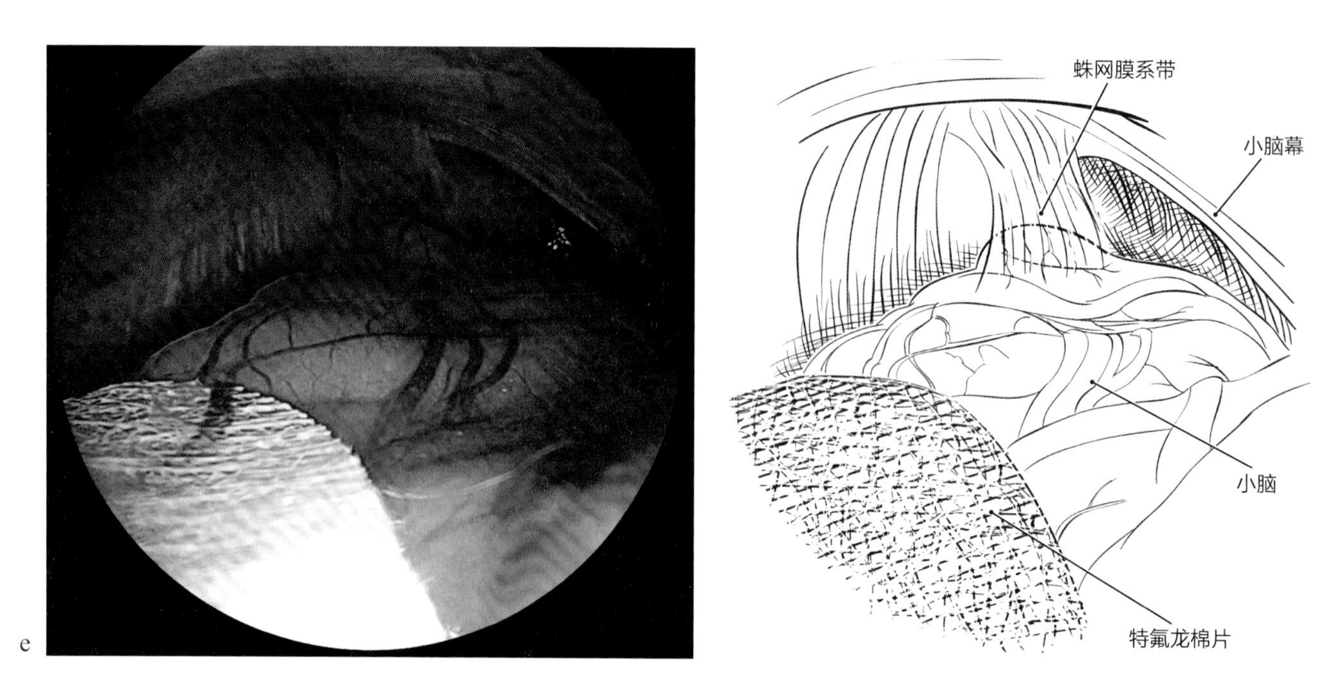
蛛网膜系带
小脑幕
小脑
特氟龙棉片
e

图 5.4 e. 患者取坐位，采用右侧旁正中幕下小脑上入路到达病变。该入路旁开中线数厘米以最大限度地利用小脑幕的倾斜角到达松果体区，同时最小化对小脑的牵拉。将一小块棉片置于小脑上以使其保持湿润。利用重力牵拉作用来扩大小脑和小脑幕之间的空间，同时分离蛛网膜系带，游离小脑幕的引流静脉并释放脑脊液。

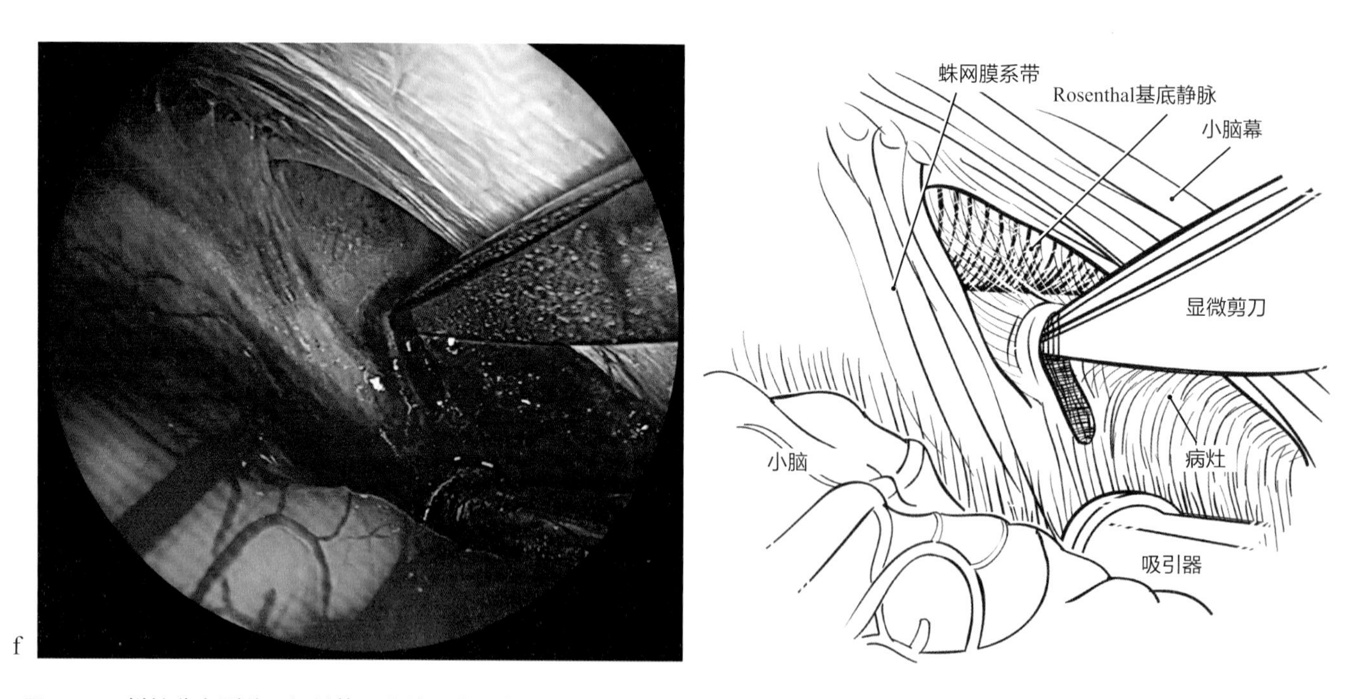
蛛网膜系带
Rosenthal基底静脉
小脑幕
显微剪刀
小脑
病灶
吸引器
f

图 5.4 f. 锐性分离覆盖于松果体区的蛛网膜系带。

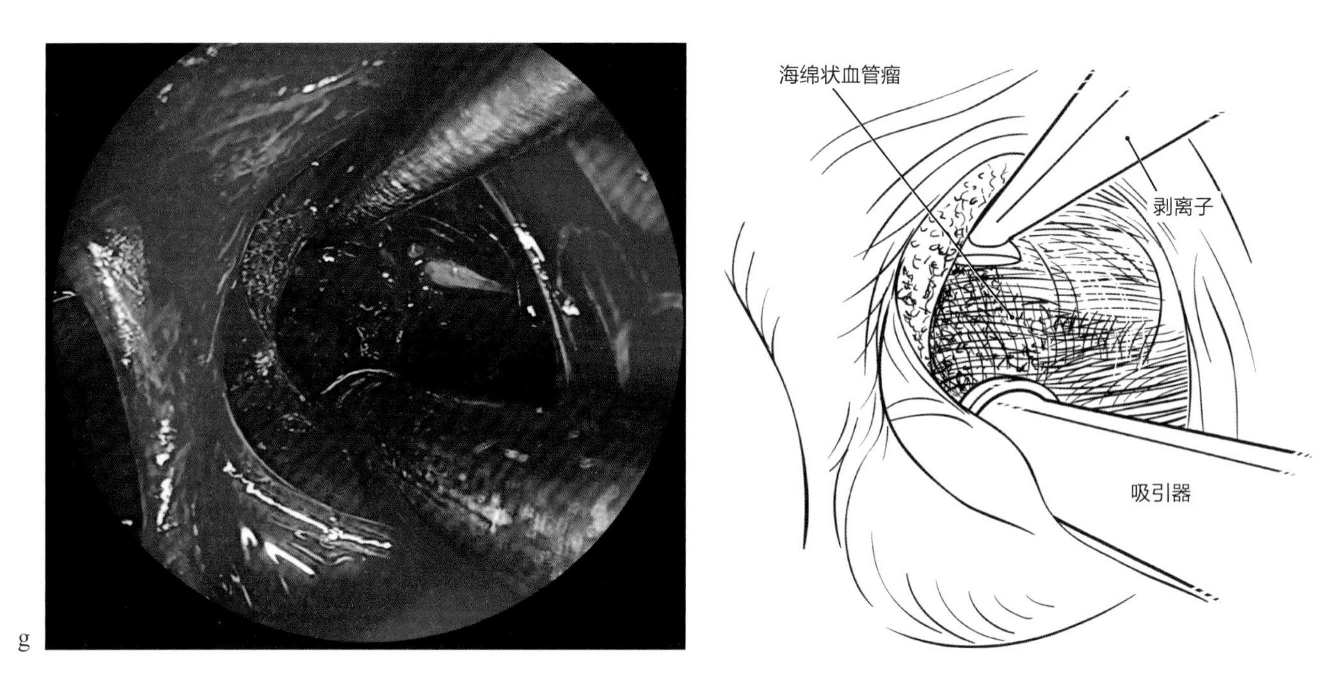

g
海绵状血管瘤
剥离子
吸引器

图 5.4 g. 通过该方法显露松果体区，并取活检，该病例的病理检查确定病变为海绵状血管瘤。

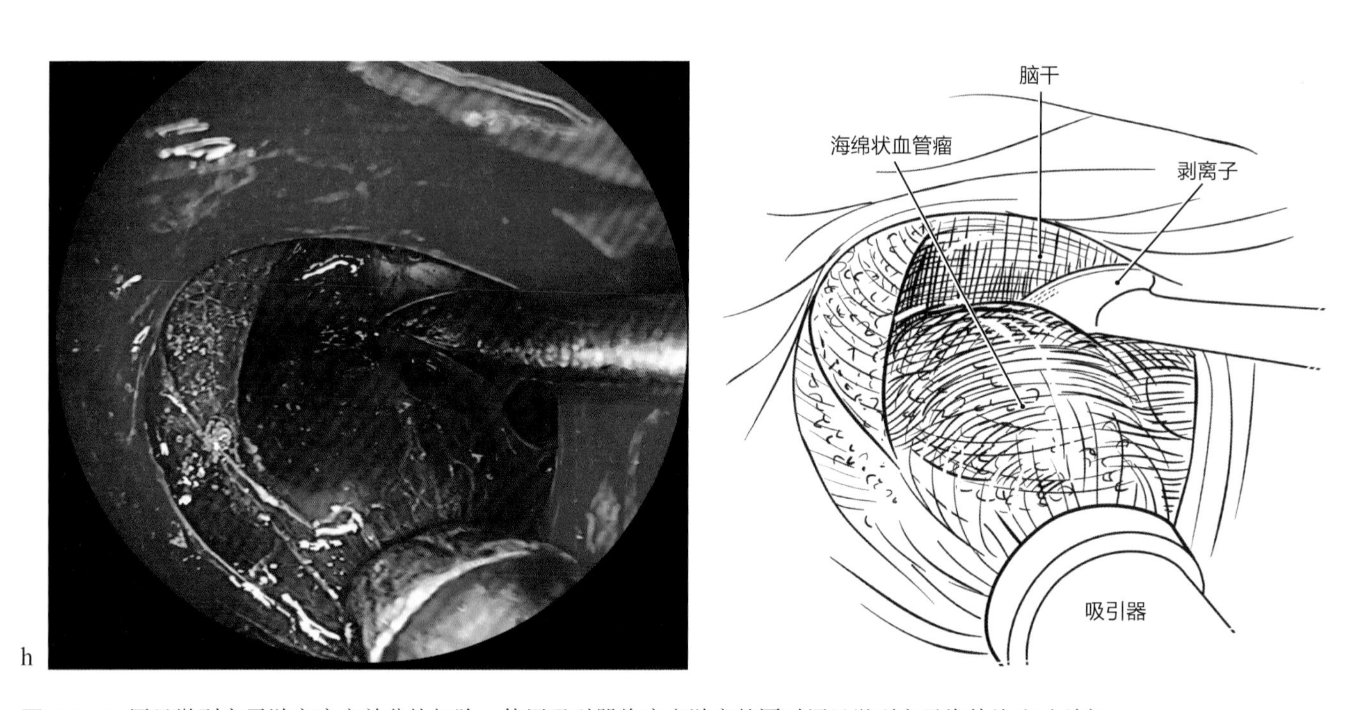

h
脑干
海绵状血管瘤
剥离子
吸引器

图 5.4 h. 用显微剥离子游离病变并分块切除。使用吸引器将病变游离的同时用显微剥离子将其从脑干剥离。

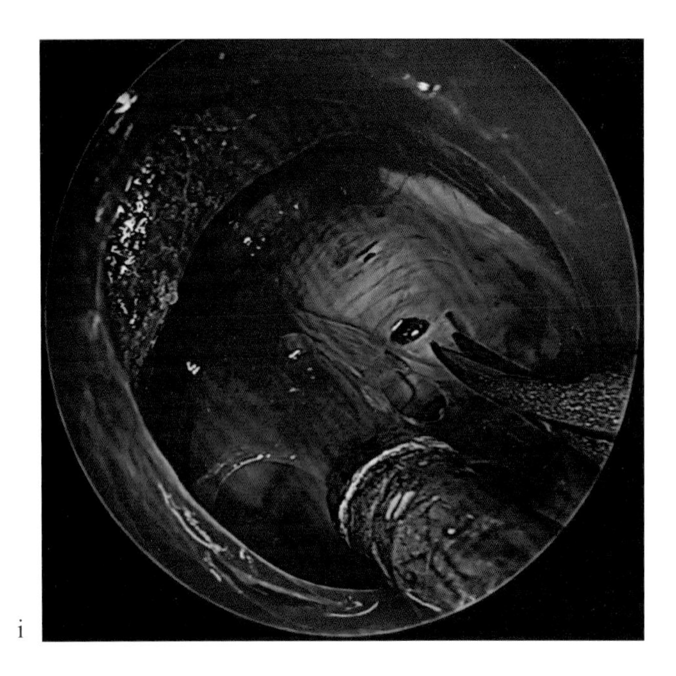
i
Galen静脉
小脑幕
海绵状血管瘤
显微剪刀
蛛网膜
吸引器

图 5.4 i. 使用显微剪刀锐性分离蛛网膜系带。

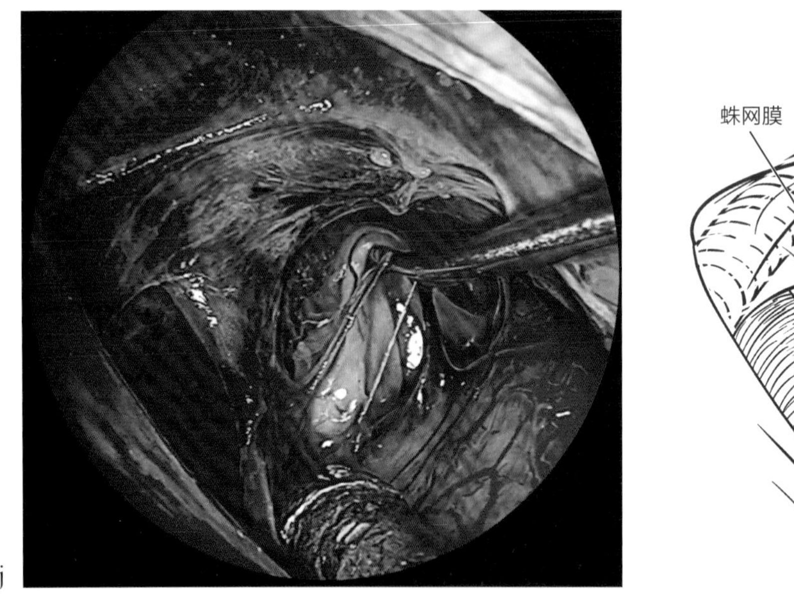
j

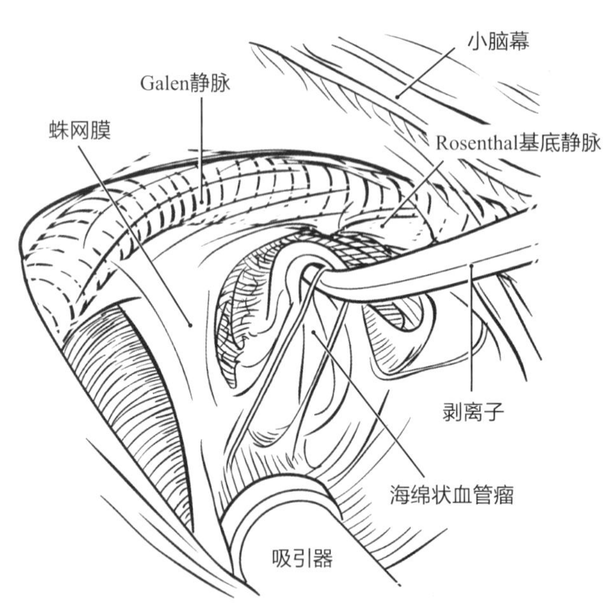
小脑幕
Galen静脉
蛛网膜
Rosenthal基底静脉
剥离子
海绵状血管瘤
吸引器

图 5.4 j. 海绵状血管瘤附着在深部引流静脉，使用显微剪刀锐性分离。最后使用垂体镊取出。

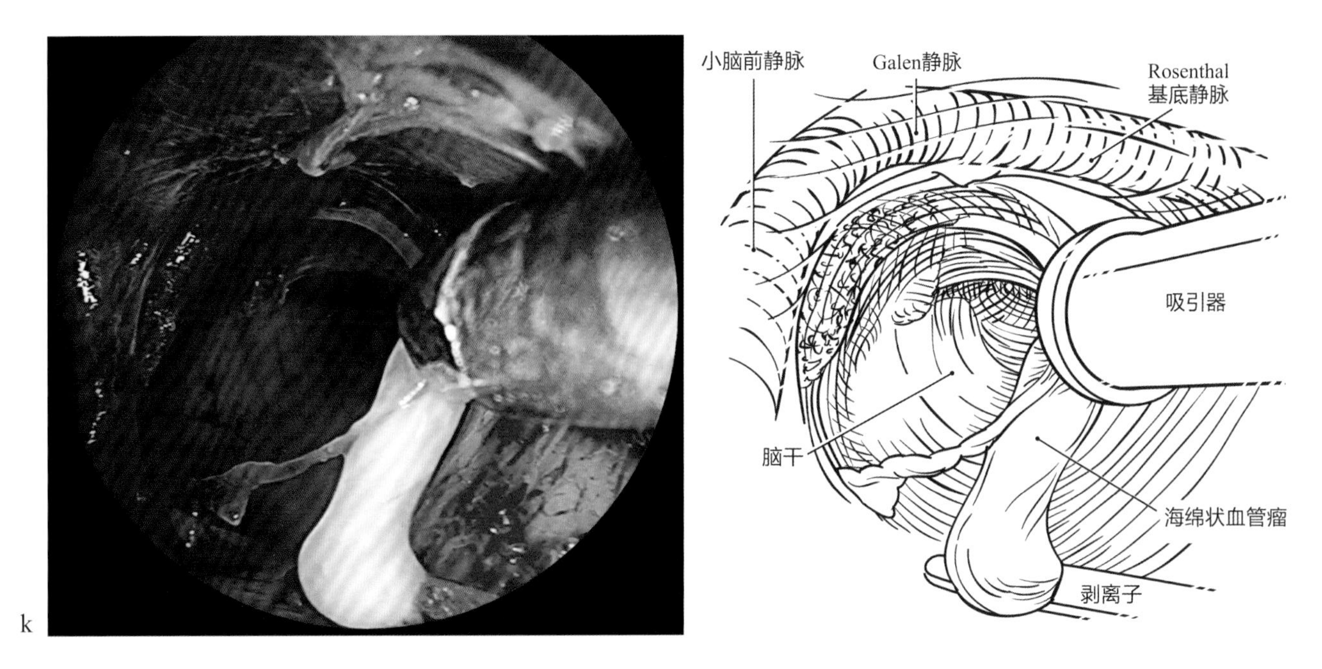
k
小脑前静脉
Galen静脉
Rosenthal
基底静脉
吸引器
脑干
海绵状血管瘤
剥离子

图 5.4 k. 所有的海绵状血管瘤的残留都从瘤腔上剥离并切除。

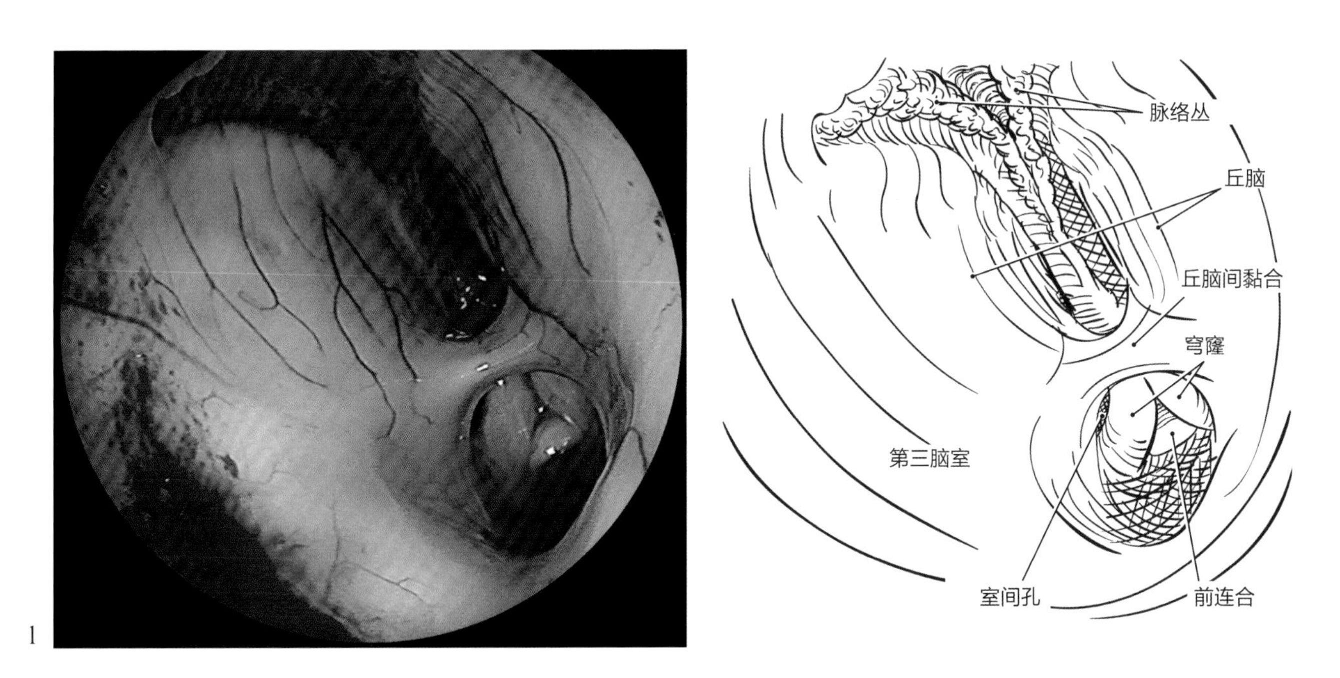
l
脉络丛
丘脑
丘脑间黏合
穹窿
第三脑室
室间孔
前连合

图 5.4 l. 切除病灶并使用成角内镜以更好地探查脑室系统，因为病变使中脑导水管变得狭窄。

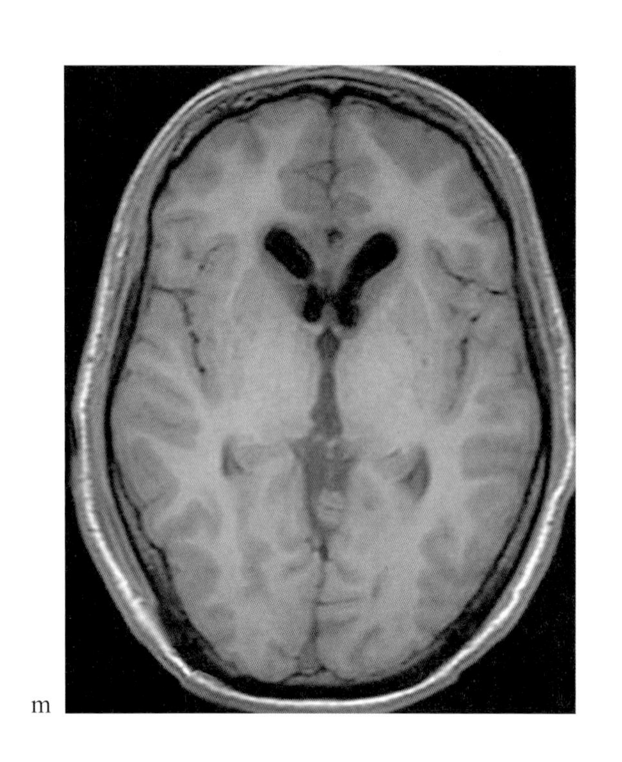
m

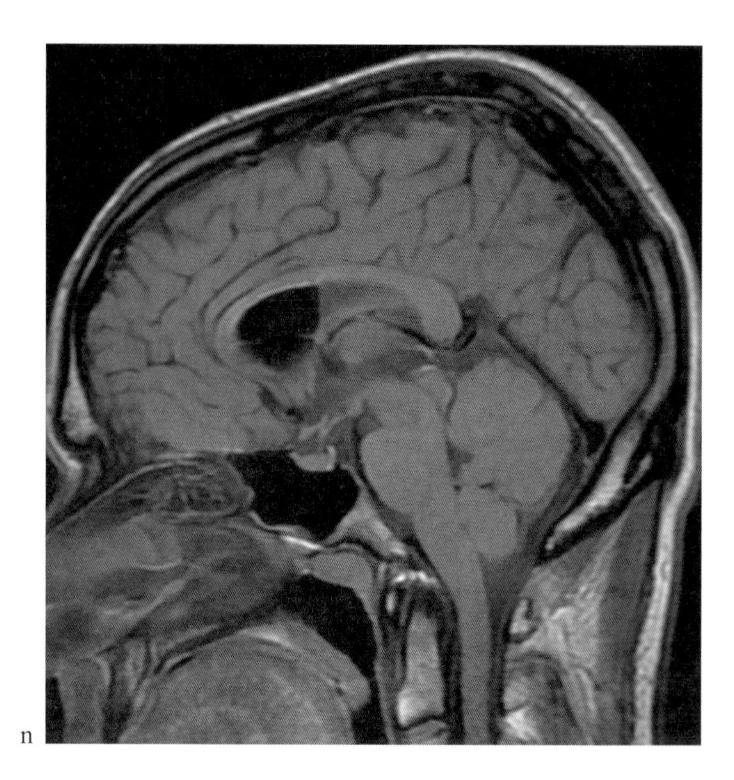
n

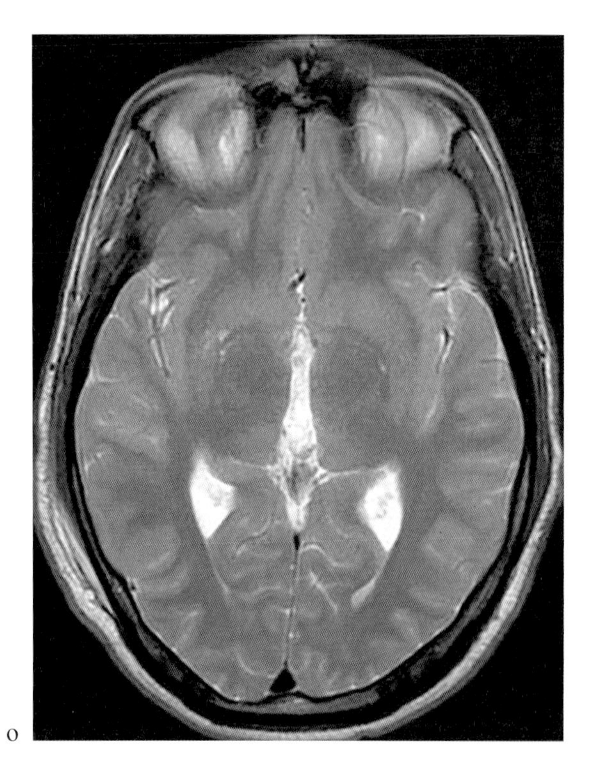
o

图 5.4 术后轴位（m）和矢状位（n）T1 加权，以及轴位 T2（o）加权磁共振提示海绵状血管瘤完全切除。

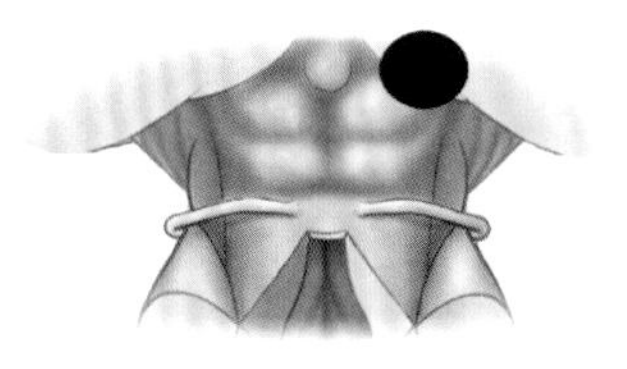

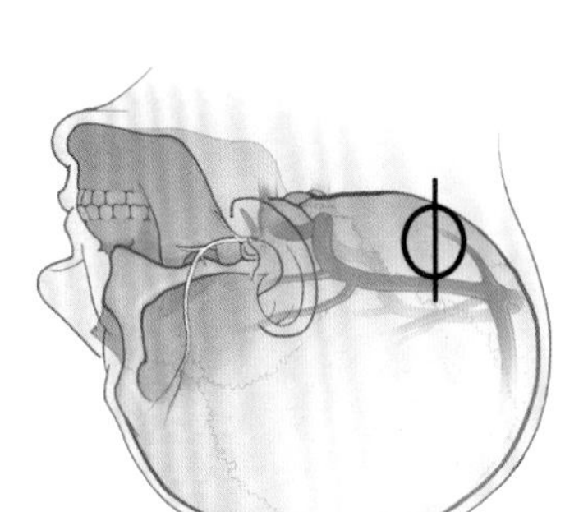

病例 5.5

- 诊断：右侧丘脑后部海绵状血管瘤（相关解剖：**9~12**，**14~16** 页）
- 术前检查：神经系统功能完整
- 入路：右外侧经小脑幕小脑上入路（相关入路：**247** 页）
- 体位：俯卧位
- 监测：体感诱发电位
- 预后：病变完全切除，患者无神经功能缺损

见视频 5.5

图 5.5 10 岁女孩，近期头痛及复视病史，有海绵状血管瘤家族史。

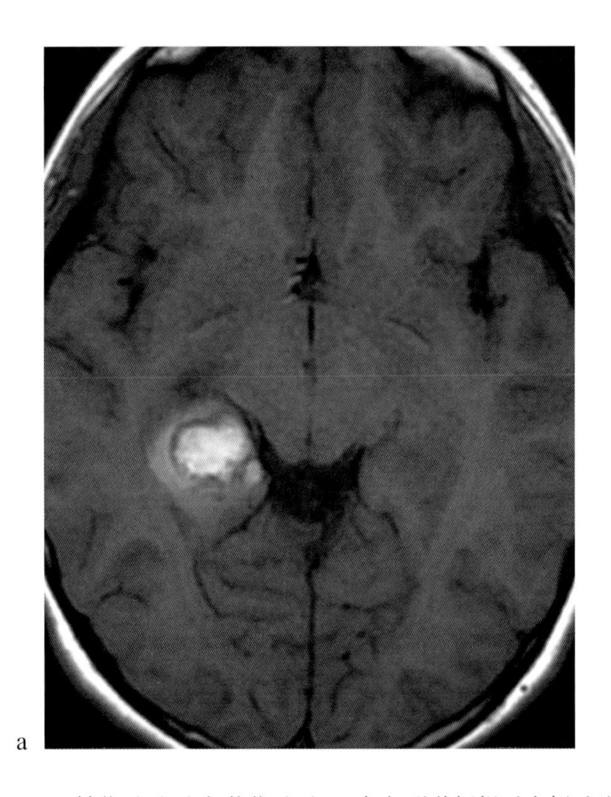

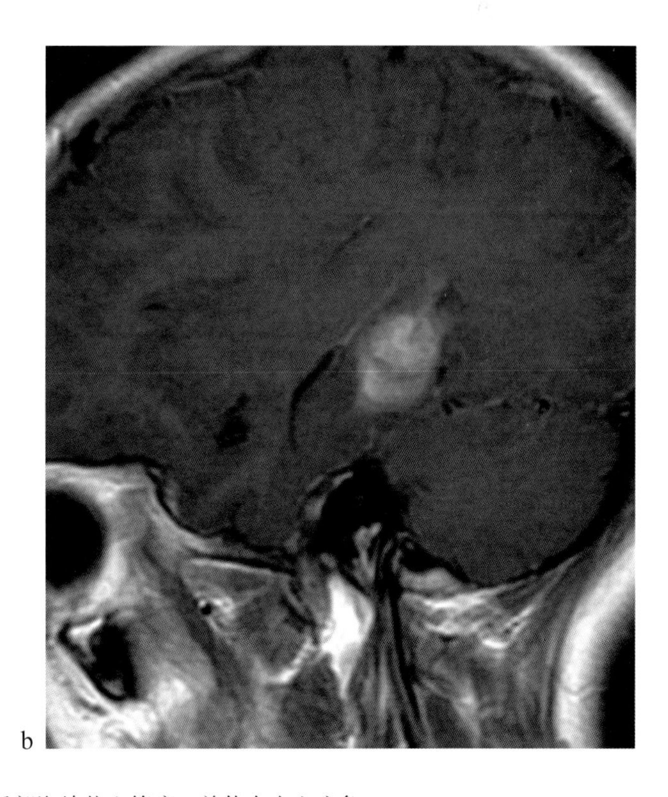

图 5.5 轴位（a）和矢状位（b）T1 加权磁共振提示右侧丘脑后部海绵状血管瘤，并伴有出血迹象。

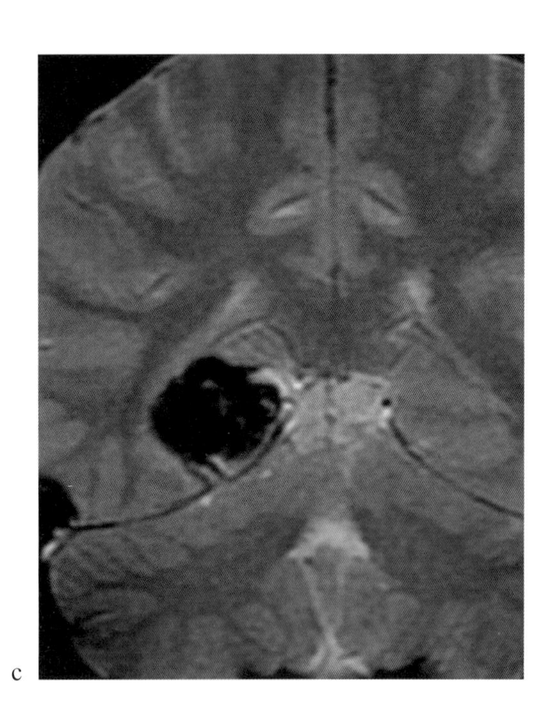

图 5.5 c. 冠状位梯度回波磁共振提示右侧丘脑后部海绵状血管瘤，并伴有出血迹象。

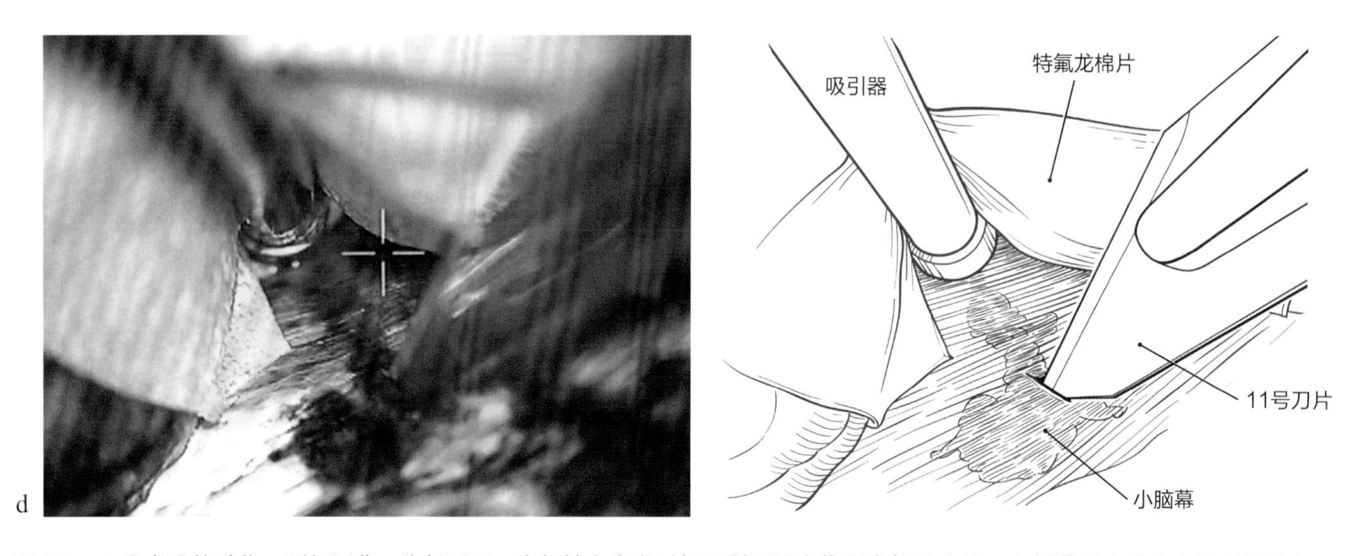
吸引器
特氟龙棉片
11号刀片
小脑幕

图 5.5 d. 患者取俯卧位，颈部屈曲，收紧下巴，头部转向病变对侧以利用重力作用牵拉开小脑。右侧幕下小脑上入路开颅最大利用小脑幕的角度以到达背侧丘脑及颞叶内侧。分离小脑与小脑幕之间的蛛网膜系带以扩大小脑上空间，电凝并切开小脑幕显示幕上空间。注意不可电凝以及切开整个小脑幕，仅在靠近病变部位切开部分，同时应注意避免损伤滑车神经，因其靠近小脑幕缘。

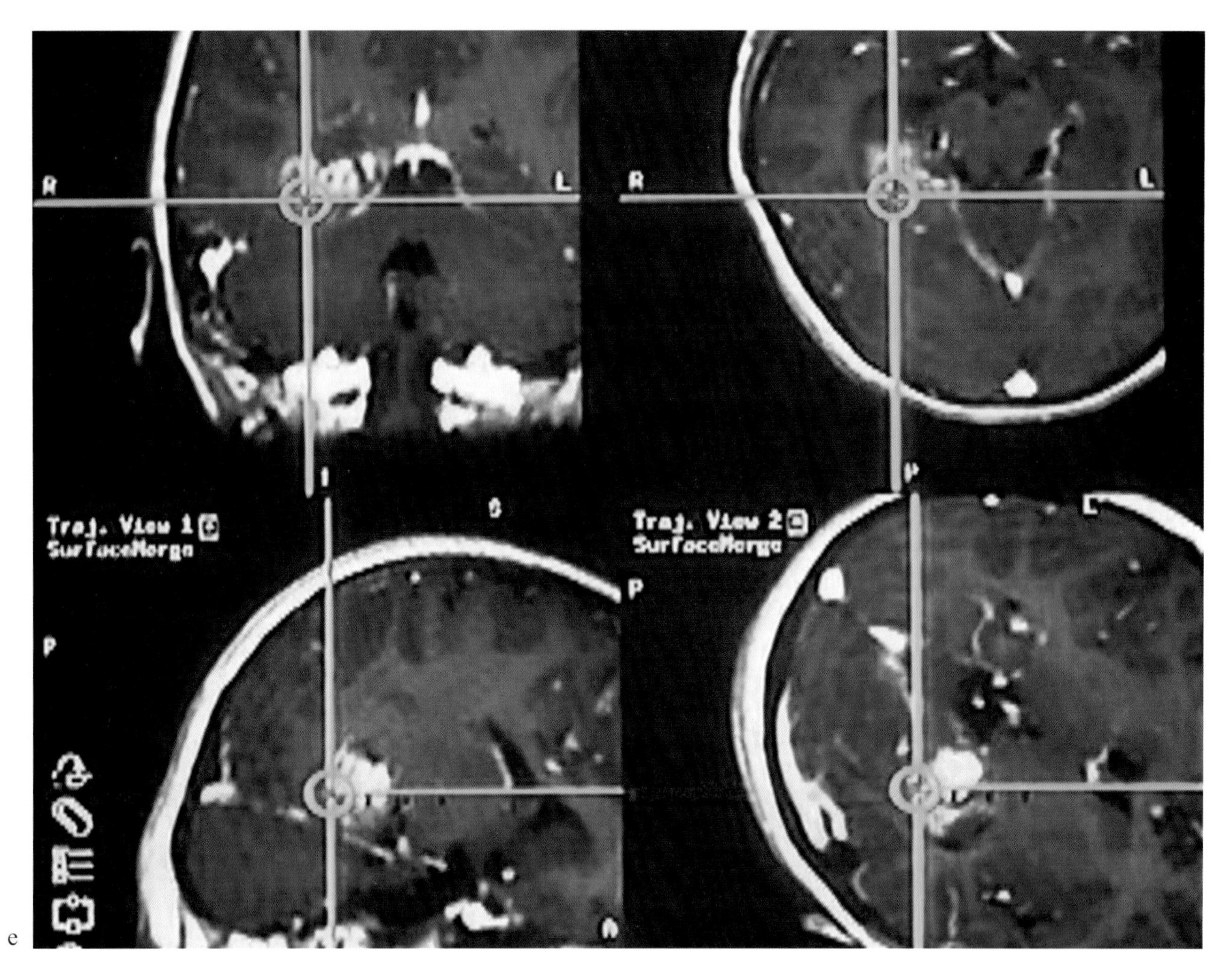
R
L
R
L
Traj. View 1
SurfaceMerge
Traj. View 2
SurfaceMerge
P
P
e

图 5.5 e. 神经导航对于制定开颅计划及切开小脑幕起到了极大的辅助作用。神经导航图像显示了切开小脑幕提供的扩大显露范围，并可有助于精确定位海绵状血管瘤的位置。

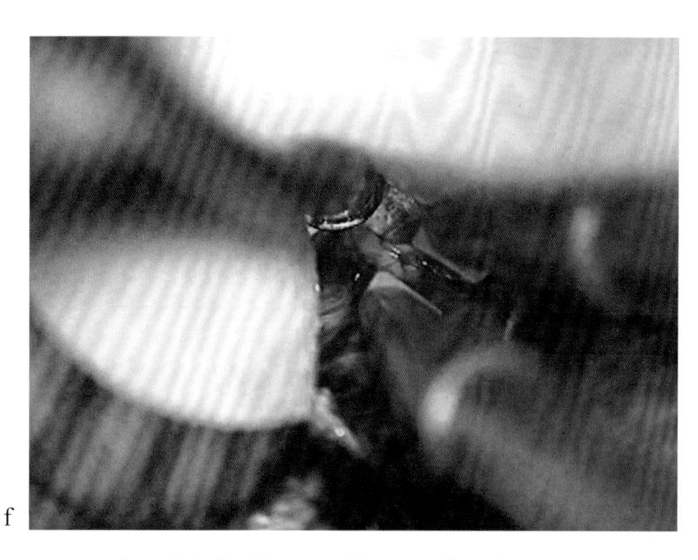

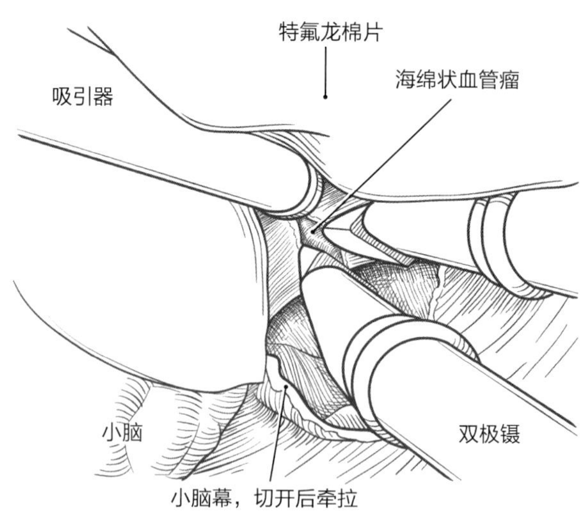
特氟龙棉片
吸引器
海绵状血管瘤
小脑
双极镊
小脑幕，切开后牵拉

图 5.5 f. 切开小脑幕增加了显露范围，在使用神经导航确定最佳进入点后切开皮质。

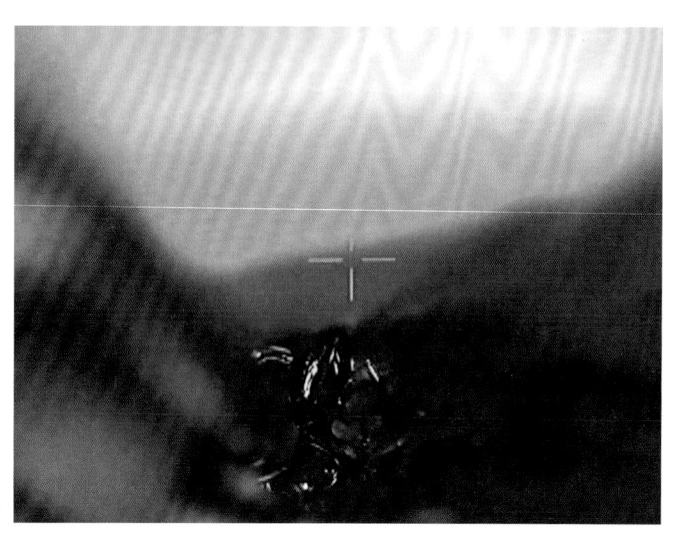

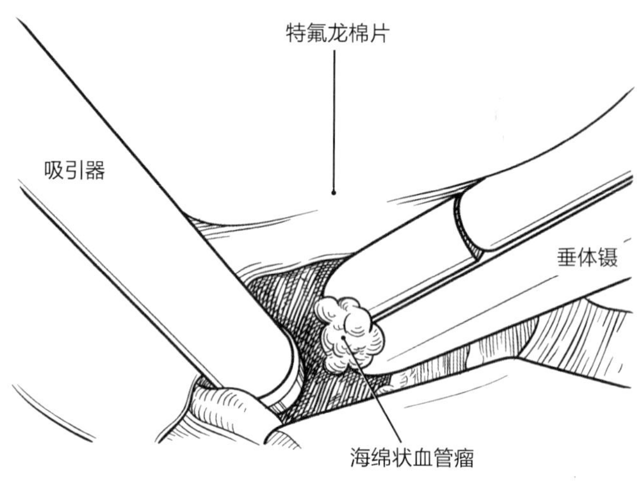
特氟龙棉片
吸引器
垂体镊
海绵状血管瘤

图 5.5 g. 进入海绵状血管瘤，并释放血肿，然后使用显微剥离子、有齿镊和垂体镊分离病变的边界。

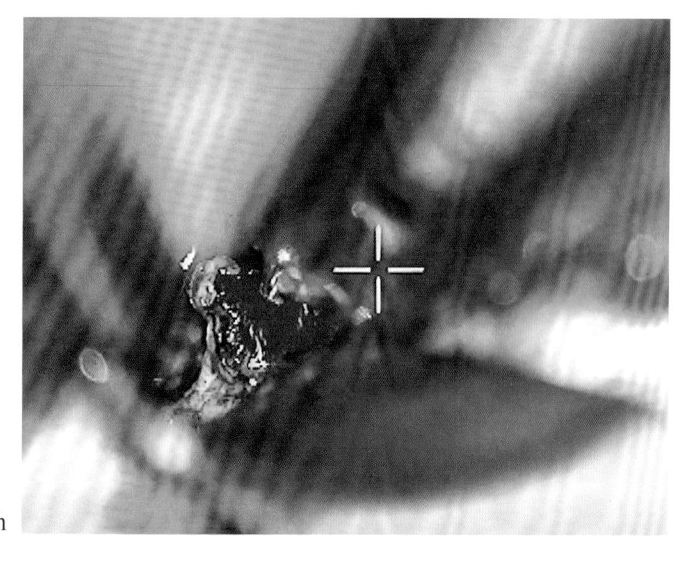

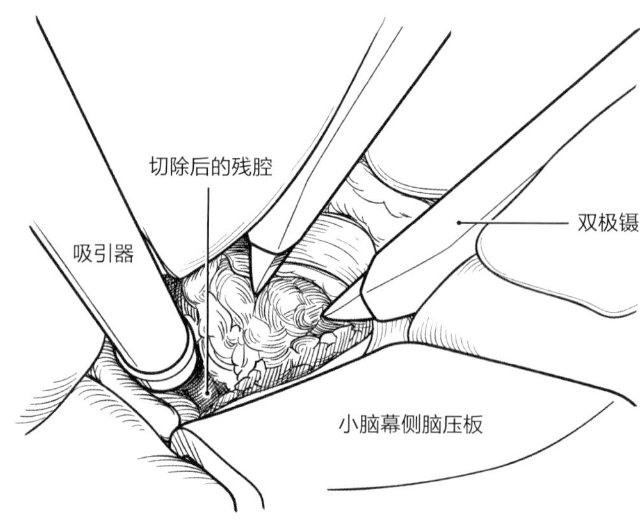
切除后的残腔
双极镊
吸引器
小脑幕侧脑压板

图 5.5 h. 检查瘤腔，并充分止血。

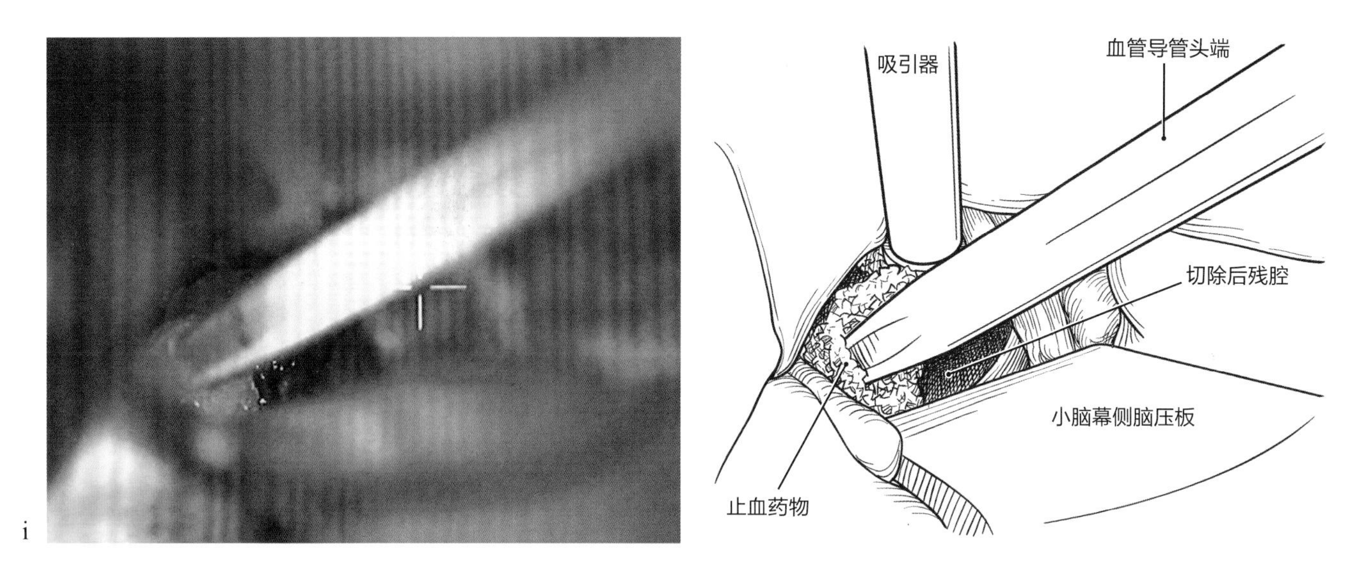
吸引器
血管导管头端
切除后残腔
小脑幕侧脑压板
止血药物
i

图 5.5 i. 在一些情况下，可以使用少量的止血药物置于瘤腔以阻止静脉出血，随后在关颅前冲洗掉这些药物。

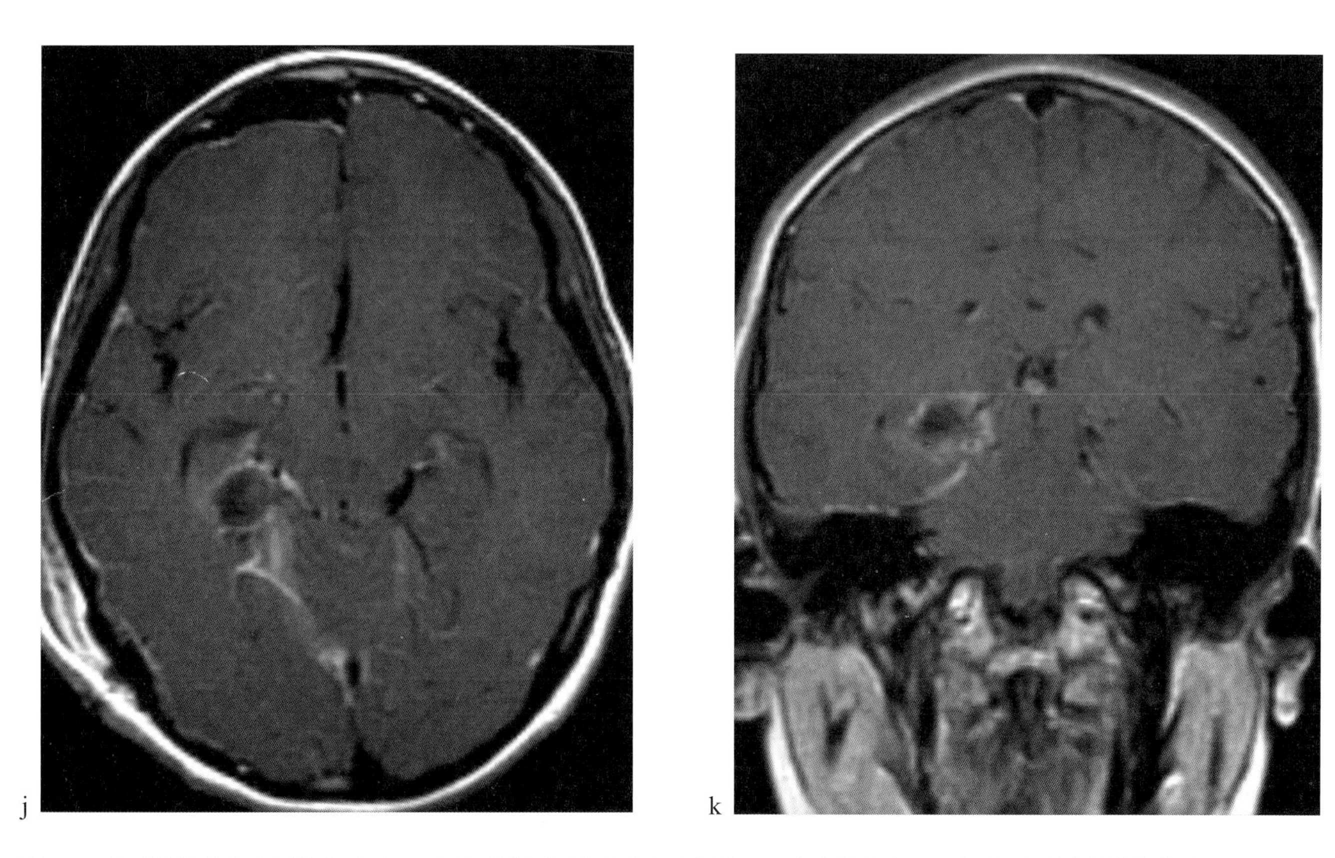
j
k

图 5.5 术后轴位（j）和冠状位（k）T1 加权磁共振证实病变完全切除，经小脑幕小脑上入路可以在最小限度损伤脑组织的情况下切除病变。

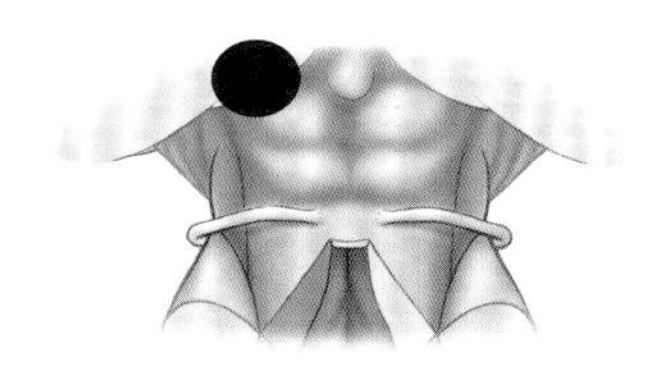

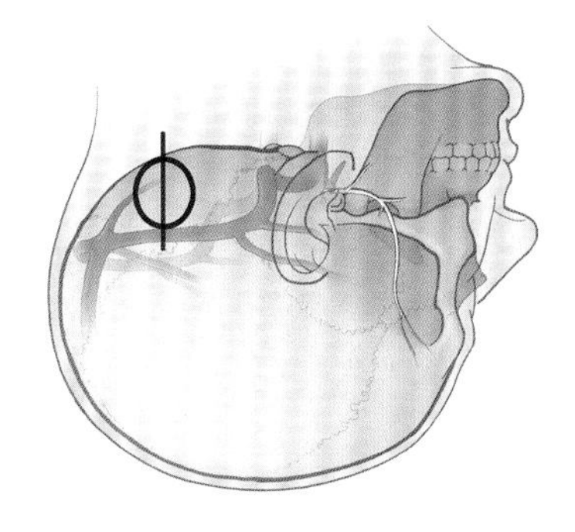

病例 5.6

· 诊断：丘脑海绵状血管瘤（相关解剖：**9~12，14~16** 页）
· 术前检查：左侧动眼神经麻痹，不能向上凝视，右侧手臂轻度乏力
· 入路：左外侧经小脑幕小脑上入路（相关入路：**247** 页）
· 体位：改良公园长椅体位
· 监测：体感诱发电位
· 预后：病变全切除，患者无新发神经功能缺损
见视频 5.6

图 5.6　15 岁女孩，既往接受过开颅手术及分流术，左侧动眼神经麻痹，不能向上凝视，右侧手臂轻度乏力。

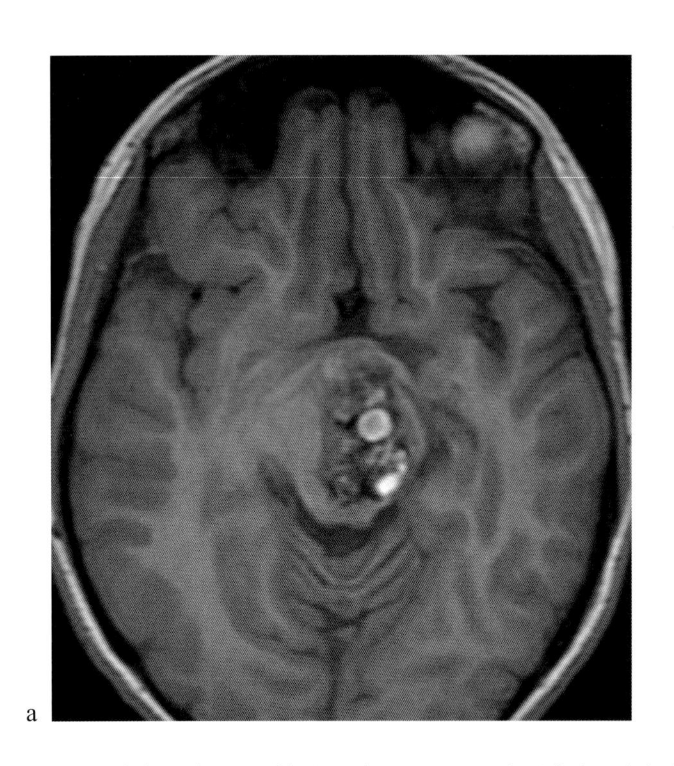
a

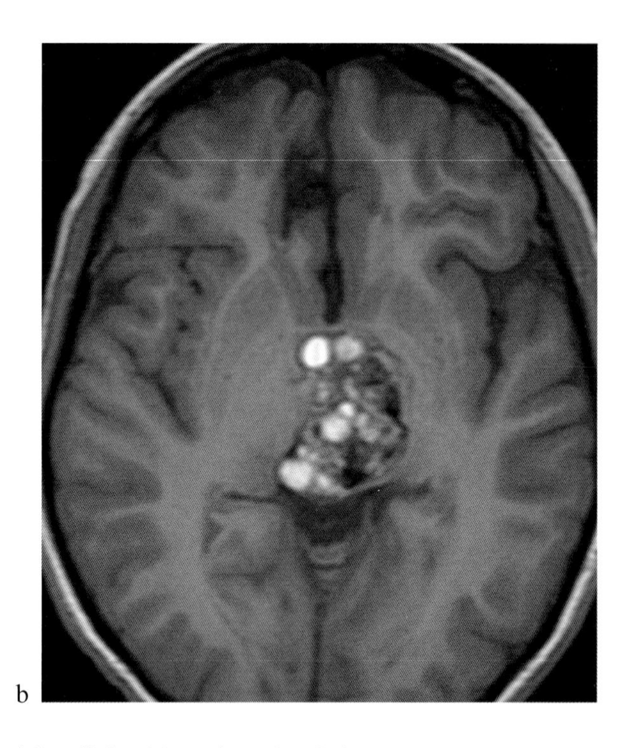
b

图 5.6　轴位 T1 加权磁共振的两个层面。a，b. 提示存在一个复杂的海绵状血管瘤，累及左侧丘脑及中脑。

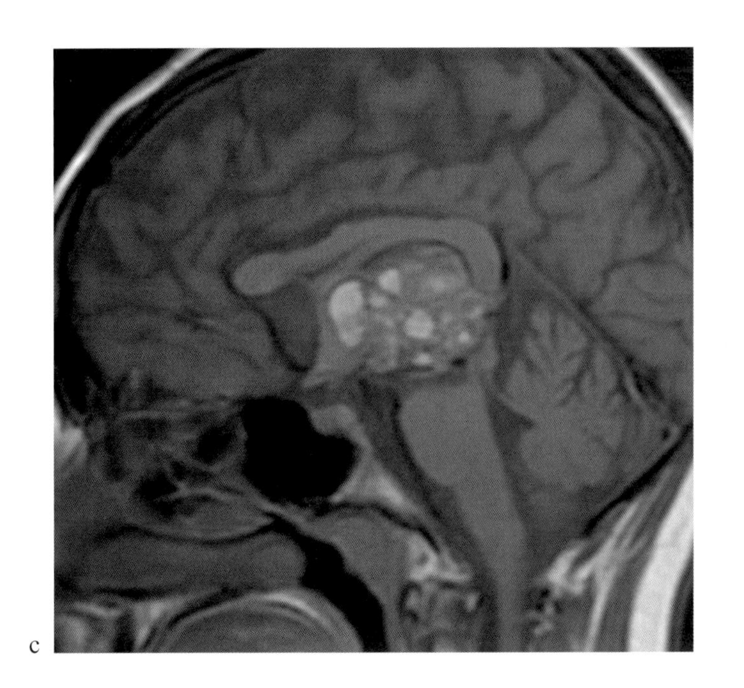

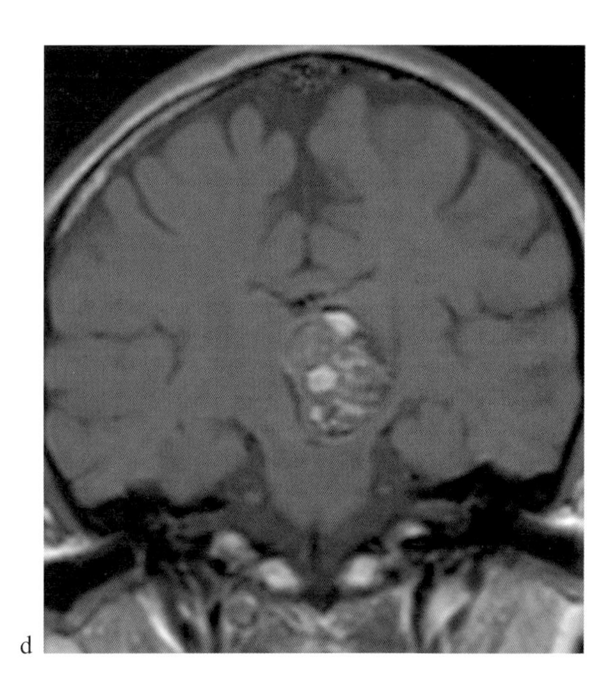

图 5.6 矢状位（c）和冠状位（d）T1 加权磁共振显示这个显著囊性化的病变的范围。

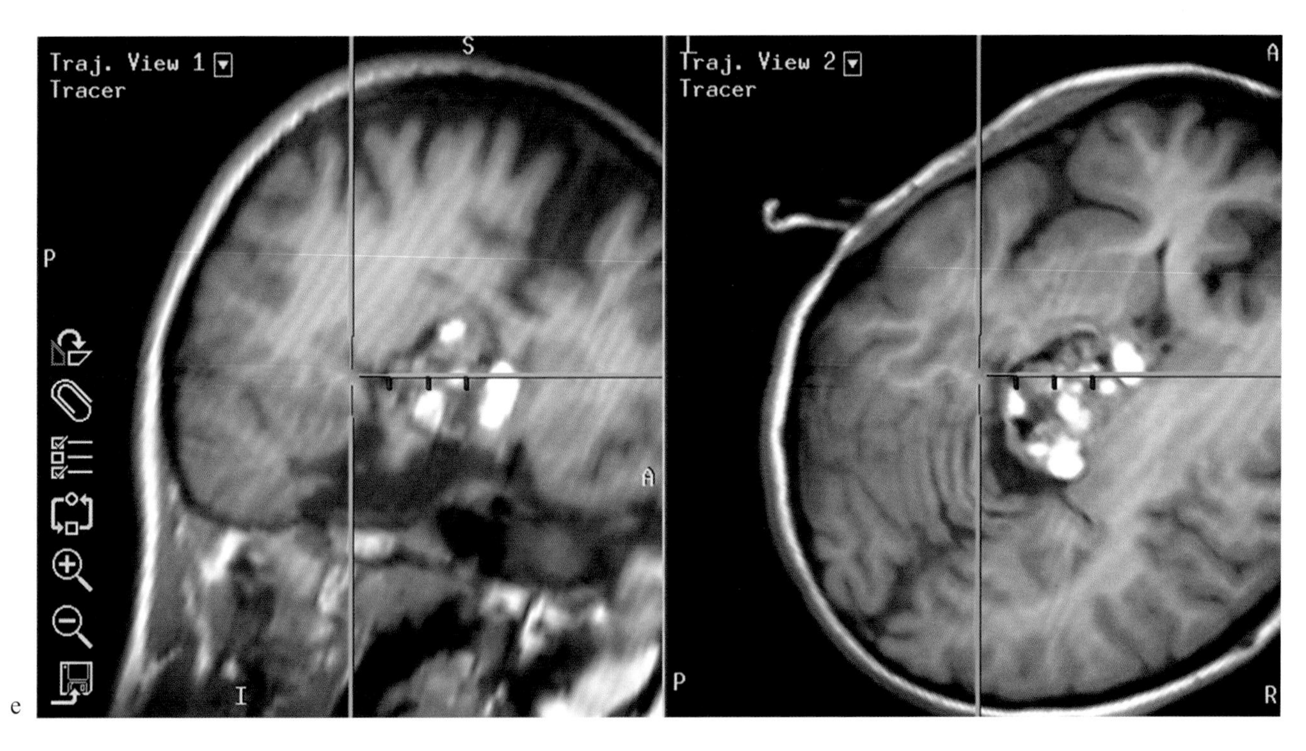
Traj. View 1
Tracer
S
P
A
I
Traj. View 2
Tracer
A
P
R

图 5.6 e. 术中神经导航图像显示了用于术中定位这个复杂的累及到中脑及丘脑的海绵状血管瘤的入路轨迹，采用改良公园长椅体位左外侧幕下小脑上入路到达该病变。该种入路更便于到达脑干，同时最小化对正常组织的损伤并且使得术者处于海绵状血管瘤的长轴，中脑的背外侧面可以利用中脑外侧沟的安全进入区到达；或者对于邻近软脑膜的病变，可以直接通过病变进入到达。切开小脑幕可以提供更多空间以增强显露，有助于切除丘脑部分的病变。

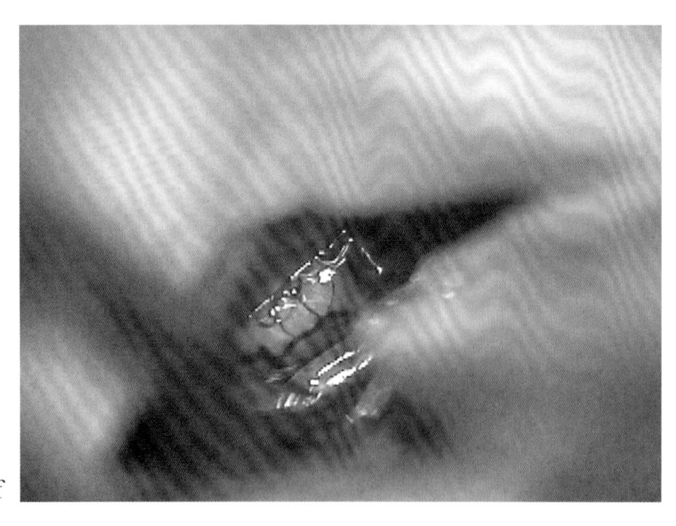
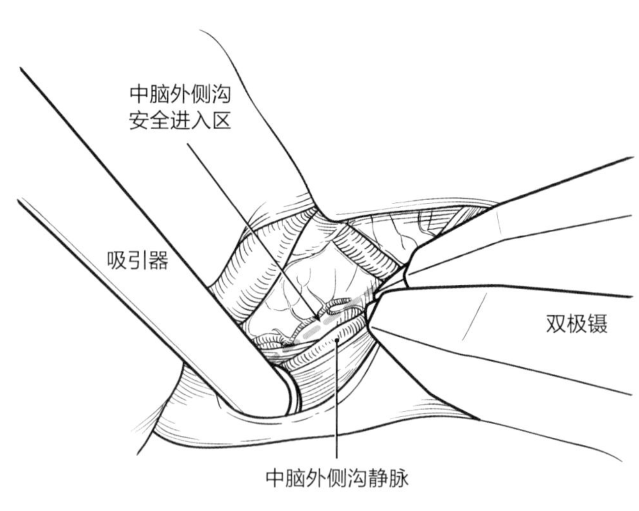
中脑外侧沟
安全进入区
吸引器
双极镊
中脑外侧沟静脉

f

图 5.6 f. 利用中脑外侧沟安全进入区（虚线所示）到达病变，通常可以通过脑干表面的颜色变化来识别海绵状血管瘤，当没有明显颜色改变时，可以利用神经导航图像来计划最佳进入点并最小限度地损伤重要传导通路。

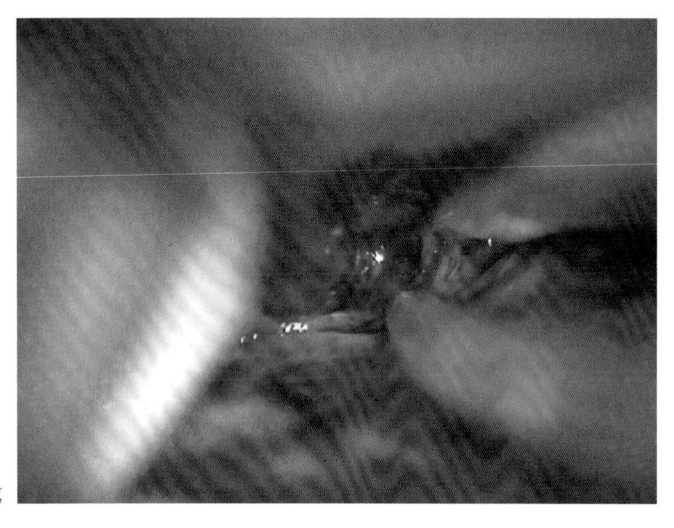
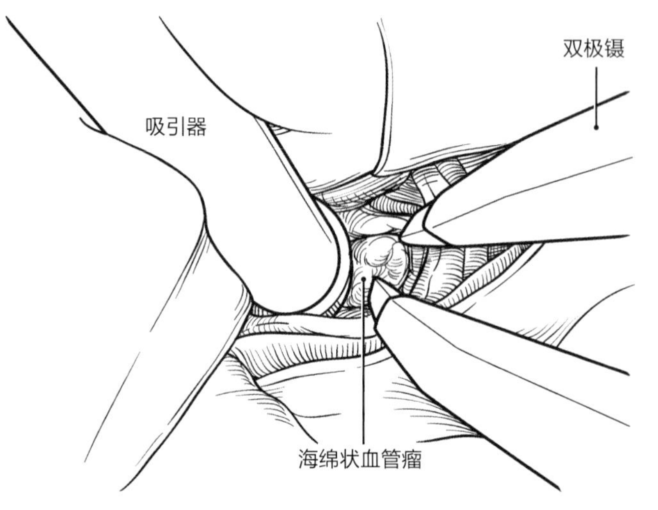
双极镊
吸引器
海绵状血管瘤

g

图 5.6 g. 从邻近的脑干上剥离海绵状血管瘤，尽量少使用电凝以免对重要传导束造成热损伤。

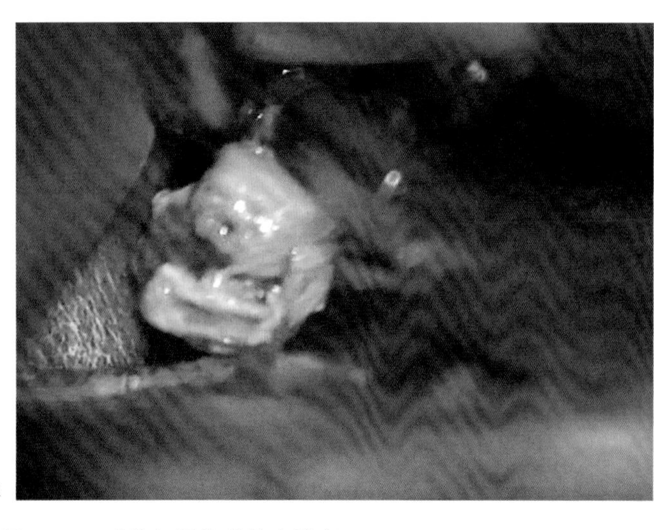
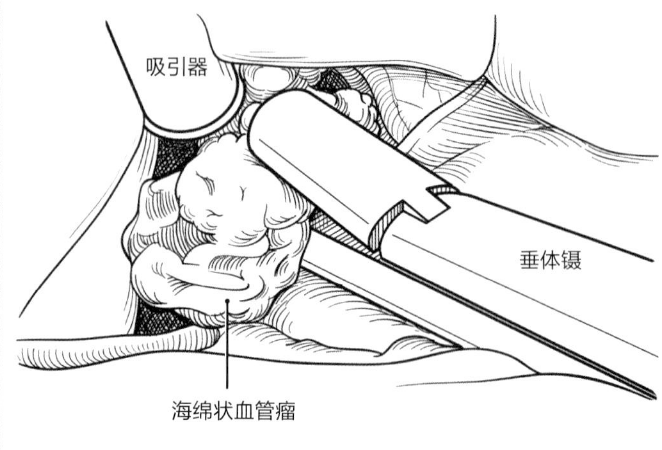
吸引器
垂体镊
海绵状血管瘤

h

图 5.6 h. 分块切除海绵状血管瘤。

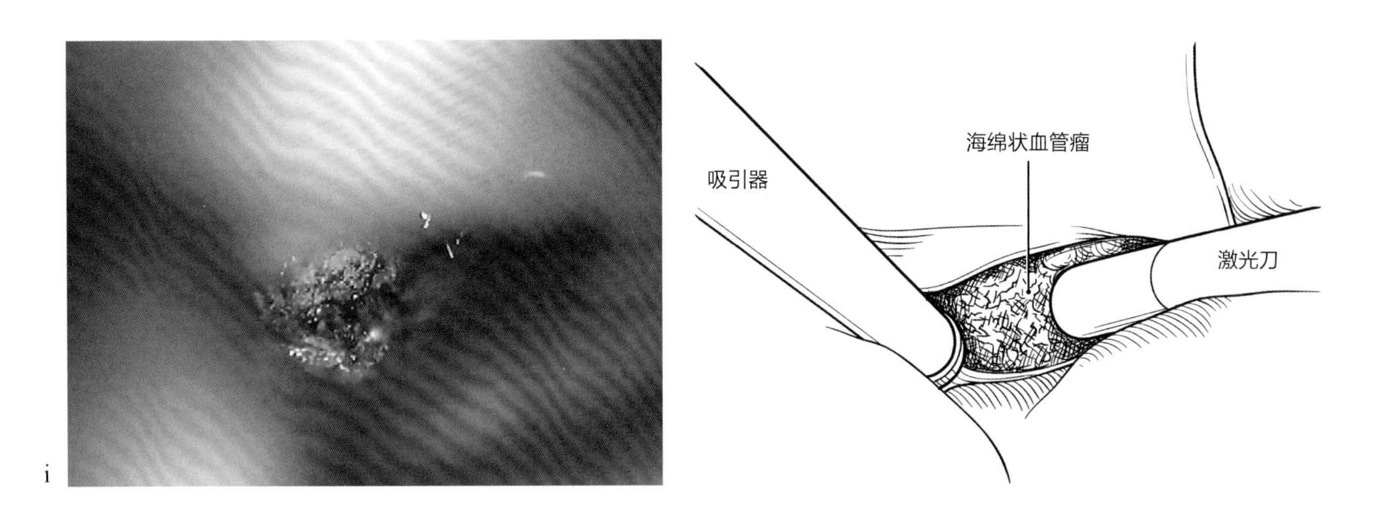
海绵状血管瘤
吸引器
激光刀
i

图 5.6　i. 对于该病例，海绵状血管瘤因为太大而不能通过小的开口而切除，在分块切除前需要利用 CO_2 激光来阻断血流，激光并不作为常规使用的手段。

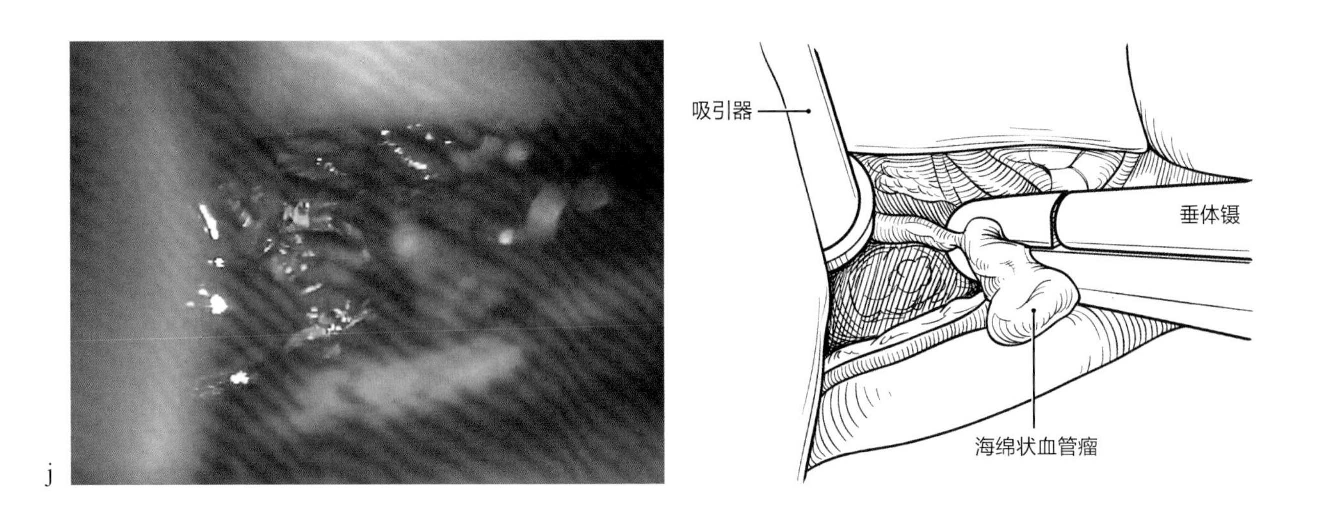
吸引器
垂体镊
海绵状血管瘤
j

图 5.6　j. 将残余的海绵状血管瘤从附着的脑干上剥离并切除。

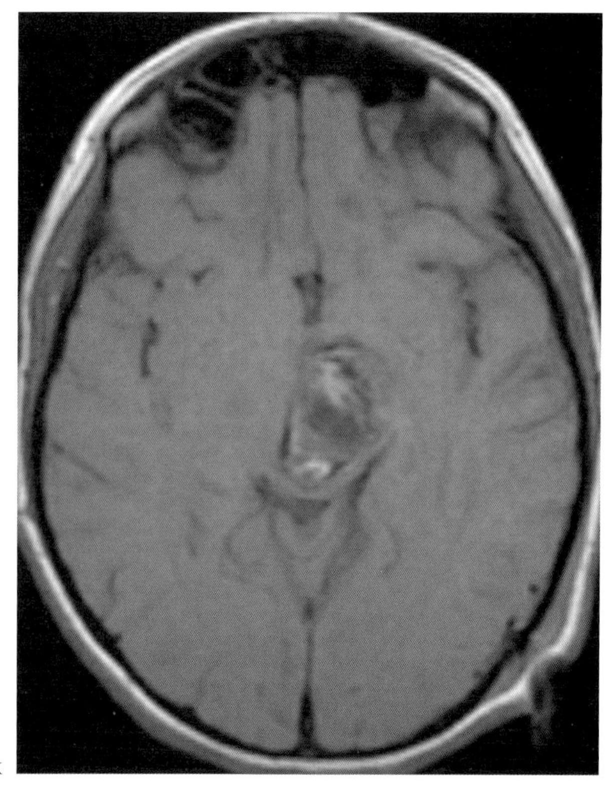

k

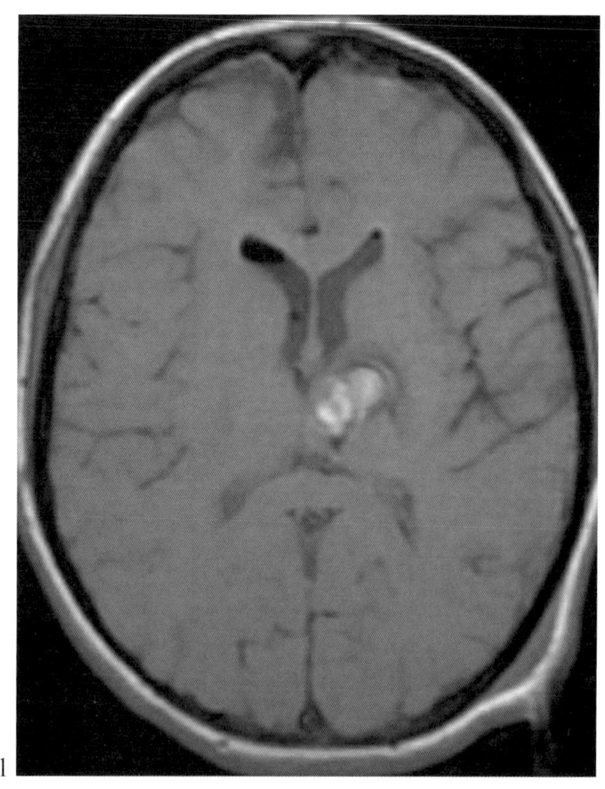

l

图 5.6 两个层面的轴位 T1 加权磁共振（k，l）证实累及中脑部分的海绵状血管瘤已经被切除，按照预期，残余部分位于丘脑。由于切除大的海绵状血管瘤（i 图中所示）后腔隙塌陷，因此阻挡了显示累及丘脑部分的海绵状血管瘤（邻近室间孔）的视野。较大的残留部分瘤体需要行二次手术。

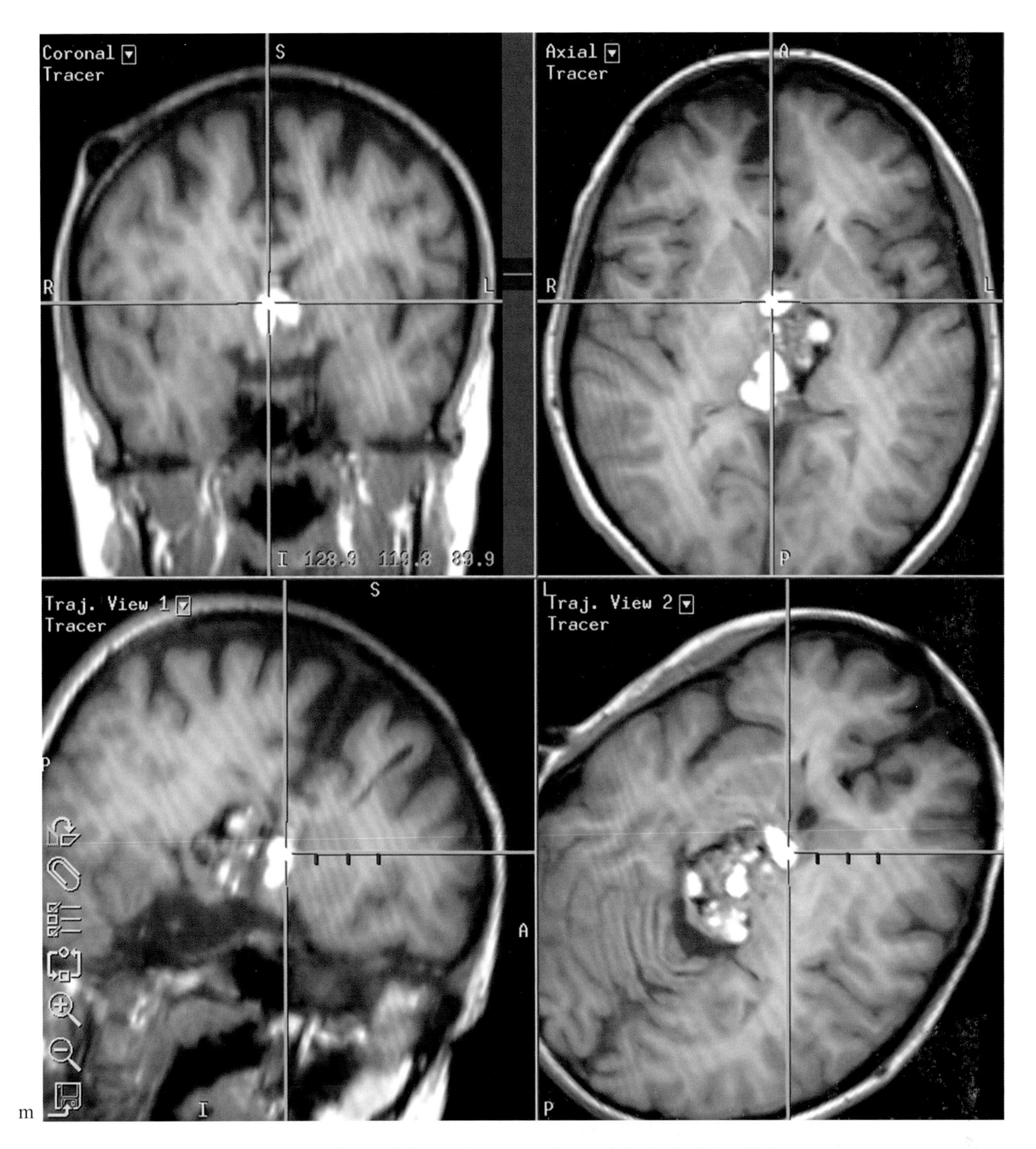
Coronal
Tracer
S
R
L
Axial
Tracer
A
R
L
P
Traj. View 1
Tracer
S
A
I
Traj. View 2
Tracer
P

m

图 5.6 m. 利用神经导航显示的轨迹切开病变部分的小脑幕后，切除位于丘脑的残留海绵状血管瘤。

n

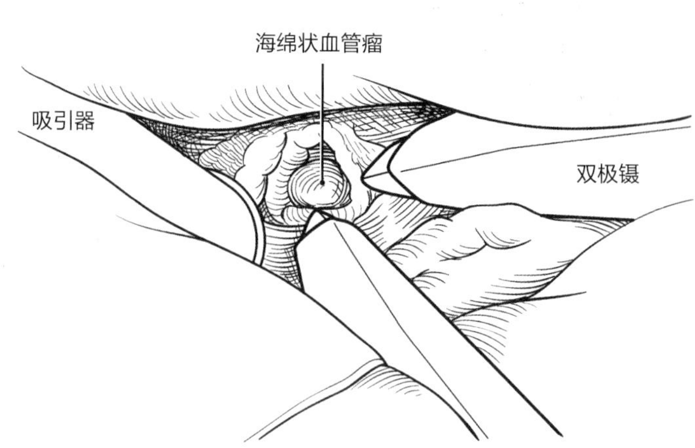
海绵状血管瘤
吸引器
双极镊

图 5.6 n. 患者取改良公园长椅体位，该入路利用之前的手术通道，利用之前切开的小脑幕扩大显露以暴露丘脑部残留的海绵状血管瘤。

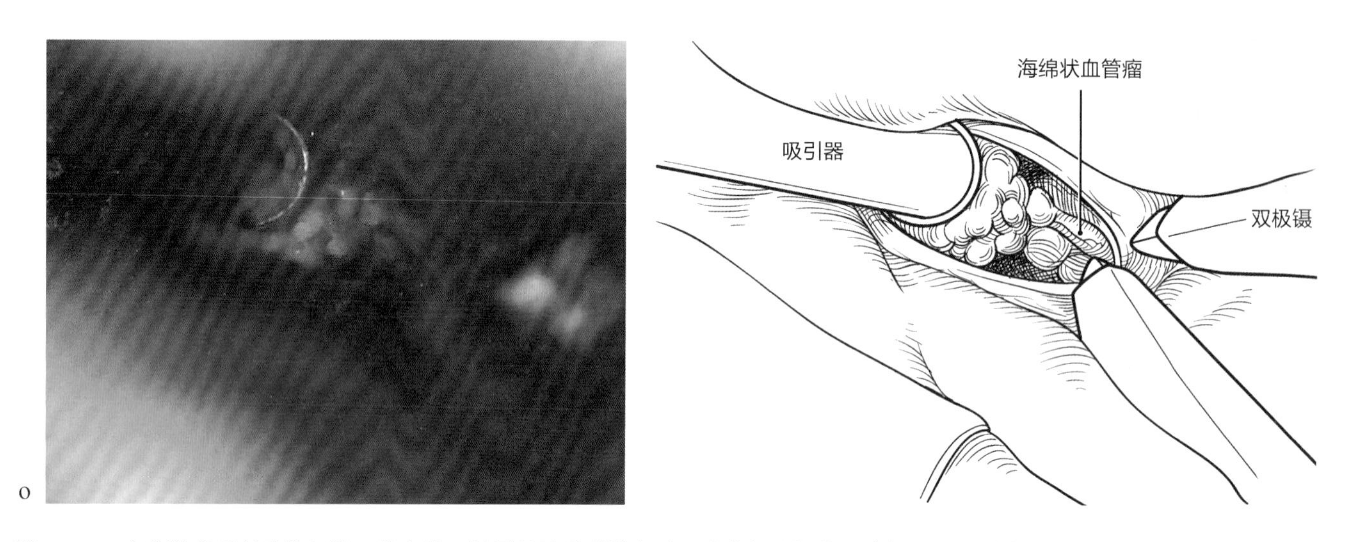
o
海绵状血管瘤
吸引器
双极镊

图 5.6 o. 病变游离后行分块切除，发光的双极镊以及吸引器有助于改善如此深的入路视野下的手术。

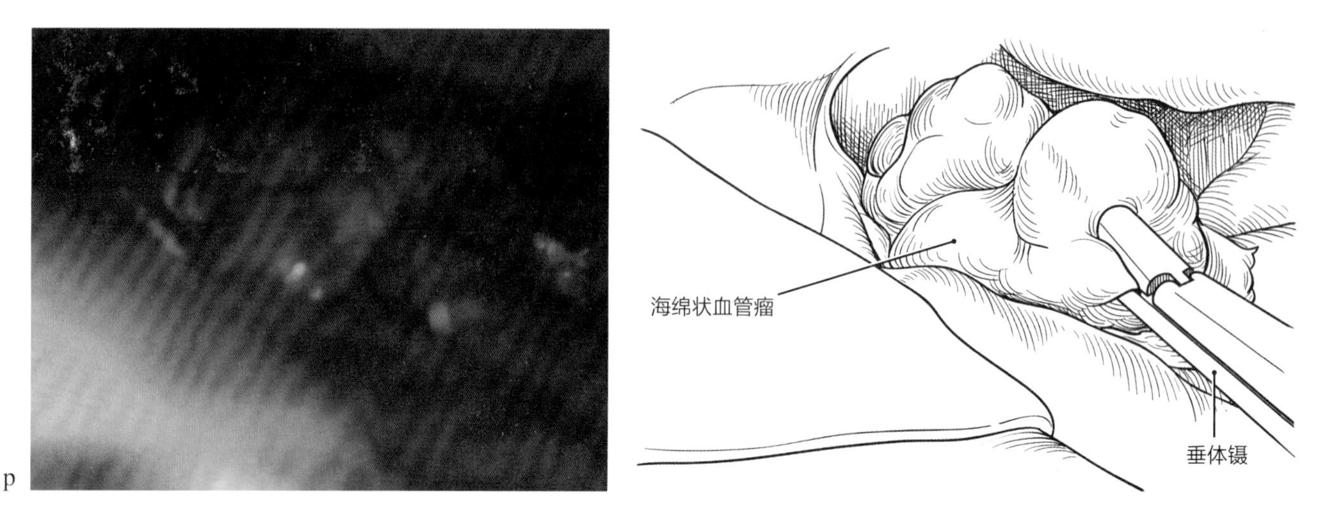
p
海绵状血管瘤
垂体镊

图 5.6 p. 完全游离后，使用有齿镊或垂体镊来取出海绵状血管瘤，注意保护病变周围异常发育的静脉血管。

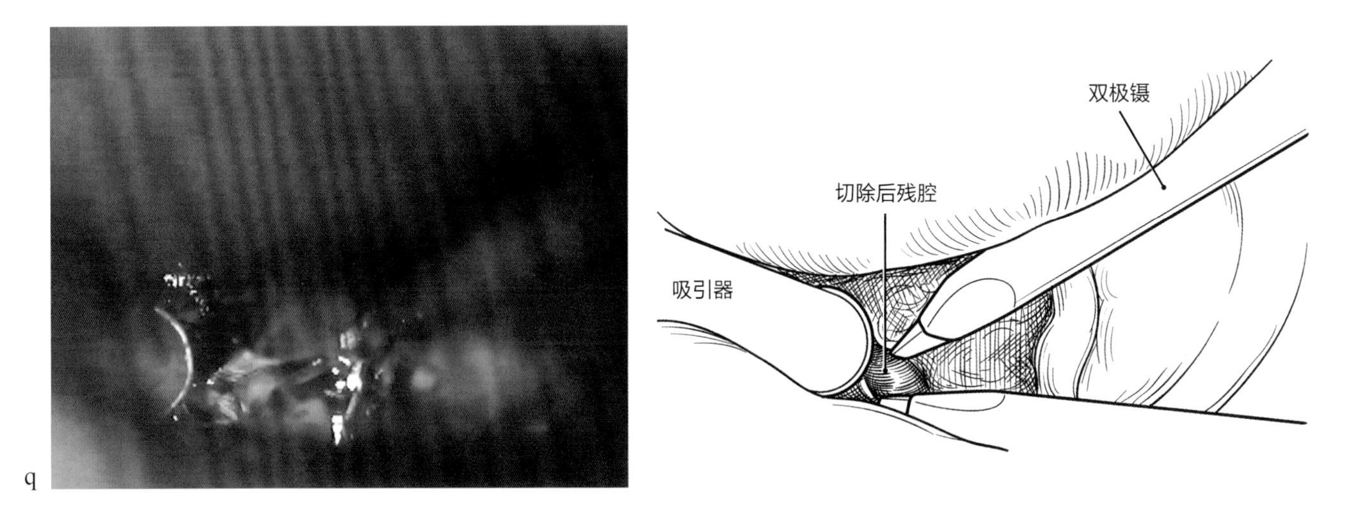
q
双极镊
切除后残腔
吸引器

图 5.6 q. 检查切除后的腔隙，利用低功率双极电凝仔细地进行止血。

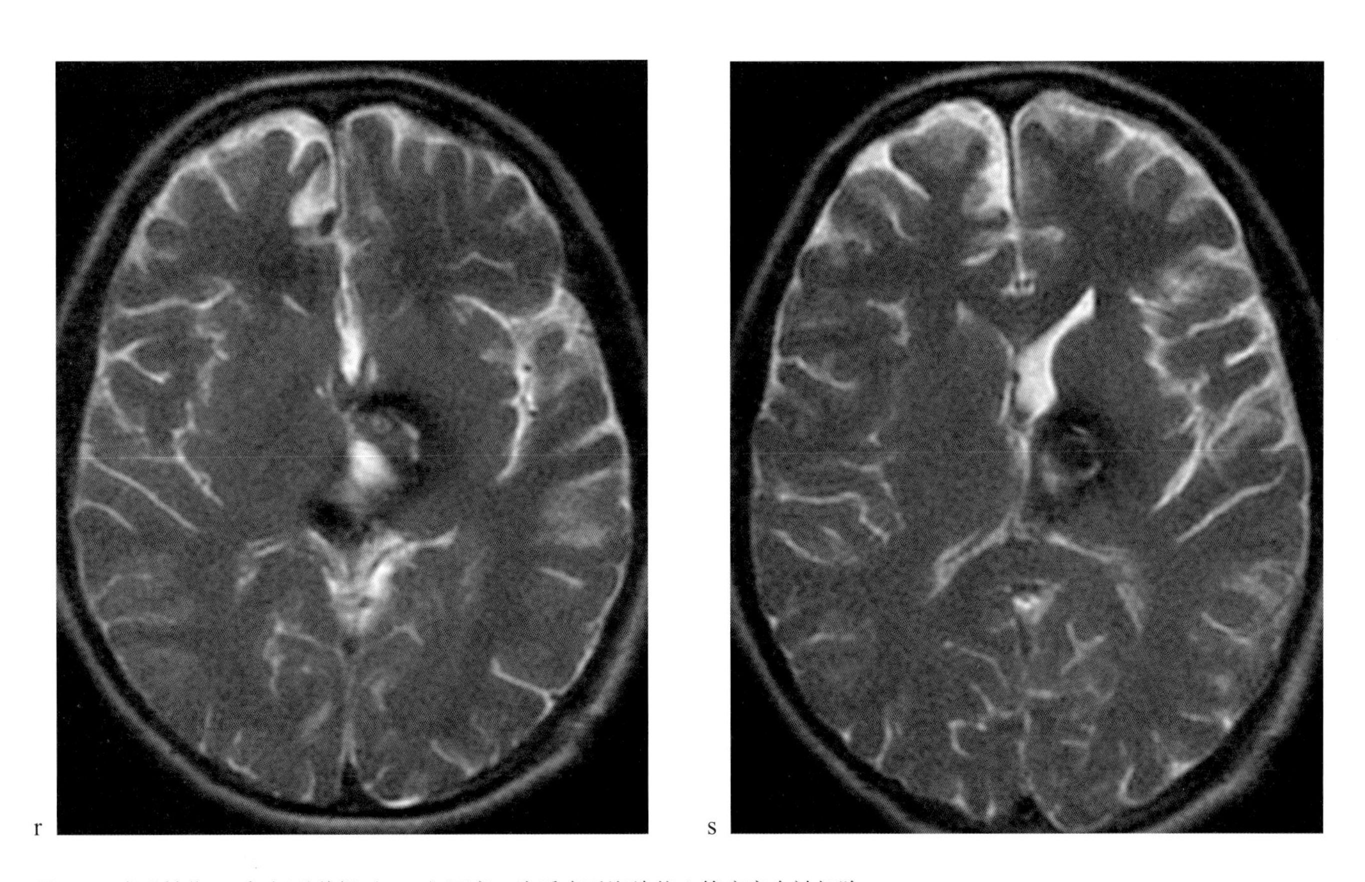
r
s

图 5.6 术后轴位 T2 加权磁共振（r，s）证实二次手术后海绵状血管瘤完全被切除。

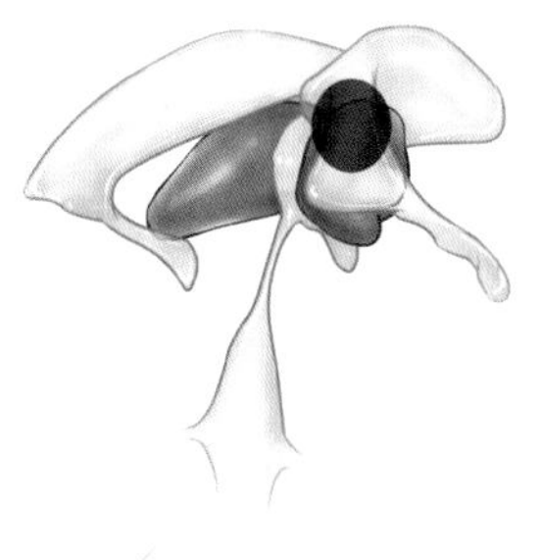

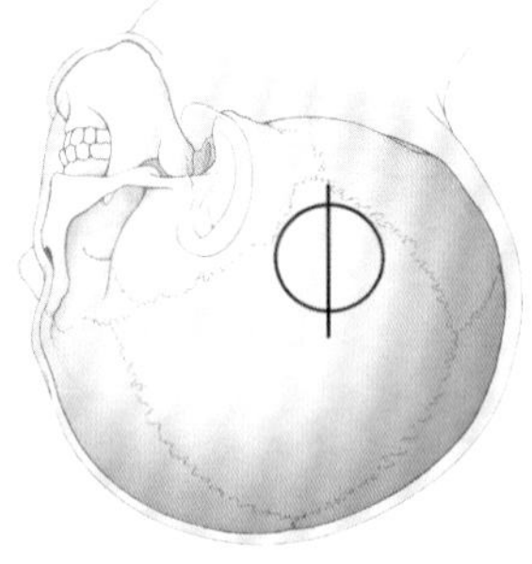

病例 5.7

- 诊断：丘脑后部海绵状血管瘤（相关解剖：**9~12**，**14~16** 页）
- 术前检查：左上肢及左下肢肌力 4^-/5 级
- 入路：右侧顶枕叶经皮质经脑室入路（相关入路：**185** 页）
- 体位：仰卧位
- 监测：体感诱发电位
- 预后：病变全切除，无新发神经功能缺损

见视频 5.7

图 5.7　25 岁女性患者，突发左侧肢体乏力。

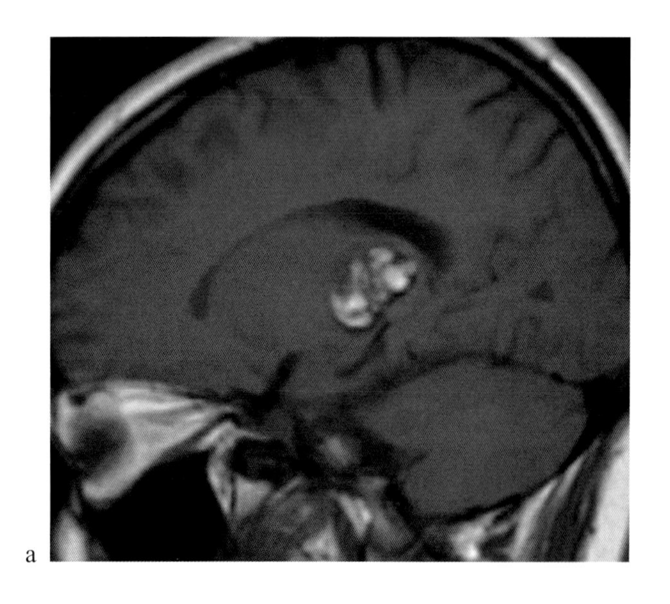

a

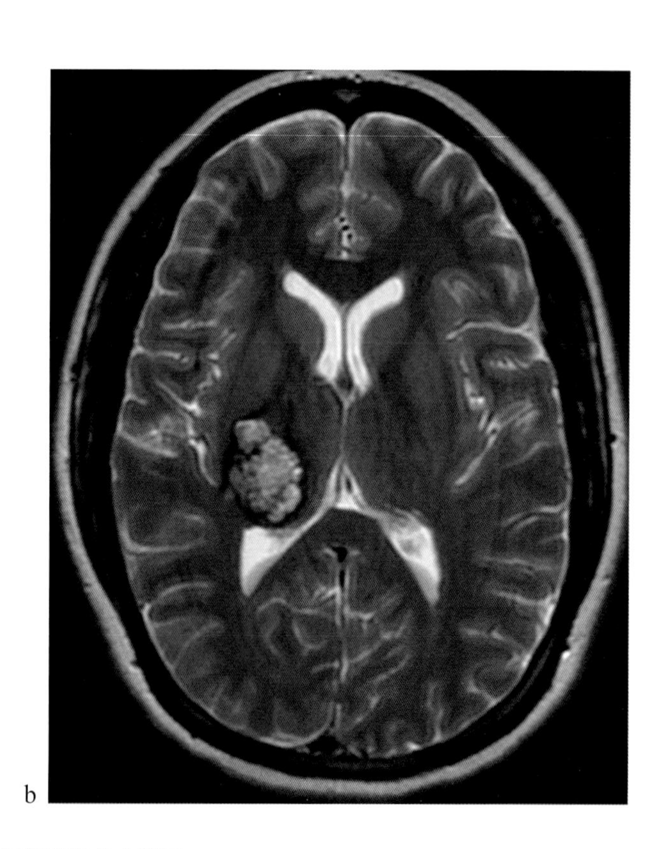

b

图 5.7　矢状位 T1 加权（a）和轴位 T2 加权（b）磁共振提示丘脑后部海绵状血管瘤。

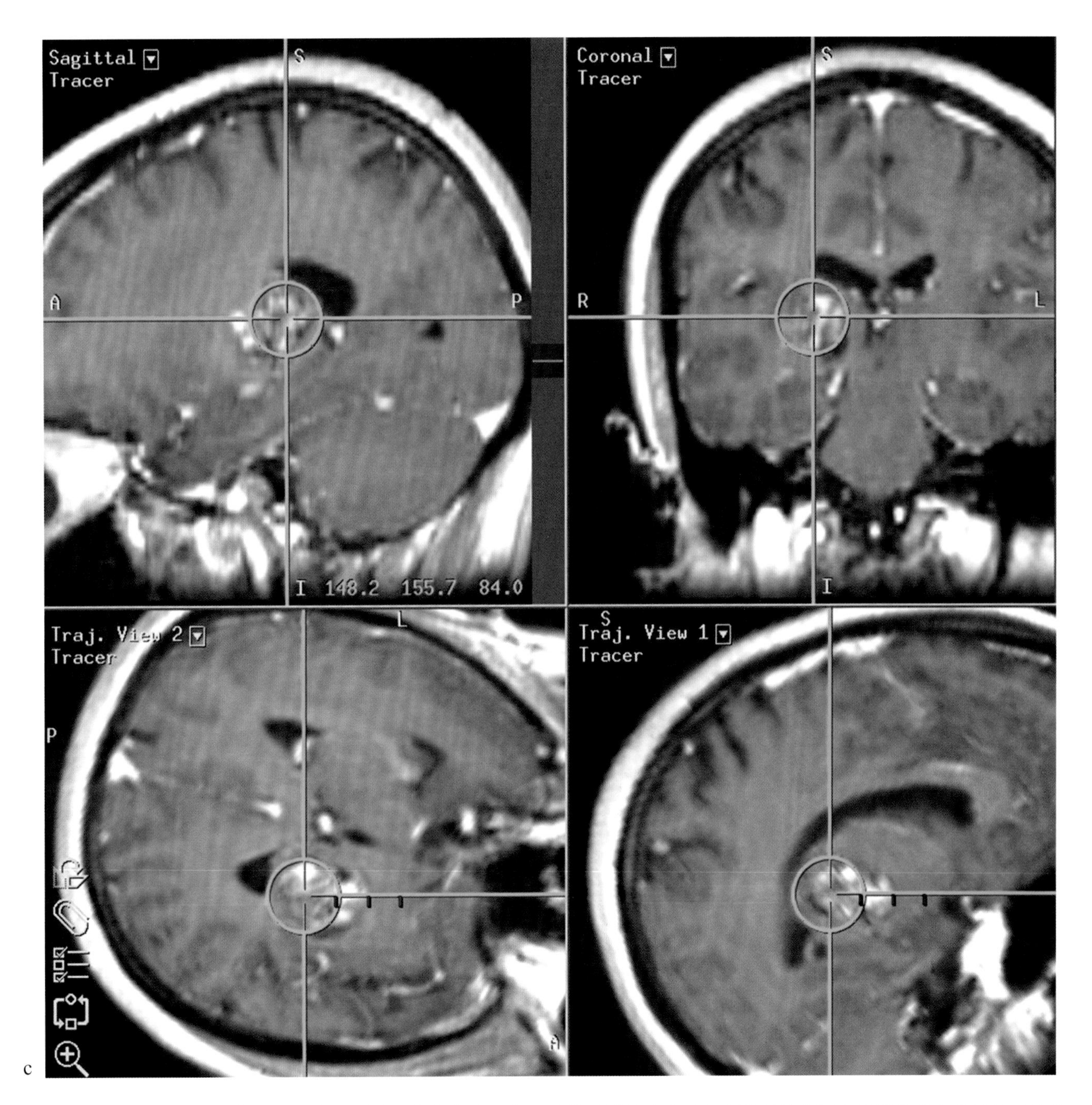
Sagittal
Tracer
S
A
P
I 148.2 155.7 84.0
Coronal
Tracer
S
R
L
I
Traj. View 2
Tracer
L
P
A
S
Traj. View 1
Tracer
c

图 5.7 c. 术中神经导航图像显示经皮质到达病变的轨迹，位于丘脑后部的病变可以采用顶枕部经皮质经脑室入路通过丘脑枕到达。患者取仰卧位，用大的肩垫放于同侧肩部下方，头偏向对侧，收下巴，头轻微屈向地面方向以更好地利用重力牵拉。

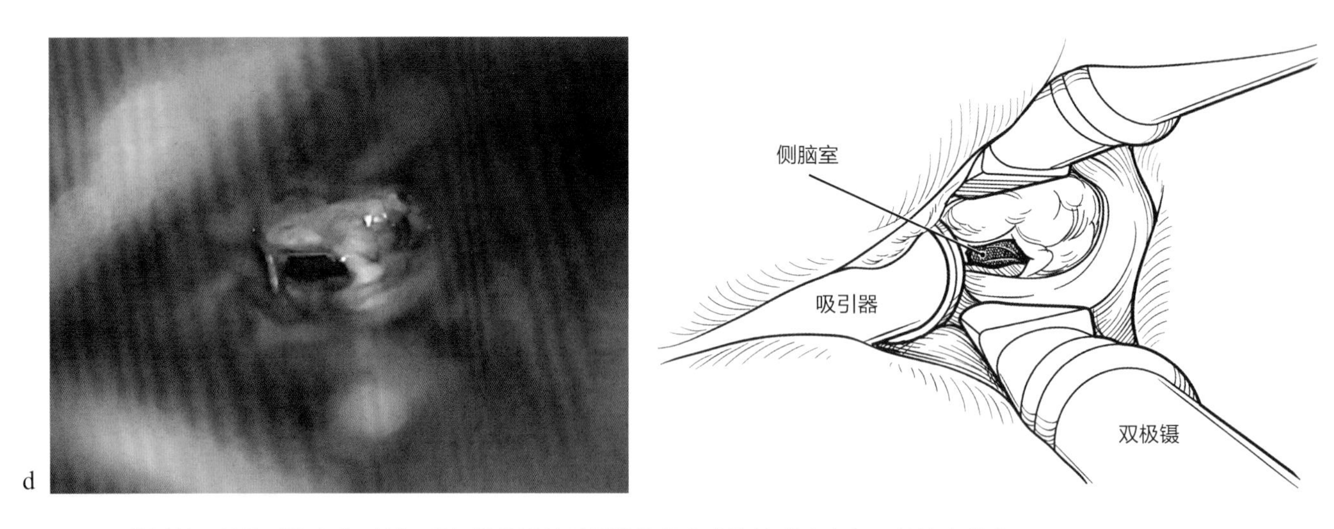
d
侧脑室
吸引器
双极镊

图 5.7 d. 使用神经导航系统定位开颅以避免损伤视放射纤维并使术者能够到达脑室，释放脑脊液。

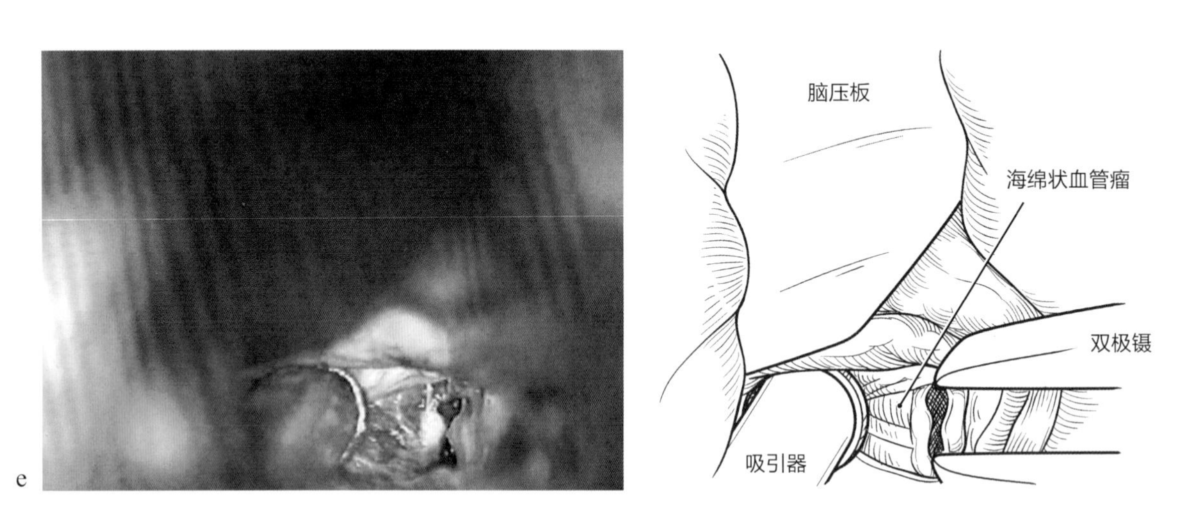
e
脑压板
海绵状血管瘤
双极镊
吸引器

图 5.7 e. 利用丘脑枕到达海绵状血管瘤，丘脑枕是可以进行操作的，并可通过经皮质的顶枕部入路安全进入丘脑。虽然不是必要的，但是利用微创通道或者脑压板能够提供脑室及其后方更好的视野。

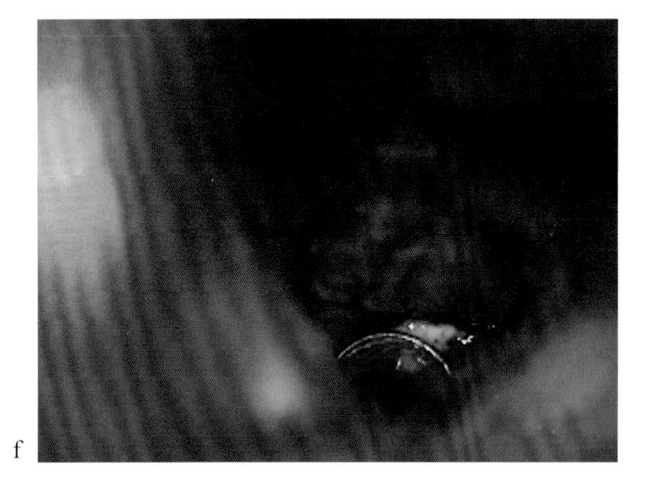
f

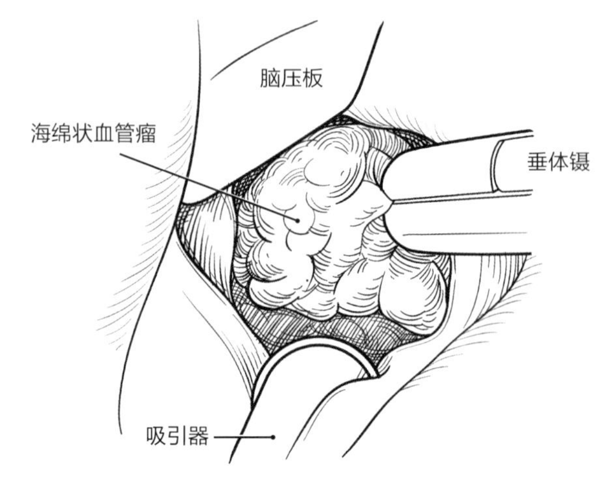
脑压板
海绵状血管瘤
垂体镊
吸引器

图 5.7 f. 从附着的组织剥离后，分块切除海绵状血管瘤。

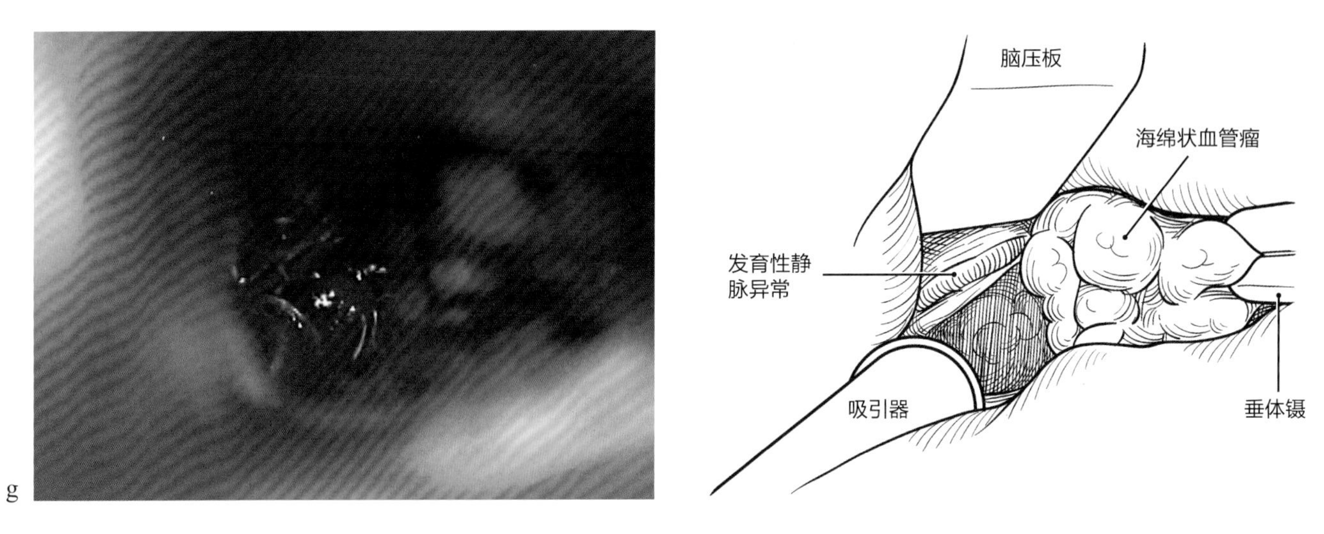
g
脑压板
海绵状血管瘤
发育性静
脉异常
吸引器
垂体镊

图 5.7 g. 海绵状血管瘤通常合并异常发育的静脉血管，应注意保留异常发育的静脉血管从而避免造成静脉梗塞。该病例可以在瘤腔深部发现异常发育的静脉血管。

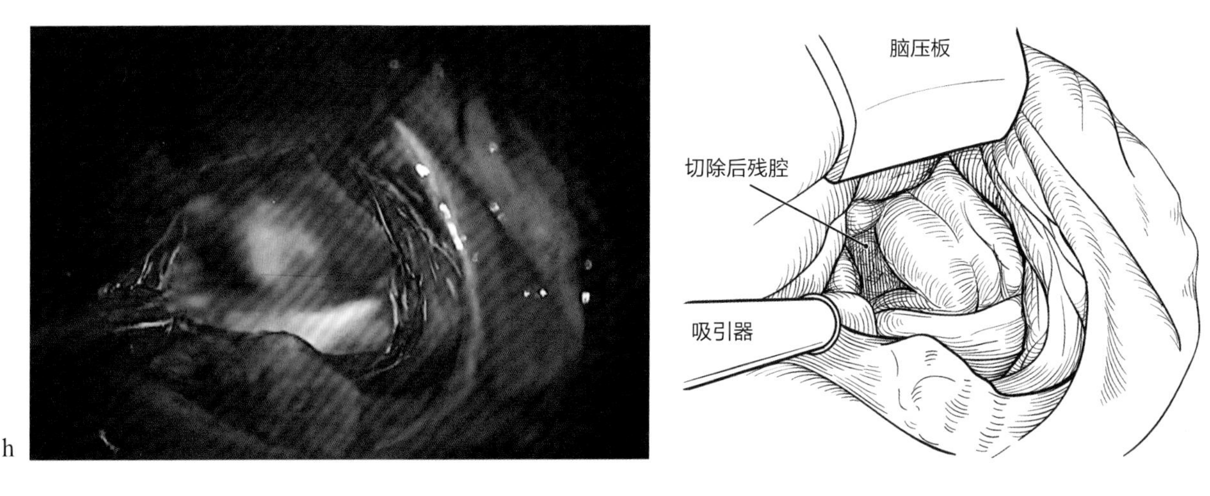
h
脑压板
切除后残腔
吸引器

图 5.7 h. 最后检查瘤腔并止血。

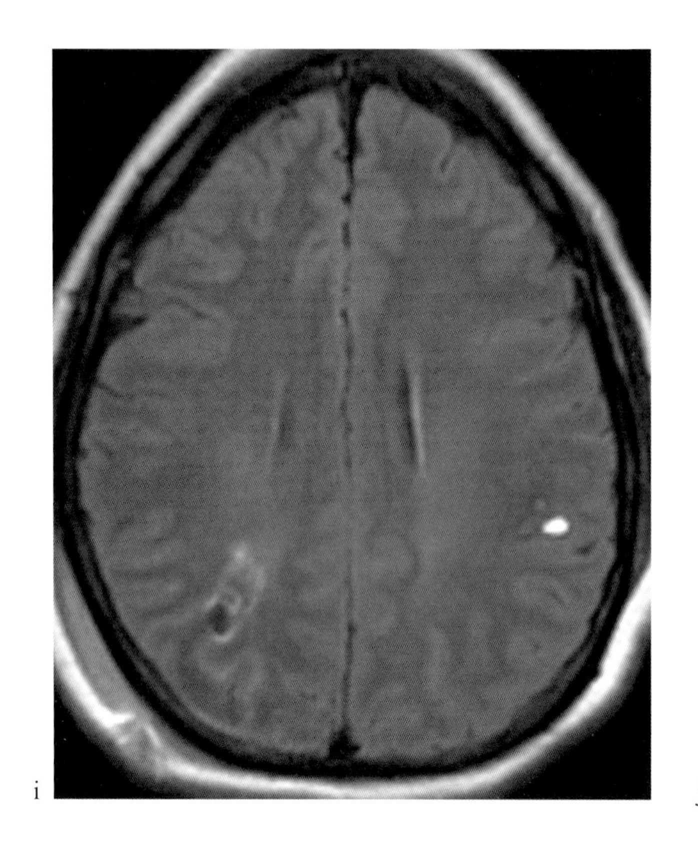

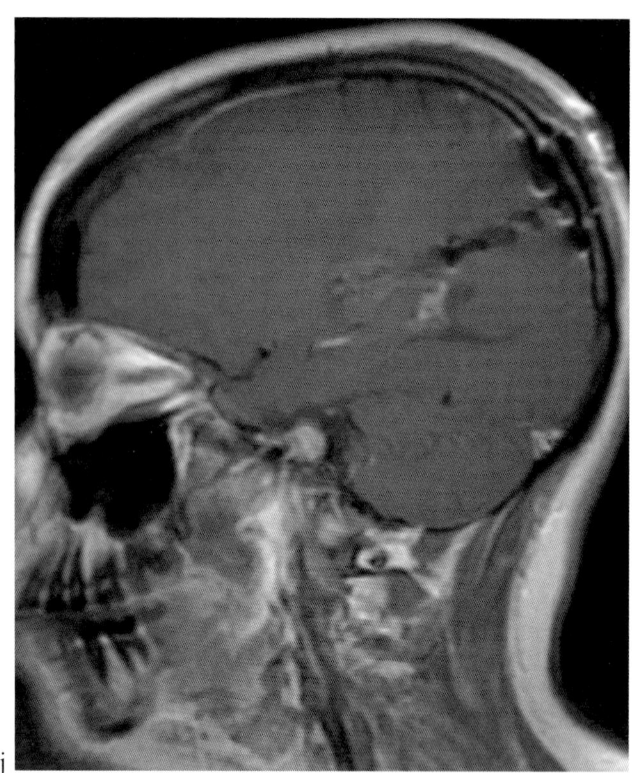

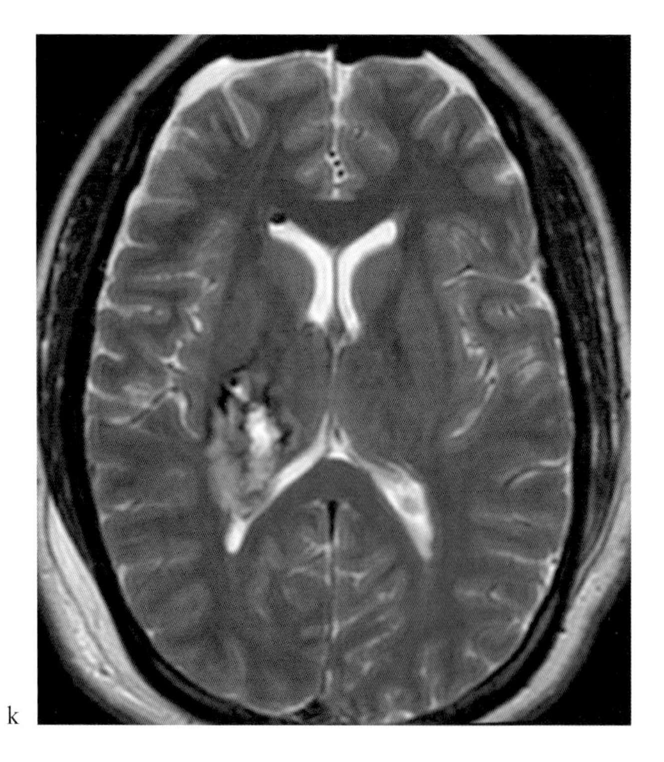

图 5.7 术后轴位（i）和矢状位（j）T1 加权，以及轴位 T2（k）加权磁共振图像提示到达病变的轨迹，病变实现全切除。

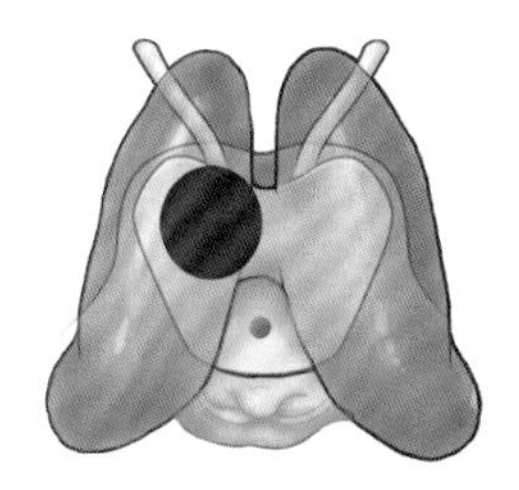

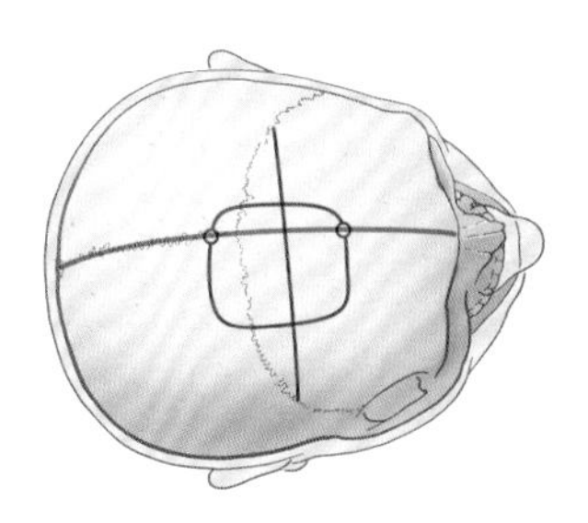

病例 5.8

· 诊断：丘脑海绵状血管瘤（相关解剖：**9~12，14~16** 页）
· 术前检查：突发进展性右侧肢体偏瘫
· 入路：前纵裂经胼胝体经脉络膜裂入路（相关入路：**186~194** 页）
· 体位：仰卧位，偏转头部使病变位于上方
· 监测：体感诱发电位
· 预后：病变全切除，无新发神经功能缺损

见视频 5.8

图 5.8 1 例 26 岁男性患者，突发右侧肢体乏力。

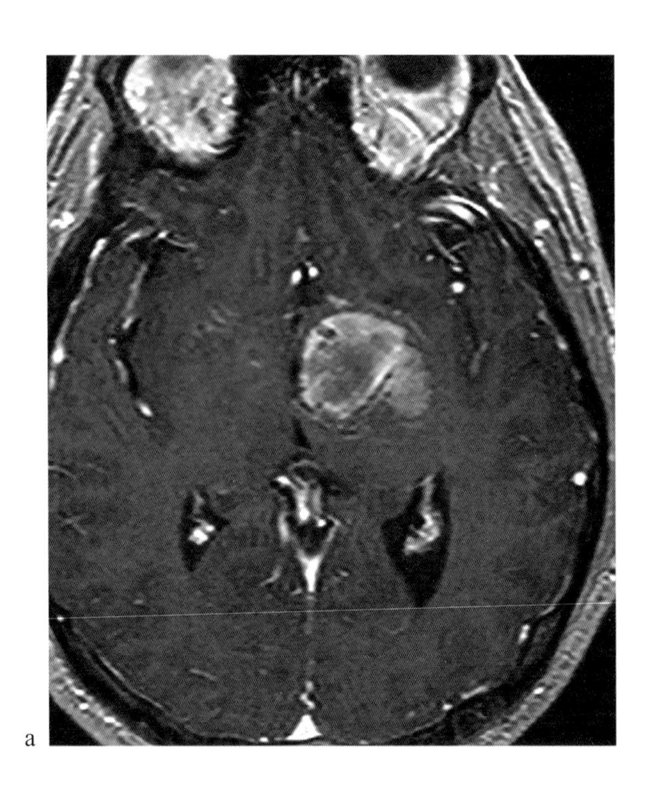
a

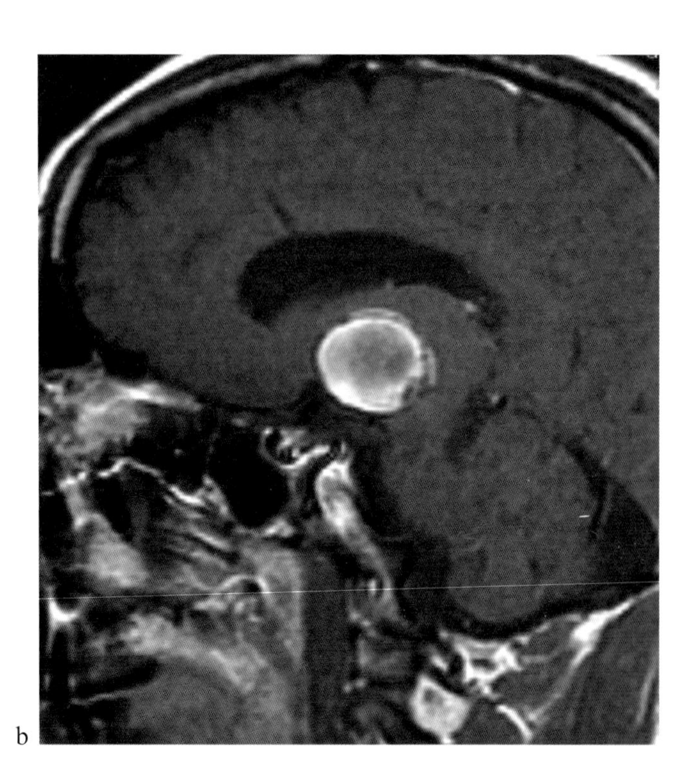
b

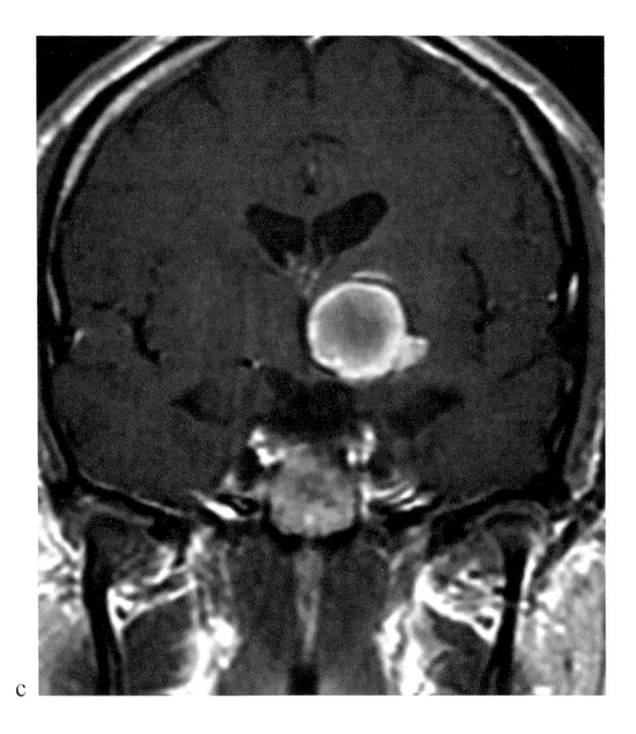
c

图 5.8 轴位（a）、矢状位（b）和冠状位（c）T1 加权磁共振提示左侧丘脑巨大血肿合并海绵状血管瘤，采用前纵裂经胼胝体经脉络膜裂入路到达病变。患者取仰卧位，偏转头部使病变位于上方以减少对优势半球左侧额叶的牵拉并利用重力作用牵拉右侧额叶。以此来增加术野范围和空间。该体位可以最小化对优势半球的损伤并利用大脑镰牵拉左侧额叶，在右侧行开颅，骨窗在冠状缝前方占 2/3、后方占 1/3，从对侧入路同样使得术者处于病变的长轴。对于颈部较为僵硬的患者可以使用肩垫以帮助摆好体位。头部需要高于心脏以利于静脉回流。

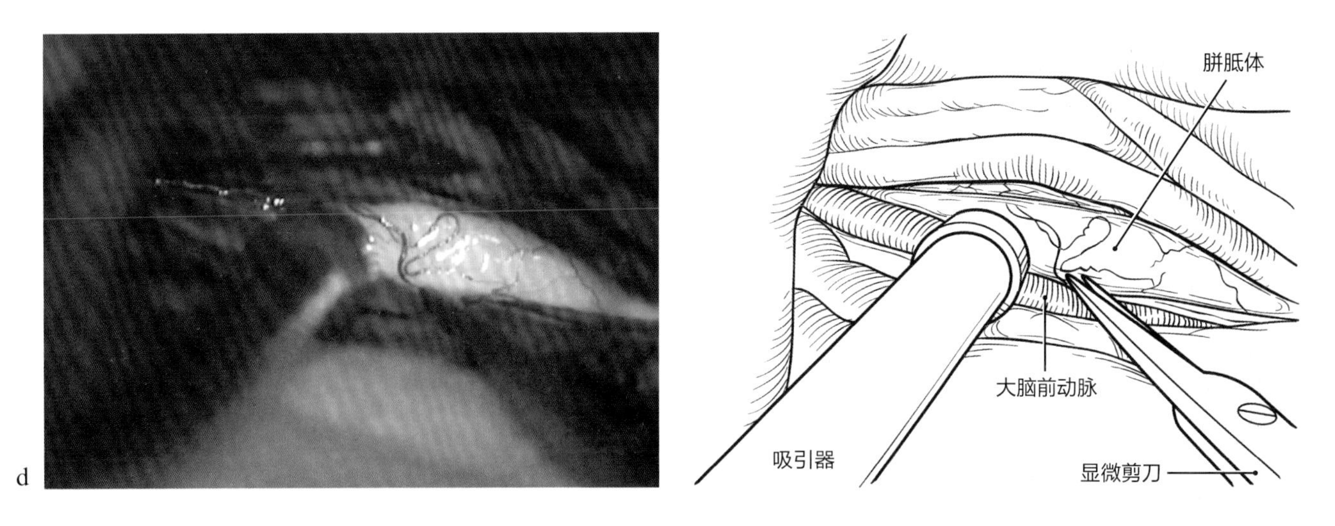
d
胼胝体
大脑前动脉
吸引器
显微剪刀

图 5.8 d. 在胼胝体打开一小口到达脑室系统，仅打开需要的一侧脑室，而不需要经胼胝体同时打开两个脑室。除非手术有必要时。

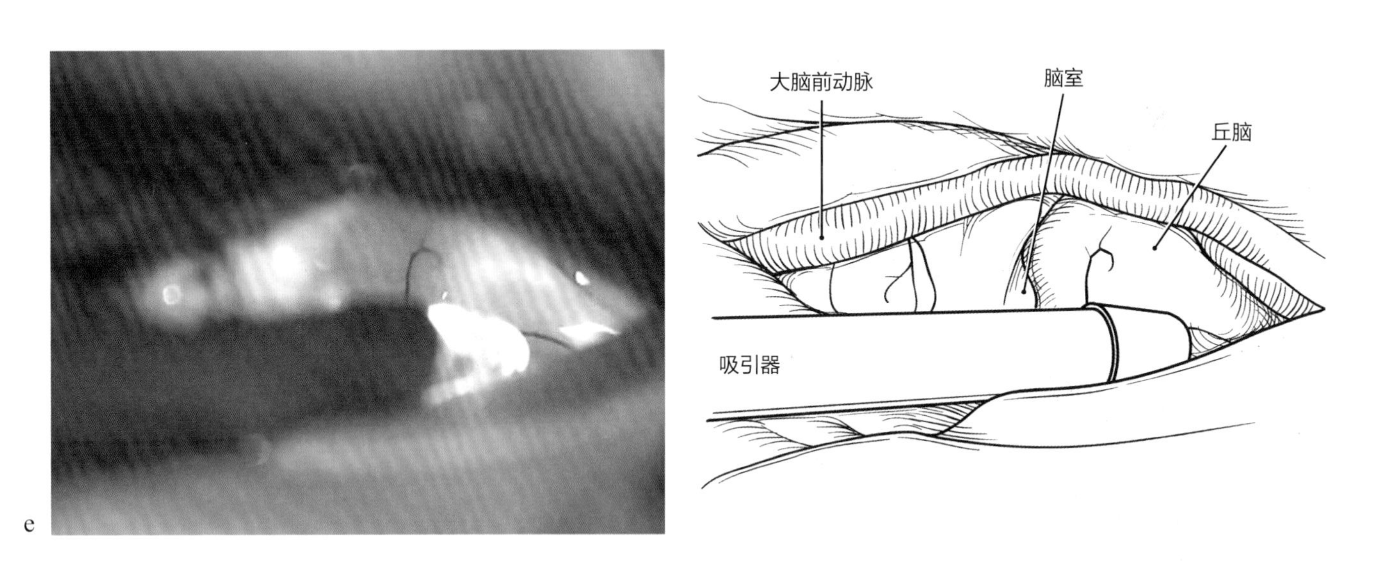
e
大脑前动脉
脑室
丘脑
吸引器

图 5.8 e. 使用发光的吸引器套管及双极镊可以在此种深度条件下提供更好的照明。

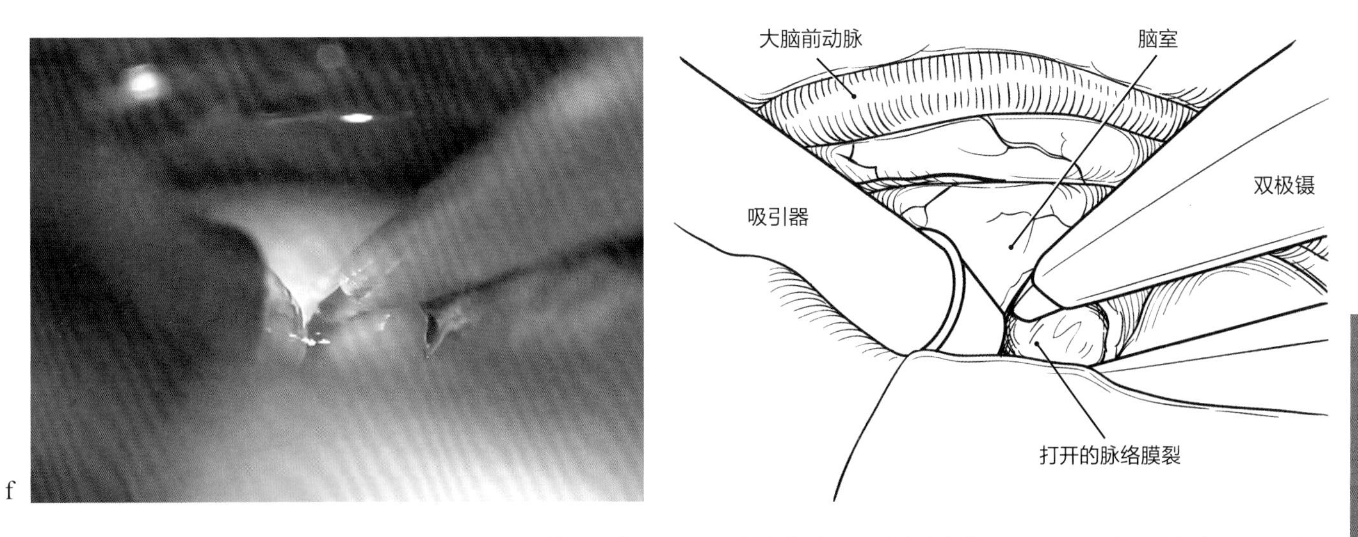
f
大脑前动脉
脑室
吸引器
双极镊
打开的脉络膜裂

图 5.8 f. 打开脉络膜裂到达病变，该患者的病变延伸到了第三脑室。脉络膜裂可以从穹窿侧打开，也可以从丘脑侧打开，虽然两种入路各有优缺点，但从丘脑侧打开脉络膜裂可以避免对穹窿的牵拉损伤。在牵拉穹窿时可以利用脉络膜丛发挥缓冲作用。

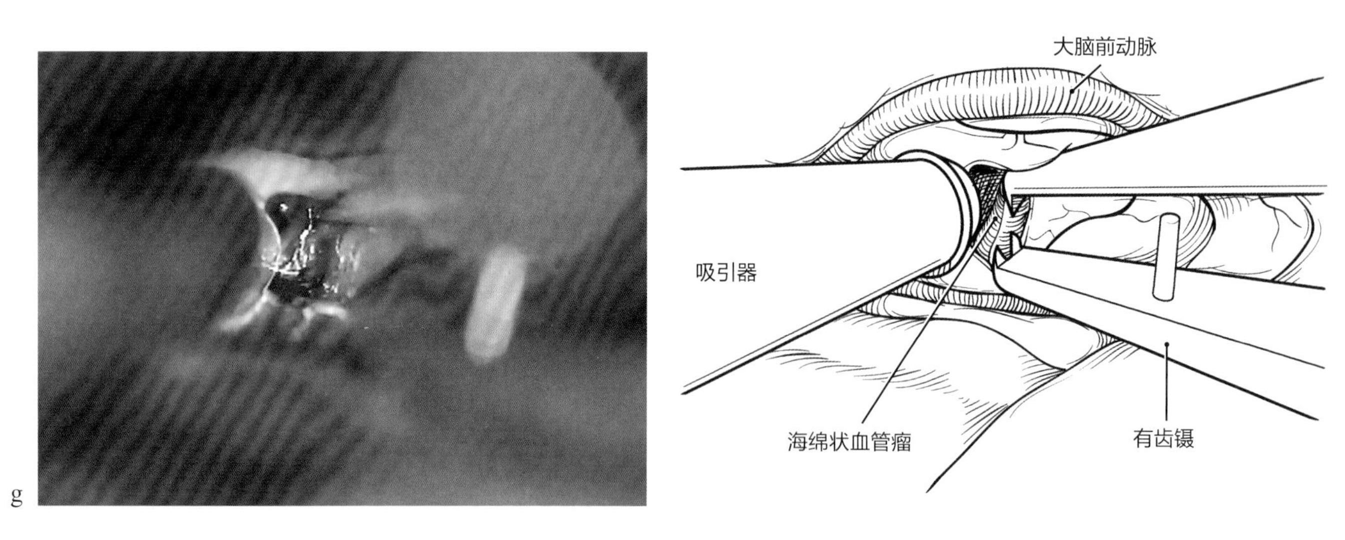
大脑前动脉
吸引器
海绵状血管瘤
有齿镊
g

图 5.8 g. 在皮质切开一小口以到达海绵状血管瘤。对于病变邻近软脑膜的病例，血肿可导致含铁血黄素的沉积，从而在脑干表面出现颜色的变化，这样更容易确定进入点，当病变没有位于软脑膜表面时，可使用神经导航来选择理想的进入点及轨迹。

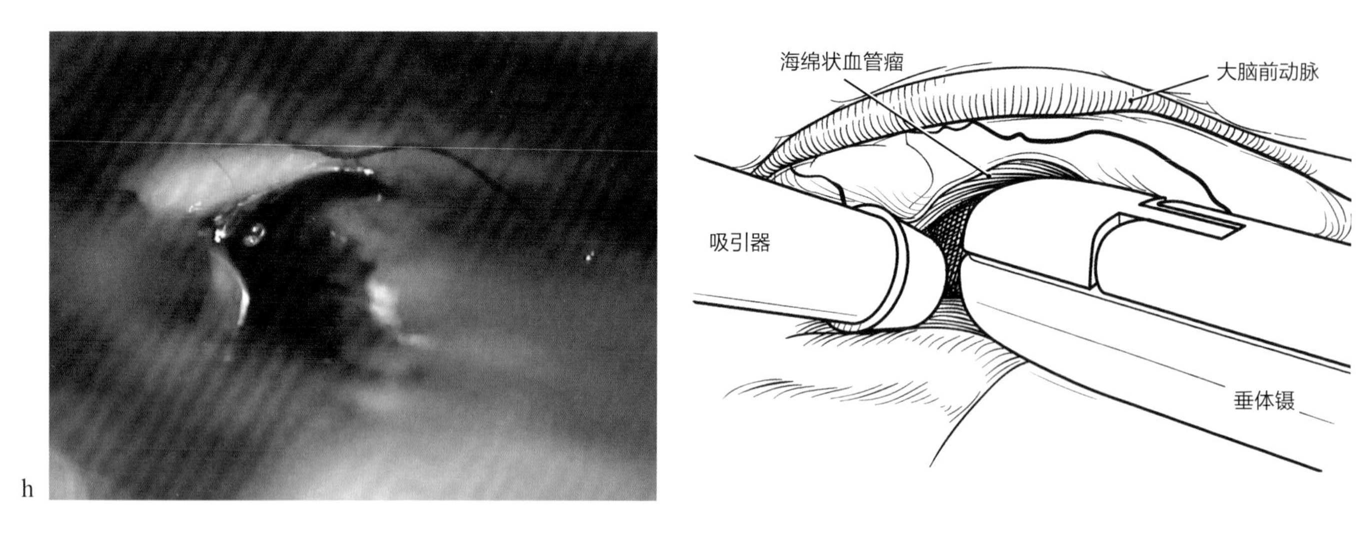
海绵状血管瘤
大脑前动脉
吸引器
垂体镊
h

图 5.8 h. 扩大开口以便于使用吸引器及其他显微器械来游离和切除病变，对于该病例，垂体镊被用于分块切除海绵状血管瘤。

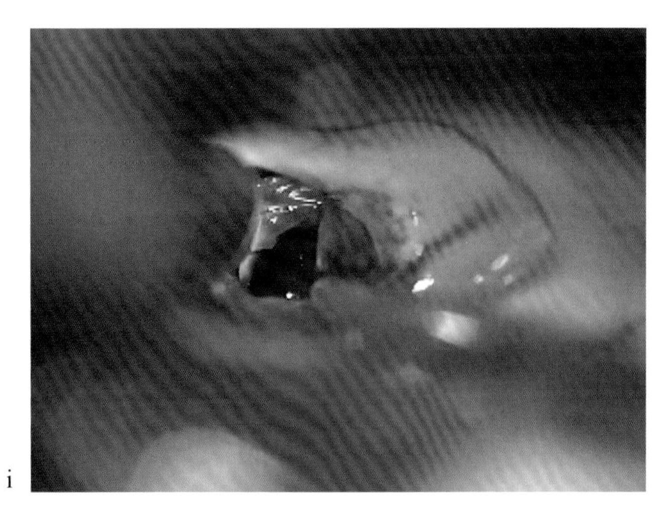
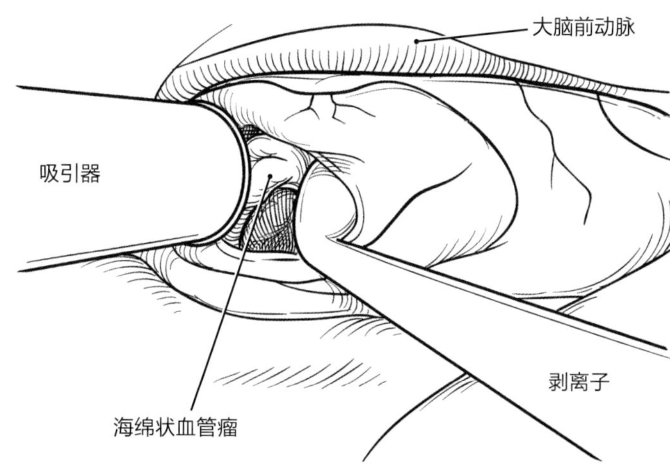
大脑前动脉
吸引器
剥离子
海绵状血管瘤

i

图 5.8 i. 显微剥离子被用于将病变从丘脑剥离，当病变为海绵状血管瘤时，通常有明确的界限来进行分离。

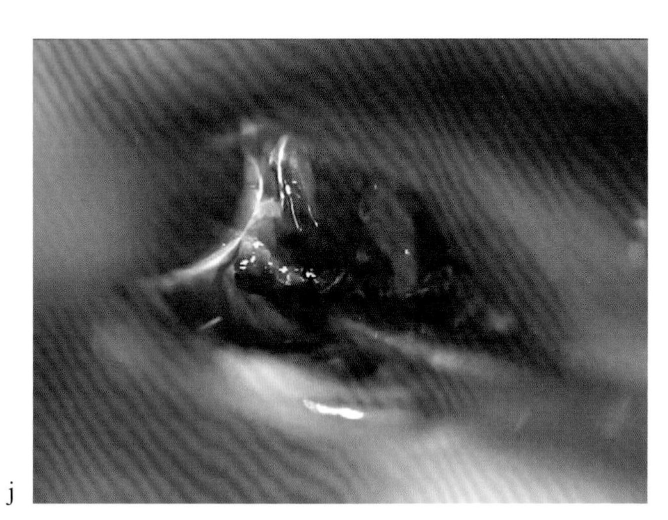
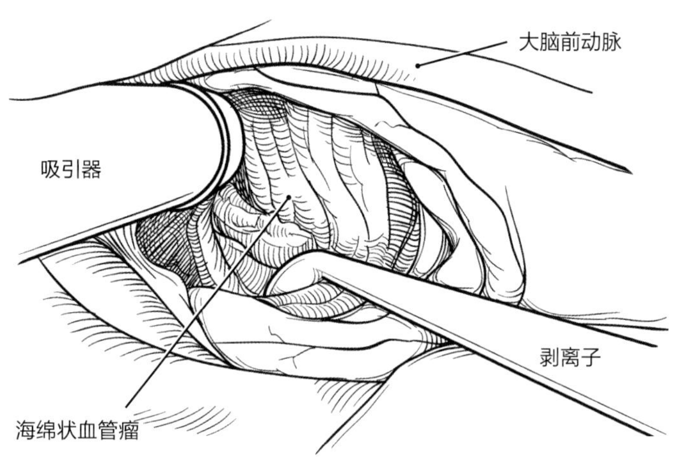
大脑前动脉
吸引器
剥离子
海绵状血管瘤

j

图 5.8 j. 一旦游离，就可以将海绵状血管瘤从附着结构上剥离下来。

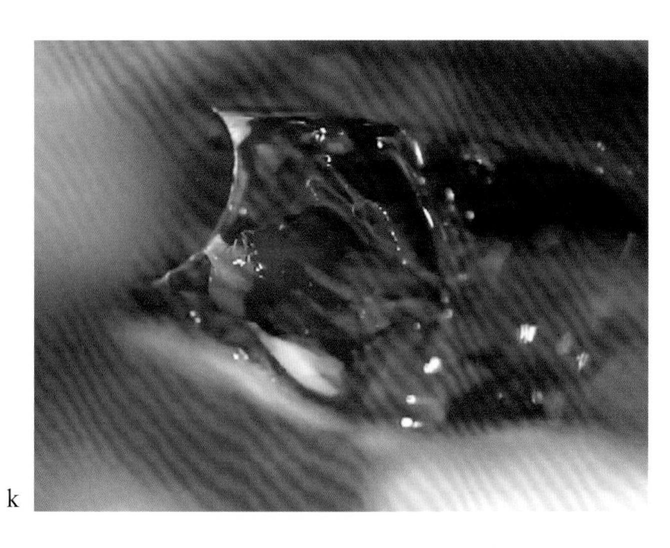
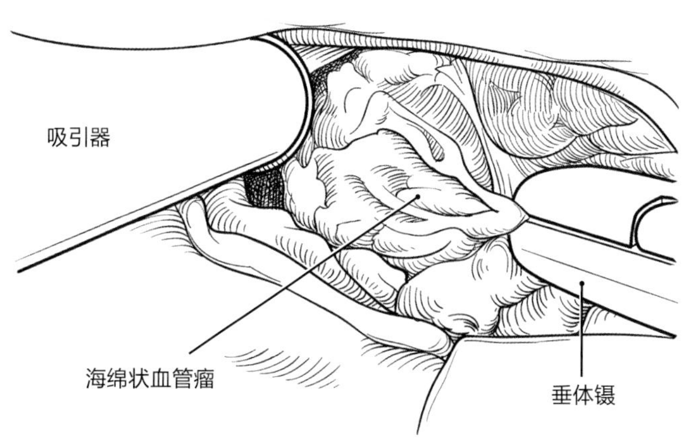
吸引器
海绵状血管瘤
垂体镊

k

图 5.8 k. 使用垂体镊将整团海绵状血管瘤从附着的脑组织上剥离。

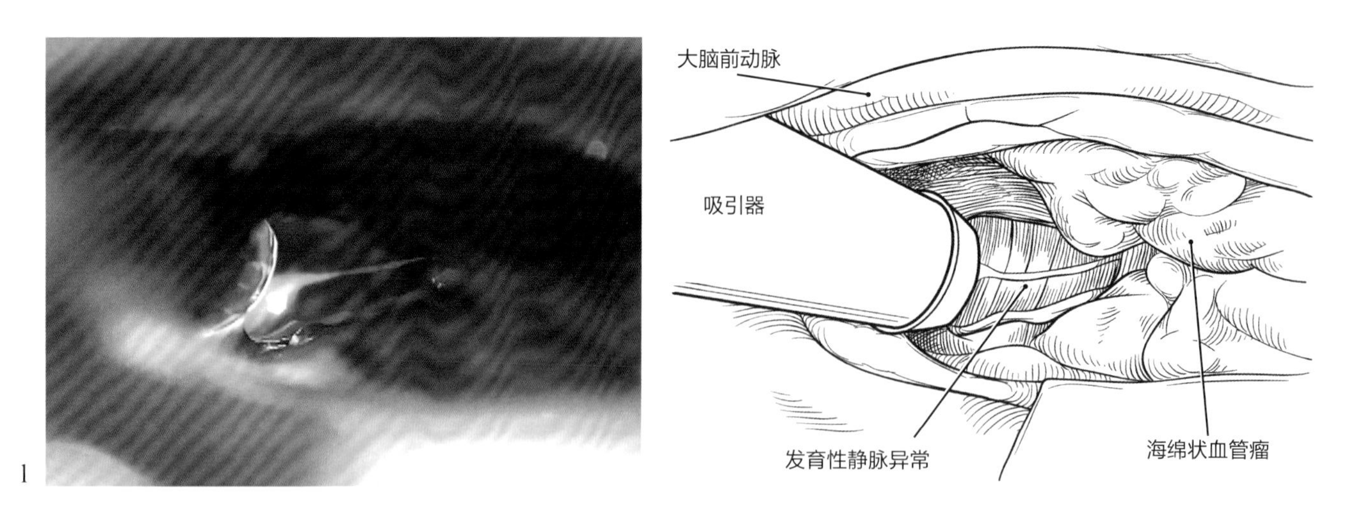
大脑前动脉
吸引器
发育性静脉异常
海绵状血管瘤
l

图 5.8 l. 该病变通常合并有异常发育的静脉血管，应注意识别并保护其避免受损。

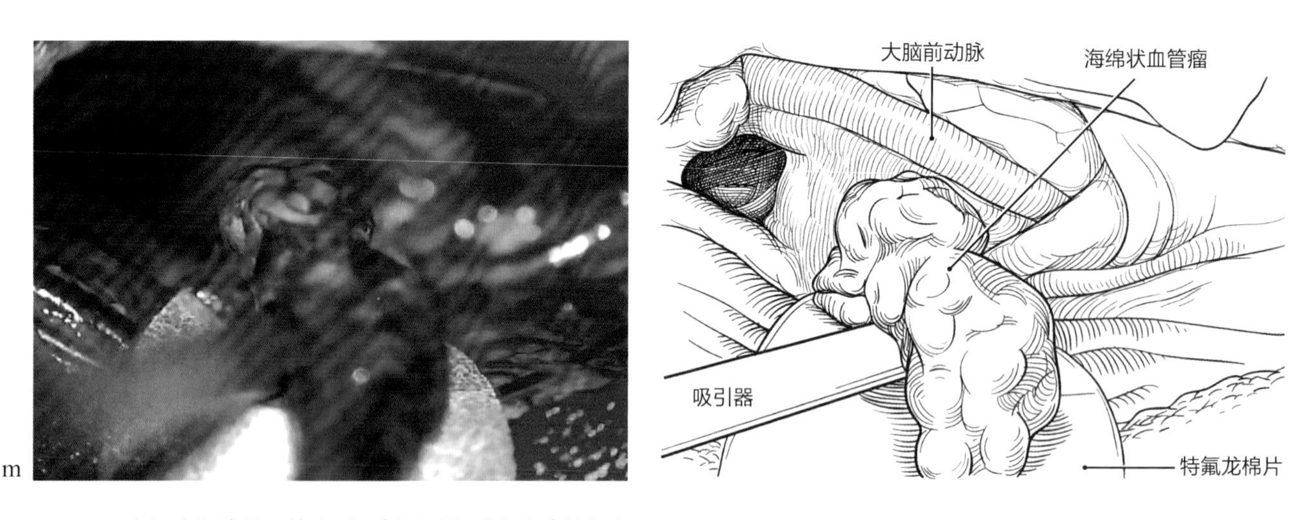
大脑前动脉
海绵状血管瘤
吸引器
特氟龙棉片
m

图 5.8 m. 当切除海绵状血管瘤后，便可了解手术腔隙的深度。

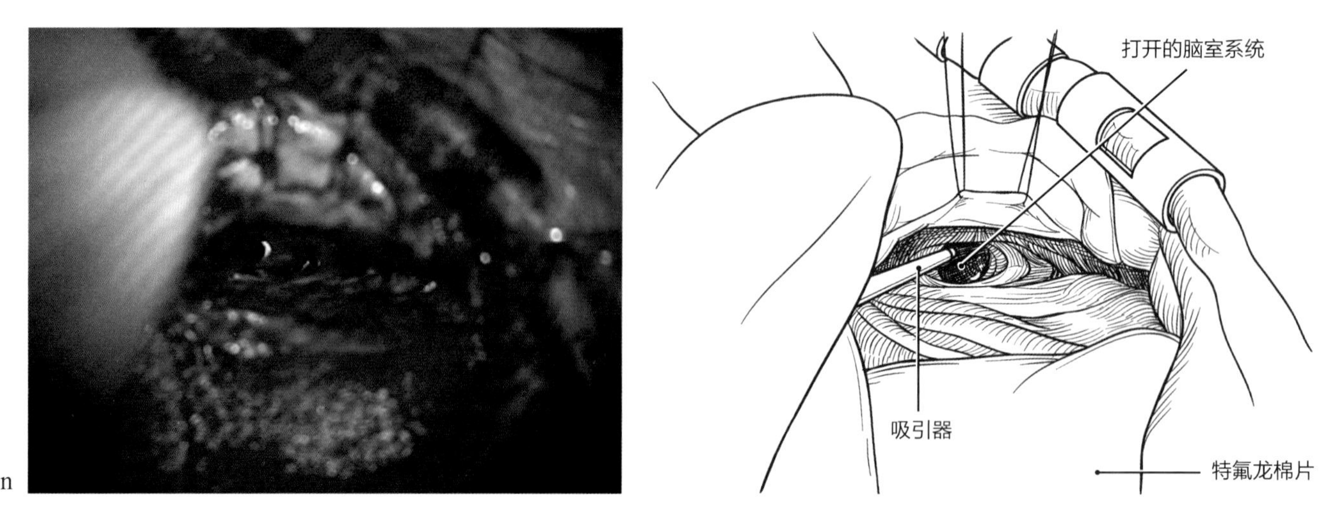
打开的脑室系统
吸引器
特氟龙棉片
n

图 5.8 n. 最后检查瘤腔并止血后关颅。

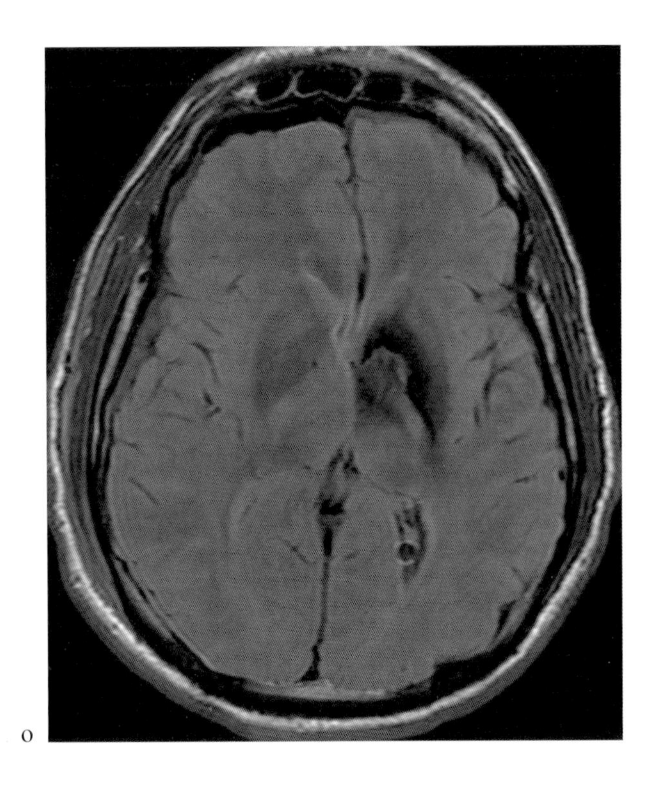

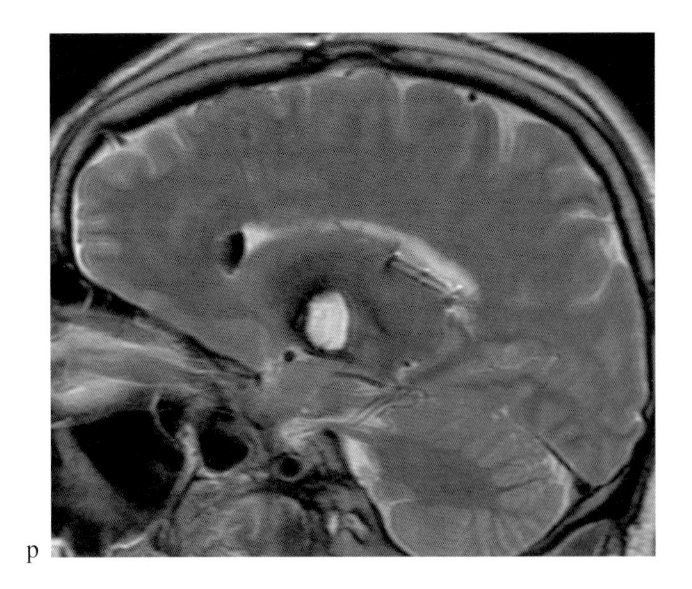

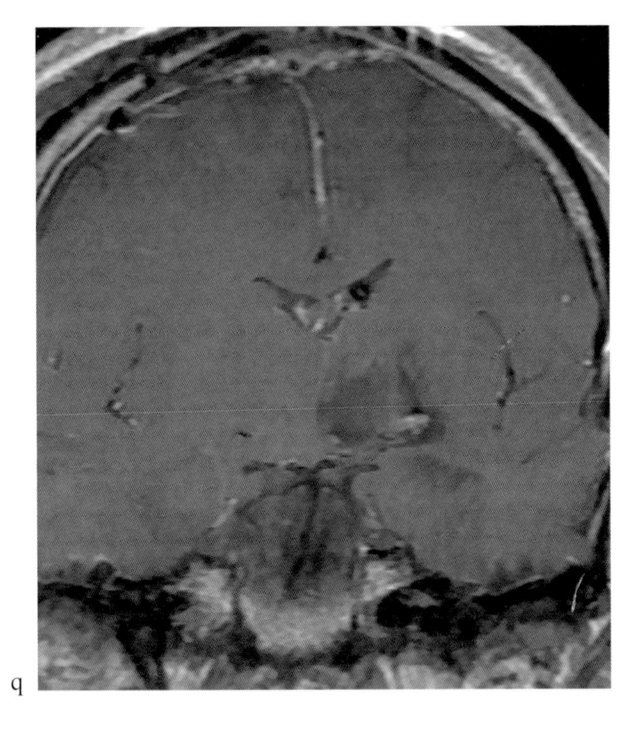

图 5.8 术后轴位（o）、矢状位（p）和冠状位（q）T1 加权磁共振显示病变全切除。

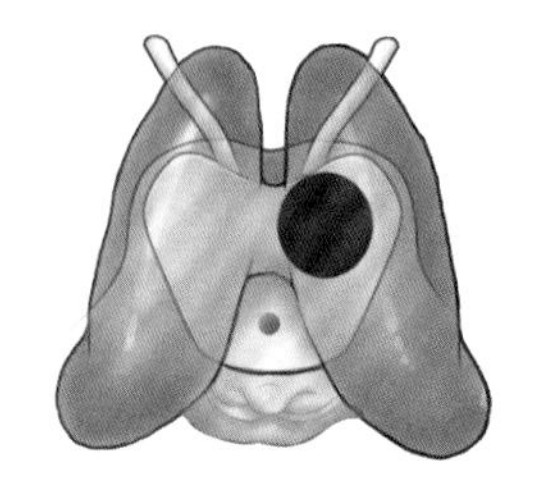

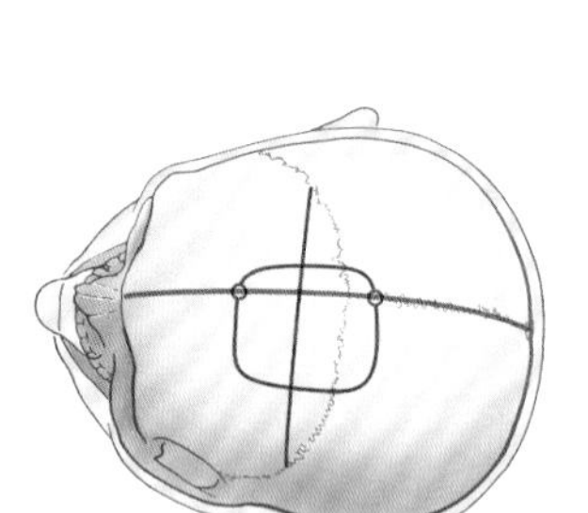

病例 5.9

· 诊断：第三脑室 / 丘脑海绵状血管瘤（相关解剖：**9~12**，**14~16** 页）
· 术前检查：左侧肢体偏瘫
· 入路：前纵裂经胼胝体经脉络膜裂入路（相关入路：**186~194** 页）
· 体位：仰卧位，偏转头部使病变向上
· 监测：体感诱发电位
· 预后：病变全切除，患者无新发神经功能缺损。
见视频 5.9

图 5.9　35 岁男性患者，突发左侧肢体乏力。

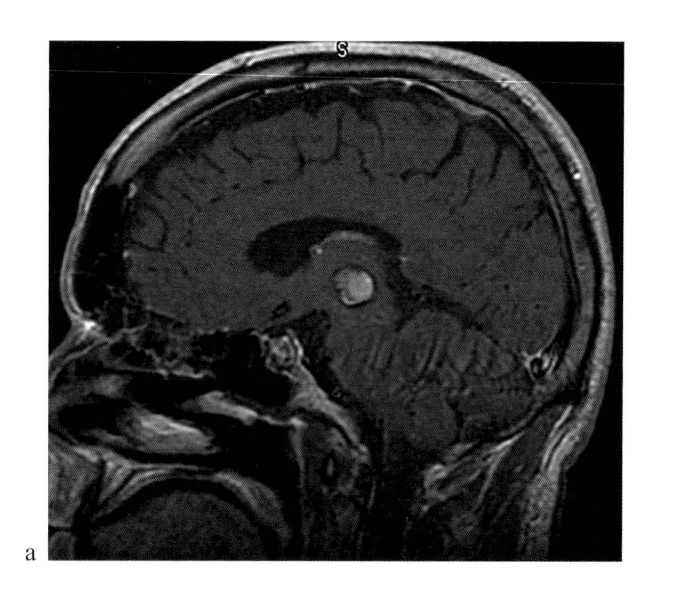
S

a

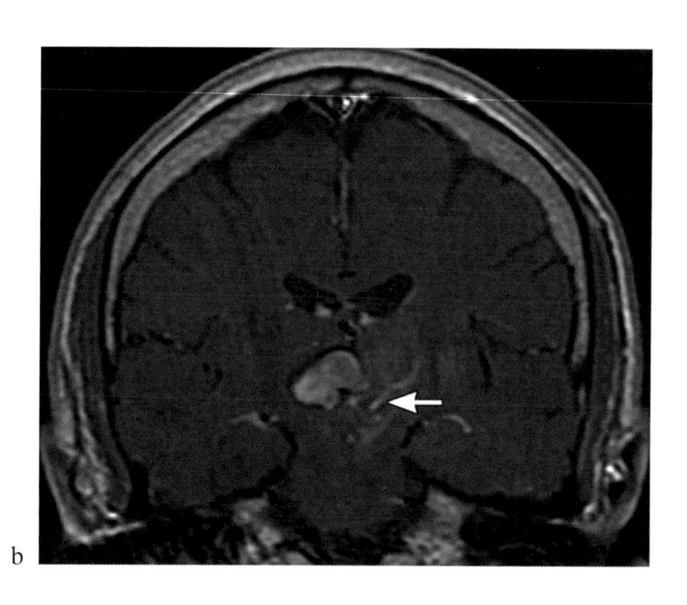

b

图 5.9　矢状位（a）、冠状位（b）T1 加权磁共振提示右侧丘脑海绵状血管瘤。b. 冠状位图像提示海绵状血管瘤合并有异常发育的静脉血管（箭头），为了选择最佳的入路到达病变，开颅骨窗设计为冠状缝后占 1/3 及前占 2/3，取前纵裂开颅。

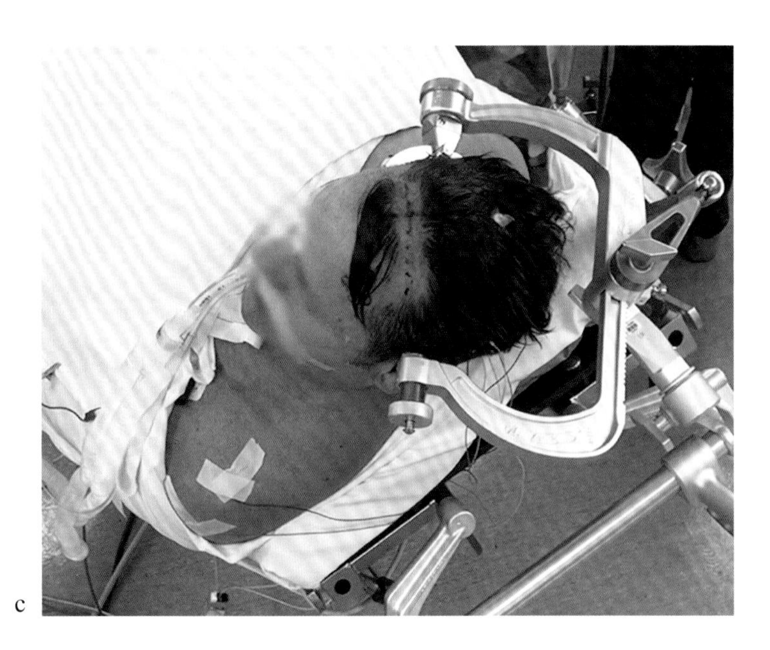

图 5.9 c. 患者取仰卧位，同时肩部抬高，头偏向水平位与地面平行，使病变位于上方，颈部稍过伸。这些简单的方法可以便于显露后部病变及位于胼胝体体部的病变，可以利用大脑镰牵拉右侧额叶，同时利用重力作用牵拉左侧额叶，打开脉络膜裂可以直接到达病变，对位于胼胝体体部的前方的病变或者邻近胼胝体吻侧的病变，向胸部屈颈可以提供更好的入路，并且可以更好地显露前方的病变，开颅的位置应为偏左侧。

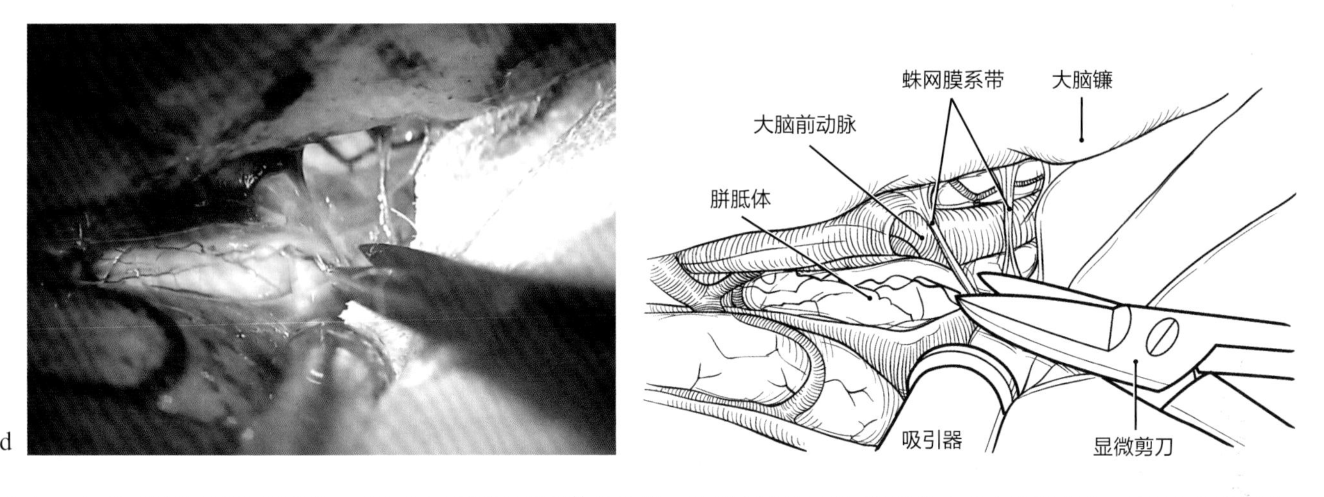
蛛网膜系带
大脑镰
大脑前动脉
胼胝体
吸引器
显微剪刀

图 5.9 d. 打开纵裂松解双侧额叶，提供了直接到达胼胝体的通道，解剖并游离行走于胼胝体上的大脑前动脉，然后切开胼胝体。

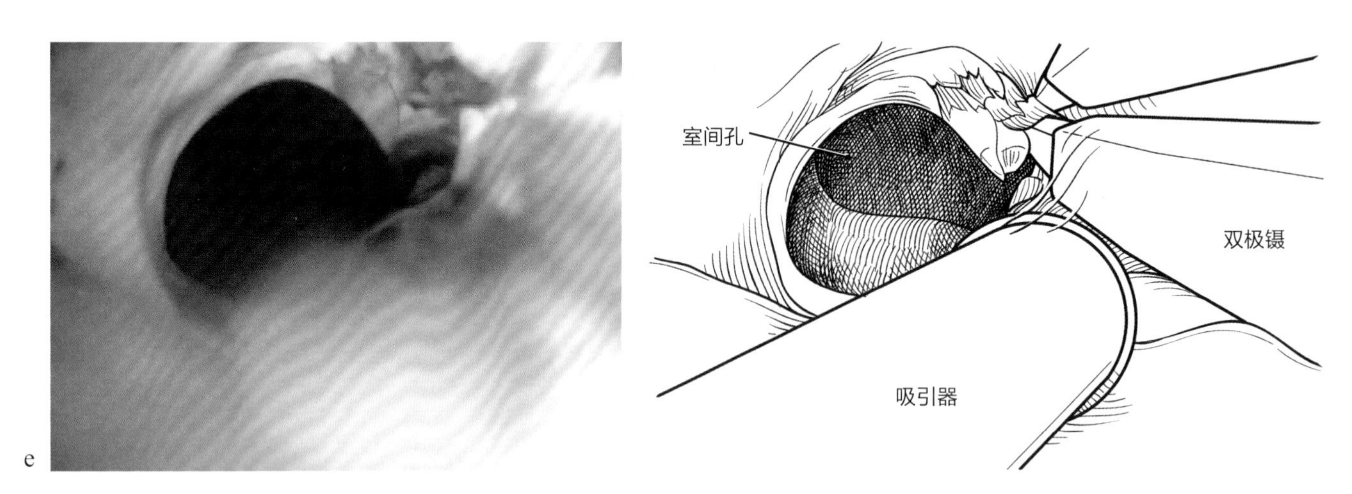
室间孔
双极镊
吸引器
e

图 5.9 e. 打开脉络膜裂进入第三脑室，注意避免牵拉损伤丘脑和穹窿，因为损伤这些结构将很大程度影响患者预后并且导致生活质量下降，有些病变可以通过室间孔到达，而不需要打开脉络膜裂。

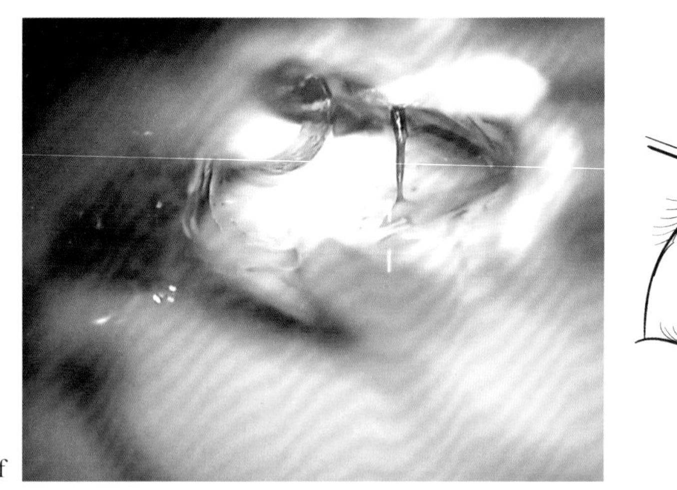
f

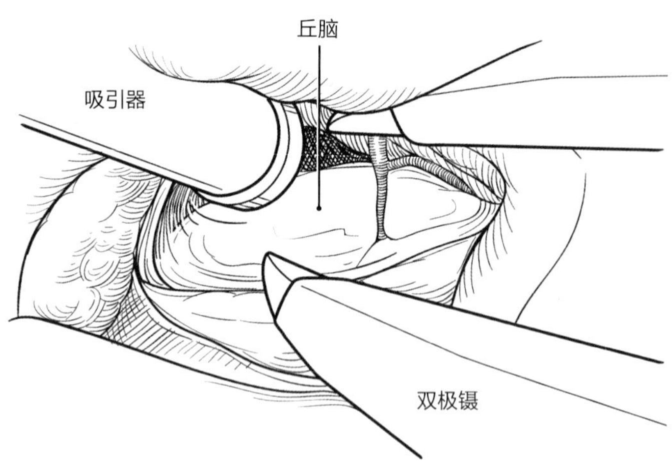
丘脑
吸引器
双极镊

图 5.9 f. 扩大显露丘脑的开口以到达病变。

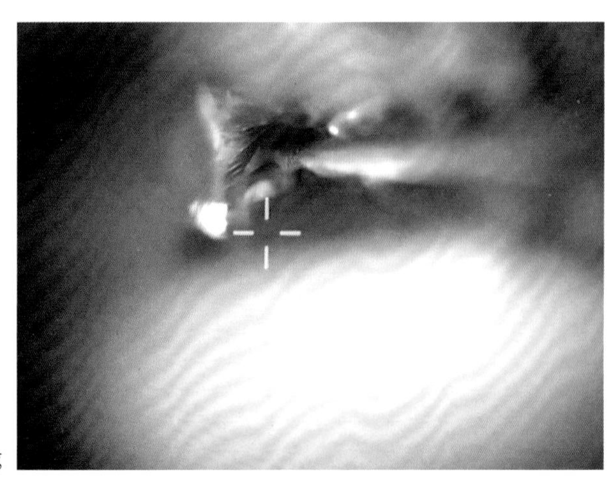
g

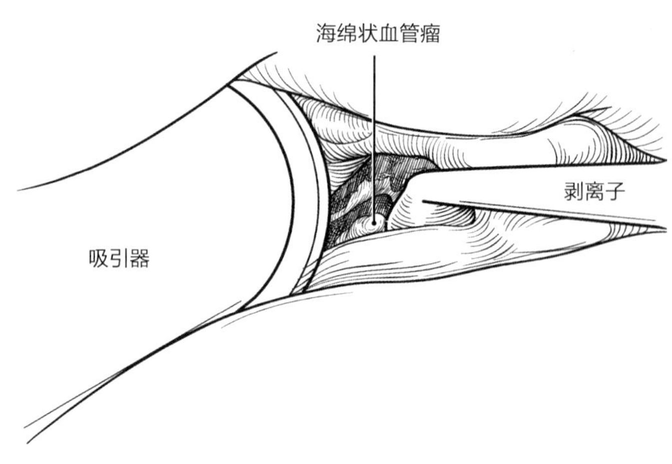
海绵状血管瘤
剥离子
吸引器

图 5.9 g. 识别并将海绵状血管瘤从附着的脑组织上分离。分离的步骤如下：
①锐性切开皮质；②使用镊子撑大扩张皮质切口；③清除血肿并行海绵状血管瘤瘤内减压；④结合使用显微剥离子，显微镊和显微剪刀将海绵状血管瘤从邻近结构上剥离；⑤分块切除海绵状血管瘤并注意保护异常发育的静脉血管；⑥从瘤腔内剥离并切除残留的海绵状血管瘤；⑦检查瘤腔并止血；⑧最后再次检查瘤腔。

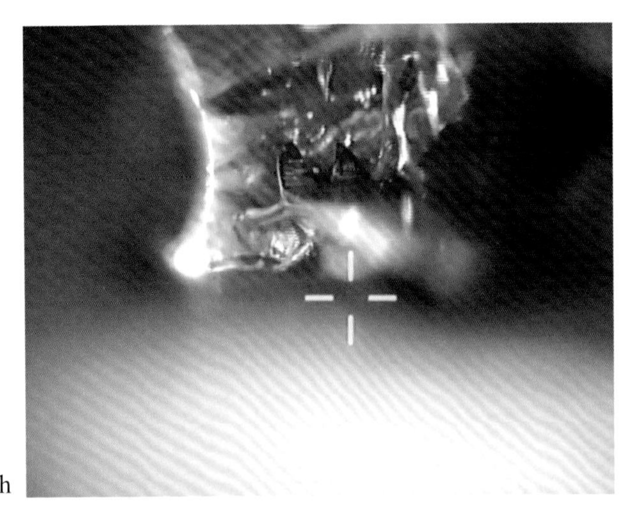
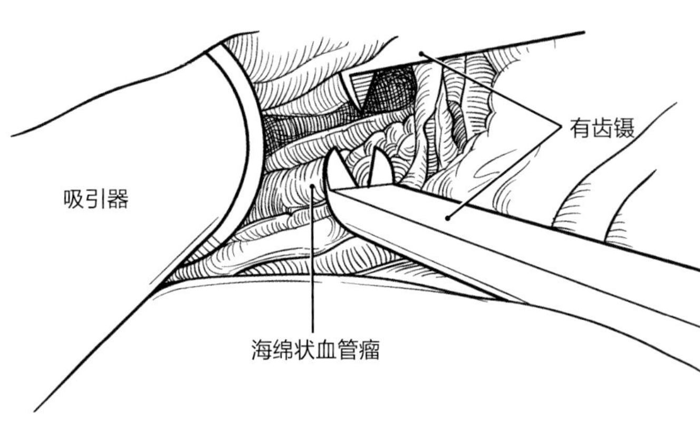
有齿镊
吸引器
海绵状血管瘤

h

图 5.9 h. 使用有齿镊剥离附着在丘脑上的残余海绵状血管瘤。

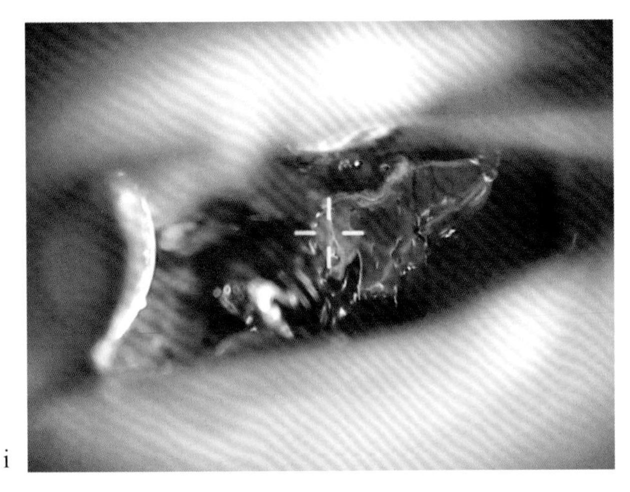
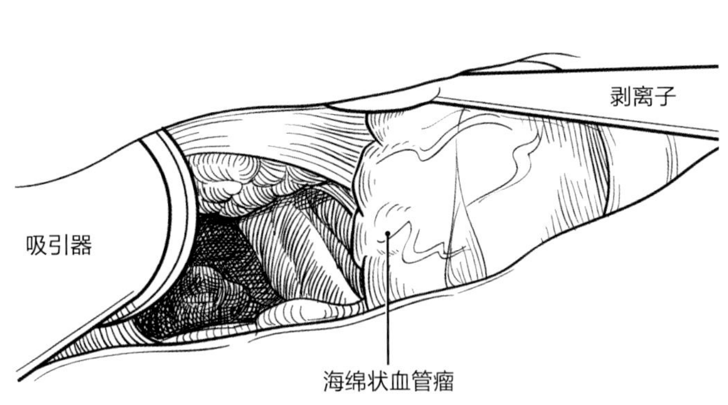
剥离子
吸引器
海绵状血管瘤

i

图 5.9 i. 发光的显微器械可以为深部的手术通道提供照明，发光的吸引器可以提供照明，保持视野干净，并且可以在分离时起到对抗牵拉作用。

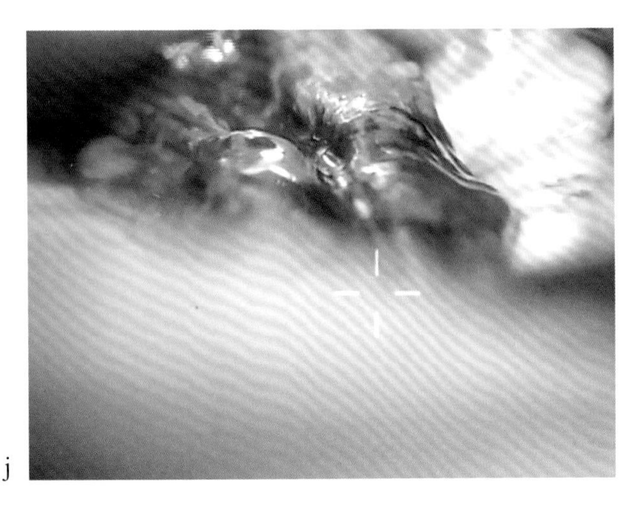
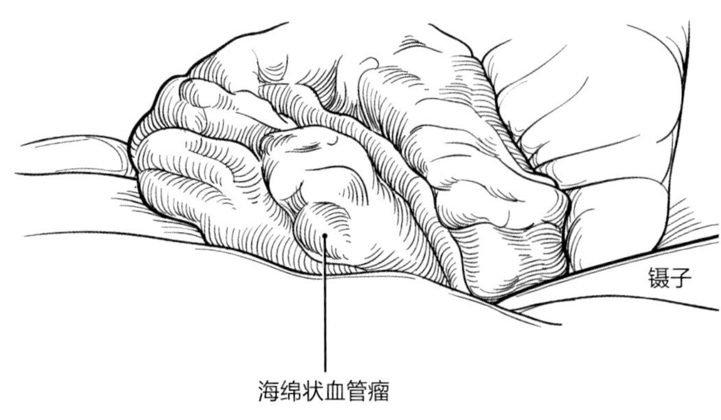
镊子
海绵状血管瘤

j

图 5.9 j. 病变完全游离后，分块切除。

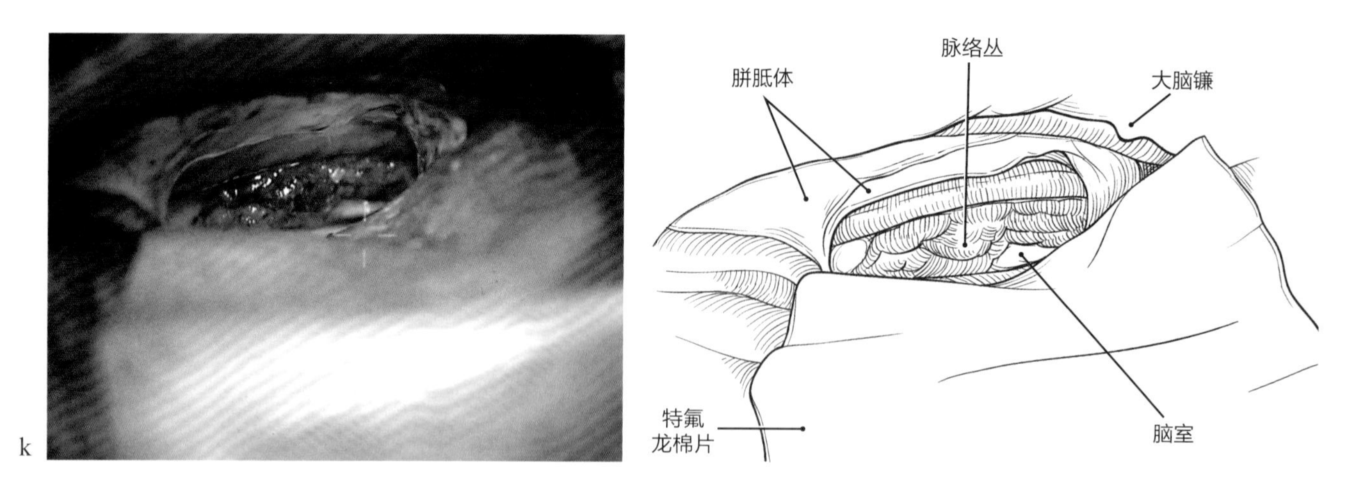
k
胼胝体
脉络丛
大脑镰
特氟
龙棉片
脑室

图 5.9 k. 最后检查瘤腔，彻底止血，在低放大倍数视野下能更好观察手术通道的深度。

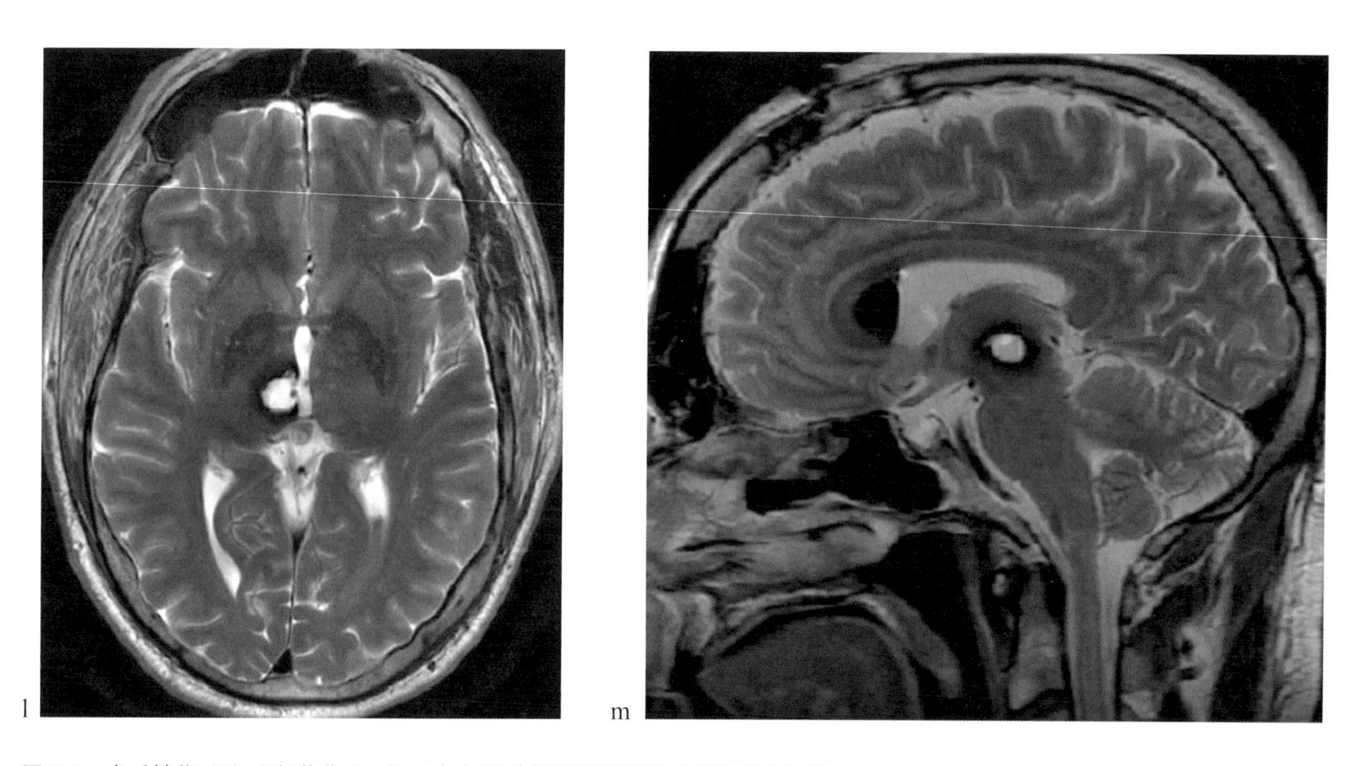
l
m

图 5.9 术后轴位（l）和矢状位（m）T2 加权磁共振证实海绵状血管瘤完全切除。

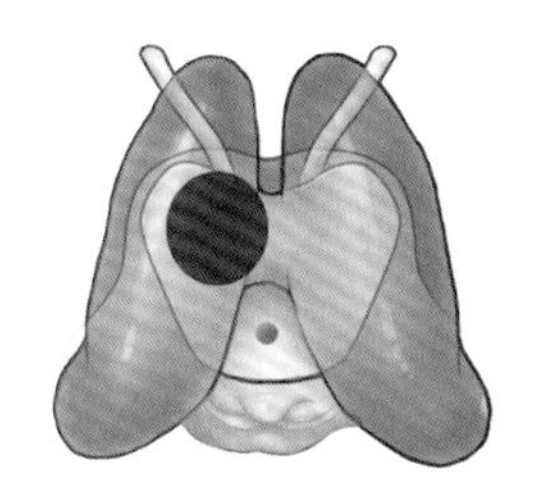

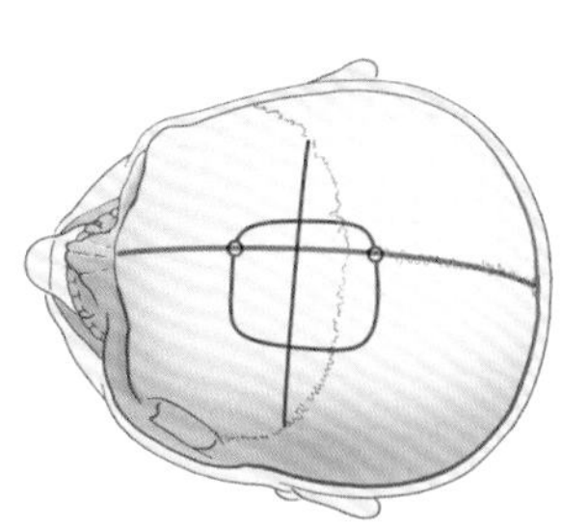

病例 5.10

- 诊断：丘脑海绵状血管瘤（相关解剖：**9~12**，**14~16** 页）
- 术前检查：右侧肢体偏瘫
- 入路：前纵裂入路（相关入路：**186~194** 页）
- 体位：仰卧，旋转头部病灶朝下；病灶侧开颅
- 监测：体感诱发电位
- 预后：全切病灶，患者无新发神经功能缺损

见视频 5.10

图 5.10 一位青春期前的女孩突发右侧肢体乏力。

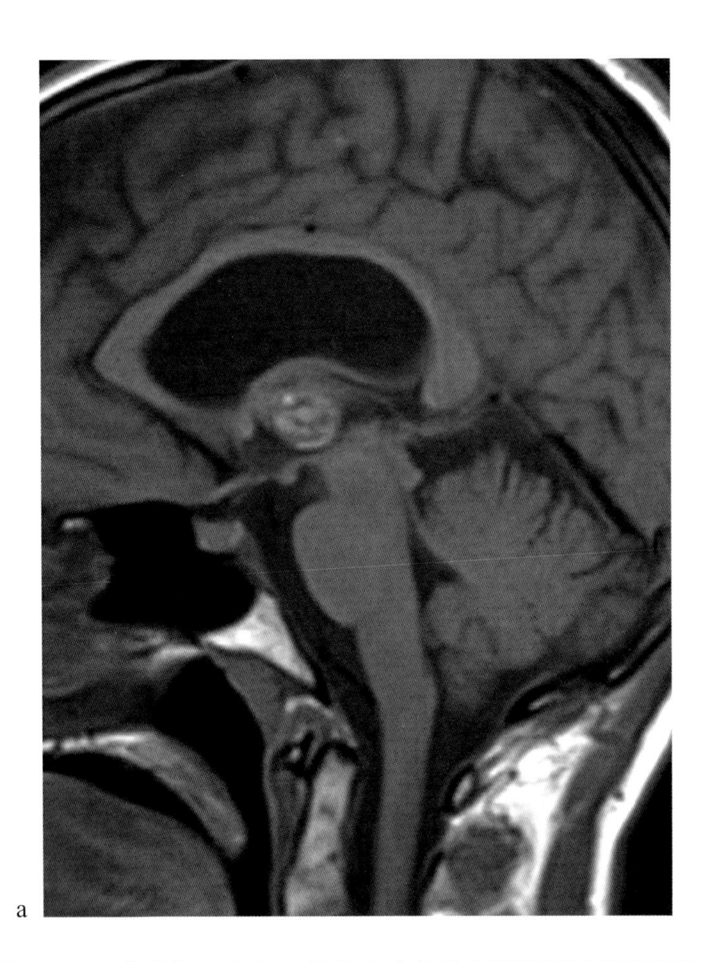
a

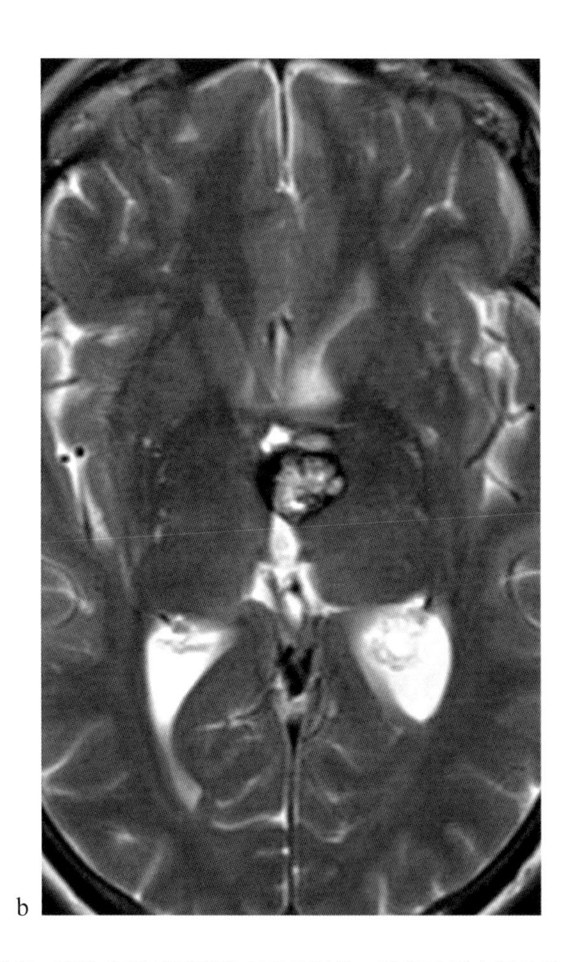
b

图 5.10 T1 矢状位（a）和 T2 轴位（b）的磁共振提示外生性海绵状血管瘤。因为病灶扩展到脑室系统以外，我们采用左侧的前纵裂入路切除病灶。头部水平旋转与地板平行，使得病灶侧朝下。

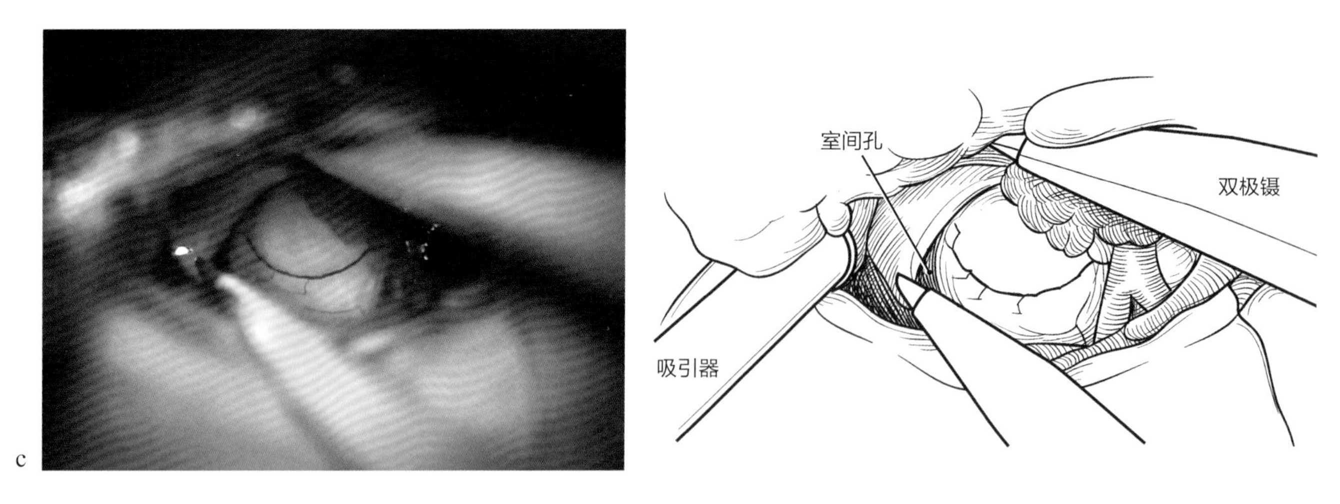
室间孔
双极镊
吸引器
c

图 5.10　c. 解剖分离达到左侧脑室。切开丘脑侧的脉络膜裂以减少对穹窿的牵拉损伤。

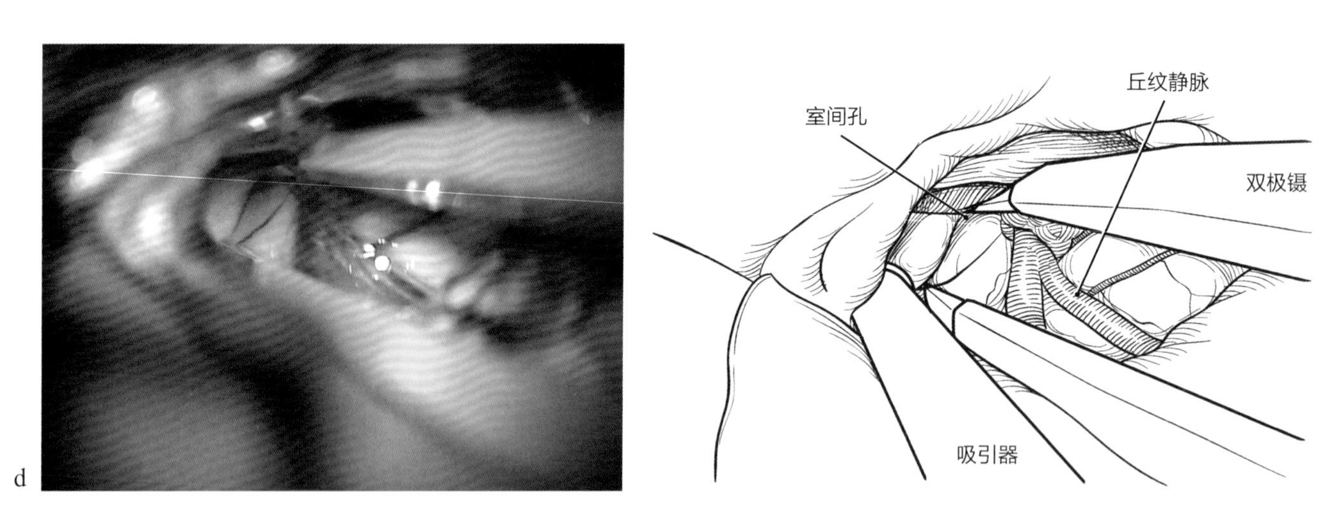
丘纹静脉
室间孔
双极镊
吸引器
d

图 5.10　d. 术中图片及示意图显示脉络膜裂已打开。打开丘脑侧的脉络膜裂可以将对穹窿的损伤最小化。把脉络丛作为术者和穹窿之间的一种支撑有利于减轻对穹窿的牵拉损伤。

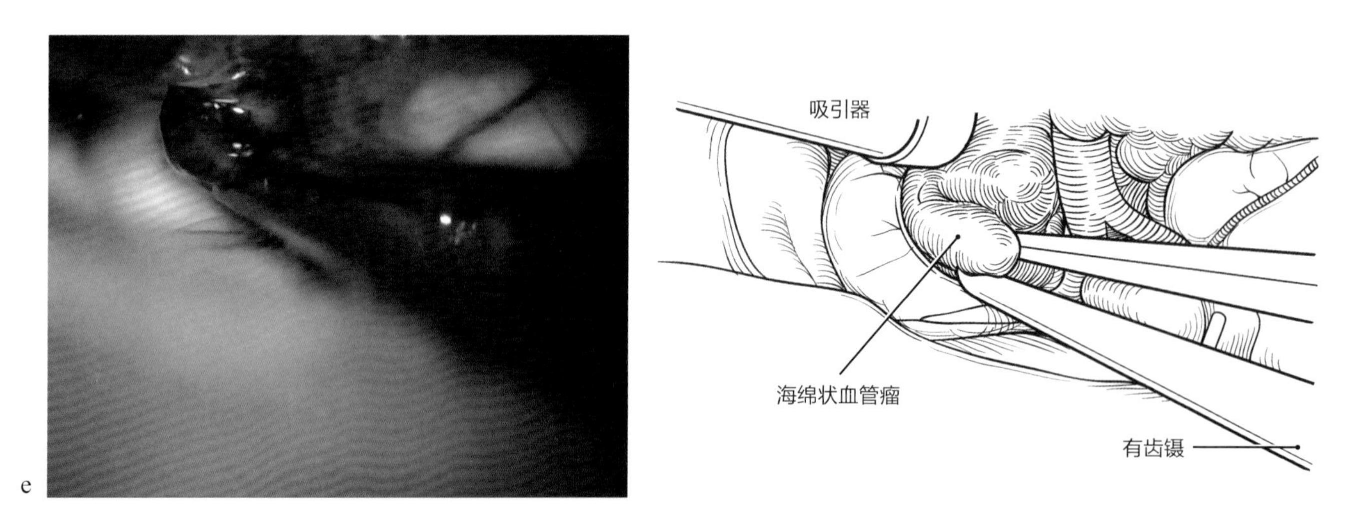
吸引器
海绵状血管瘤
有齿镊
e

图 5.10　e. 突入侧脑室的海绵状血管瘤易于被识别。

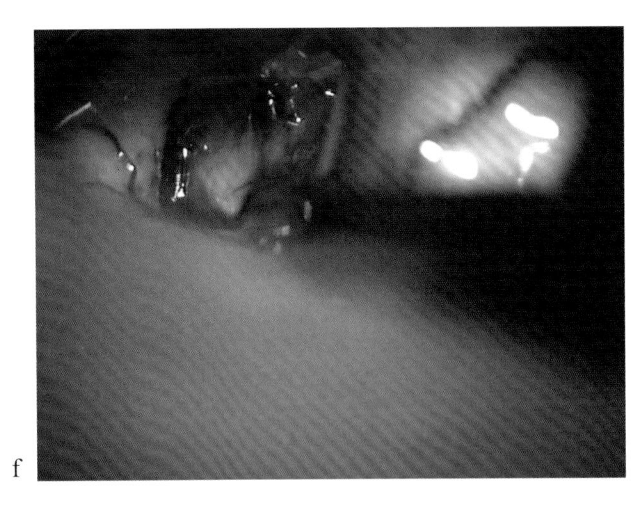

f

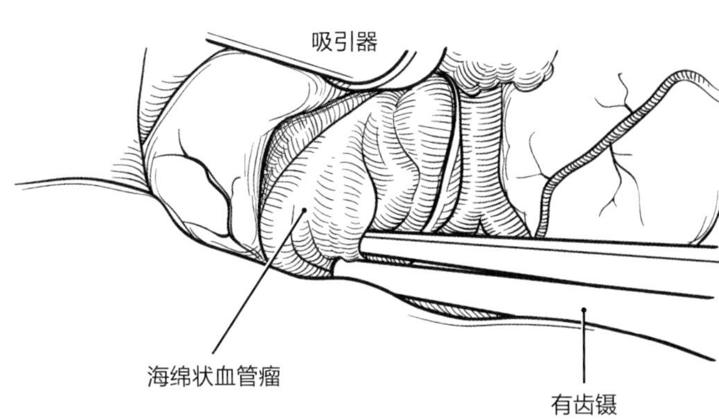
吸引器
海绵状血管瘤
有齿镊

图 5.10 f. 游离病灶后行分块切除。

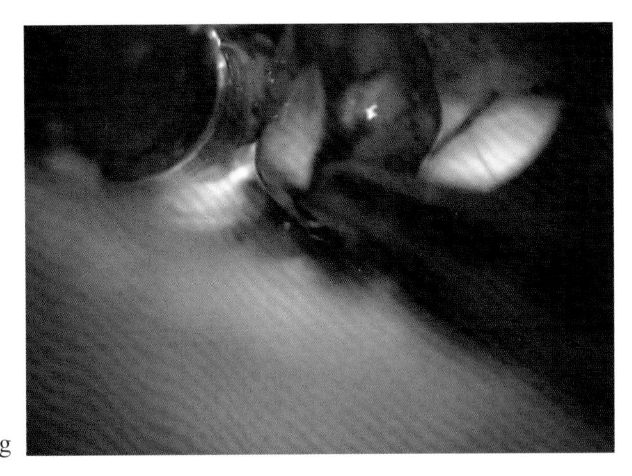

g

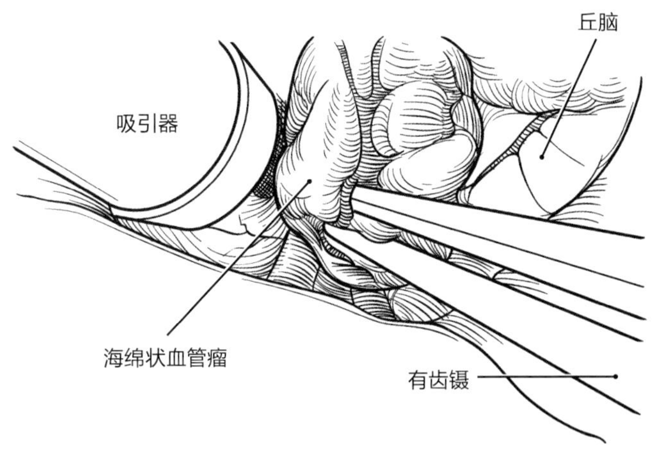
丘脑
吸引器
海绵状血管瘤
有齿镊

图 5.10 g. 将病灶从腔内游离切除。

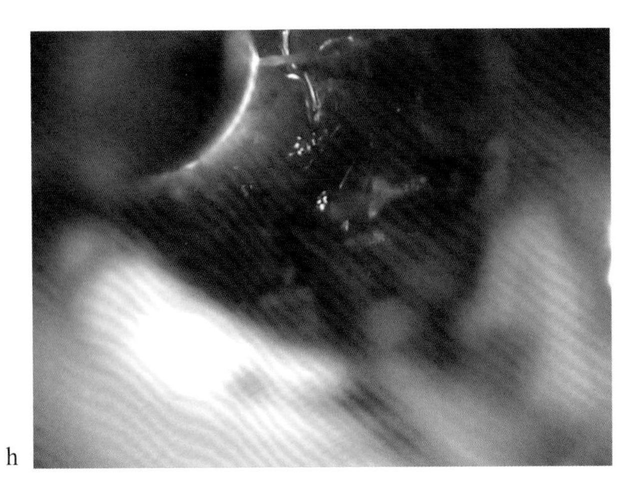

h

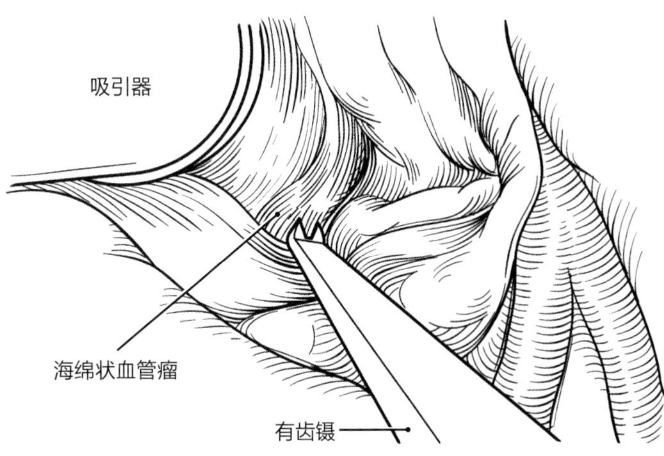
吸引器
海绵状血管瘤
有齿镊

图 5.10 h. 最后检查残腔显示存在附着于丘脑的海绵状血管瘤残留。这些残留被小心地用有齿镊从丘脑上剥离。有时这些残留很难和既往出血引起的含铁血黄素染色相鉴别。特别是切除功能区病变时必须特别小心，以防止切除含铁血黄素染色的正常脑组织。

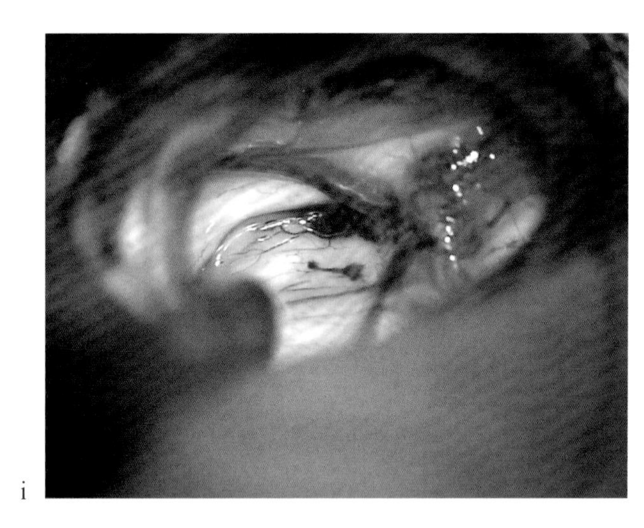

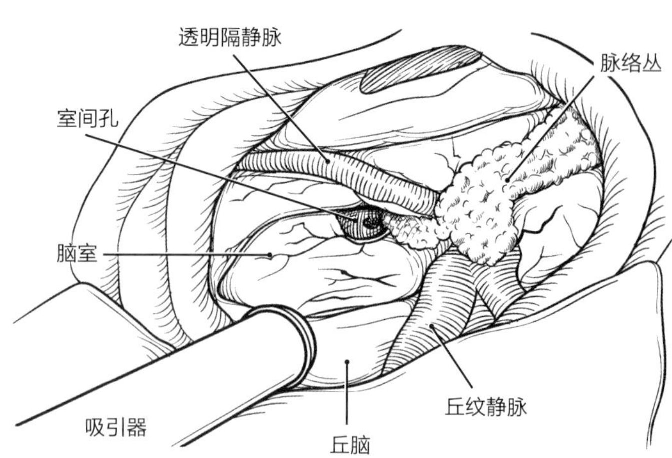
透明隔静脉
脉络丛
室间孔
脑室
吸引器
丘脑
丘纹静脉

图 5.10 i. 最后检查残腔显示止血彻底且无病灶残留。

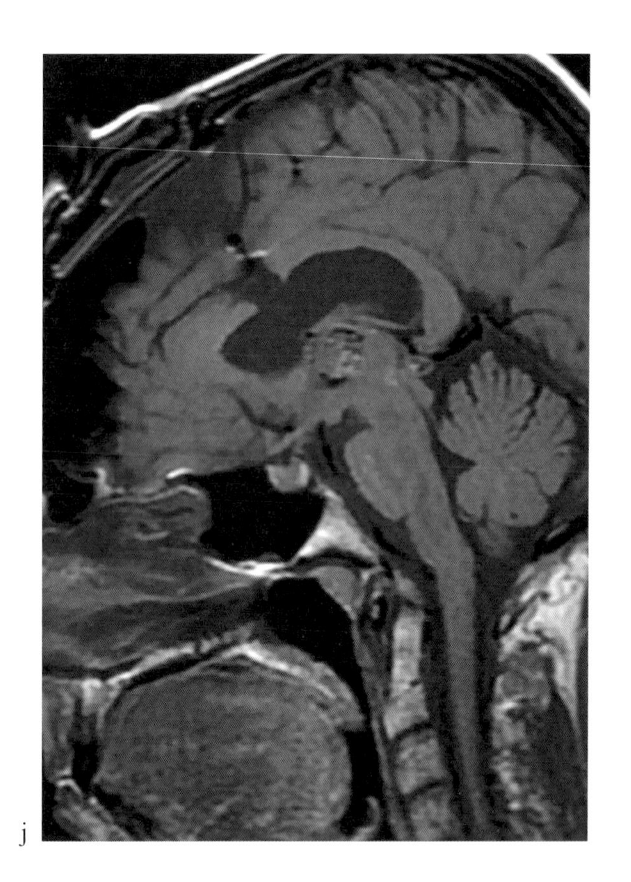

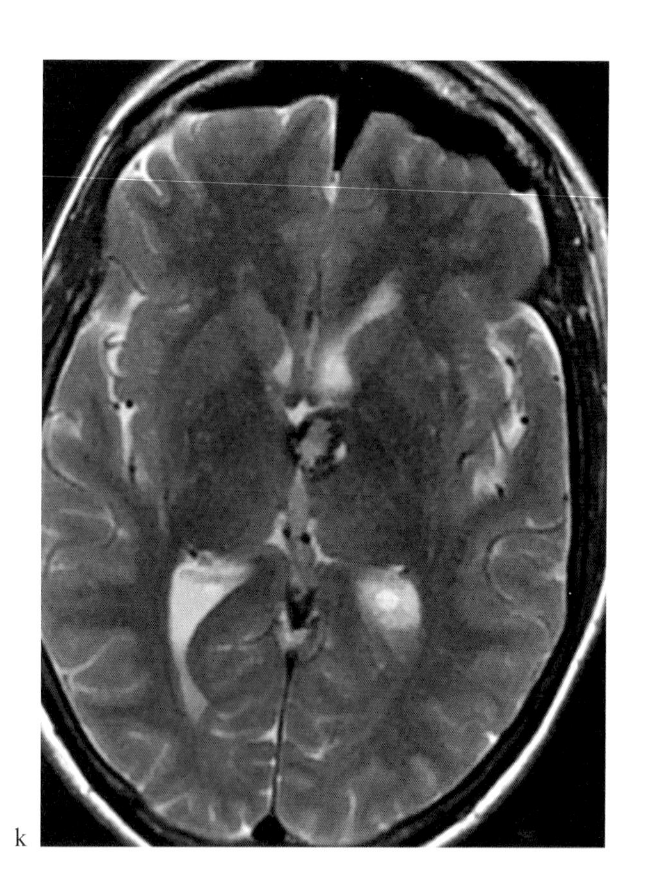

图 5.10 术后矢状位（j）T1 和轴位 T2（k）磁共振证实病灶全切。

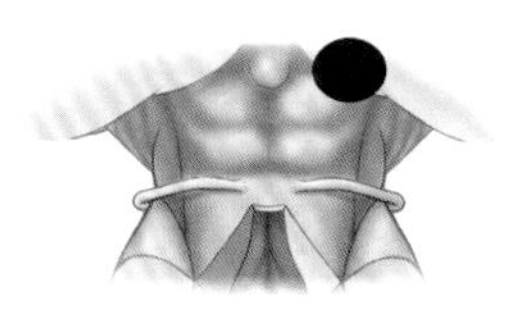

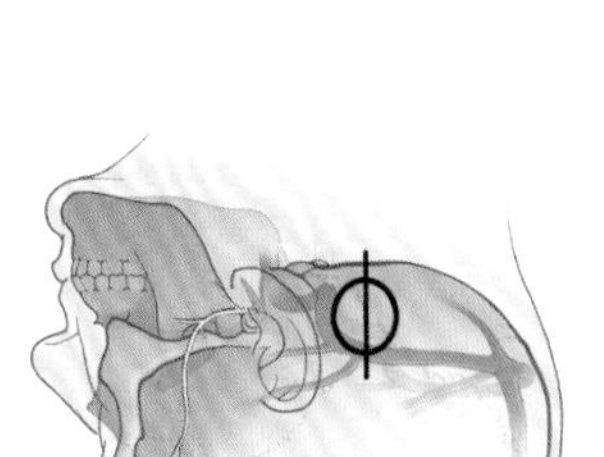

病例 5.11

- 诊断：丘脑海绵状血管瘤（相关解剖：**9~12**，**14~16** 页）
- 术前检查：左手瘫痪，左上肢感觉减退。
- 入路：右侧小脑上经小脑幕（相关入路：**247** 页）
- 体位：俯卧位
- 监测：体感诱发电位
- 预后：病变全切；患者神经功能障碍无加重

见视频 5.11

图 5.11 一个 5 岁的小女孩，既往有突发的左侧肢体偏瘫病史，症状发作 4 个月后明显好转。

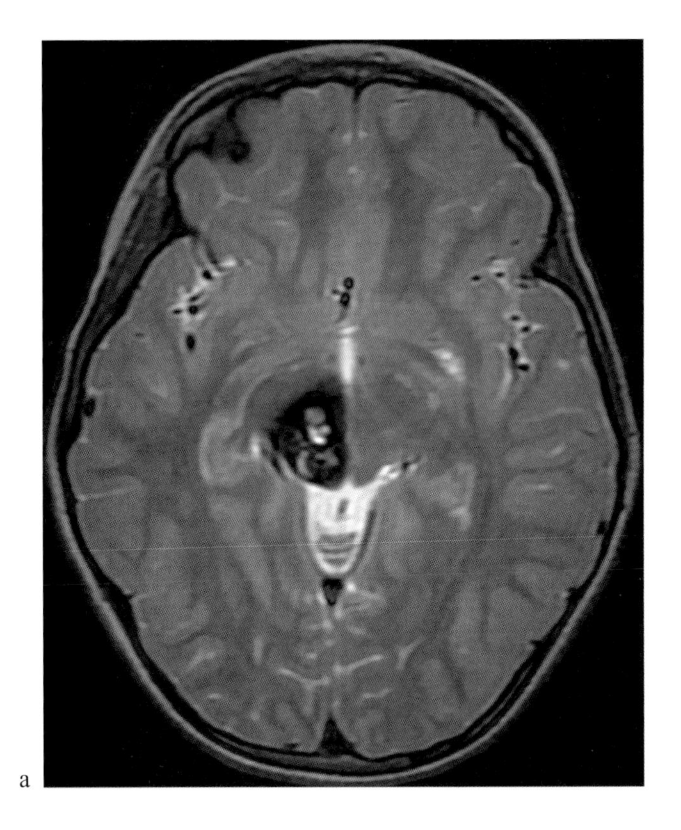

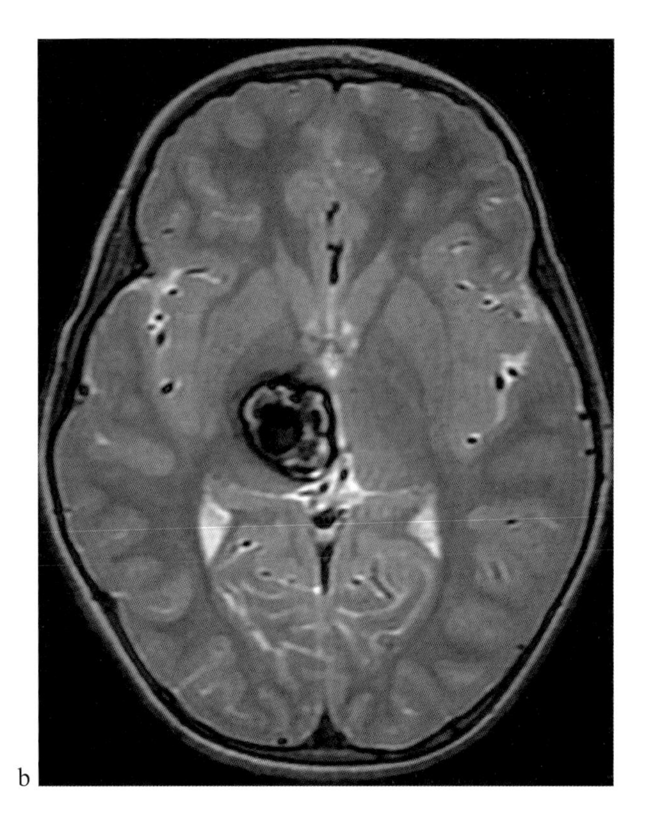

图 5.11 a, b. 不同层面的轴位 T2 加权磁共振显示右侧丘脑的复杂海绵状血管瘤（1）。

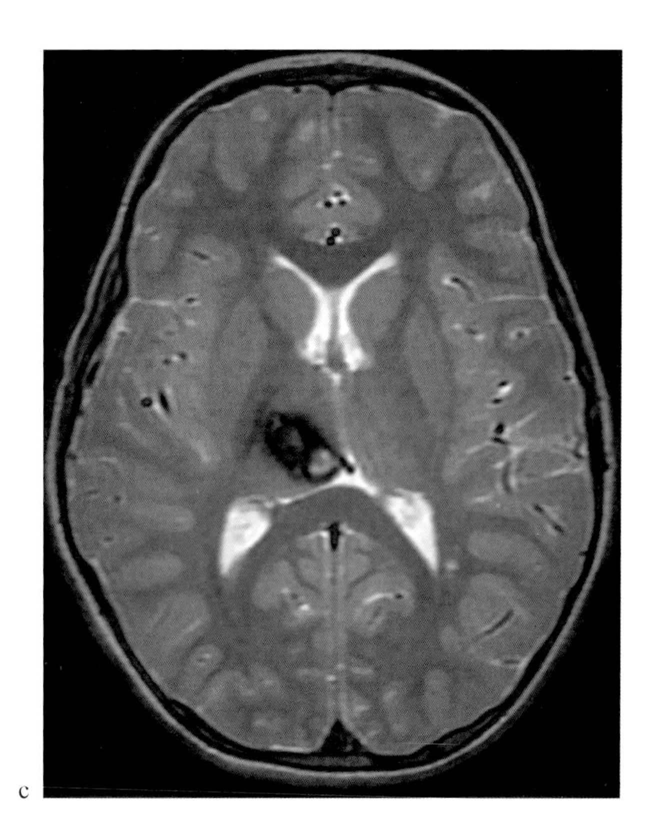

图 5.11 c. 不同层面的轴位 T2 加权磁共振显示右侧丘脑的复杂海绵状血管瘤（2）。

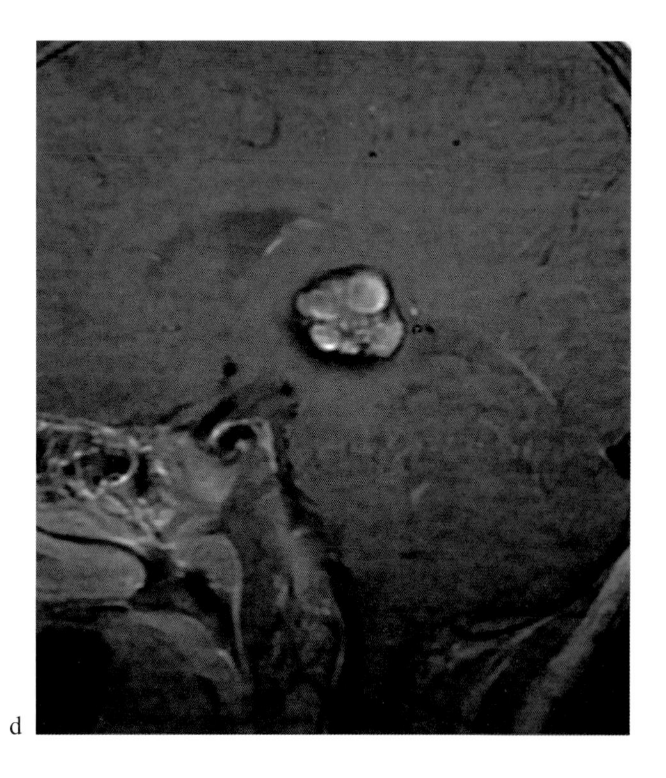

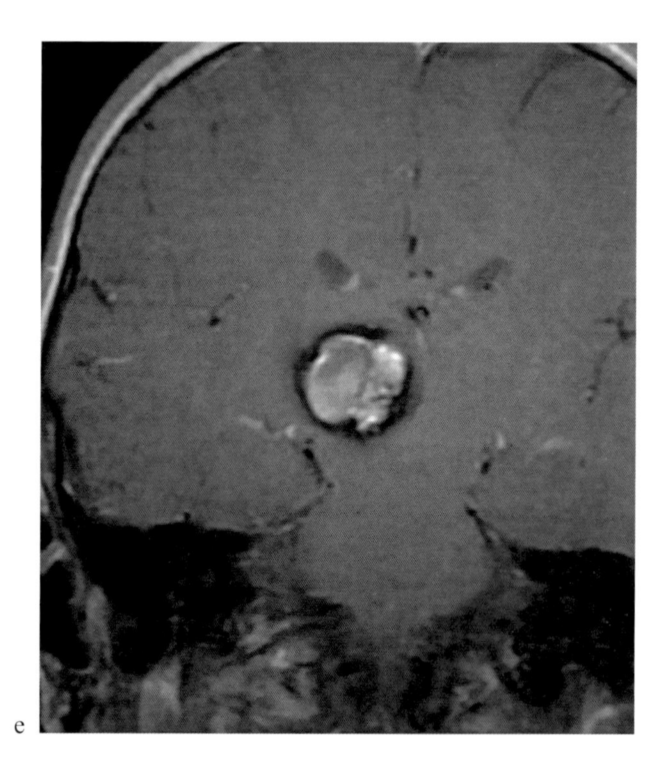

图 5.11 矢状位（d）和冠状位（e）T1 加权磁共振显示病灶的位置和到小脑幕的距离。通过小脑上经小脑幕入路到达病灶。患者取俯卧位，头偏向对侧并屈曲，收缩下颌等都有利于让术者感到舒适并且易于到达病灶。

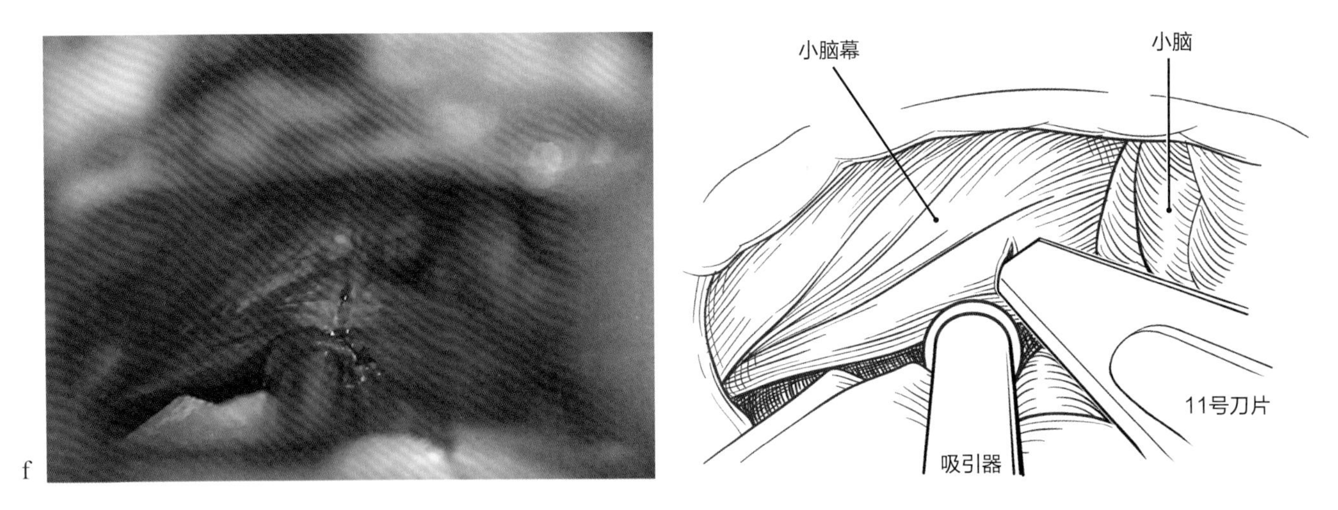
f
小脑幕
小脑
11号刀片
吸引器

图 5.11 f. 电凝并切开小脑幕，有利于提供幕上和幕下视野以观察病灶。

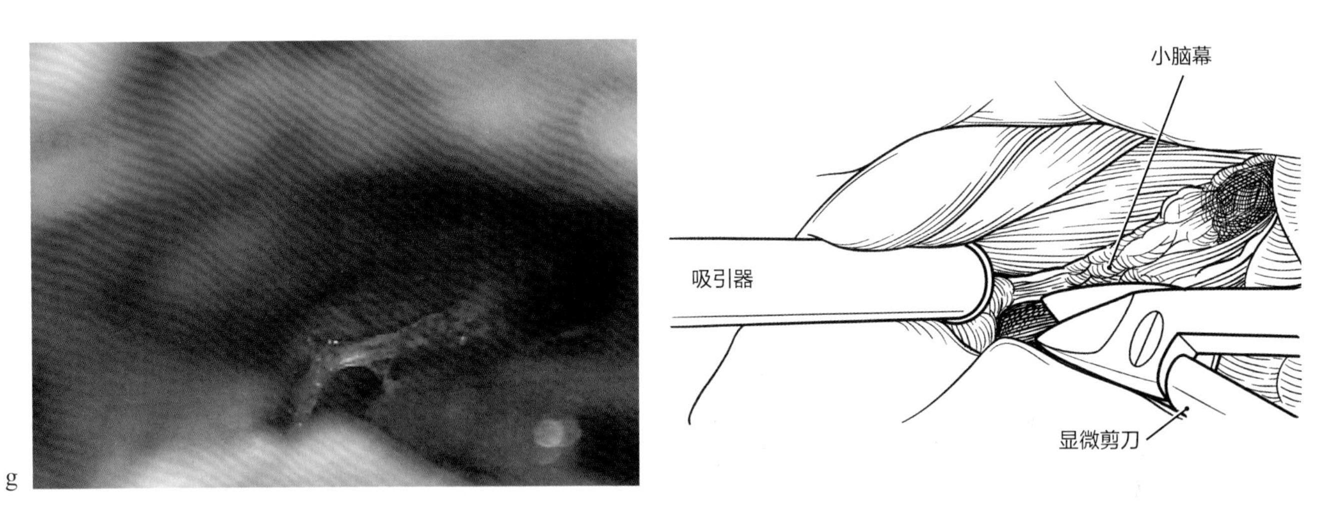
g
小脑幕
吸引器
显微剪刀

图 5.11 g. 这个入路容易暴露丘脑和整个颞叶内侧。切开小脑幕显示含铁血黄素沉积脑组织，通过神经导航确认对应于海绵状血管瘤病灶。

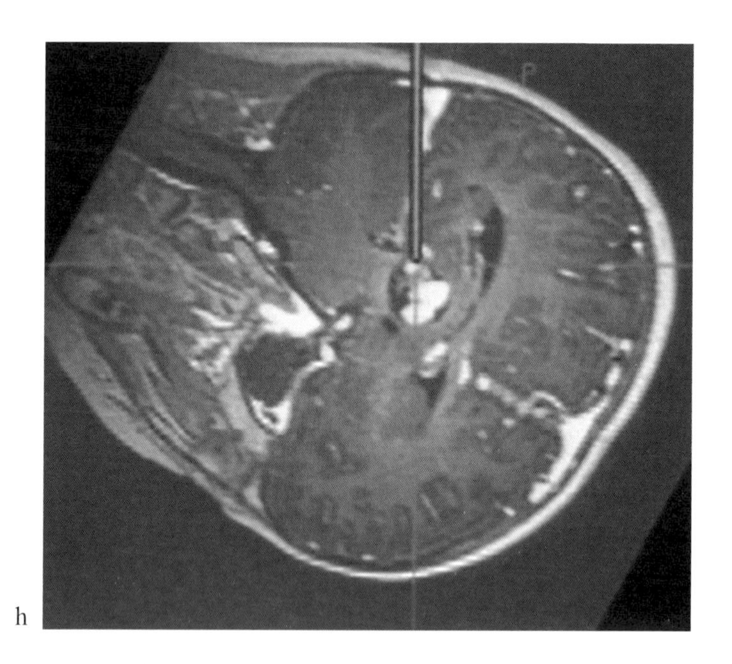

h

图 5.11　h. 神经导航显示到达病变的轨迹。

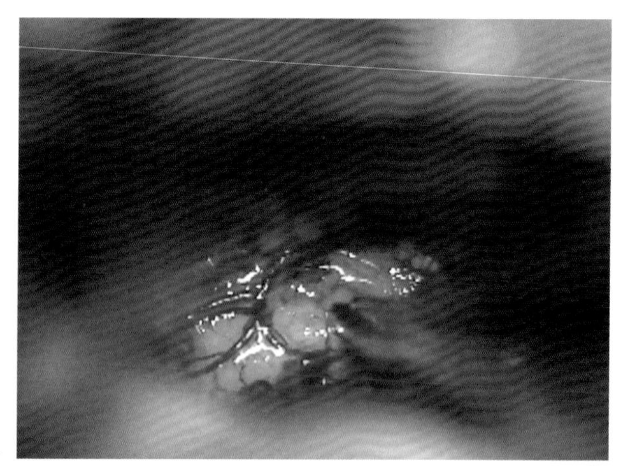

i

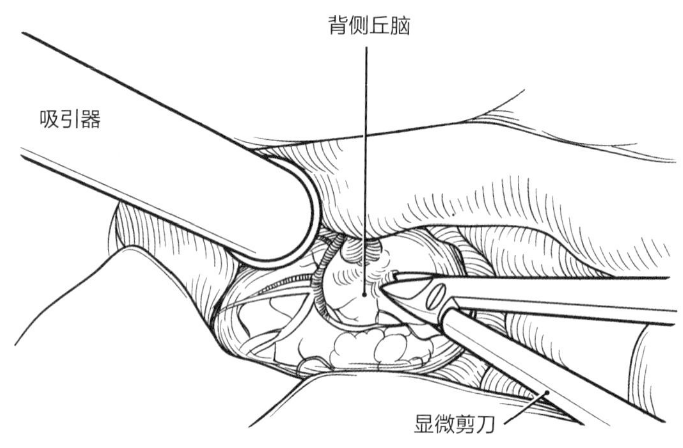
背侧丘脑
吸引器
显微剪刀

图 5.11　i. 用显微剪刀锐性切开海绵状血管瘤表面的脑组织。

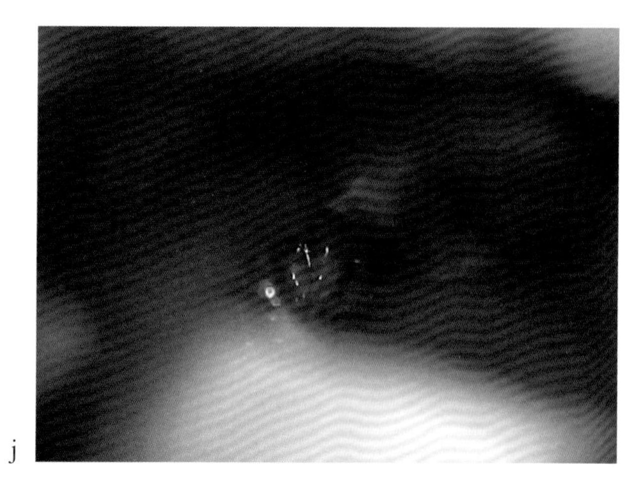

j

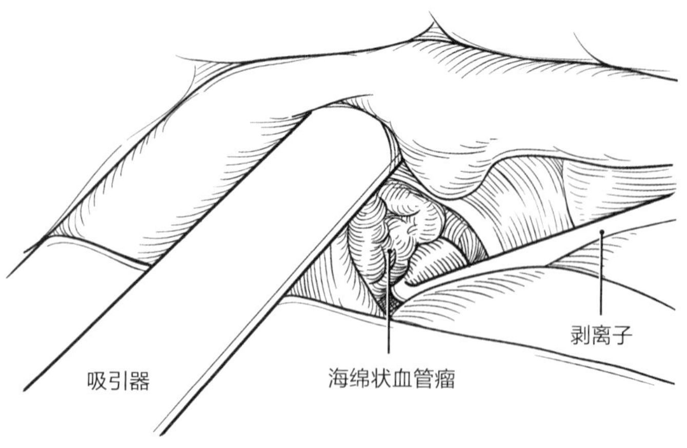
剥离子
吸引器
海绵状血管瘤

图 5.11　j. 使用显微剥离子和镊子分块切除病灶。

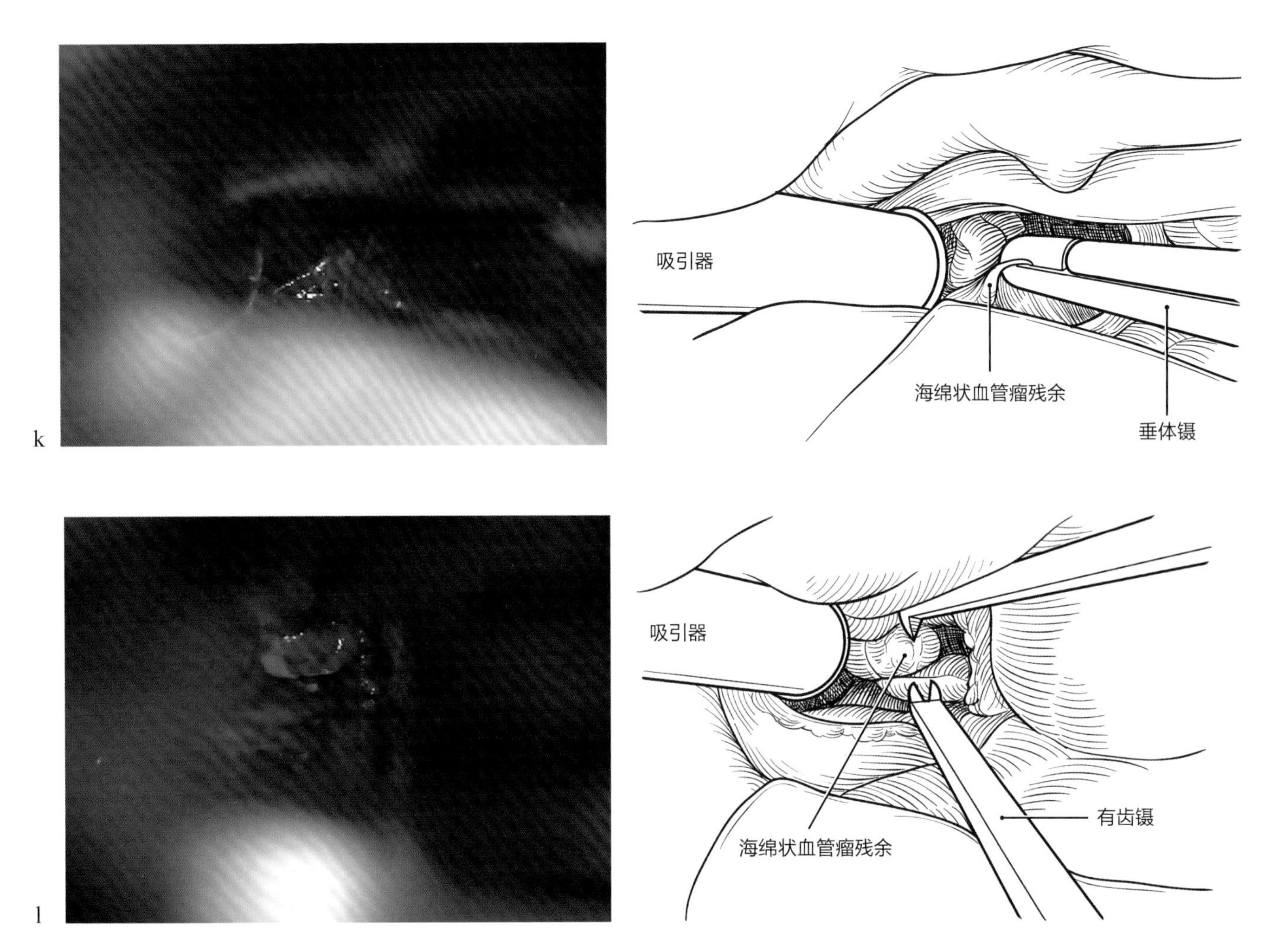
k
吸引器
海绵状血管瘤残余
垂体镊
l
吸引器
有齿镊
海绵状血管瘤残余

图 5.11 用垂体镊（k）或者有齿镊（l）将残留的病灶从邻近的脑组织上分离，小心保护相关的发育性静脉异常。

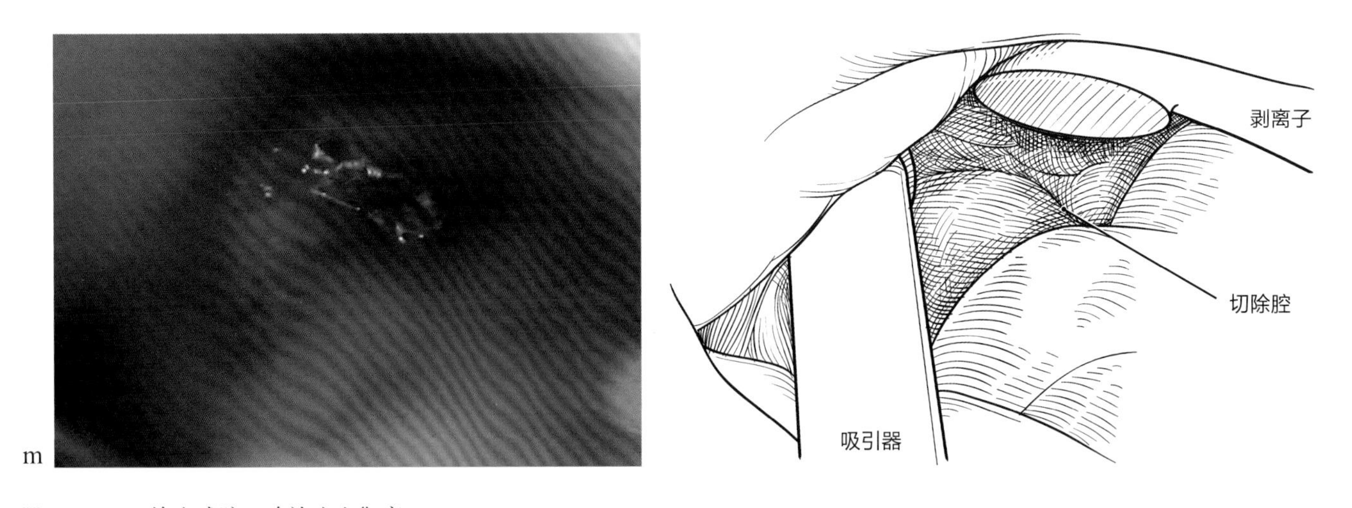
m
剥离子
切除腔
吸引器

图 5.11 m. 检查残腔，确认止血彻底。

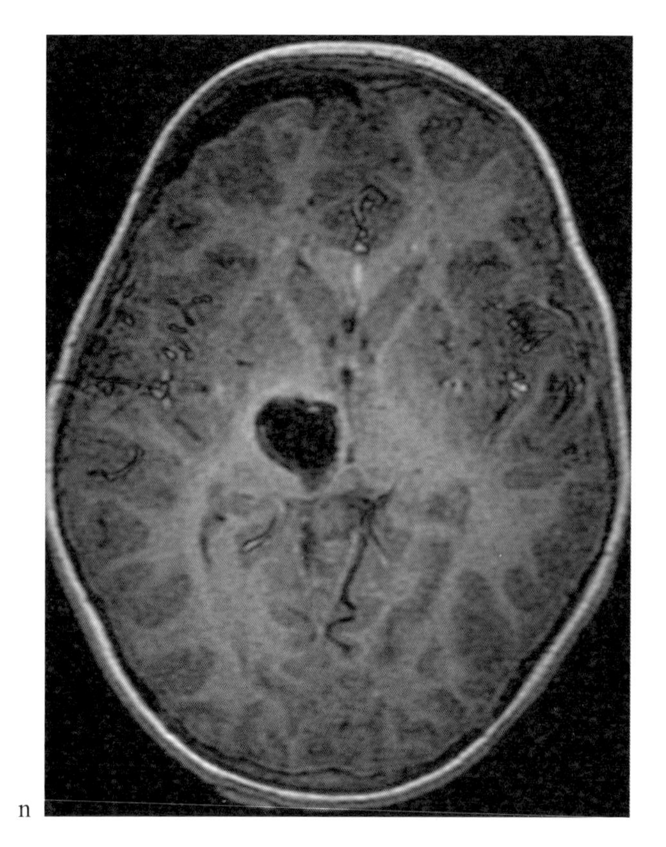

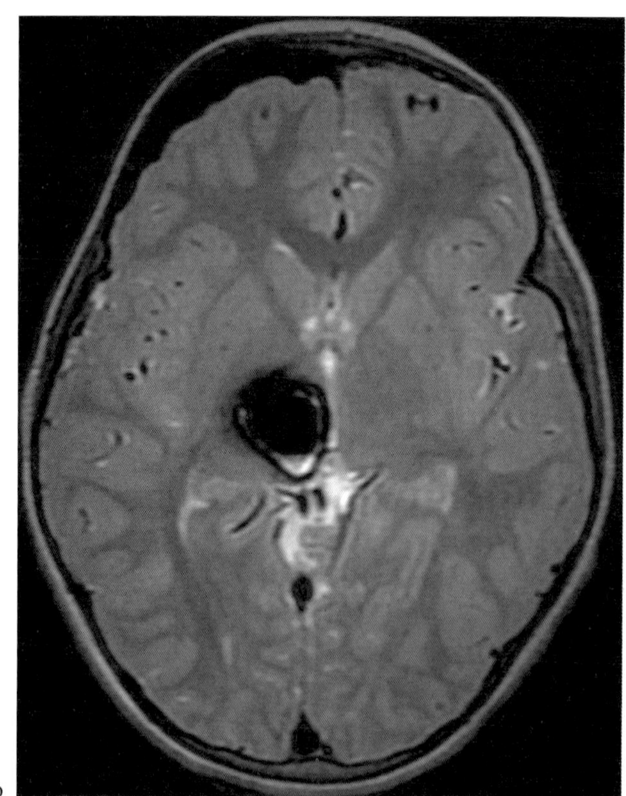

图 5.11 术后轴位 T1 加权（n）和 T2 加权（o）磁共振提示病灶全切。当病灶位于某些关键部位（如脑干和丘脑）时，不切除含铁血黄素染色的脑组织，其可能在某些影像序列上引起磁敏感伪影。

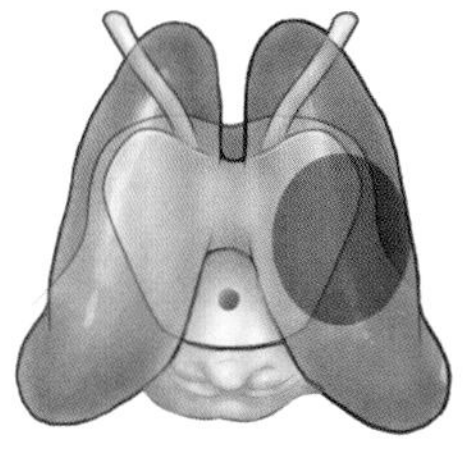

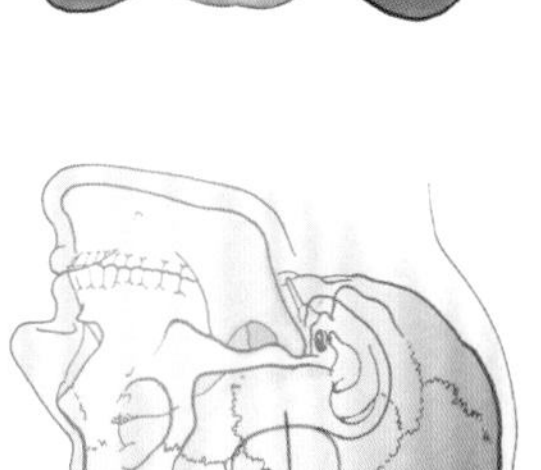

病例 5.12

· 诊断：破裂的Ⅴ级丘脑动静脉畸形（AVM）（相关解剖：**9~12**，**14~16** 页）
· 术前检查：左侧偏瘫；肌力 2 级
· 入路：右侧经皮质
· 体位：俯卧位
· 监测：体感诱发电位和运动诱发电位
· 预后：AVM 完全闭塞，无新发神经功能缺损
见视频 5.12

图 5.12 一位 13 岁的男孩，因为Ⅴ级 AVM 破裂变现为剧烈头痛和进行性左侧肢体乏力。他在 8 岁时因脑出血行一侧去骨瓣减压和脑室腹腔分流手术。经过术后的康复，患者神经系统功能检查显示左侧肢体肌力恢复到 4+/5 级。但家属没有继续按照医嘱进行后续伽马刀治疗。

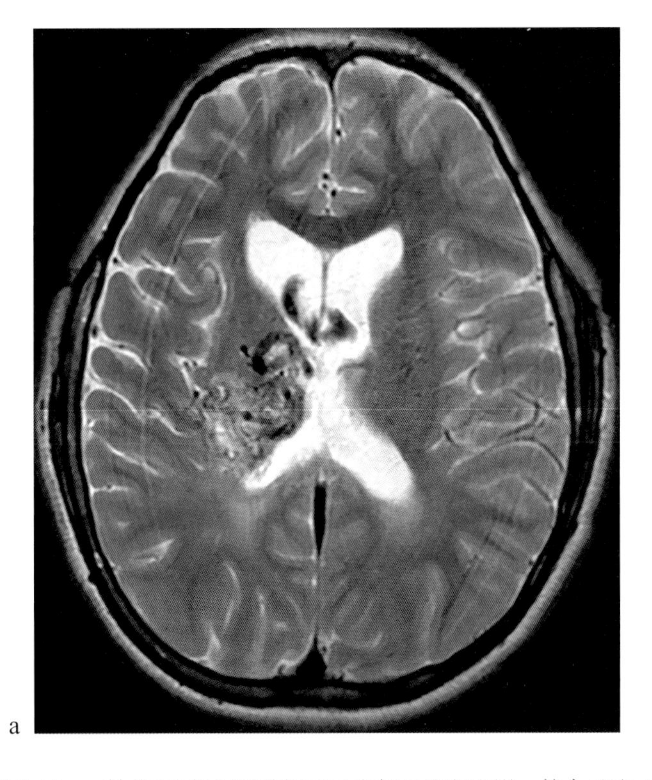

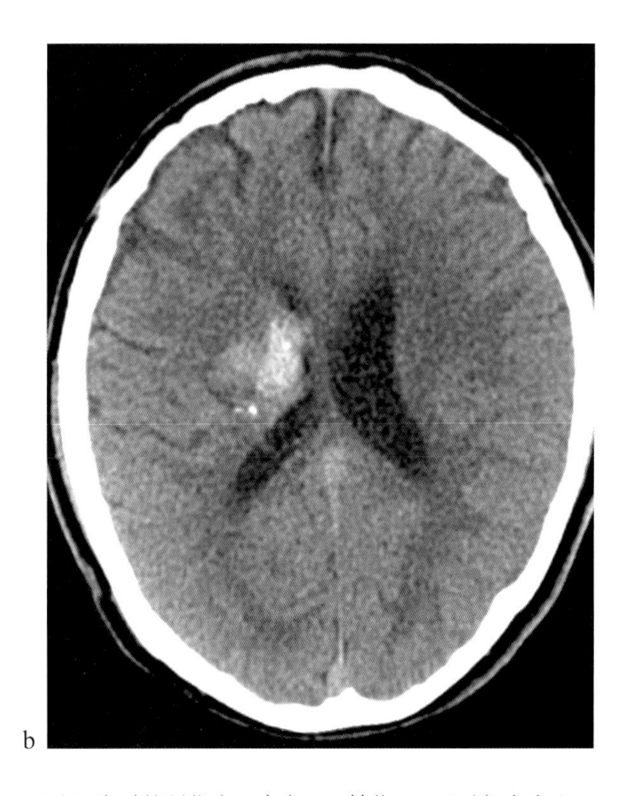

图 5.12 a. 轴位 T2 加权磁共振显示右侧丘脑留空影，符合丘脑 AVM 以及 8 岁时的既往出血病史。b. 轴位 CT 显示新发出血。

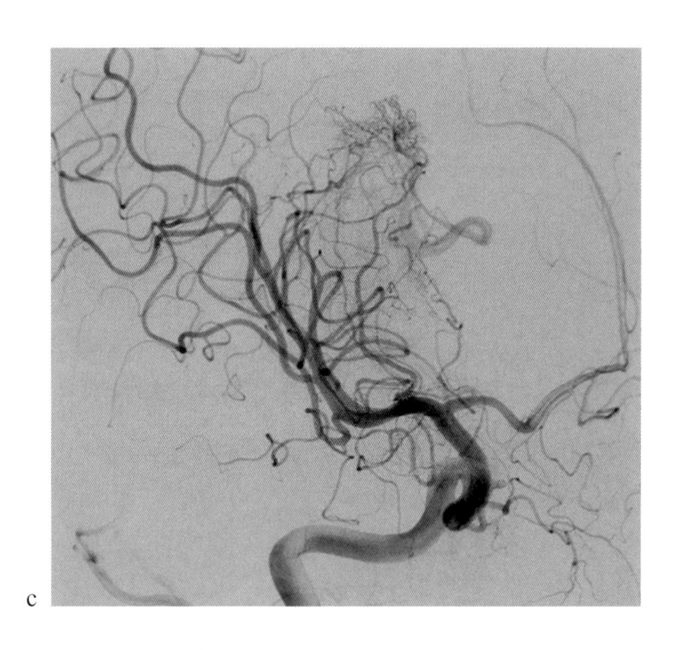
c

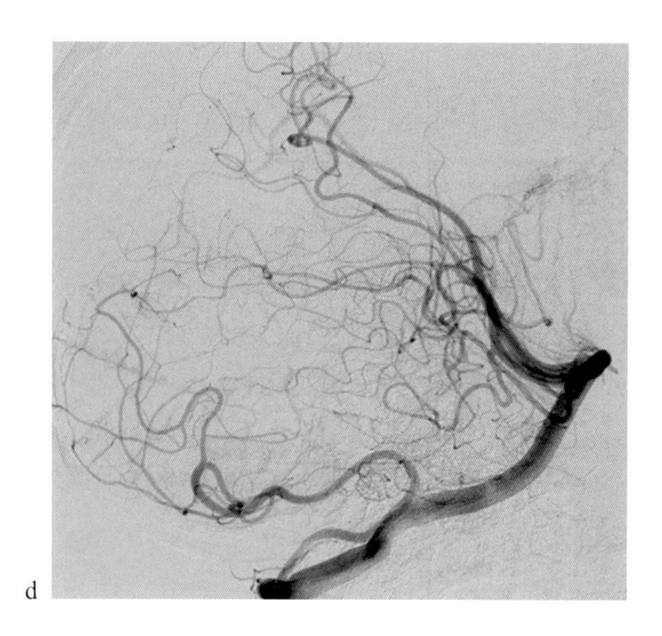
d

图 5.12　初次诊断丘脑 AVM 时的颈内动脉前后位（c）和椎动脉侧位（d）造影。

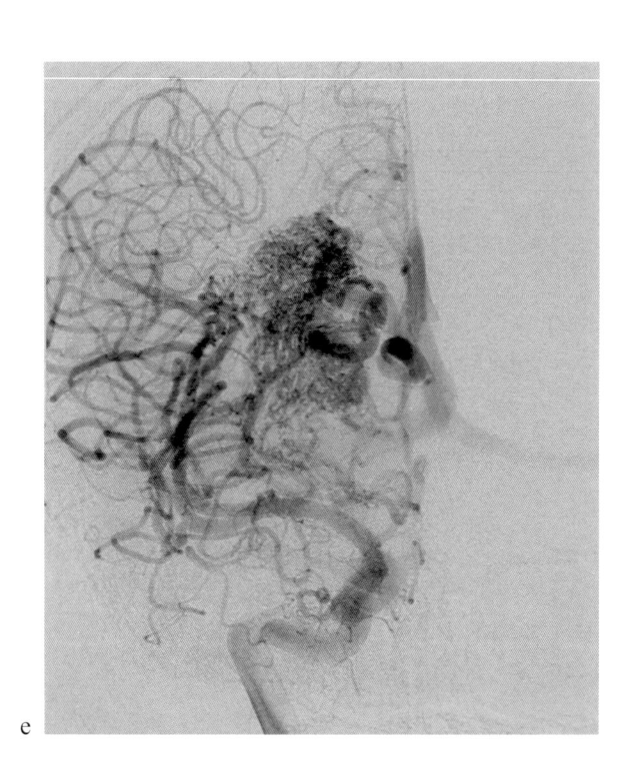
e

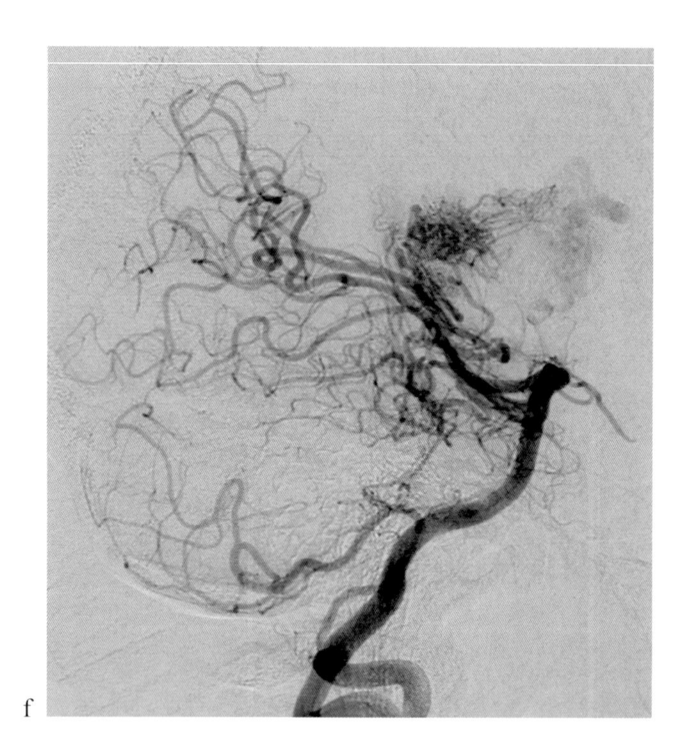
f

图 5.12　患者 13 岁第二次出血时的颈内动脉前后位（e）和椎动脉侧位（f）血管造影显示 AVM 明显增大。1 期栓塞：在预期手术切除的情况下，患者接受了这种复杂 AVM 的分期栓塞。

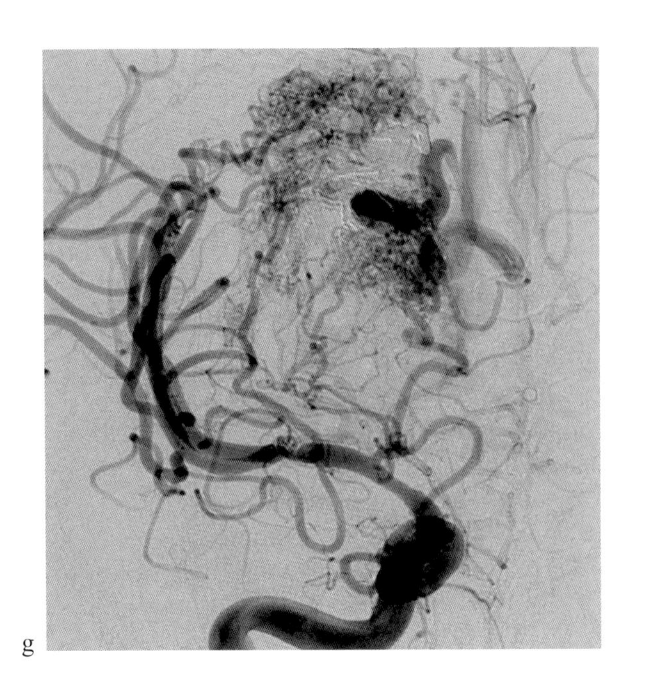
g

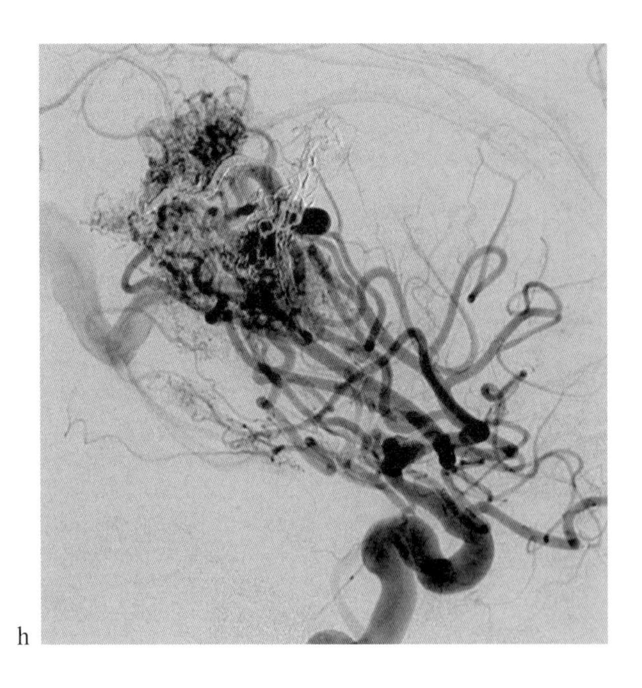
h

图 5.12 1 期栓塞：前后位（g）和侧位（h）的右颈内动脉造影提示 1 期栓塞后大脑中动脉向 AVM 的供血明显减少。

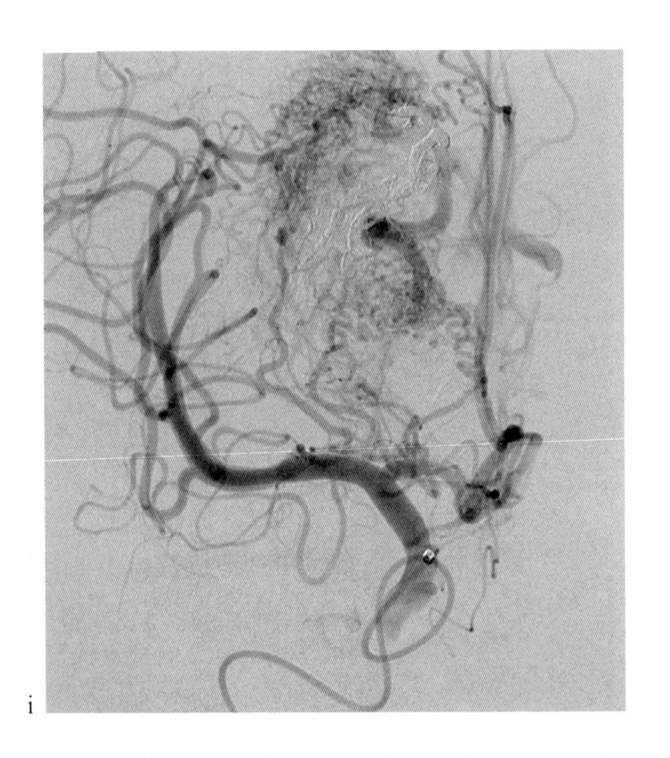
i

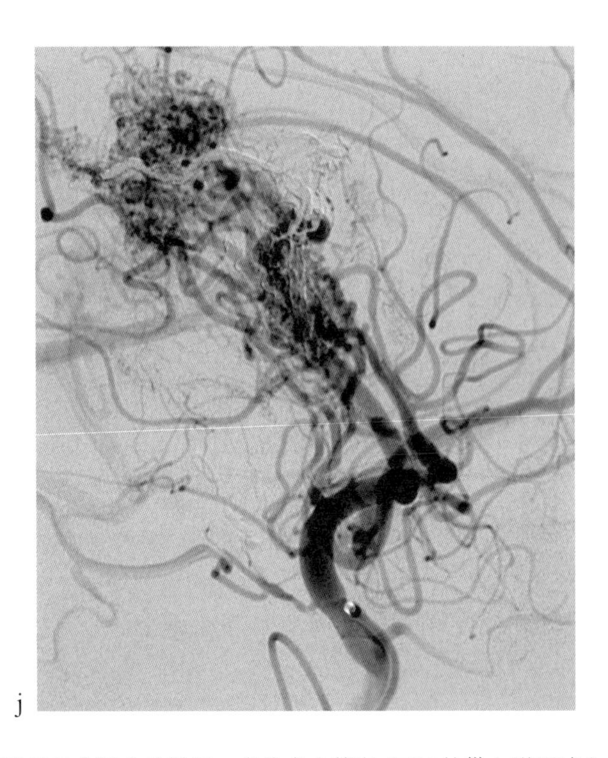
j

图 5.12 2 期栓塞：前后位（i）和侧位（j）的右颈内动脉造影提示栓塞后大脑中动脉另一支分支血管向 AVM 的供血明显减少并导致向病灶的血流进一步阻断。

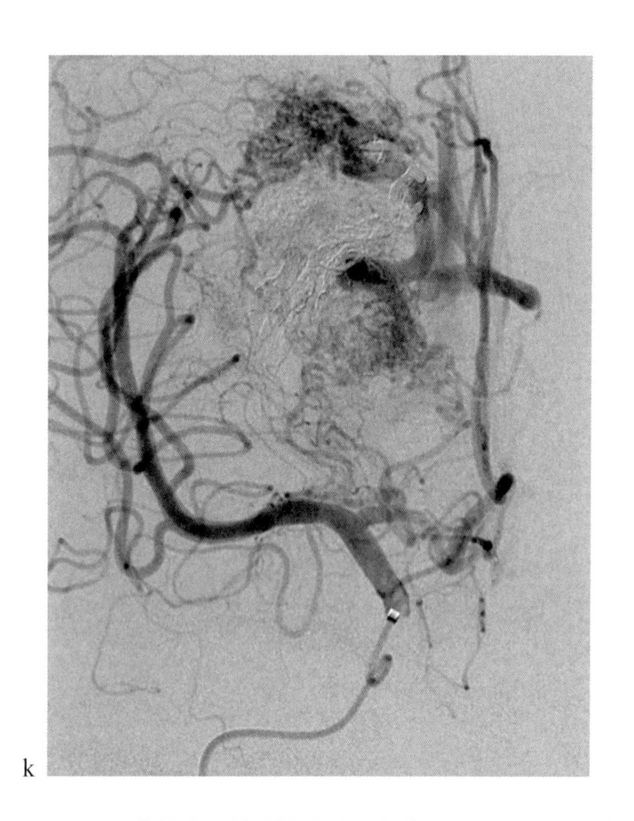
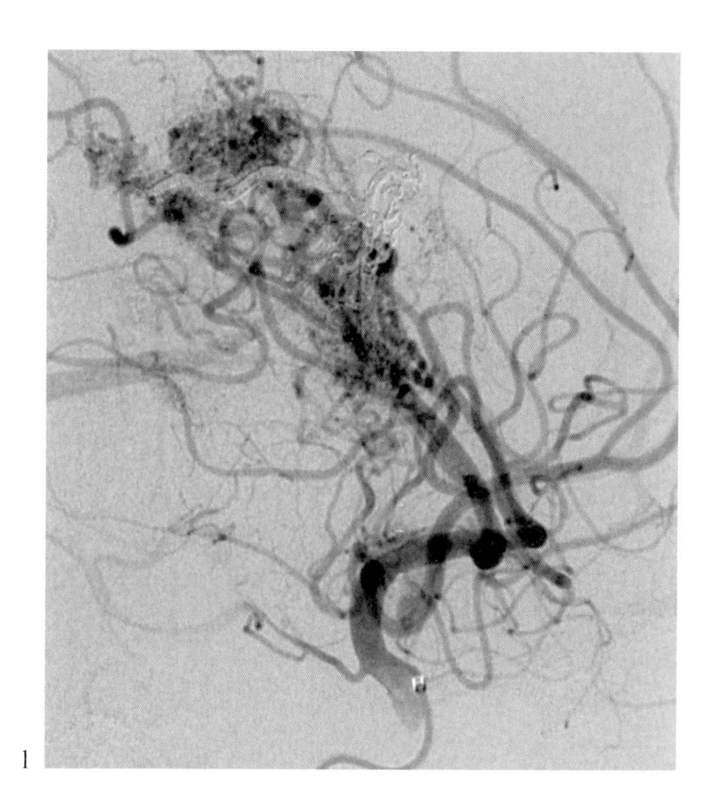

图 5.12　3 期栓塞：前后位（k）和侧位（l）的右颈内动脉造影提示 3 期栓塞后第三支向血管畸形供血的血流进一步减少。

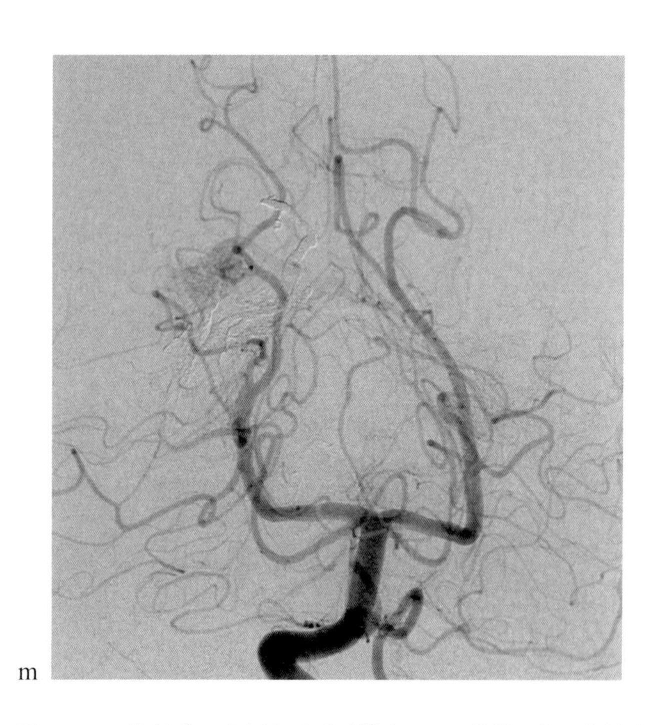
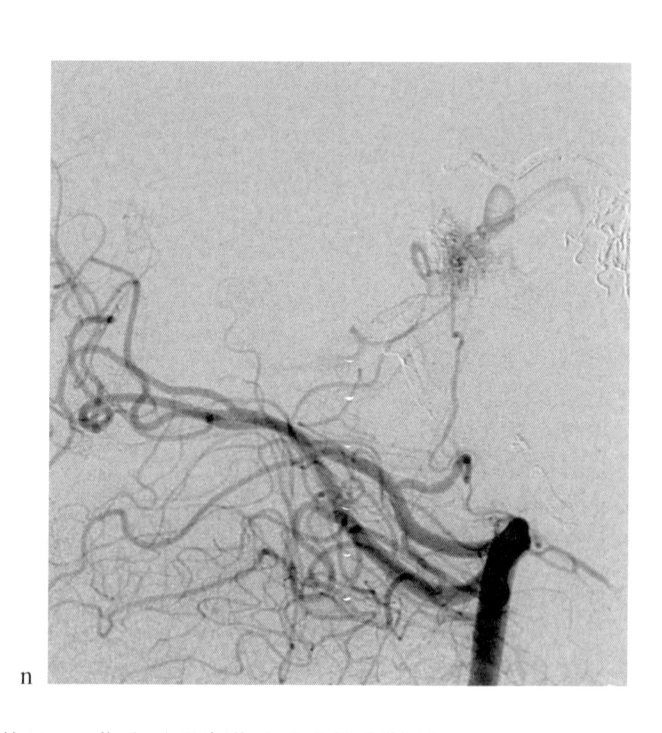

图 5.12　4 期栓塞：右侧大脑后动脉向 AVM 的供血行 4 期栓塞后的 Towne 位（m）和侧位（n）右椎动脉造影。

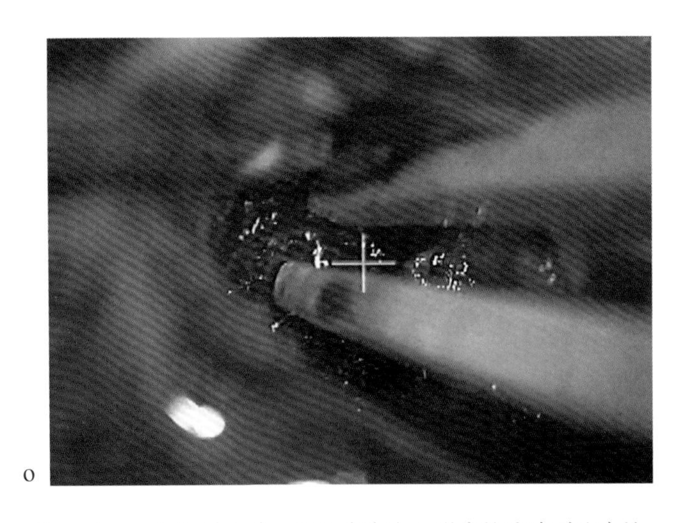
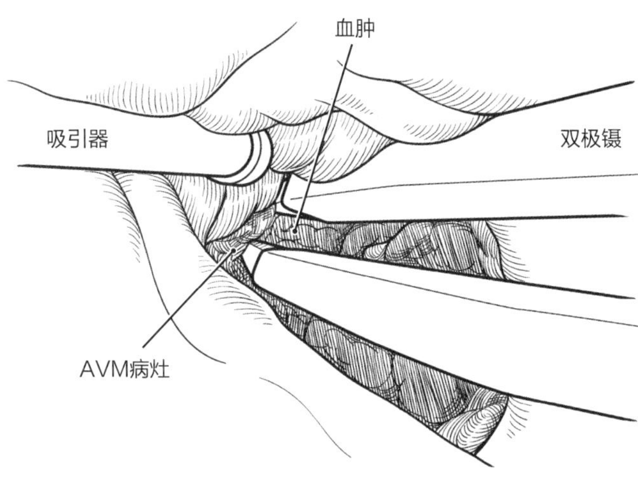
血肿
吸引器
双极镊
AVM病灶

图 5.12 o. 经皮质入路，通过多次出血形成的腔隙到达病灶。

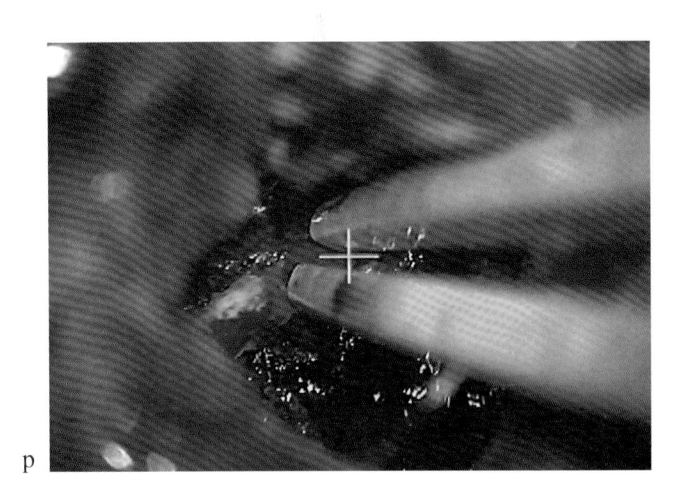
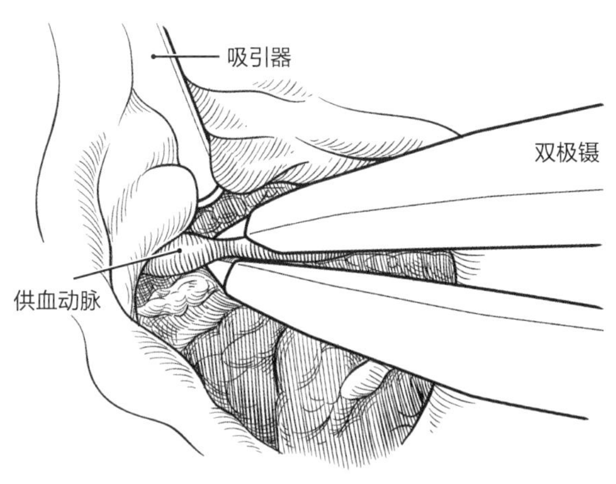
吸引器
双极镊
供血动脉

图 5.12 p. 术中辨认和电凝供血动脉。两种不同的不粘双极镊在大型复杂的病灶手术中用到。这种双极镊被保存在冰水中，用途相当广泛。冷冲洗在 AVM 的游离和断流中被广泛应用。

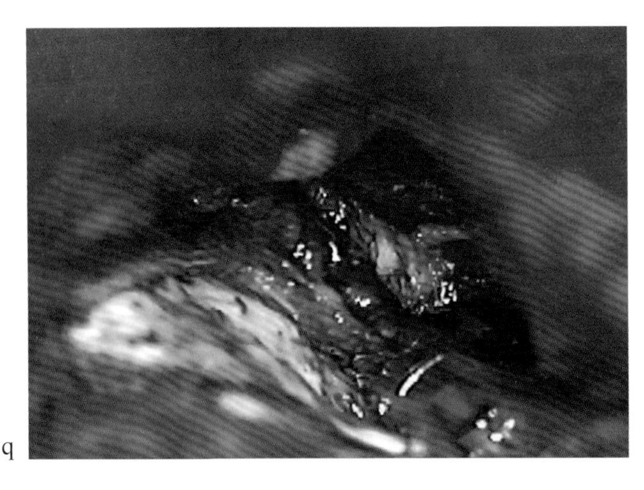
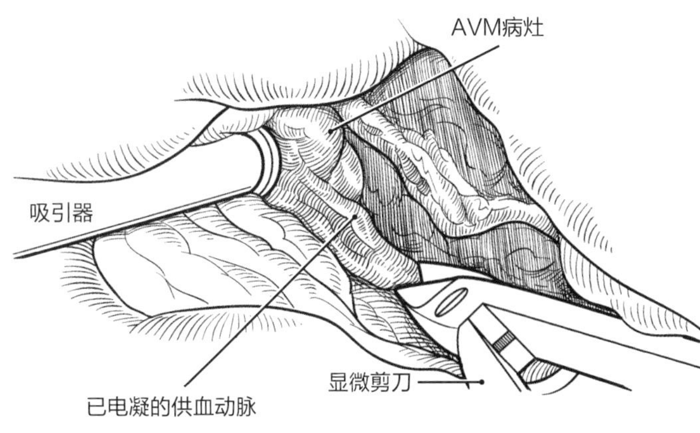
AVM病灶
吸引器
显微剪刀
已电凝的供血动脉

图 5.12 q. 电凝的血管在靠近 AVM 的一端被锐性切断。

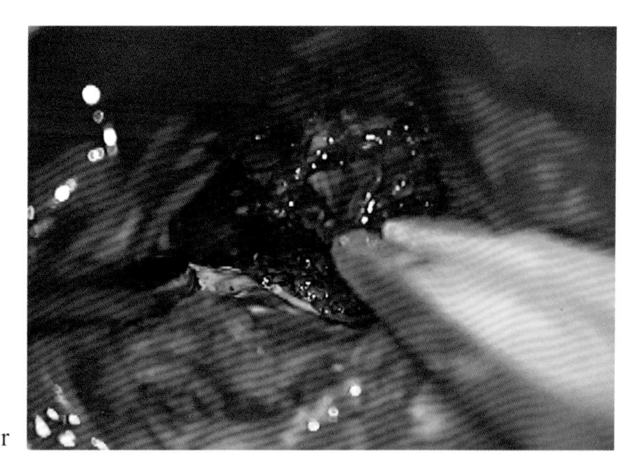

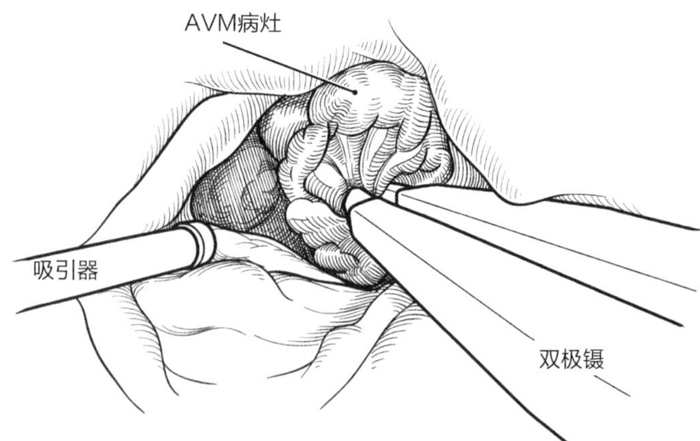
AVM病灶
吸引器
双极镊

图 5.12 r. 环周分离方法被用来完全离断畸形团的血供。

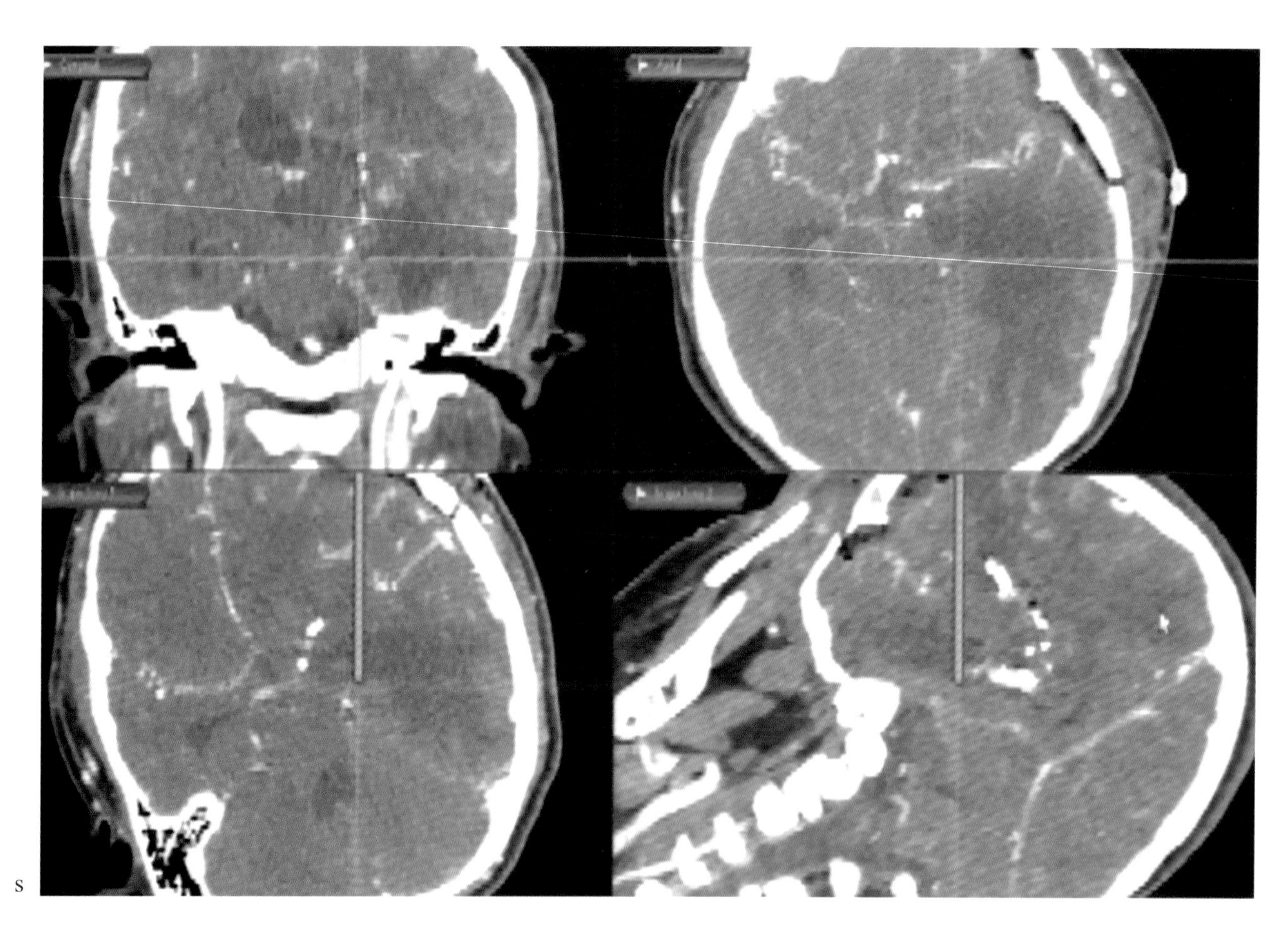

图 5.12 s. 神经导航确认到达 AVM 的深部边界。

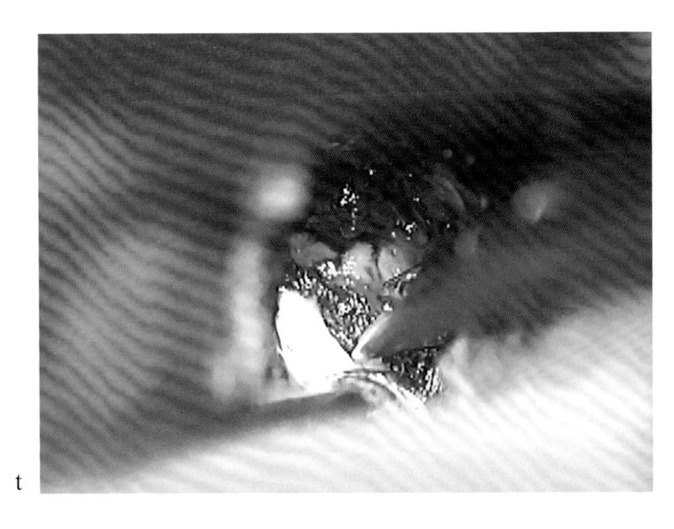
t

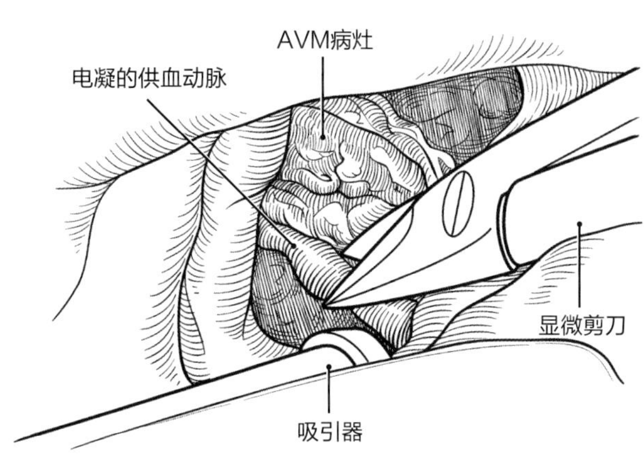
AVM病灶
电凝的供血动脉
显微剪刀
吸引器

图 5.12 t. 锐性离断前确认深部供血动脉已被电凝。

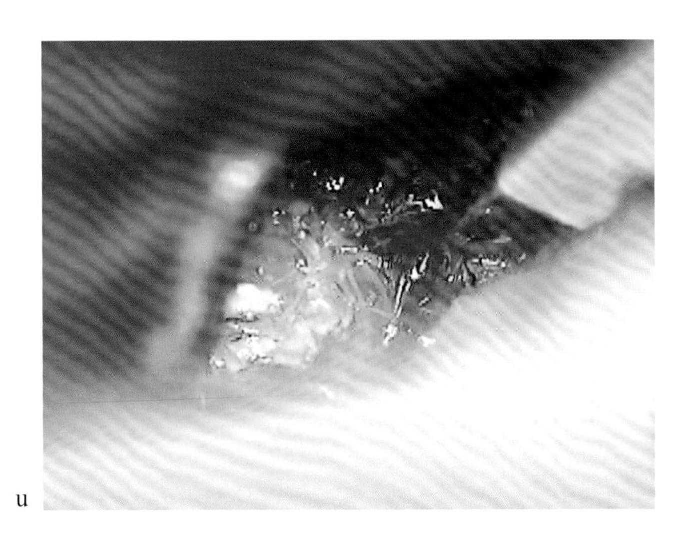
u

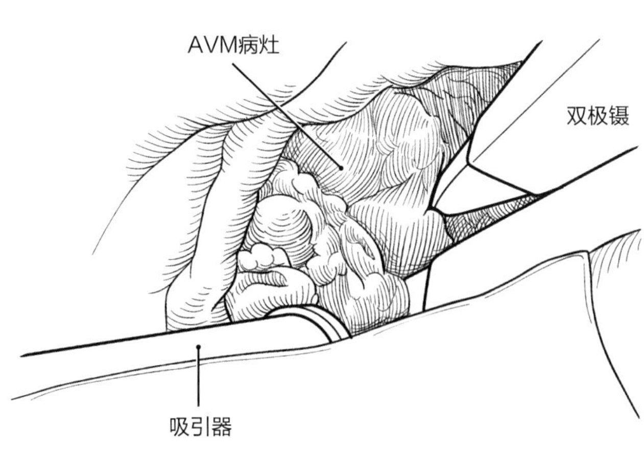
AVM病灶
双极镊
吸引器

图 5.12 u. 位于腔内的小供血动脉被电凝切断。在控制深部动脉的出血方面，动脉瘤夹是非常有效的，这些深部的动脉常常可以回缩到脑皮质内引起令人头痛的出血。

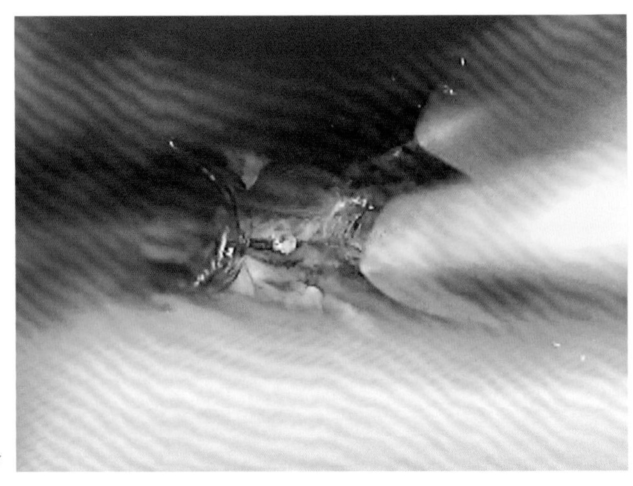
v

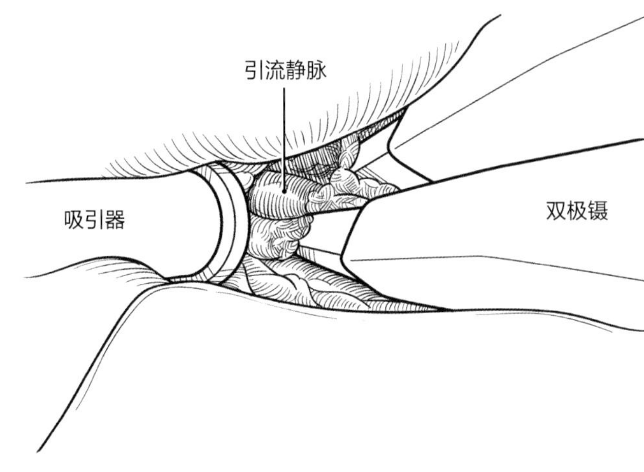
引流静脉
吸引器
双极镊

图 5.12 v. 在阻断 AVM 所有的供血血管后，深部静脉引流才能被电凝切断。

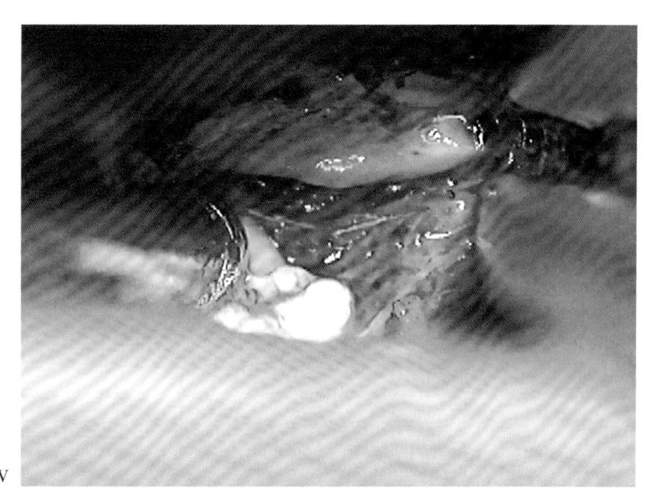

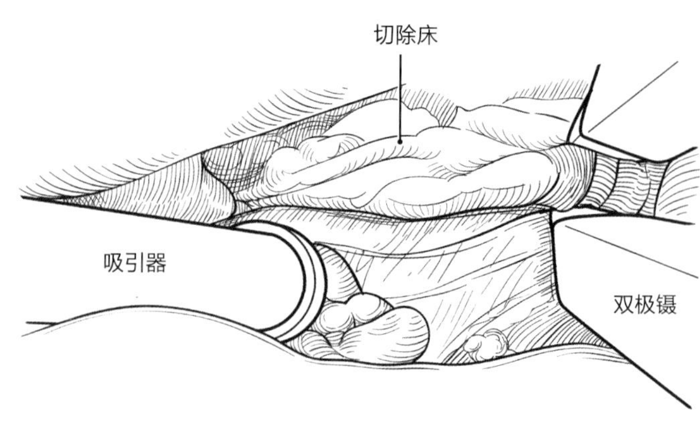
切除床
吸引器
双极镊

w

图 5.12 w. 检查术后残腔，确认止血彻底。

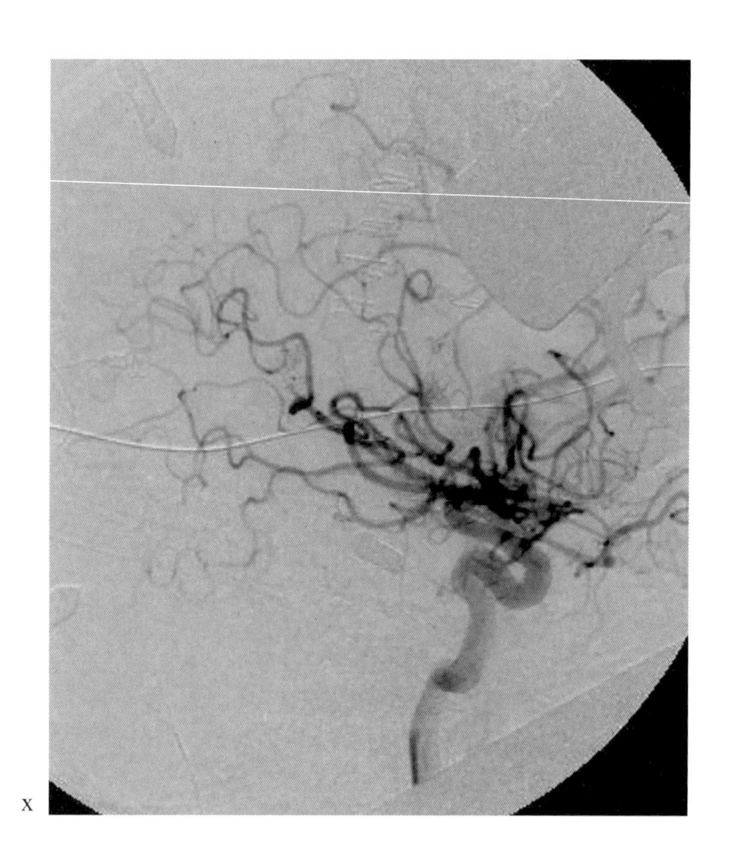

x

图 5.12 x. 术后侧位的颈内动脉造影提示 AVM 全切。

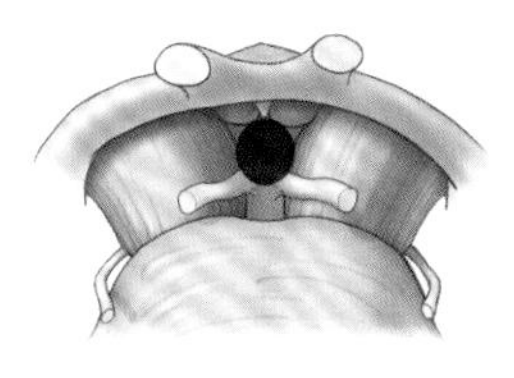

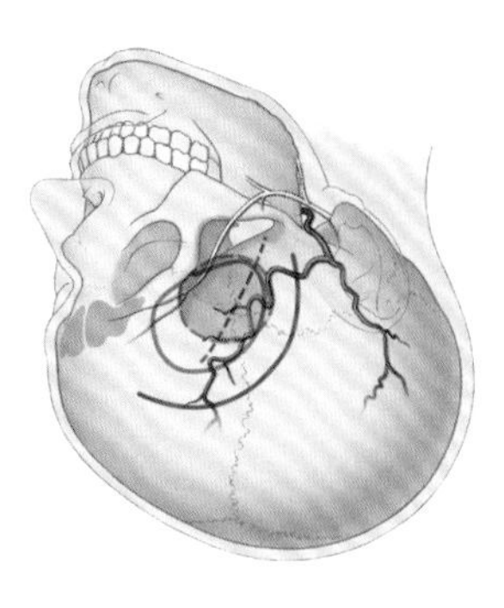

病例 5.13

· 诊断：中脑海绵状血管瘤（相关解剖：**5**，**6**，**17**，**18**，**26**，**27**，**39**，**42** 页）
· 术前检查：气管插管，右侧震颤，左侧肢体回缩。
· 入路：右侧眶颧入路（相关入路：**144~160** 页）
· 体位：仰卧位
· 监测：体感诱发电位和运动诱发电位
· 预后：病灶全切，患者需要气管切开，左侧可以遵嘱运动，右侧屈曲
见视频 5.13，以及动画 5.2 和动画 5.3

图 5.13　59 岁男性就诊时表现为突发的言语不利和右侧偏瘫。

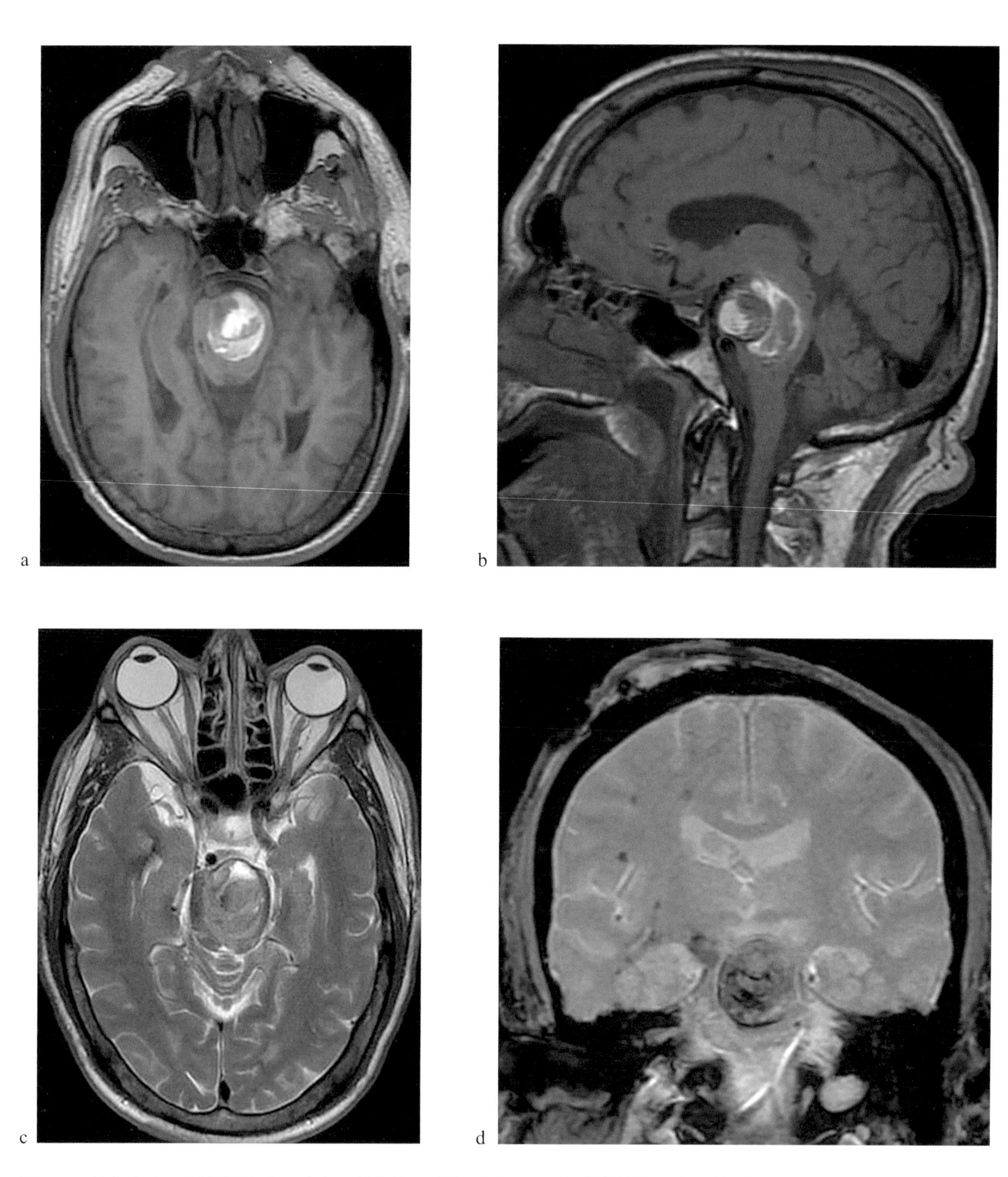
a
b
c
d

图 5.13　轴位（a）、冠状位（b）T1 加权、轴位的 T2 加权（c），以及冠状位梯度回波磁共振序列（d）提示由海绵状血管瘤破裂引起的巨大的中脑脑桥出血。

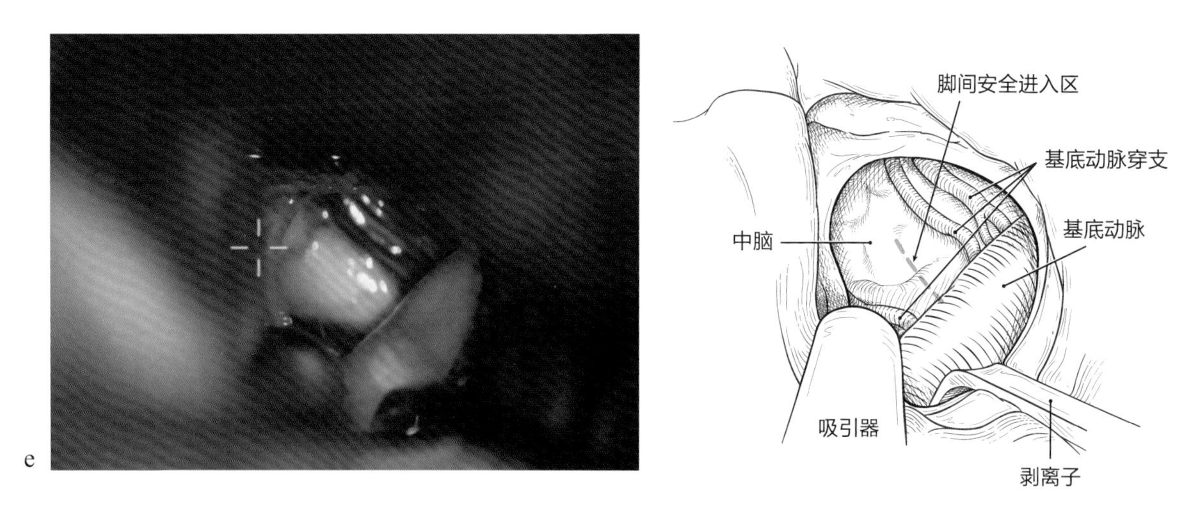
e
脚间安全进入区
基底动脉穿支
基底动脉
中脑
吸引器
剥离子

图 5.13 e. 通过右侧眶颧入路通过脚间安全进区（虚线）到达病灶。病灶的显露类似基底动脉尖动脉瘤的显露。总的来说，有些工作通道必须暴露，包括颈动脉 - 动眼神经，颈动脉 - 视神经和颈动脉上方工作通道。通常我们通过一个工作通道来观察病变，另外一个通道来切除病变。在该病例中，出血和海绵状血管瘤延伸至中脑中央。这样就无法通过更外侧的中脑前安全进入区来切除病灶，因为这样做可能会损伤向外侧移位的运动通路。术者使用颈动脉 - 视神经窗来到达脚间窝。

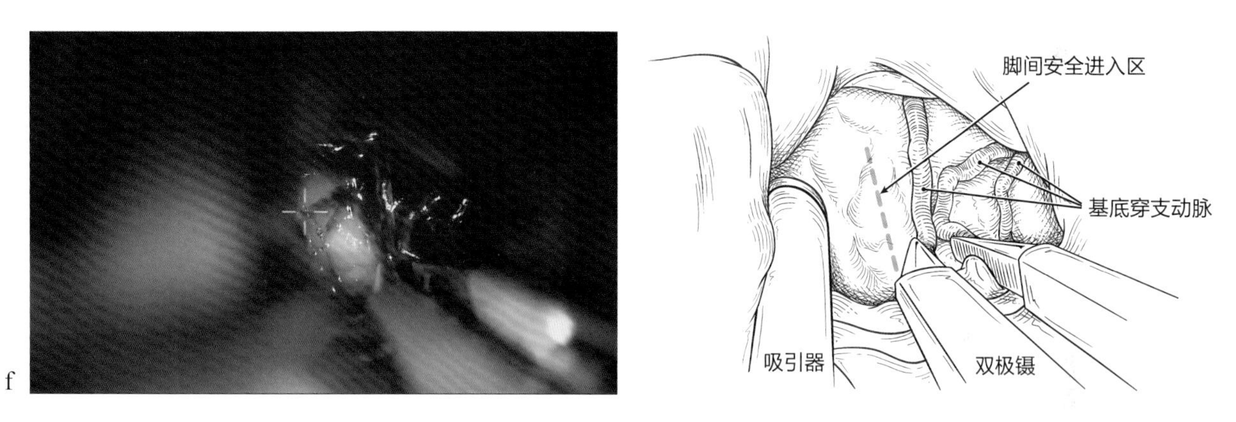
f
脚间安全进入区
基底穿支动脉
吸引器
双极镊

图 5.13 f. 小心游离基底动脉以避免基底穿支动脉损伤。基底动脉游离可以给术者提供一个小的通道到达中线一个叫脚间窝的安全进入区（虚线）来切除中脑中央正中的病灶。

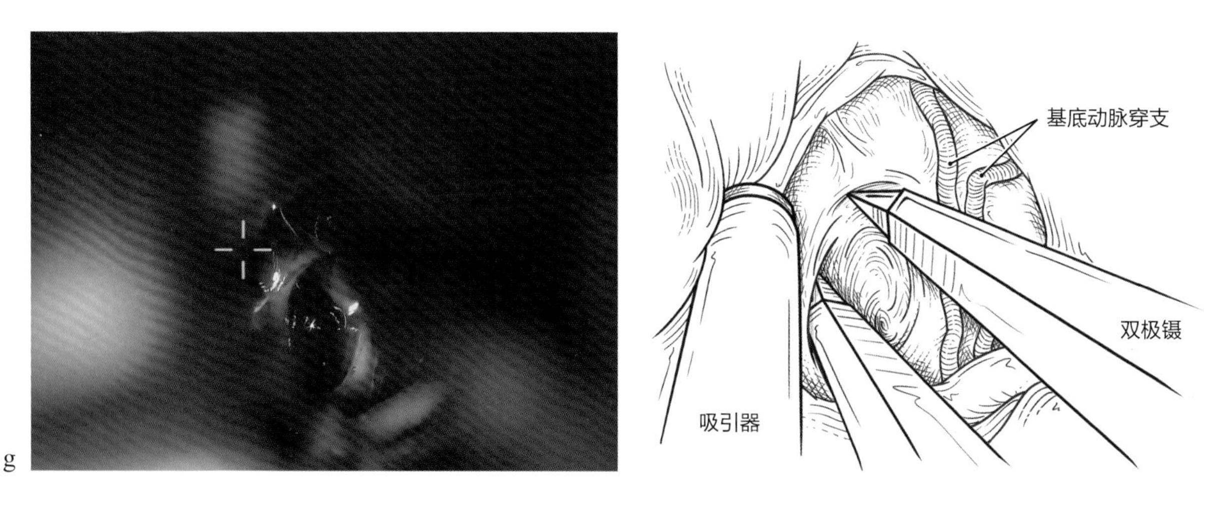
g
基底动脉穿支
双极镊
吸引器

图 5.13 g. 进入脑干的切口必须平行于上行和下行纤维束。虽然这个区域的纤维束很少，我们还是要尽量将对纤维束的损伤最小化。

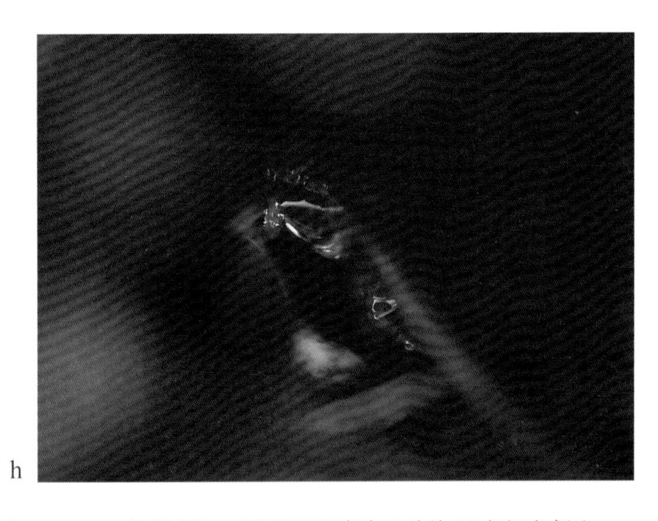
h

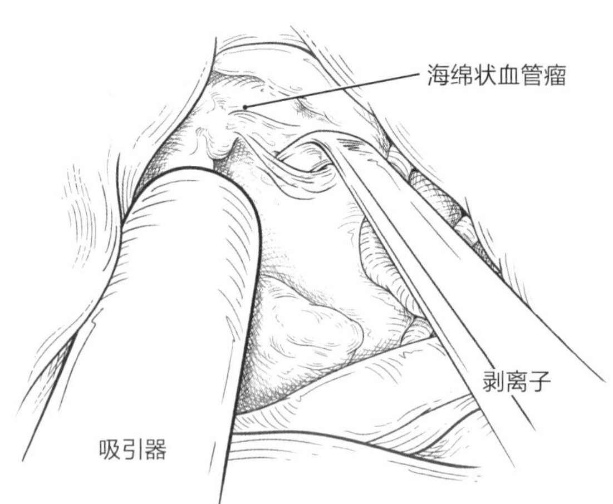
海绵状血管瘤
剥离子
吸引器

图 5.13 h. 暴露病灶，用吸引器清除血肿从而对脑干减压。

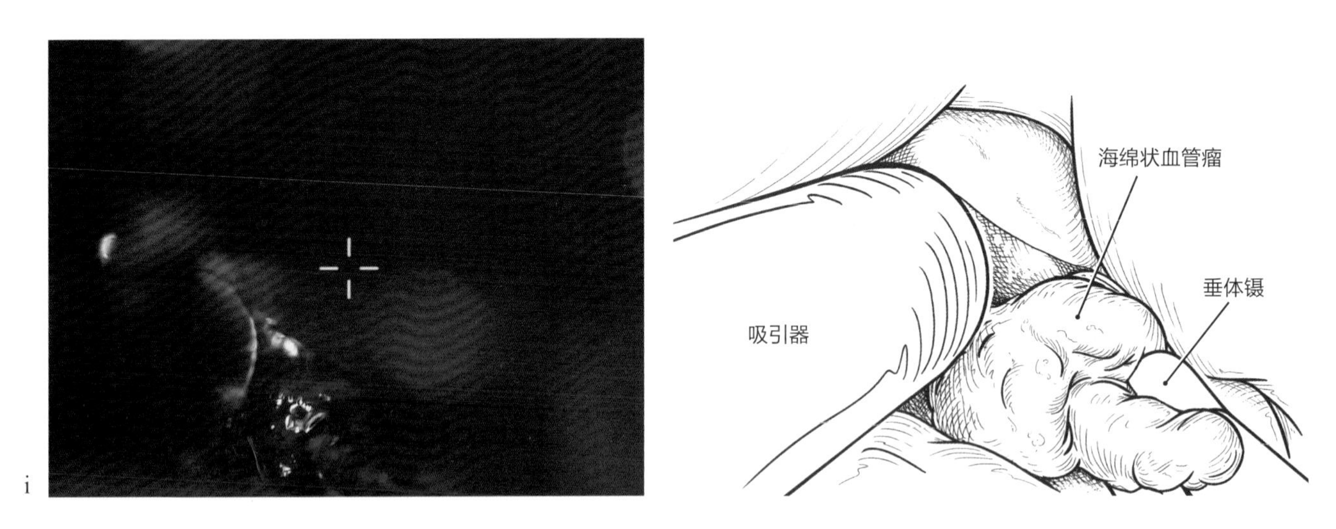
i
海绵状血管瘤
垂体镊
吸引器

图 5.13 i. 用带照明的双极镊和吸引器套管切除深部手术通道内的病灶。本例中，在病灶游离过程中，带照明的吸引器提供了照明和反向牵引。

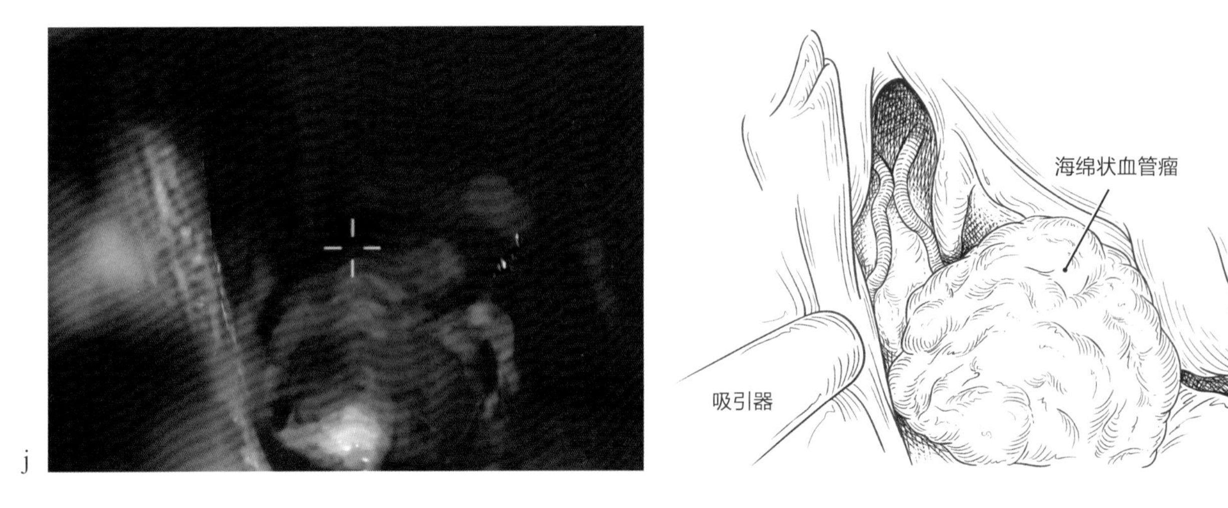
j
海绵状血管瘤
吸引器

图 5.13 j. 病变被分块切除。

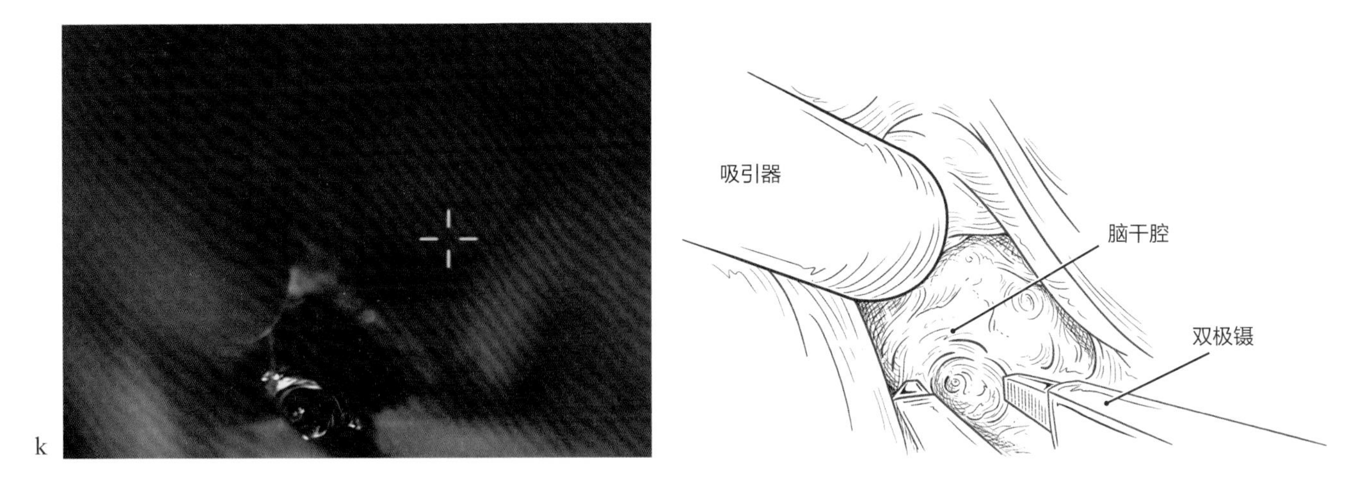
k
吸引器
脑干腔
双极镊

图 5.13 k. 检查瘤床，清理残余海绵状血管瘤，通过照明设备增加视野亮度以便彻底止血。

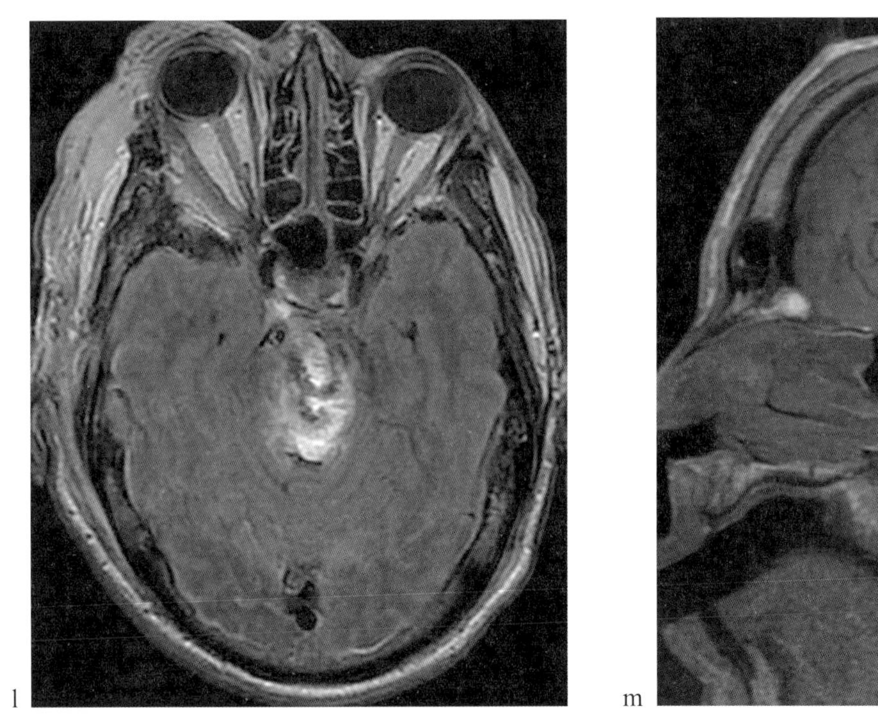
l

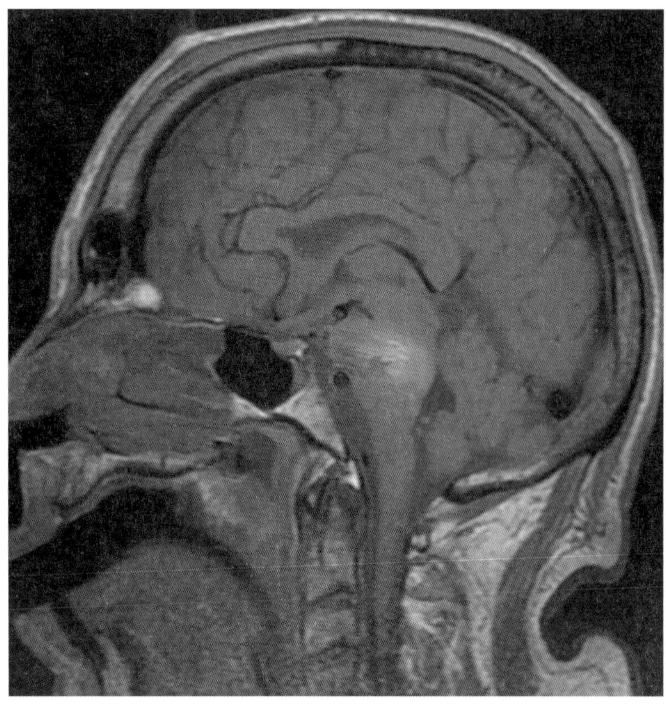
m

图 5.13 术后轴位（l）和矢状位（m）T1 加权磁共振提示病灶全切。

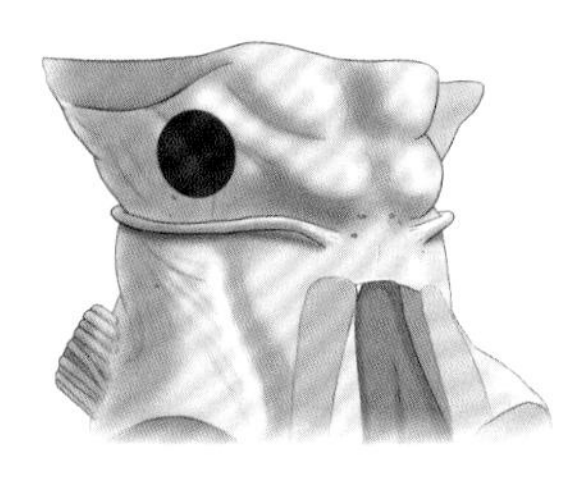

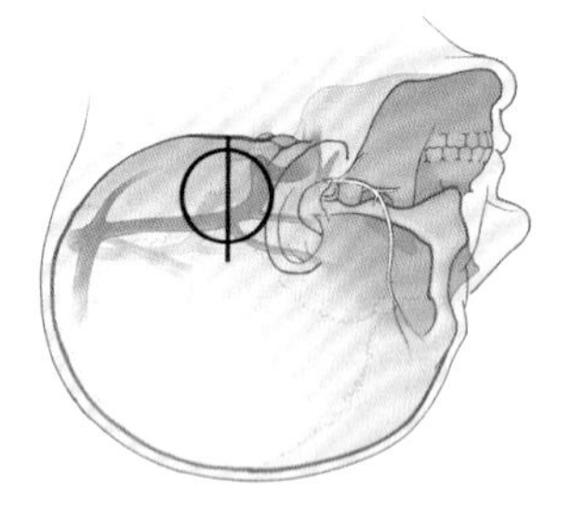

病例 5.14

· 诊断：中脑海绵状血管瘤（相关解剖：**13**，**38**，**43** 页）
· 术前检查：左上肢肌力 4 级 /5 级，双侧辨距不良
· 入路：左侧幕下小脑上入路（相关入路：**238~246** 页）
· 体位：俯卧位
· 监测：体感诱发电位和运动诱发电位
· 预后：病灶全切，双侧核内眼肌麻痹，Parinaud 综合征，右侧面部下垂，本体感觉减退，右侧轻偏瘫（上肢肌力 2 级 /5 级，下肢肌力 4- 级 /5 级）

见视频 5.14，以及动画 5.2 和动画 5.4

图 5.14 56 岁男性因复视和右侧凝视就诊。

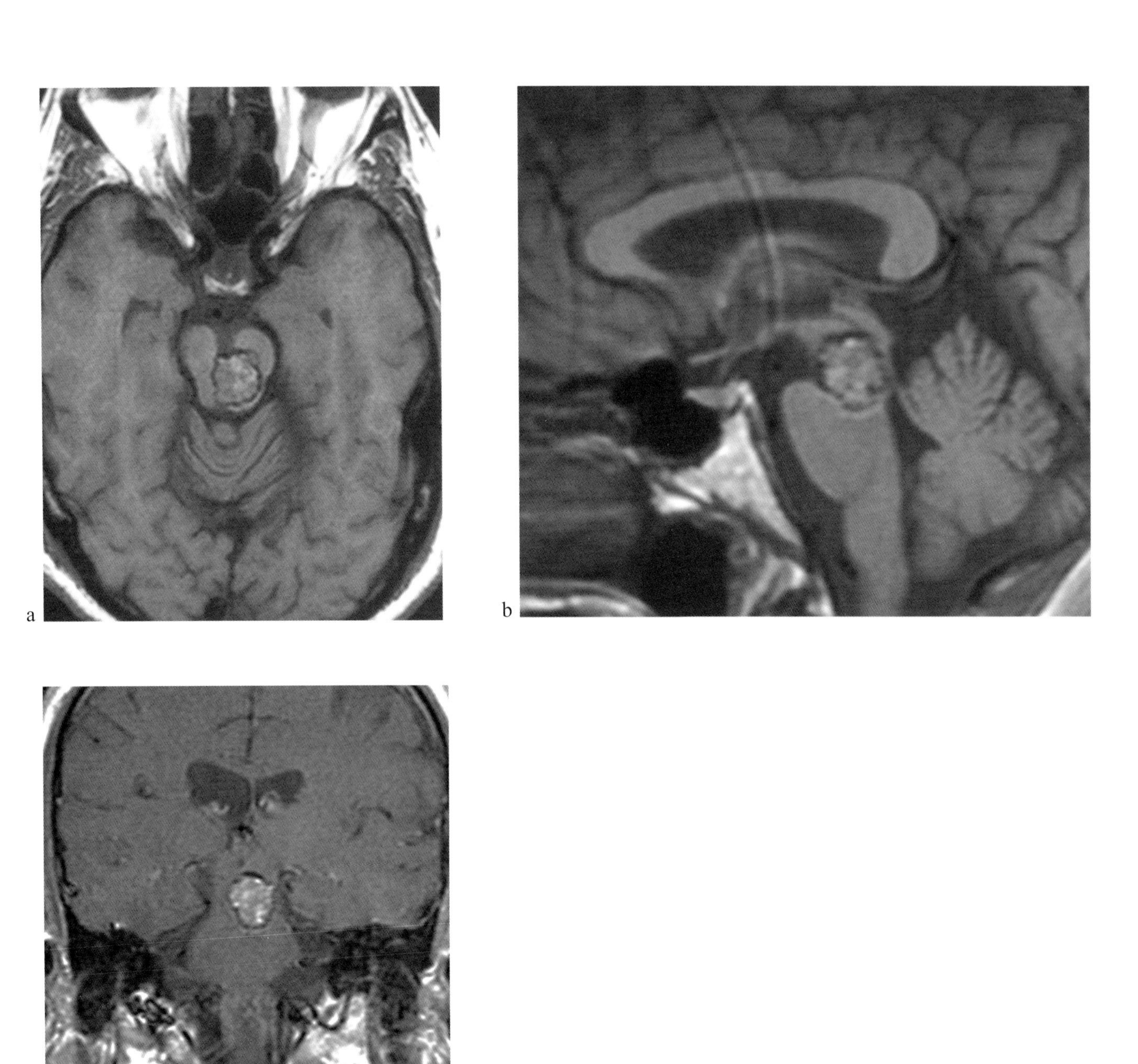

图 5.14 轴位（a）、矢状位（b）和冠状位（c）T1 加权 MRI 提示该患者患有中脑海绵状血管瘤，且既往有三次出血史。

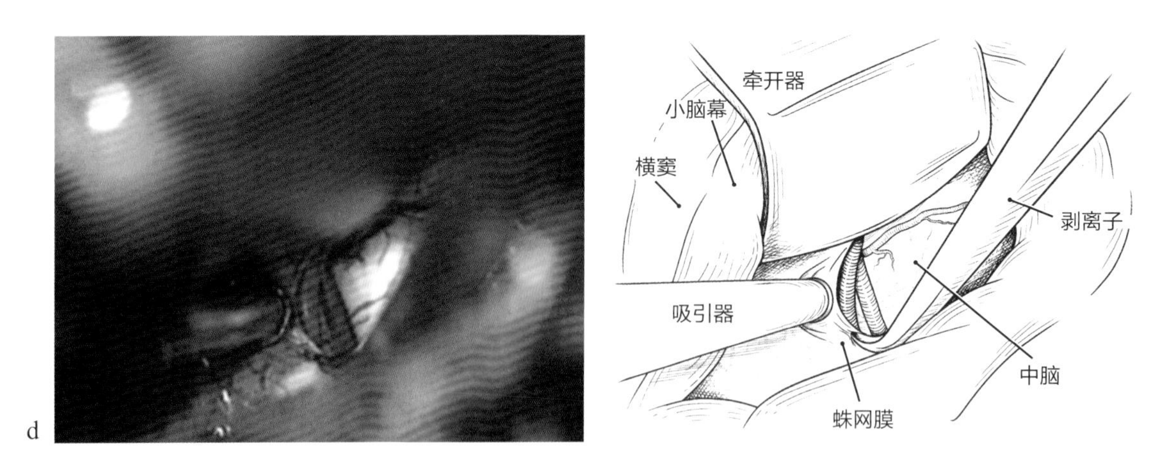
牵开器
小脑幕
横窦
剥离子
吸引器
中脑
蛛网膜
d

图 5.14 d. 通过左侧幕下小脑上入路经中脑外侧沟安全进入区到达病变。打开小脑和小脑幕间的潜在空间使术者得以从后方接近脑干，并有效避开运动纤维。分离蛛网膜有利于游离脑干表面的血管以方便选择进入脑干的最佳点。进入脑干的最佳点通常是病变接近软膜或者室管膜的点，但如果病灶较深，那么从安全进入区进入可以最大限度减少手术的致残率。

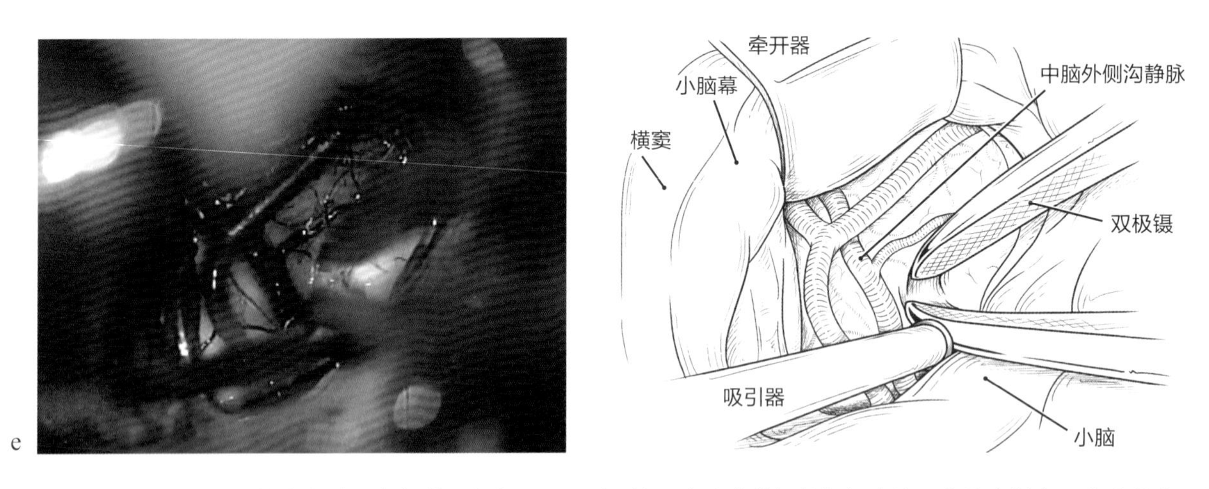
牵开器
中脑外侧沟静脉
小脑幕
横窦
双极镊
吸引器
小脑
e

图 5.14 e. 游离中脑外侧沟的静脉有利于术者利用安全进入区到达位于中脑背外侧的深部病灶。在该病例中，中脑的表面有既往出血引起的含铁血黄素沉积。

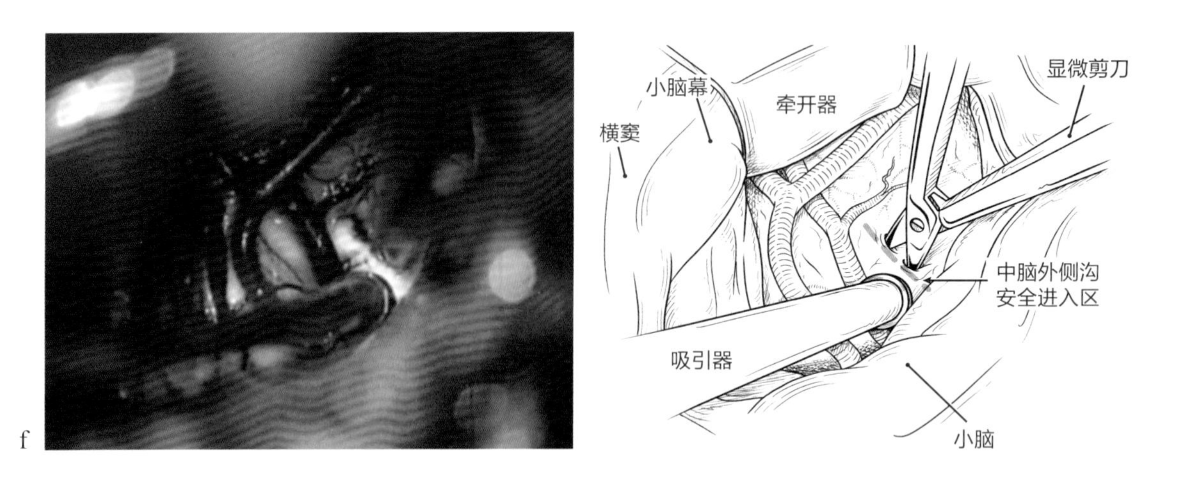
显微剪刀
小脑幕
牵开器
横窦
中脑外侧沟
安全进入区
吸引器
小脑
f

图 5.14 f. 在中脑外侧沟安全进入区（虚线）的脑干行锐性切开，并用显微剪刀扩大切口。也可以用显微镊扩大切口以增加工作空间。

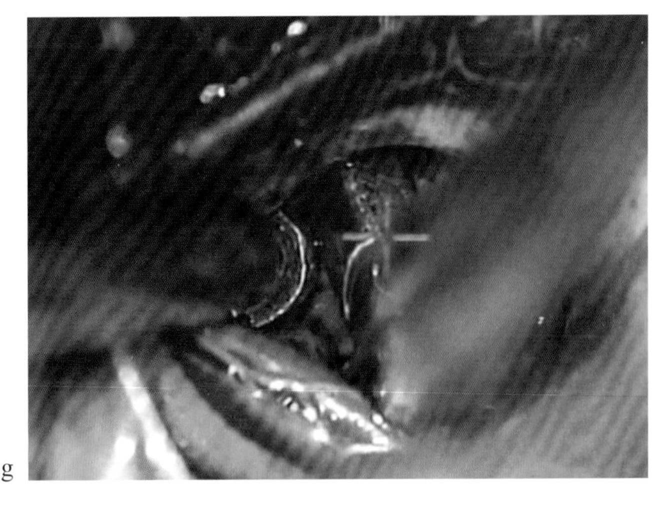
g

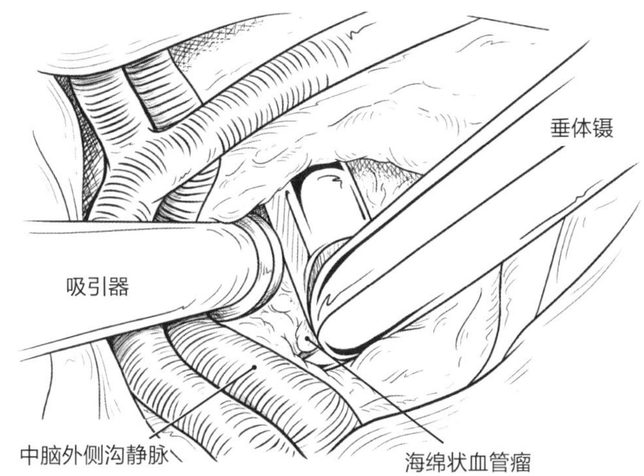
垂体镊
吸引器
中脑外侧沟静脉
海绵状血管瘤

图 5.14 g. 对脑干病变进行减容，游离和分块切除。

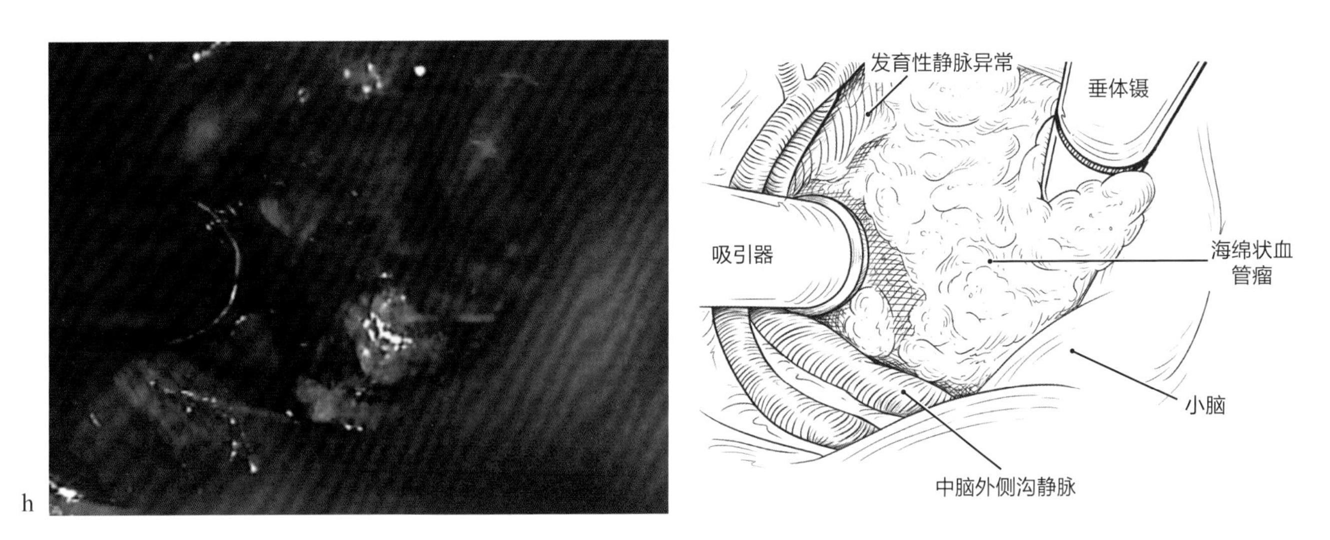
h
发育性静脉异常
垂体镊
吸引器
海绵状血
管瘤
小脑
中脑外侧沟静脉

图 5.14 h. 海绵状血管瘤常伴有发育性的静脉异常。在该病例中，在术腔的深面，可以看到一根发育性静脉异常。为了使患者术后得到良好的预后，切除病灶后这些结构必须予以保护。

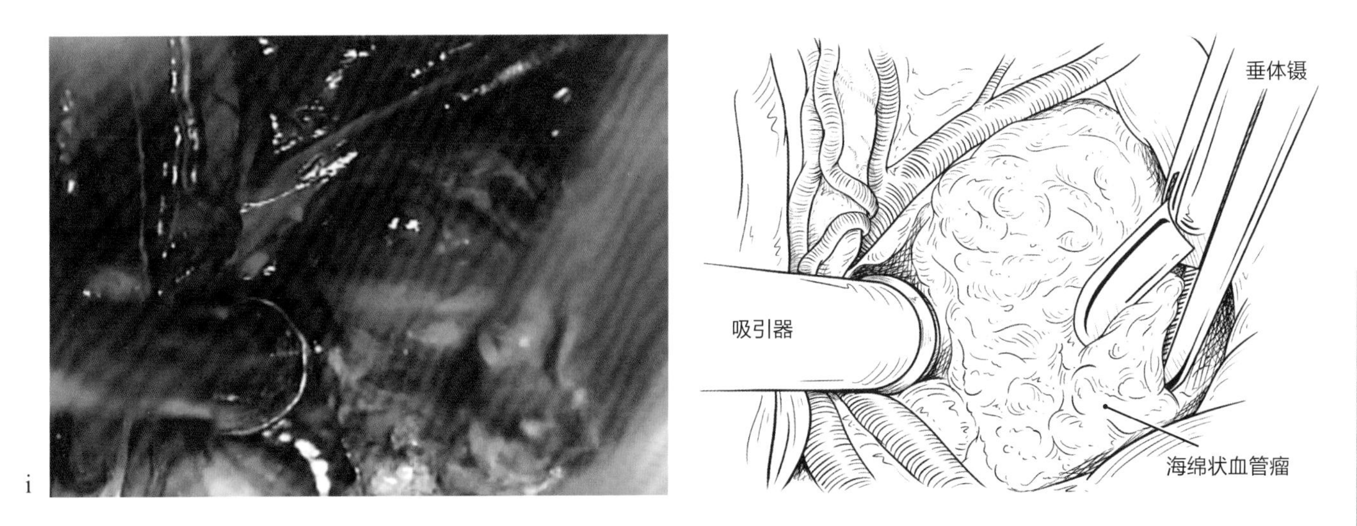
i
垂体镊
吸引器
海绵状血管瘤

图 5.14 i. 用吸引器反向牵拉并用垂体镊夹取并游离，可以将海绵状血管瘤从脑干上剥离。

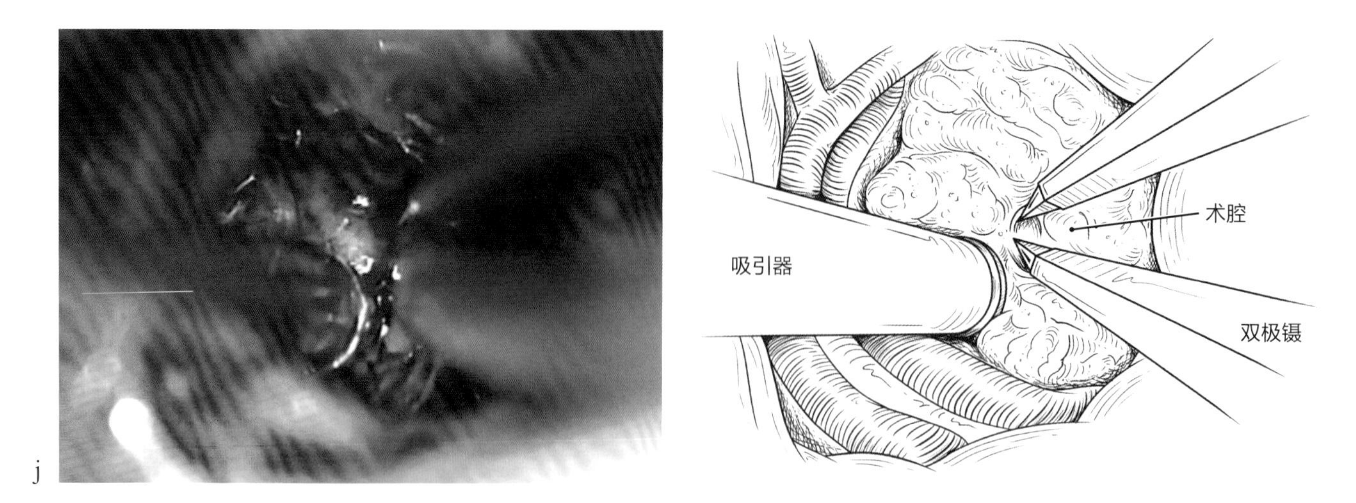

术腔
吸引器
双极镊
j

图 5.14 j. 检查术腔是否存在残留，并使用小功率双极电凝进行止血。

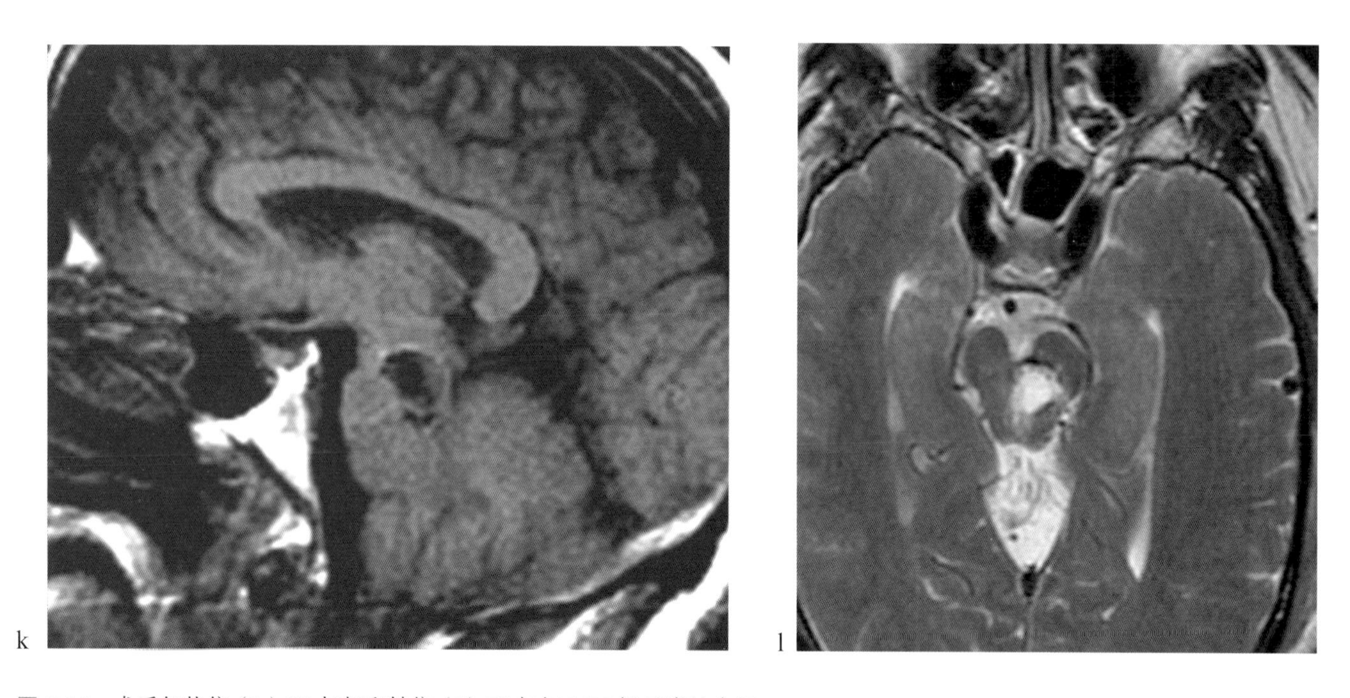

k
l

图 5.14 术后矢状位（k）T1 加权和轴位（l）T2 加权 MRI 提示病灶全切。

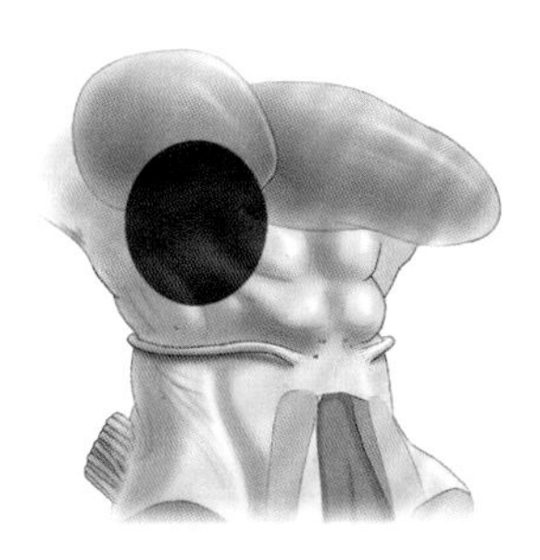

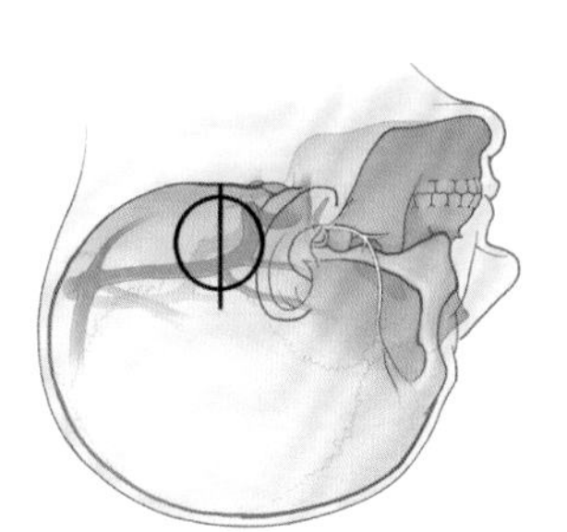

病例 5.15

· 诊断：丘脑 / 中脑海绵状血管瘤（相关解剖：**18**，**38**，**43** 页）
· 术前检查：步态不稳，双侧展神经麻痹，双侧动眼神经部分麻痹
· 入路：左外侧幕下小脑上和经小脑幕入路（相关入路：**238~246** 页）
· 体位：俯卧位
· 监测：体感诱发电位和运动诱发电位
· 预后：病灶全切；术后患者不能移动，但在 4.5 个月后随诊时患者可以在无辅助条件下行走，术前脑神经功能缺损症状持续但未加重

见视频 5.15，以及动画 5.2 和动画 5.4

图 5.15　一位患有中脑海绵状血管瘤的 67 岁男性患者，在外院接受经颞下入路手术切除失败。

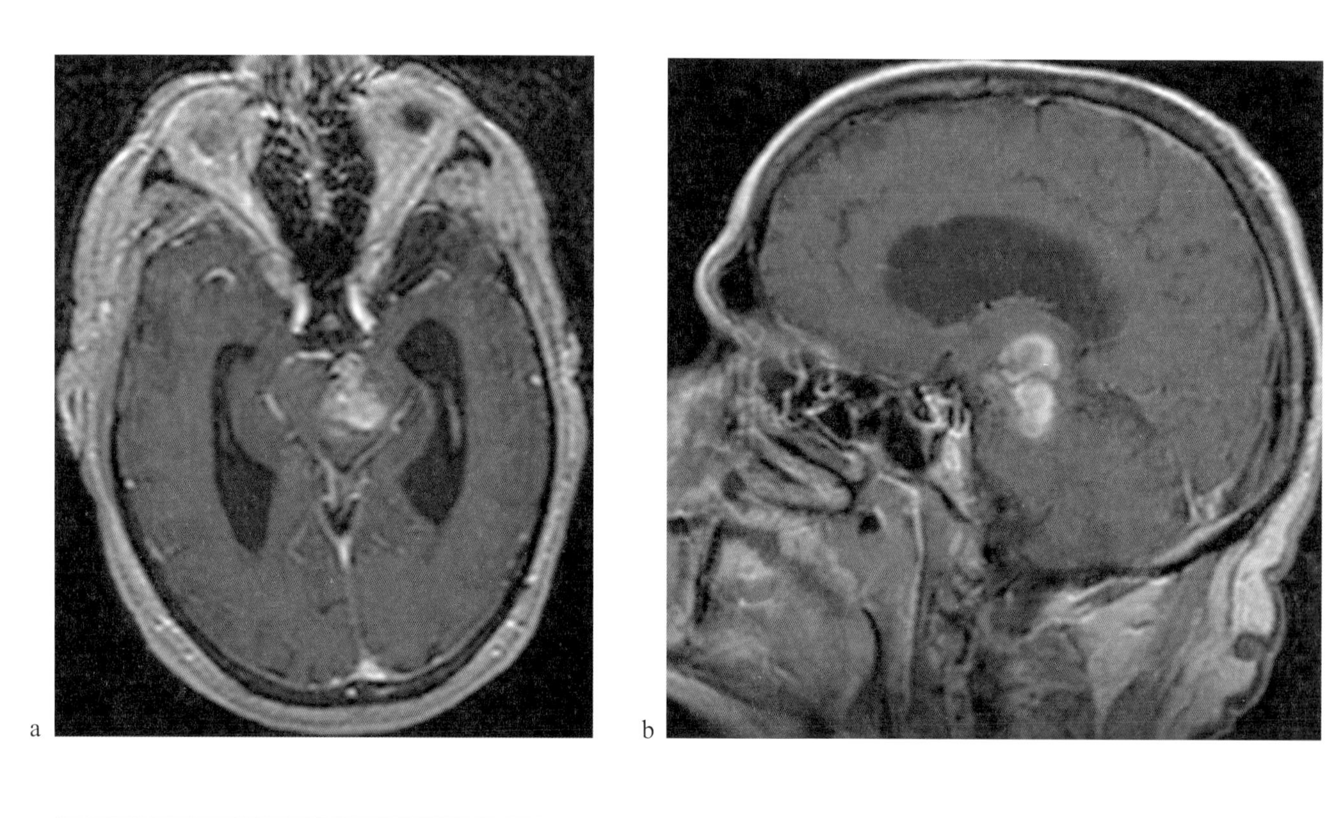

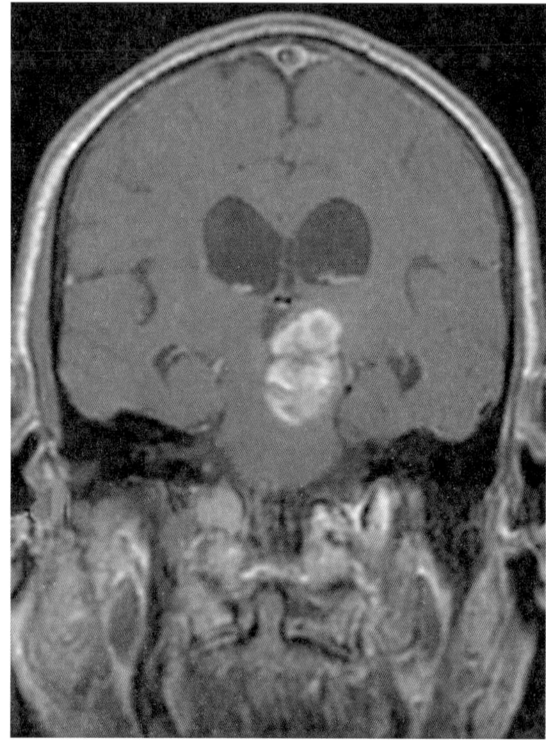

图 5.15　轴位（a）、矢状位（b）和冠状位（c）T1 加权 MRI 提示中脑海绵状血管瘤合并出血。

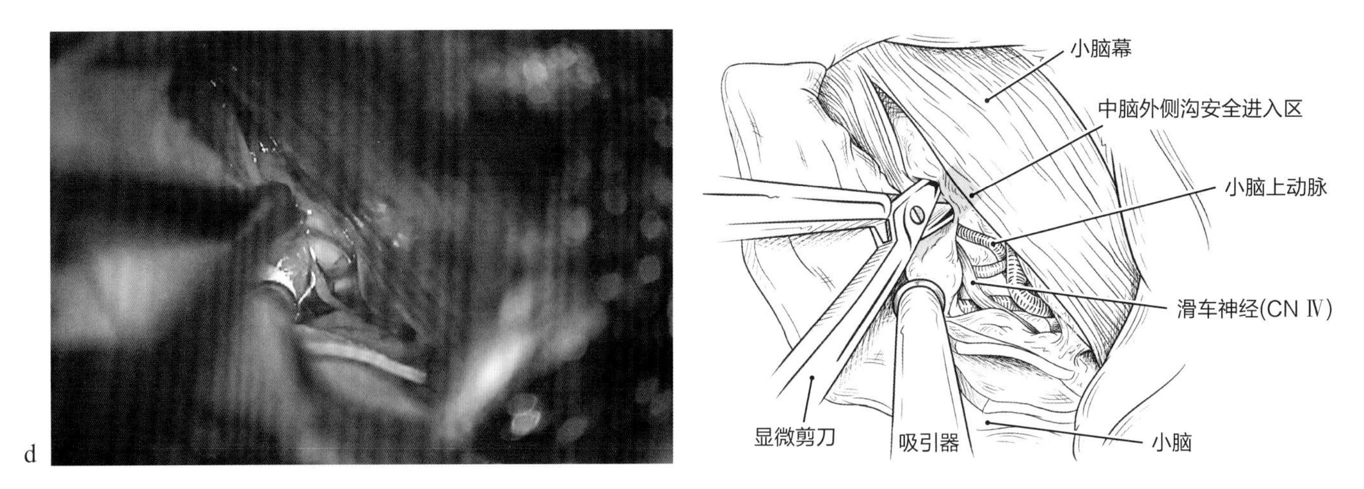
d
小脑幕
中脑外侧沟安全进入区
小脑上动脉
滑车神经(CN Ⅳ)
显微剪刀
吸引器
小脑

图 5.15 d. 左侧幕下小脑上入路使术者可以从后方和后外侧方接近中脑。释放脑脊液并分离蛛网膜让术者可以看清滑车神经和小脑上动脉的分支，这是辨认中脑外侧沟安全进入区（蓝色区域）的重要解剖学标志。

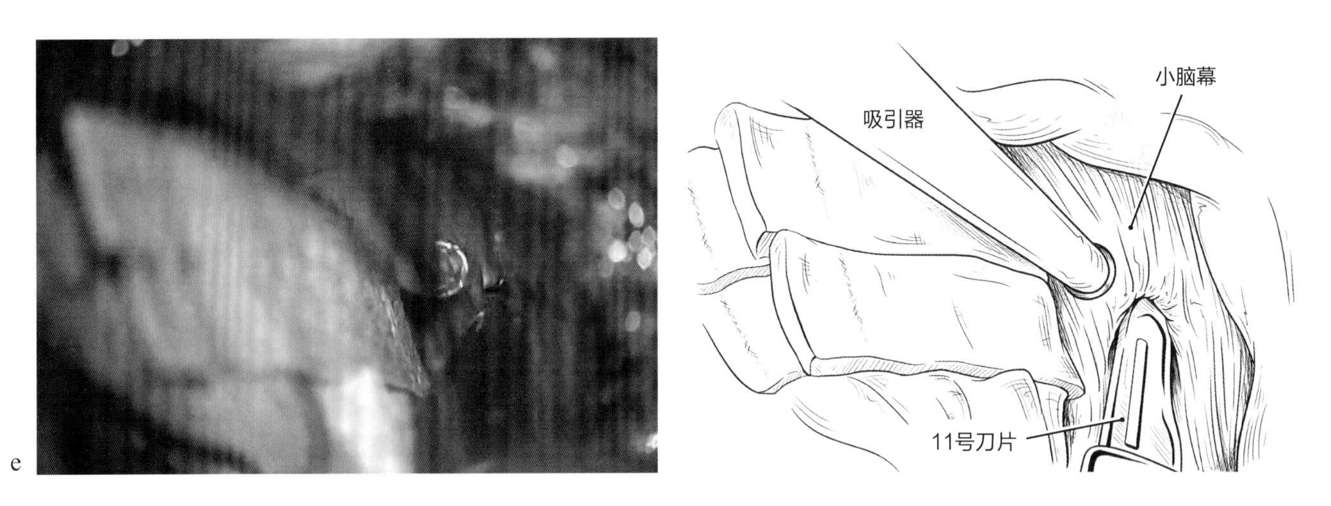
e
小脑幕
吸引器
11号刀片

图 5.15 e. 在需要更好的幕上视野的病例中，切开小脑幕可以获得更好的幕上视野。这种经小脑幕入路也能用于暴露颞叶内侧和丘脑。

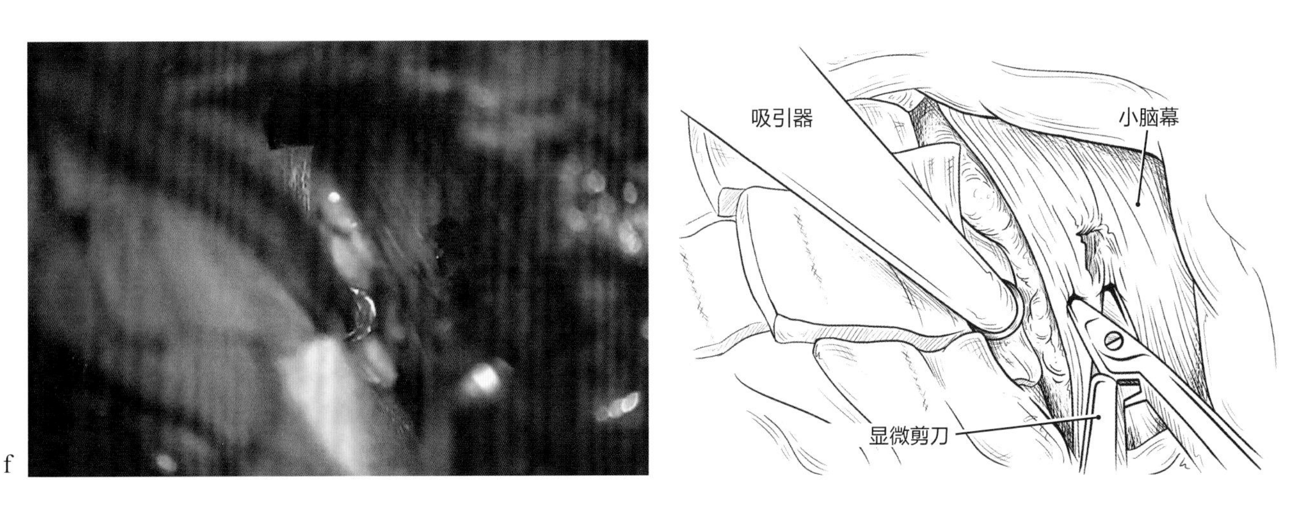
f
吸引器
小脑幕
显微剪刀

图 5.15 f. 小脑幕被电凝和剪开，因为小脑幕可能有静脉湖，因此在电凝和剪开小脑幕时需要格外小心。

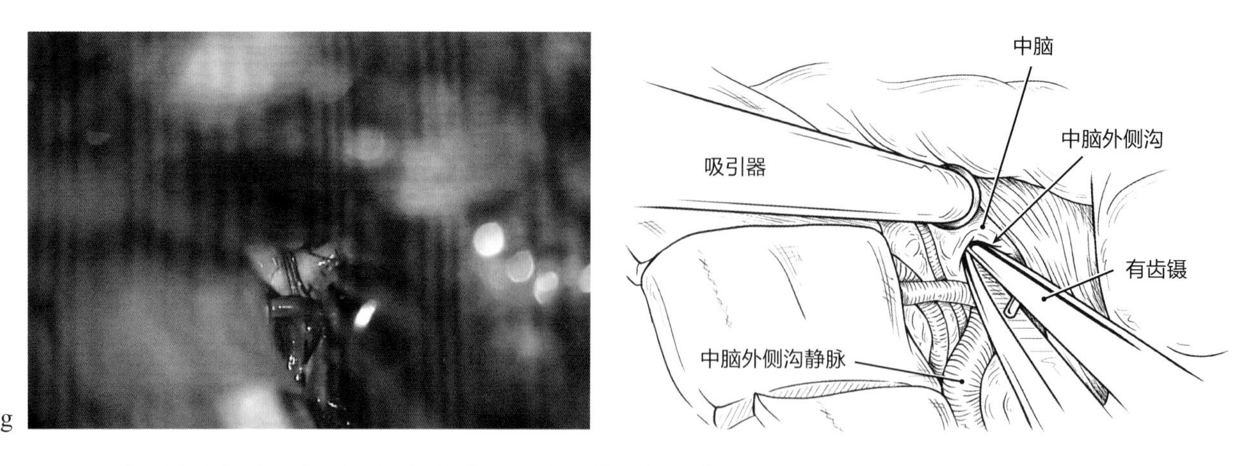
中脑
中脑外侧沟
吸引器
有齿镊
中脑外侧沟静脉
g

图 5.15 g. 切开小脑幕可以更好地显露中脑顶部和丘脑。利用神经导航选择进入脑干的理想进入点。

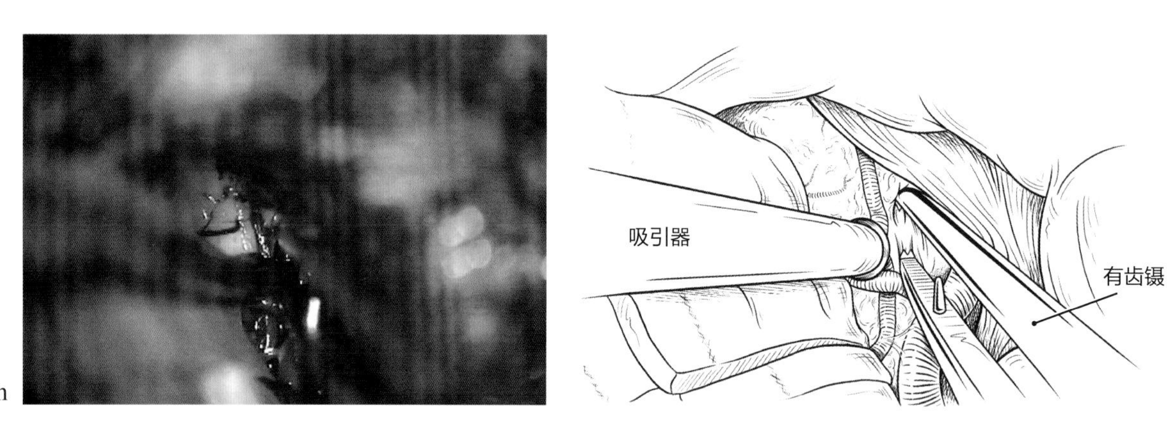
吸引器
有齿镊
h

图 5.15 h. 切开方向平行于上行和下行纤维束。

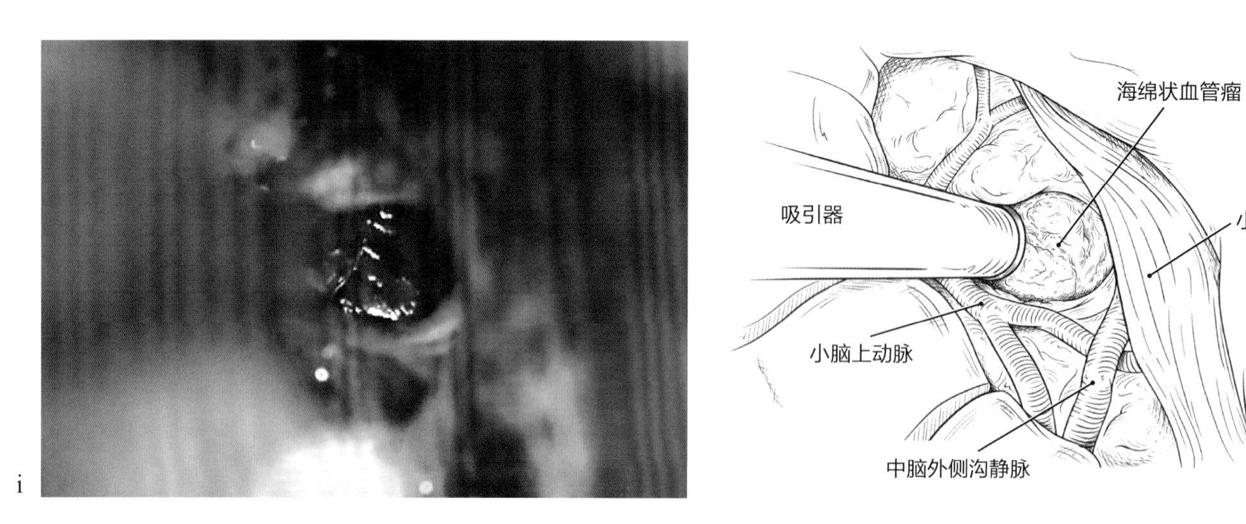
海绵状血管瘤
吸引器
小脑幕
小脑上动脉
中脑外侧沟静脉
i

图 5.15 i. 显露病灶并进行减容。

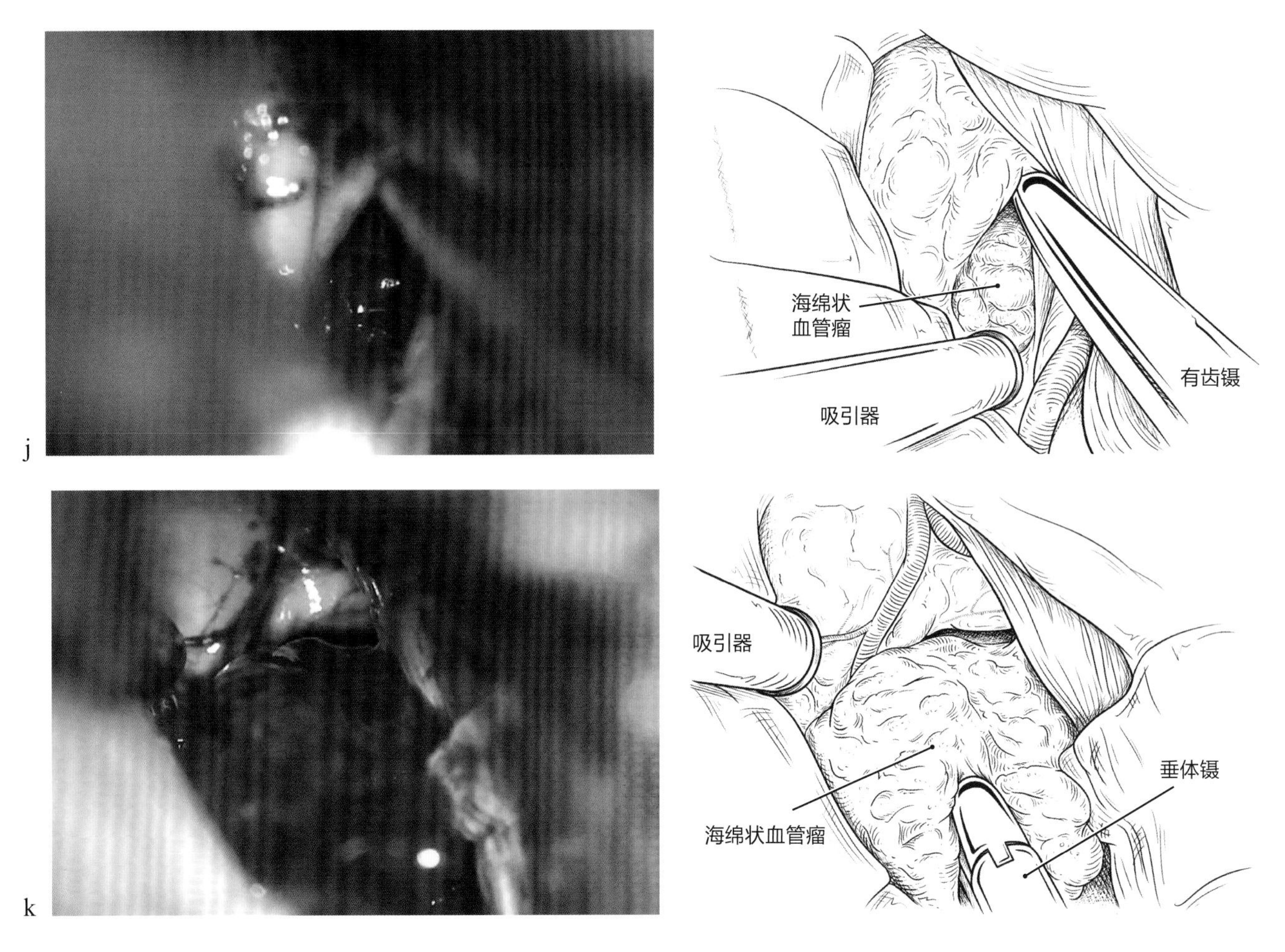
j
海绵状
血管瘤
吸引器
有齿镊
k
吸引器
海绵状血管瘤
垂体镊

图 5.15 j，k. 一旦游离完全，对病灶进行分块切除。

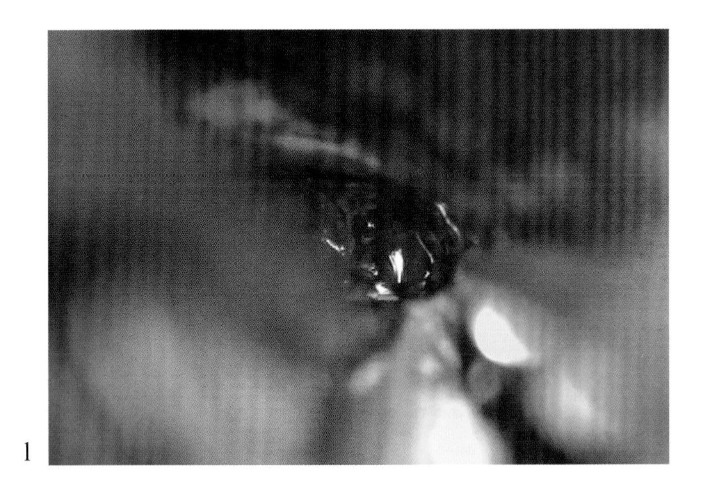
l

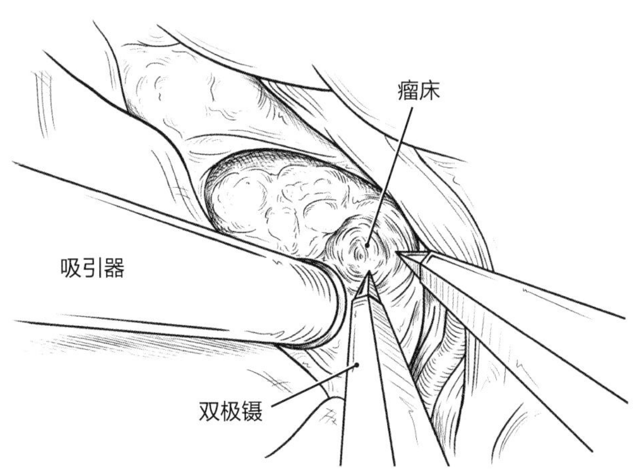
瘤床
吸引器
双极镊

图 5.15 l. 检查瘤床，彻底止血。

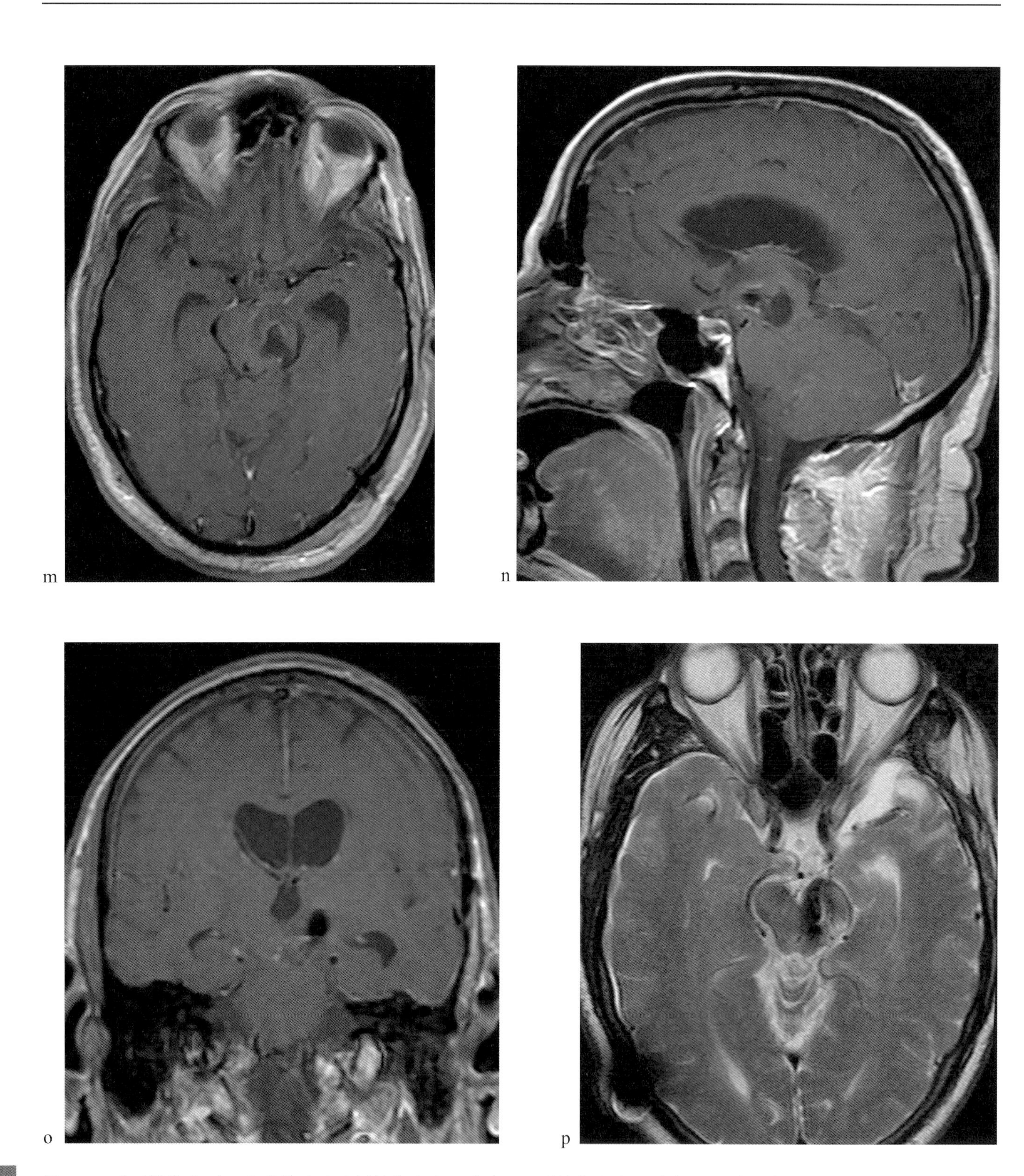
m
n
o
p

图 5.15　术后轴位（m）、矢状位（n）和冠状位（o）T1 加权，以及轴位（p）T2 加权 MRI 确认病灶全切。

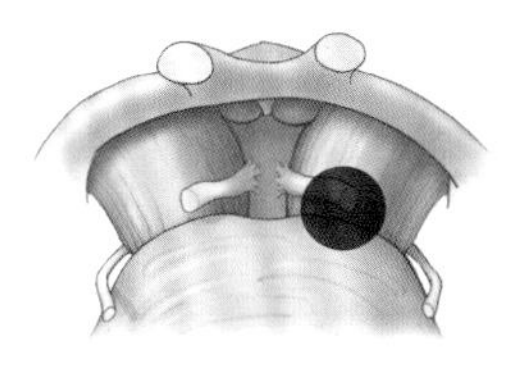

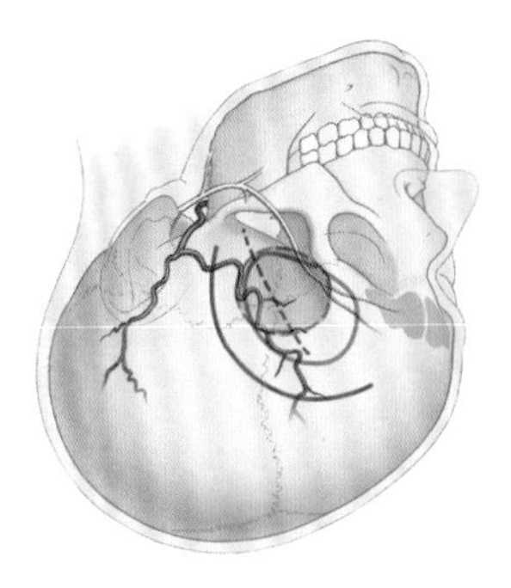

病例 5.16

· 诊断：脑桥海绵状血管瘤（相关解剖：**5**，**6**，**17**，**18**，**26**，**27**，**39**，**42** 页）
· 术前检查：交叉步伐，右手旋前肌偏移困难
· 入路：左侧眶颧入路（相关入路：**144~160** 页）
· 体位：仰卧位
· 监测：体感诱发电位和运动诱发电位
· 预后：病灶全切；短暂的右上肢乏力加重；其他神经系统功能状态无变化

见视频 5.16，以及动画 5.2 和动画 5.3

图 5.16 一位 26 岁女性患者，因交叉步态和右手旋前肌偏移困难就诊。

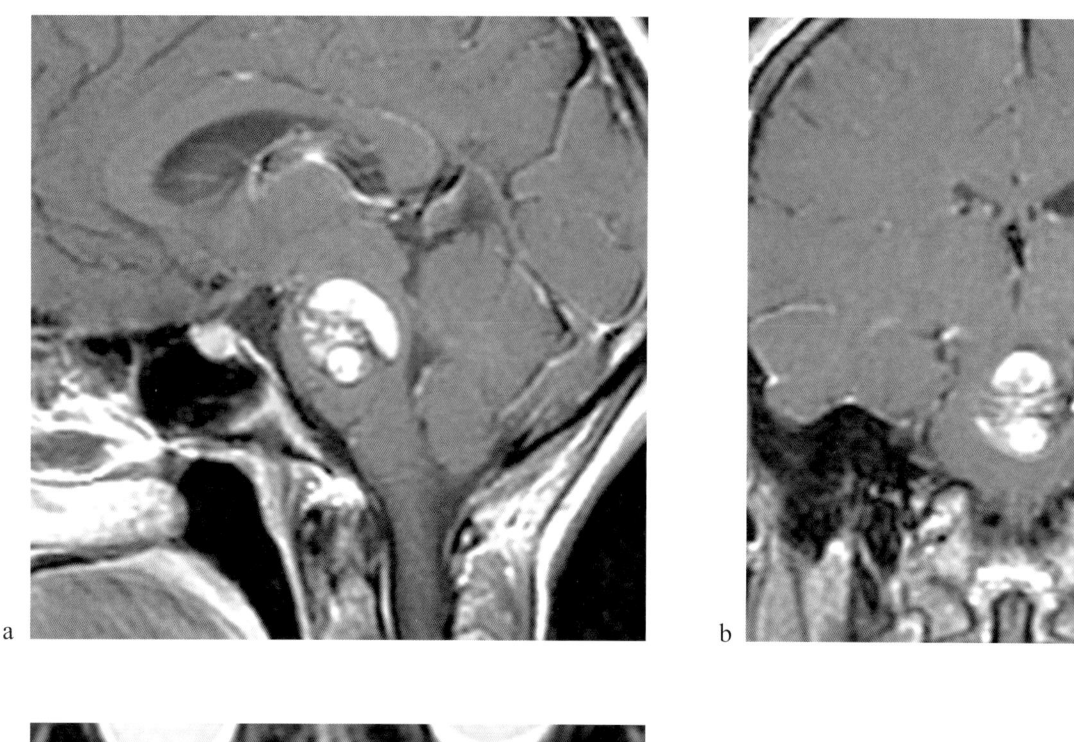

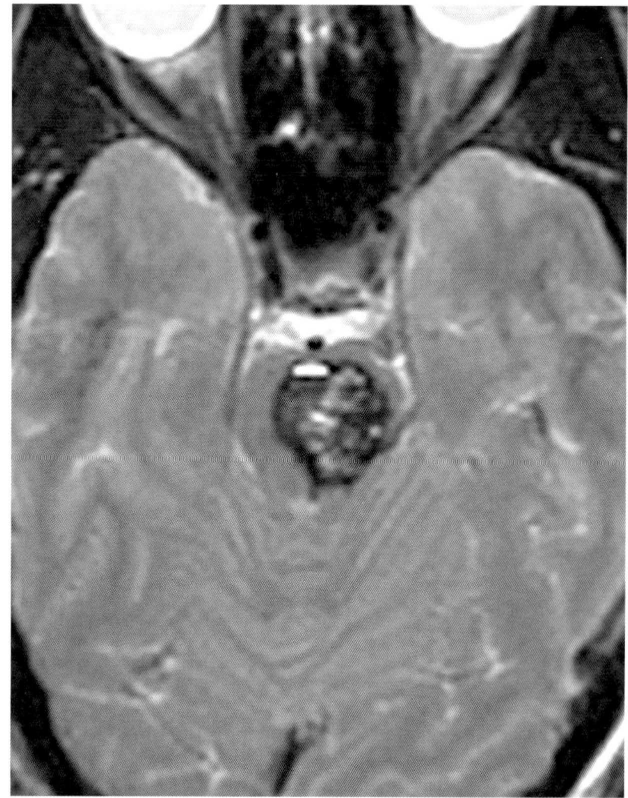

图 5.16 矢状位（a）和冠状位（b）T1 加权，以及轴位（c）T2 加权 MRI 提示脑桥巨大海绵状血管瘤伴出血。

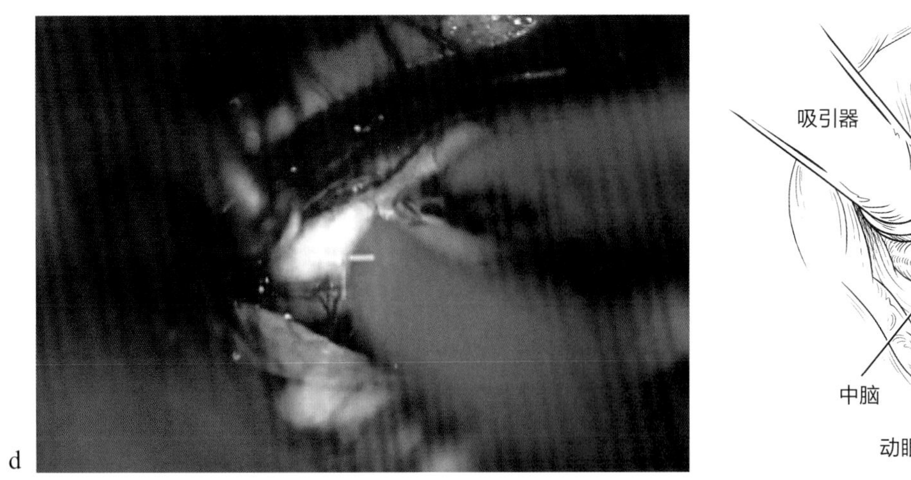

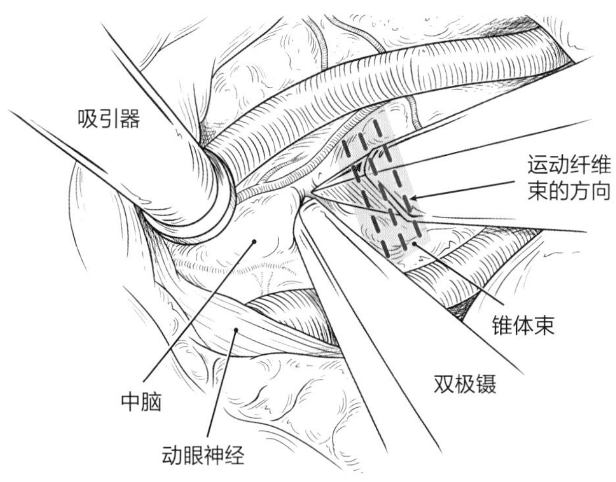
吸引器
运动纤维
束的方向
锥体束
双极镊
中脑
动眼神经

图 5.16 d. 通过左侧眶颧入路暴露病灶。海绵状血管瘤在动眼神经外侧和稍下方的位置得以暴露。神经导航被用来选择进入脑干的最佳点。进入点必须选择在对脑干侵犯最少和能避开关键运动纤维的地方（虚线），即应避开大脑脚内侧 3/5 的前方。在许多病例中，血肿和海绵状血管瘤本身推移重要纤维传导束（绿色区域），为切除大型病灶提供了通路。对于中脑腹侧病变，中脑前安全进入区可以被用到，大脑后动脉在其上方，小脑上动脉在其下方，动眼神经在其内侧。

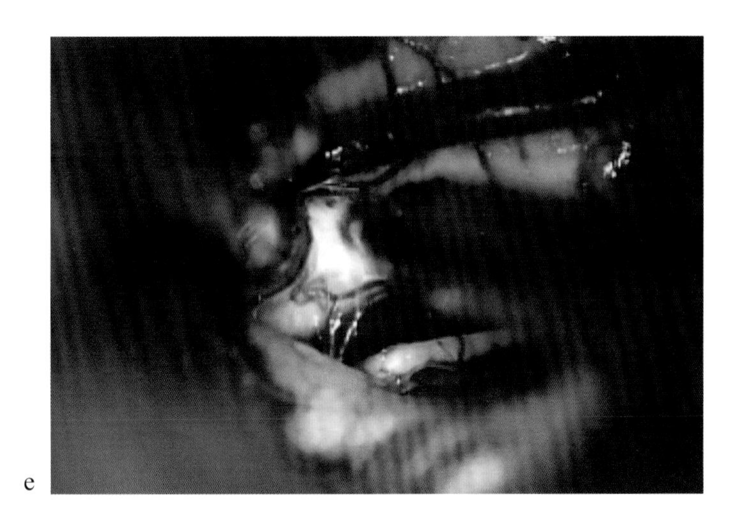

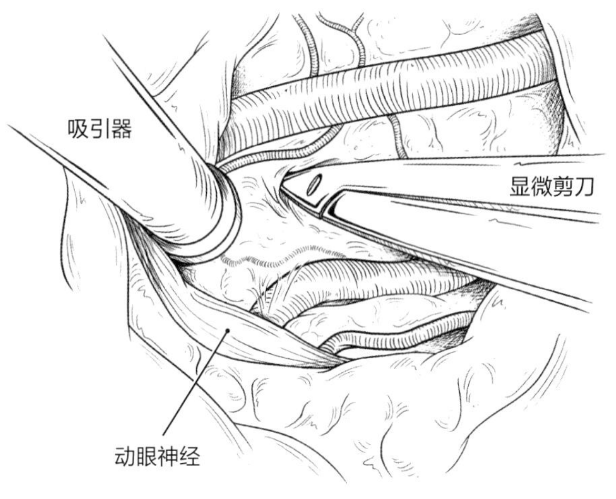
吸引器
显微剪刀
动眼神经

图 5.16 e. 使用锐性分离方法在脑干上做一小切口。

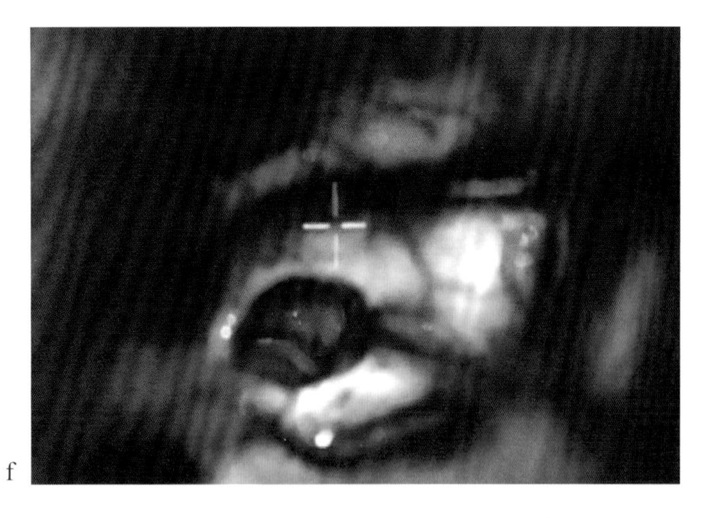

f

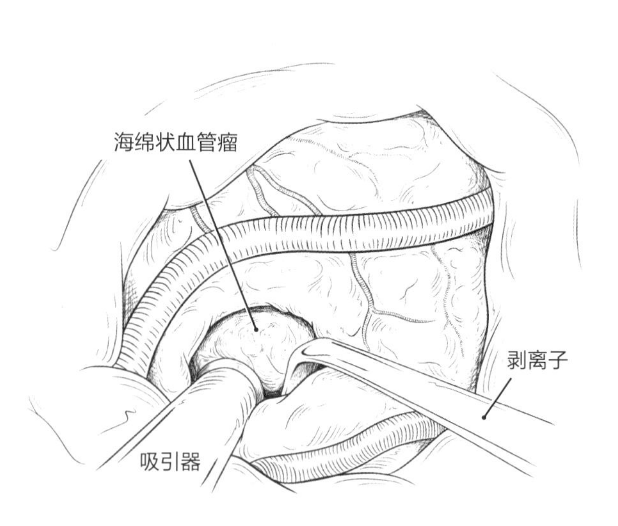
海绵状血管瘤
剥离子
吸引器

图 5.16 f. 扩大脑干的切口，放入吸引器和剥离子以便于游离病灶。

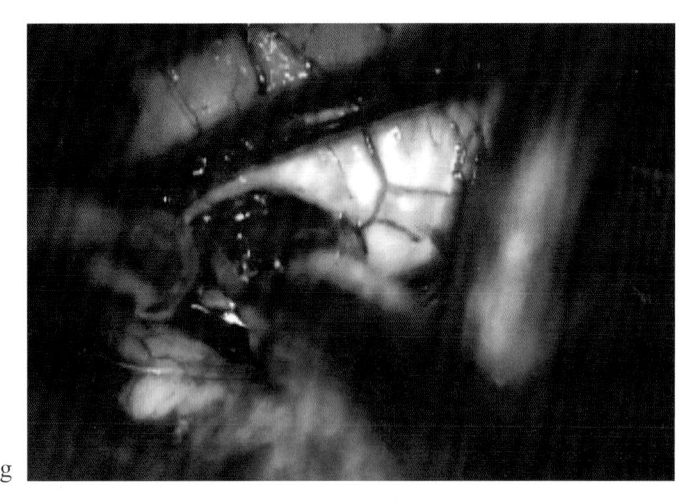

g

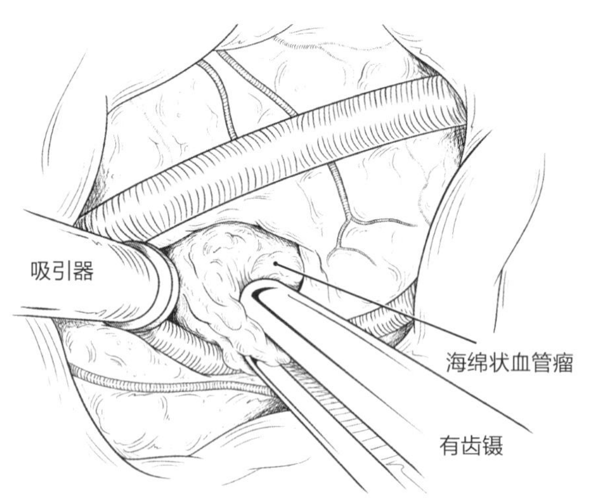
吸引器
海绵状血管瘤
有齿镊

图 5.16 g. 病灶被游离、分离和分块切除。

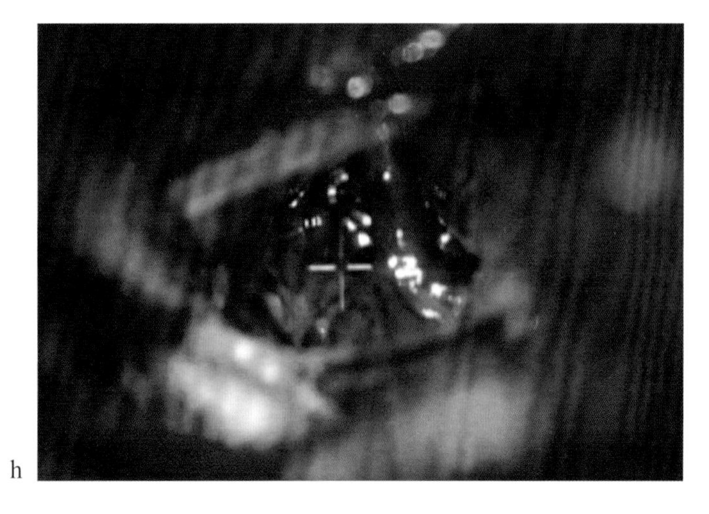

h

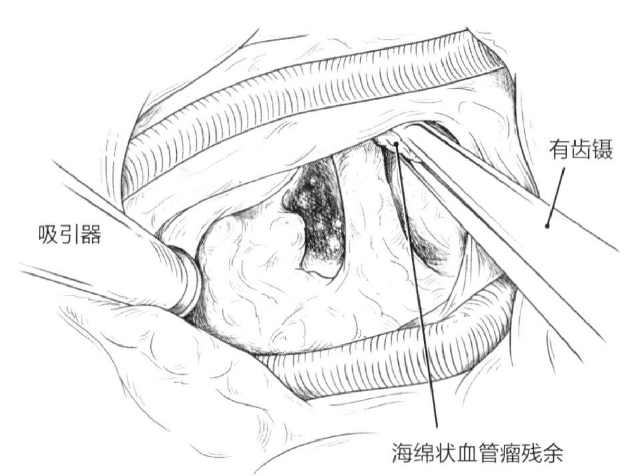
有齿镊
吸引器
海绵状血管瘤残余

图 5.16 h. 用有齿镊去除残余病灶。

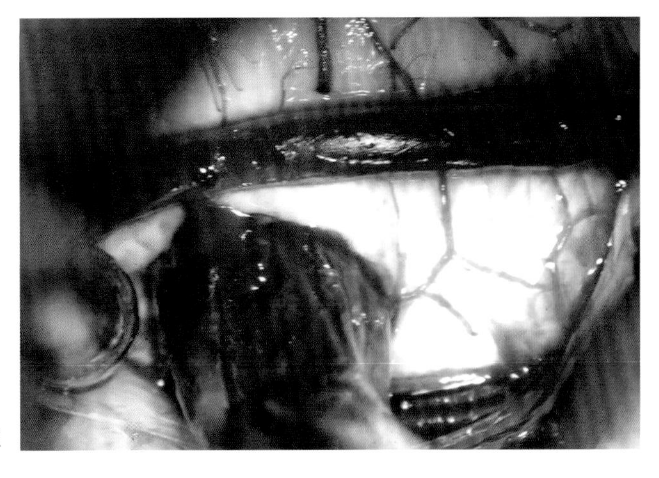

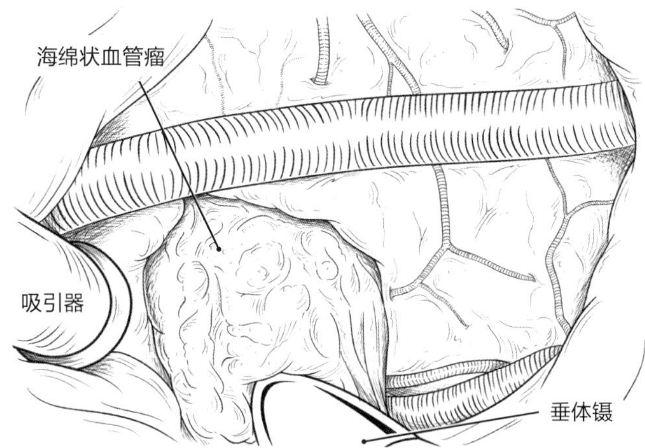
海绵状血管瘤
吸引器
垂体镊

i

图 5.16 i. 在切除病灶过程中，保持对脑干的牵拉最小化。

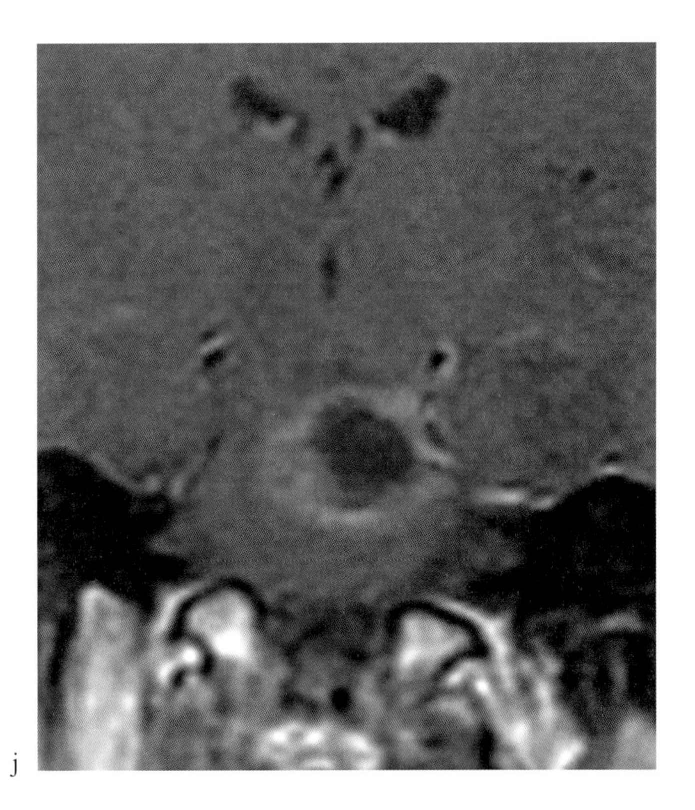

j

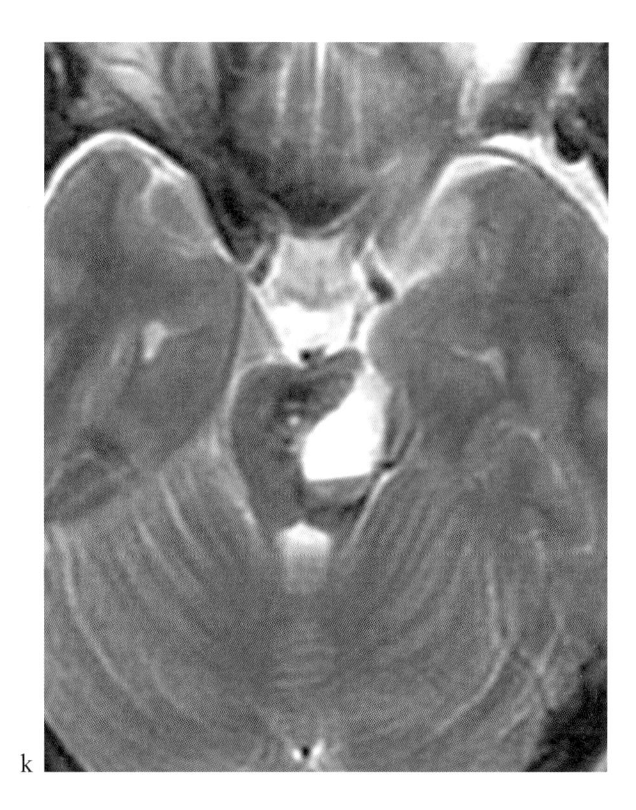

k

图 5.16 术后冠状位（j）T1 加权和轴位（k）T2 加权 MRI 显示病灶全切，术腔存在脑脊液填充。T2 加权 MRI 同时显示了进入脑干切除病灶的通路。

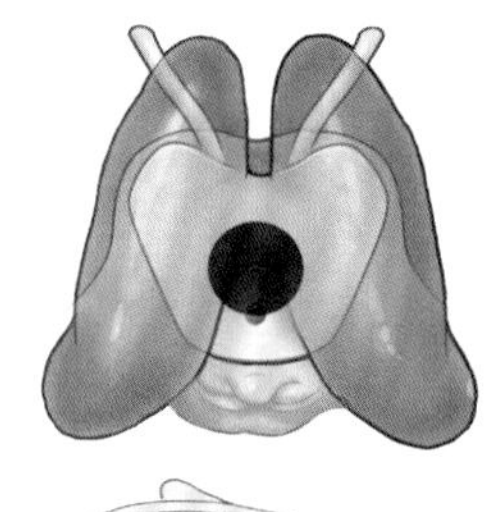

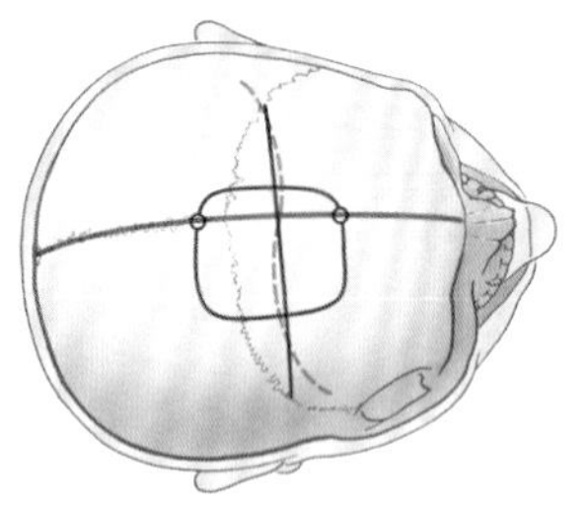

病例 5.17

· 诊断：中脑海绵状血管瘤（相关解剖：**3~12，14~16** 页）
· 术前检查：无神经功能障碍
· 入路：右侧后纵裂经胼胝体穹窿间入路
· 体位：半坐位
· 监测：体感诱发电位和运动诱发电位
· 预后：病灶全切；无新发神经功能缺损；记忆功能障碍未加重

见视频 5.17 和动画 5.2

图 5.17　一例 18 岁男性患者，主诉为进行性记忆力下降。

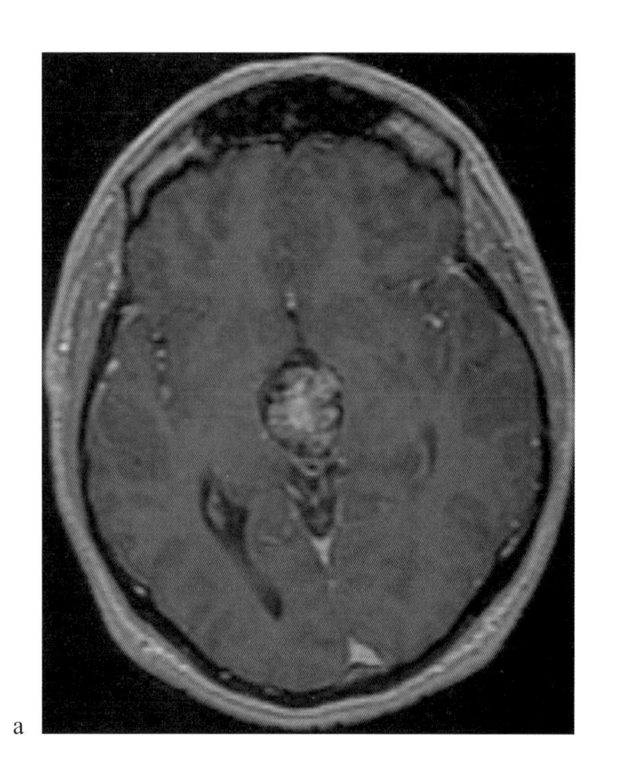

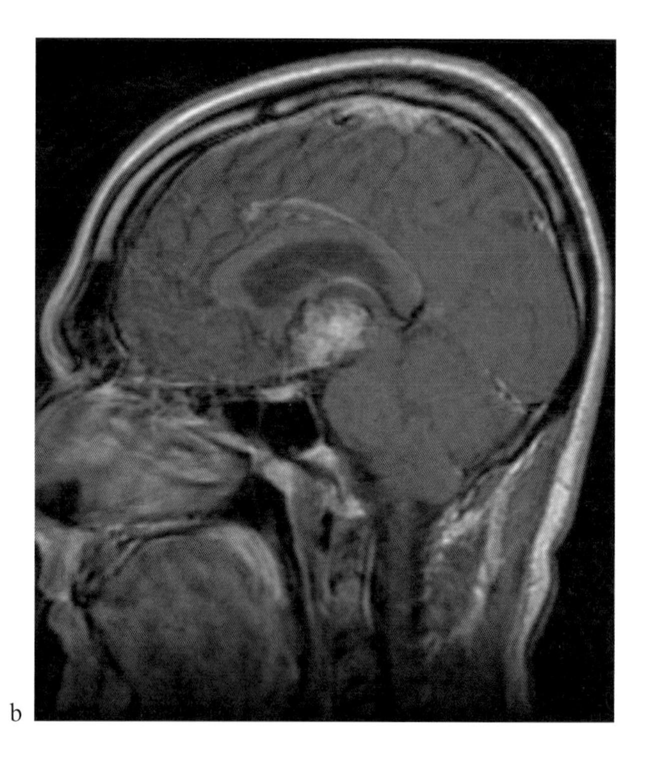

图 5.17　轴位（a）和矢状位（b）T1 加权 MRI 提示中脑海绵状血管瘤合并出血。

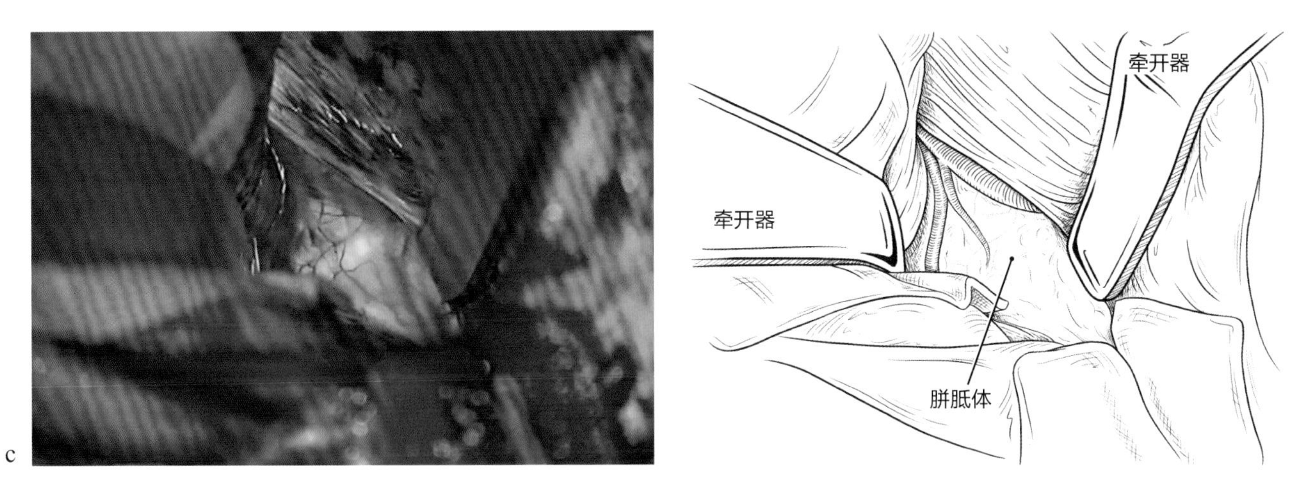
c
牵开器
牵开器
胼胝体

图 5.17 c. 经后纵裂经胼胝体入路到达病灶。尽管很少用到脑压板来增加手术空间，但在本例患者手术中，脑压板被放置在顶枕叶以增加半球间的暴露空间。

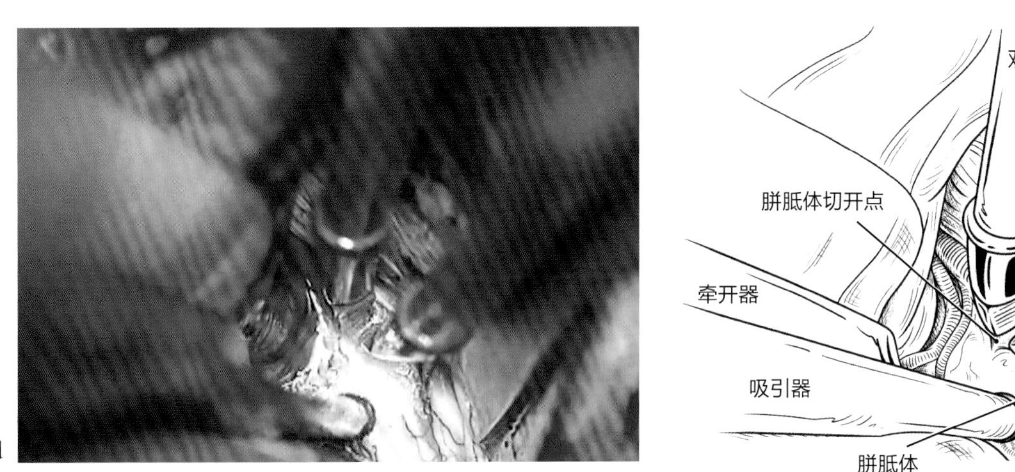
d

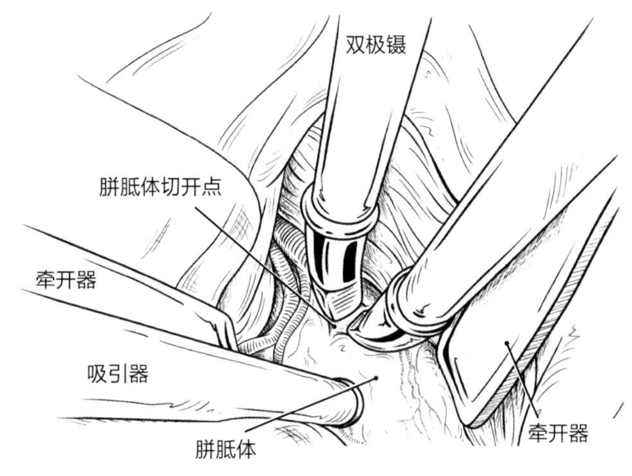
双极镊
胼胝体切开点
牵开器
吸引器
胼胝体
牵开器

图 5.17 d. 神经导航被用来选择胼胝体切开的最佳点。

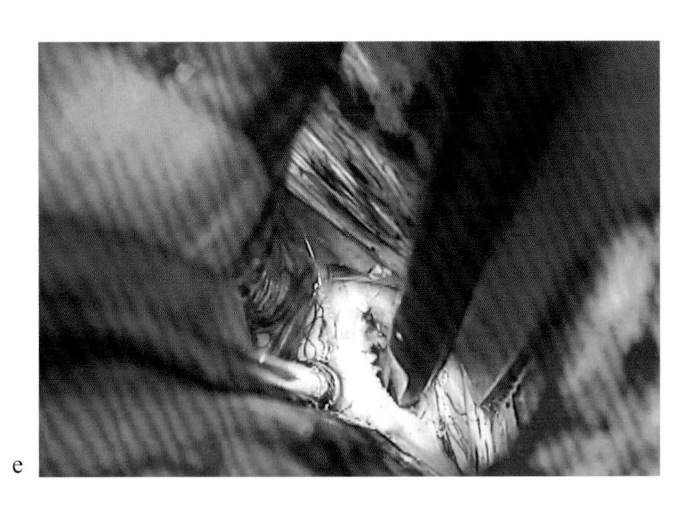
e

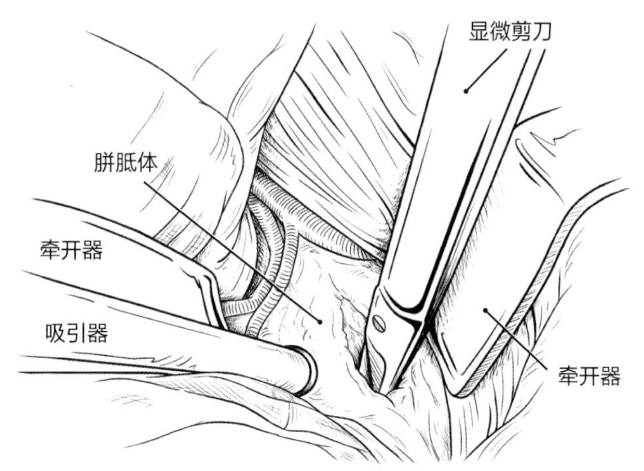
显微剪刀
胼胝体
牵开器
吸引器
牵开器

图 5.17 e. 通过锐性分离扩开胼胝体切口。

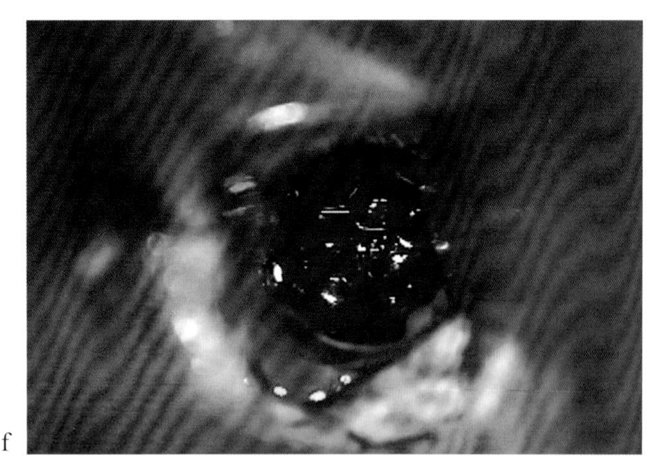

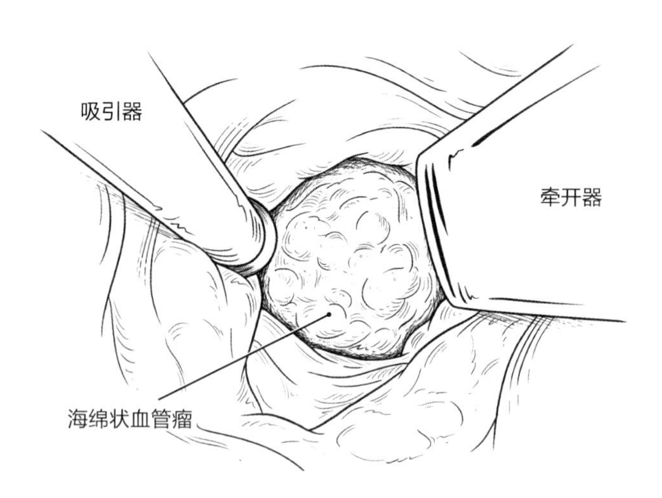
吸引器
牵开器
海绵状血管瘤

图 5.17 f. 扩大切口后可以在视野的深部见到病灶。

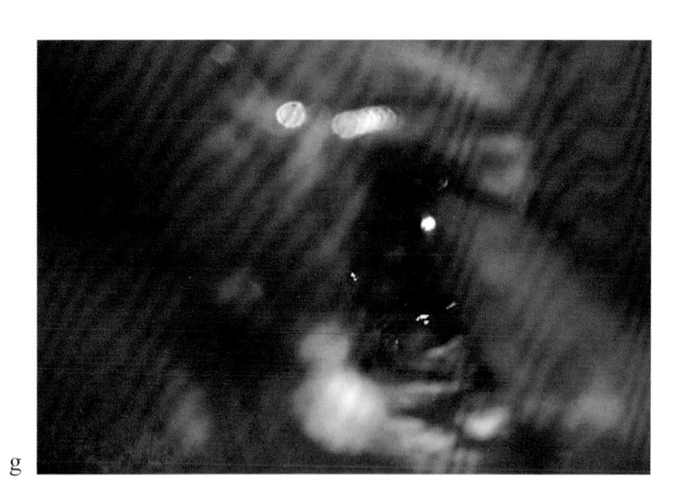

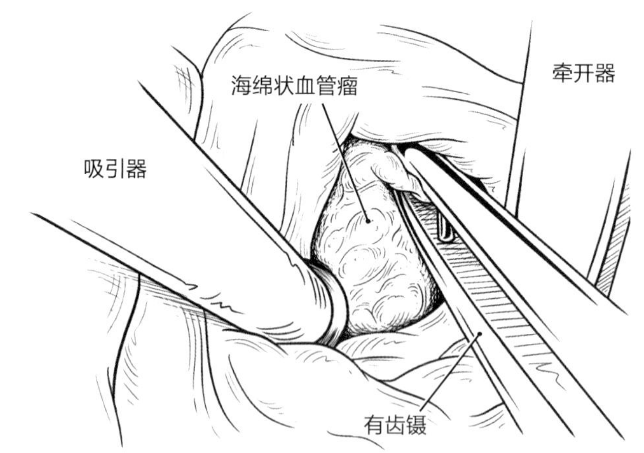
海绵状血管瘤
牵开器
吸引器
有齿镊

图 5.17 g. 用显微剥离子和有齿镊配合将病灶从临近的脑干上进行游离。

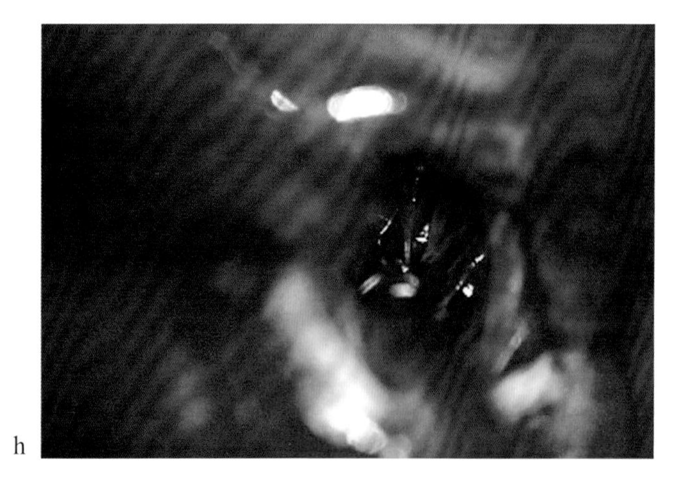

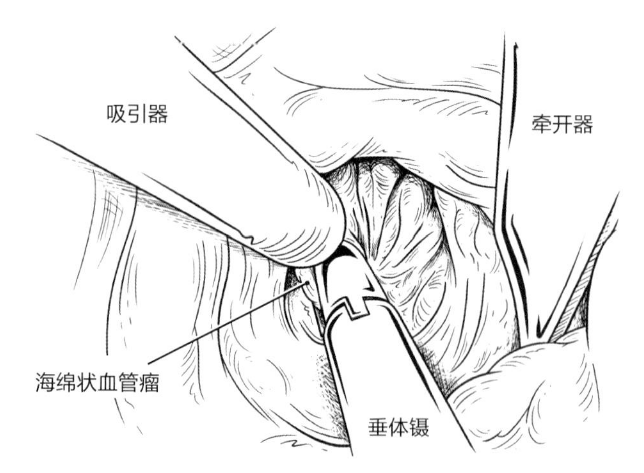
吸引器
牵开器
海绵状血管瘤
垂体镊

图 5.17 h. 用垂体镊和吸引器将残余病灶从脑干剥离。

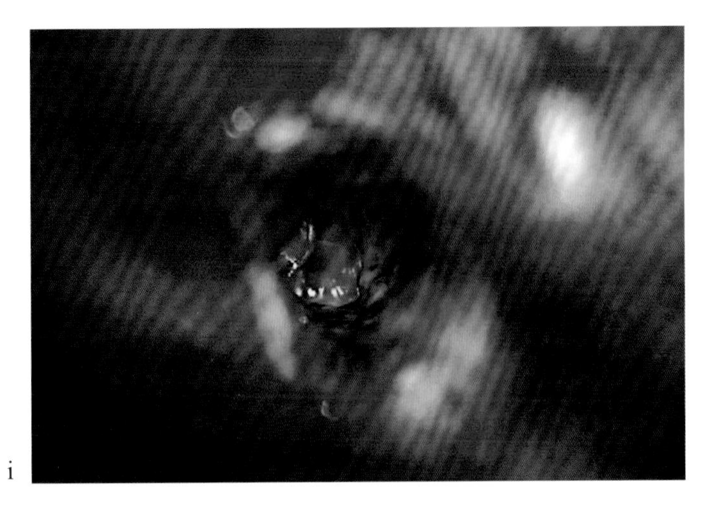

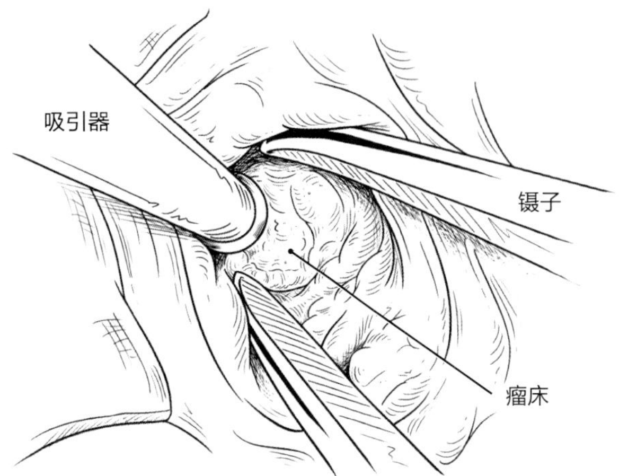
吸引器
镊子
瘤床

i

图 5.17 i. 检查瘤床以确认无病灶残留并彻底止血。

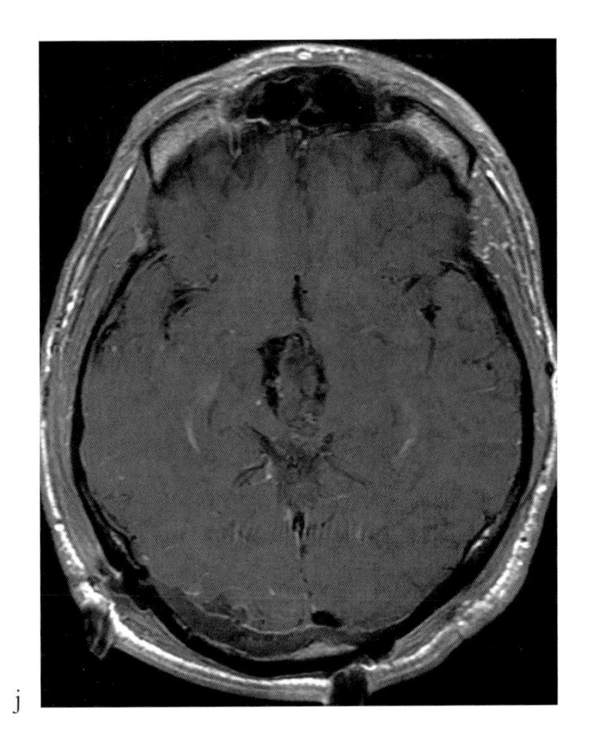

j

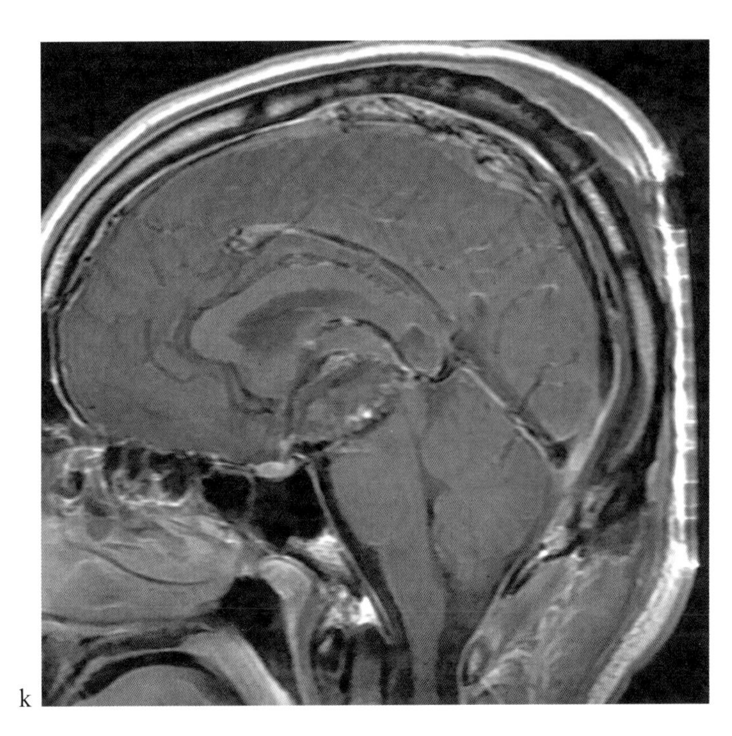

k

图 5.17 术后轴位（j）和矢状位（k）T1 加权 MRI 显示病灶全切，并显示了行后纵裂入路开颅的位置。

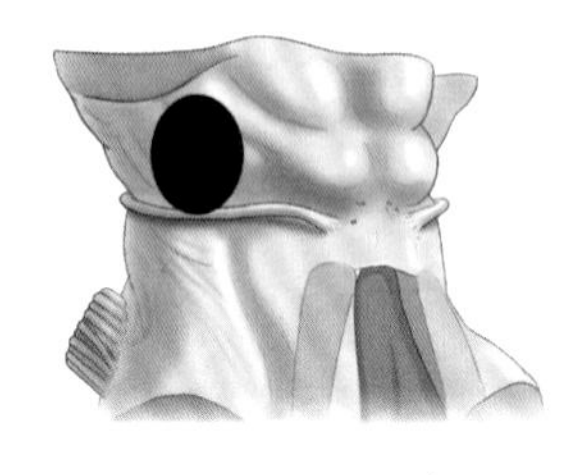

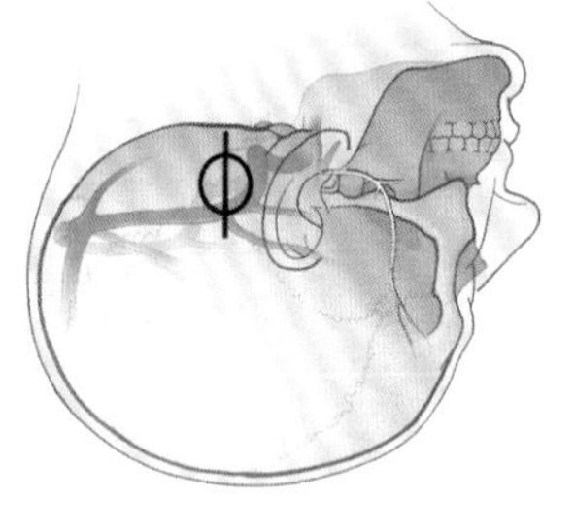

病例 5.18

· 诊断：中脑海绵状血管瘤（相关解剖：**18**，**38**，**43** 页）
· 术前检查：无神经功能障碍
· 入路：左外侧幕下小脑上入路（相关入路：**238~246** 页）
· 体位：仰卧位
· 监测：体感诱发电位和运动诱发电位
· 预后：病灶全切；右侧躯体感觉减退；其他神经系统功能无受损表现

见视频 5.18，以及动画 5.2 和动画 5.4

图 5.18 一例 45 岁女性患者因一过性右侧肢体麻木就诊。

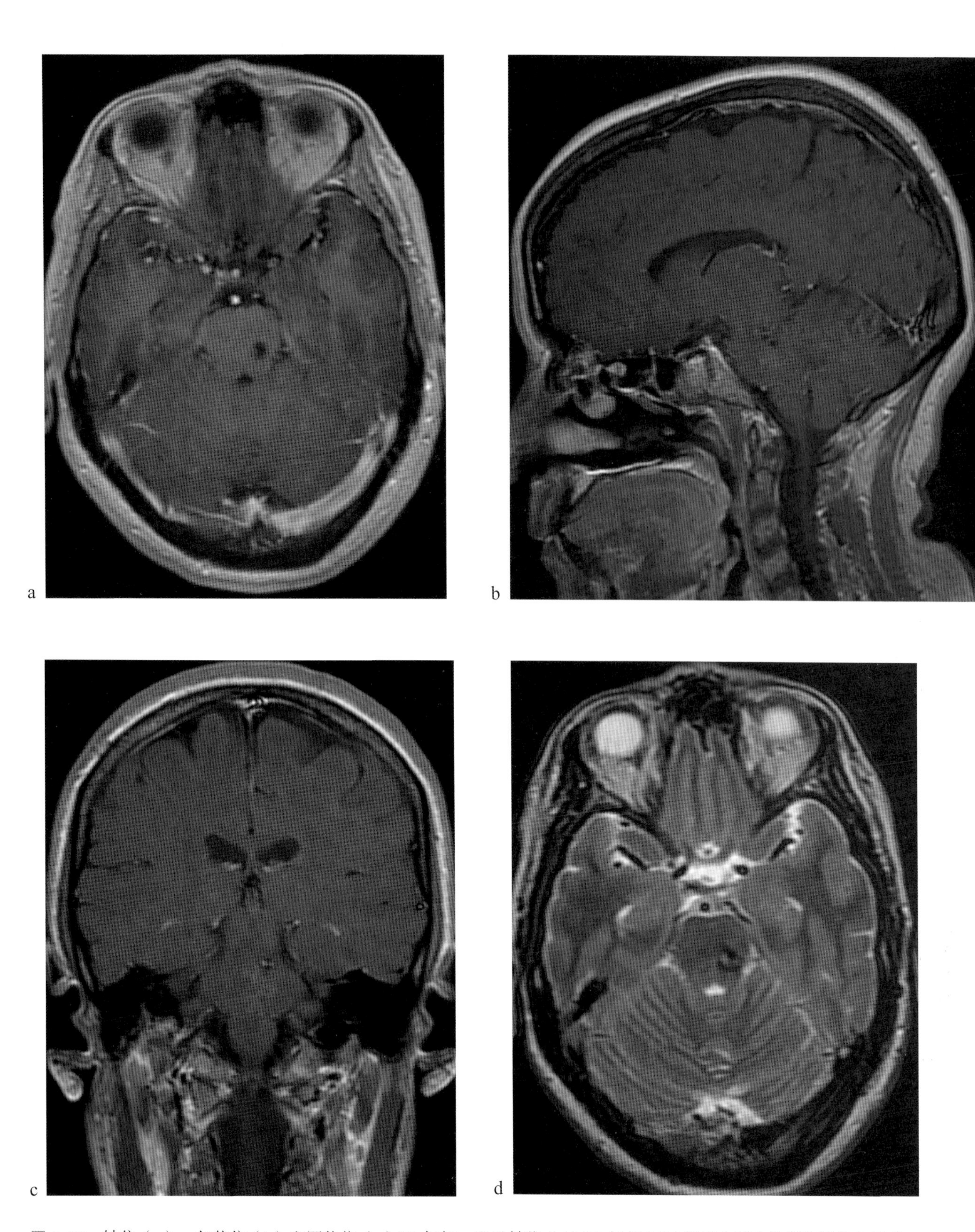

图 5.18 轴位（a）、矢状位（b）和冠状位（c）T1 加权，以及轴位（d）T2 加权 MRI 提示中脑左外侧海绵状血管瘤。

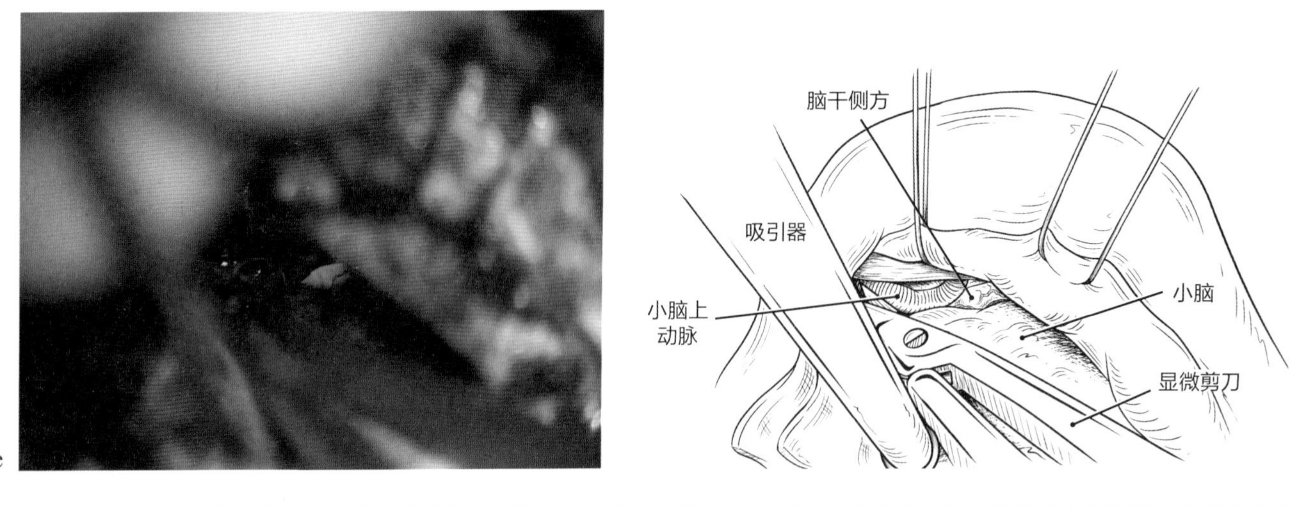
脑干侧方
吸引器
小脑上
动脉
小脑
显微剪刀
e

图 5.18 e. 通过左侧幕下小脑上入路到达病灶。释放桥小脑角池的脑脊液有利于通过此入路增加脑干侧方的视野和获得必要的小脑松弛。

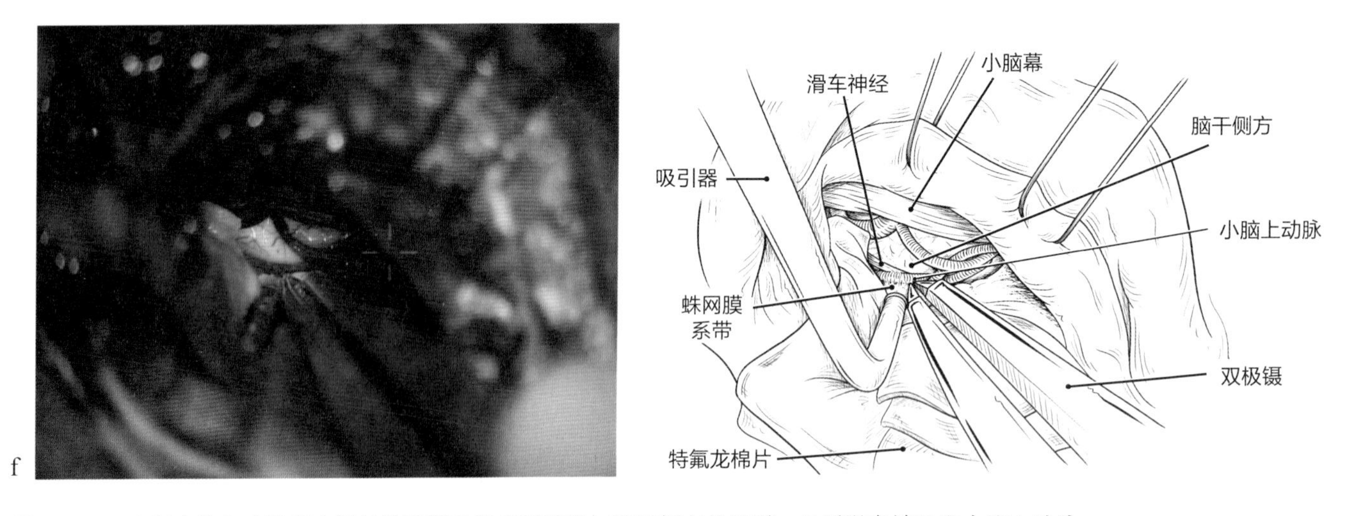
滑车神经
小脑幕
脑干侧方
吸引器
小脑上动脉
蛛网膜
系带
双极镊
特氟龙棉片
f

图 5.18 f. 离断小脑和小脑幕之间的蛛网膜系带有利于增加脑干侧方的显露。显露滑车神经和小脑上动脉。

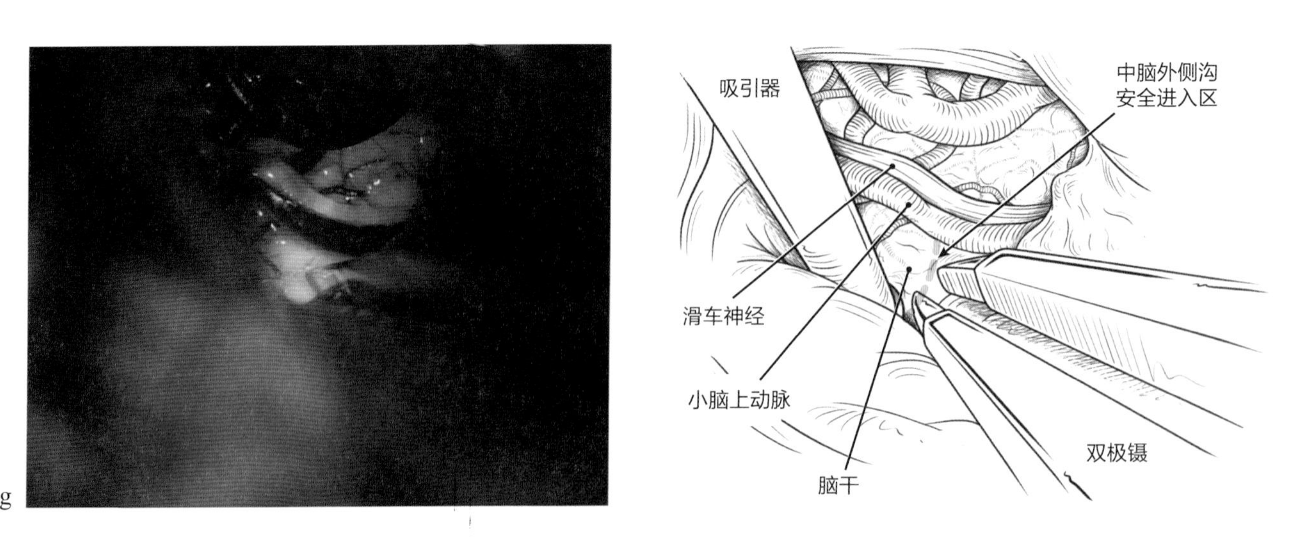
吸引器
中脑外侧沟
安全进入区
滑车神经
小脑上动脉
双极镊
脑干
g

图 5.18 g. 术中使用神经导航有助于选择进入脑干的最佳点，即中脑外侧沟安全进入区（虚线），这样可以最小化对正常脑组织的损伤。滑车神经和小脑上动脉走行穿过中脑外侧沟静脉的点是辨认中脑外侧沟安全进入区的可靠解剖标志。

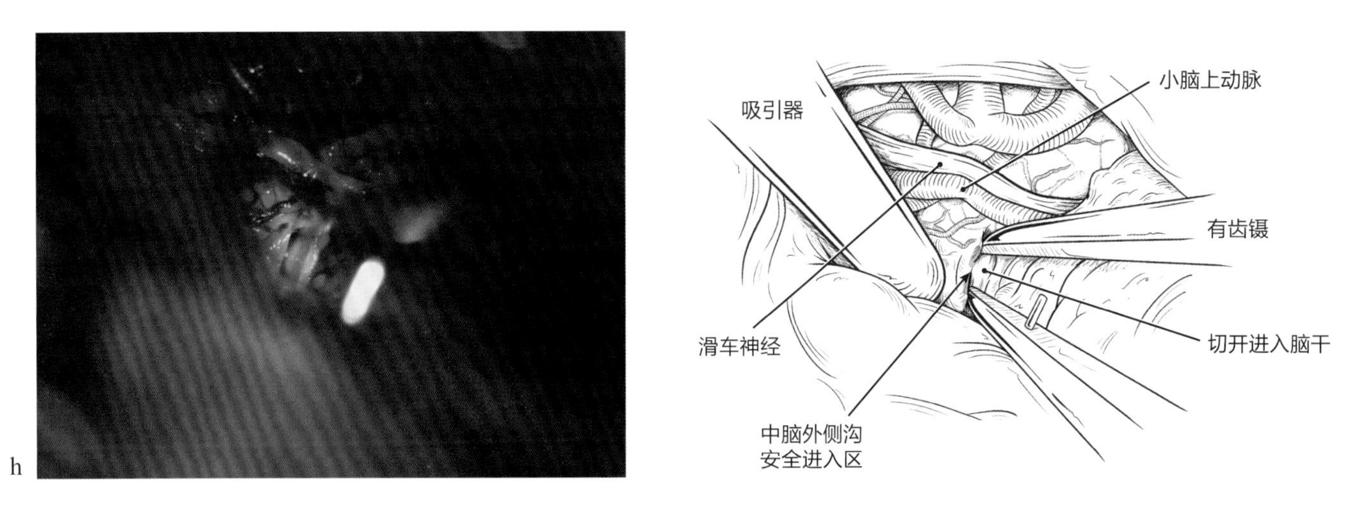
小脑上动脉
吸引器
有齿镊
滑车神经
切开进入脑干
中脑外侧沟
安全进入区
h

图 5.18 h. 通过显微剪刀和有齿镊锐性打开中脑外侧沟安全进入区（虚线），对切口进行有限地扩张，这样可以最小化对上行和下行纤维束的干扰。

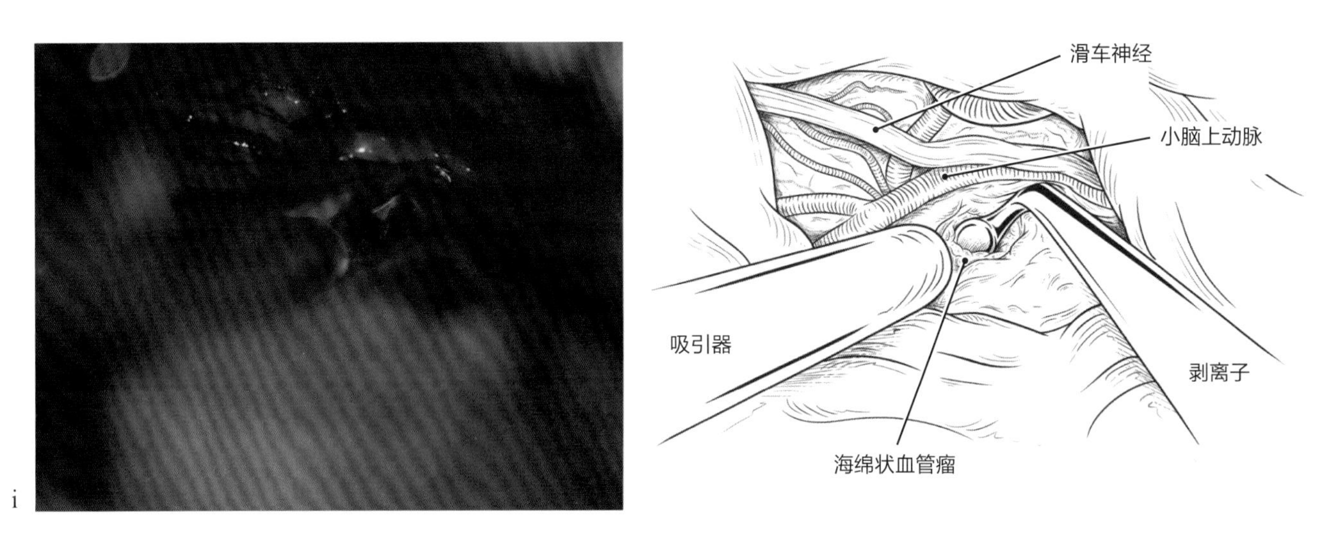
滑车神经
小脑上动脉
吸引器
剥离子
海绵状血管瘤
i

图 5.18 i. 进入海绵状血管瘤后，用显微剥离子将其从脑干上剥离。带照明的器械，例如吸引器套管，可以加强深部腔隙视野的显露。

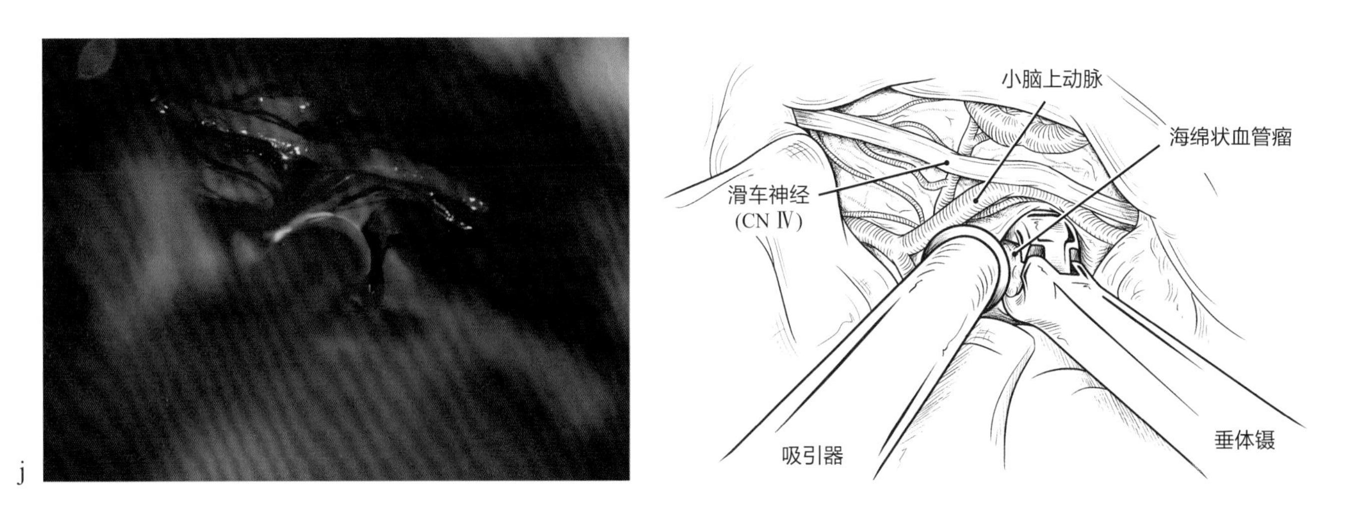
小脑上动脉
海绵状血管瘤
滑车神经
(CN Ⅳ)
吸引器
垂体镊
j

图 5.18 j. 显微器械（如垂体镊和吸引器）被用来分块切除病变。

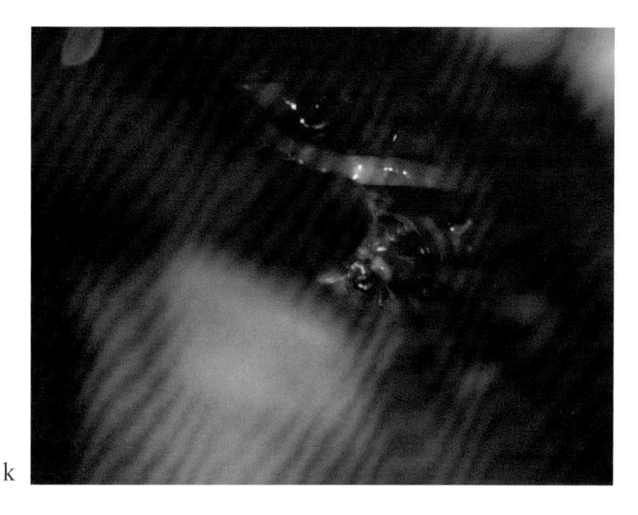

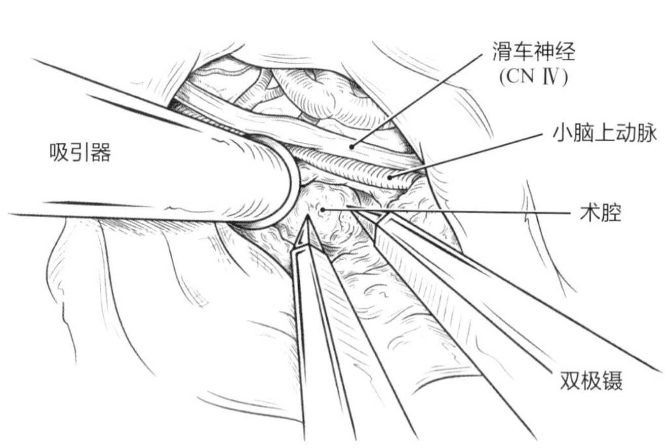

吸引器
滑车神经
(CN Ⅳ)
小脑上动脉
海绵状
血管瘤
有齿镊

k

图 5.18　k. 有齿镊可以将残留病灶从毗邻的脑干上剥离。

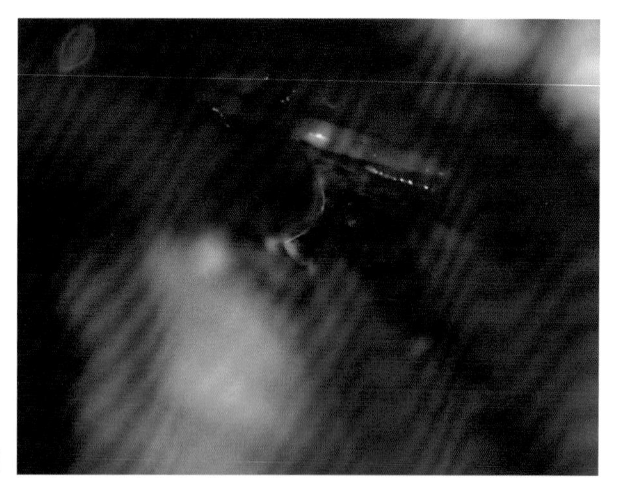

吸引器
滑车神经
(CN Ⅳ)
小脑上动脉
术腔
双极镊

l

图 5.18　l. 选择性使用双极镊电凝血管以减少对脑干重要结构的损伤。如果出现术腔静脉出血，须抬高患者头位，并优化二氧化碳分压水平，使用止血药物来控制出血。在脑干手术中尽量减少使用双极电凝，任何发育性的静脉异常必须予以保留。

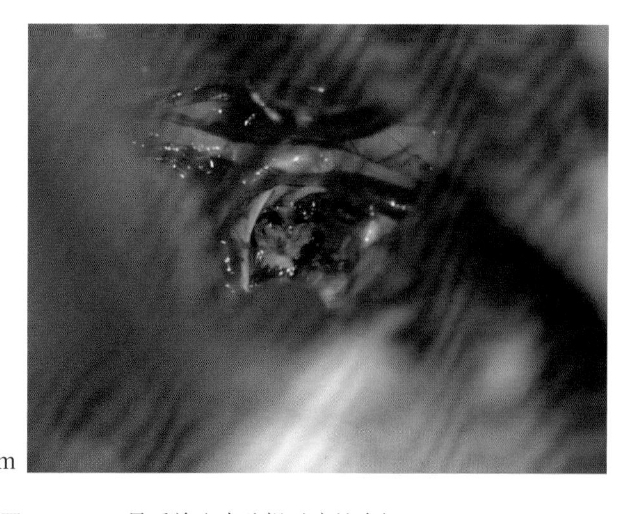

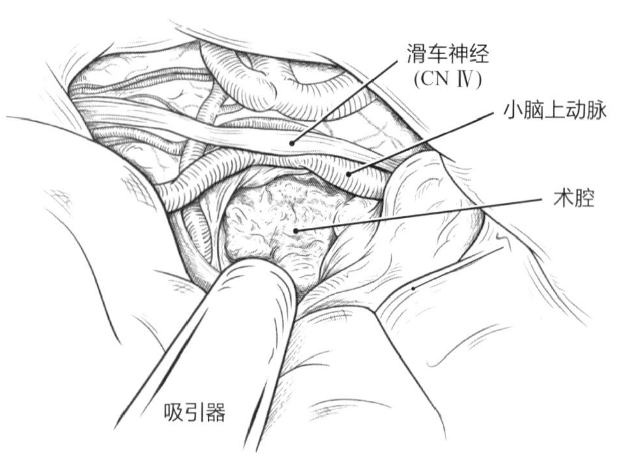

滑车神经
(CN Ⅳ)
小脑上动脉
术腔
吸引器

m

图 5.18　m. 最后检查术腔提示病灶全切。

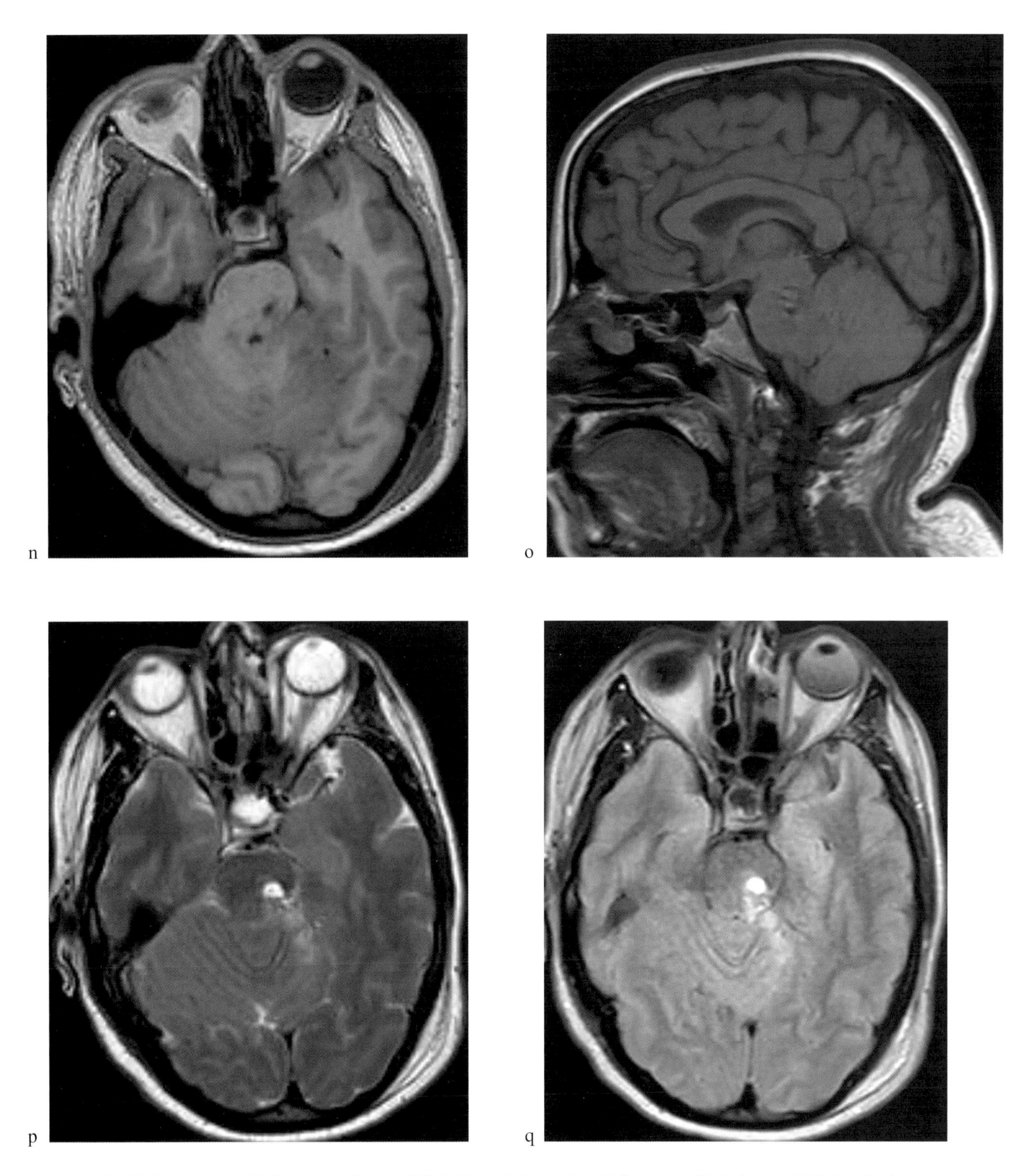
n
o
p
q

图 5.18 术后轴位（n）、矢状位（o）T1 加权，以及轴位 T2 加权（p）、轴位 FLAIR 像（q）MRI 显示病灶全切。

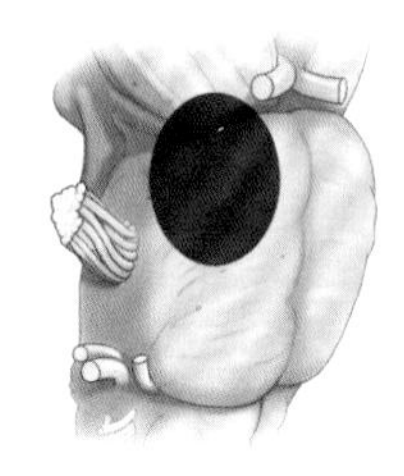

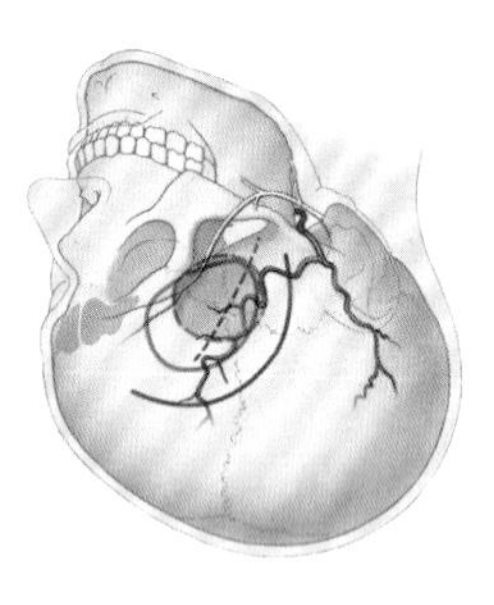

病例 5.19

- 诊断：中脑脑桥海绵状血管瘤（相关解剖：**5**，**6**，**17**，**18**，**26**，**27**，**39**，**42** 页）
- 术前检查：左手精细运动不协调
- 入路：右侧眶颧入路（相关入路：**144~160** 页）
- 体位：仰卧位，头偏向对侧伸颈
- 监测：体感诱发电位和运动诱发电位
- 预后：病灶全切；无新发神经功能障碍

见视频 5.19，以及动画 5.2 和动画 5.3

图 5.19 一例 21 岁男性患者，轻微左手运动不协调，六个月前有突发头痛，复视及左侧偏瘫。

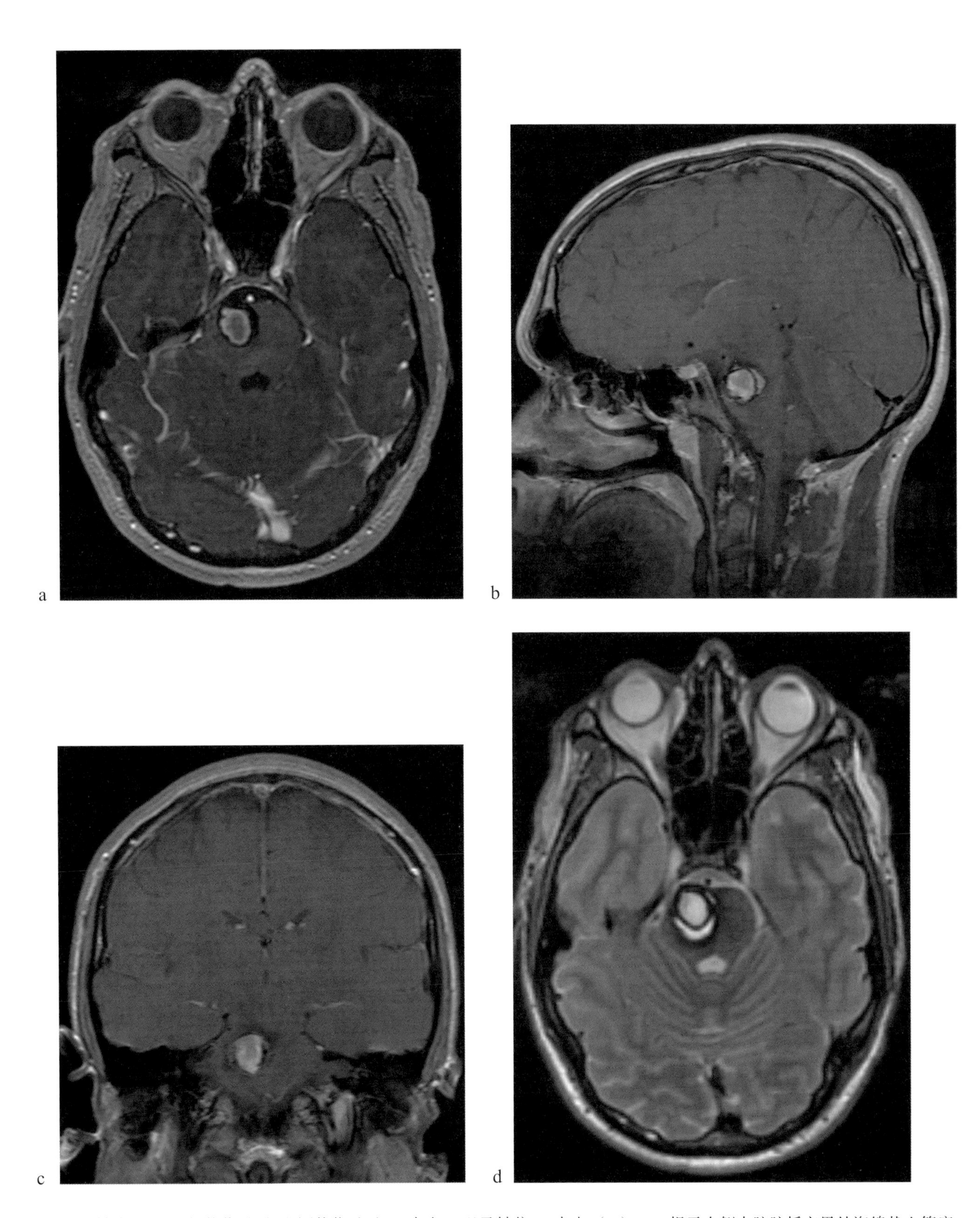
a
b
c
d

图 5.19 轴位（a）、矢状位（b）和冠状位（c）T1 加权，以及轴位 T2 加权（d）MRI 提示右侧中脑脑桥交界处海绵状血管瘤。

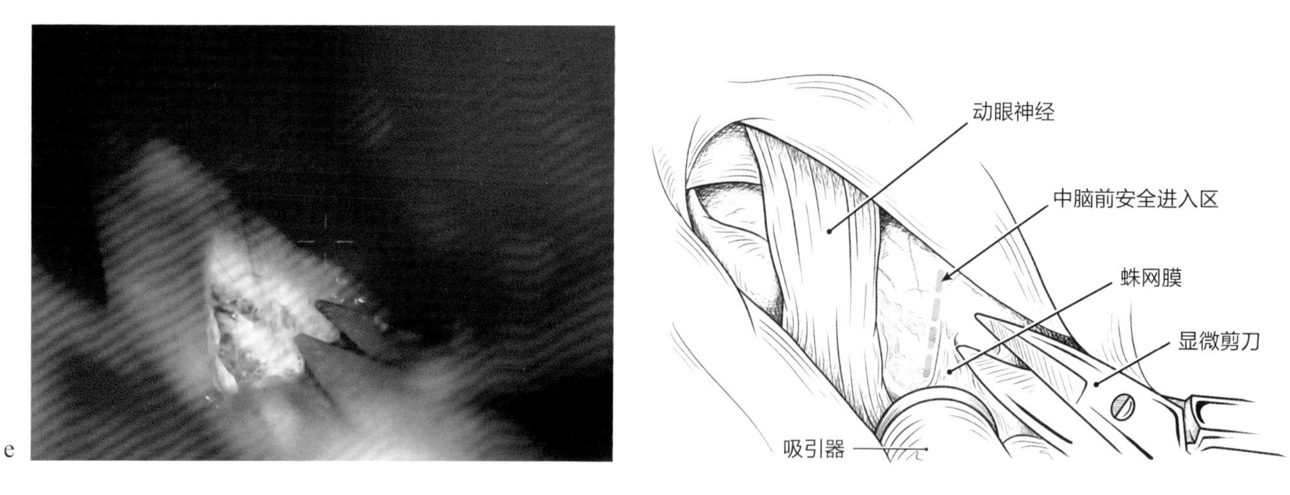
e
动眼神经
中脑前安全进入区
蛛网膜
显微剪刀
吸引器

图 5.19 e. 用右侧眶颧入路通过中脑前安全进入区（虚线）到达病灶。手术的关键在于让患者的头转向对侧并伸展颈部以在打开侧裂后额颞叶能分开。本例中，病灶将大脑脚中 3/5 腹外侧的运动纤维束推移开。通过松解开动眼神经外侧的蛛网膜到达中脑前方安全进入区，这样可以让颞叶自然下垂，而动眼神经保持向内侧移位。在动眼神经外侧的大脑后动脉和小脑上动脉之间的间隙，可以进入脑干来切除内在病灶。

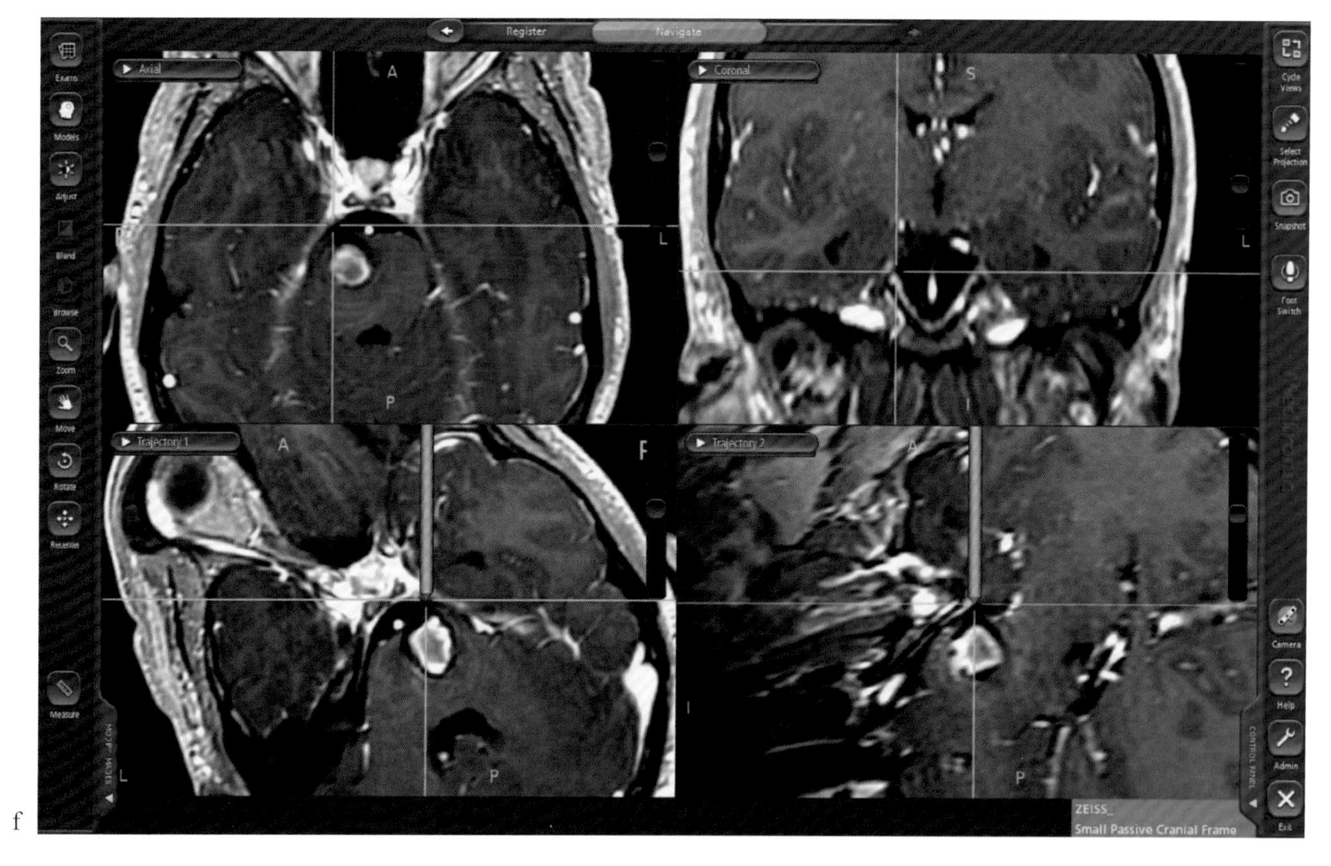
f
Register
Navigate
Axial
Coronal
Trajectory 1
Trajectory 2
Snapshot
Camera
Help
Admin
Exit
ZEISS_
Small Passive Cranial Frame

图 5.19 f. 当病变没有接近软膜或毗邻脑干表面或脑表面无明显含铁血黄素沉积时，术中导航可以被用来帮助选择脑干的进入点。

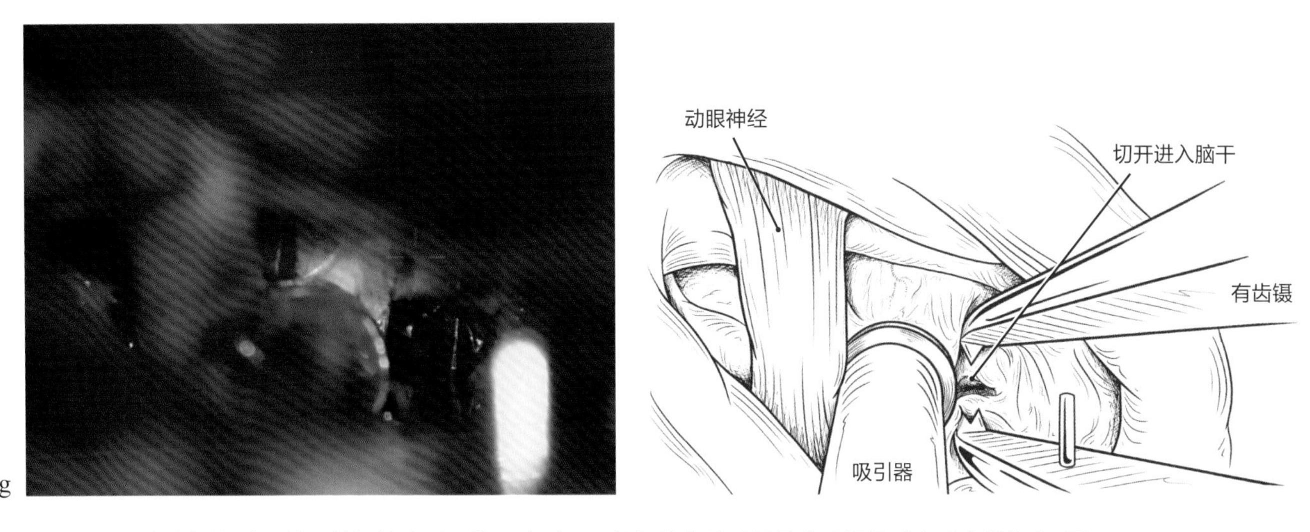

g
动眼神经
切开进入脑干
有齿镊
吸引器

图 5.19 g. 用有齿镊在动眼神经外侧的脑干上做一小开口。轻轻分离脑干纤维束以尽量减少手术损伤和干扰。

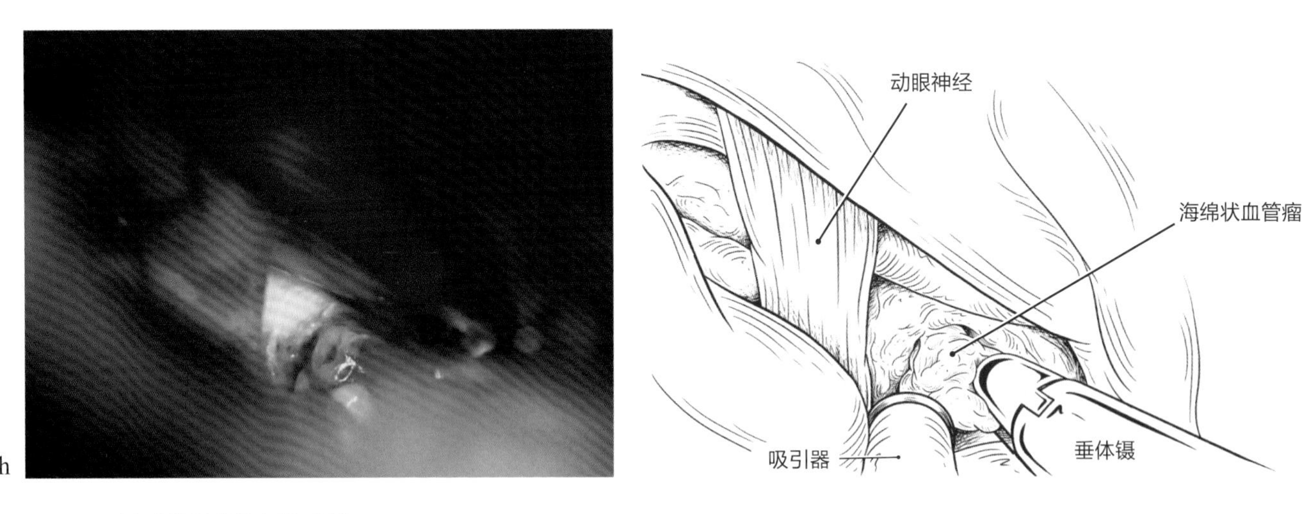

h
动眼神经
海绵状血管瘤
吸引器
垂体镊

图 5.19 h. 用垂体镊分块切除病灶。

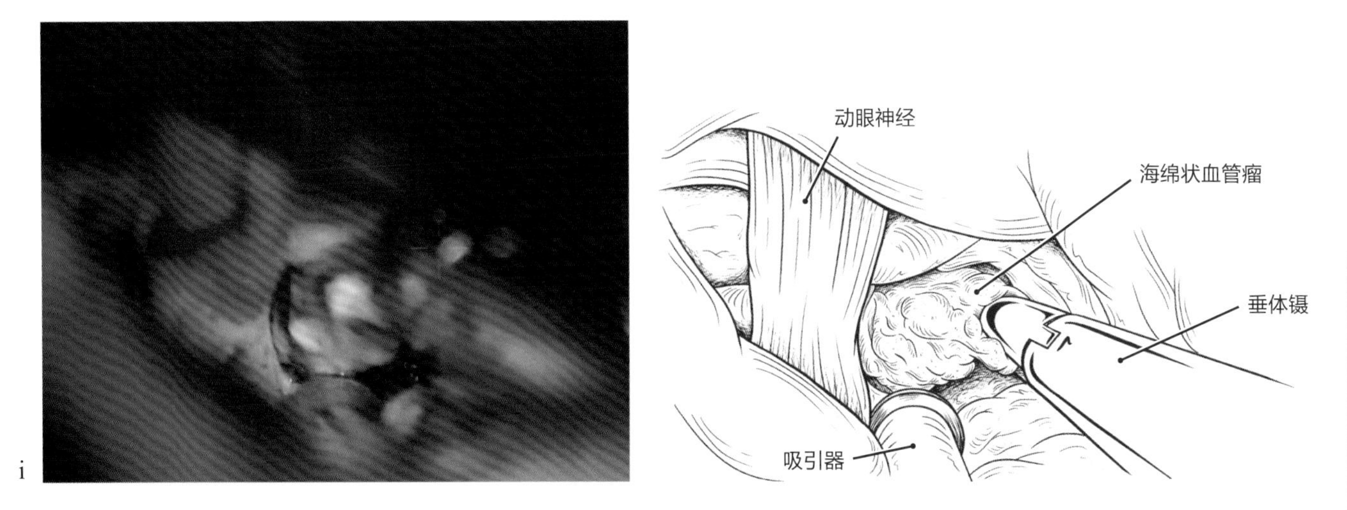

i
动眼神经
海绵状血管瘤
垂体镊
吸引器

图 5.19 i. 在分离和松解病灶时，吸引器被用来提供反向和动态牵拉作用。

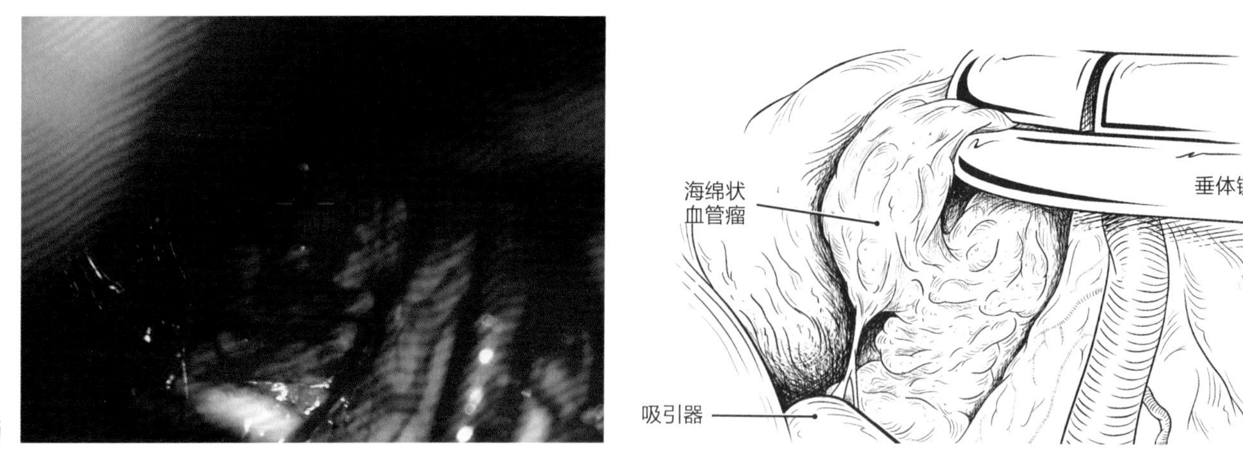
j
海绵状
血管瘤
垂体镊
吸引器

图 5.19　j. 当垂体镊用来牵拉时，吸引器也可以发挥剥离子的功能从脑干分离海绵状血管瘤。

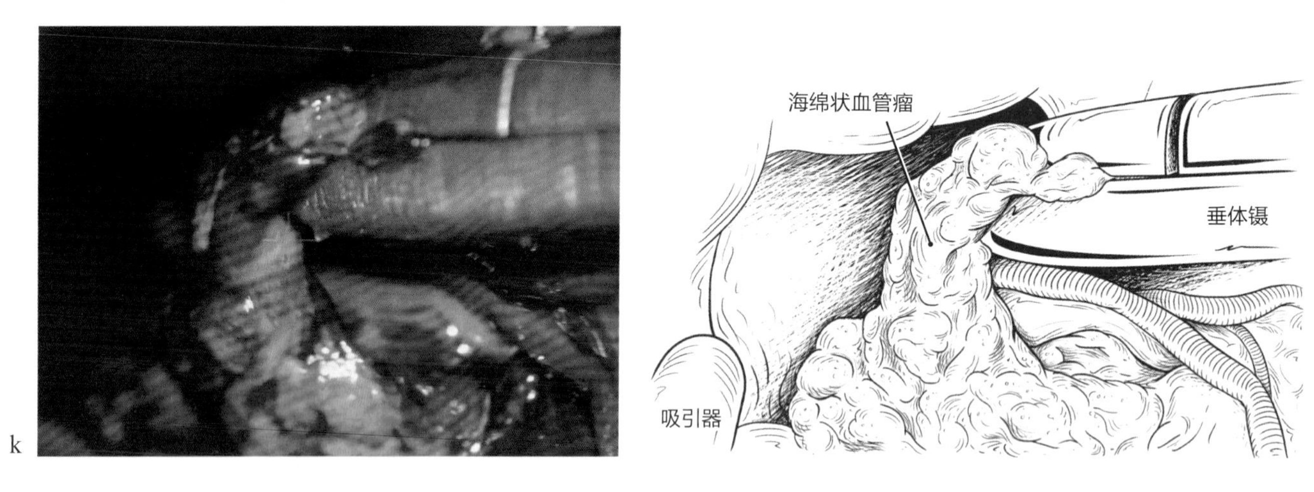
k
海绵状血管瘤
垂体镊
吸引器

图 5.19　k. 垂体镊被用来切除术腔内的残余病灶。

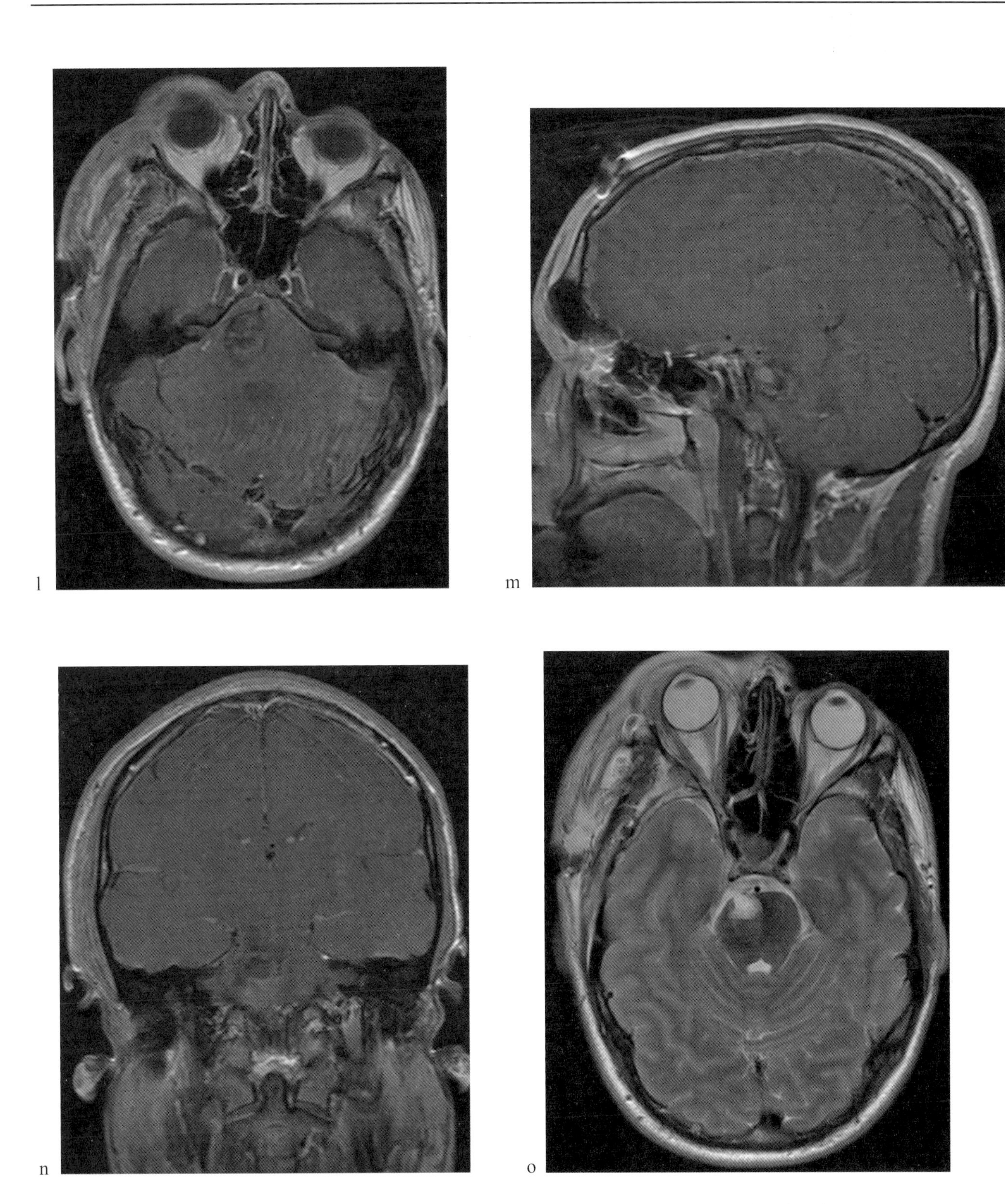

l
m
n
o

图 5.19 术后轴位（l）、矢状位（m）和冠状位（n）T1 加权，以及轴位 T2 加权（o）MRI 确认病灶全切。

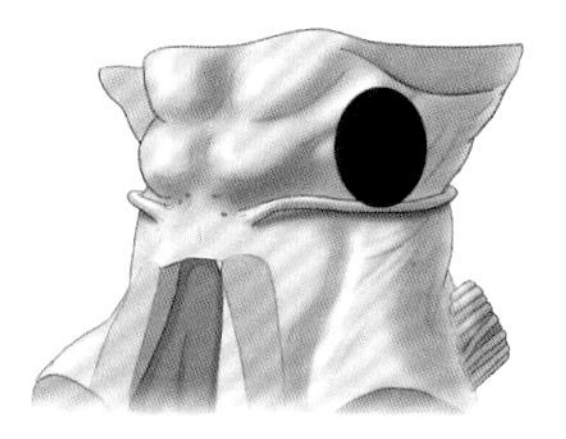

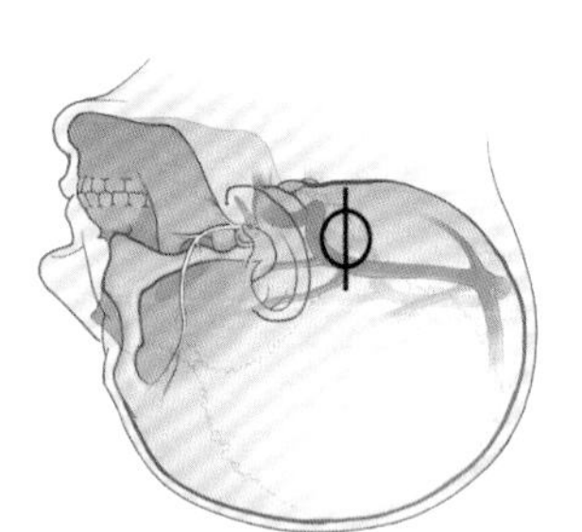

病例 5.20

- 诊断：中脑毛细胞型星形细胞瘤（相关解剖：**18，38，43** 页）
- 术前检查：上视受损；不共轭凝视（右侧凝视时加重）；轻度左侧面瘫，左侧肢体轻度乏力
- 入路：右侧幕下小脑上和经小脑幕入路（相关入路：**238~246** 页）
- 体位：仰卧位
- 监测：体感诱发电位和运动诱发电位
- 预后：病灶次全切；无新发神经功能缺损

见视频 5.20

图 5.20　一例 52 岁既往诊断为中脑毛细胞型星形细胞瘤男性患者，经过多次活检和放疗后就诊。

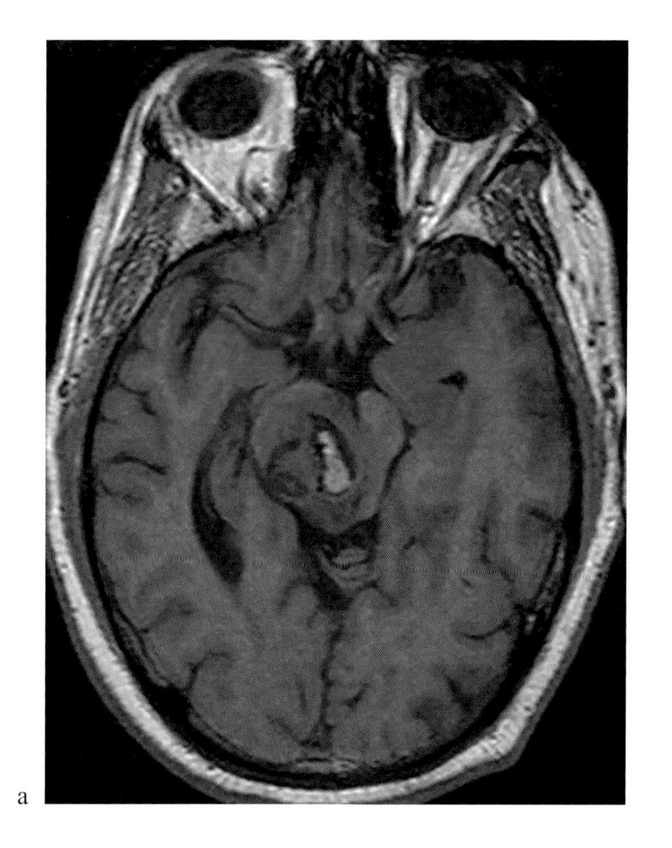

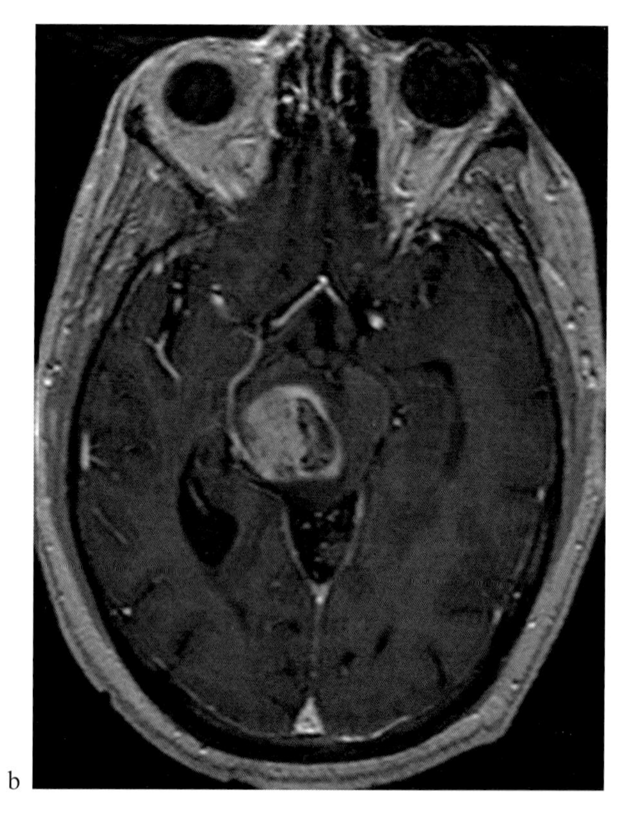

图 5.20　轴位平扫 T1 加权（a）和 T1 加权增强（b）MRI 显示中脑有一个大的、显著强化的病灶。通过右侧幕下小脑上和经小脑幕入路到达病灶。

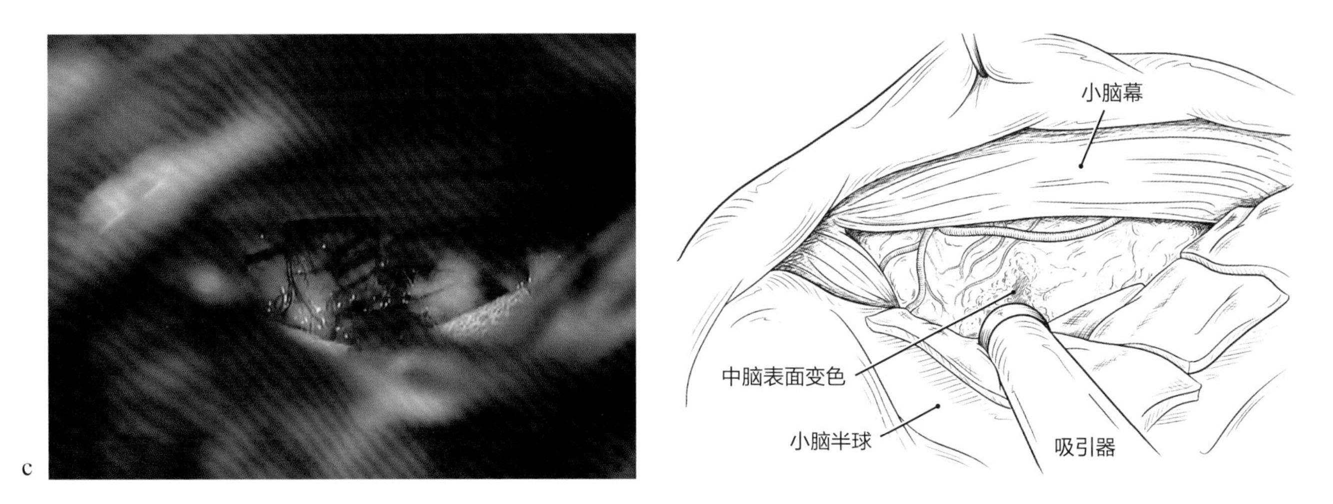
c
小脑幕
中脑表面变色
小脑半球
吸引器

图 5.20 c. 脑干表面颜色改变提示病灶的位置，经此取活检。活检结果提示病灶为幼稚型毛细胞型星形细胞瘤。如果可能，尽量全切病灶。

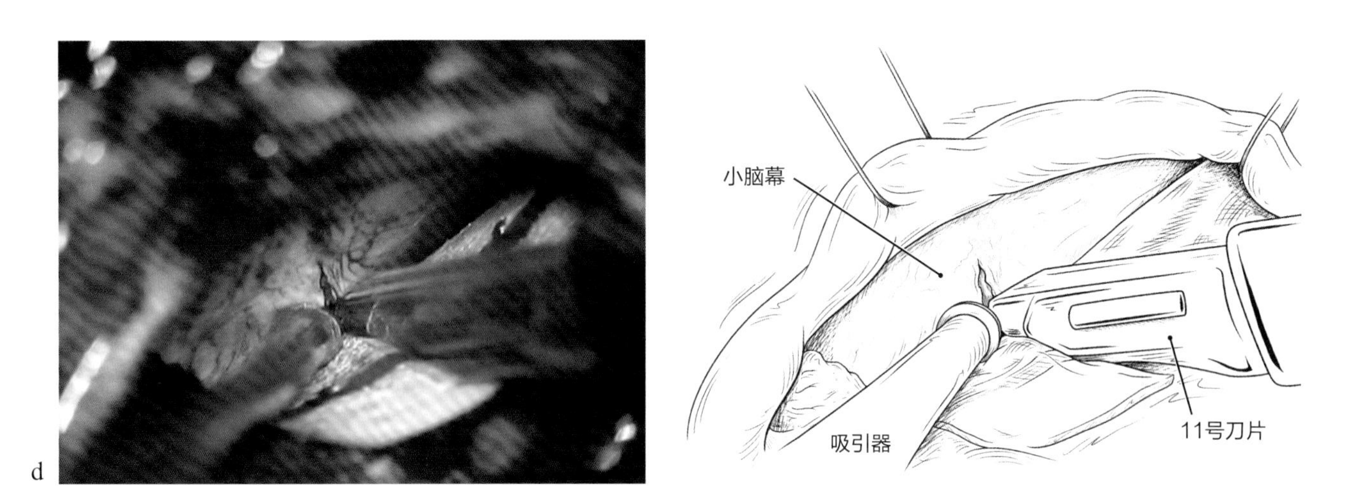
d
小脑幕
吸引器
11号刀片

图 5.20 d. 电凝和切开小脑幕为显露向上方扩展的病变提供了良好视野。

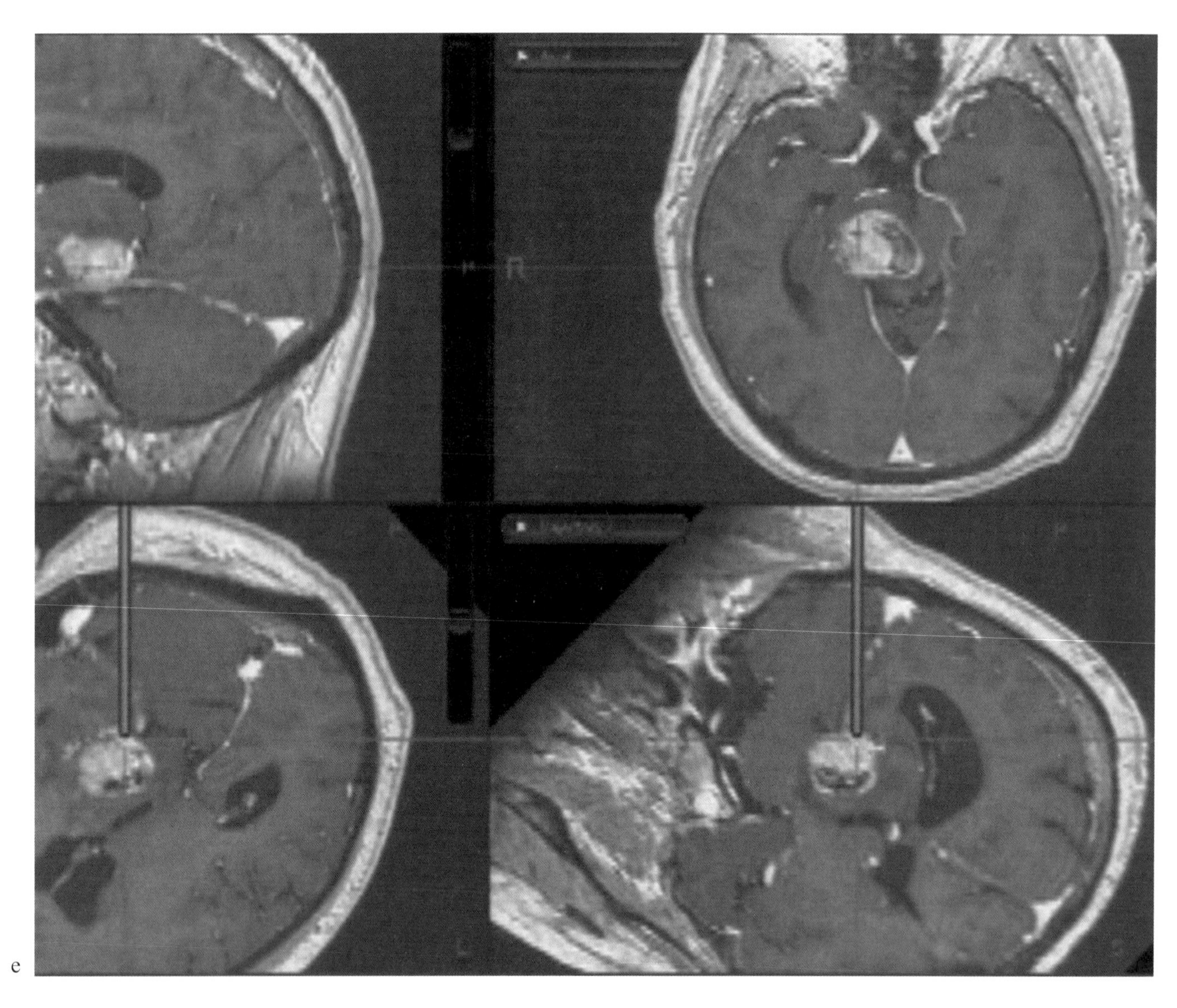

图 5.20 e. 术中神经导航显示切开小脑幕后提供的额外显露和轨迹。

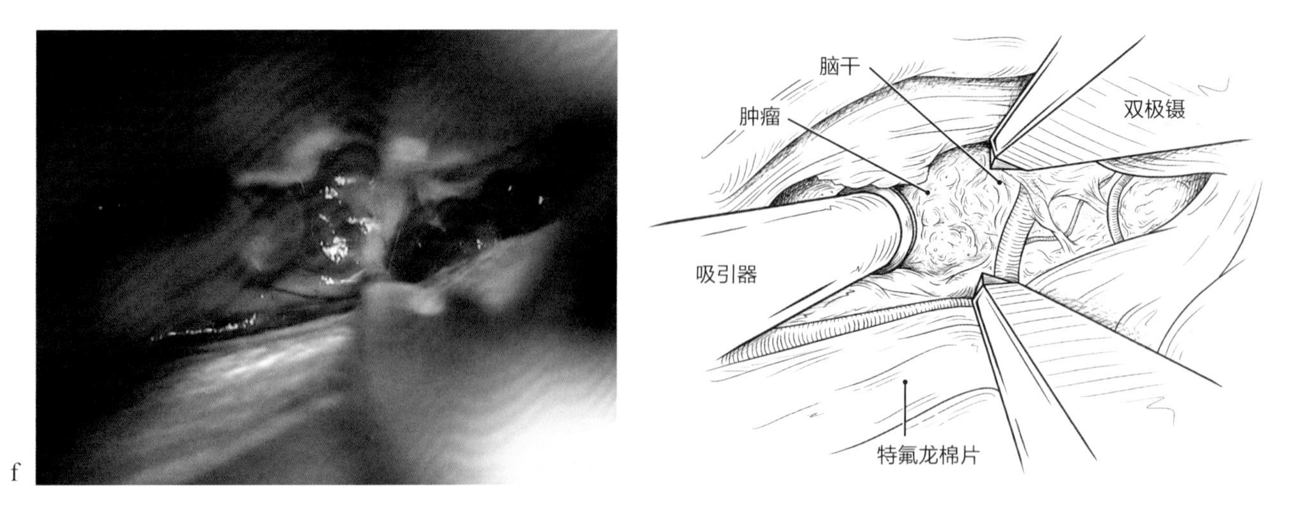
脑干
肿瘤
双极镊
吸引器
特氟龙棉片

图 5.20 f. 肿瘤内部减容，分块切除。肿瘤的胶冻样性质使其易于与邻近正常脑组织区分，但这种区别并不总是存在。

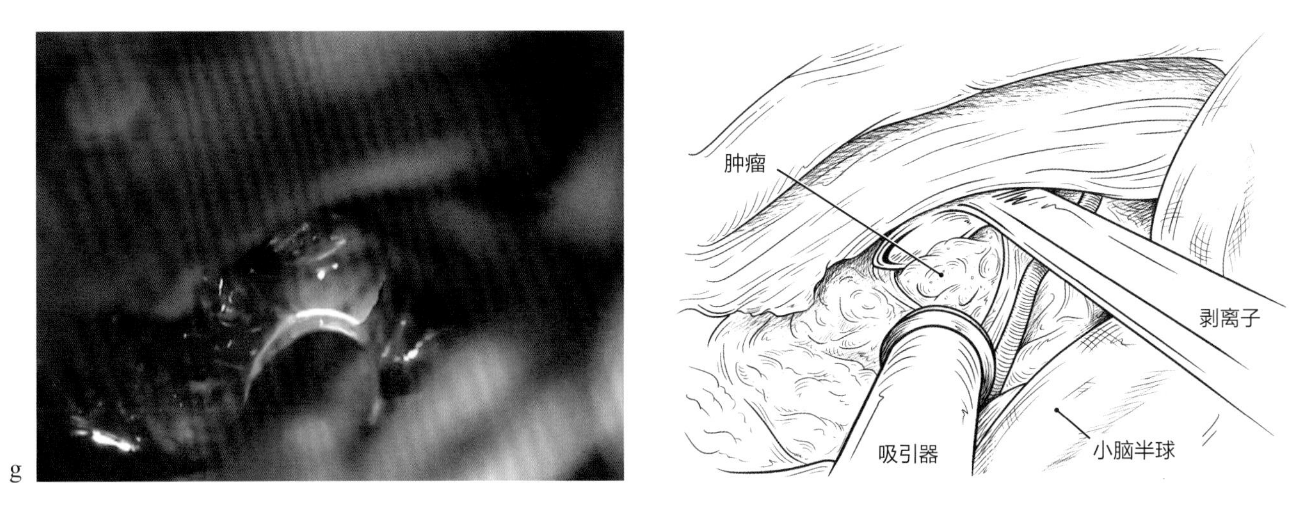
g
肿瘤
剥离子
吸引器
小脑半球

图 5.20 g. 继续切除肿瘤直至抵达正常脑组织边界。神经导航有助于辨别肿瘤边界，其他特点，例如肿瘤的稠度以及对吸引器和电凝的反应也对于辨认病灶有所帮助。

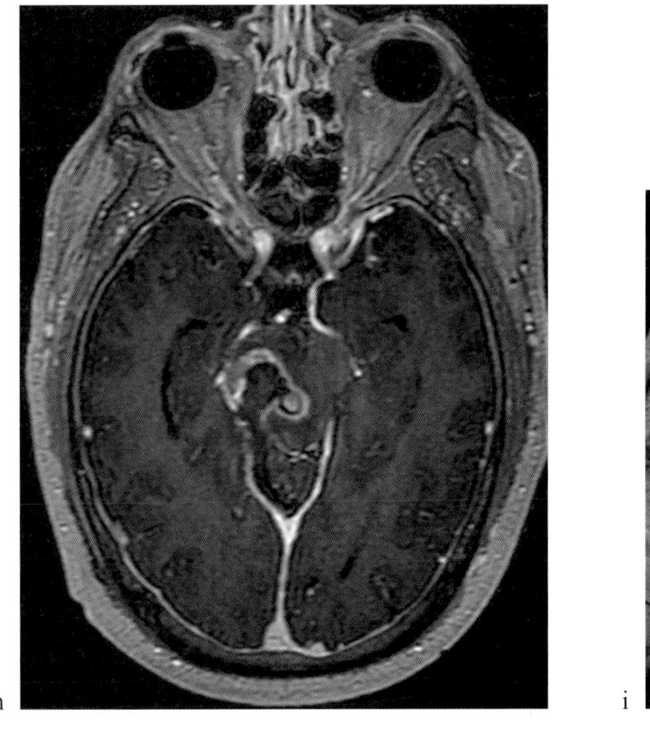
h

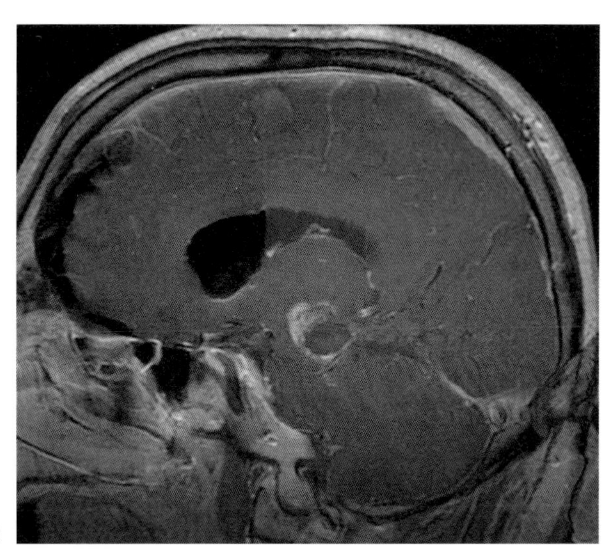
i

图 5.20 术后轴位 T1 加权（h）和矢状位 T1 加权（i）的增强 MRI 确认病灶次全切除。

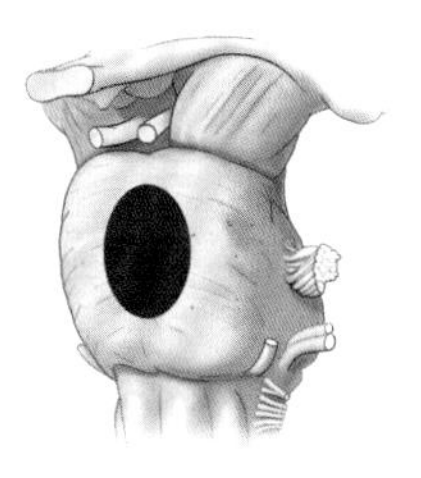

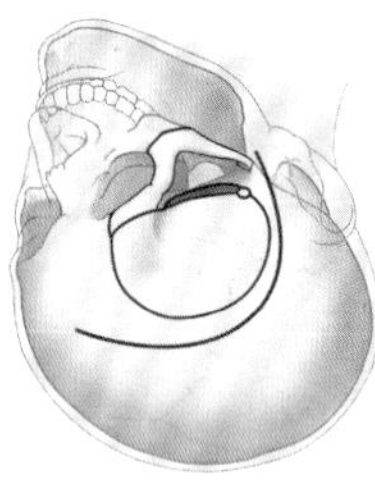

病例 5.21

· 诊断：复杂基底动脉动脉瘤（相关解剖：**27~29** 页）
· 术前检查：无神经功能障碍
· 入路：右侧眶颧入路（相关入路：**144~160** 页）
· 体位：仰卧位
· 监测：体感诱发电位和运动诱发电位
· 预后：动脉瘤闭塞；搭桥血管通畅；患者无神经功能缺损表现
见视频 5.21

图 5.21 一例 50 岁男性患者因头痛就诊，血管造影提示基底动脉夹层动脉瘤。

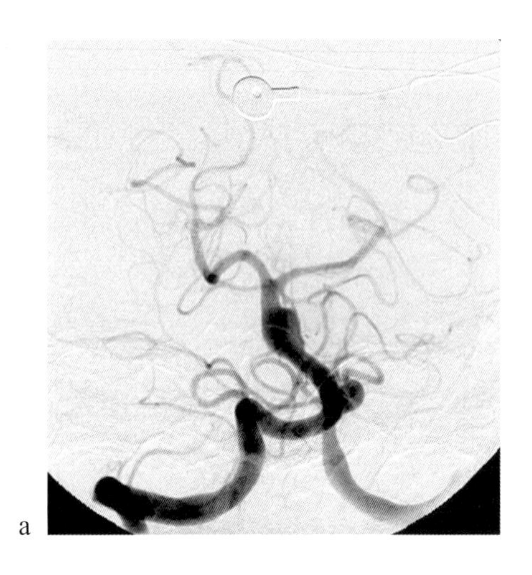

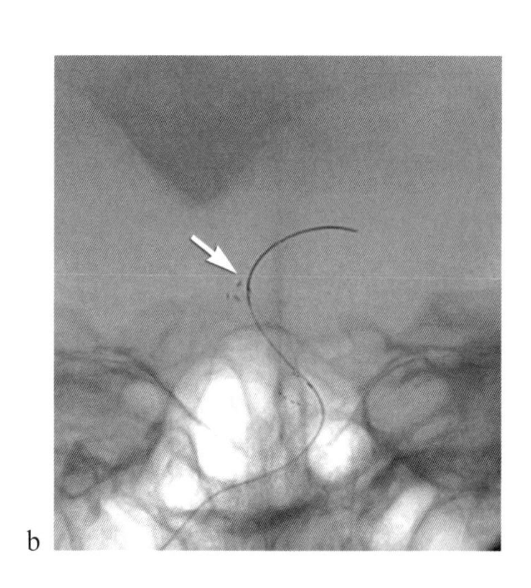

图 5.21 a. 椎动脉造影提示这个 50 岁有头痛和血管内治疗病史的男性患者患有基底动脉夹层动脉瘤。b. 未减影的造影显示，动脉瘤内放置有一个支架（箭头）以促进损伤的血管壁修复。

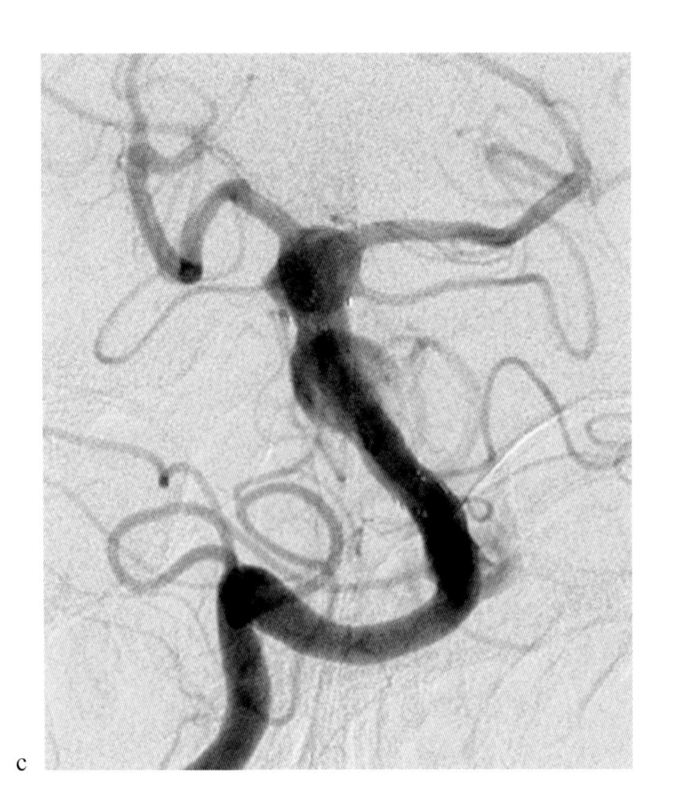
c

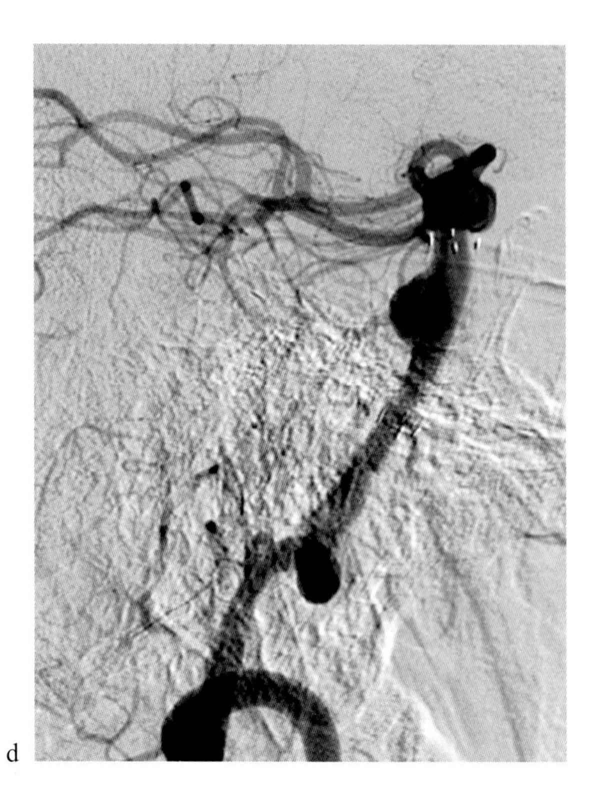
d

图 5.21 c. 支架植入后 13 个月，椎动脉造影提示动脉瘤进一步增大。d. 侧位椎动脉造影提示原来的动脉瘤在支架植入后持续增大，并且病变进展到支架远端。对患者进行了 Allcock 试验。

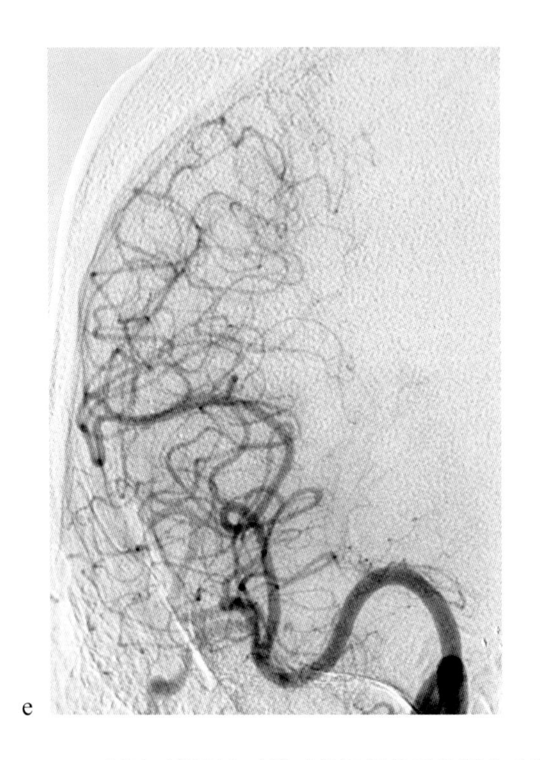
e

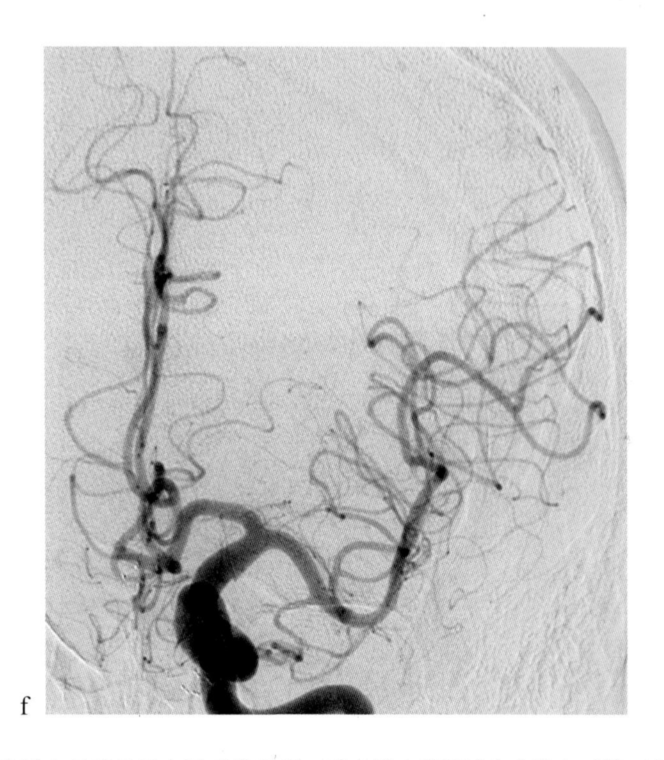
f

图 5.21 e，f. 压迫对侧颈内动脉时的同侧前后位颈内动脉造影未见明显后交通动脉显影。手术策略是通过在小脑上动脉下方阻断基底动脉来切断前后循环交通然后通过颞浅动脉 - 小脑上动脉搭桥来重建基底动脉尖血运。

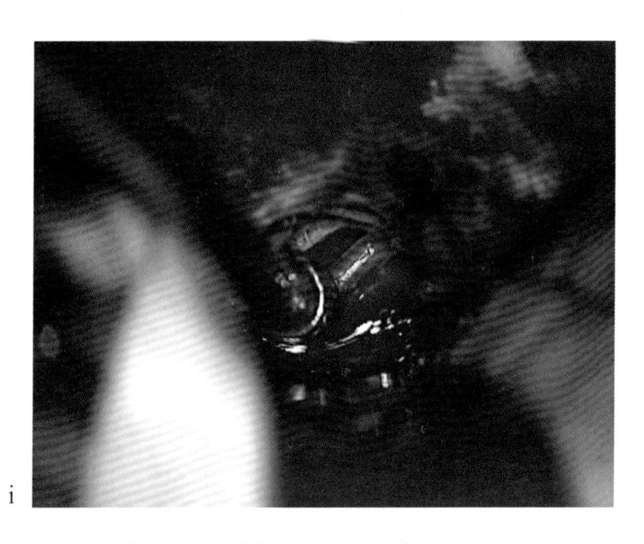

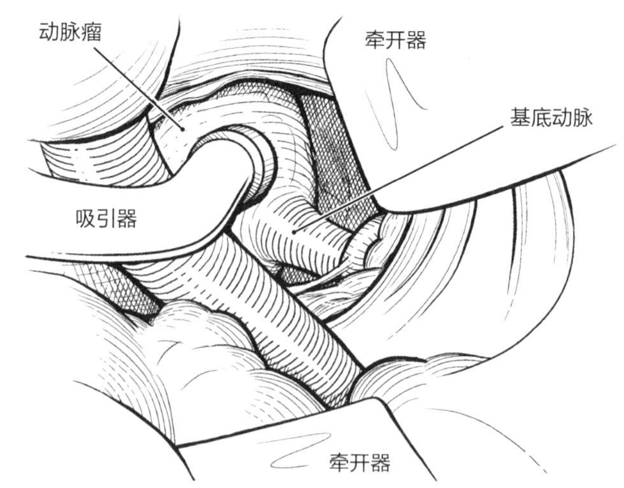
动脉瘤
牵开器
基底动脉
吸引器
牵开器

图 5.21 g. 通过右侧眶颧入路，基底动脉远端动脉瘤得以显露。

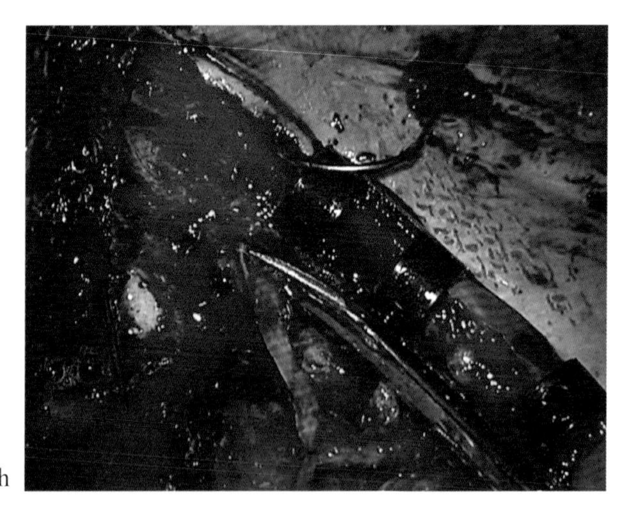

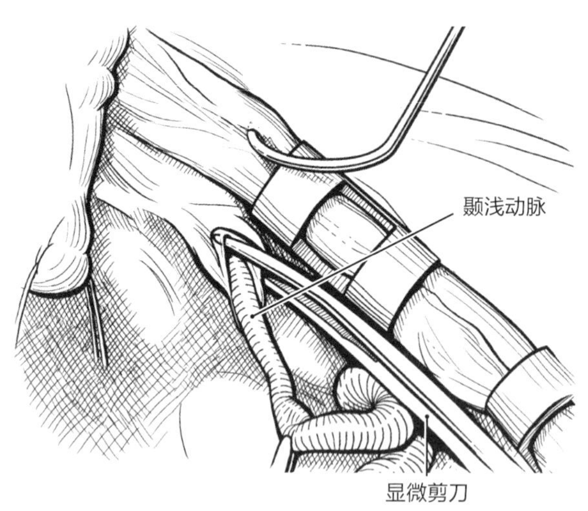
颞浅动脉
显微剪刀

图 5.21 h. 颞浅动脉得以游离并做好搭桥准备。

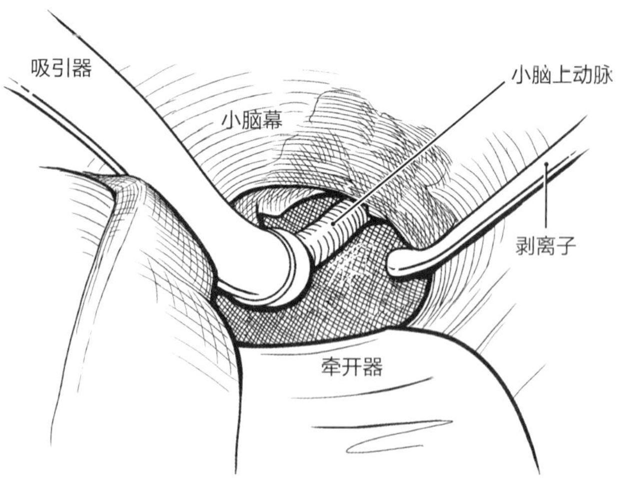
吸引器
小脑上动脉
小脑幕
剥离子
牵开器

图 5.21 i. 通过切开小脑幕暴露小脑上动脉。

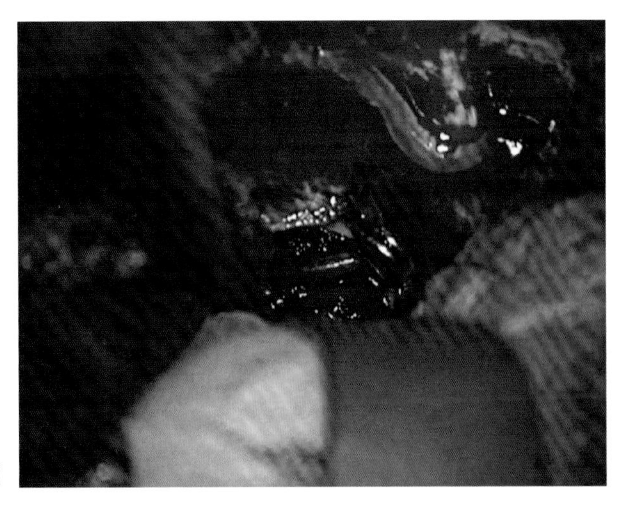
j

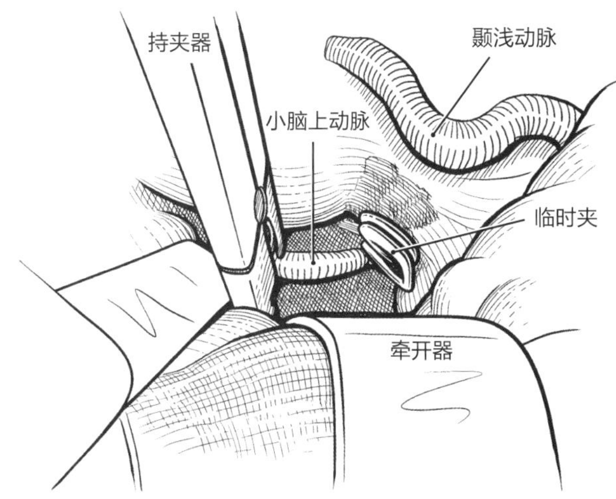
持夹器
颞浅动脉
小脑上动脉
临时夹
牵开器

图 5.21 j. 将临时阻断夹放置在小脑上动脉。

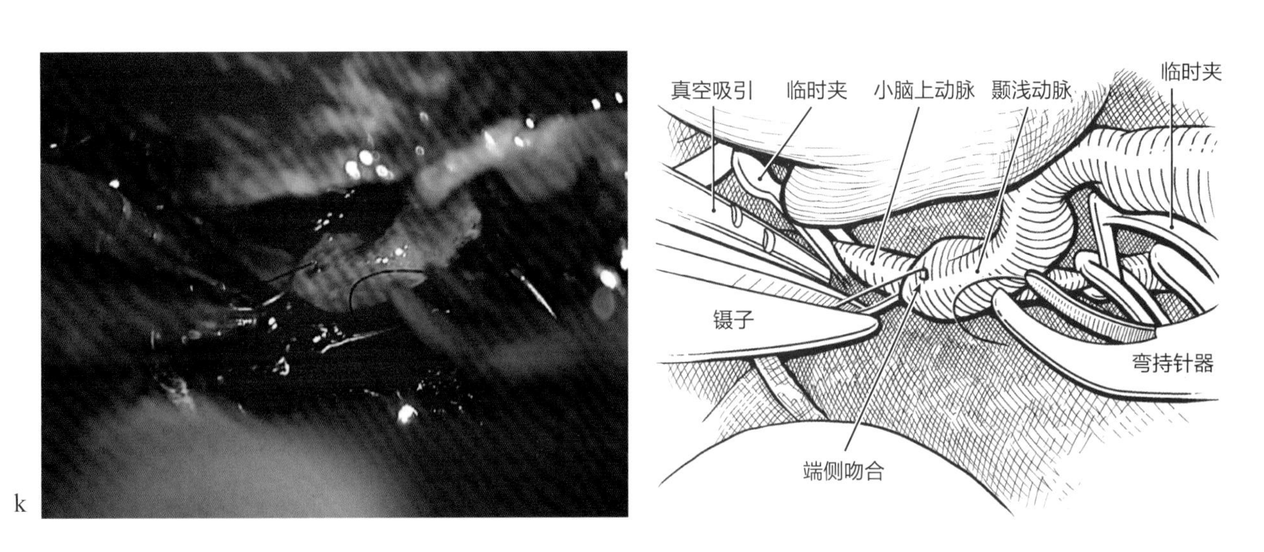
k
真空吸引
临时夹
小脑上动脉
颞浅动脉
临时夹
镊子
弯持针器
端侧吻合

图 5.21 k. 切开小脑上动脉后，将颞浅动脉拉过来行颞浅动脉 - 小脑上动脉端侧吻合。

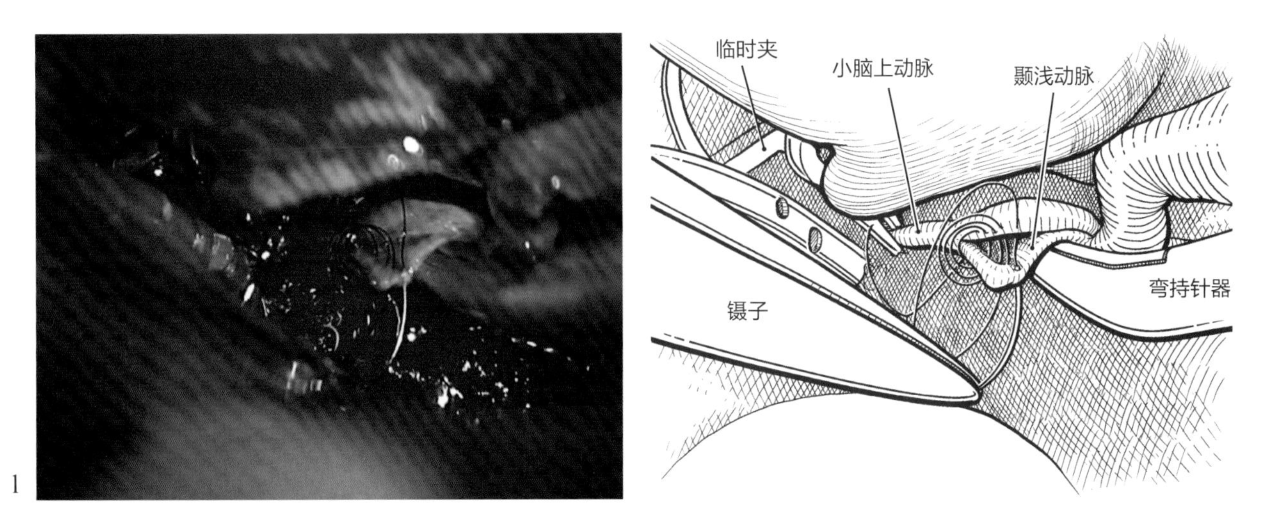
l
临时夹
小脑上动脉
颞浅动脉
弯持针器
镊子

图 5.21 l. 用连续缝合线疏松缝在吻合口的后壁。

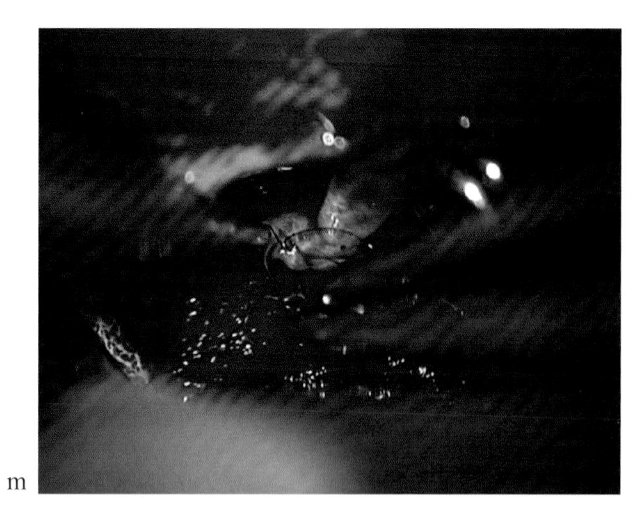
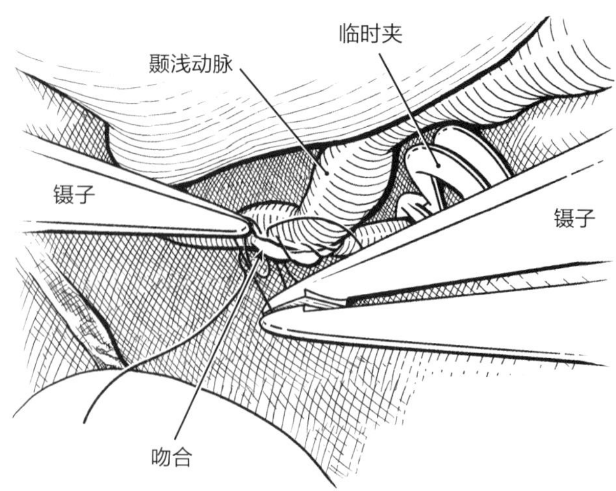
临时夹
颞浅动脉
镊子
镊子
吻合

图 5.21 m. 收紧缝线。

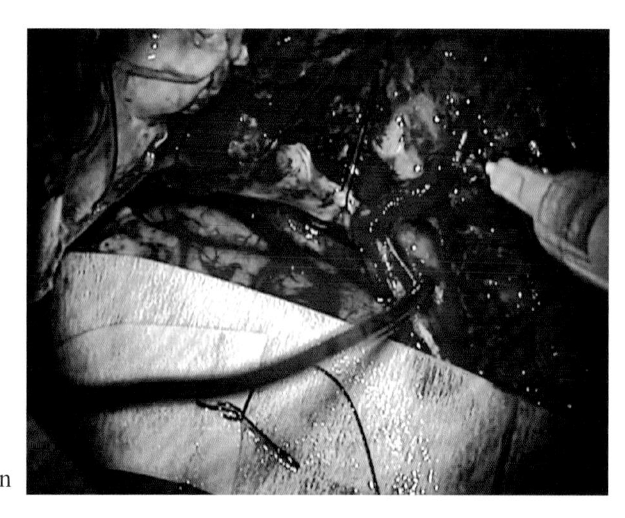
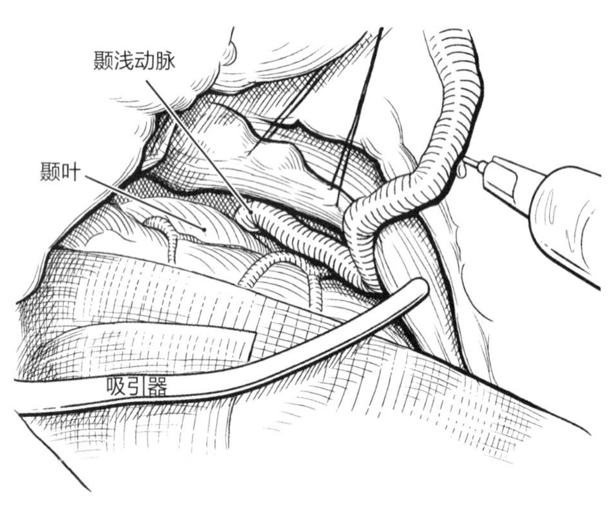
颞浅动脉
颞叶
吸引器

图 5.21 n. 全景显示颞浅动脉从颞叶下方到达吻合口的位置。

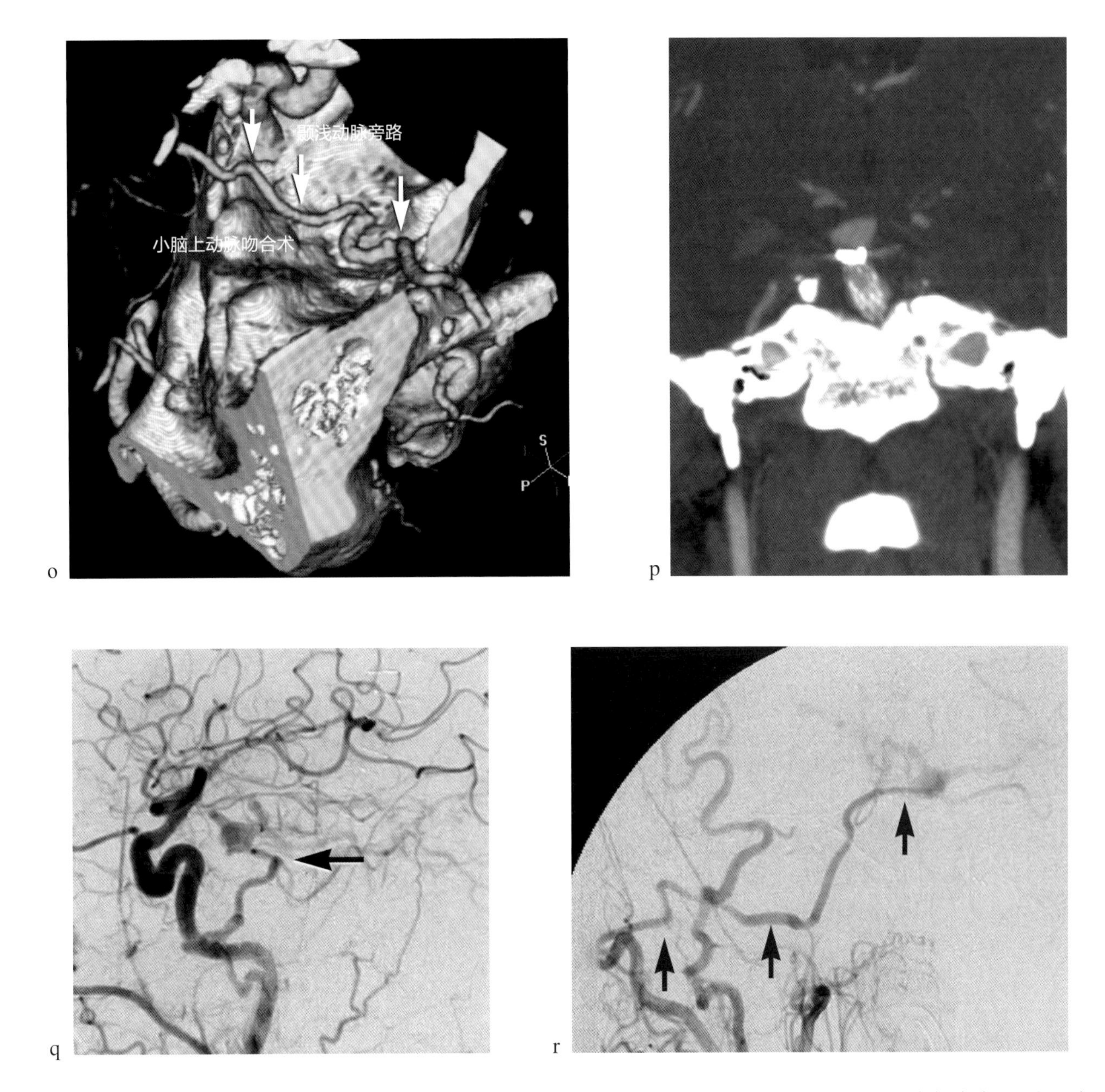
颞浅动脉旁路
小脑上动脉吻合术
S
P
o
p
q
r

图 5.21 o. 三维重建提示颞浅动脉 - 小脑上动脉搭桥（箭头）。p. CTA 提示动脉瘤夹放置在支架（上次住院放置的）上方，小脑上动脉下方。q. 侧位右颈总动脉常规造影显示了颞浅动脉 - 小脑上动脉搭桥（箭头）。r. 前后位造影特写显示颞浅 - 小脑上动脉搭桥（箭头）。

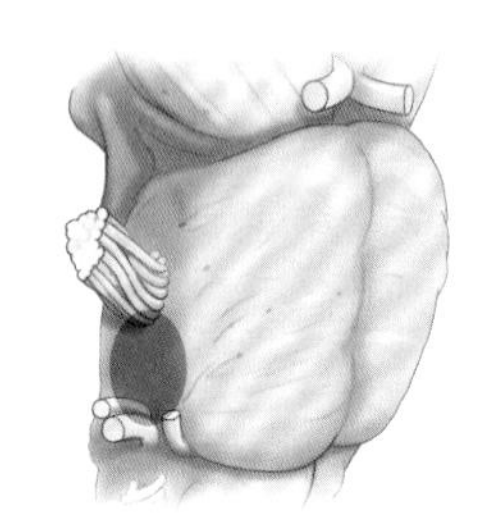

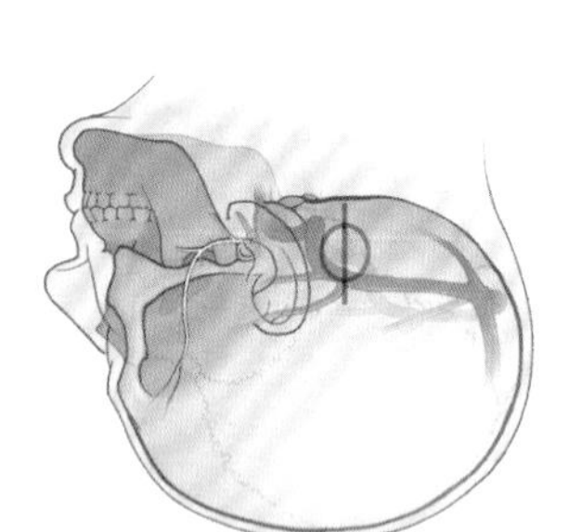

病例 5.22

- 诊断：桥小脑角动静脉畸形（AVM）（相关解剖：**51，56，62，118~124** 页）
- 术前检查：右侧听力轻度下降
- 入路：右侧乙状窦后入路（相关入路：**212~222** 页）
- 体位：仰卧位
- 监测：体感诱发电位和运动诱发电位：三叉神经（CN Ⅴ）、面神经（CN Ⅶ）和前庭蜗神经（CN Ⅷ）
- 预后：病灶全切；神经系统功能无变化

见视频 5.22

图 5.22　一例 57 岁男性患者，主诉为右侧听力轻度减退。

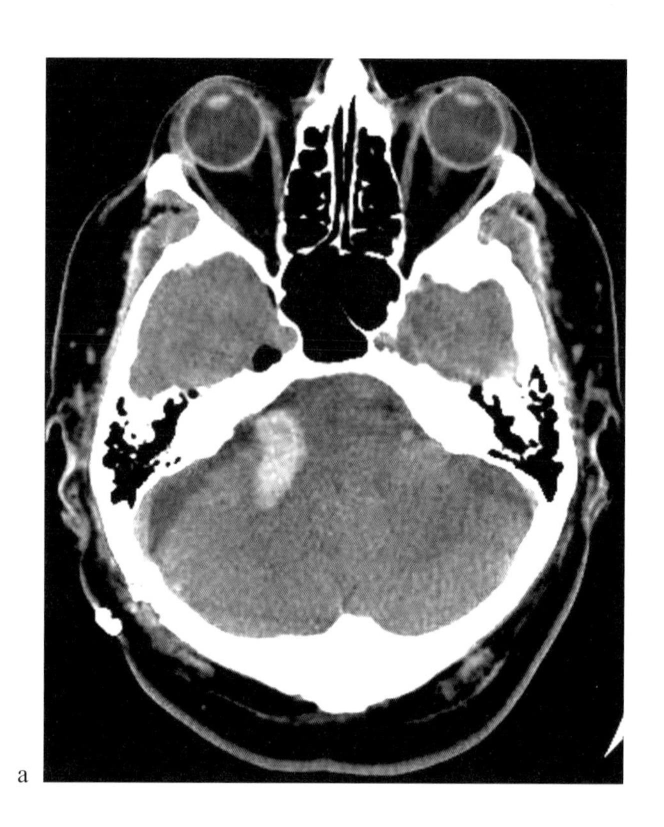

a

图 5.22　a. 57 岁男性因右耳听力下降入院行 CT 检查提示桥小脑角出血和脑桥轻度受压特征。

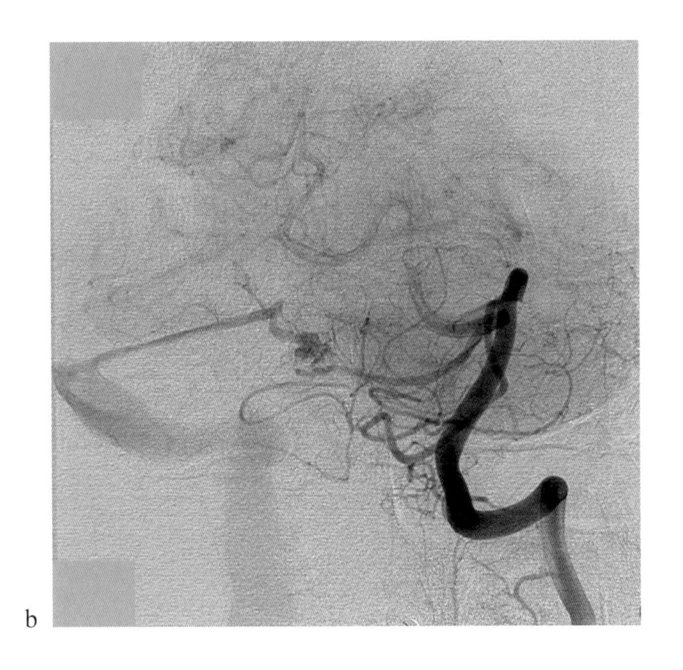

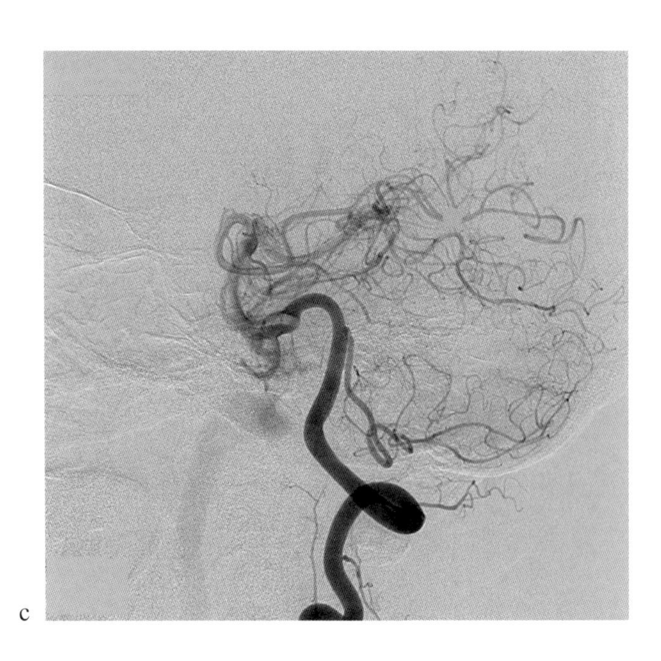

图 5.22 左侧斜位（b）和侧位（c）椎动脉造影提示小的脑干 AVM 由小脑前下动脉供血并向深部静脉循环引流。

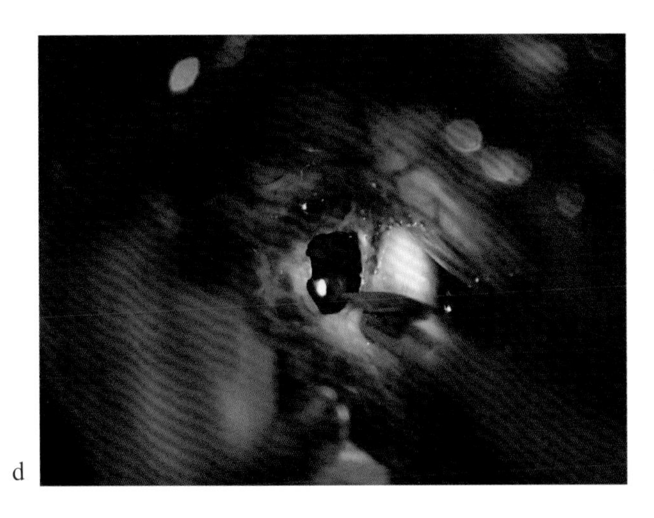

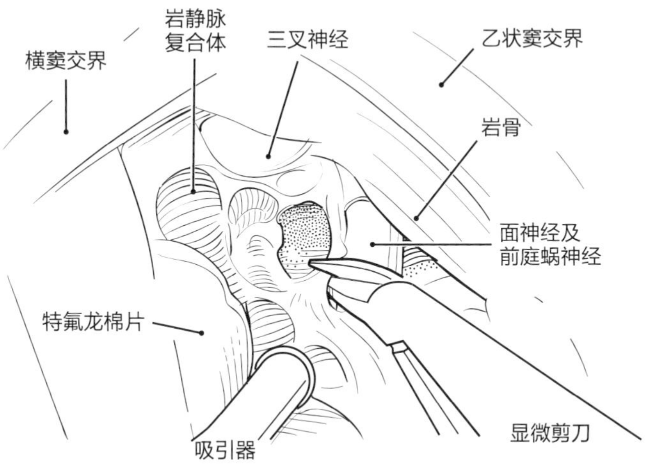
岩静脉
复合体
三叉神经
乙状窦交界
横窦交界
岩骨
面神经及
前庭蜗神经
特氟龙棉片
吸引器
显微剪刀

图 5.22 d. 经右侧乙状窦后入路到达病灶。

e

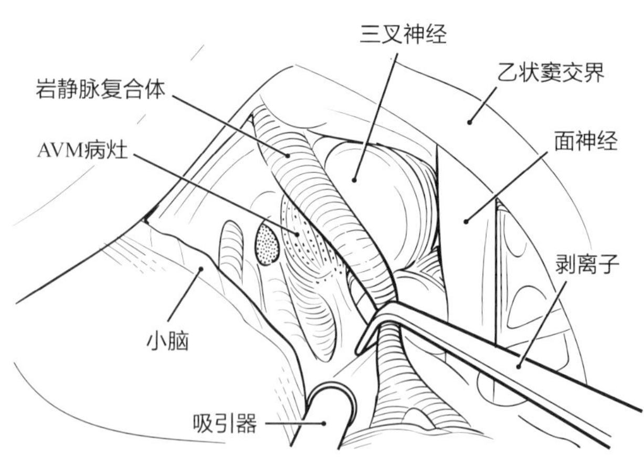
三叉神经
乙状窦交界
岩静脉复合体
面神经
AVM病灶
剥离子
小脑
吸引器

图 5.22　e. 锐性分离面神经和前庭蜗神经以及岩静脉复合体表面的蛛网膜有利于显露 AVM 病灶以及了解它的血管结构。

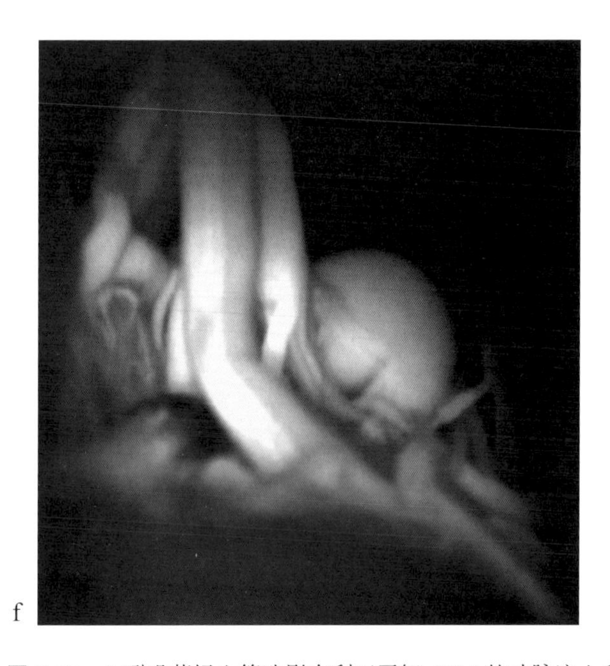

f

图 5.22　f. 吲哚菁绿血管造影有利于了解 AVM 的动脉流入和浅表的静脉引流。

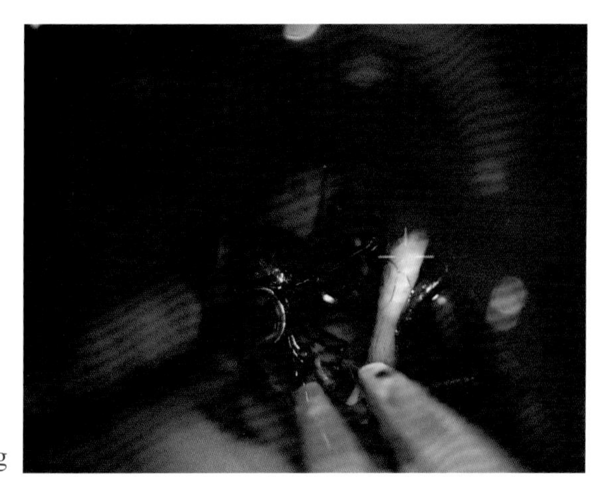

g

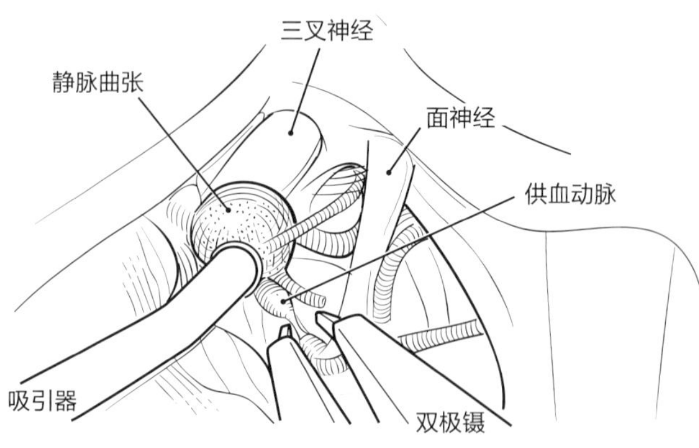
三叉神经
静脉曲张
面神经
供血动脉
吸引器
双极镊

图 5.22　g. 一旦 AVM 完全显露后，它的供血动脉就能被依次电凝和锐性离断。

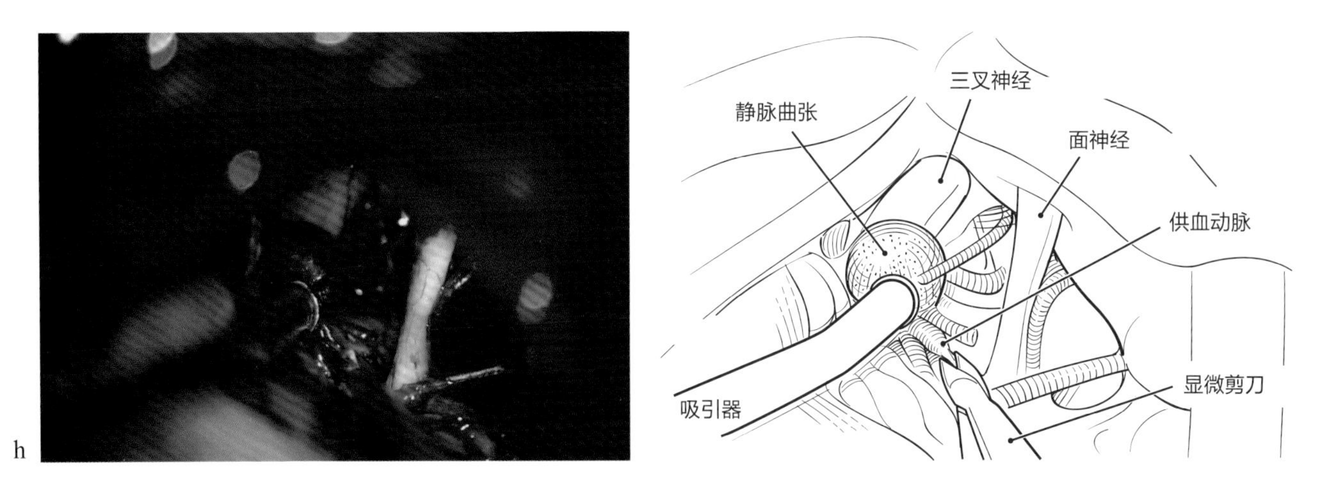
h
三叉神经
静脉曲张
面神经
供血动脉
显微剪刀
吸引器

图 5.22 h. 表面的供血动脉被电凝和切断，在进入脑干实质前沿周边分离 AVM，这可能导致脑干重要核团受损。

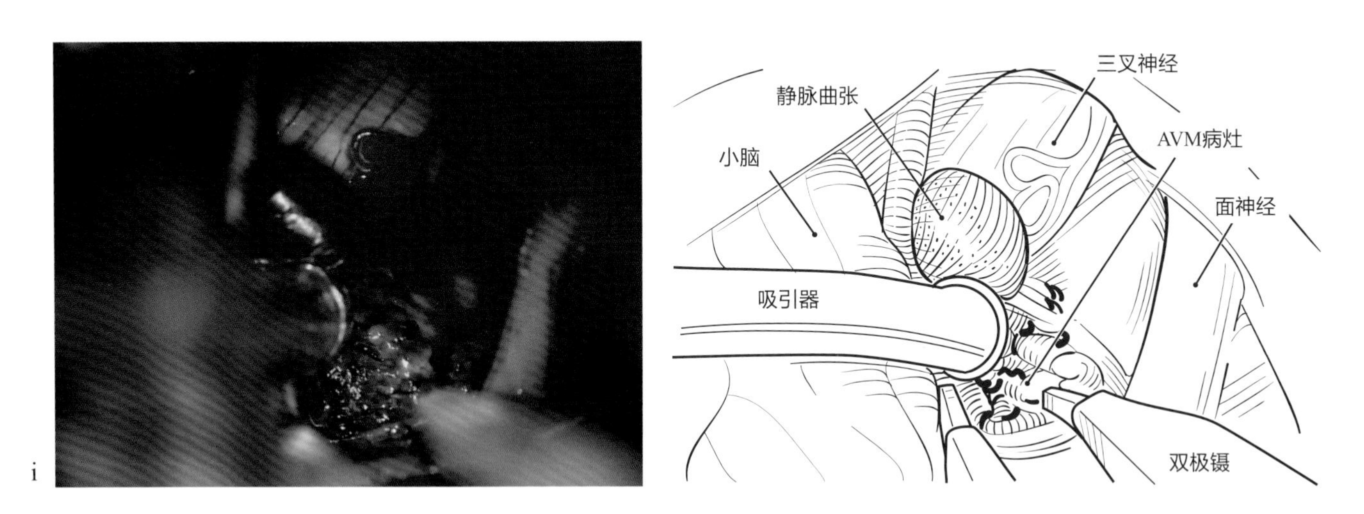
i
三叉神经
静脉曲张
AVM病灶
小脑
面神经
吸引器
双极镊

图 5.22 i. 当供血动脉进入脑干实质时，病变可以被电凝并留在脑实质内。手术的技巧类似于切除脊髓的血管球型 AVM，将对脑干的血供损伤最小化。

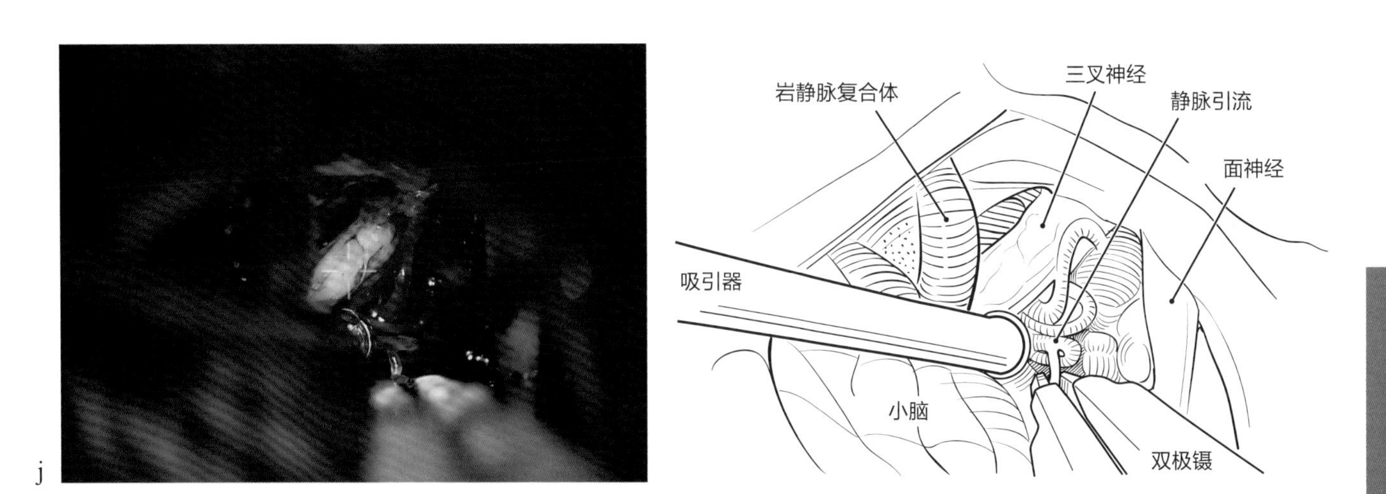
j
三叉神经
岩静脉复合体
静脉引流
面神经
吸引器
小脑
双极镊

图 5.22 j. 最后全部阻断 AVM 的血供后允许术者切断引流静脉。

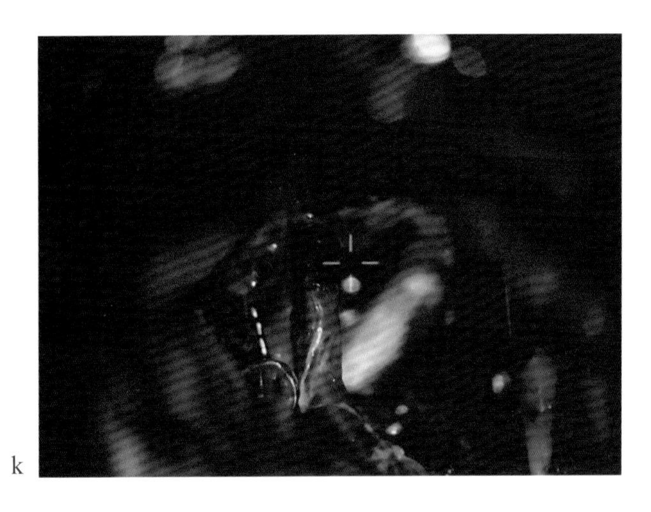
k
岩静脉复合体
三叉神经
小脑
面神经
吸引器
术腔

图 5.22 k. 显露病灶切除后的术腔。

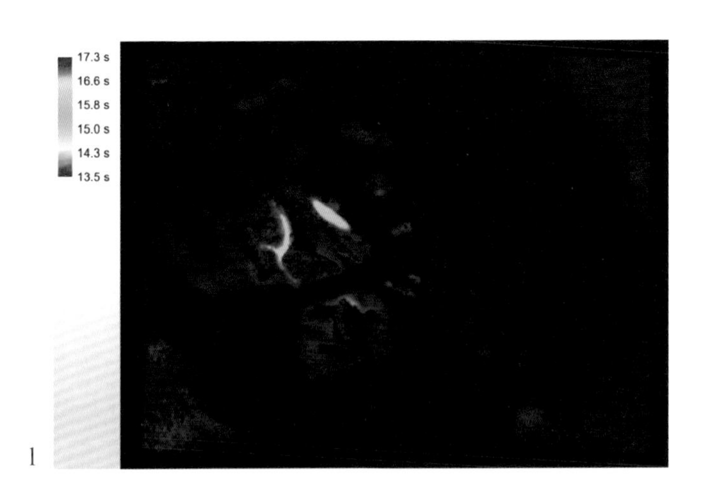
17.3 s
16.6 s
15.8 s
15.0 s
14.3 s
13.5 s
l

图 5.22 l. 切除 AVM 后，吲哚菁绿血管造影提示未见异常分流。

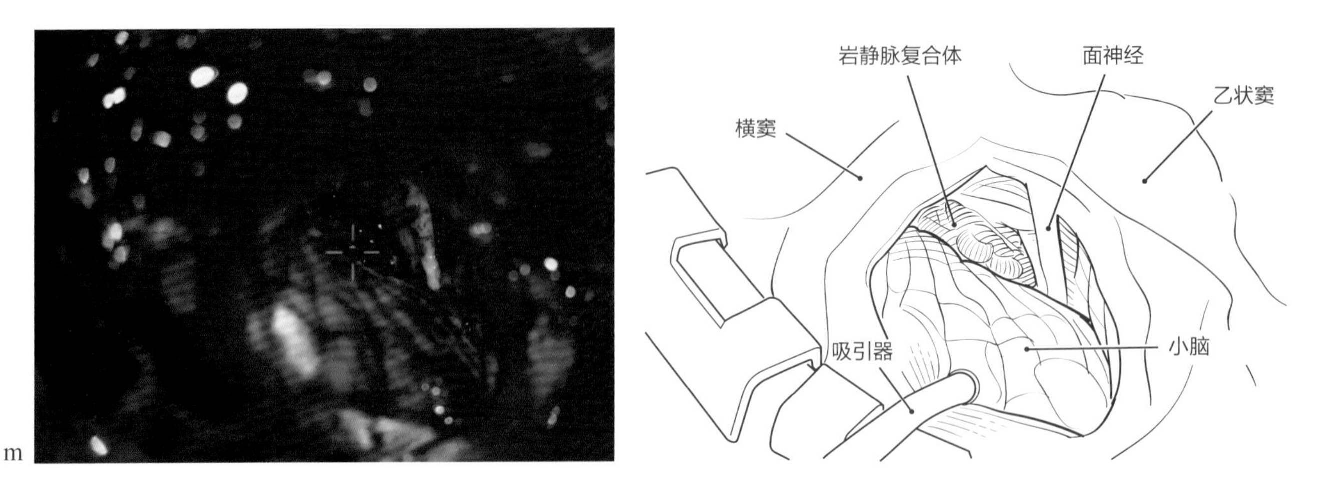
m
岩静脉复合体
面神经
乙状窦
横窦
吸引器
小脑

图 5.22 m. 低倍镜下检查手术入路可见小脑表面和岩静脉复合体均受到了良好的保护。

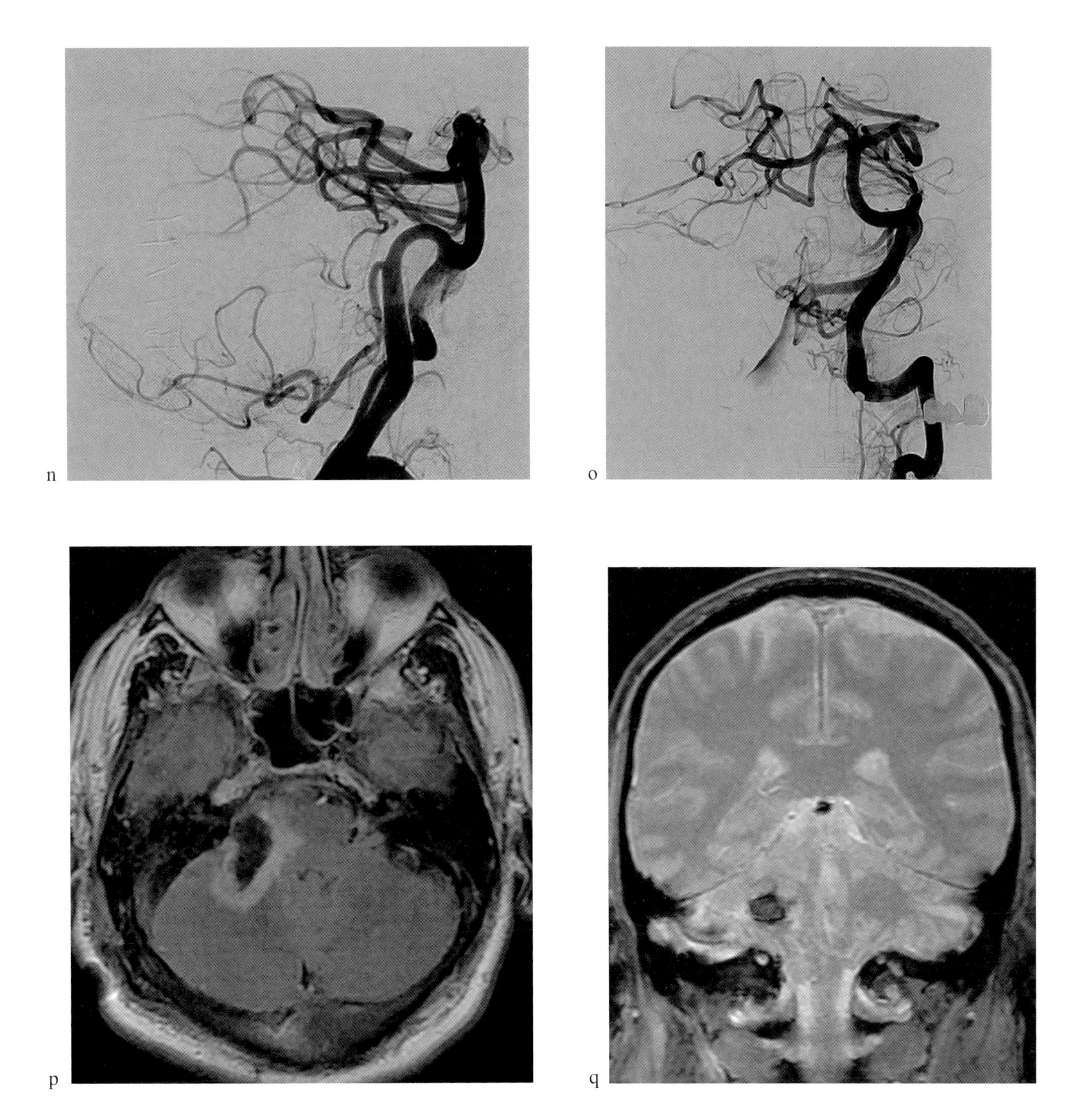
n
o
p
q

图 5.22 侧位（n）和斜位（o）的椎动脉造影确认 AVM 全切。术后轴位 T1 加权（p）和冠状位梯度回波序列（q）MRI 提示 AVM 全切。

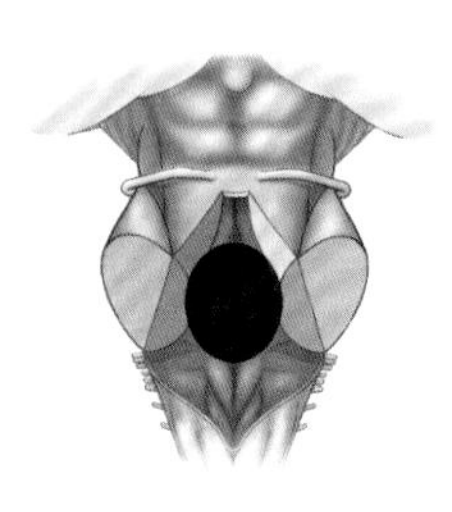

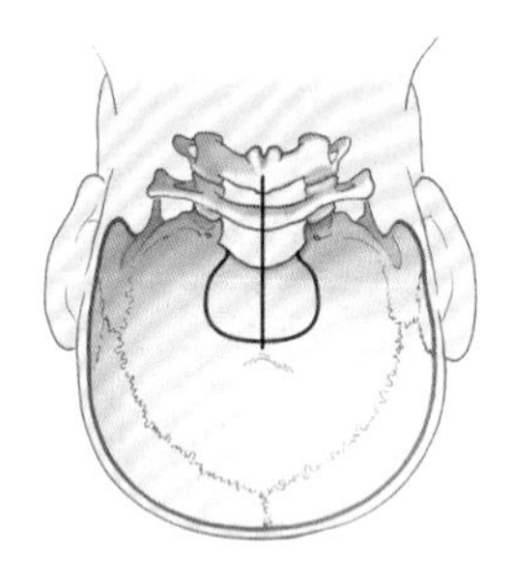

病例 5.23

- 诊断：第四脑室海绵状血管瘤（相关解剖：**25**，**26**，**29**，**31**，**57~59** 页）
- 术前检查：进行性右侧肢体乏力（4 级 /5 级），共济失调和构音障碍 5 个月
- 入路：枕下中线入路（相关入路：**200~211** 页）
- 体位：俯卧位
- 监测：体感诱发电位和运动诱发电位
- 预后：病灶全切；新发双侧展神经（CN Ⅵ）麻痹

见视频 5.23，以及动画 5.2 和动画 5.5

图 5.23 一例 68 岁男性患者，主诉为进行性右侧肢体乏力，共济失调和构音障碍 5 个月。

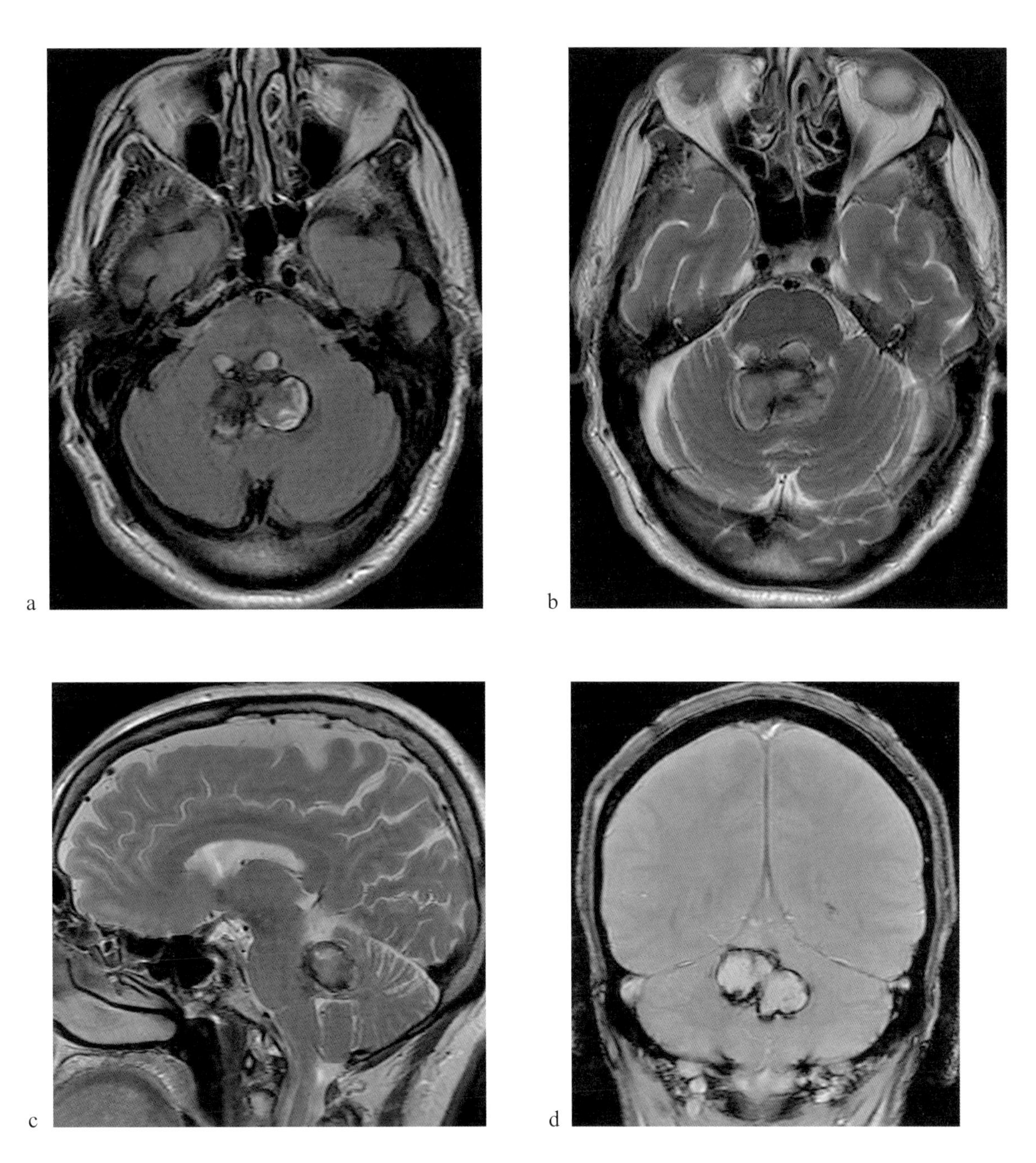

图 5.23 轴位 T1 加权 MRI 增强（a）、轴位（b）和矢状位（c）T2 加权，以及冠状位梯度回波（d）MRI 提示一个在背侧脑干向第四脑室呈外向性生长的海绵状血管瘤。

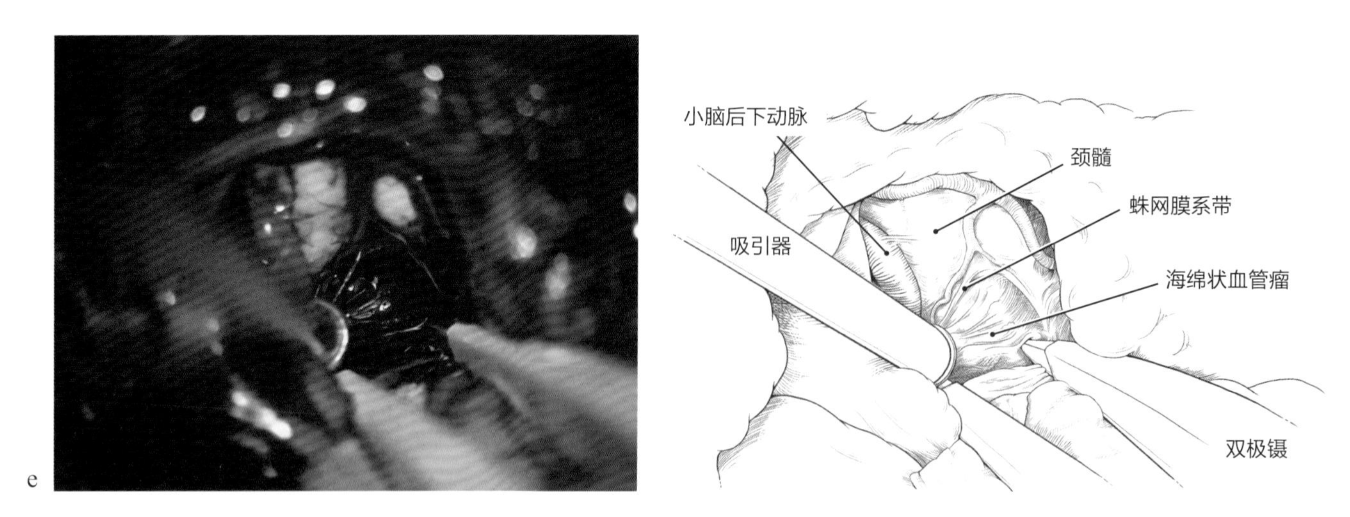
小脑后下动脉
颈髓
蛛网膜系带
吸引器
海绵状血管瘤
双极镊
e

图 5.23　e. 采用患者俯卧位的枕下中线入路到达病灶。这种病变入路的关键在于最大限度的屈颈。皮肤的切口必须至少达到 C2 椎体以提供到达病灶的向上最大空间。通过切开蛛网膜系带使小脑半球变得容易牵拉。

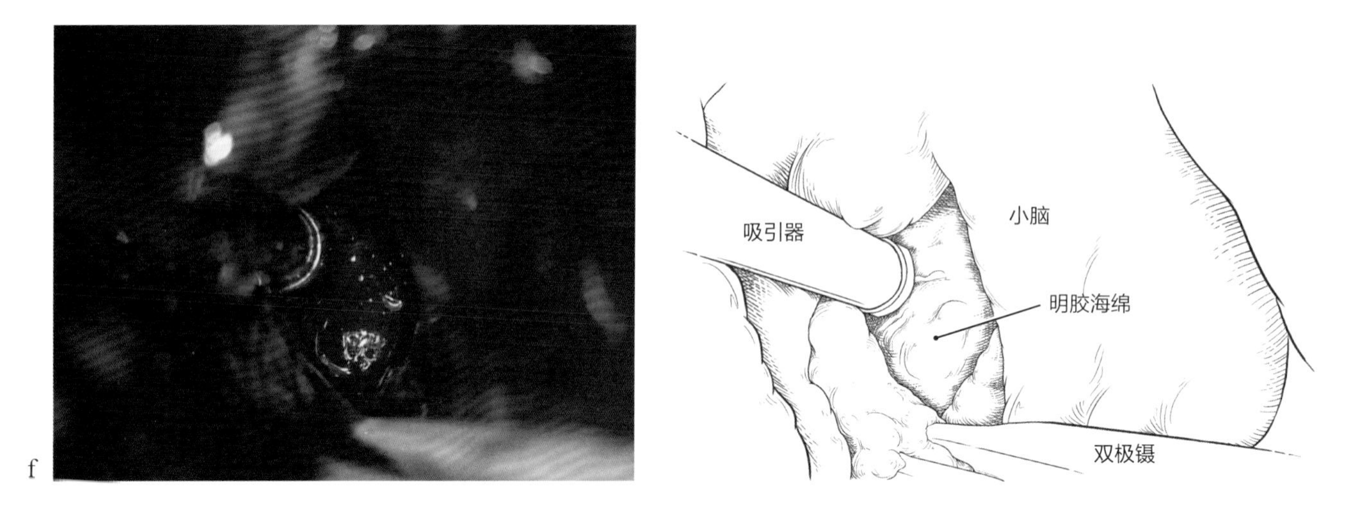
小脑
吸引器
明胶海绵
双极镊
f

图 5.23　f. 牵开小脑半球后，在第四脑室放置一块明胶海绵以防止血液聚集在脑室系统内阻塞脑室。

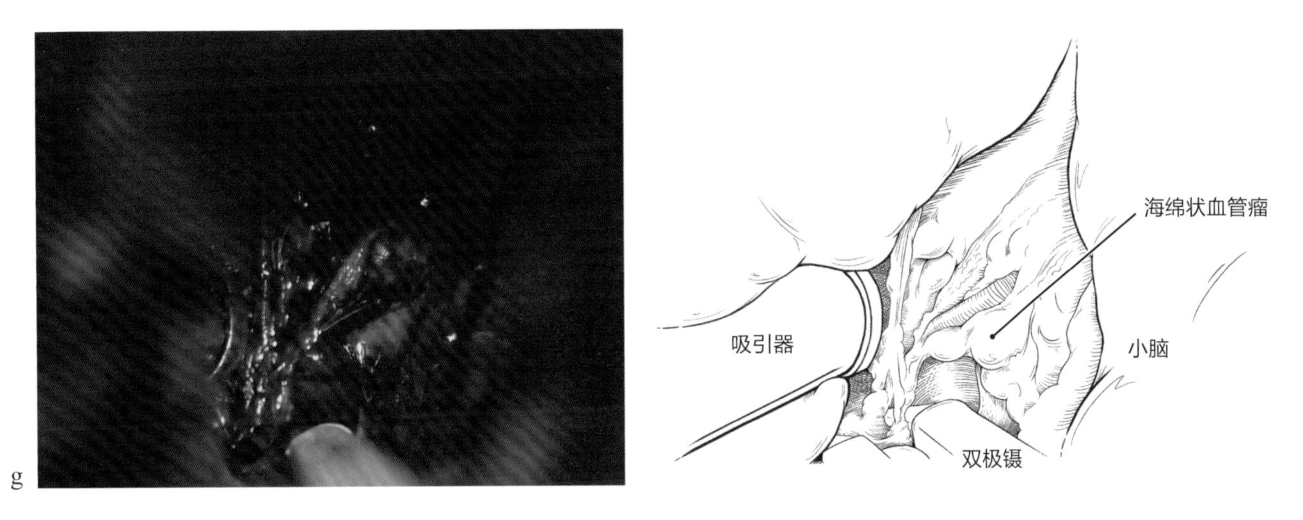
海绵状血管瘤
吸引器
小脑
双极镊
g

图 5.23 g. 显露海绵状血管瘤的外向性生长部分并电凝切除减瘤。

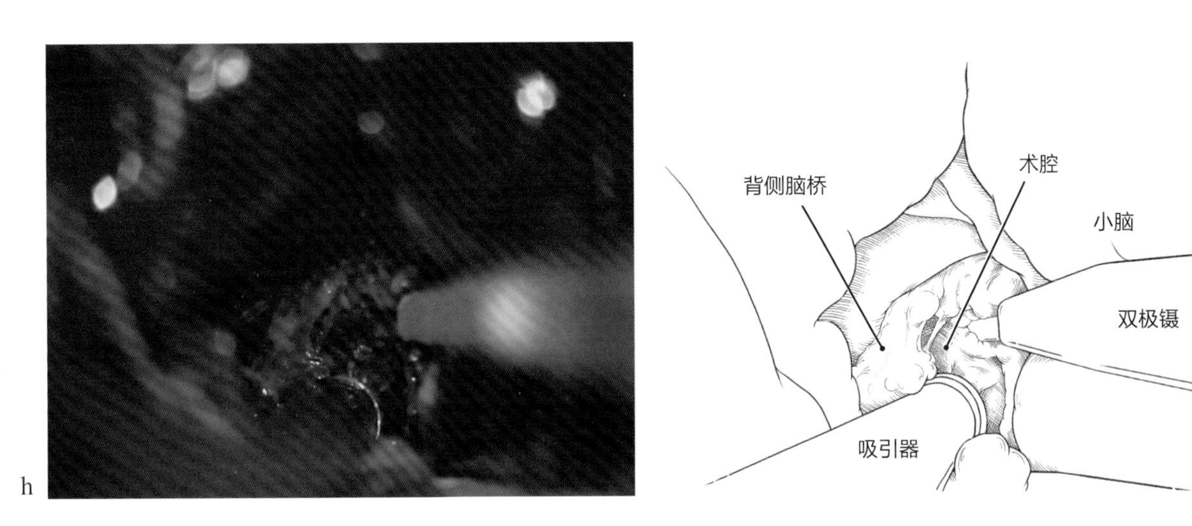
术腔
背侧脑桥
小脑
双极镊
吸引器
h

图 5.23 h. 吸引器和双极电凝被用来清除术腔内的血块。

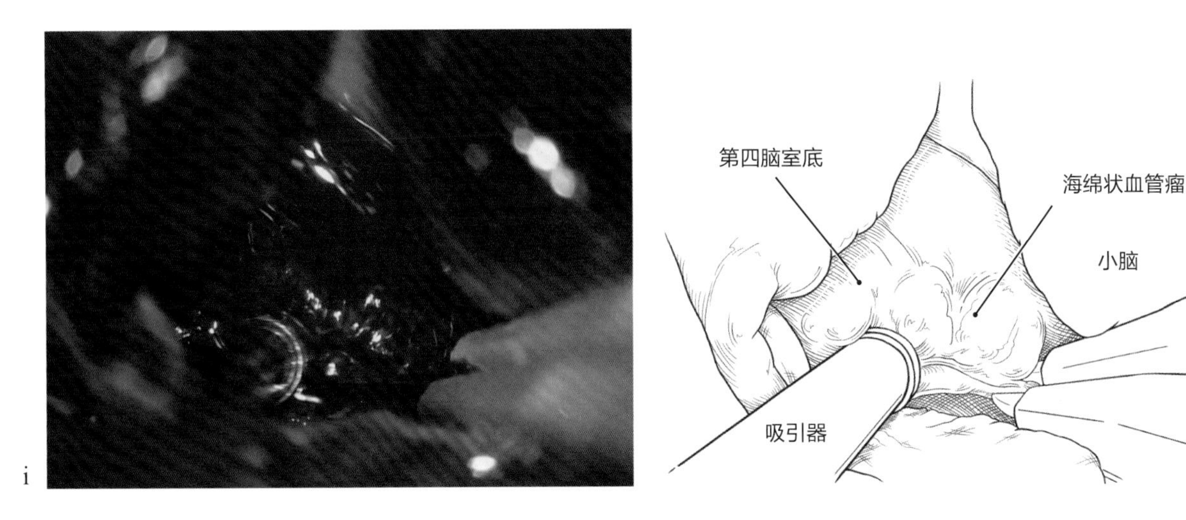
第四脑室底
海绵状血管瘤
小脑
双极镊
吸引器
i

图 5.23 i. 从第四脑室底分离病灶（位于术区视野深部）。

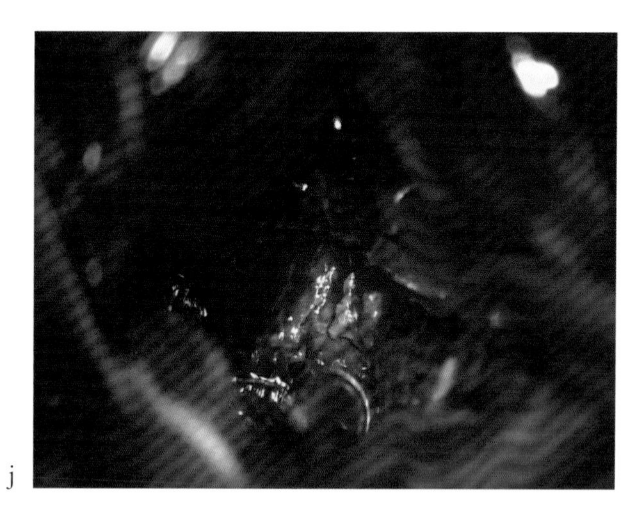

j

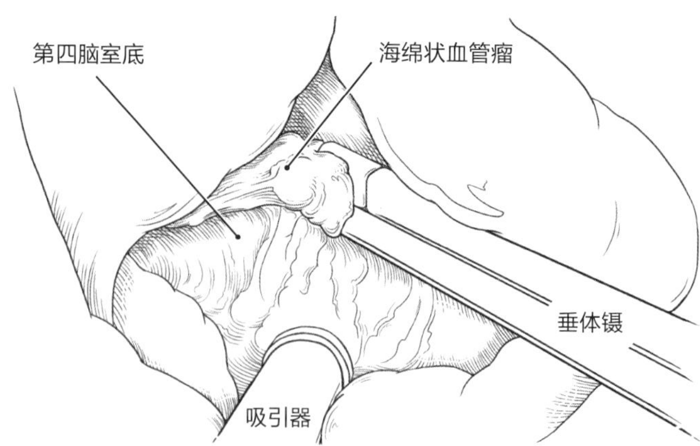
第四脑室底
海绵状血管瘤
垂体镊
吸引器

图 5.23　j. 一旦充分游离，可以用垂体镊和有齿镊将病灶移除。

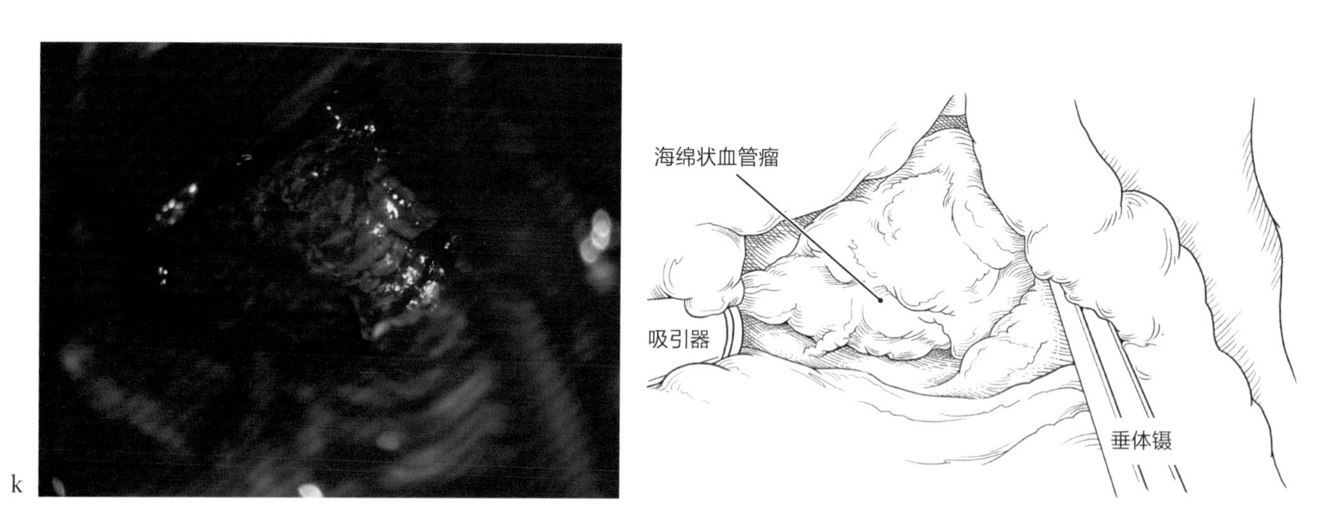
k
海绵状血管瘤
吸引器
垂体镊

图 5.23　k. 提起残留的病变并用吸引器将它从邻近脑干组织上分离。

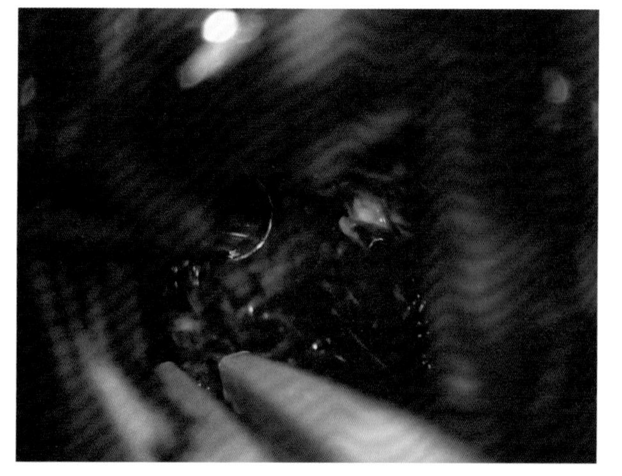

l

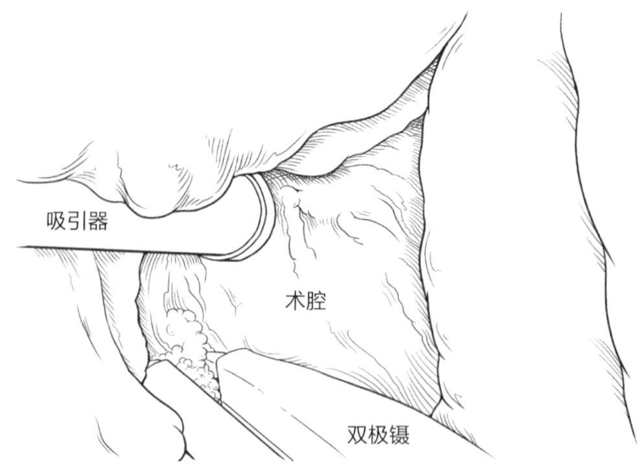
吸引器
术腔
双极镊

图 5.23　l. 病变全切后，检查术腔并彻底止血。

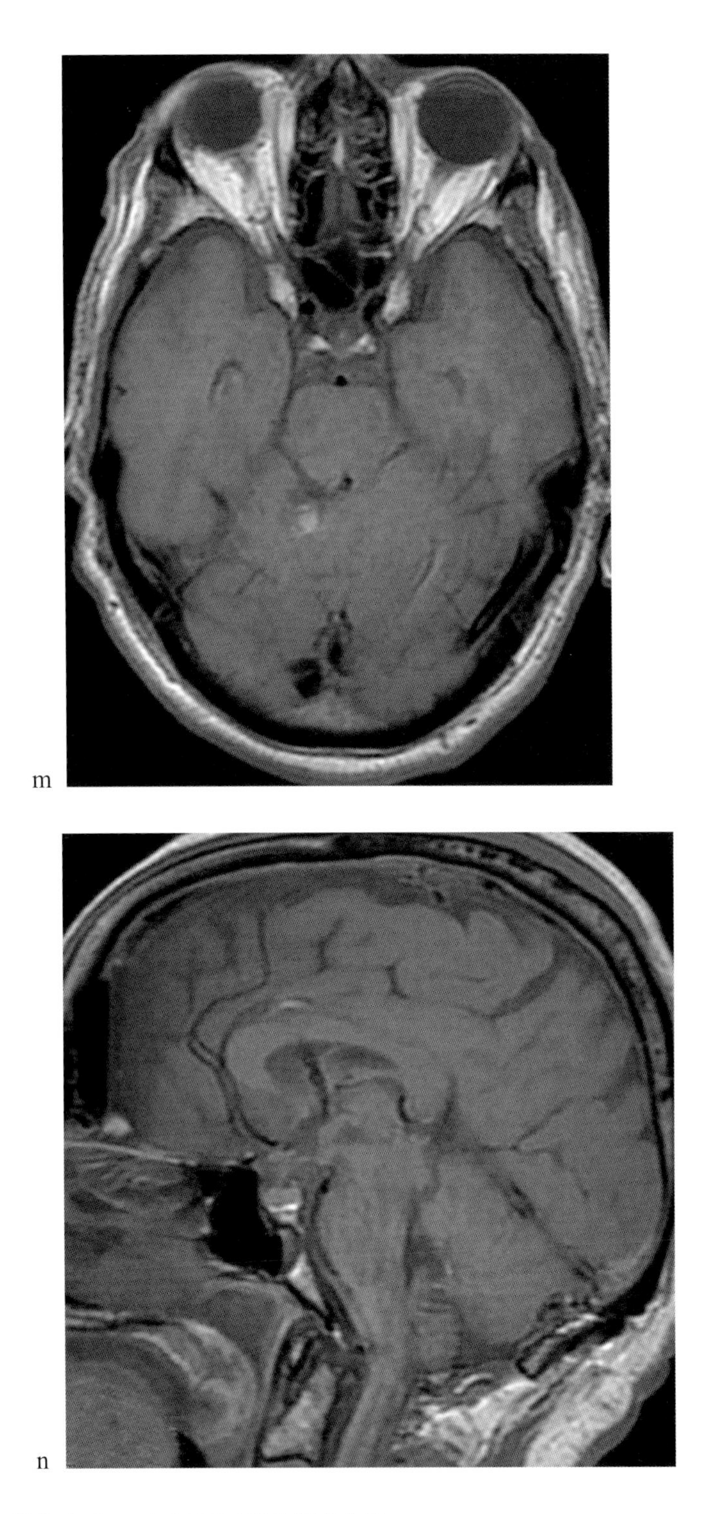
m
n

图 5.23 术后轴位（m）和矢状位（n）T1 加权 MRI 确认病变全切。

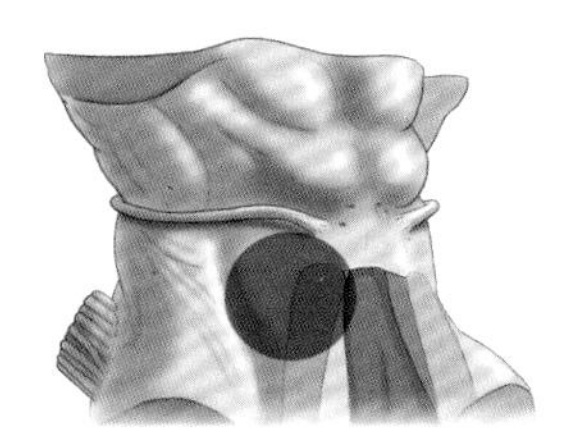

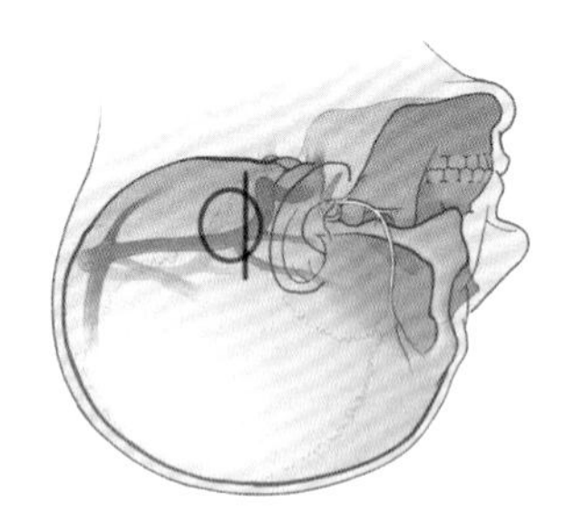

病例 5.24

· 诊断：中脑脑桥海绵状血管瘤（相关解剖：**18**，**38**，**43** 页）
· 术前检查：因既往出血所致的右侧面神经（CN Ⅷ）和舌下神经（CN Ⅻ）麻痹；新发左侧动眼神经（CN Ⅲ）麻痹加重
· 入路：左侧幕下小脑上入路（相关入路：**238~246** 页）
· 体位：仰卧位
· 监测：体感诱发电位和运动诱发电位
· 预后：病灶全切；无新发神经功能受损

见视频 5.24，以及动画 5.2 和动画 5.4

图 5.24 一例 25 岁女性患者因突发恶心、呕吐、眩晕、头痛、颈痛、视力障碍和复视来就诊。

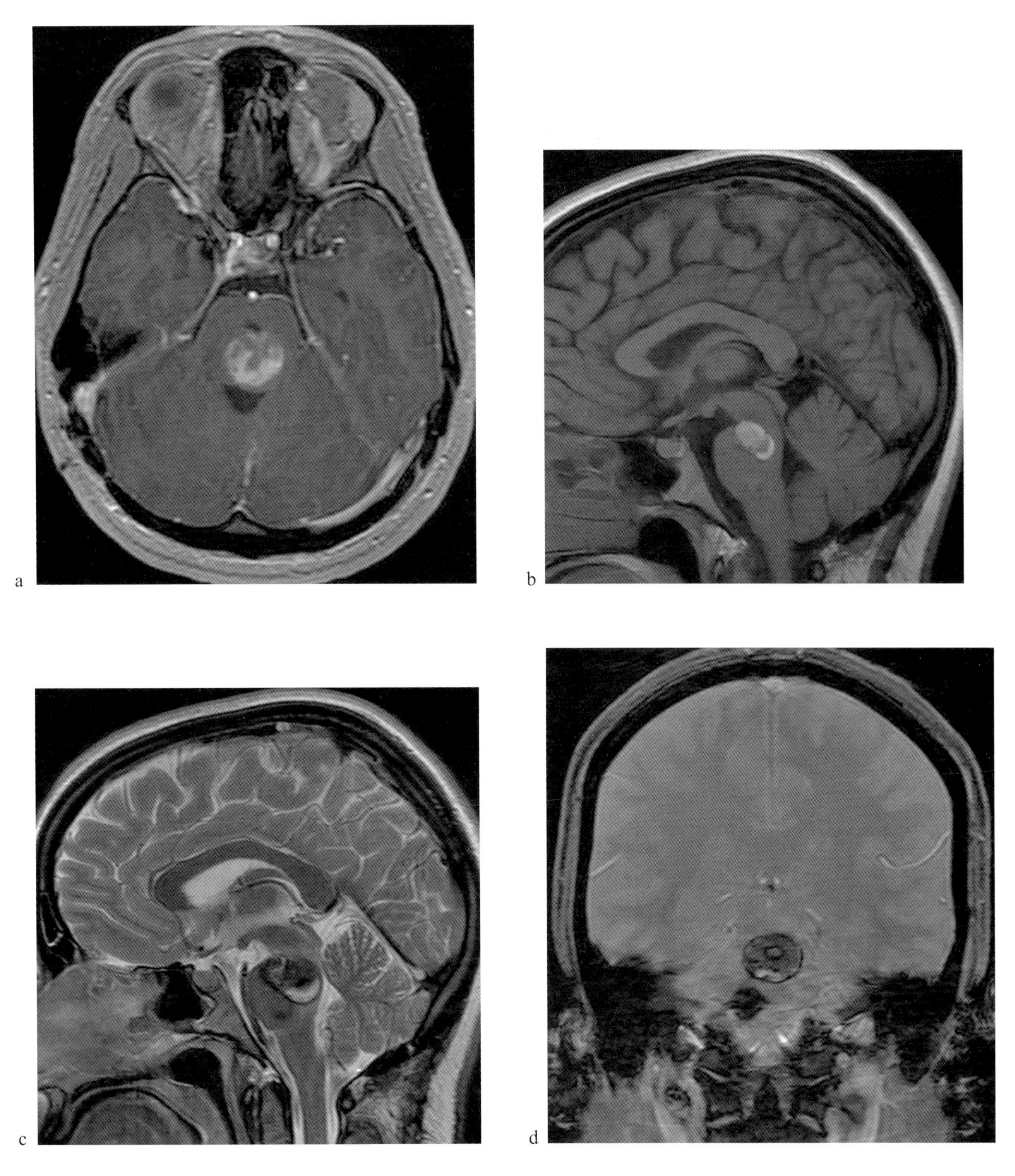
a
b
c
d

图 5.24 轴位（a）和矢状位（b）T1 加权，以及矢状位 T2 加权（c）和冠状位梯度回波（d）MRI 提示一个近期有出血的海绵状血管瘤。

小脑幕
特氟龙棉片
吸引器
双极镊
小脑

图 5.24 e. 采用左侧幕下小脑上开颅到达病灶。在小脑上垫一块特氟龙棉片便于牵开小脑以增加小脑上的空间，从而为到达脑干侧方进入病灶提供机会。

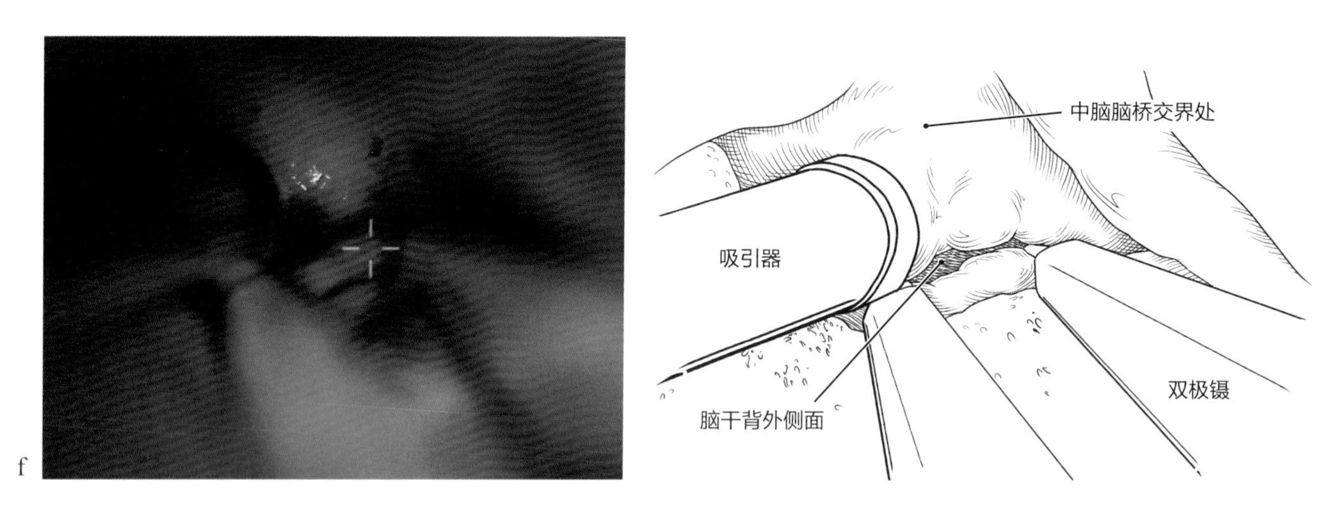
中脑脑桥交界处
吸引器
双极镊
脑干背外侧面

图 5.24 f. 神经导航系统被用于精确定位在脑干中做小切口以到达病灶的位置。

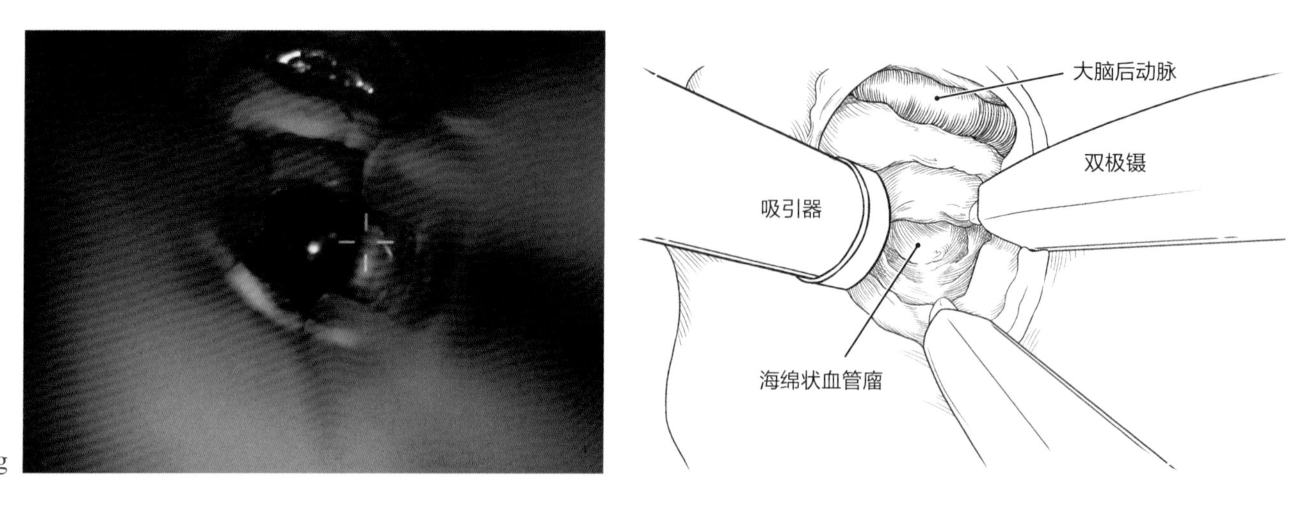
大脑后动脉
双极镊
吸引器
海绵状血管瘤

图 5.24 g. 进入海绵状血管瘤的血肿腔清除血肿。

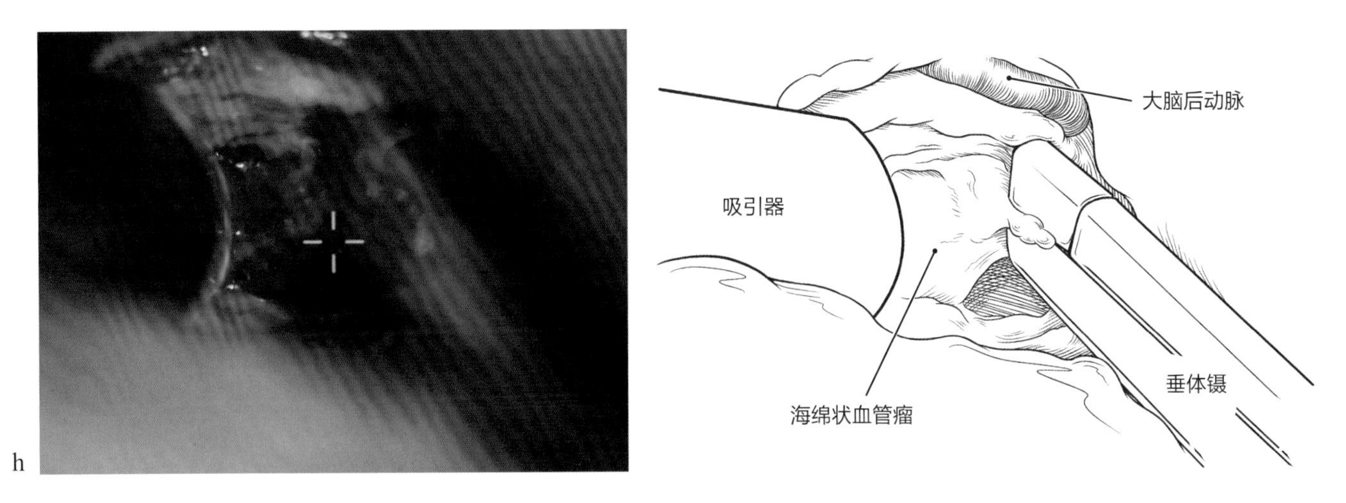
h
大脑后动脉
吸引器
垂体镊
海绵状血管瘤

图 5.24 h. 从临近的脑干上钝性分离和切除海绵状血管瘤。带照明的吸引器套管为术腔深部的腔隙提供照明。

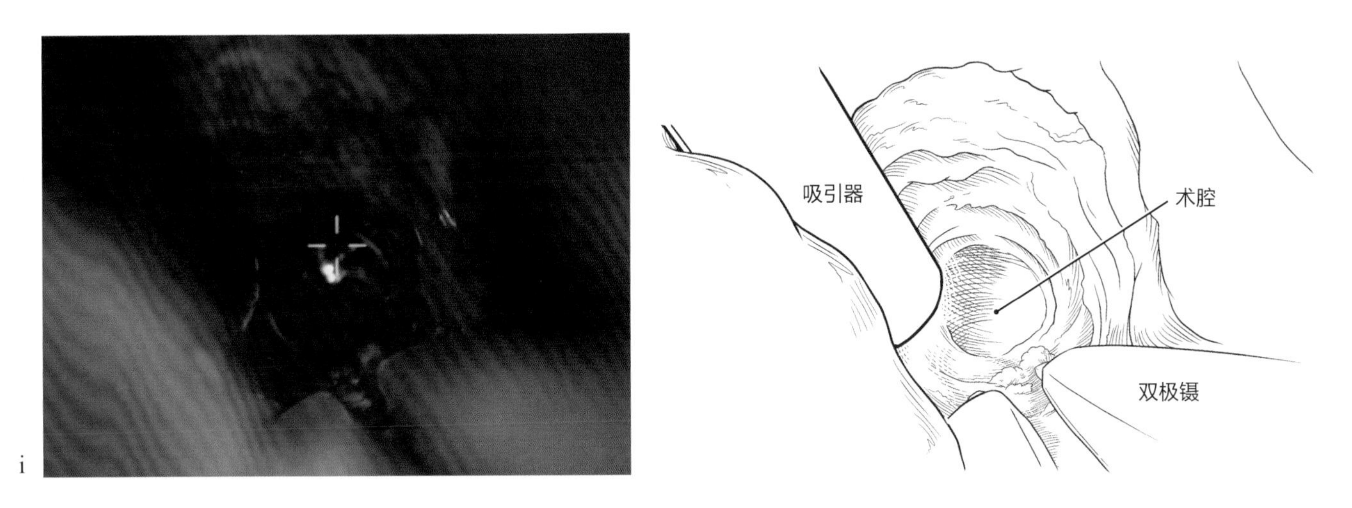
i
吸引器
术腔
双极镊

图 5.24 i. 最后检查术腔以确定病灶有无残留以及止血是否彻底。

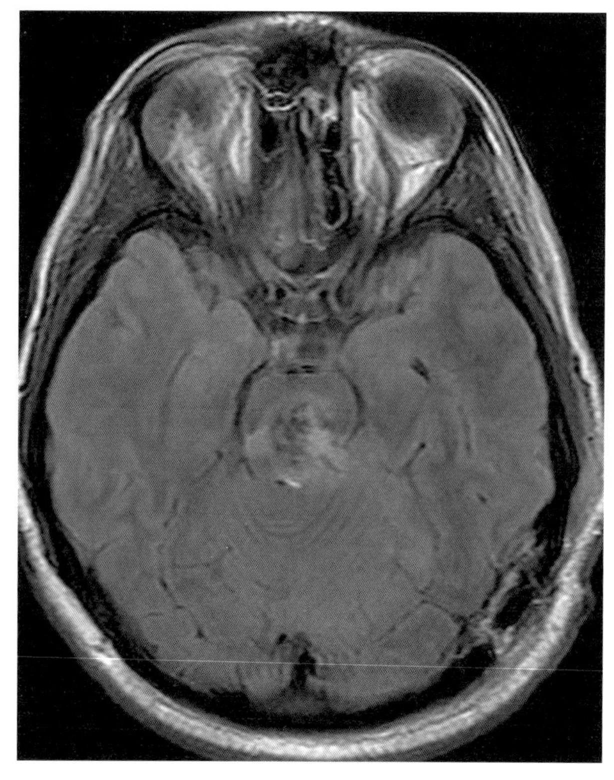

j

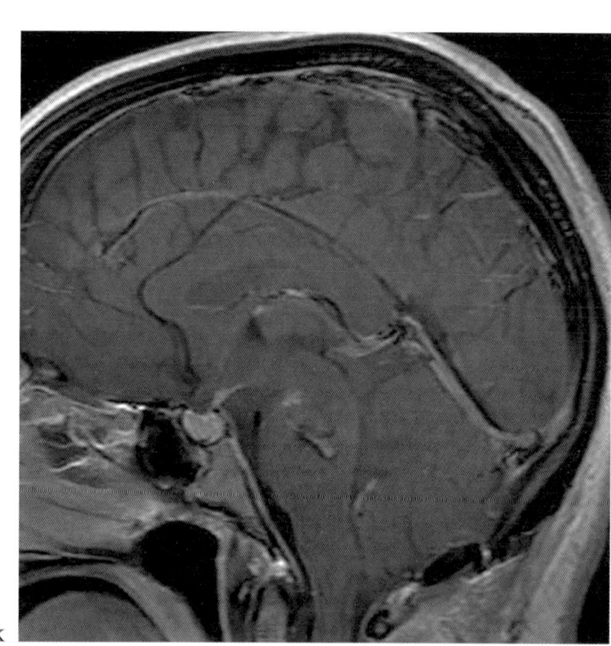

k

图 5.24 术后轴位（j）和矢状位（k）T1 加权 MRI 确认病灶全切。

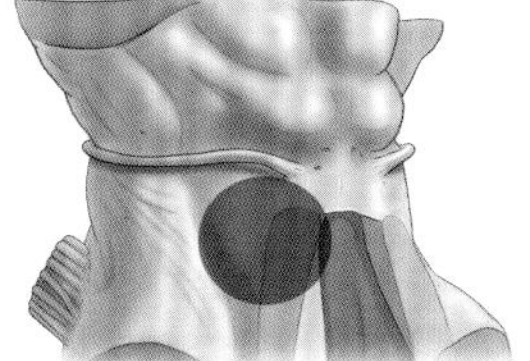
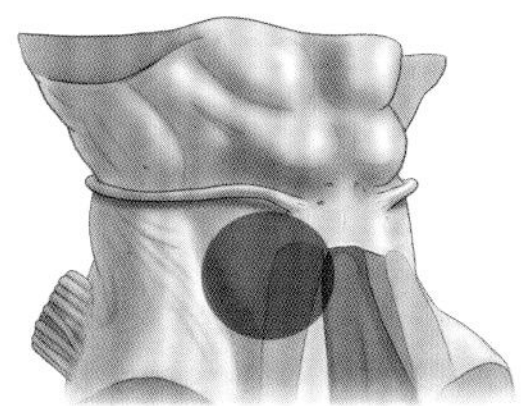
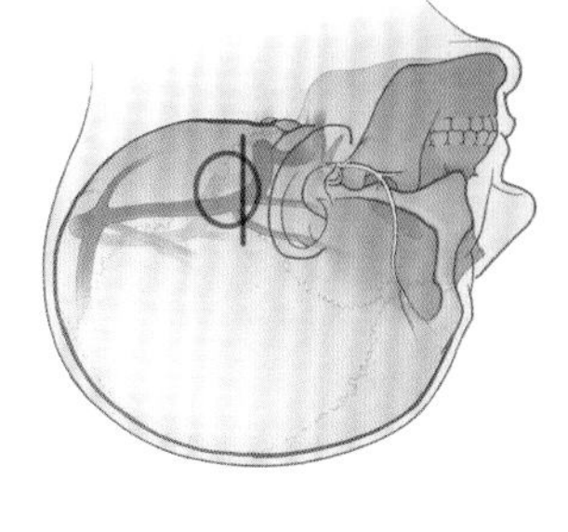

病例 5.25

- 诊断：中脑海绵状血管瘤（相关解剖：**18**，**38**，**43** 页）
- 术前检查：滑车神经（CN Ⅳ）麻痹。
- 入路：左侧幕下小脑上入路（相关入路：**238~246** 页）
- 体位：仰卧位
- 监测：体感诱发电位和运动诱发电位
- 预后：病灶全切；无新发神经功能障碍

见视频 5.25，以及动画 5.2 和动画 5.4

图 5.25 一例 30 岁女性患者因复视来就诊。

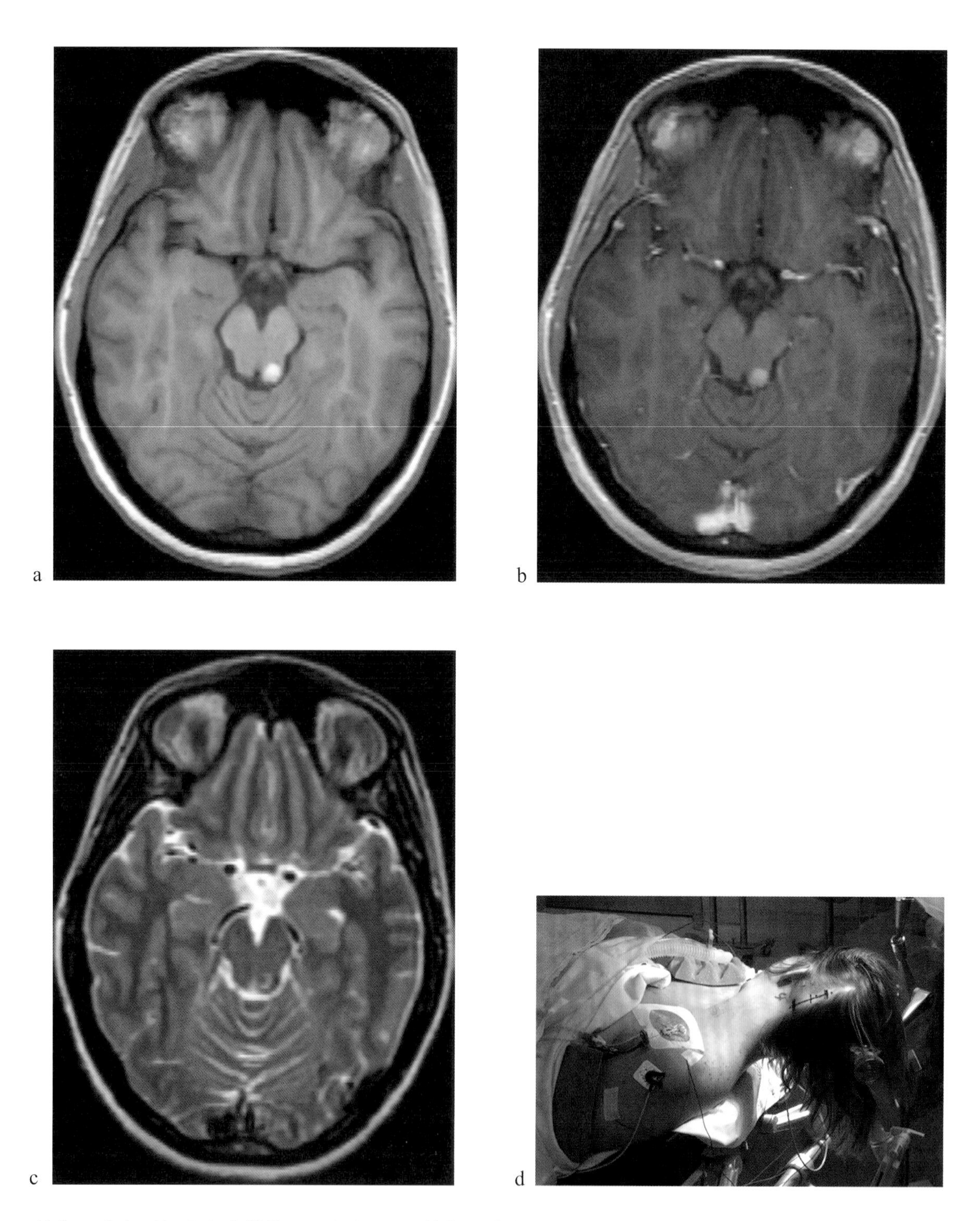

图 5.25 轴位 T1 加权平扫（a）和增强 MRI（b），以及轴位 T2 加权（c）MRI 显示一个近期有出血的海绵状血管瘤。d. 患者取仰卧位，头偏向右侧，通过左侧幕下小脑上入路到达脑干背外侧。

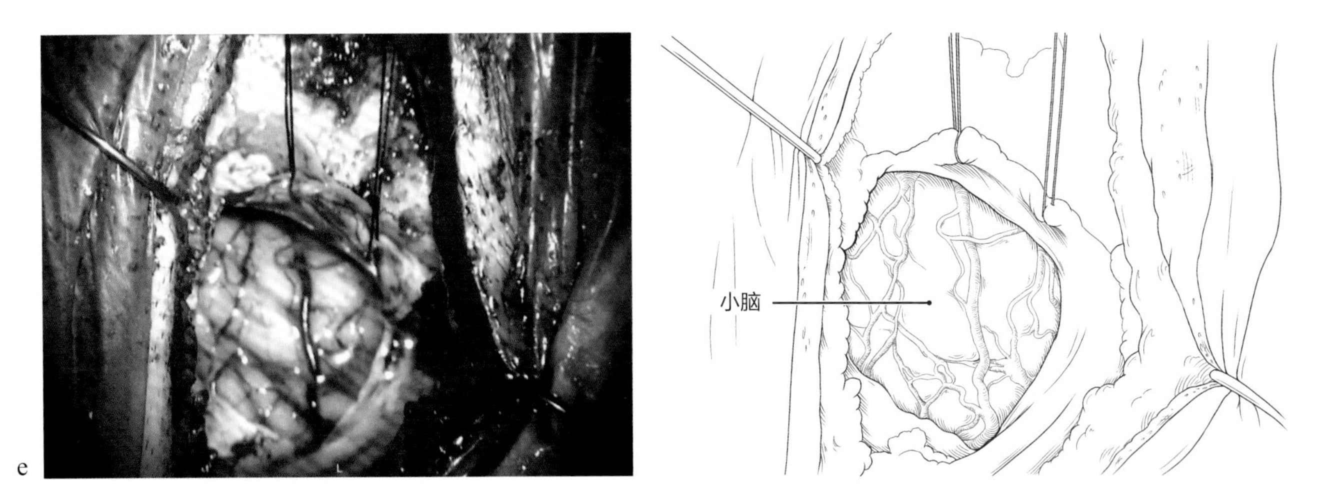
e
小脑

图 5.25 e. 开颅需要同时显露小脑的岩骨面和小脑幕面。小脑岩骨面的显露对于进入桥小脑角间隙释放脑脊液很重要。在充分松弛小脑后，可以通过动态牵拉小脑的小脑幕面以到达脑干背外侧。

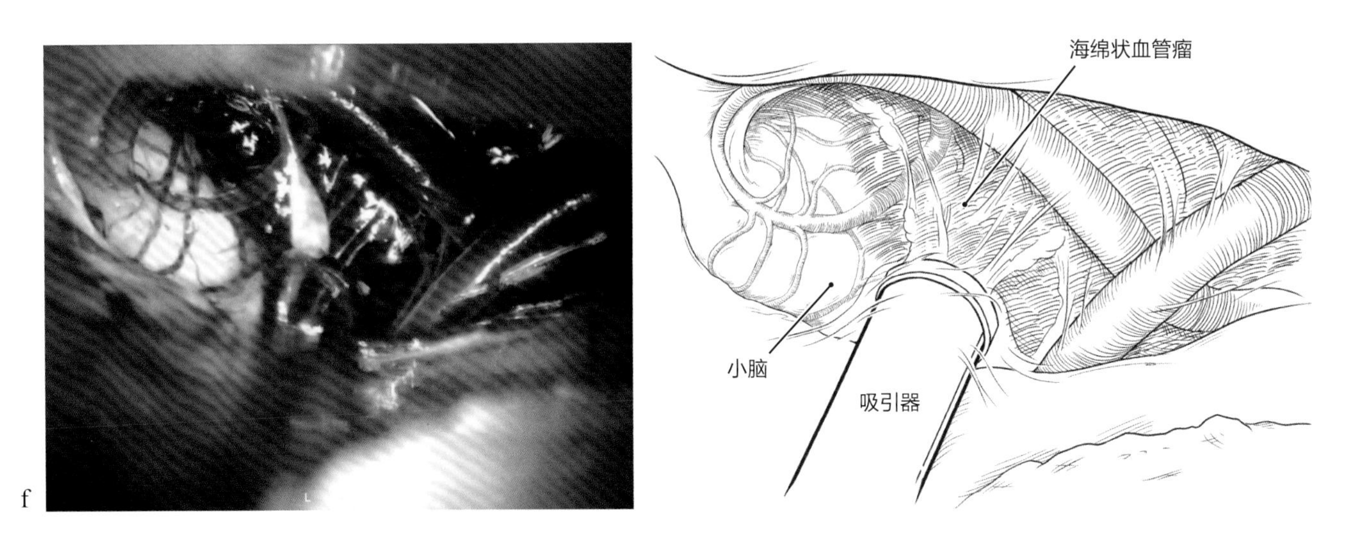
f
海绵状血管瘤
小脑
吸引器

图 5.25 f. 分离和切除小脑和小脑幕间的蛛网膜系带，以松弛小脑和显露病变。

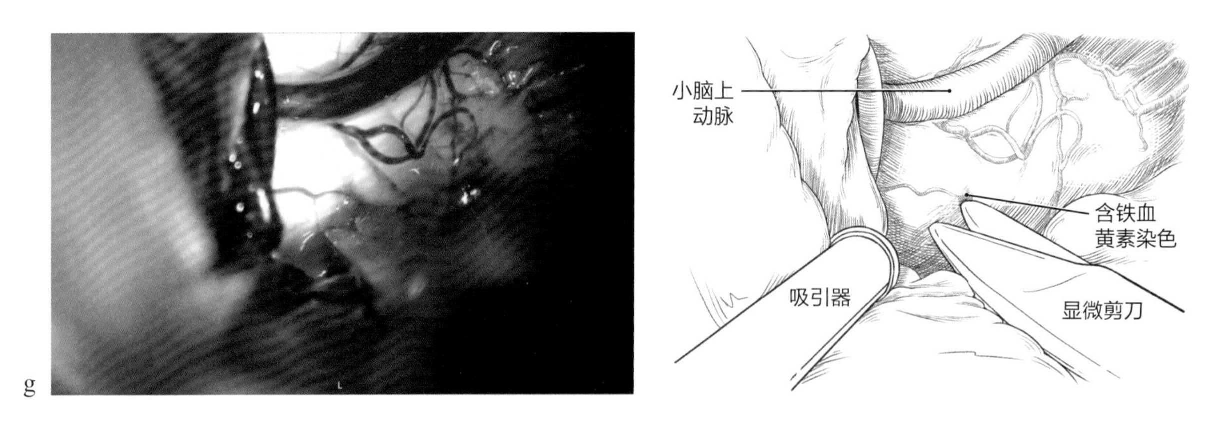

小脑上
动脉
含铁血
黄素染色
吸引器
显微剪刀
g

图 5.25 g. 用神经导航精确定位，便于在病灶表面做小切口。本例中病灶接近脑干表面，因此可以直接到达病灶而不是通过病灶旁的中脑外侧沟进入病灶。否则对于那些位于中脑深部和不在表面的病灶，可以通过切开中脑外侧沟安全进入区到达病灶。

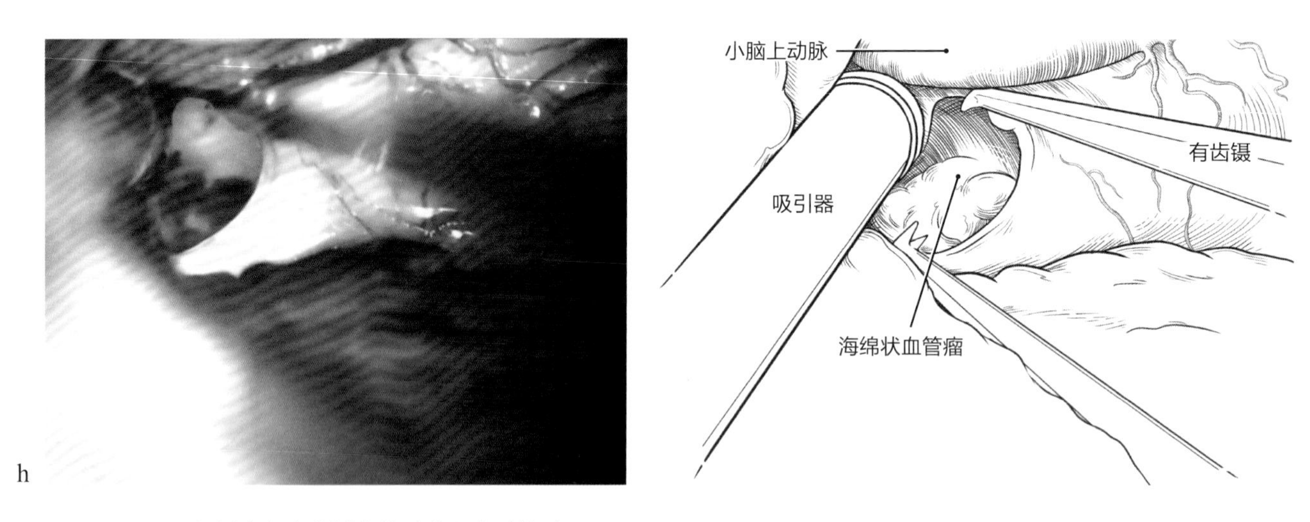

小脑上动脉
有齿镊
吸引器
海绵状血管瘤
h

图 5.25 h. 通过双极镊或者有齿镊来扩开进入脑干的开口。

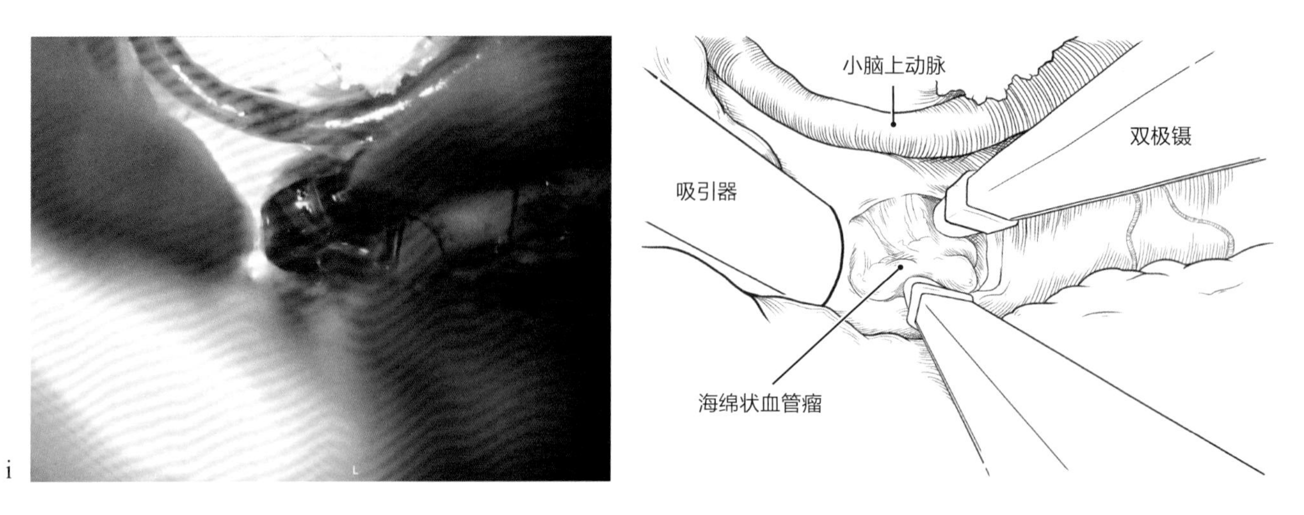

小脑上动脉
双极镊
吸引器
海绵状血管瘤
i

图 5.25 i. 辨认并从脑干上剥离海绵状血管瘤。

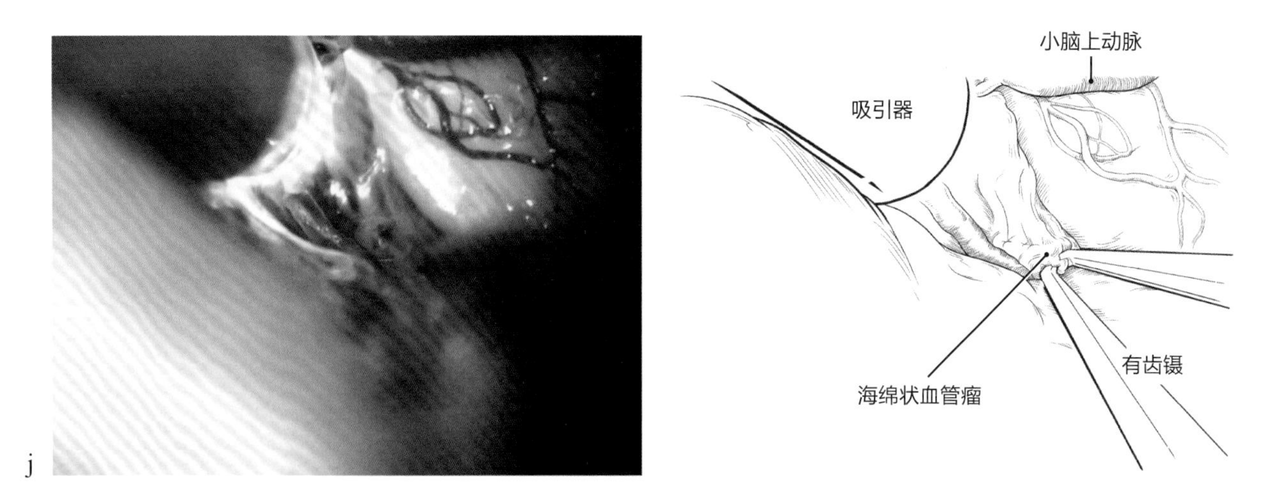

小脑上动脉
吸引器
海绵状血管瘤
有齿镊
j

图 5.25 j. 用带照明的器械，比如带照明的吸引器，有利于对术腔深部提供更好的照明。脑干内的深浅引流静脉必须得到保护。

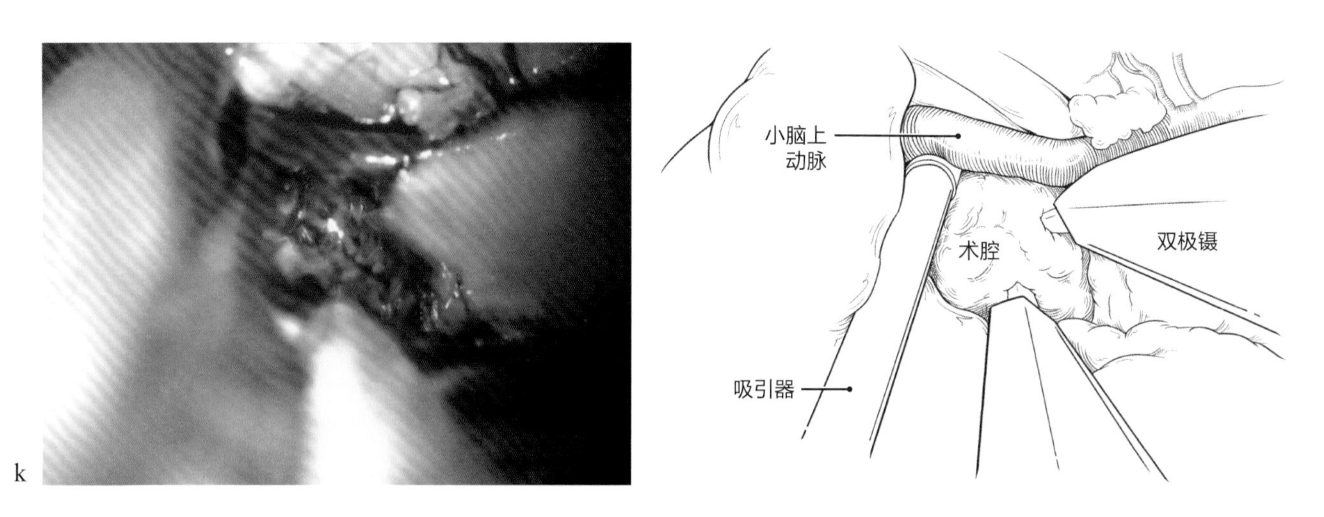

小脑上
动脉
术腔
双极镊
吸引器
k

图 5.25 k. 切除完成后，必须检查术腔以确认彻底止血。要小心避免损伤到病灶相关的发育性静脉异常。

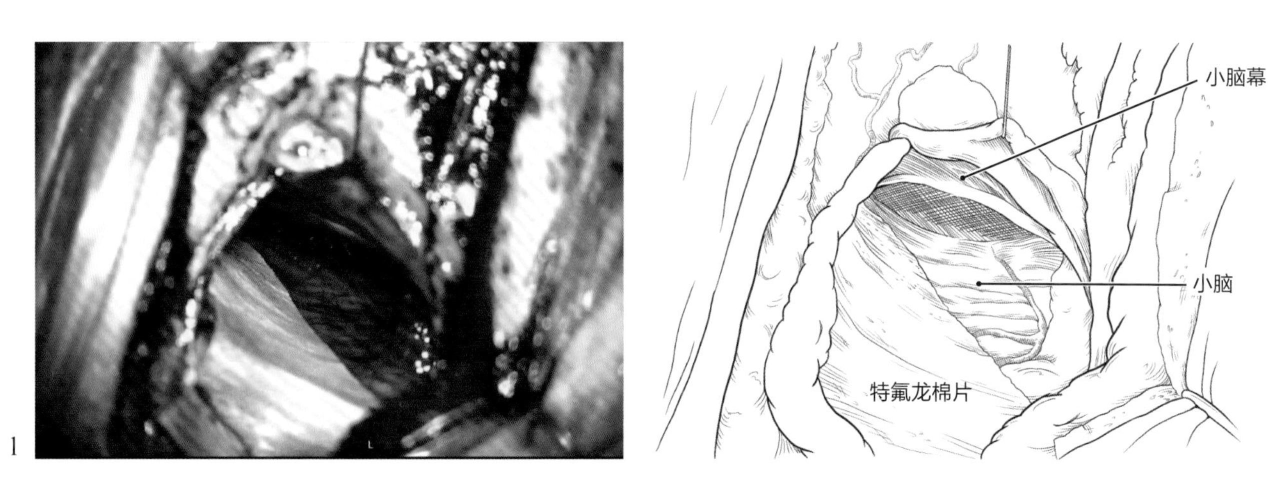

小脑幕
小脑
特氟龙棉片
l

图 5.25 l. 术中照片和示意图显示幕下小脑上入路的手术通道。

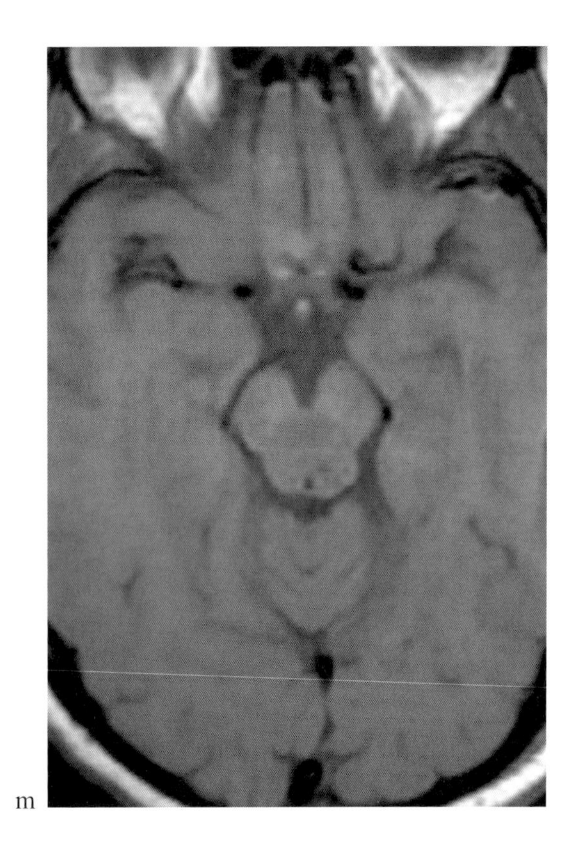
m

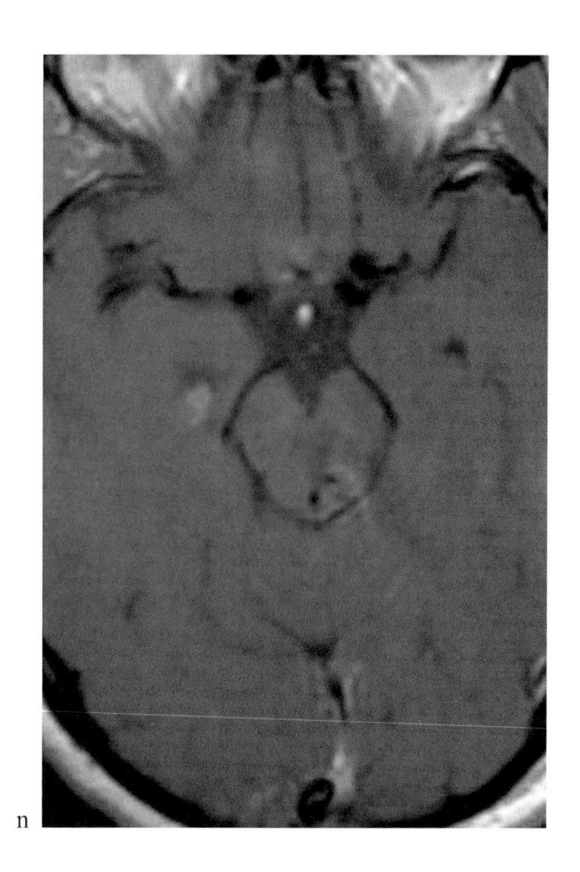
n

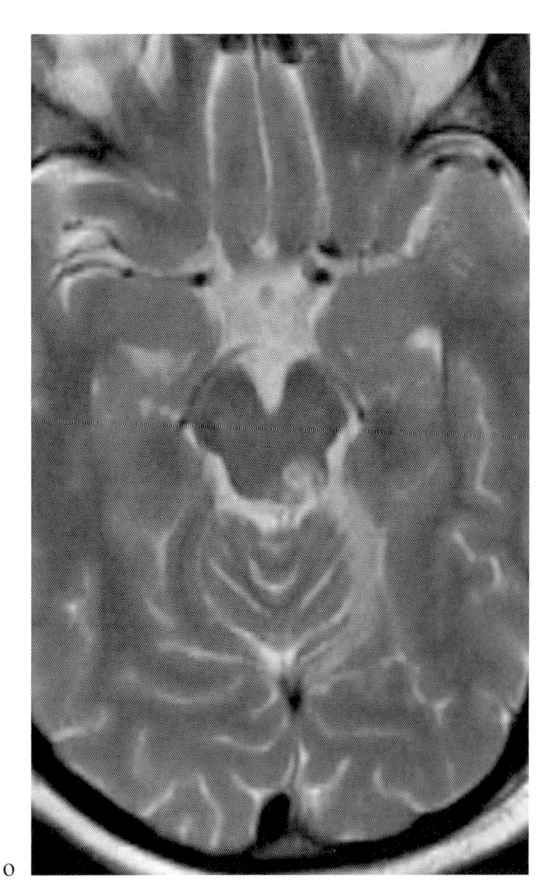
o

图 5.25 术后轴位（m，n）T1 加权和 T2 加权（o）磁共振成像证实病灶完全切除。

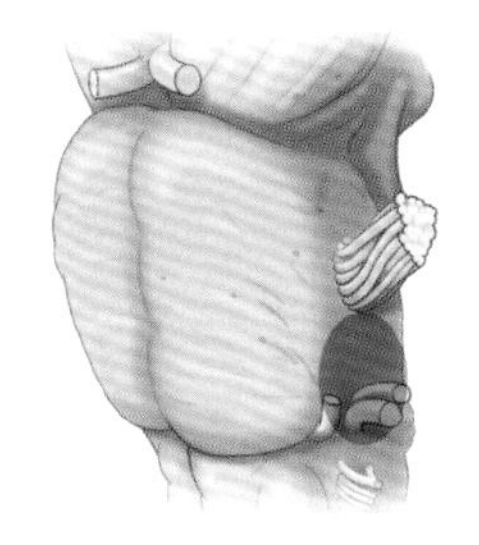

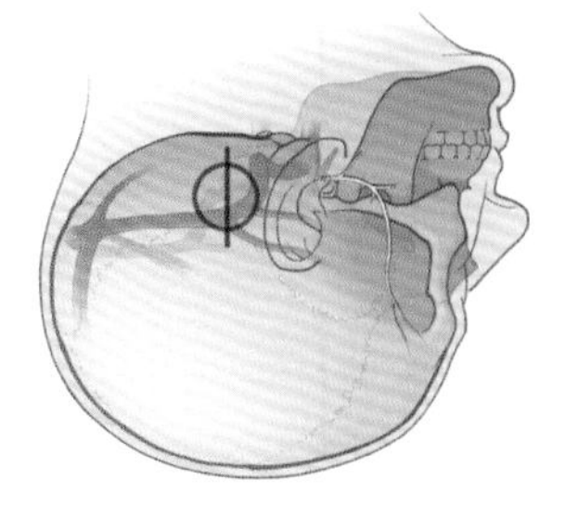

病例 5.26

- 诊断：脑桥延髓交界处海绵状血管瘤（相关解剖：**51，56，62，81~84，118~124** 页）
- 术前检查：左侧面神经（CN Ⅶ）和舌下神经（CN Ⅻ）麻痹
- 入路：左侧乙状窦后入路（相关入路：**212~222** 页）
- 体位：仰卧位
- 监测：体感诱发电位和运动诱发电位；三叉神经（CN Ⅴ）、前庭蜗神经（CN Ⅷ）、舌咽神经（CN Ⅸ）、迷走神经（CN Ⅹ）和副神经（CN Ⅺ）
- 预后：完整切除病变；神经系统功能状态未变化

见视频 5.26，以及动画 5.2 和动画 5.6

图 5.26 一例 37 岁男性患者因恶心、眩晕和右侧躯体麻木至外院就诊。

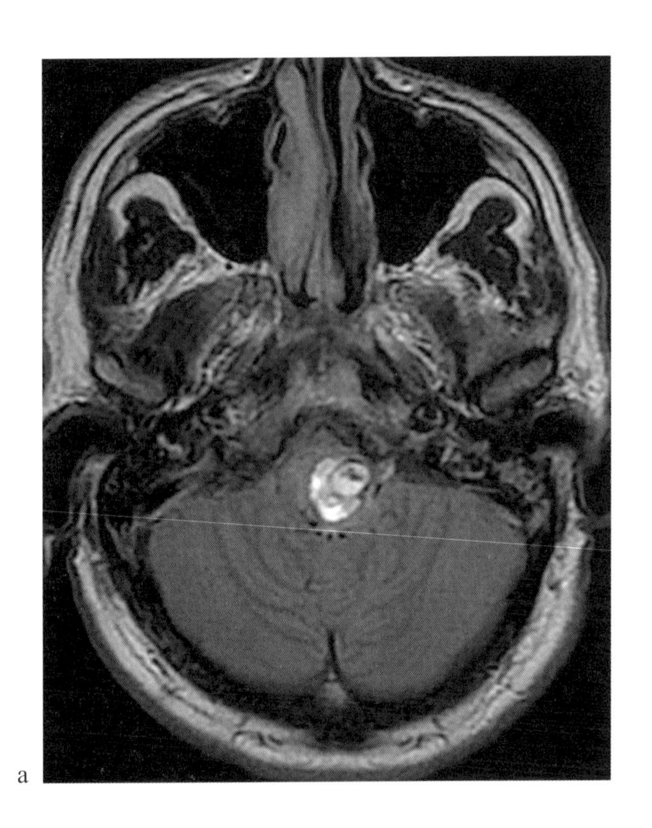

a

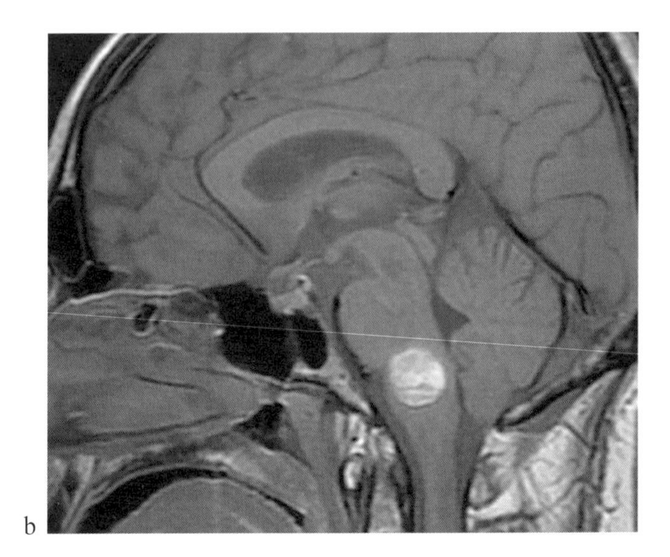

b

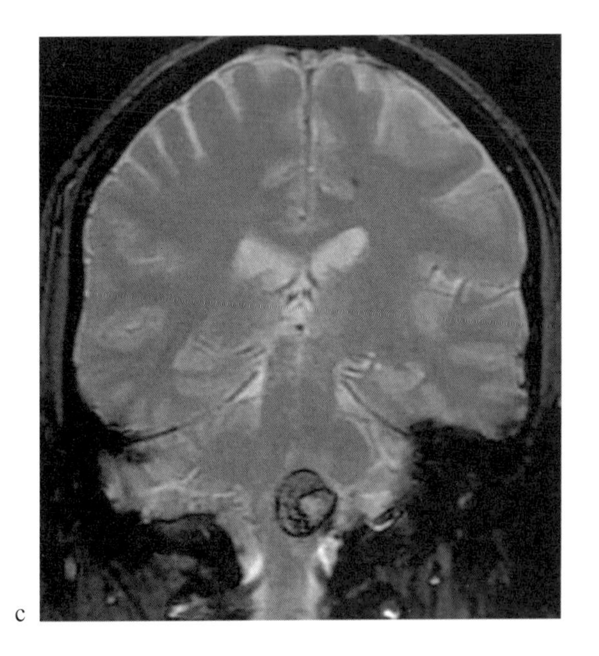

c

图 5.26 轴位（a）和矢状位（b）T1 加权，以及冠状位梯度回波（c）磁共振图像提示左侧脑桥延髓交界处海绵状血管瘤，有既往出血证据。

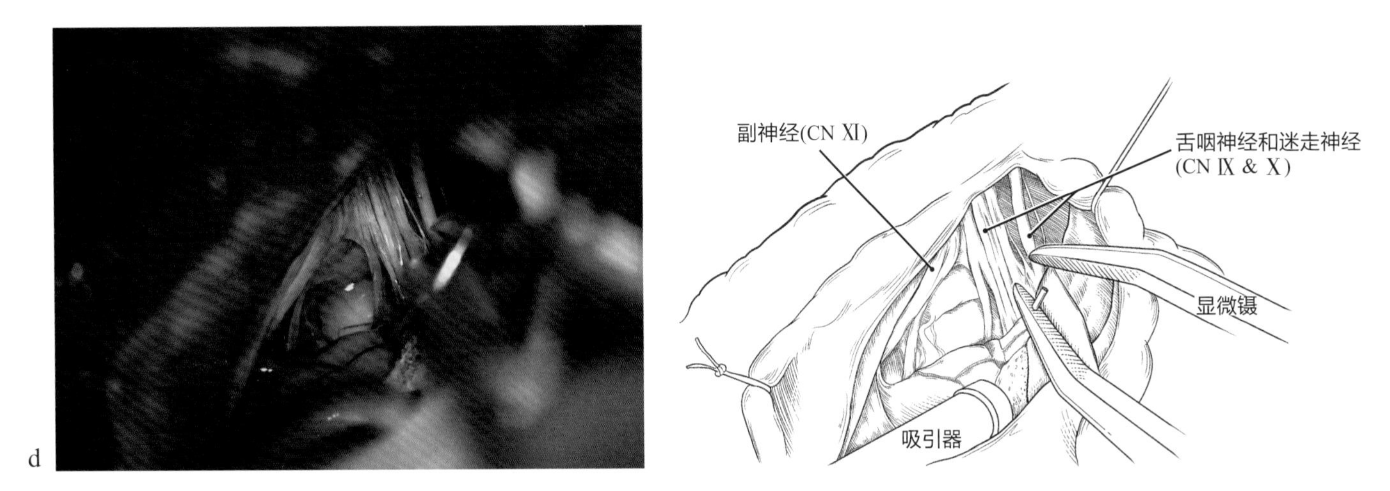
副神经(CN Ⅺ)
舌咽神经和迷走神经
(CN Ⅸ & Ⅹ)
显微镊
吸引器
d

图 5.26 d. 病变紧靠软脑膜平面，故采用低位乙状窦后入路到达病灶。该区域可以采用低位乙状窦后入路（或者采用远外侧入路），通过解剖分离后组脑神经到达。或者，小脑下脚安全进入区也可以通过从后组脑神经和面－前庭蜗神经（CN Ⅶ～Ⅷ）复合体之间进入。通过解剖分离后组脑神经上方的蛛网膜可以松解这些神经。

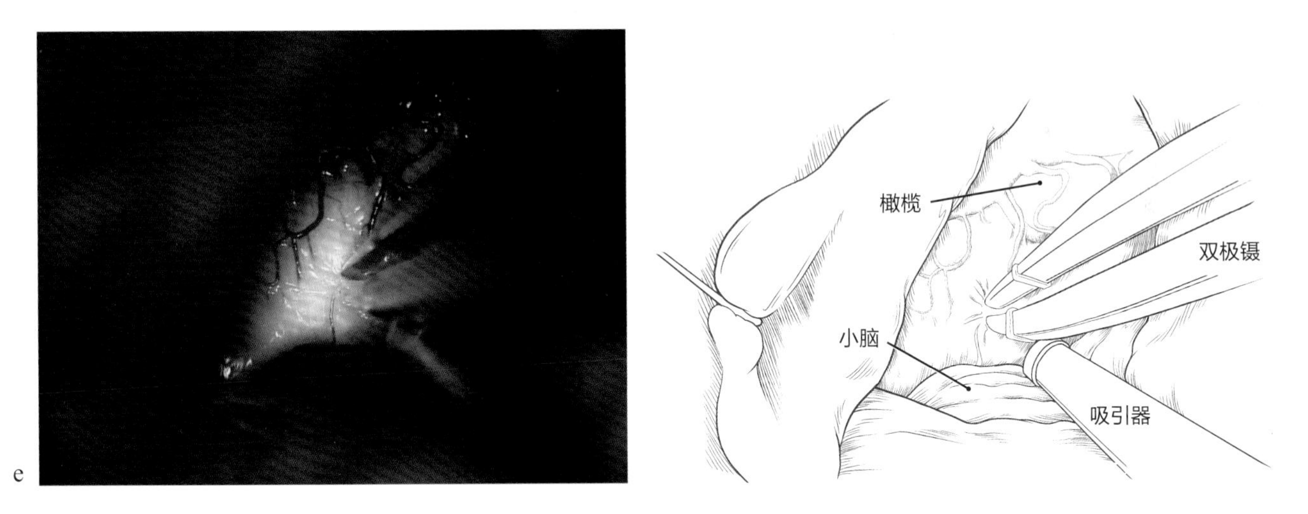
橄榄
双极镊
小脑
吸引器
e

图 5.26 e. 通过神经导航系统选择进入脑干的最佳位置，在迷走神经（CN Ⅹ）发出的位置附近做一个小开口。之后使用双极电凝软脑膜，使用显微剪刀完成开口。

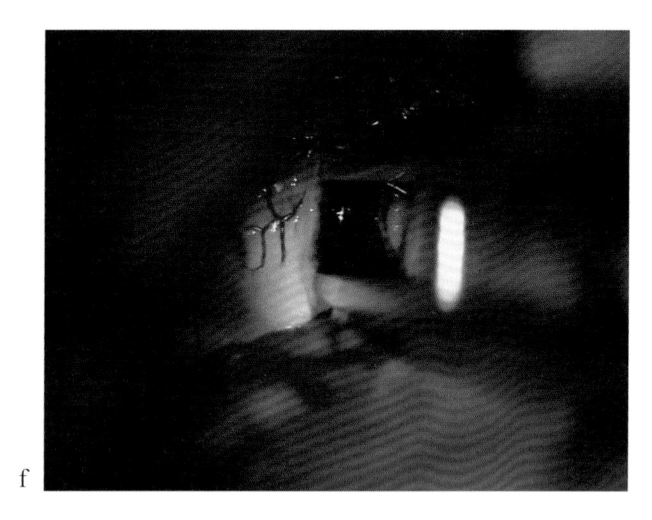

f

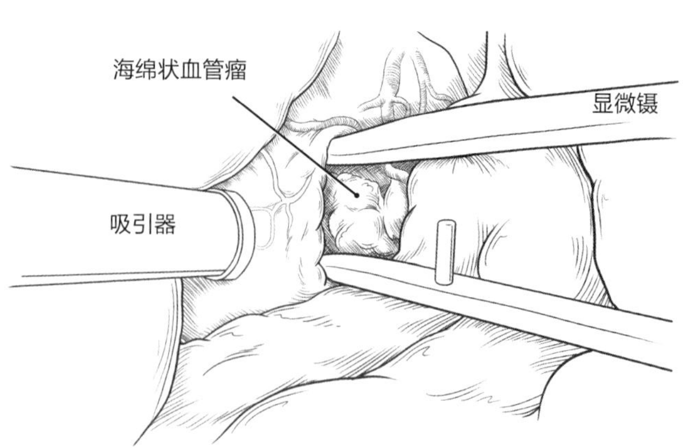
海绵状血管瘤
显微镊
吸引器

图 5.26 f. 显微镊用于分离神经纤维，扩大进入脑干的开口的大小。

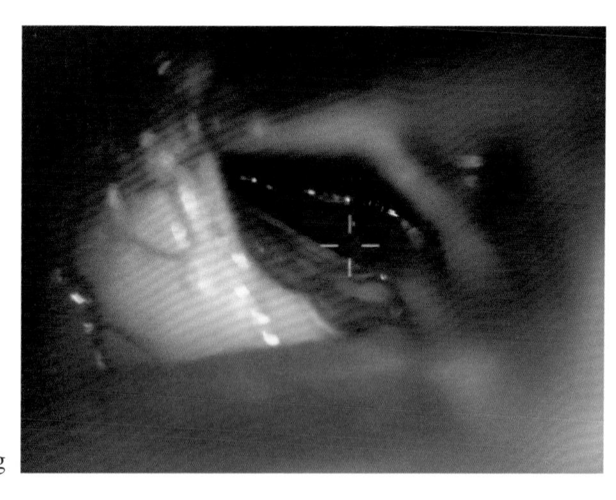

g

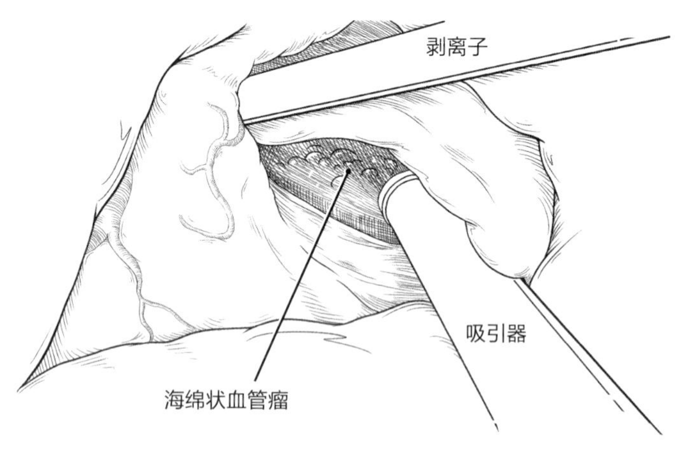
剥离子
吸引器
海绵状血管瘤

图 5.26 g. 到达海绵状血管瘤所在腔，显露病变组织。

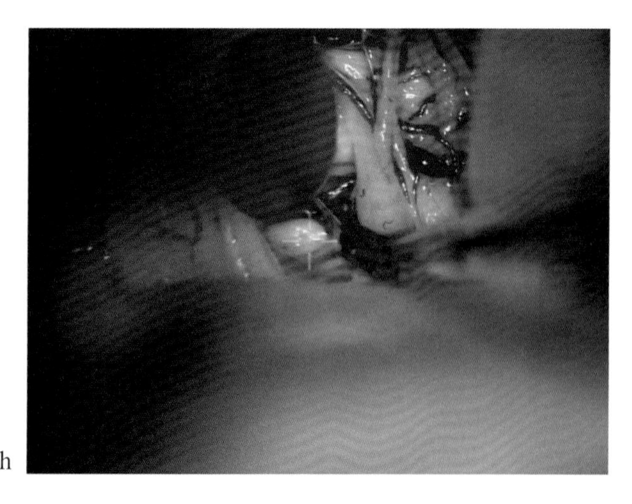

h

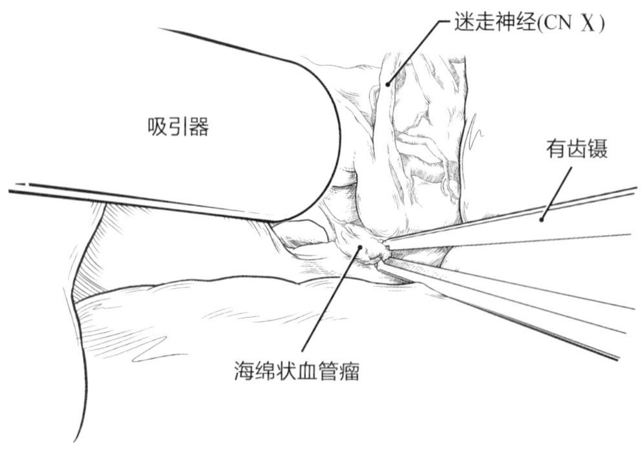
迷走神经(CN Ⅹ)
吸引器
有齿镊
海绵状血管瘤

图 5.26 h. 通过有齿镊从周围组织中移动、钝性分离病变，同时带照明的吸引器提供照明和反向牵引力。

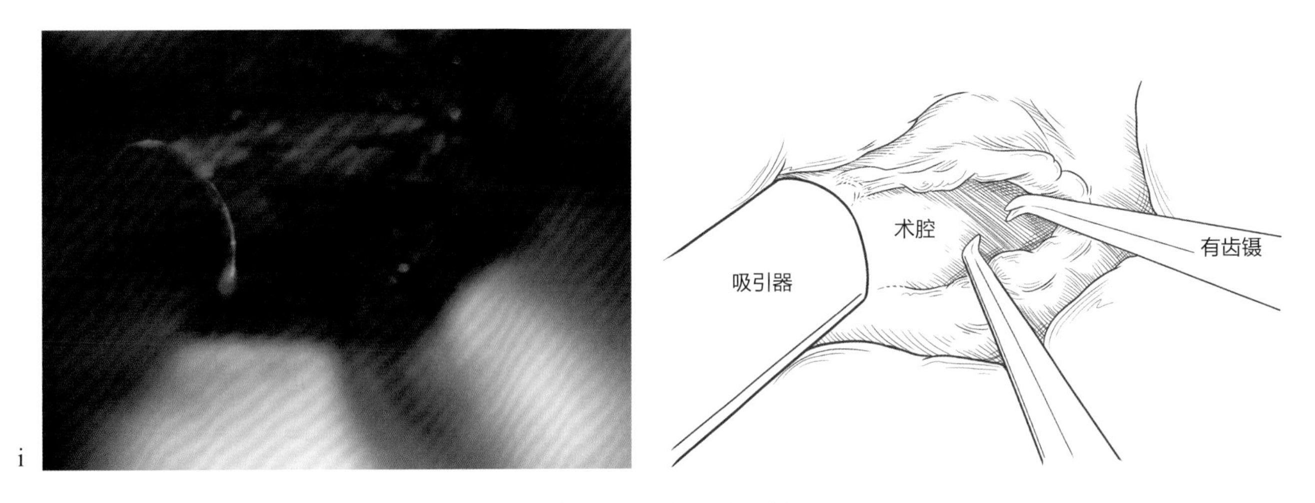

术腔
有齿镊
吸引器

图 5.26 i. 对术腔的最终检视证明术区止血良好，海绵状血管瘤未见明显残留。

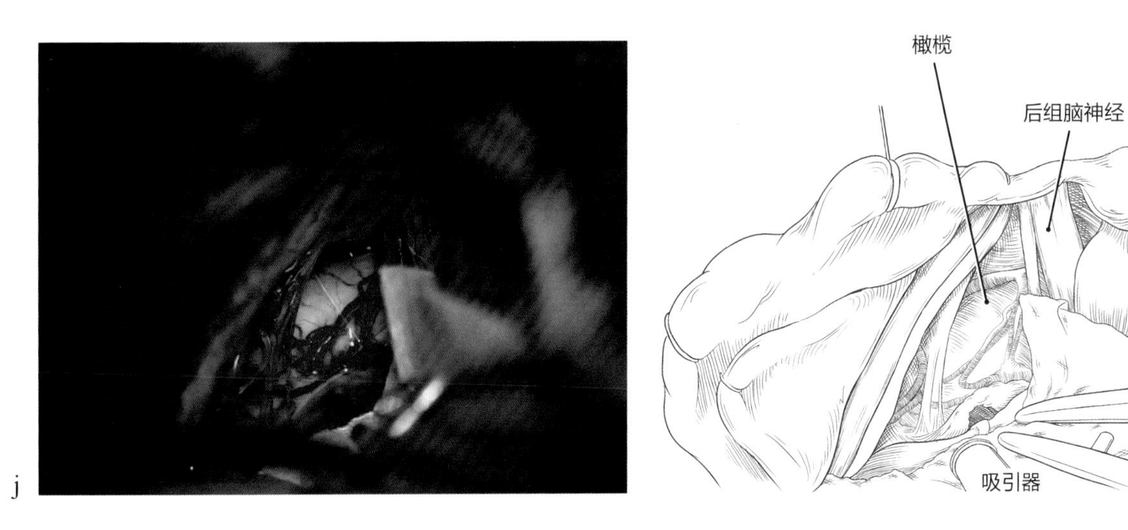

橄榄
后组脑神经
显微镊
吸引器

图 5.26 j. 切除该病灶所需的脑干切口大小的最终视图。

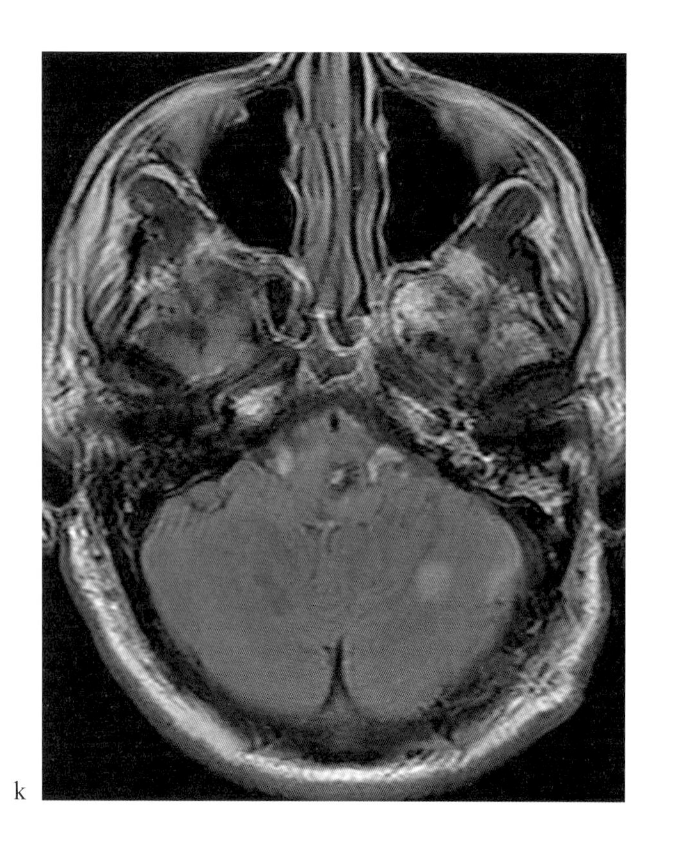
k

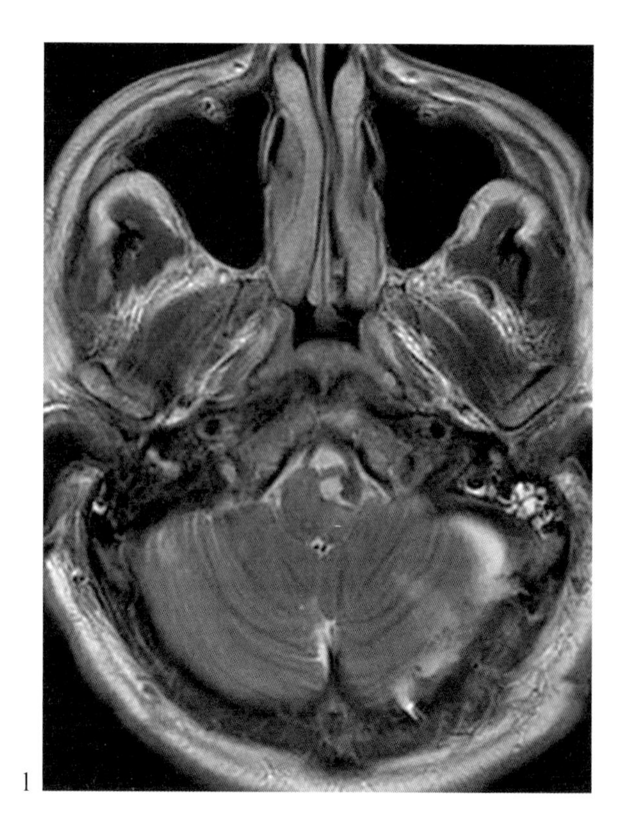
l

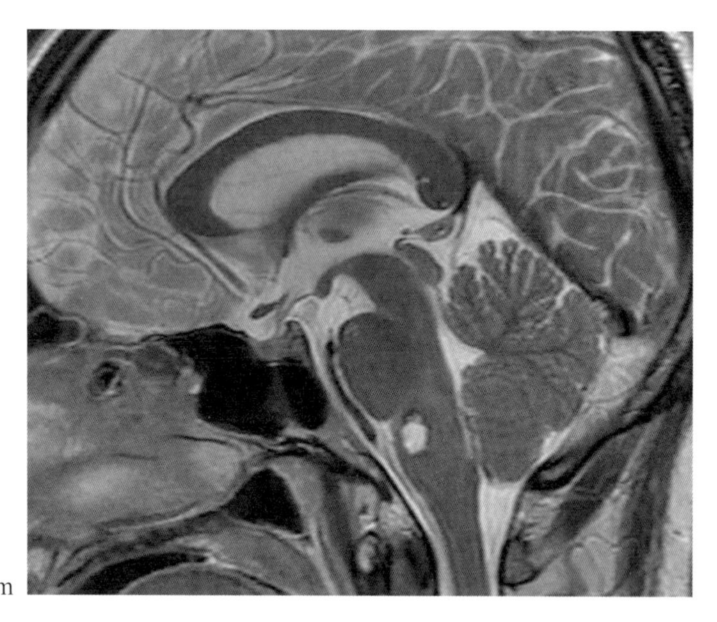
m

图 5.26　术后轴位（k）T1 加权，以及轴位（l）和矢状位（m）T2 加权磁共振成像确认病变完全切除。

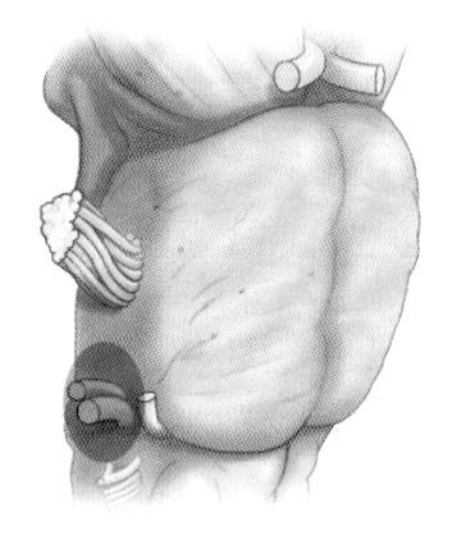

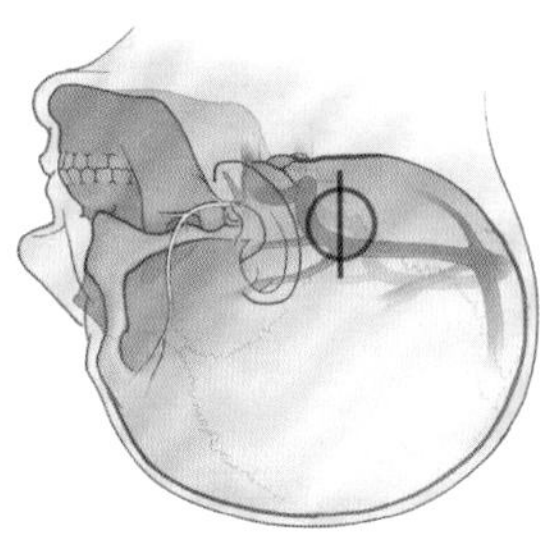

病例 5.27

· 诊断：脑桥延髓交界处海绵状血管瘤（相关解剖：**51**，**56**，**62**，**118~124** 页）
· 术前检查：右侧动眼神经（CN Ⅲ）麻痹
· 入路：右侧乙状窦后入路（相关入路：**212~222** 页）
· 体位：仰卧位
· 监测：体感诱发电位和运动诱发电位；三叉神经（CN Ⅴ）、面神经（CN Ⅶ）和前庭蜗神经（CN Ⅷ）
· 预后：完整切除病变；神经系统功能状态未改变

见视频 5.27，以及动画 5.2 和动画 5.6

图 5.27　1 例 23 岁女性患者因复视就诊。

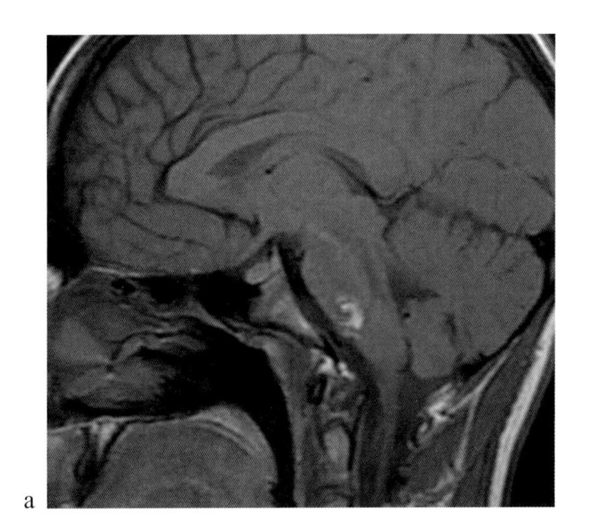

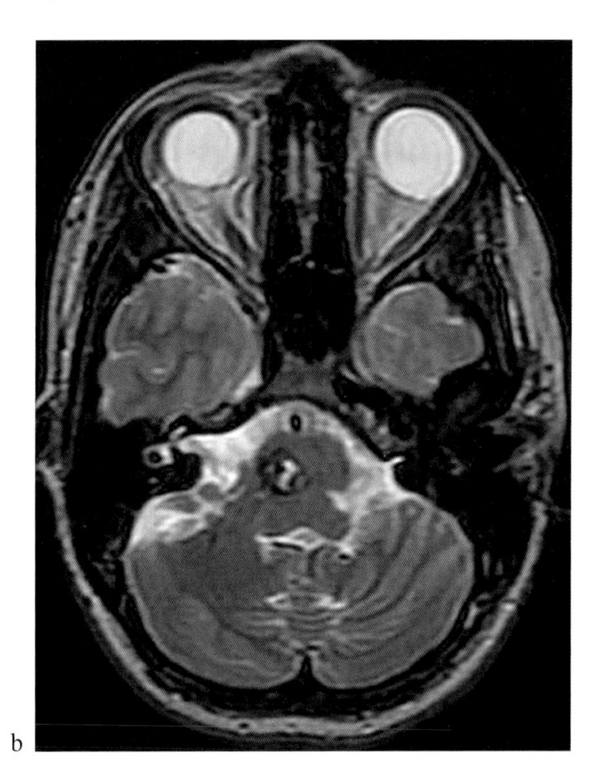

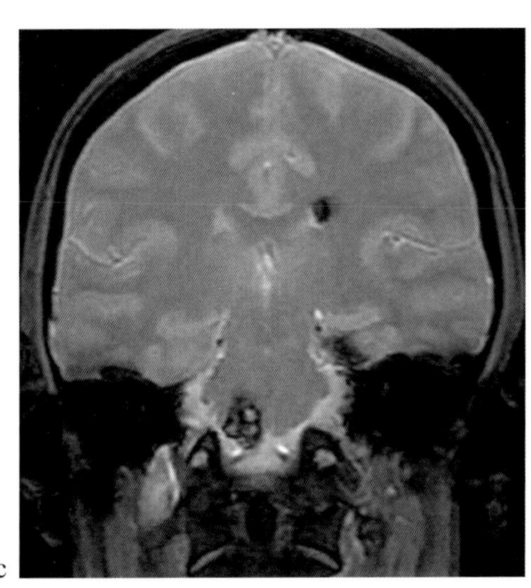

图 5.27　矢状位 T1 加权（a）、轴位 T2 加权（b）和冠状位梯度回波（c）磁共振证实一个脑桥延髓交界处的海绵状血管瘤，注意该患者还有另一个海绵状血管瘤。

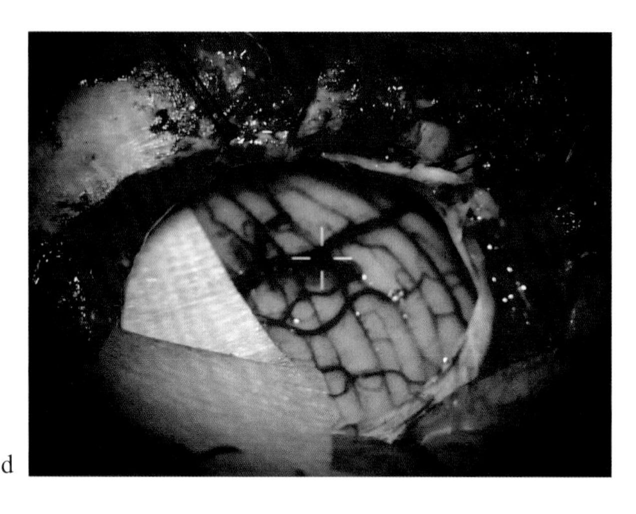
乙状窦
小脑皮质
静脉
小脑
横窦

图 5.27　d. 采用乙状窦后入路到达病变。

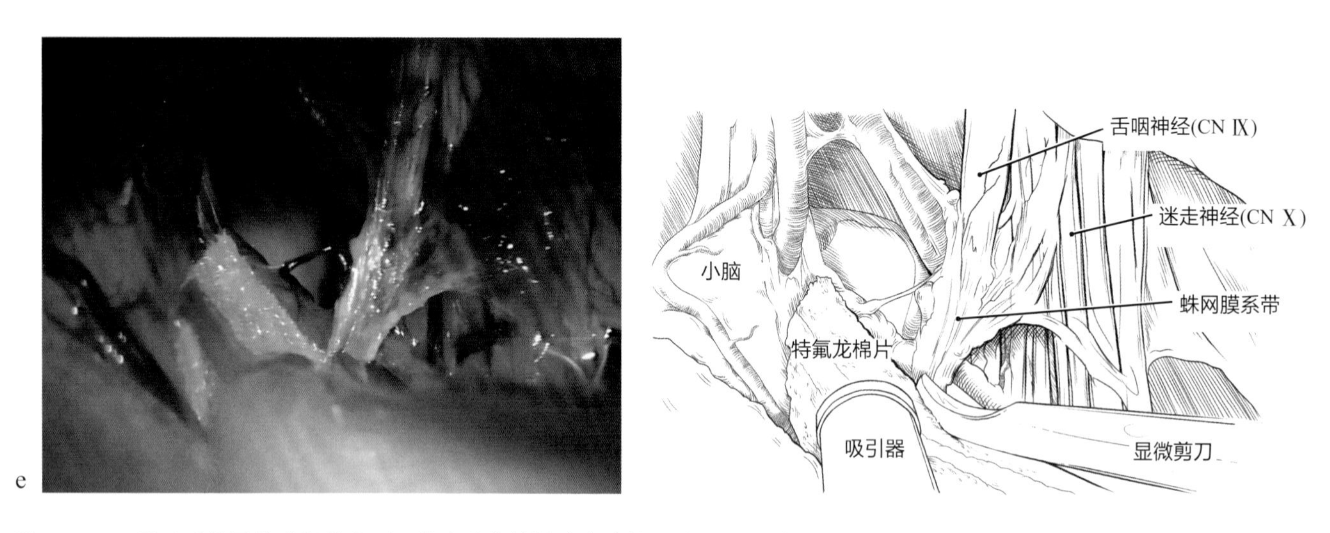
舌咽神经(CN Ⅸ)
迷走神经(CN Ⅹ)
小脑
蛛网膜系带
特氟龙棉片
吸引器
显微剪刀

图 5.27　e. 通过对蛛网膜进行分离可以使小脑能够被动态牵拉，从而可以暴露脑干外侧表面几个安全进入区。可用显微剪刀锐性分离后组脑神经表面的蛛网膜。

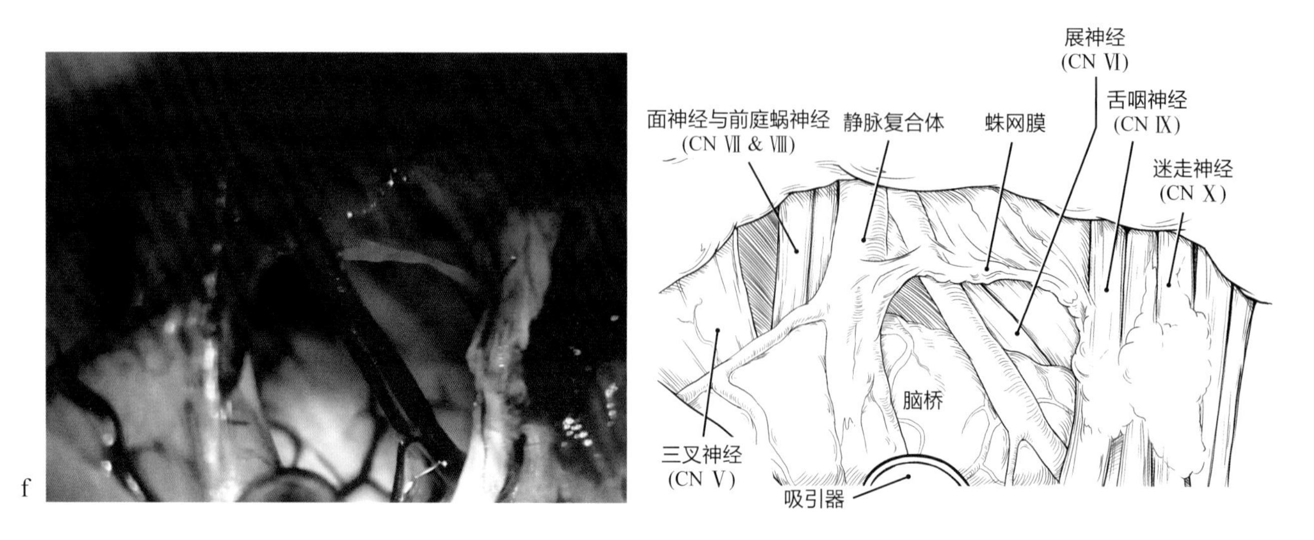
展神经
(CN Ⅵ)
面神经与前庭蜗神经
(CN Ⅶ & Ⅷ)
静脉复合体
蛛网膜
舌咽神经
(CN Ⅸ)
迷走神经
(CN Ⅹ)
脑桥
三叉神经
(CN Ⅴ)
吸引器

图 5.27　f. 基于该病灶的位置，通过小脑下脚进入病灶将其切除。小脑下脚位于面神经 - 前庭蜗神经（CN Ⅶ ~ Ⅷ）复合体和后组脑神经之间。

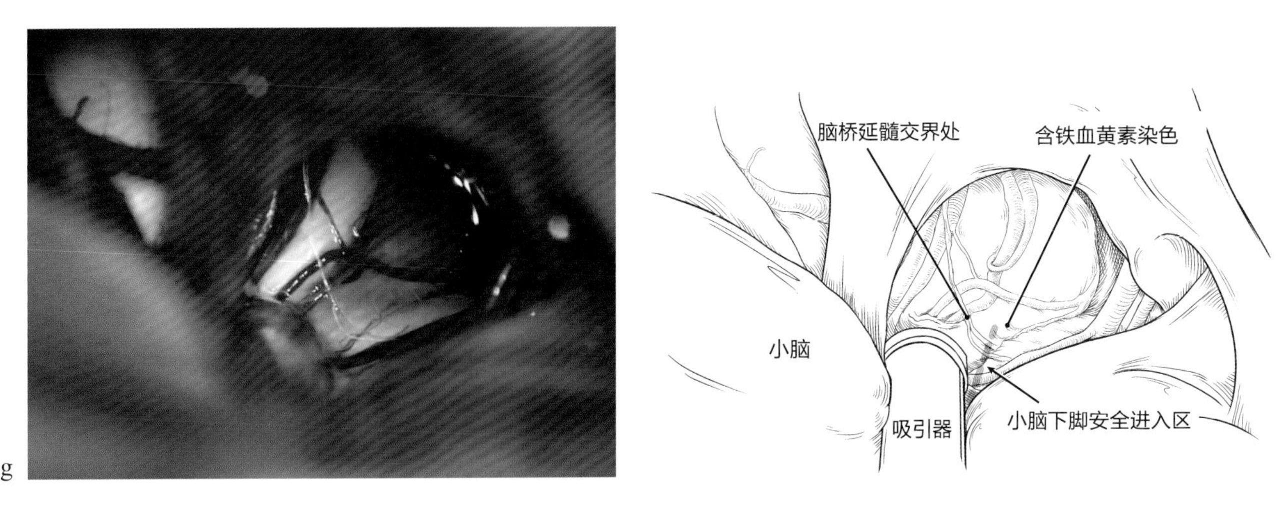
g
脑桥延髓交界处
含铁血黄素染色
小脑
吸引器
小脑下脚安全进入区

图 5.27 g. 脑干表面的一小块含铁血黄素染色区域刚好对应于神经导航评估下进入海绵状血管瘤的最佳部位。蓝色的虚线划定了小脑下脚中神经纤维的走向。

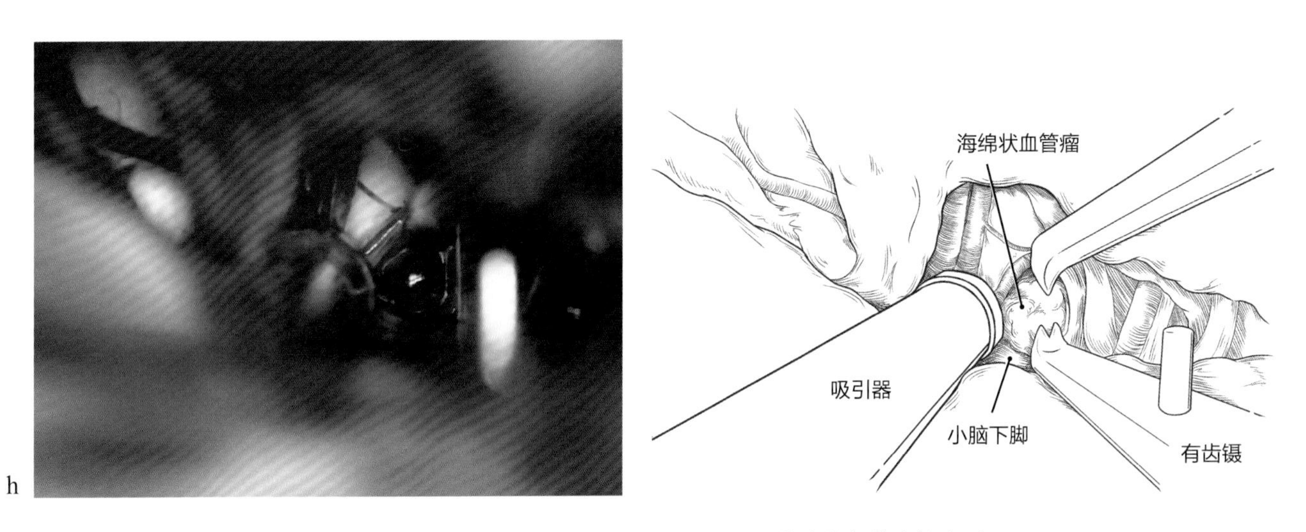
h
海绵状血管瘤
吸引器
小脑下脚
有齿镊

图 5.27 h. 显微镊用于在脑桥中造成开口，往复扩张镊尖的动作可以以尽可能小的损伤去扩大开口。

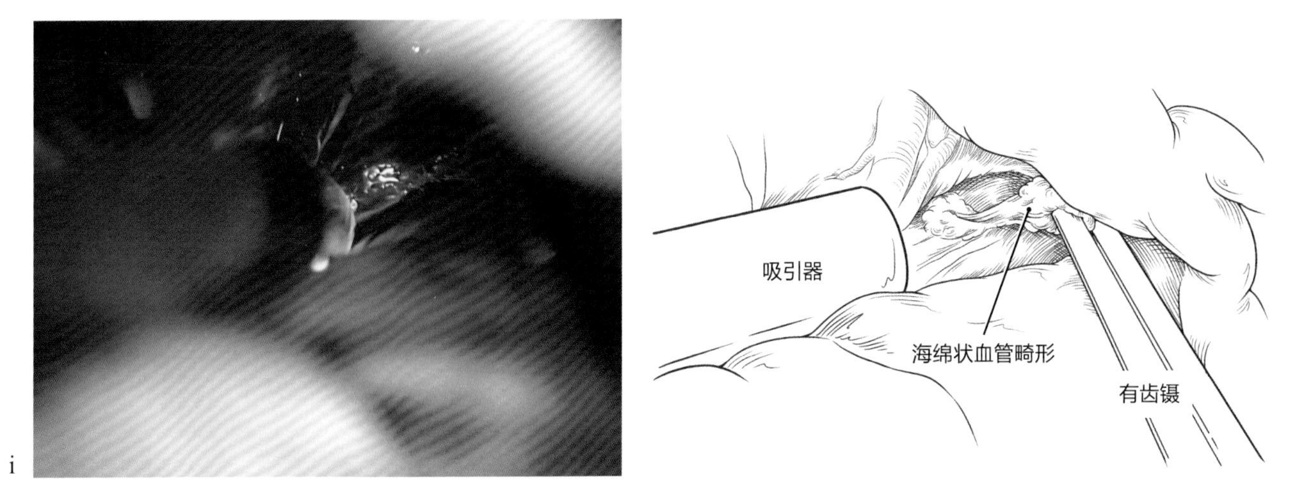
i
吸引器
海绵状血管畸形
有齿镊

图 5.27 i. 在带照明吸引器套管和有齿镊的辅助下，海绵状血管瘤被游离与分块切除。

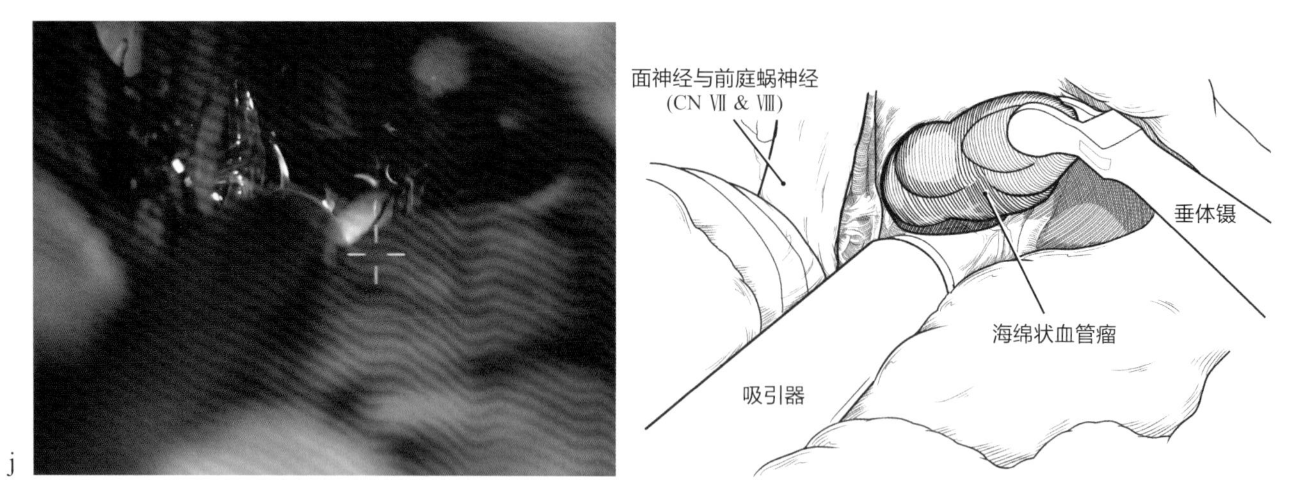
面神经与前庭蜗神经
(CN Ⅶ & Ⅷ)
垂体镊
海绵状血管瘤
吸引器
j

图 5.27 j. 垂体镊可以将病变与相邻的脑干表面进行钝性分离。注意避免损伤脑干表面的静脉以及与海绵状血管瘤相关的任何发育性静脉异常。

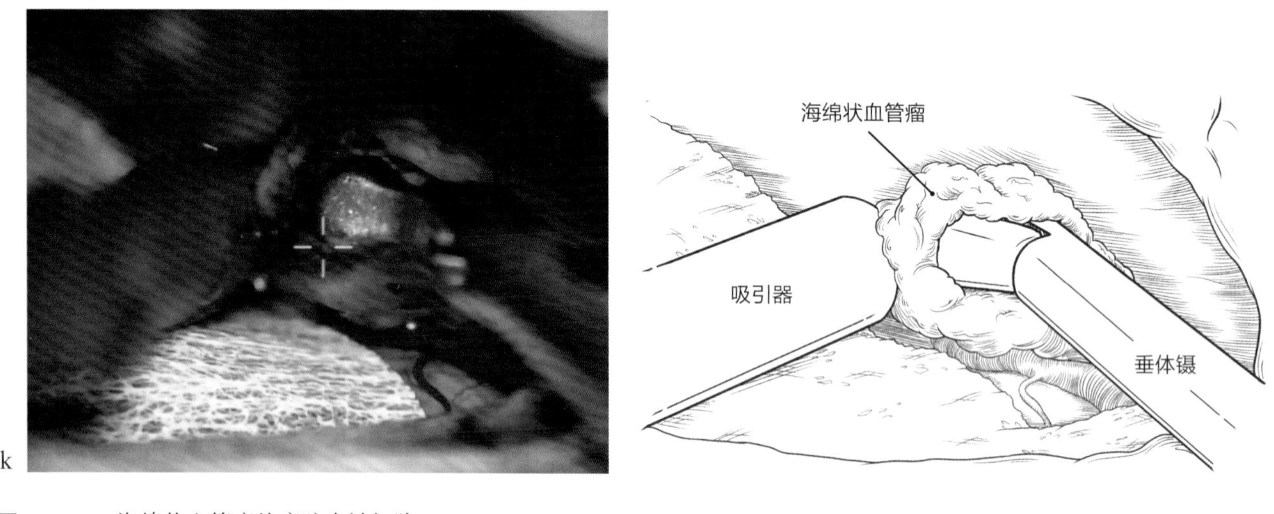
海绵状血管瘤
吸引器
垂体镊
k

图 5.27 k. 海绵状血管瘤从瘤腔中被切除。

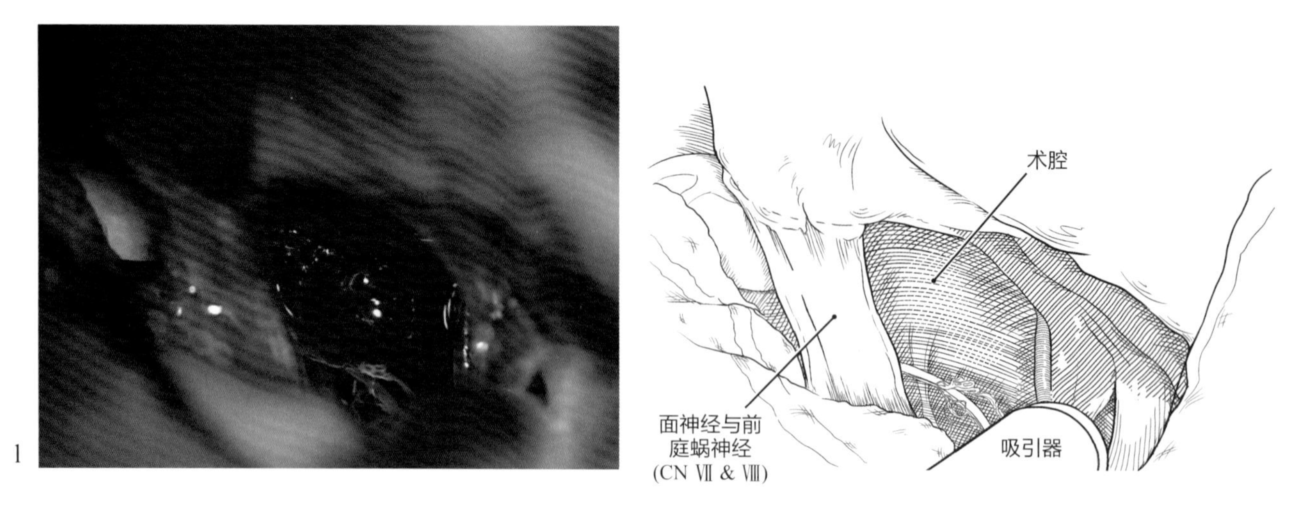
术腔
面神经与前
庭蜗神经
(CN Ⅶ & Ⅷ)
吸引器
l

图 5.27 l. 对切除后的术腔进行最终检查，以确保止血充分且无海绵状血管瘤残留。

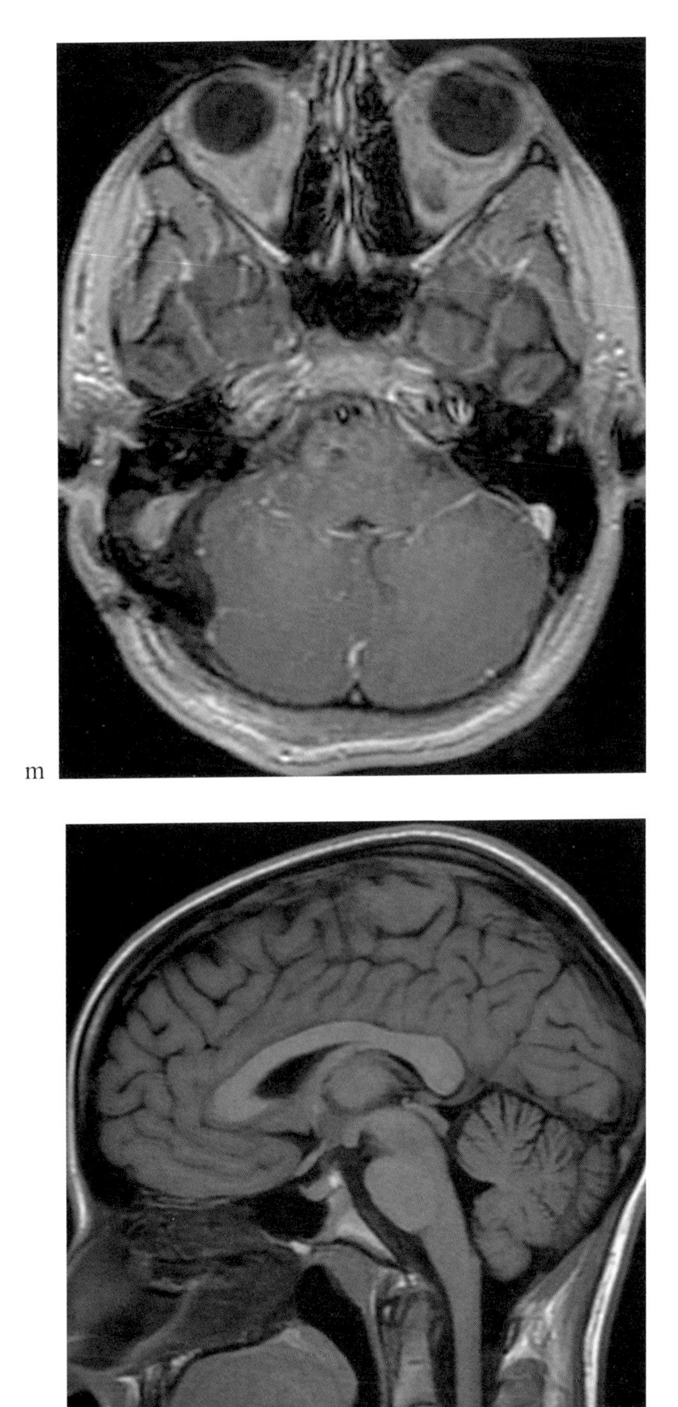
m
n

图 5.27 术后轴位（m）和矢状位（n）T1 加权磁共振成像确认病变完全切除。

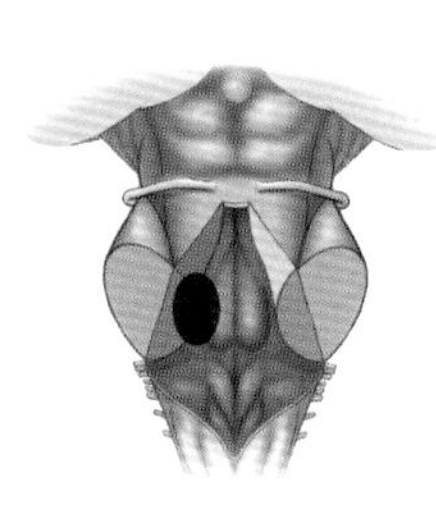

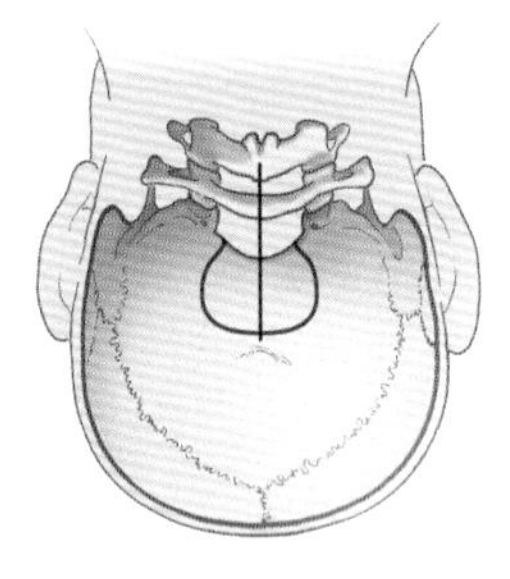

病例 5.28

· 诊断：脑桥海绵状血管瘤（相关解剖：**25**，**57~59** 页）
· 术前检查：左侧核间性眼肌麻痹
· 入路：枕下中线经膜髓帆入路（相关入路：**200~211** 页）
· 体位：俯卧位
· 监测：体感诱发电位和运动诱发电位；面神经监测（CN Ⅶ）
· 预后：完整切除病变；神经系统功能状态未改变

见视频 5.28，以及动画 5.2 和动画 5.5

图 5.28 一例 32 岁女性患者因复视和既往两次出血史就诊。

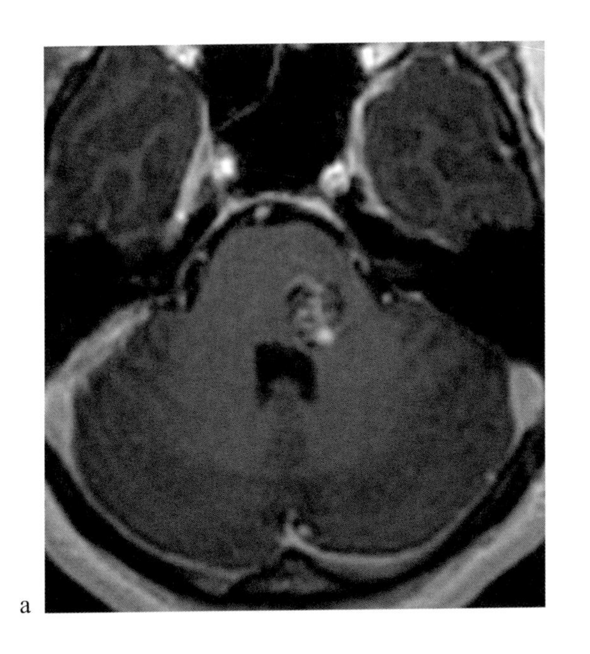
a

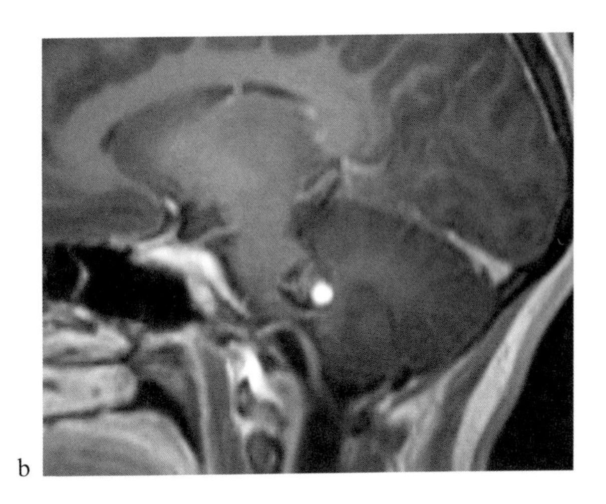
b

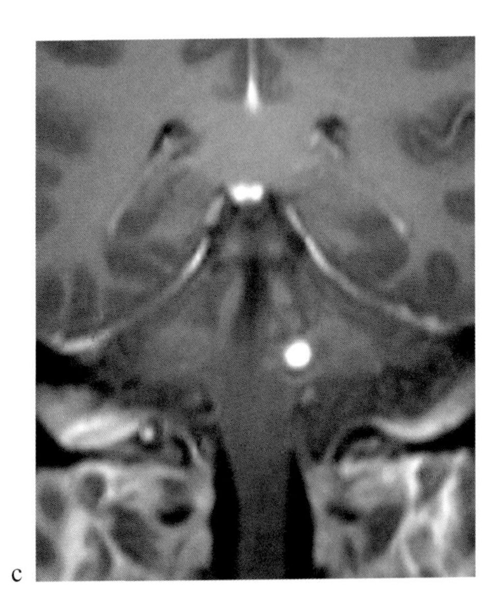
c

图 5.28 轴位（a）、矢状位（b）和冠状位（c）T1 加权磁共振成像提示脑桥背侧海绵状血管瘤，并有既往出血的证据。

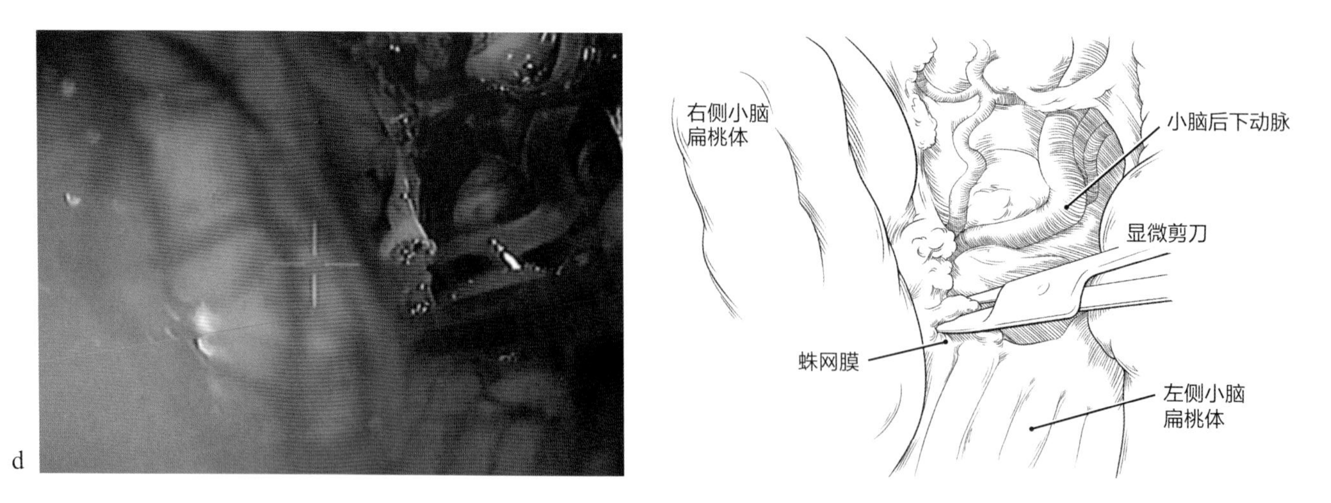
右侧小脑
扁桃体
小脑后下动脉
显微剪刀
蛛网膜
左侧小脑
扁桃体

图 5.28 d. 使用枕下中线开颅术和膜髓帆分离来接近这种脑桥背外侧的海绵状血管瘤。锐性解剖分离小脑半球上的蛛网膜。

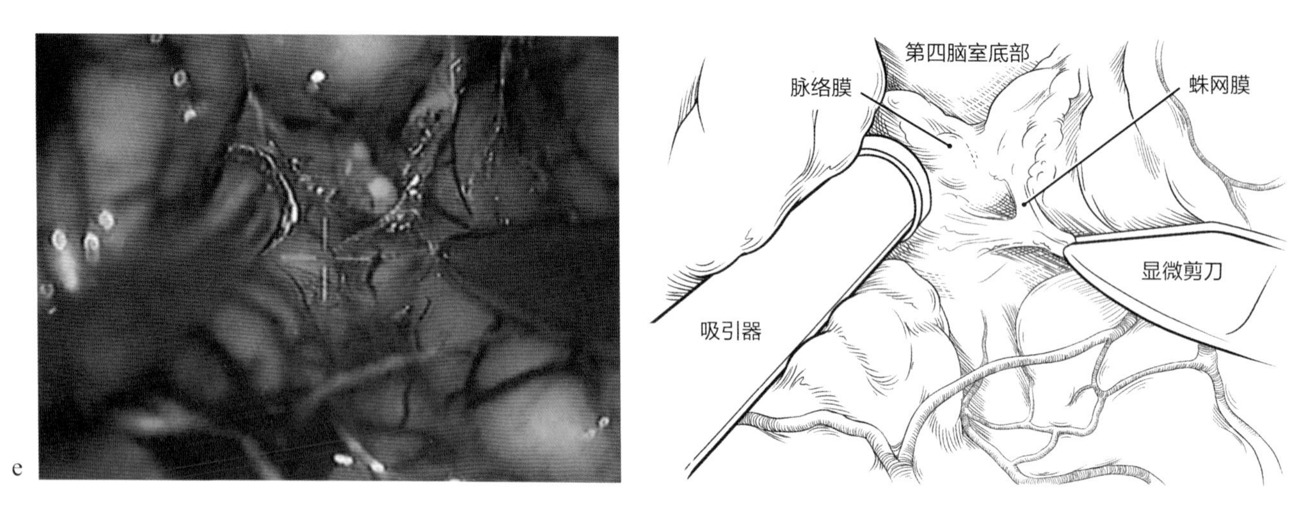
第四脑室底部
脉络膜
蛛网膜
显微剪刀
吸引器

图 5.28 e. 动态牵拉小脑半球，使用吸引器体部和其他显微外科器械，例如显微剪刀，帮助显露第四脑室底部。

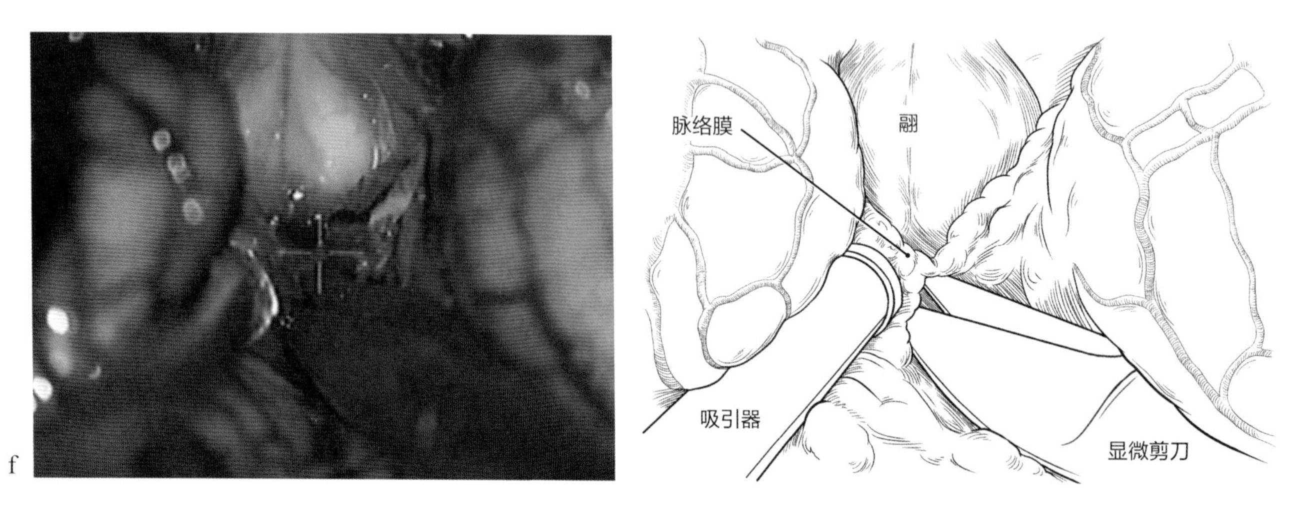
脉络膜
闩
吸引器
显微剪刀

图 5.28 f. 锐性分离用于解剖分离脉络膜，从而暴露 Luschka 孔。

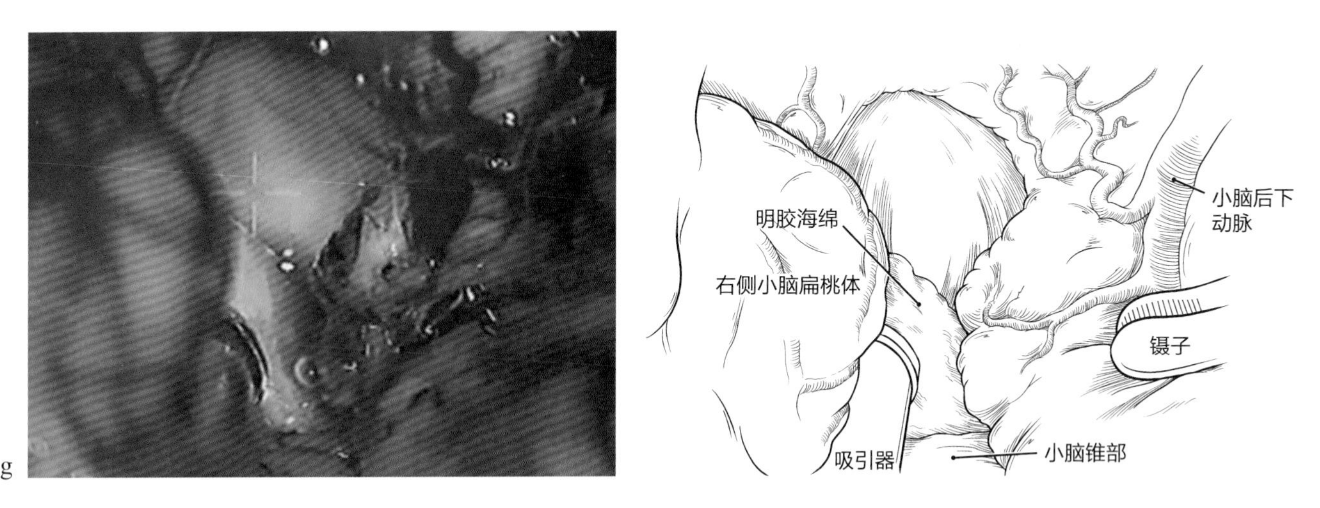
g
明胶海绵
右侧小脑扁桃体
小脑后下
动脉
镊子
吸引器
小脑锥部

图 5.28 g. 进一步解剖分离扩大小脑半球和脑干背侧之间的潜在空间。在这个阶段，可将一小块明胶海绵或棉片放入第四脑室，以防止血液在解剖分离过程中流入脑室系统。

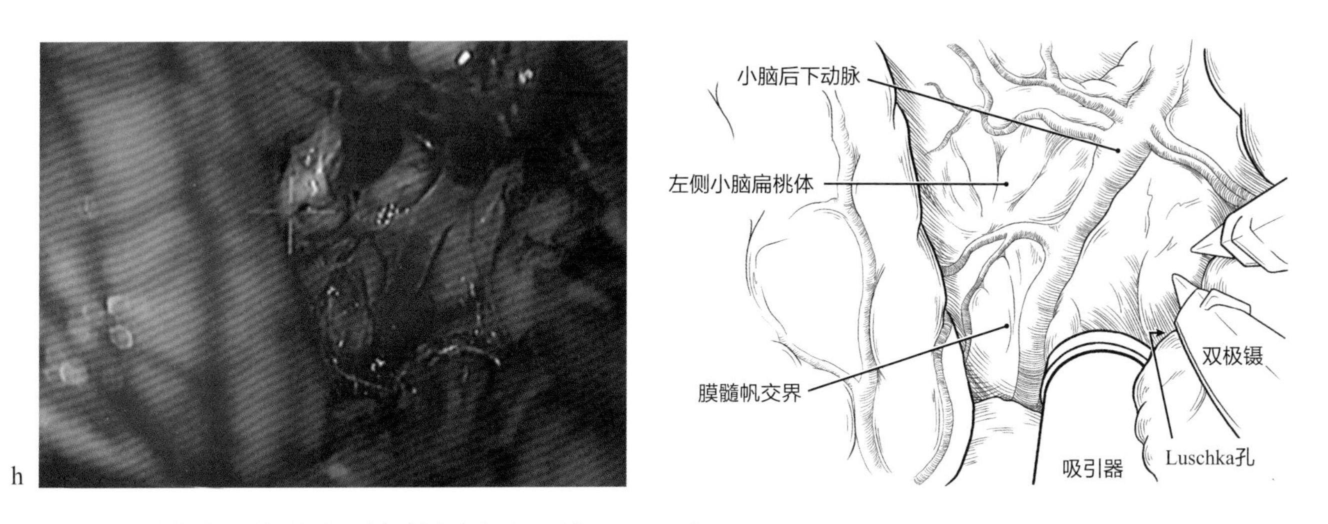
h
小脑后下动脉
左侧小脑扁桃体
膜髓帆交界
双极镊
吸引器
Luschka孔

图 5.28 h. 对脉络膜和髓帆的进一步解剖分离有助于观察 Luschka 孔。

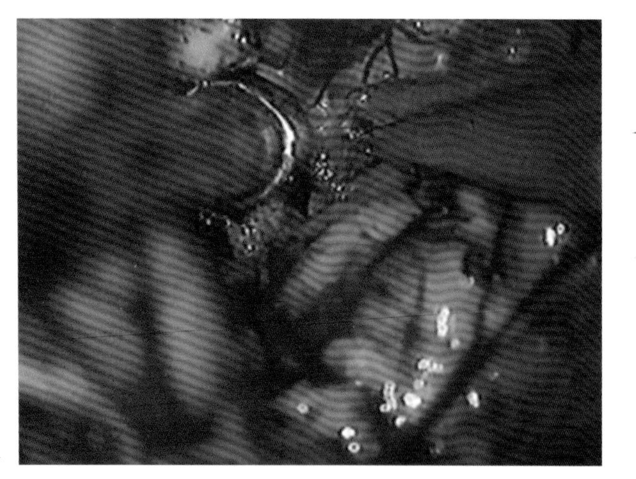

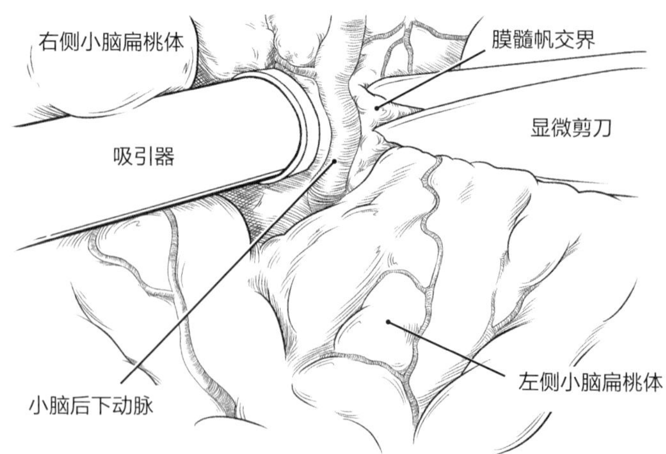
右侧小脑扁桃体
膜髓帆交界
显微剪刀
吸引器
小脑后下动脉
左侧小脑扁桃体

图 5.28 i. 脑桥背侧的病变可以通过四个安全进入区的其中一个到达。这些安全进入区围绕面神经丘进行划分。中线上丘上方和下方的病变可以通过面神经丘上和面神经丘下的安全进入区到达。病变位于面神经丘平面上背侧脑桥深部的可以通过中央上凹安全进入区到达。或者，病变可以通过第四脑室正中沟到达。这些可以通过上凹安全进入区到达的病变，它们的入路在神经导航的辅助下可以得到更加的优化。打开脉络膜和髓帆并暴露 Luschka 孔的最内侧可以让小脑半球充分的松解，使外科医生能够获得必要的离开中线的视野，以便在接近该病灶时避开面神经丘。在可能的情况下，对于通过背侧第四脑室平面入路的病灶，到达脑干的入口被设计在侧方而不是直接在第四脑室中线上，以避免损伤中线附近重要的神经核团。然而，紧靠软脑膜或室管膜表面的病变可直接通过病变本身到达。

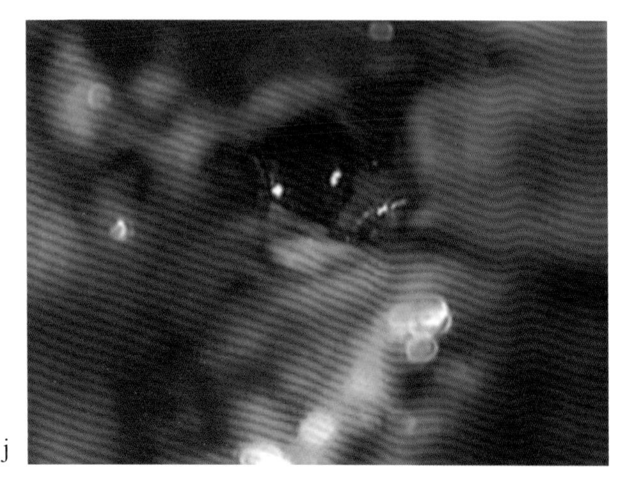

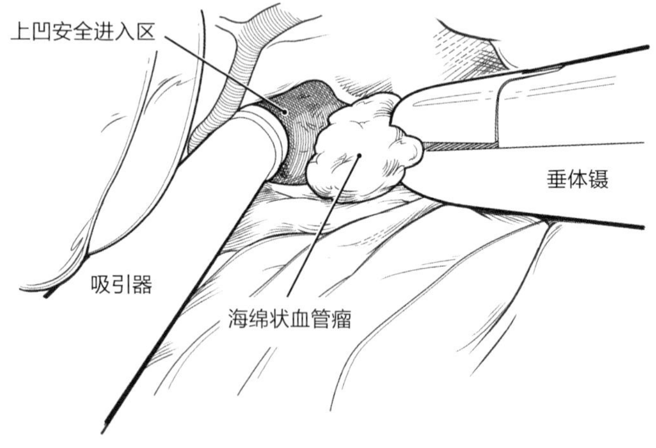
上凹安全进入区
垂体镊
吸引器
海绵状血管瘤

图 5.28 j. 到达病变，内部减容，并分块切除。

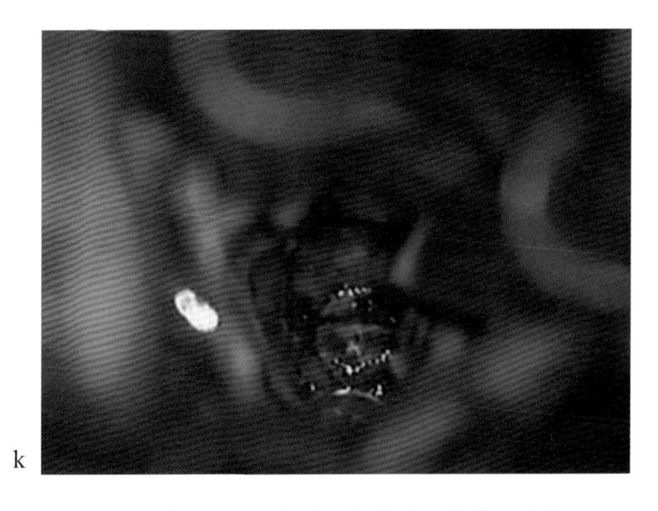
k

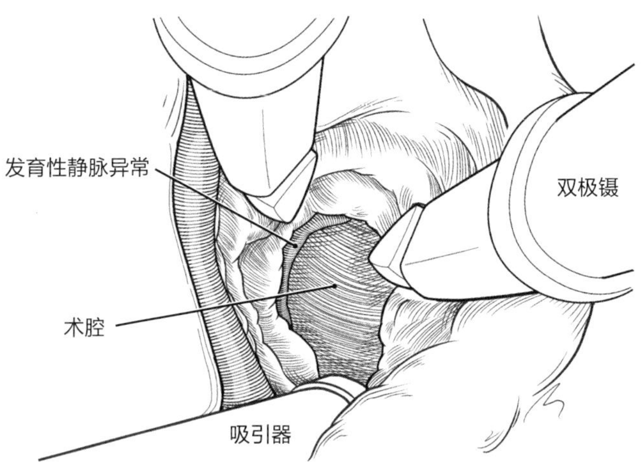
发育性静脉异常
双极镊
术腔
吸引器

图 5.28 k. 检查术腔，完整保留发育性静脉异常，充分止血。

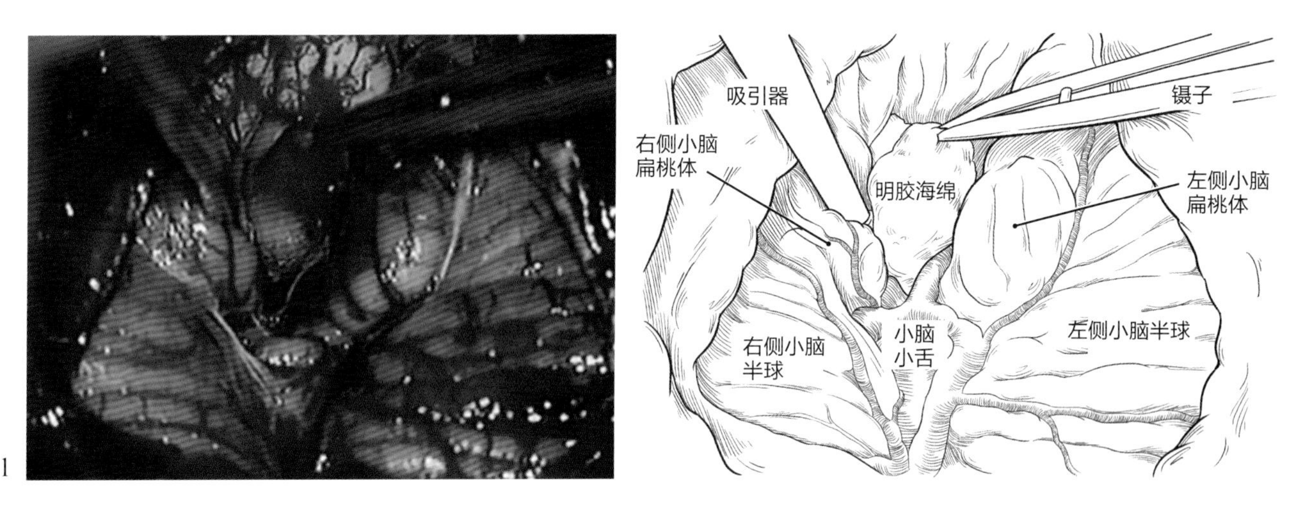
l
吸引器
镊子
右侧小脑
扁桃体
明胶海绵
左侧小脑
扁桃体
小脑
小舌
左侧小脑半球
右侧小脑
半球

图 5.28 l. 取出放置在第四脑室中以防止血液在脑室空间内积聚的明胶海绵。

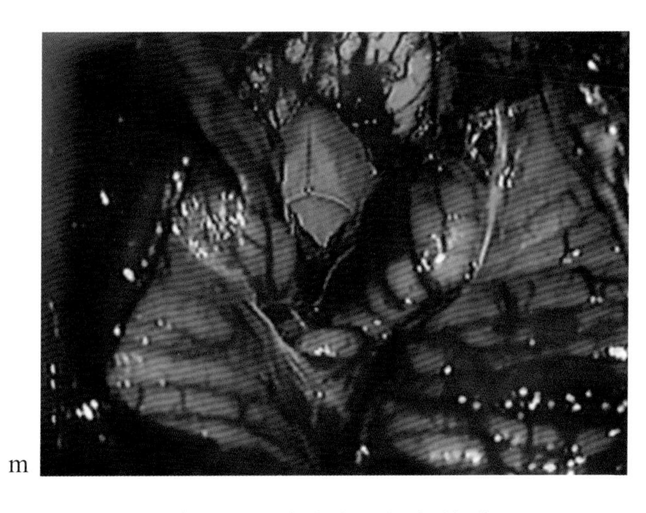
m

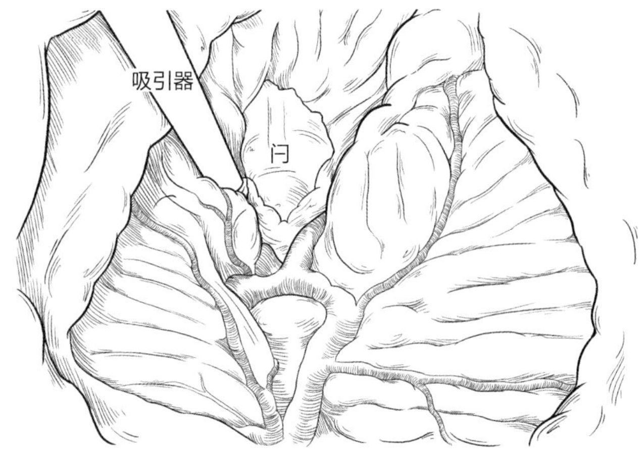
吸引器
闩

图 5.28 m. 注意第四脑室底部完全没有受到损伤。

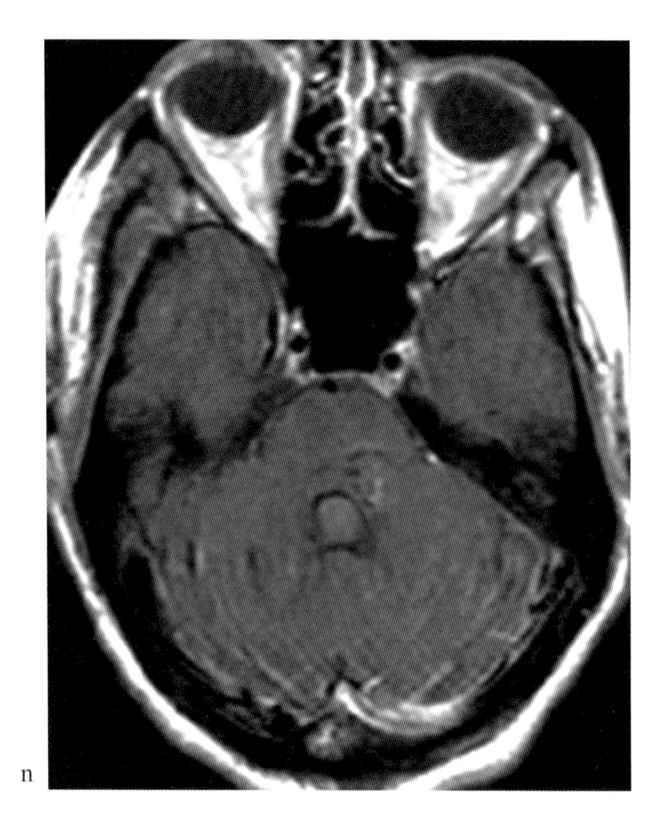
n

图 5.28　n. 术后轴位 T1 加权磁共振成像确认病灶完全切除。

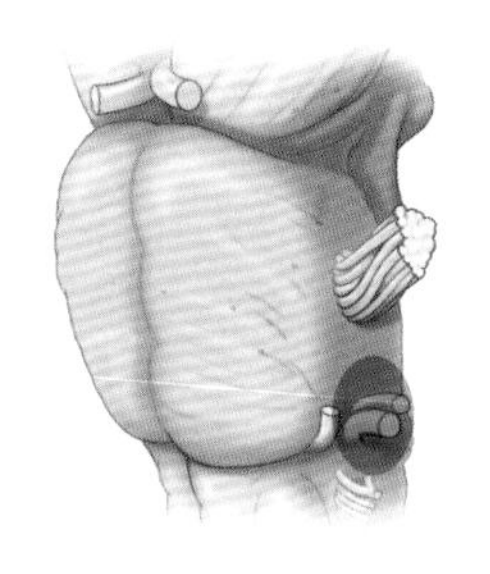

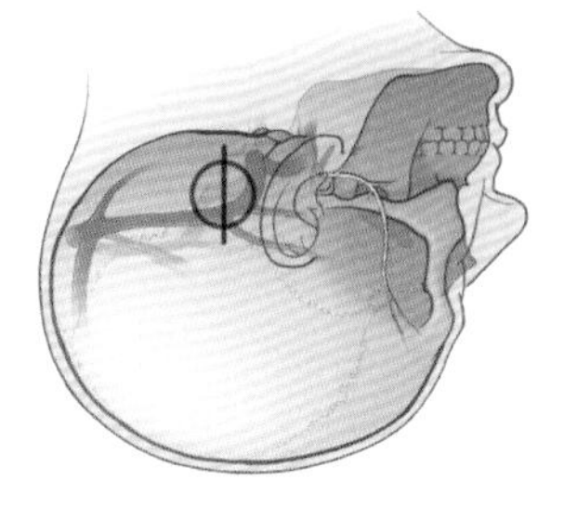

病例 5.29

- 诊断：脑桥海绵状血管瘤（相关解剖：**51，56，62，118~124** 页）
- 术前检查：右侧肢体无力 2~3 级 /5 级；左侧面神经（CN Ⅶ）和前庭蜗神经（CN Ⅷ）功能缺损
- 入路：左侧乙状窦后入路（相关入路：**212~222** 页）
- 体位：仰卧位
- 监测：体感诱发电位和运动诱发电位；三叉神经（CN Ⅴ）、面神经（CN Ⅶ）和前庭蜗神经（CN Ⅷ）监测
- 预后：完整切除病变；神经系统功能状态未改变

见视频 5.29，以及动画 5.2 和动画 5.6

图 5.29　一例 40 岁男性患者因右侧肢体无力就诊。

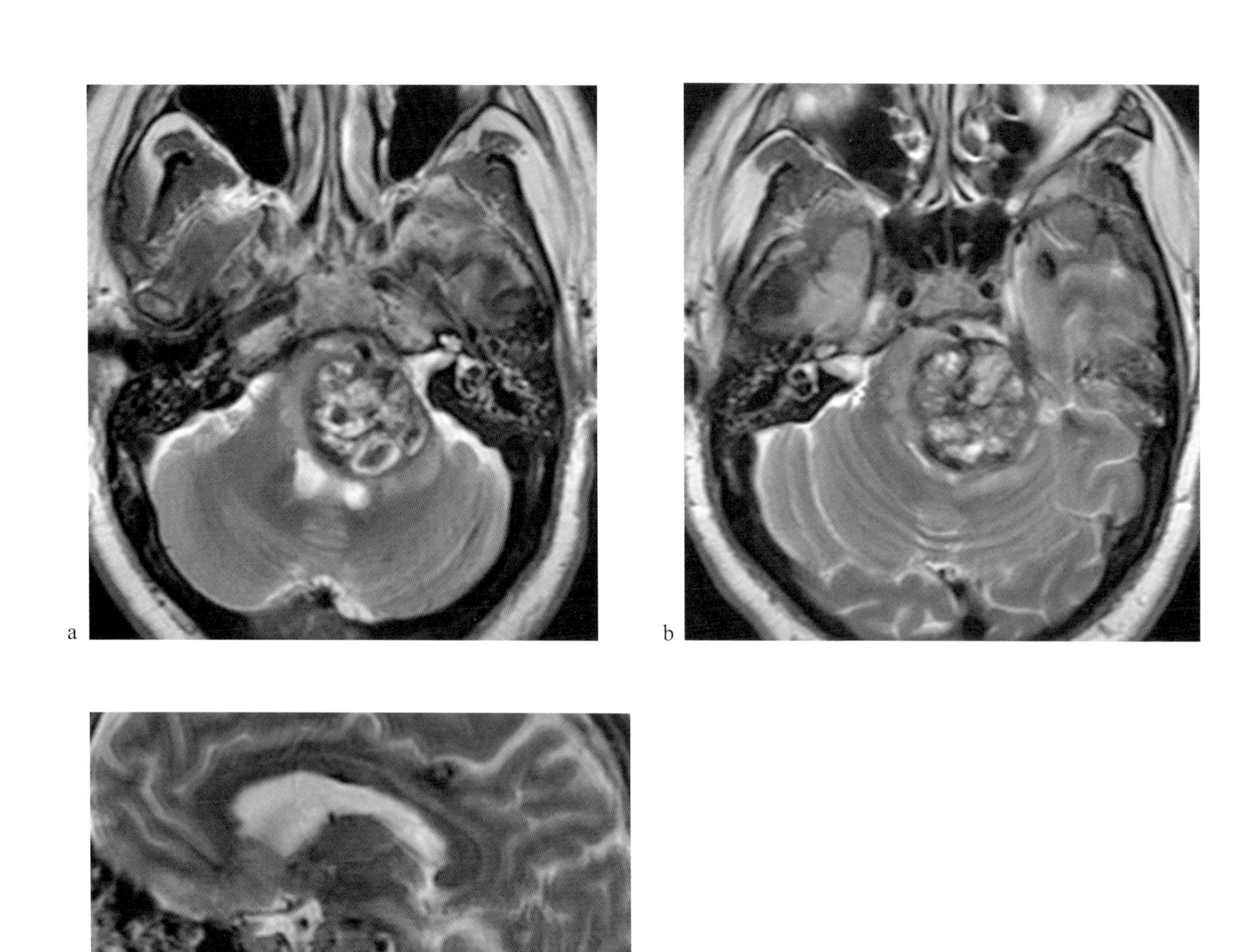

图 5.29　轴位（a，b）和矢状位（c）T2 加权磁共振成像显示向左侧呈偏心性生长的脑桥巨大海绵状血管瘤。

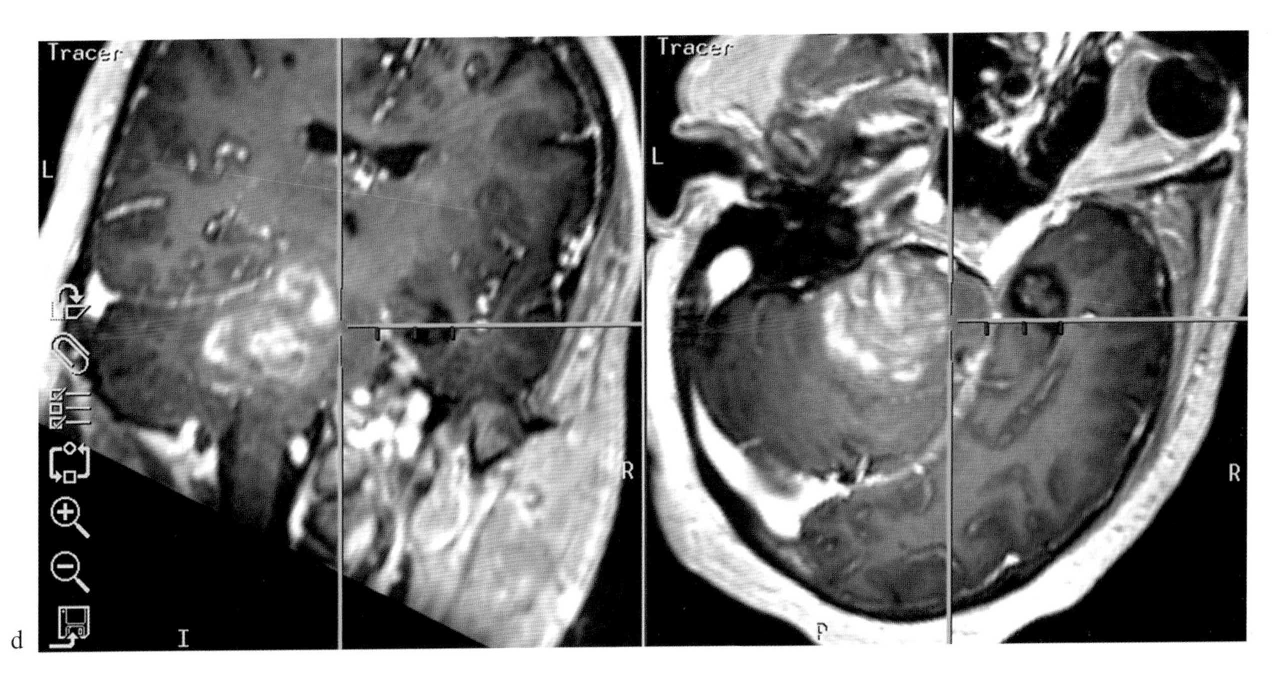
Tracer
L
R
I
Tracer
L
R
P
d

图 5.29 d. 由于病变毗邻脑桥左侧的软脑膜表面，因此使用左侧乙状窦后入路将其切除。尽管该病变紧贴软脑膜表面并且到达相对直接，但大多数脑桥外侧病变仍需要在充分解剖分离岩裂后，通过小脑中脚安全进入区到达。冠状位（左）和轴位（右）平面的神经导航图像显示沿病变长轴穿过小脑中脚的手术轨迹。

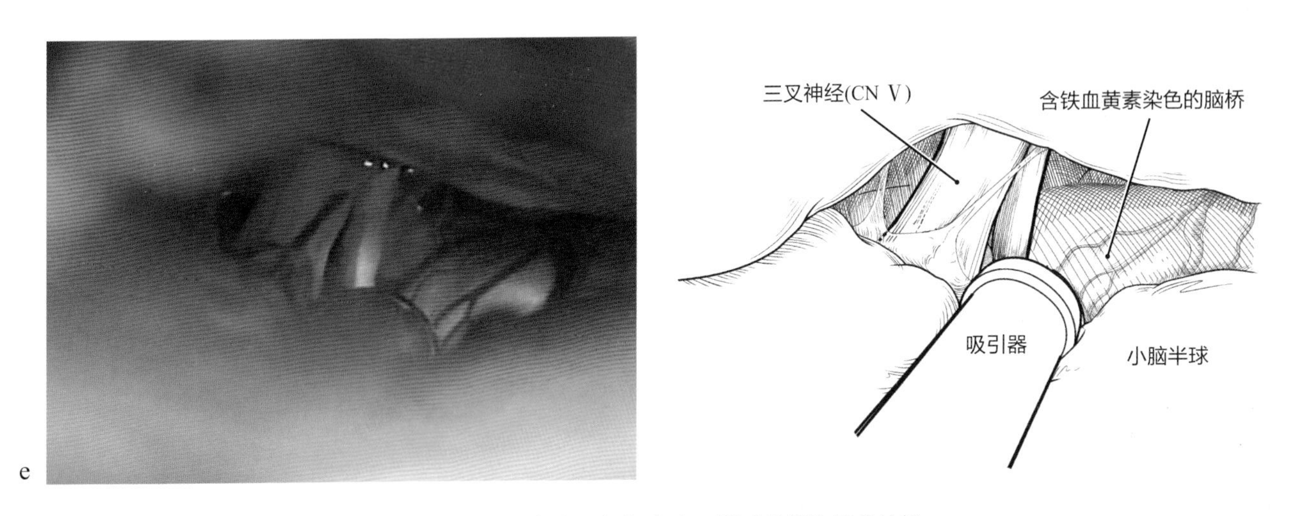
e
三叉神经(CN V)
含铁血黄素染色的脑桥
吸引器
小脑半球

图 5.29 e. 乙状窦后开颅用于进入桥小脑角，释放脑脊液以松解小脑，同时显露脑桥背外侧。

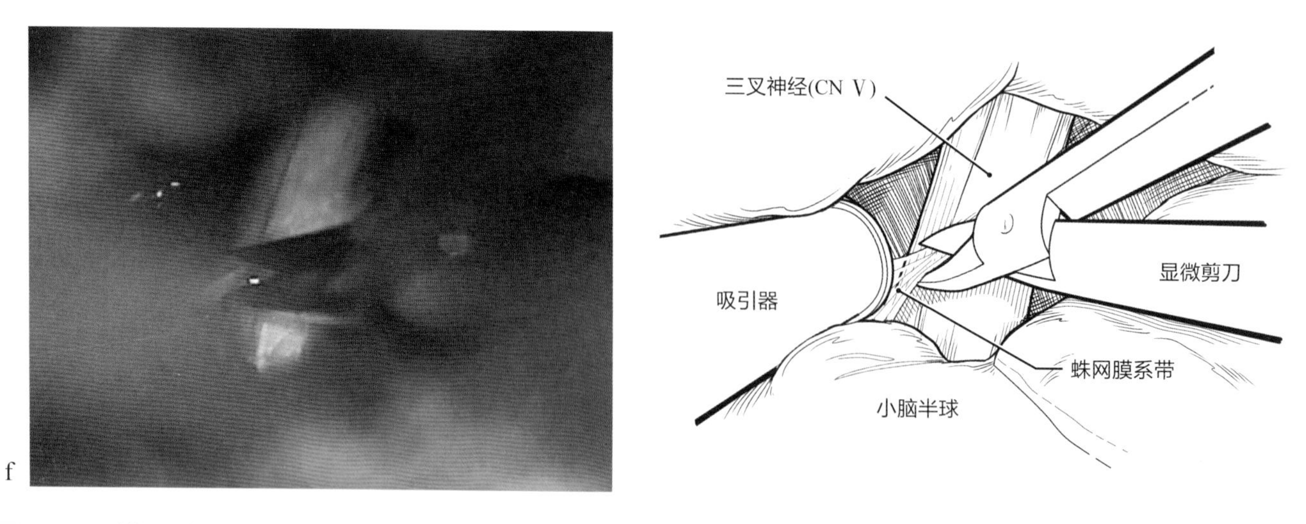
三叉神经(CN V)
显微剪刀
吸引器
蛛网膜系带
小脑半球
f

图 5.29 f. 锐性解剖分离松解三叉神经（CN V）、面神经（CN Ⅶ）和前庭蜗神经（CN Ⅷ）上的蛛网膜系带。

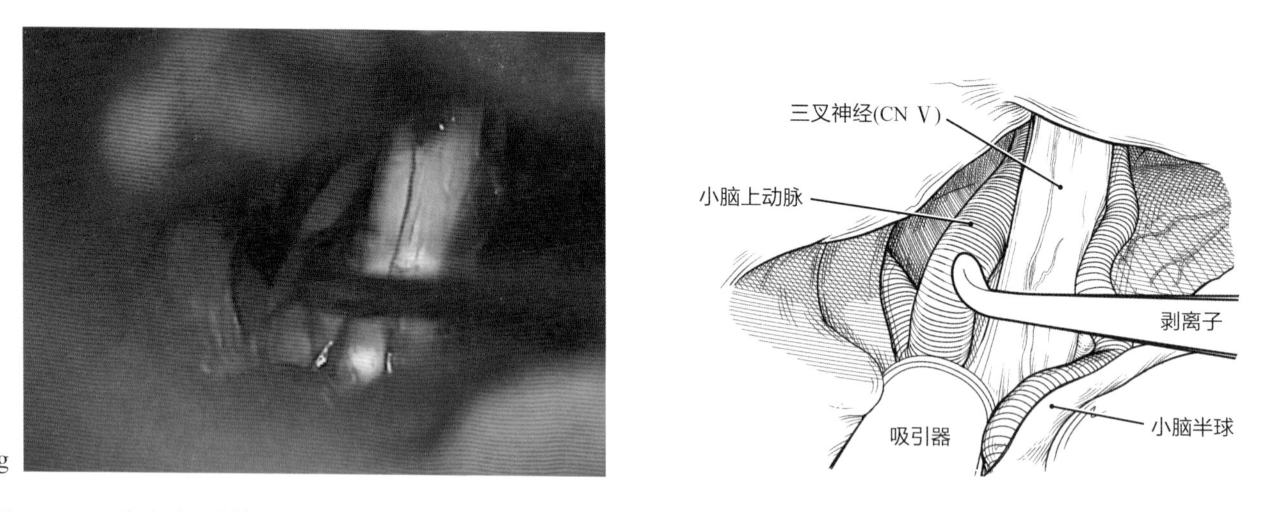
三叉神经(CN V)
小脑上动脉
剥离子
吸引器
小脑半球
g

图 5.29 g. 从脑干和脑神经上解剖分离动脉和表面的静脉对于在分离过程中最大限度地减少对这些血管和脑神经的牵拉至关重要。通过解剖分离和暴露，可以显露和到达脑桥外侧方的几个安全进入区，包括三叉神经周围、三叉神经上和脑桥外侧（小脑中脚）安全进入区。其中的小脑中脚安全进入区更适合到达脑桥外侧深部的病变。

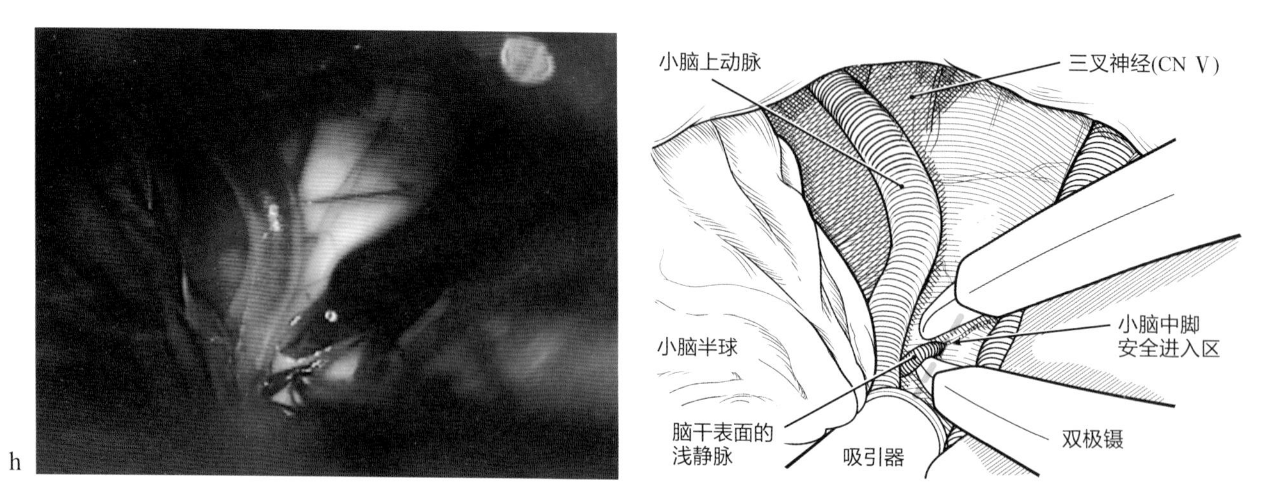
小脑上动脉
三叉神经(CN V)
小脑中脚
安全进入区
小脑半球
脑干表面的
浅静脉
吸引器
双极镊
h

图 5.29 h. 使用与打开外侧裂类似的技术打开岩裂，可以增强小脑中脚安全进入区（虚线）的显露。打开岩裂可以更清晰地直视小脑中脚。 表面静脉的松解允许通过小脑中脚进入脑干，而无须牺牲静脉。

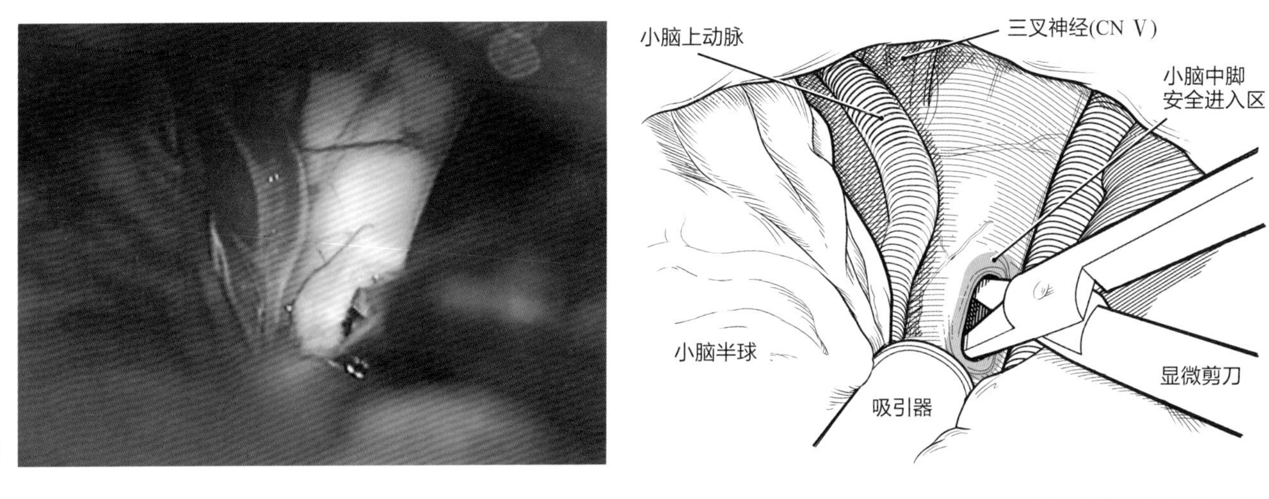
i
小脑上动脉
三叉神经(CN V)
小脑中脚
安全进入区
小脑半球
吸引器
显微剪刀

图 5.29 i. 开口是通过使用显微剪刀在脑干上锐性切开蛛网膜，然后使用显微器械扩张技术来打开一个足够大的工作通道，大小需容纳显微吸引器和第二把显微器械。小脑中脚上切口的方向不是取头尾方向而是前后方向，与穿过小脑中脚的神经纤维走行方向一致。

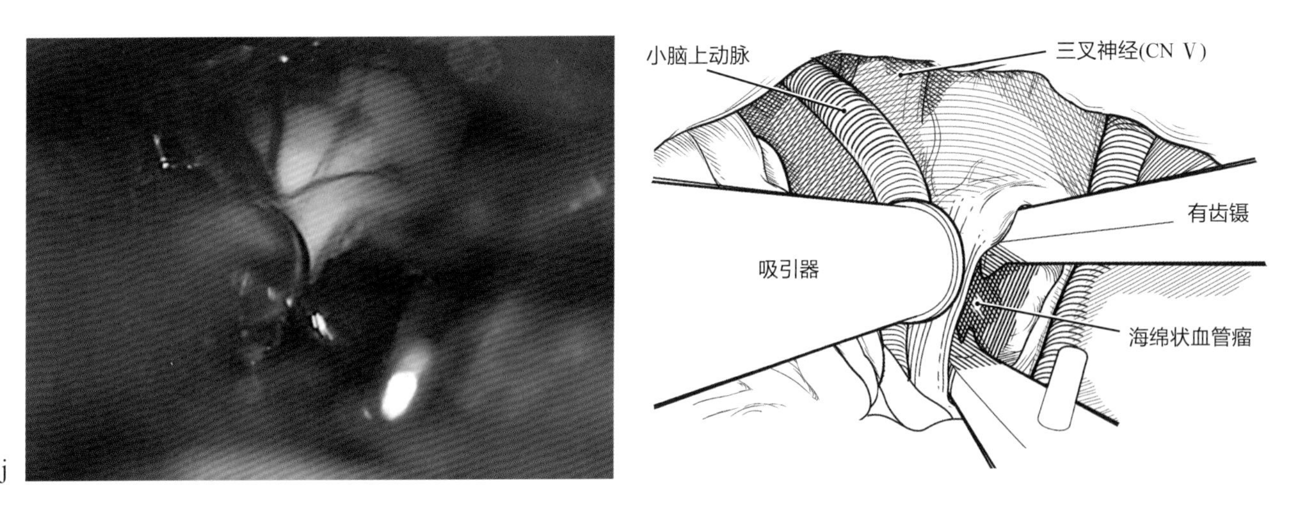
j
小脑上动脉
三叉神经(CN V)
有齿镊
吸引器
海绵状血管瘤

图 5.29 j. 使用显微镊扩大开口。

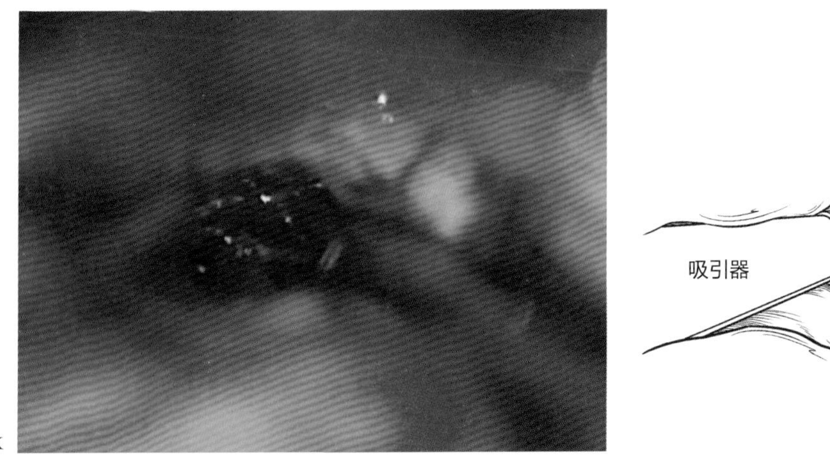
k

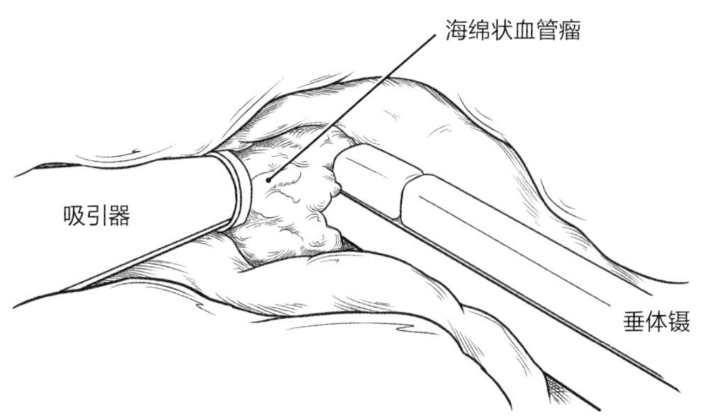
海绵状血管瘤
吸引器
垂体镊

图 5.29 k. 海绵状血管瘤被逐次分块切除。

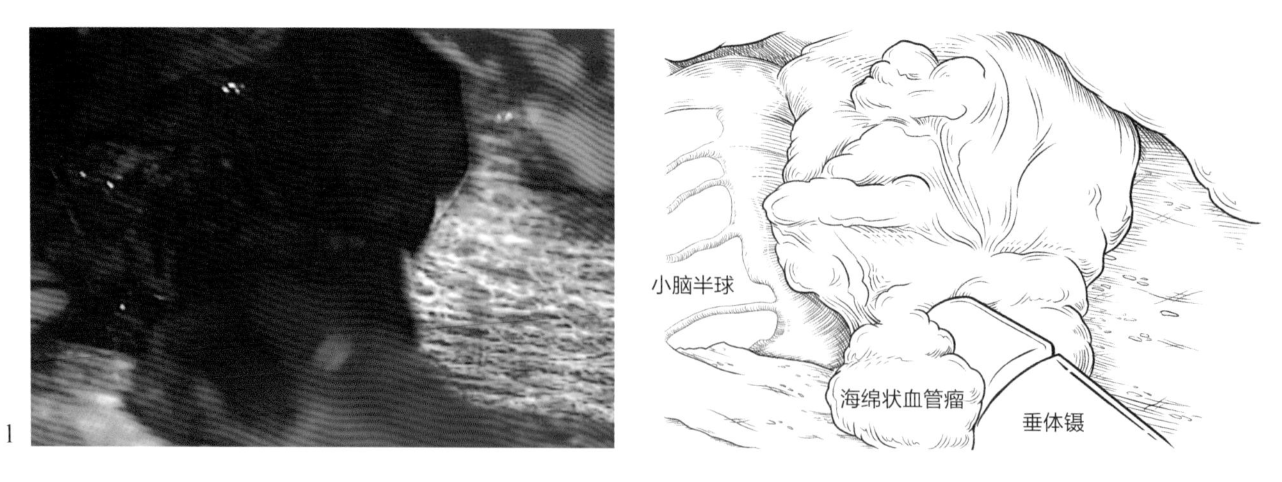
小脑半球
海绵状血管瘤
垂体镊

图 5.29　l. 当从脑干的小开口中取出海绵状血管瘤时，可以看到畸形团块。

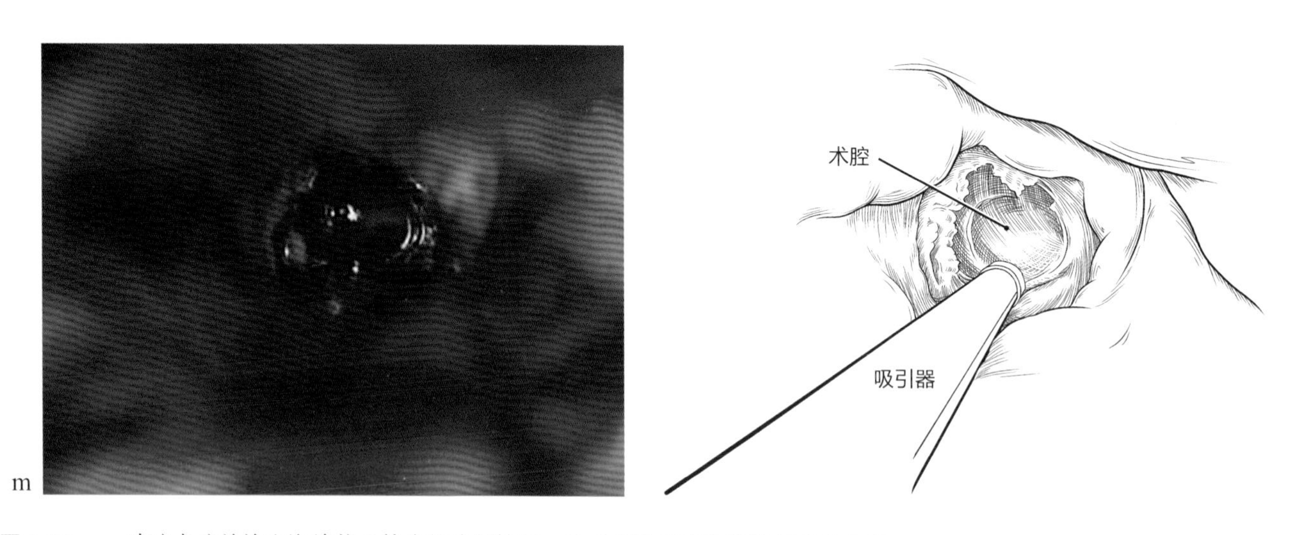
术腔
吸引器

图 5.29　m. 冲洗术腔并检查海绵状血管瘤的残留情况。注意保持发育性静脉异常的完整。

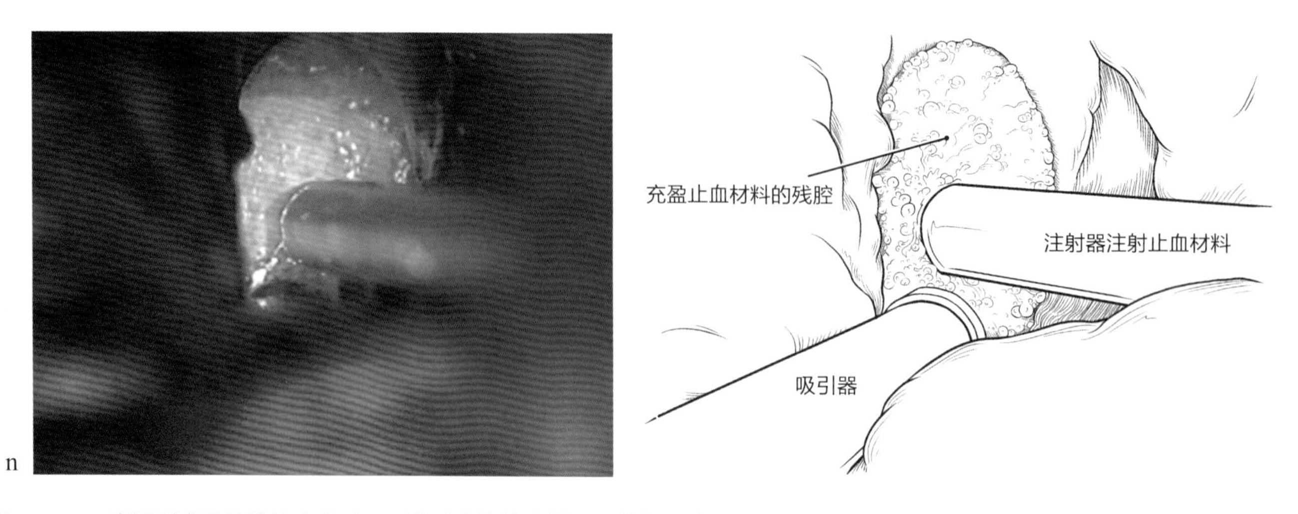
充盈止血材料的残腔
注射器注射止血材料
吸引器

图 5.29　n. 当遇到术腔静脉性出血时，可在腔内涂抹少量止血材料，并在闭合前冲洗残腔以将其去除。

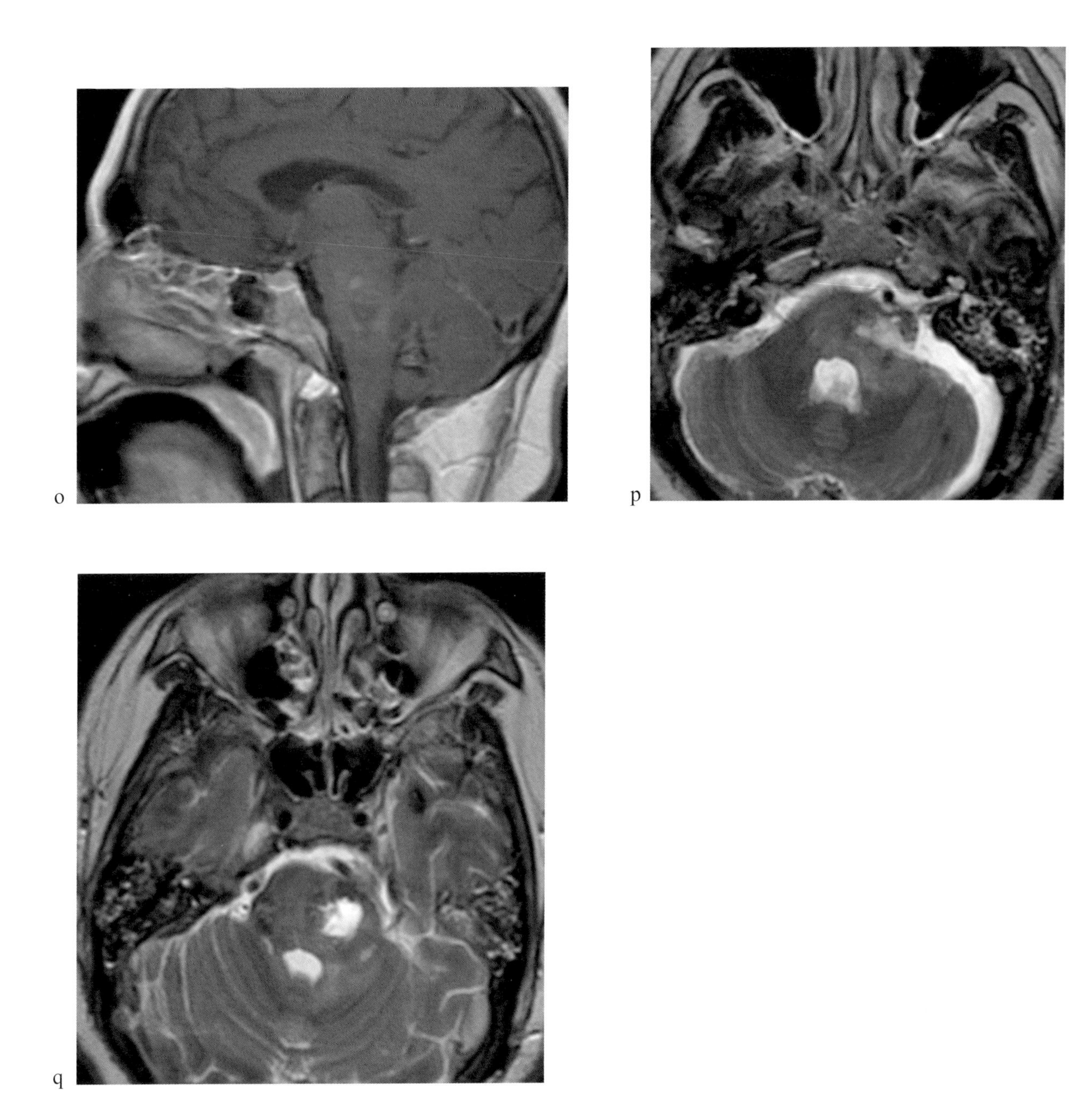
o
p
q

图 5.29 术后矢状位（o）T1 加权和轴位 T2 加权（p，q）磁共振成像证实病变被完全切除。

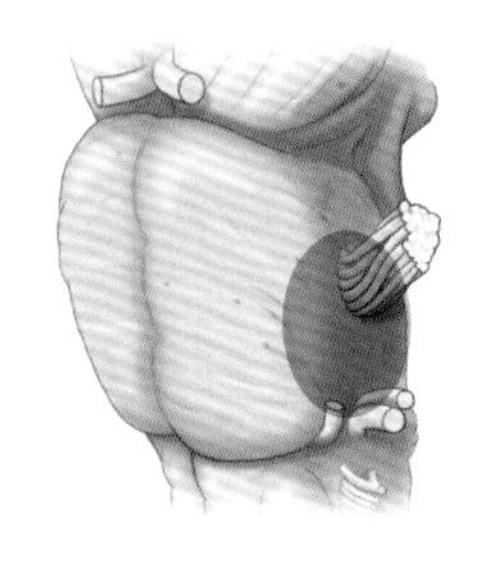

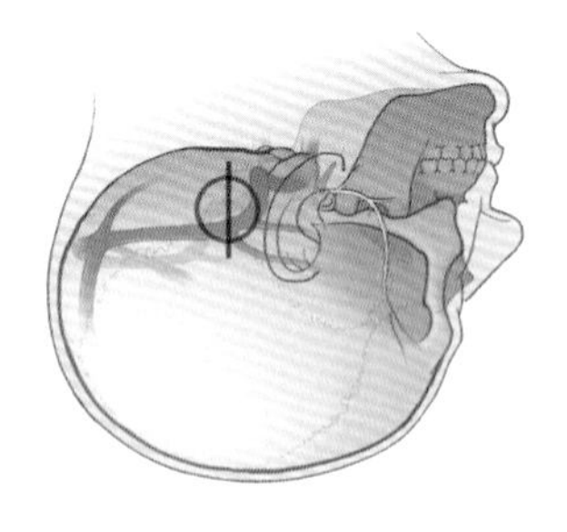

病例 5.30

- 诊断：脑桥海绵状血管瘤（相关解剖：**51**，**56**，**62**，**118~124** 页）
- 术前检查：右侧肢体无力（4 级 /5 级），右侧面神经（CN Ⅶ）麻痹，右侧肢体麻木
- 入路：左侧乙状窦后入路（相关入路：**212~222** 页）
- 体位：仰卧位
- 监测：体感诱发电位和运动诱发电位，三叉神经（CN Ⅴ）、面神经（CN Ⅶ）和前庭蜗神经（CN Ⅷ）监测
- 预后：完整切除病灶；核内眼肌麻痹和右侧肢体无力（3 级 /5 级）

见视频 5.30，以及动画 5.2 和动画 5.6

图 5.30 一例 37 岁男性患者，因右手麻木和书写困难逐渐进展为右臂、右腿无力（4 级 /5 级）伴感觉减退 4 个月就诊；既往曾在另一家机构做过两次手术。

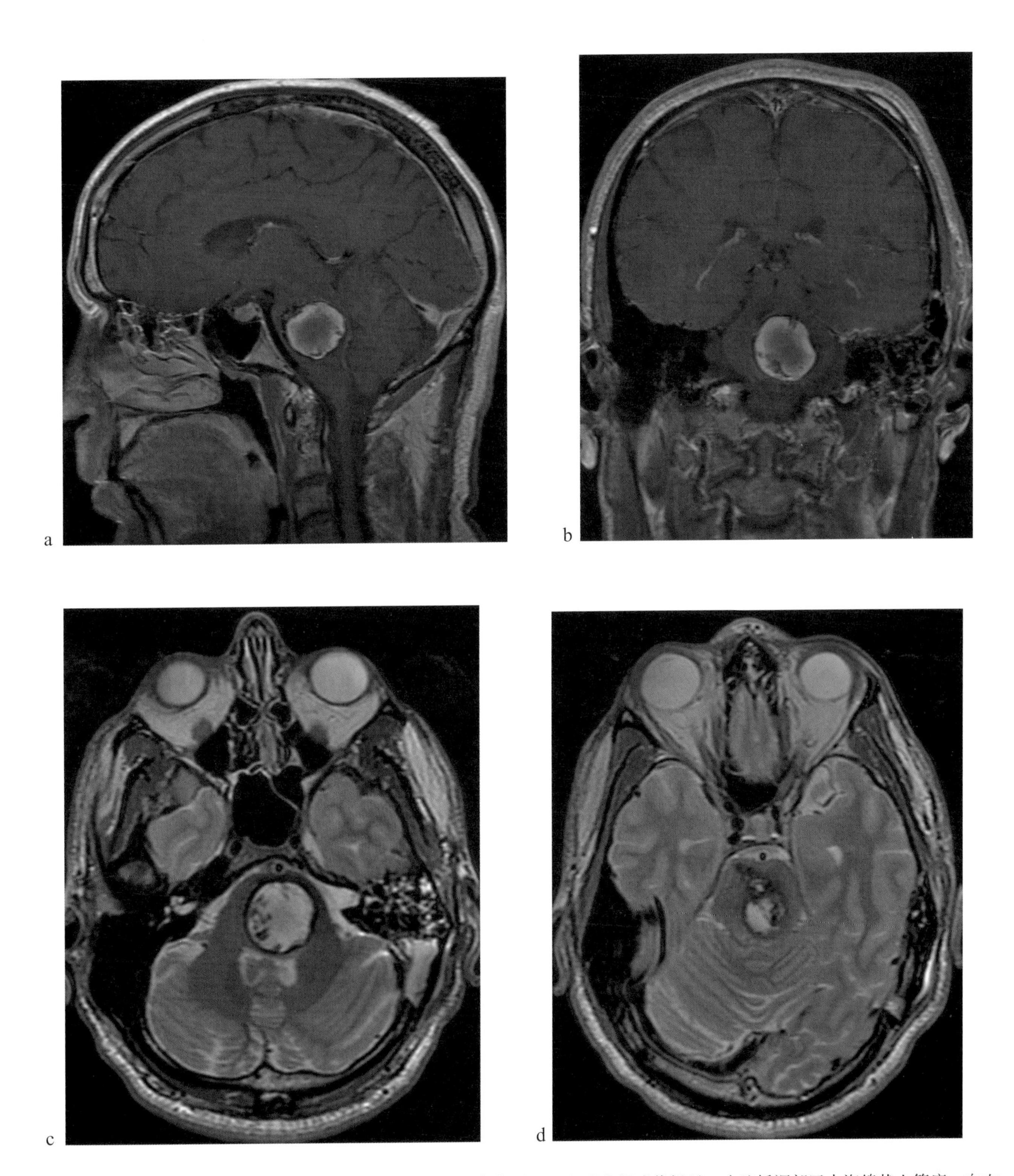

a
b
c
d

图 5.30 矢状位（a）和冠状位（b）T1 加权，以及轴位 T2 加权（c，d）磁共振成像提示一个脑桥深部巨大海绵状血管瘤，向左侧偏心性生长。该患者之前曾在另一家医疗机构接受过左侧乙状窦前开颅手术。由于术中出血过多，手术终止。由于病变偏向左侧生长，我们使用左侧乙状窦后开颅手术到达病变。

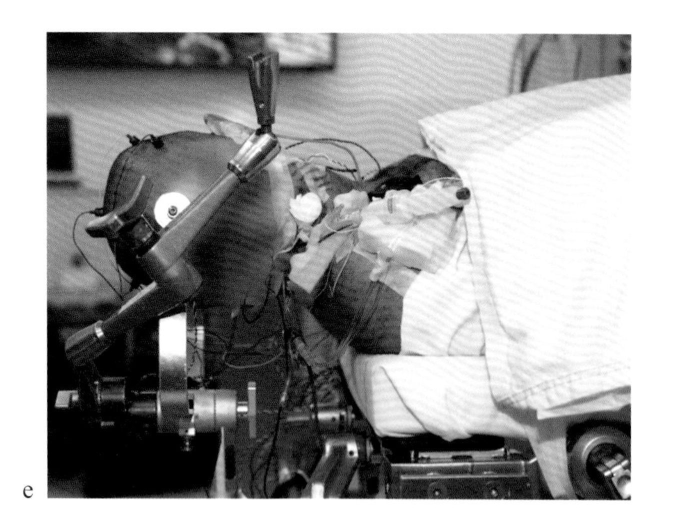

e

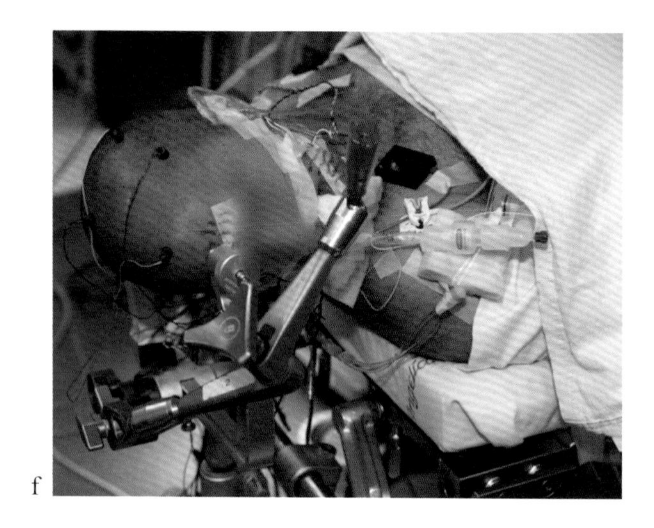

f

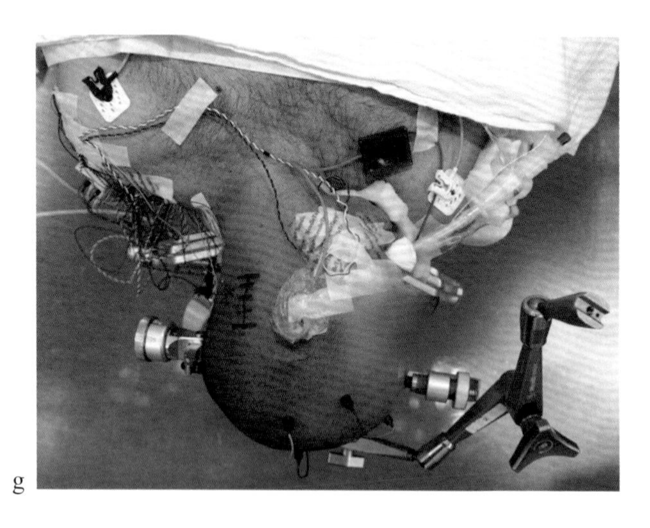

g

图 5.30 e~g. 术中照片显示了乙状窦后开颅手术和入路的患者体位。e. 患者仰卧，头部转向对侧，使其与地面平行。这种头部位置可能只适用于颈部柔软的年轻患者。f. 下巴向胸部屈曲以打开颅颈角，将在那里进行大部分解剖分离。g. 头部稍微朝向地板，以打开头部和胸部之间的角度，便于检视脑干，直至三叉神经（CN Ⅴ）水平。由于位置较深，使用小脑中脚安全进入区到达海绵状血管瘤。为了便于从乙状窦后入路观察小脑中脚安全进入区，可解剖分离岩裂。岩裂可以采用类似于分离外侧裂的方式进行解剖和分离，以提供通往小脑中脚的直接路径，这是进入脑干以切除脑桥外侧深部病变的首选安全进入区。

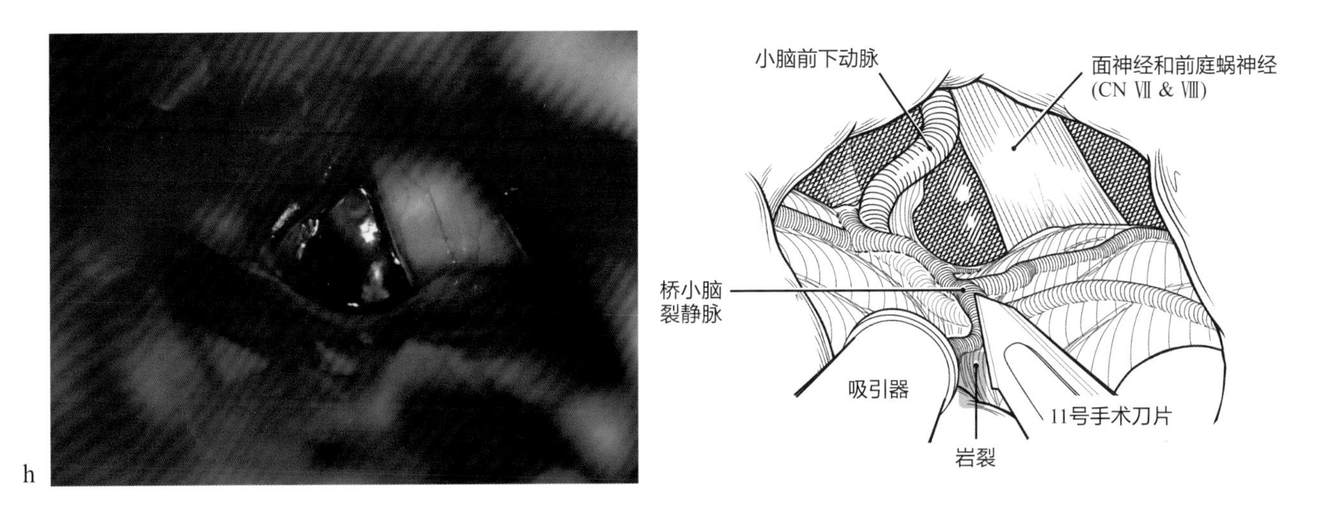
h
小脑前下动脉
面神经和前庭蜗神经
(CN Ⅶ & Ⅷ)
桥小脑
裂静脉
吸引器
11号手术刀片
岩裂

图 5.30 h~p. 术中照片和示意图显示了岩裂和桥小脑裂的逐步解剖分离和病变切除的过程。h. 识别桥小脑裂的静脉，解剖分离覆盖在静脉上的蛛网膜以释放和松解静脉。然后锐性断开连接小脑小叶的蛛网膜系带以分离小脑的脑叶，从而暴露岩裂（阴影区域）。

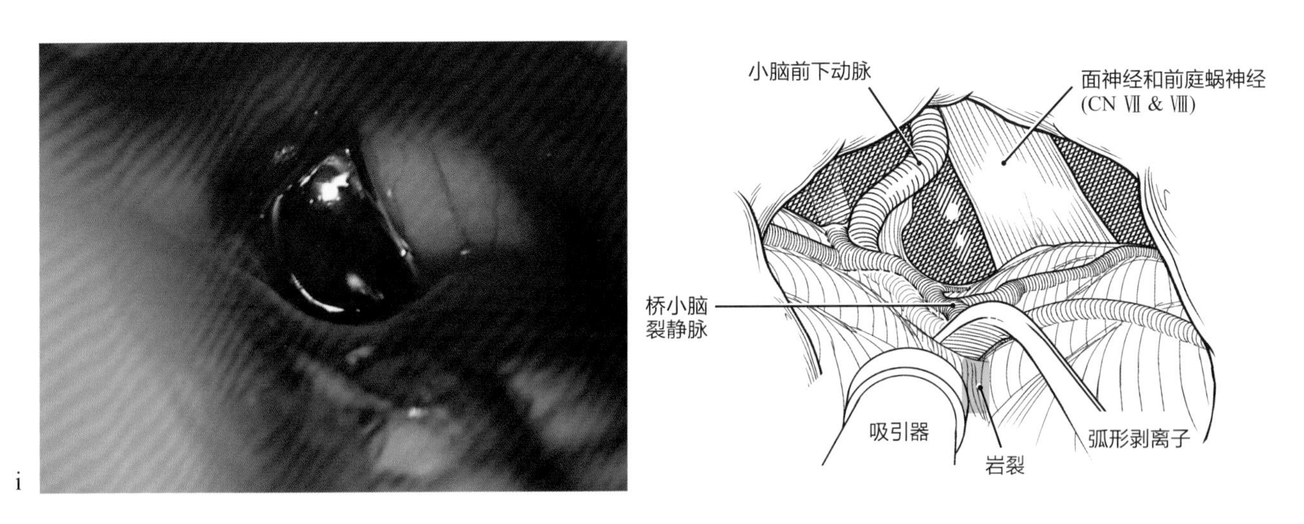
i
小脑前下动脉
面神经和前庭蜗神经
(CN Ⅶ & Ⅷ)
桥小脑
裂静脉
吸引器
岩裂
弧形剥离子

图 5.30 i. 显微剥离子用于扩大小脑小叶之间的潜在岩裂（阴影区域）空间。

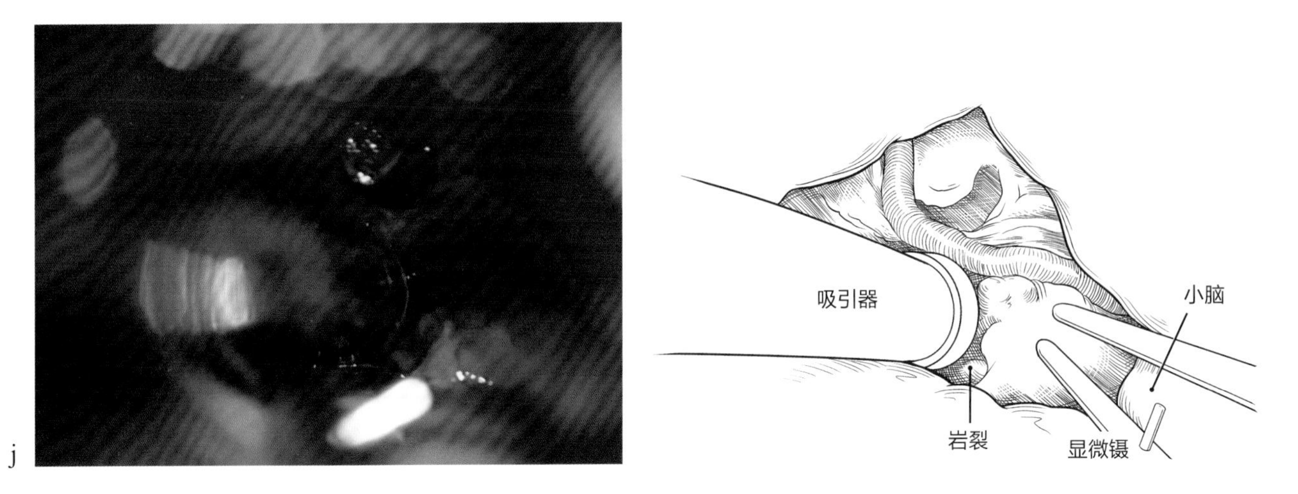
j
吸引器
小脑
岩裂
显微镊

图 5.30 j. 通过观察吸引器套管顶端可见解剖分离已经深入脑桥。

k

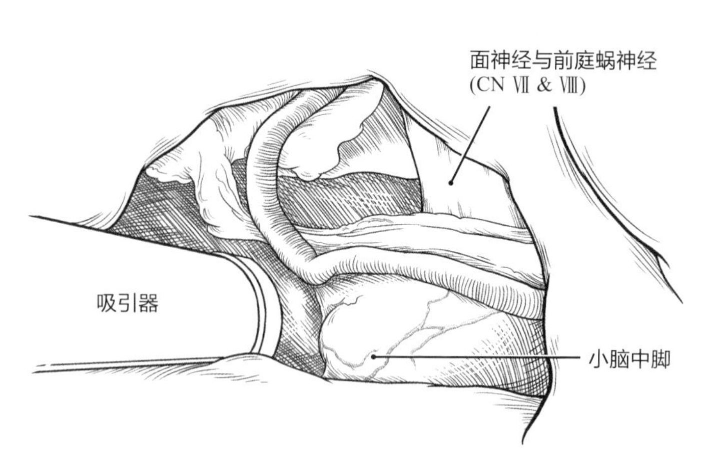
面神经与前庭蜗神经
(CN Ⅶ & Ⅷ)
吸引器
小脑中脚

图 5.30 k. 解剖分离小脑岩裂后获得的最终视图。

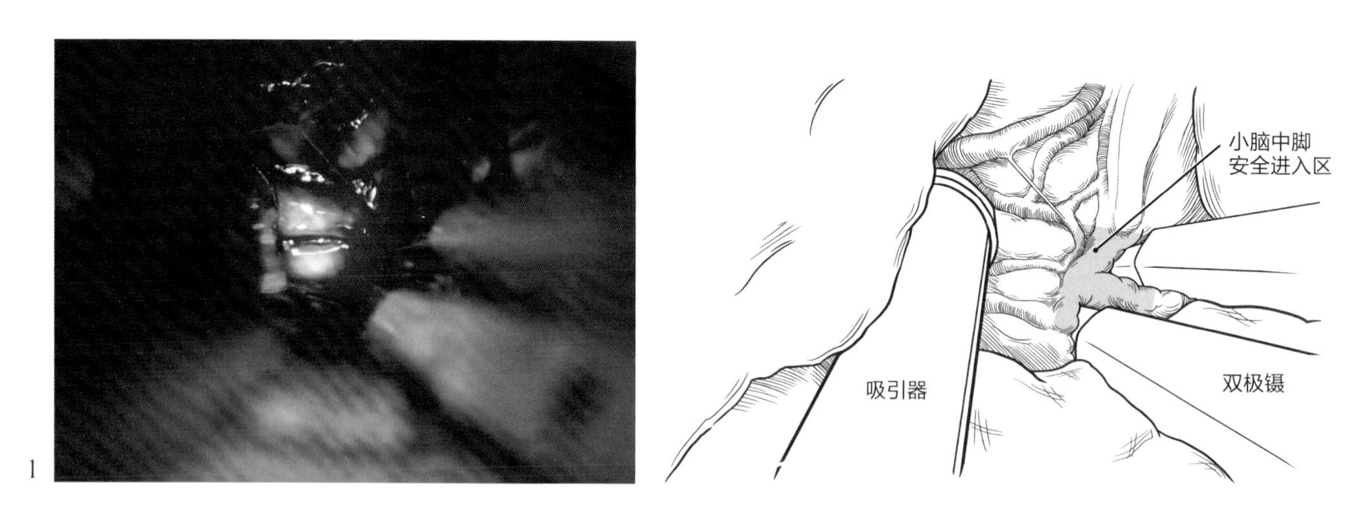
l
小脑中脚
安全进入区
吸引器
双极镊

图 5.30 l. 在小脑中脚安全进入区（阴影区域）取横向开口，平行于小脑中脚中纤维迁移的方向。

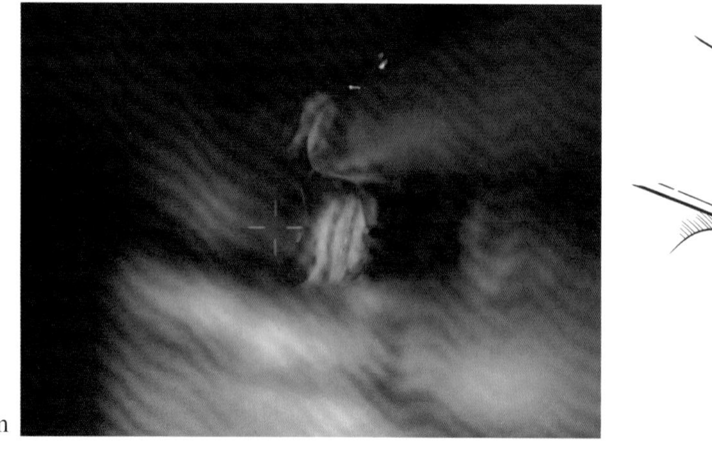
m

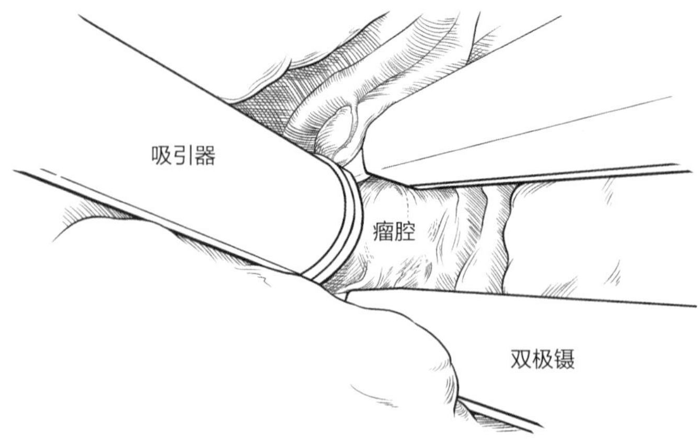
吸引器
瘤腔
双极镊

图 5.30 m. 开口被扩大。

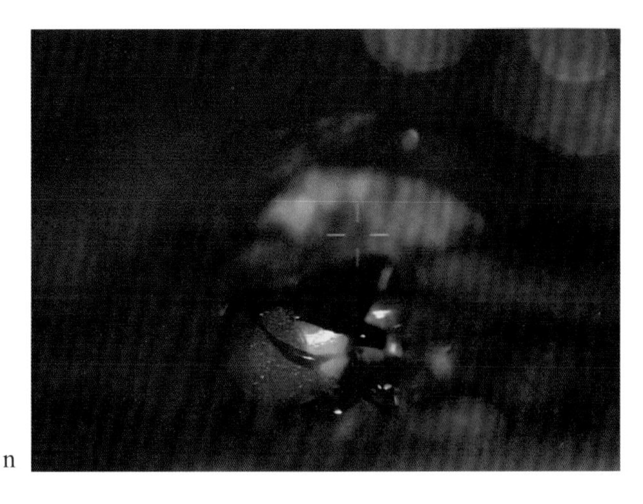

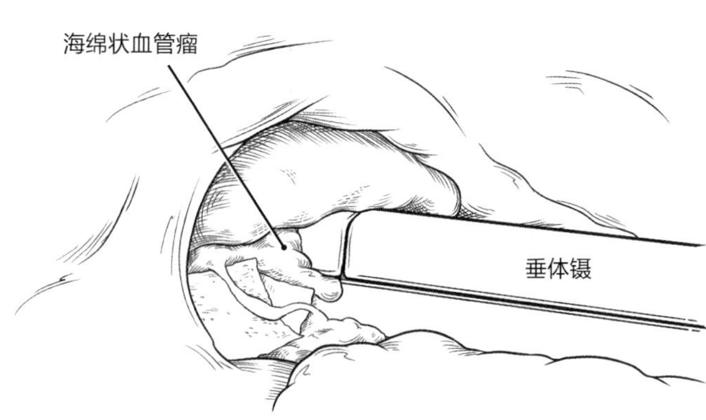
海绵状血管瘤
垂体镊

图 5.30 n. 使用显微剥离子和垂体镊识别和游离海绵状血管瘤。

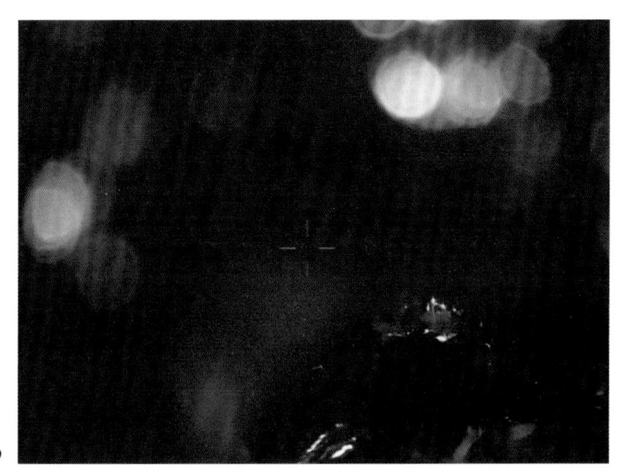

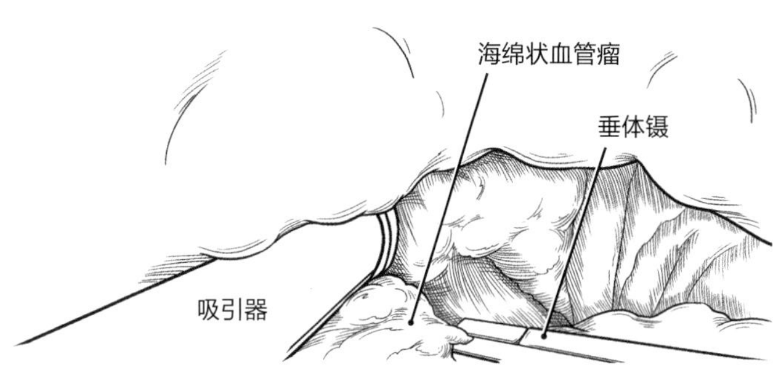
海绵状血管瘤
垂体镊
吸引器

图 5.30 o. 游离松解完成后分块切除海绵状血管瘤。

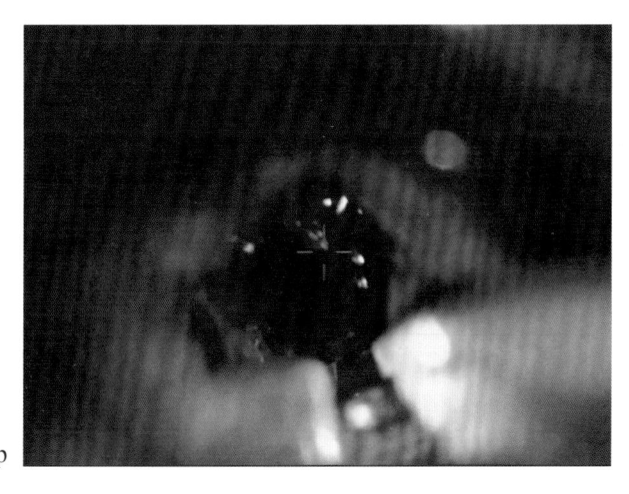

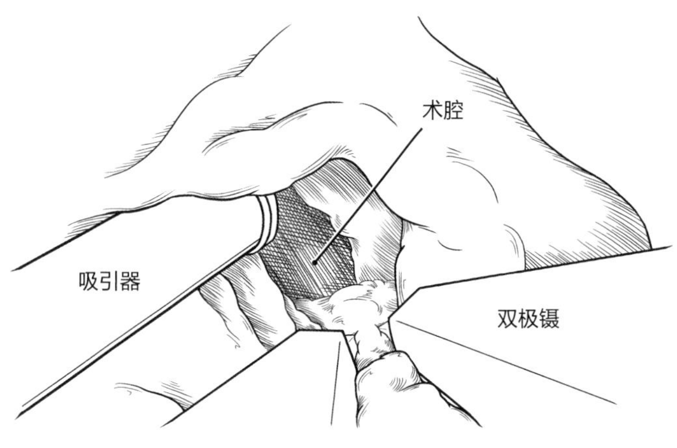
术腔
吸引器
双极镊

图 5.30 p. 带照明的显微器械有助于观察术区深部。在该例患者中，被照亮的双极镊有助于照明和实现止血。也可在术腔表面涂抹少量止血材料以达到止血效果，但在闭合前应冲洗术腔。

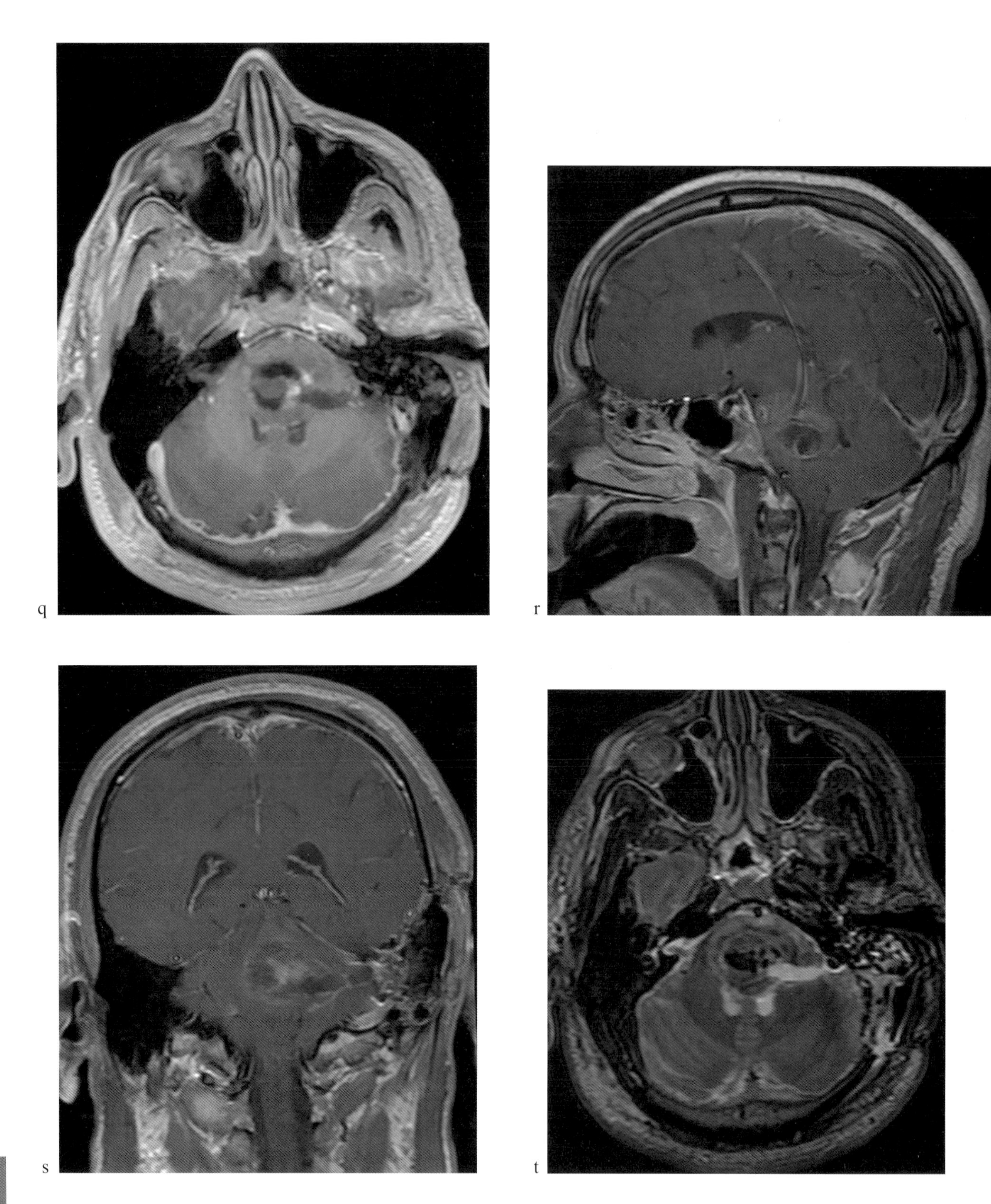
q
r
s
t

图 5.30 术后轴位（q）、矢状位（r）和冠状位（s）T1 加权，以及轴位 T2 加权（t）磁共振成像证实病灶被完全切除。

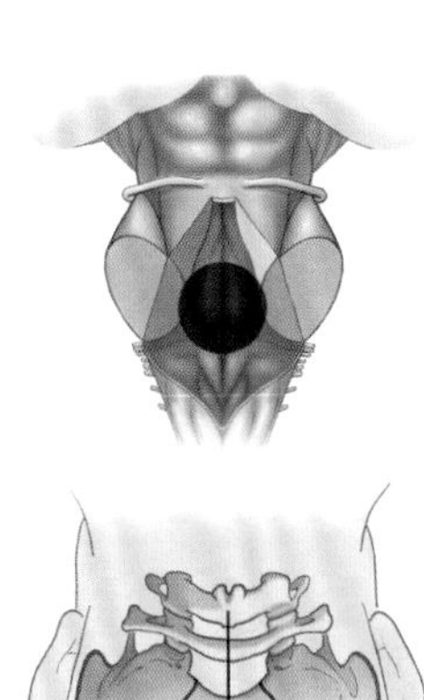

病例 5.31

- 诊断：脑桥海绵状血管瘤（相关解剖：**25，57~59** 页）
- 术前检查：右侧核间性眼肌麻痹
- 入路：枕下中线入路（相关入路：**200~211** 页）
- 体位：俯卧位
- 监测：体感诱发电位和运动诱发电位；面神经监测（CN Ⅶ）
- 预后：完整切除病变，神经系统功能状态未改变

见视频 5.31，以及动画 5.2 和动画 5.5

图 5.31 一例 56 岁男性患者因突发面部麻木和复视就诊。

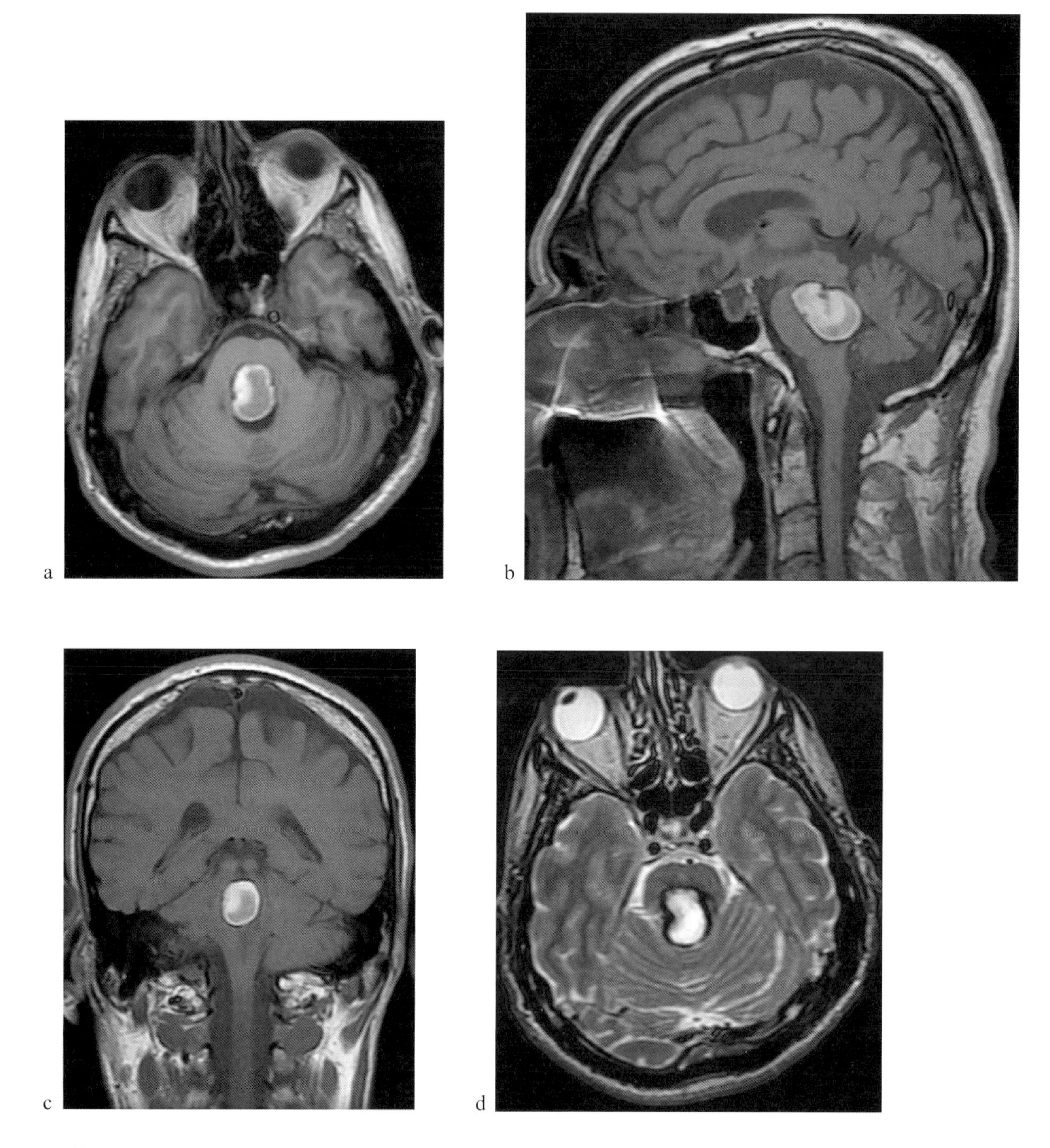

图 5.31 轴位（a）、矢状位（b）、冠状位（c）T1 加权，以及轴位 T2 加权（d）磁共振成像证实毗邻第四脑室底部的脑桥背侧病变。

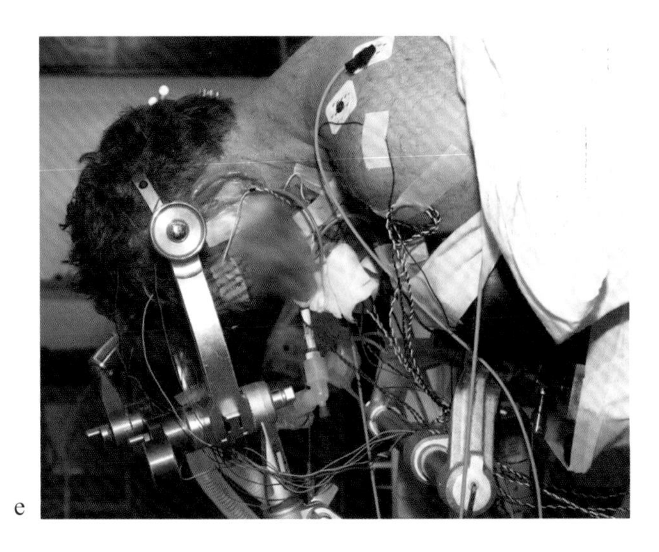

图 5.31 e. 患者摆好体位行枕下中线开颅术。患者俯卧位，头部屈曲，下巴收拢，以最大限度地暴露枕下区域。病变在第四脑室底部越高，开颅位置越低，皮肤切口应延伸扩展，以便使外科医生不受阻碍地接近病变。在这种情况下，虽然开颅是一个简单的枕下开口，但皮肤切口应至少延伸到第二颈椎。然而，切除这个病变并不需要去除 C1 和 C2 颈椎的后弓椎板。

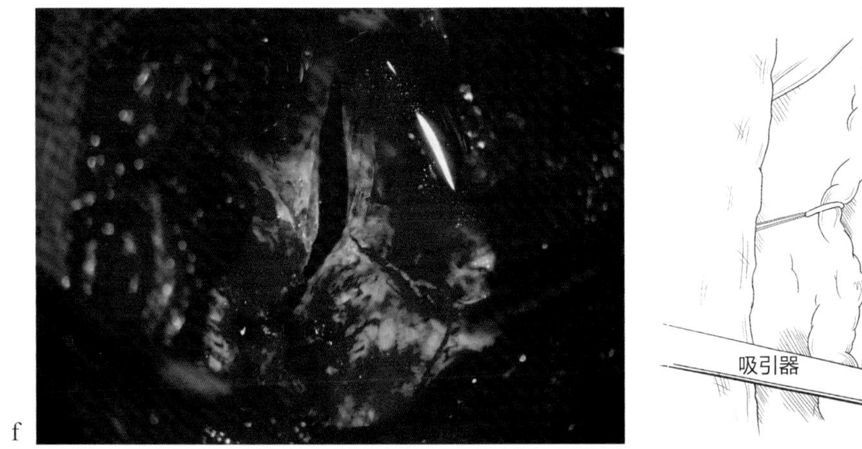

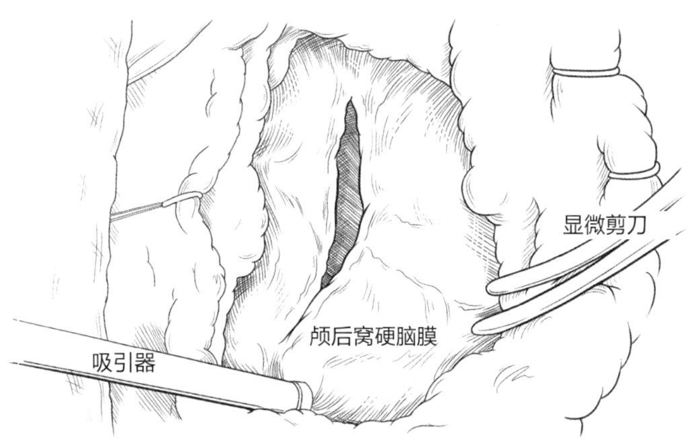
显微剪刀
颅后窝硬脑膜
吸引器

图 5.31 f. 覆盖颅后窝的硬脑膜以 Y 形打开。解剖分离覆盖小脑的蛛网膜可以松解小脑后下动脉的袢并分开小脑半球。

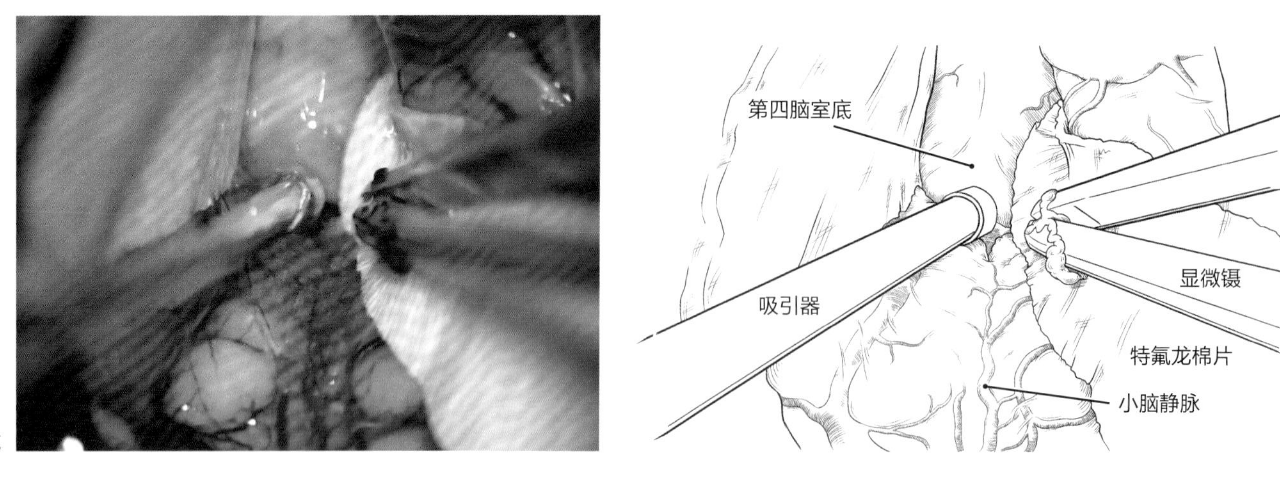
第四脑室底
显微镊
吸引器
特氟龙棉片
小脑静脉

图 5.31 g. 将一小块明胶海绵放入第四脑室内可避免出血进入脑室腔。继续向头侧解剖分离以暴露海绵状血管瘤毗邻软脑膜平面的点。

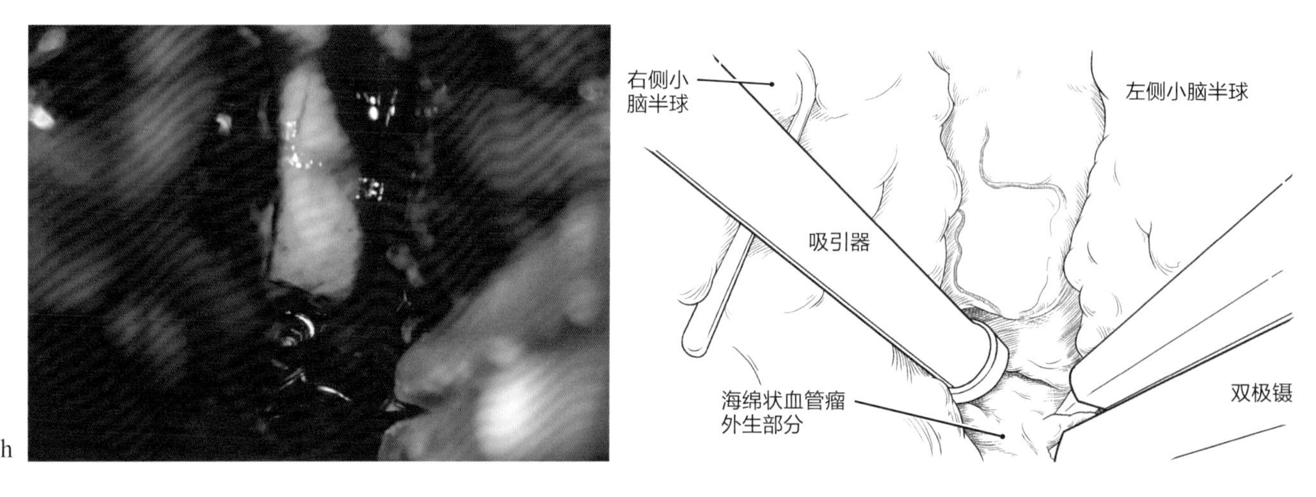
右侧小脑半球
左侧小脑半球
吸引器
双极镊
海绵状血管瘤外生部分

图 5.31 h. 检视海绵状血管瘤的外生性部分并继续对病变进行减压。

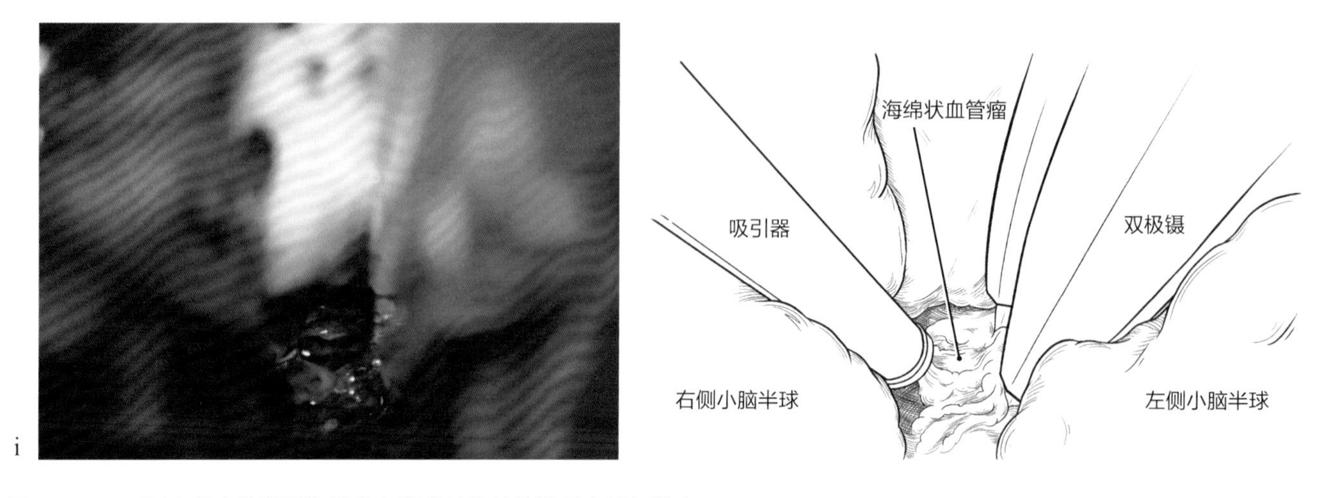
海绵状血管瘤
吸引器
双极镊
右侧小脑半球
左侧小脑半球

图 5.31 i. 双极电凝电灼凝固海绵状血管瘤并将其从脑干中松解游离。

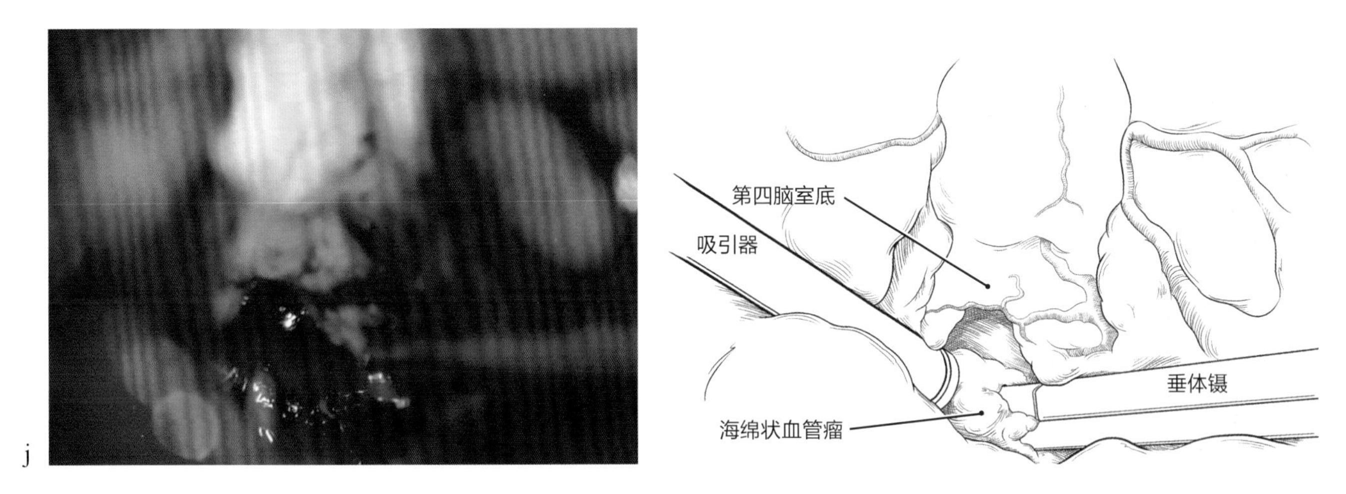
第四脑室底
吸引器
垂体镊
海绵状血管瘤
j

图 5.31 j. 使用有齿镊和垂体镊解剖分离病变并将其从脑干松解游离。

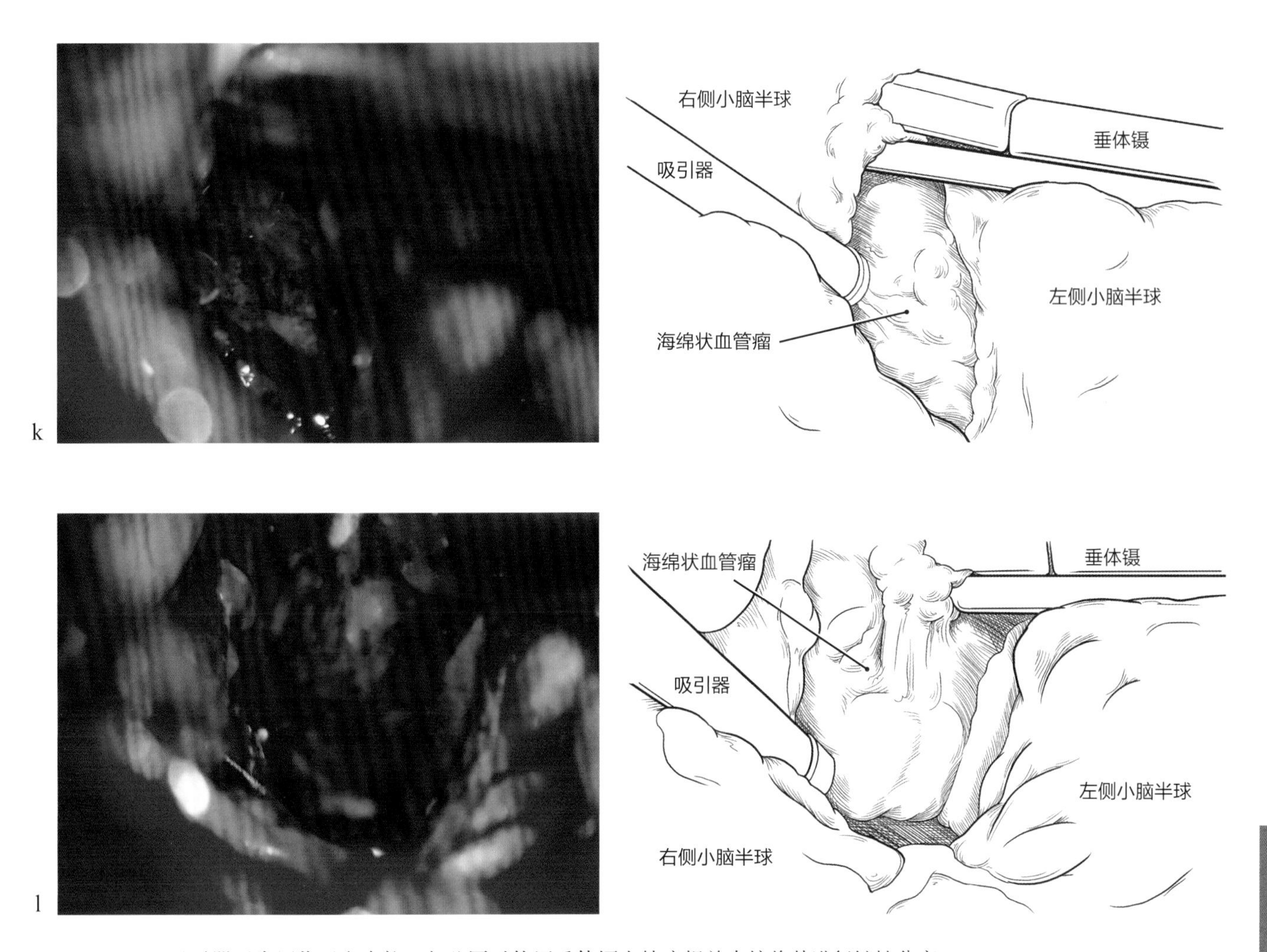
右侧小脑半球
垂体镊
吸引器
左侧小脑半球
海绵状血管瘤
k
海绵状血管瘤
垂体镊
吸引器
左侧小脑半球
右侧小脑半球
l

图 5.31 k，l. 吸引器通常用作反向牵拉，与此同时使用垂体镊夹持病损并直接将其进行钝性分离。

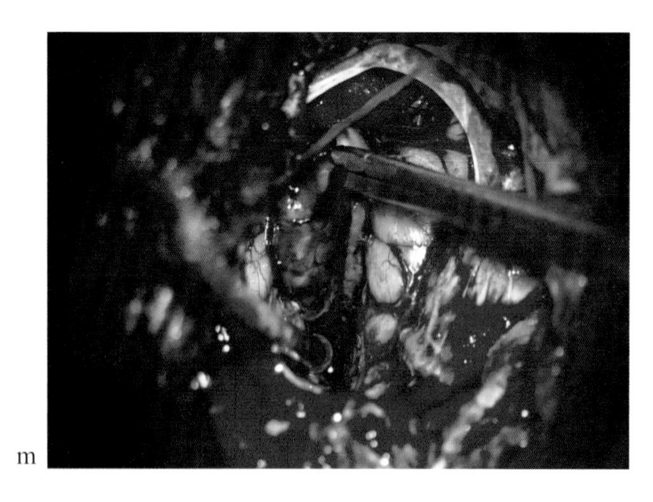

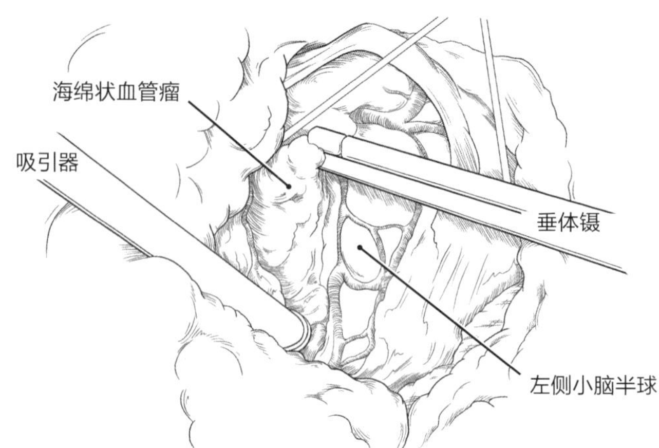
海绵状血管瘤
吸引器
垂体镊
左侧小脑半球

图 5.31 m. 一旦病变得到完全松解，即可予以直接切除。

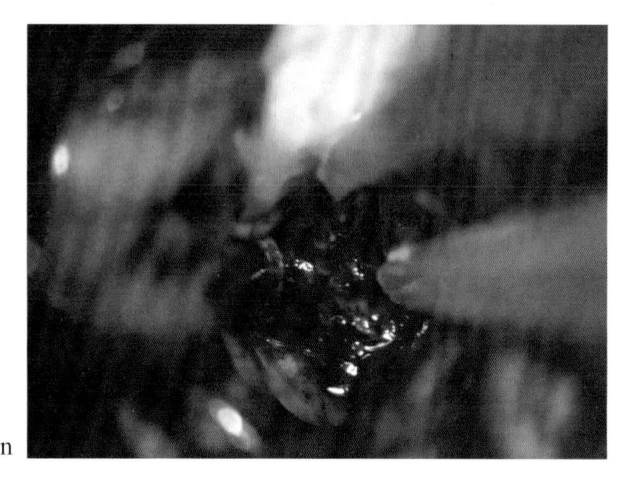

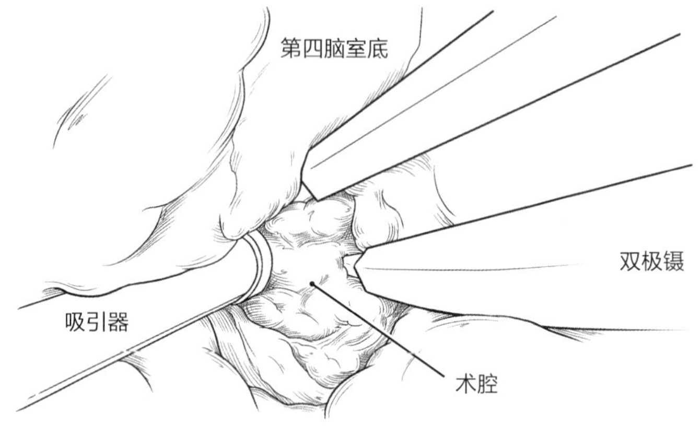
第四脑室底
双极镊
吸引器
术腔

图 5.31 n. 对术腔进行最后检查，凝固小出血点。

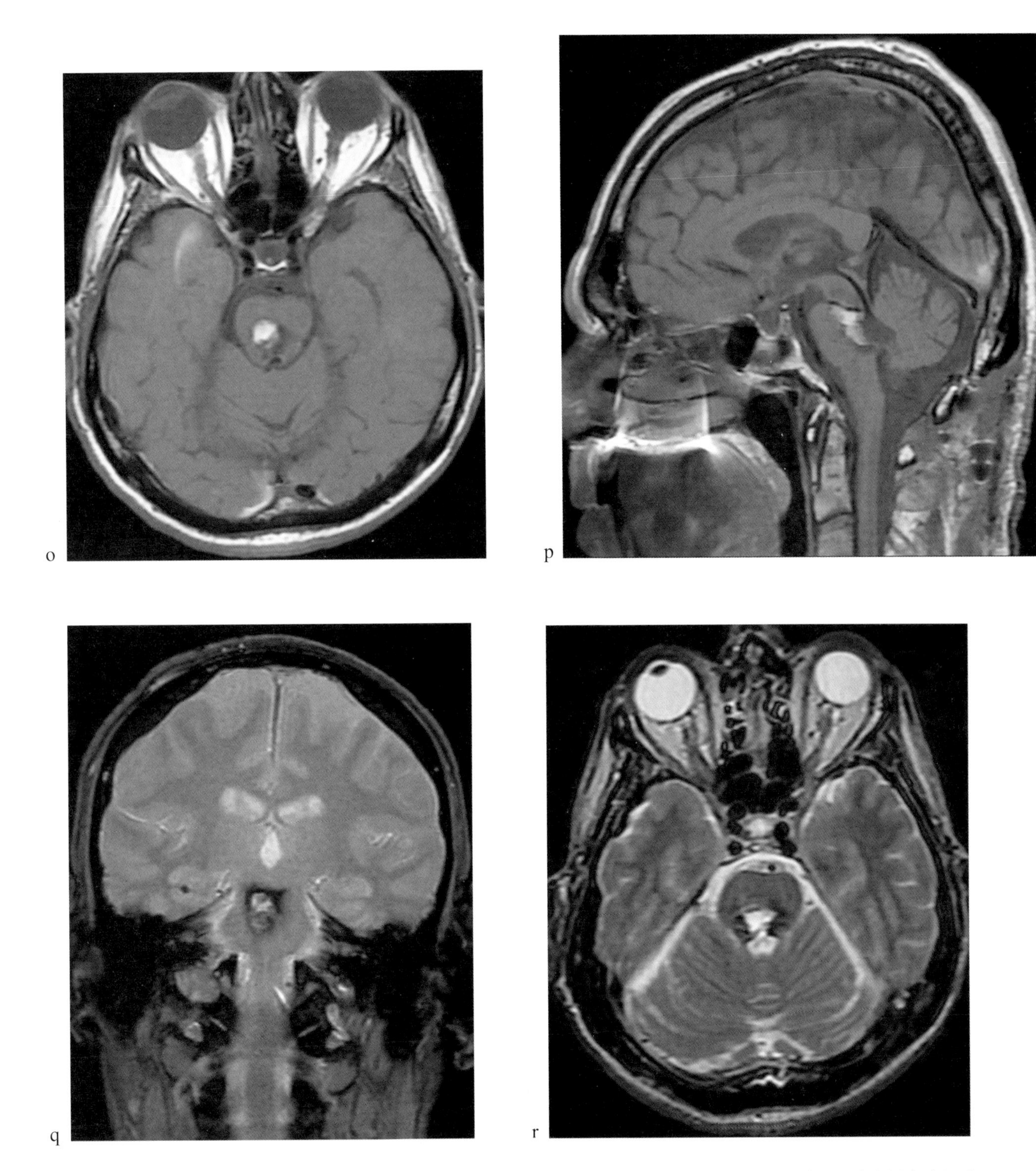
o
p
q
r

图 5.31 术后轴位（o）、矢状位（p）和冠状位（q）T1 加权，以及轴位 T2 加权（r）磁共振成像证实病变被完全切除。

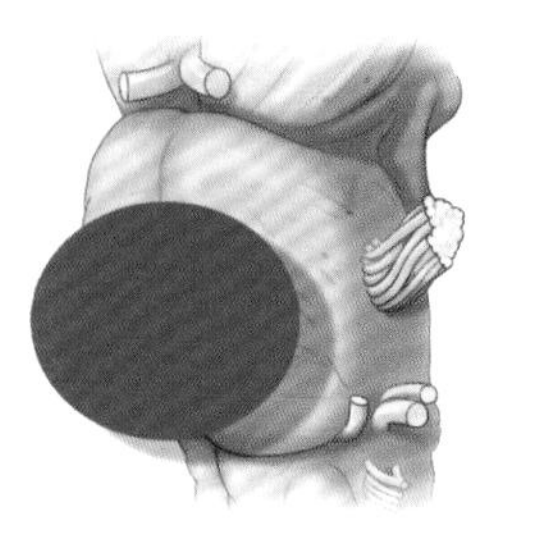

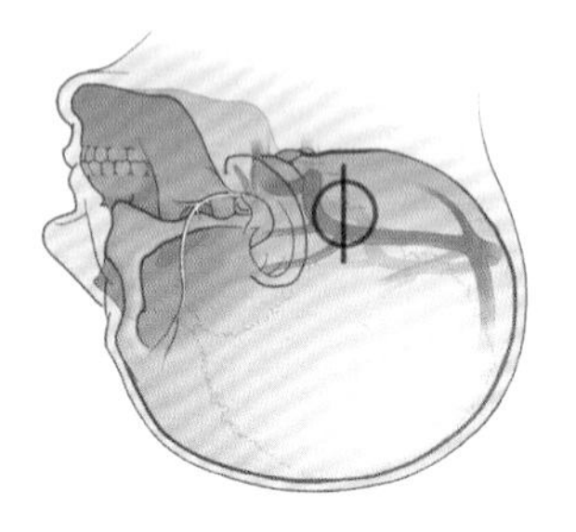

病例 5.32

- 诊断：颅后窝神经源性囊肿（相关解剖：**51**，**56**，**62**，**118~124** 页）
- 术前检查：未见神经功能缺损
- 入路：右侧乙状窦后入路（相关入路：**212~222** 页）
- 体位：仰卧位
- 监测：体感诱发电位和运动诱发电位；三叉神经（CN Ⅴ）、面神经（CN Ⅶ）、前庭蜗神经（CN Ⅷ）、舌咽神经（CN Ⅸ）、迷走神经（CN Ⅹ）和副神经（CN Ⅺ）监测
- 预后：完整切除病变，神经功能完好

见视频 5.32

图 5.32　一例 35 岁女性患者因头痛就诊。

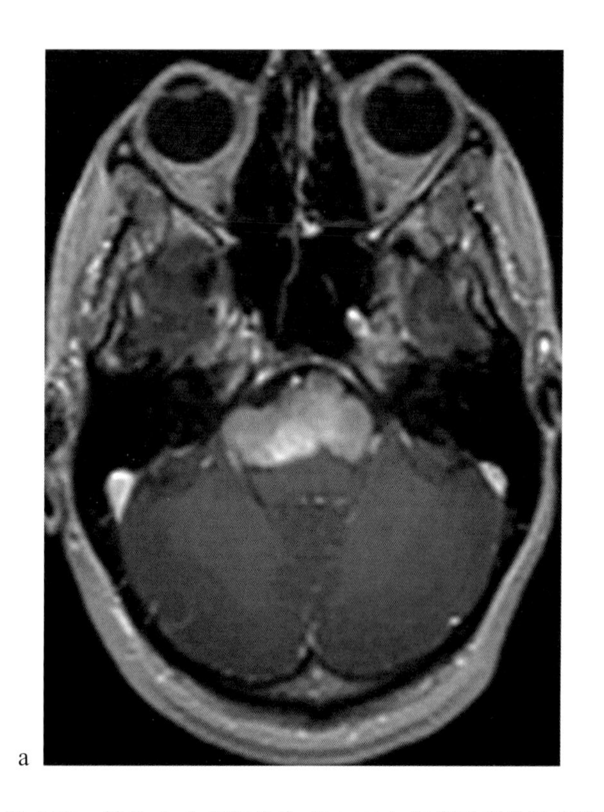

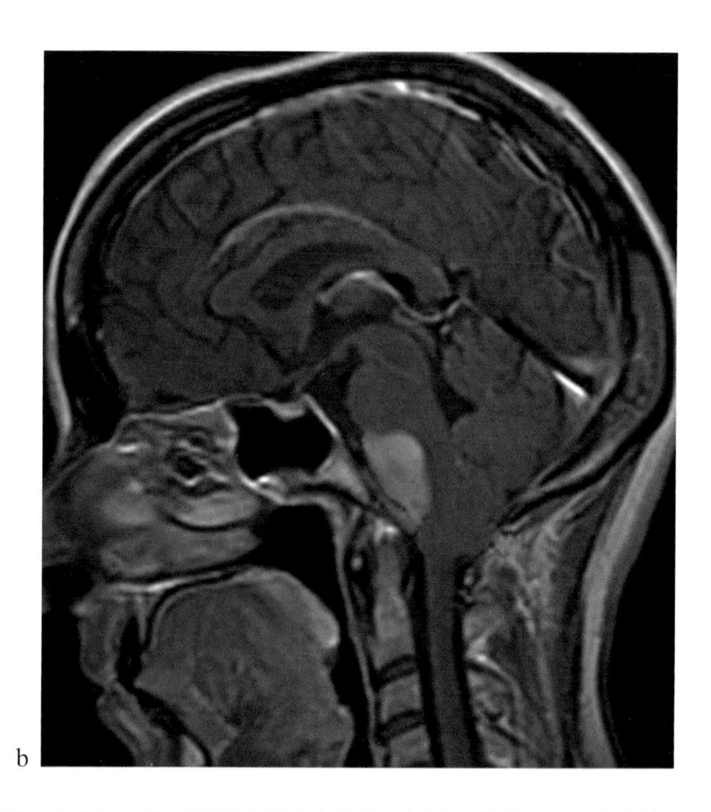

图 5.32　轴位（a）和矢状位（b）T1 加权增强磁共振成像显示一个大的、位于腹侧的颅后窝肿块，压迫和推移脑干。病变使基底动脉向前移位，这是神经源性囊肿的典型影像学特征。

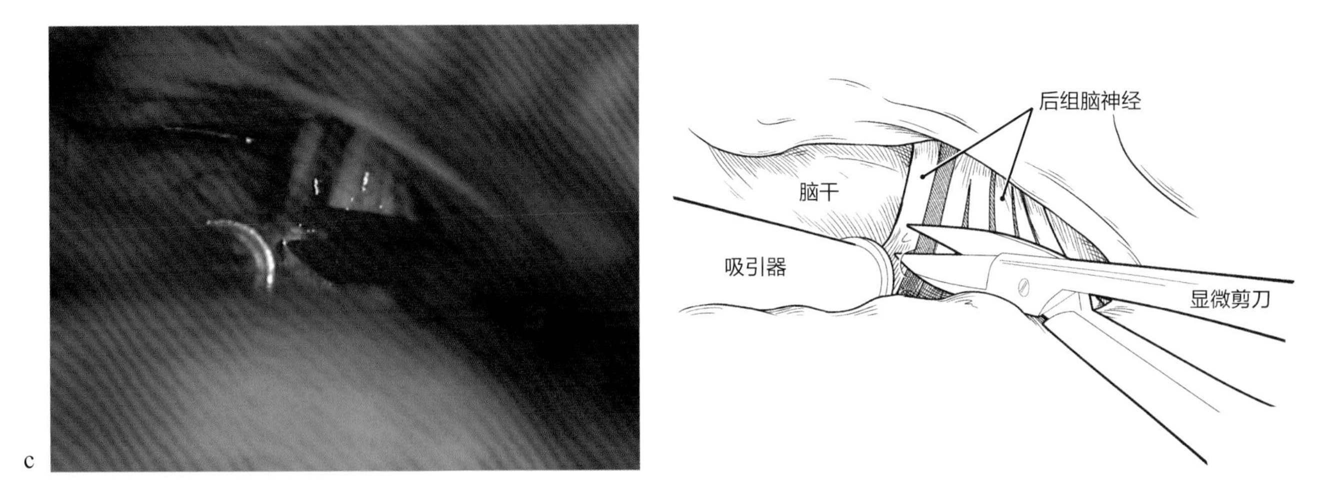
后组脑神经
脑干
吸引器
显微剪刀

图 5.32 c. 使用右侧乙状窦后入路到达囊肿。在进入桥小脑角裂并释放脑脊液后，很容易观察到脑干和脑神经。

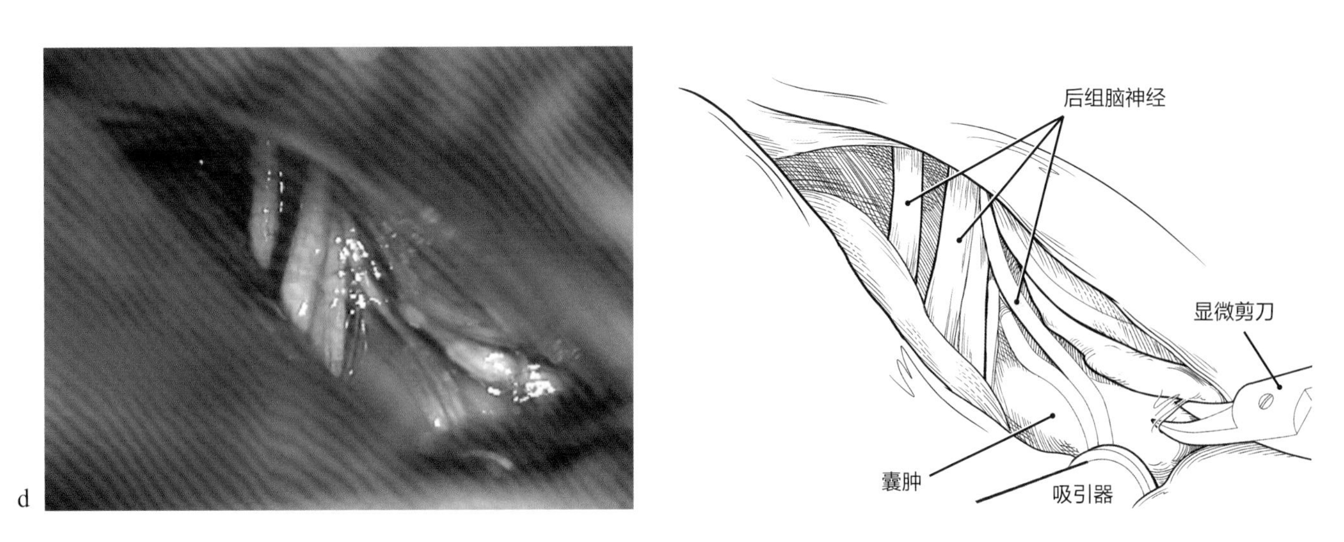
后组脑神经
显微剪刀
囊肿
吸引器

图 5.32 d. 打开后组脑神经上方的蛛网膜可暴露位于术野深处的囊肿。

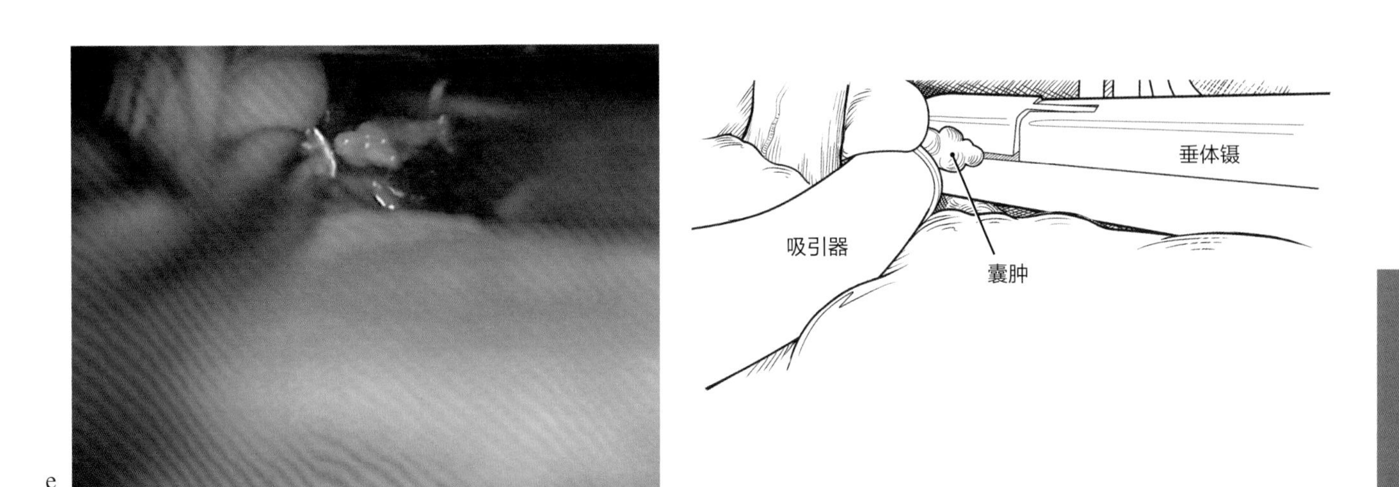
垂体镊
吸引器
囊肿

图 5.32 e. 使用显微镊和垂体镊从内部对囊肿进行减容。

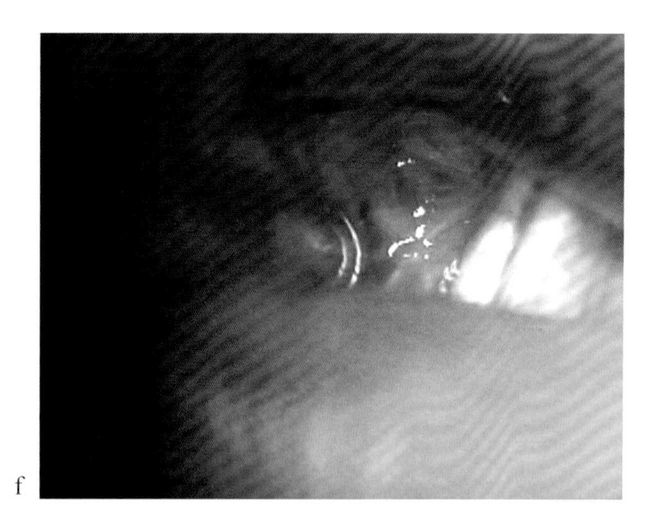

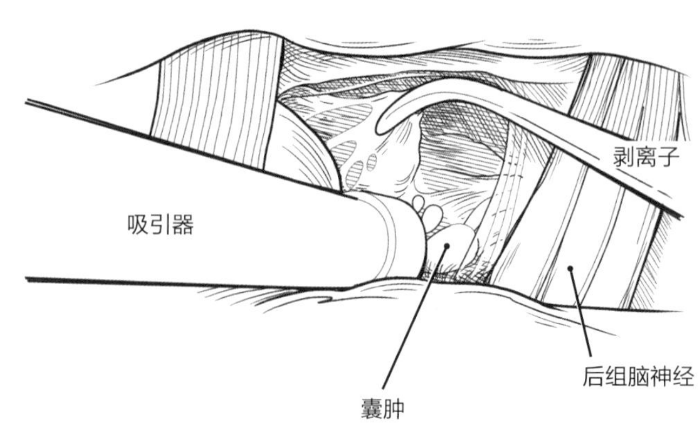
剥离子
吸引器
后组脑神经
囊肿

图 5.32 f. 吸引器抽吸囊肿内的黏性内容物并松解游离囊壁。

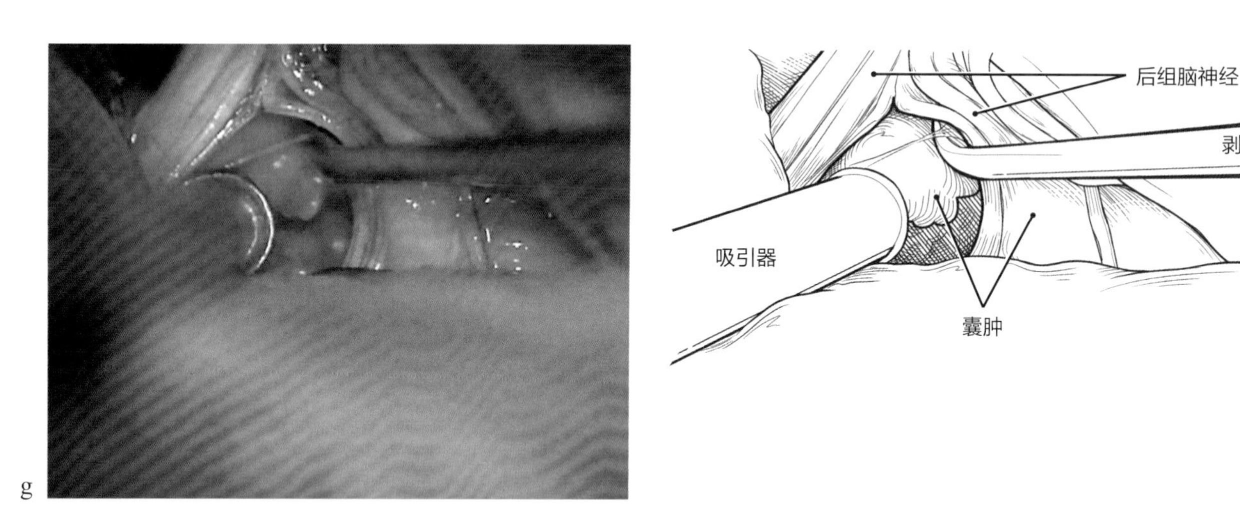
后组脑神经
剥离子
吸引器
囊肿

图 5.32 g. 使用显微剥离子从脑干和脑神经上解剖分离囊肿的实体部分。扩大后组脑神经之间的潜在空隙有助于更直接地观察囊肿以对其进行解剖分离。因此，充分打开后组脑神经上方的蛛网膜对于安全切除这些囊肿至关重要。

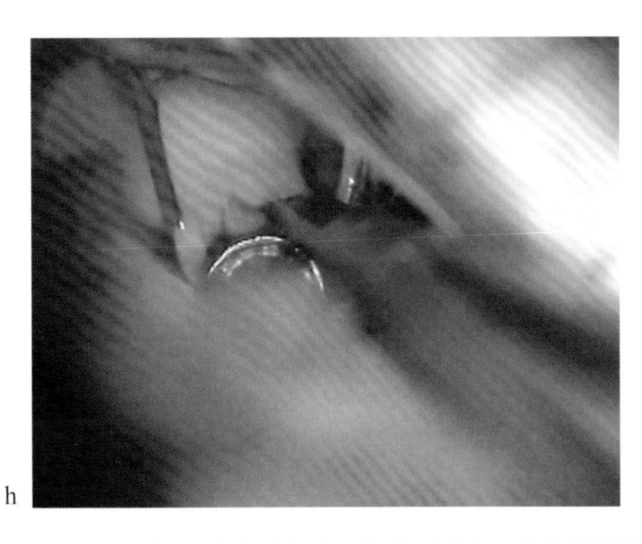

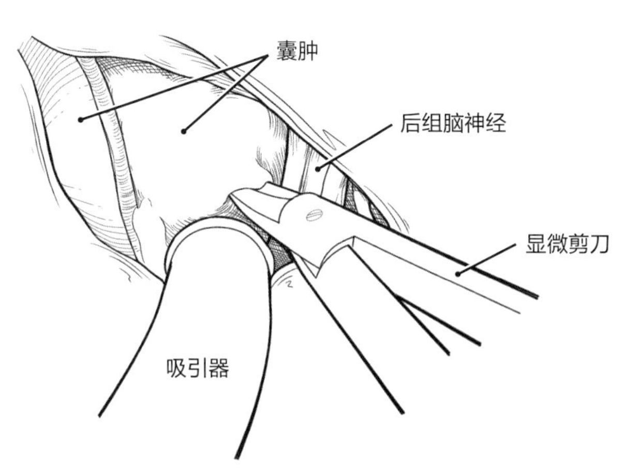
囊肿
后组脑神经
显微剪刀
吸引器

h

图 5.32 h. 对囊肿进行内减容后，从后组脑神经上将其进行锐性分离。

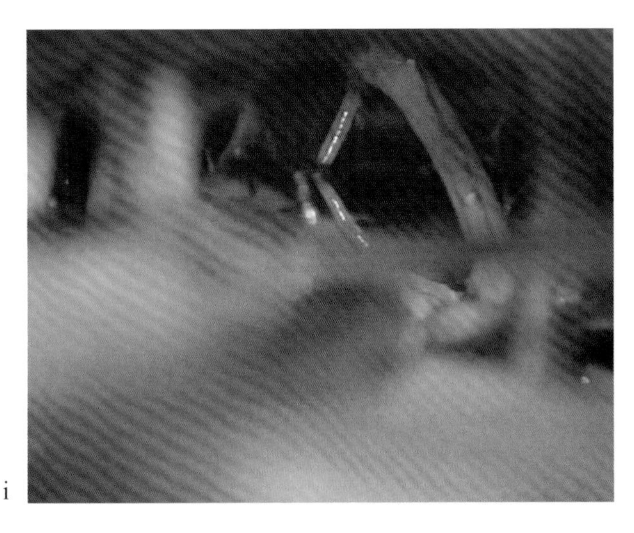

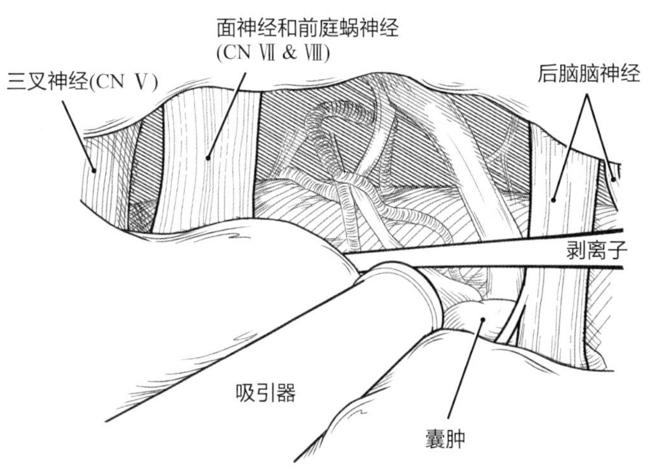
面神经和前庭蜗神经
(CN Ⅶ & Ⅷ)
三叉神经(CN Ⅴ)
后脑脑神经
剥离子
吸引器
囊肿

i

图 5.32 i. 当完全松解时，囊壁被卷曲并完全游离离断。

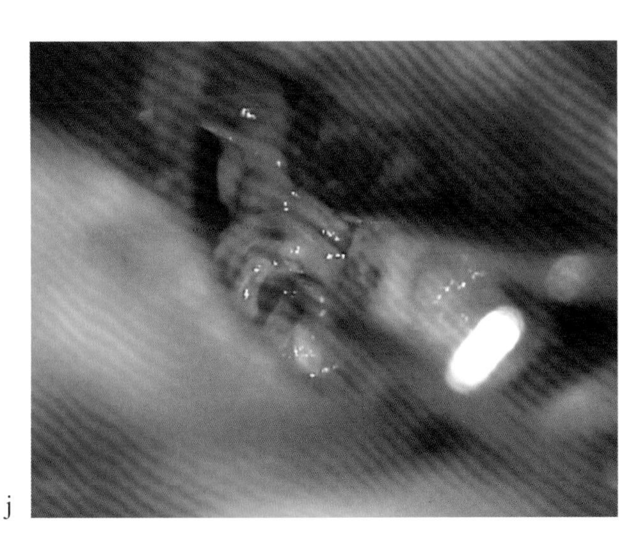

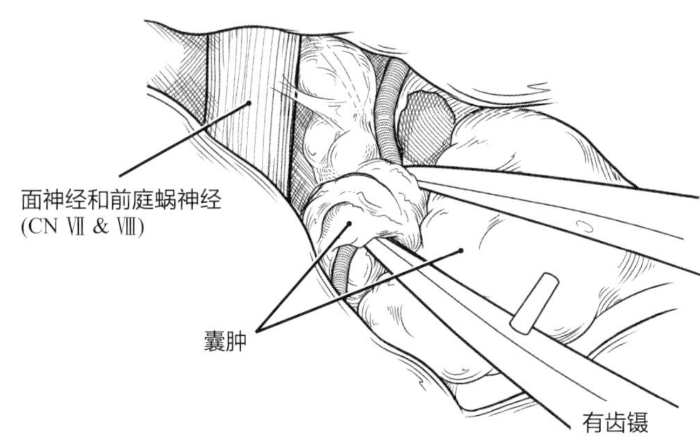
面神经和前庭蜗神经
(CN Ⅶ & Ⅷ)
囊肿
有齿镊

j

图 5.32 j. 去除囊肿的最后残余。

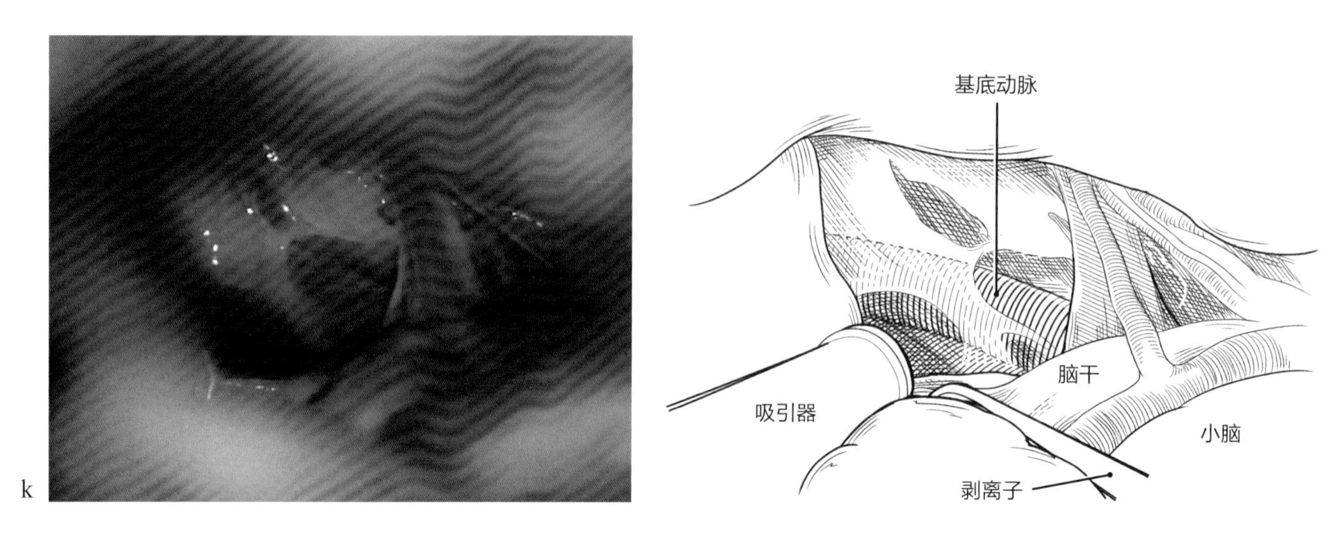
基底动脉
脑干
吸引器
小脑
剥离子
k

图 5.32 k. 对术腔进行止血和最后检查，以确保没有囊肿残留。如果可能，应保留与囊肿无关的脑神经上方的蛛网膜。

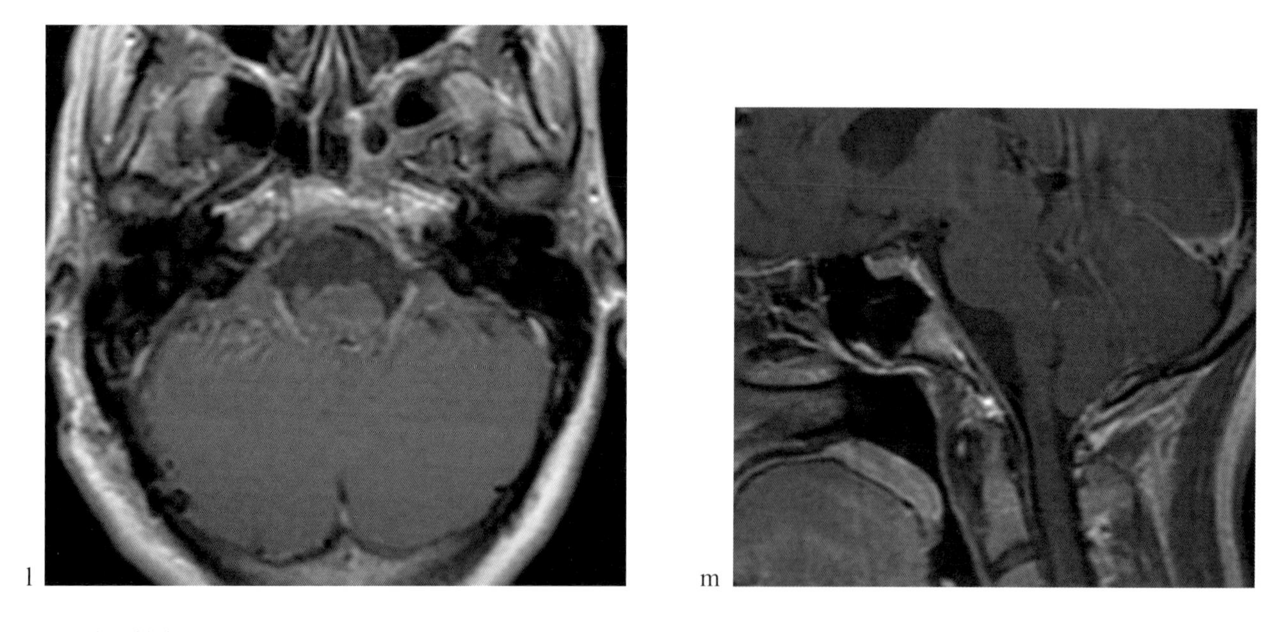
l
m

图 5.32 术后轴位（l）和矢状位（m）T1 加权磁共振增强成像证实囊肿被完全切除。

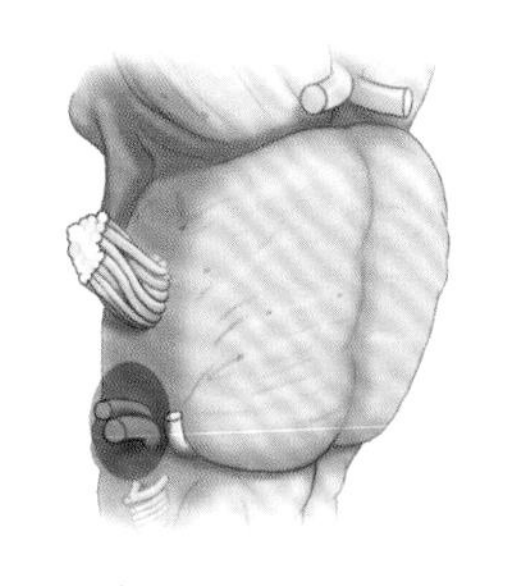

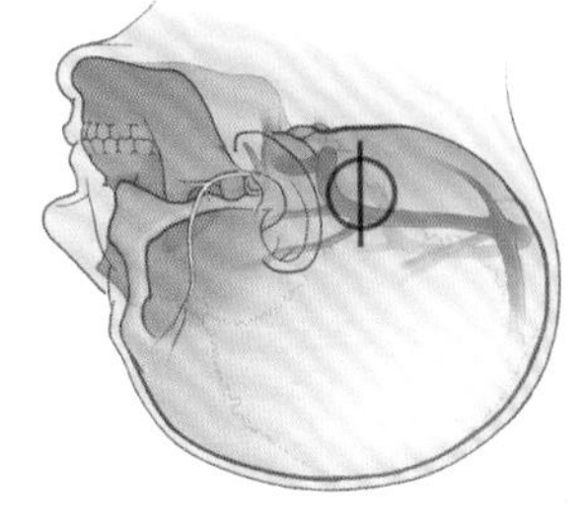

病例 5.33

- 诊断：右侧脑桥转移性病变（相关解剖：**51**，**56**，**62**，**118~124** 页）
- 术前检查：未见神经功能缺损
- 入路：右侧乙状窦后入路（相关入路：**212~222** 页）
- 体位：仰卧位
- 监测：体感诱发电位和运动诱发电位；三叉神经（CN Ⅴ）、面神经（CN Ⅶ）和前庭蜗神经（CN Ⅷ）监测
- 预后：病变完全切除，神经功能完好

见视频 5.33

图 5.33 一例有肺小细胞腺癌病史的 53 岁女性患者因孤立性转移性病变就诊。

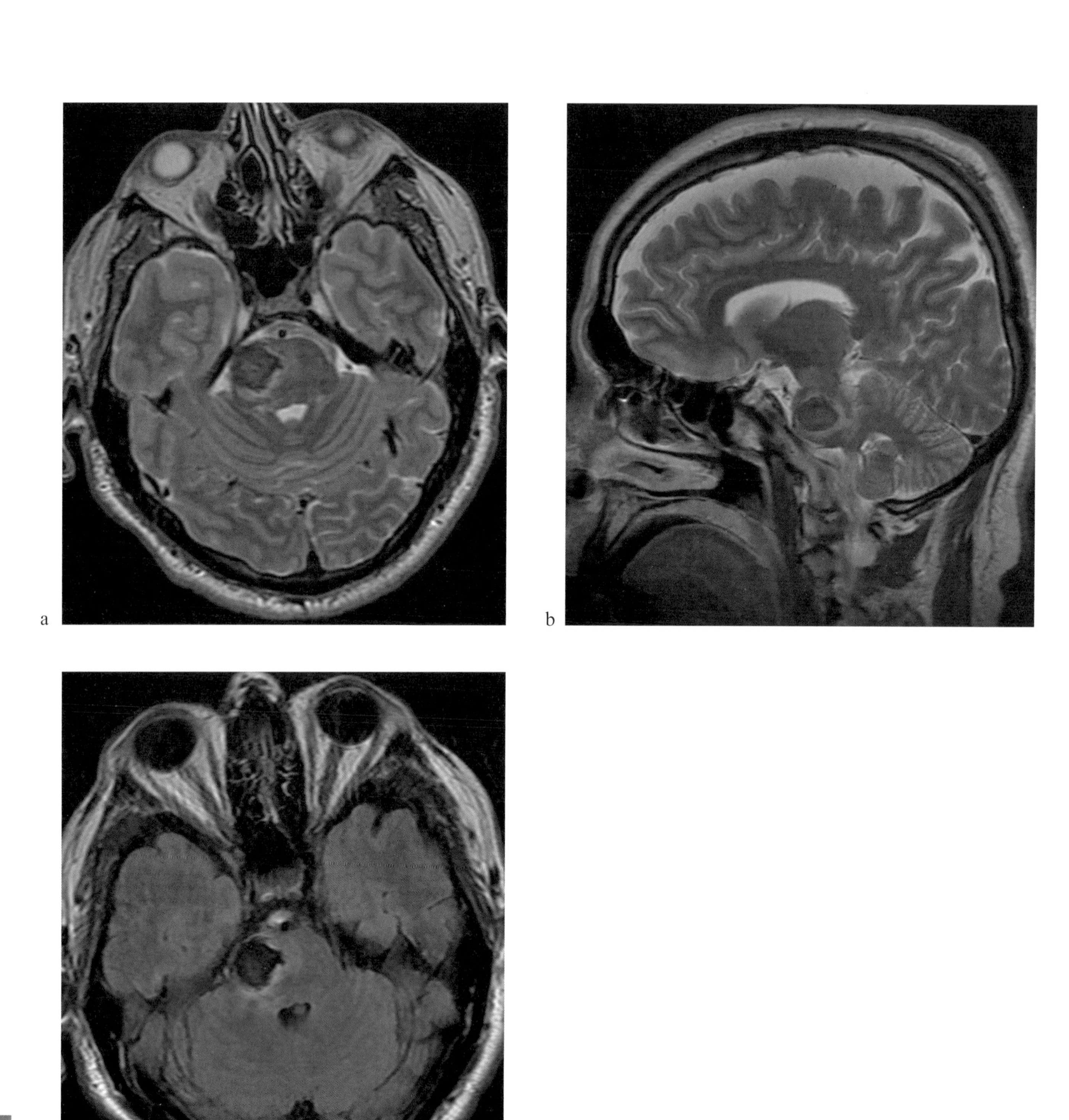

图 5.33 轴位（a）和矢状位（b）T2 加权，以及轴位液体衰减反转恢复序列（FLAIR）（c）磁共振成像提示右侧脑桥病变。

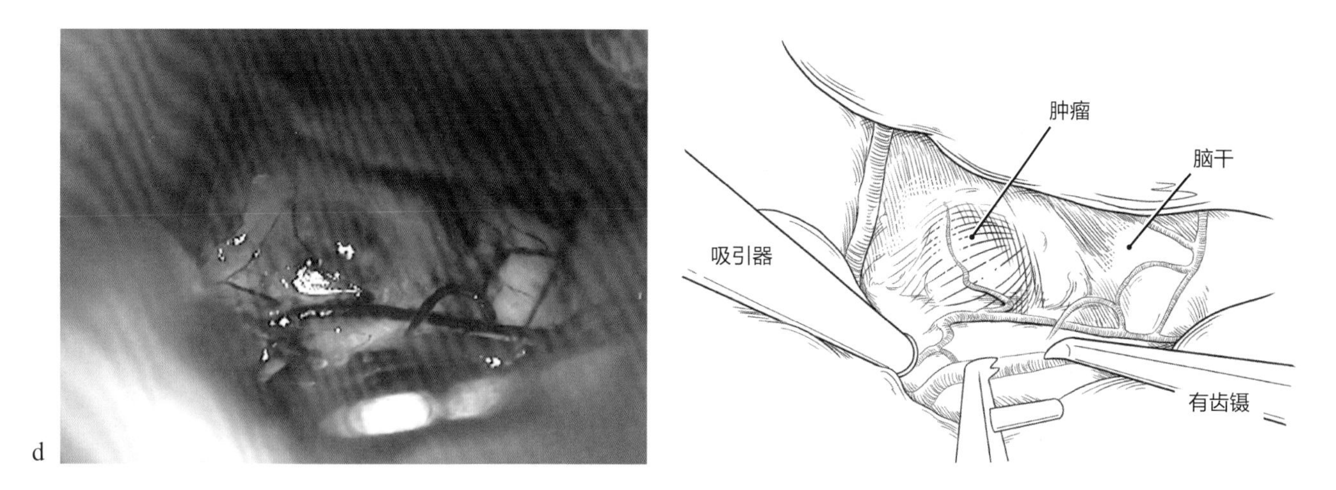
d
肿瘤
脑干
吸引器
有齿镊

图 5.33 d. 使用右侧乙状窦后入路到达病灶。桥小脑角池脑脊液的释放后可显露肺癌转移灶，由于脑干表面的变色明显，很容易观察到该转移灶。

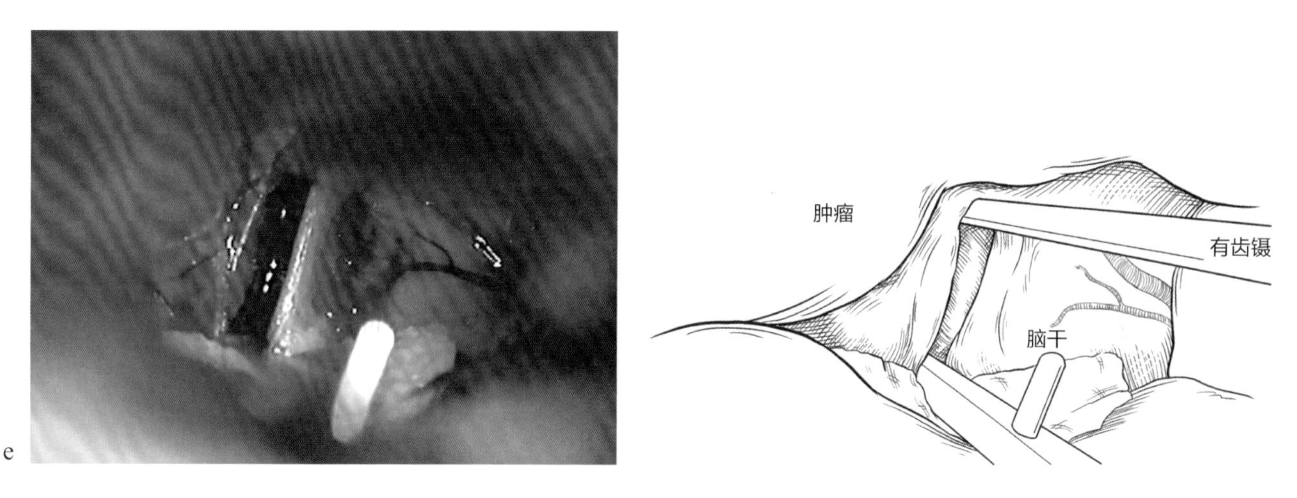
e
肿瘤
有齿镊
脑干

图 5.33 e. 有齿镊用于进入病灶，以微创方式延展覆盖肿瘤的脑干纤维束，并对肿瘤进行内减容。

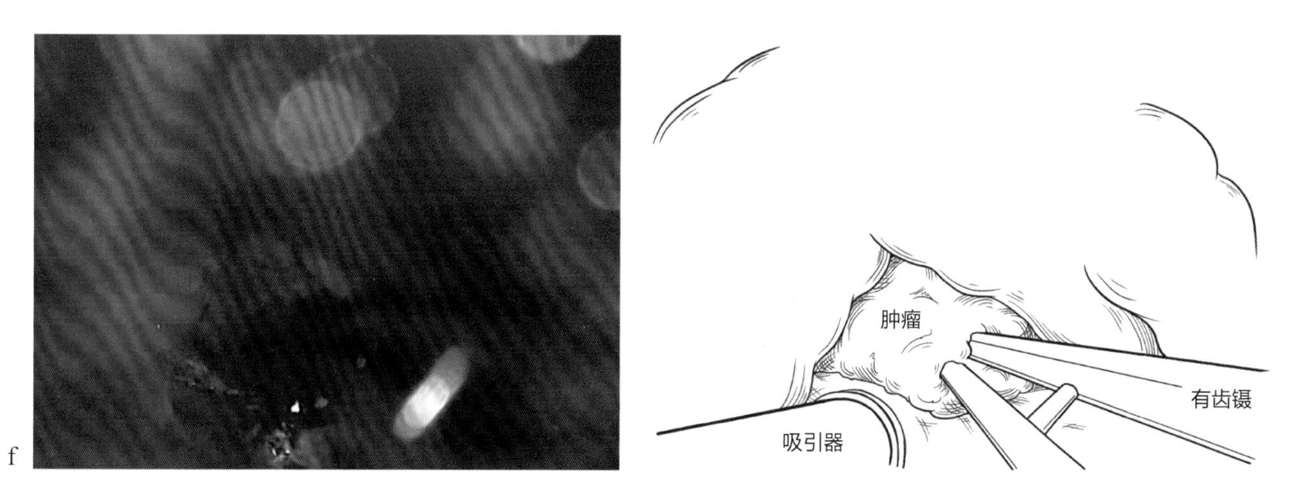
f
肿瘤
有齿镊
吸引器

图 5.33 f. 有齿镊和垂体镊的组合用于分块切除肿瘤。

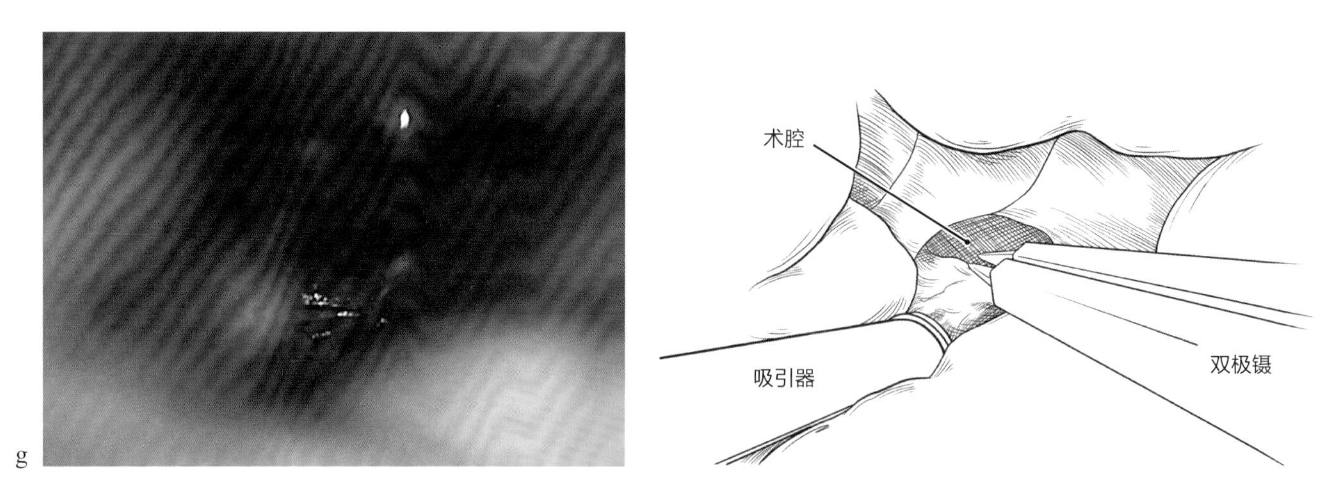
术腔
吸引器
双极镊

图 5.33　g. 谨慎地使用双极电凝烧灼来实现止血，防止损害相邻纤维束。

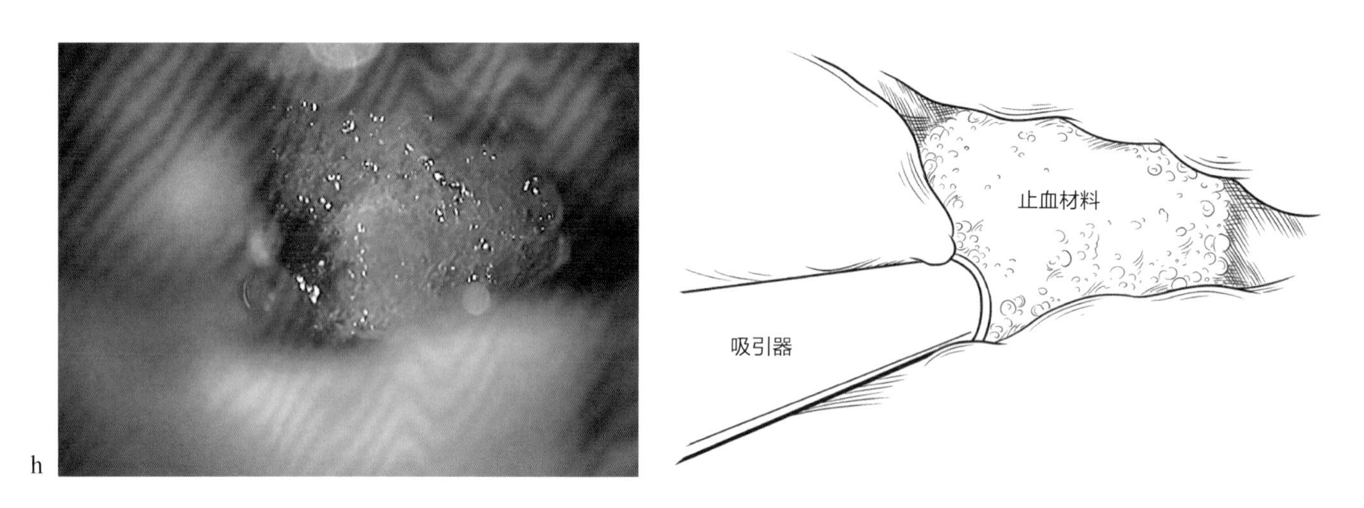
止血材料
吸引器

图 5.33　h. 切除完成后，可在术腔内放置少量止血材料以保证止血。然后冲洗术腔以预防术后肿胀。

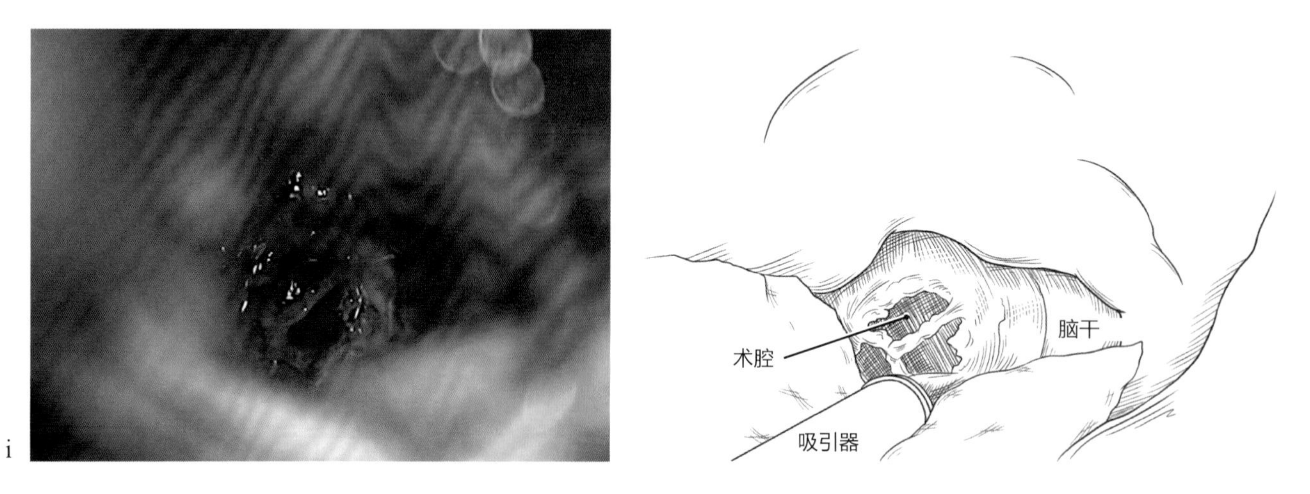
脑干
术腔
吸引器

图 5.33　i. 术腔的视图显示术野干洁，没有肉眼可见的肿瘤残留。

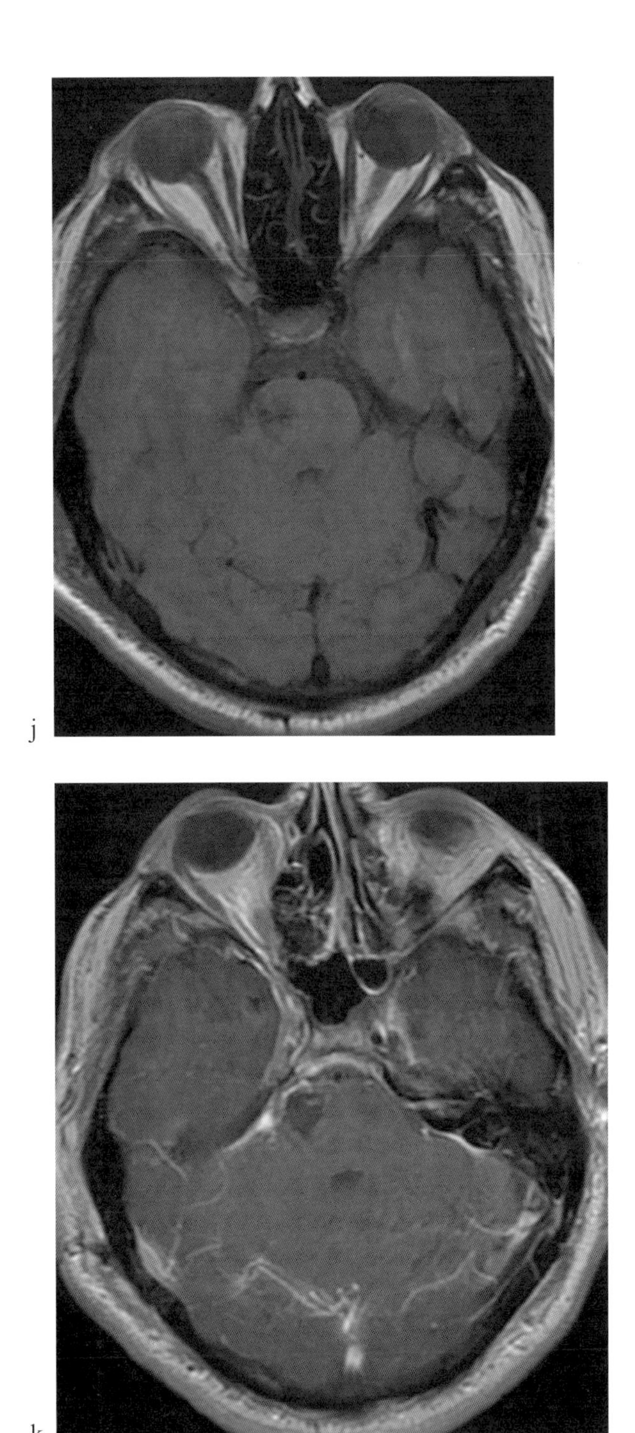
j
k

图 5.33 术后轴位 T1 加权磁共振平扫（j）和增强（k）证实肿瘤全切。

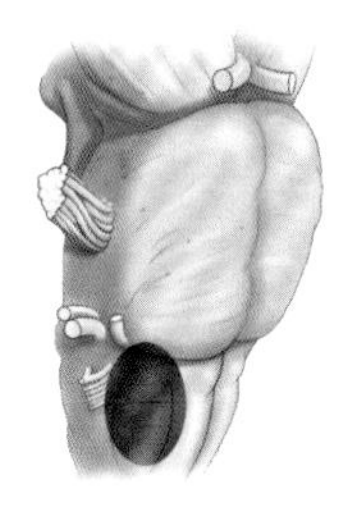

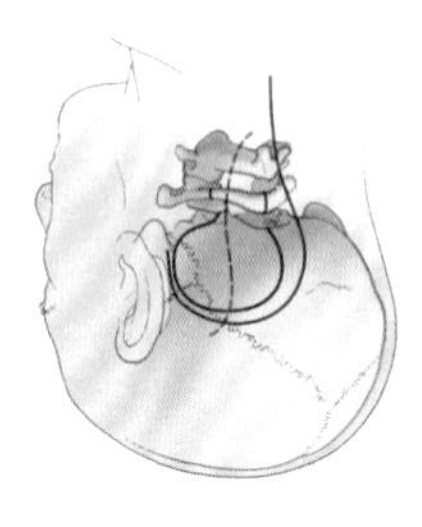

病例 5.34

- 诊断：延髓海绵状血管瘤（相关解剖：**68~71，73，74** 页）
- 术前检查：无神经功能缺损
- 入路：右侧远外侧入路（相关入路：**223~235** 页）
- 体位：侧俯卧位
- 监测：体感诱发电位与运动诱发电位；舌咽神经（CN Ⅸ）、迷走神经（CN Ⅹ）、副神经（CN Ⅺ）和舌下神经（CN Ⅻ）监测
- 预后：病变全切；患者神经功能未受损

见视频 5.34，以及动画 5.2 与动画 5.7

图 5.34 一例 26 岁女性患者，存在三次既往出血病史。

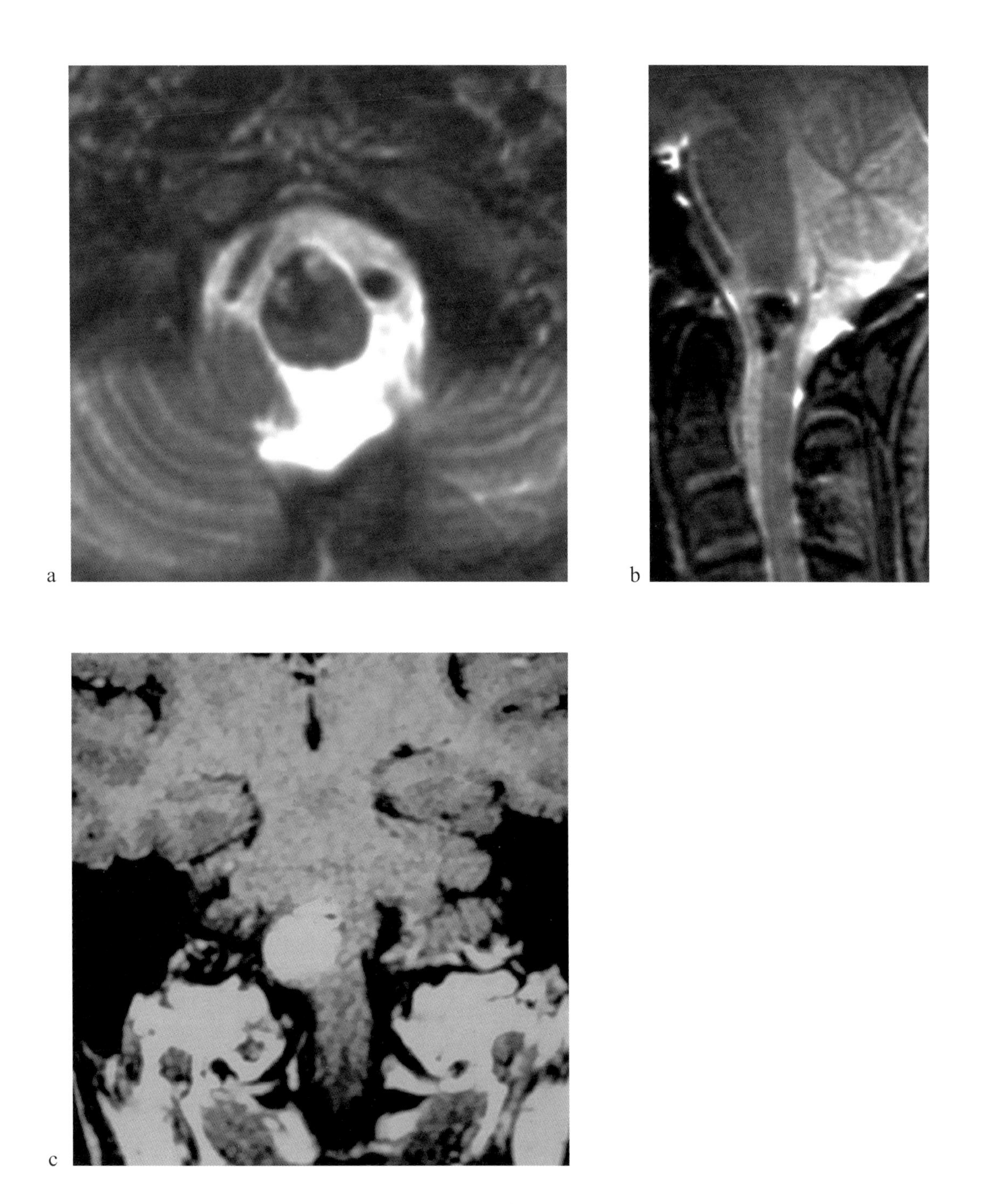

图 5.34 轴位（a）与矢状位（b）T2 加权磁共振成像，以及冠状位梯度回波（c）磁共振成像证实，在一例有三次既往出血病史的患者中，延髓外侧存在伴有出血的海绵状血管瘤。

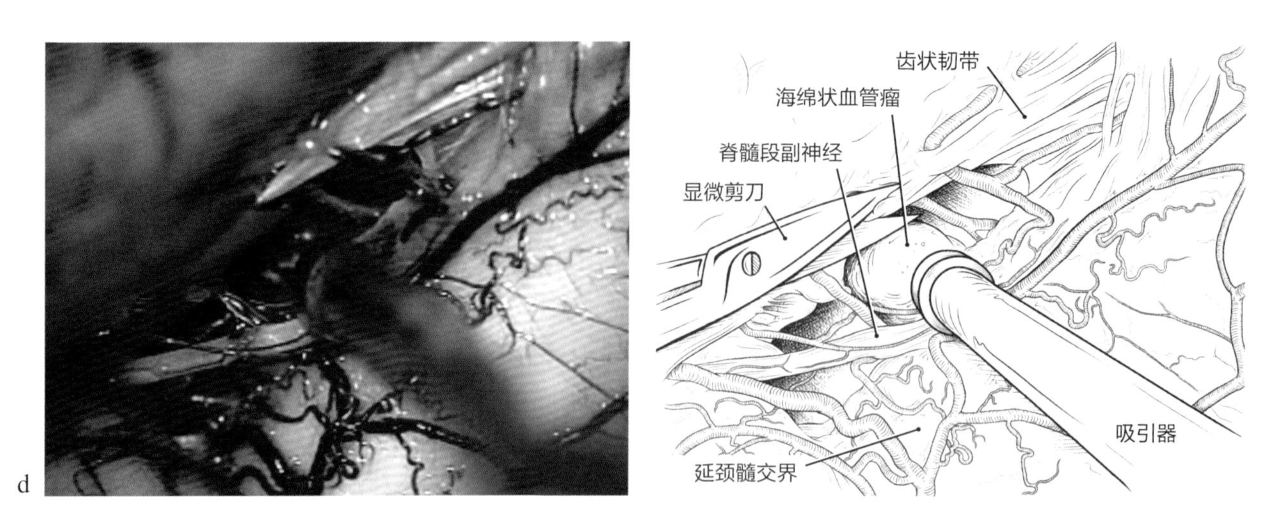
d
齿状韧带
海绵状血管瘤
脊髓段副神经
显微剪刀
吸引器
延颈髓交界

图 5.34 d. 这例患者采取侧俯卧位，从右侧远外侧入路开颅到达病灶部位。硬脑膜被打开，释放脑脊液以暴露延颈髓交界。锐性切开齿状韧带来暴露位于延髓外侧方的病灶，从而能较安全地旋转脊髓。通常需要在多个水平切开齿状韧带。要注意呈现白色的齿状韧带，其有别于乳白色的神经根（吸引器下方）。

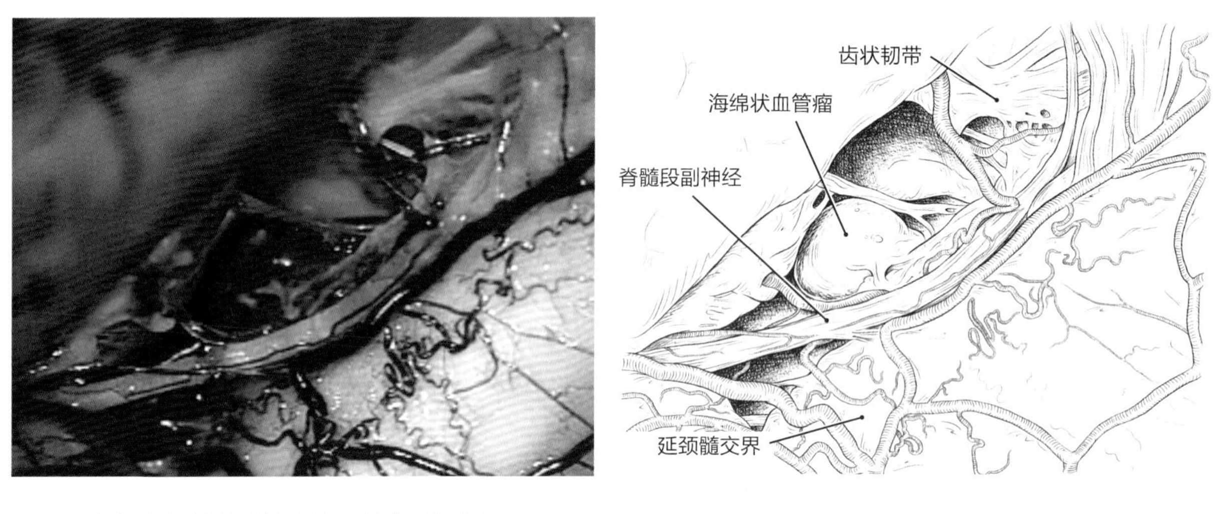
e
齿状韧带
海绵状血管瘤
脊髓段副神经
延颈髓交界

图 5.34 e. 切除齿状韧带以暴露海绵状血管瘤的外生部分。

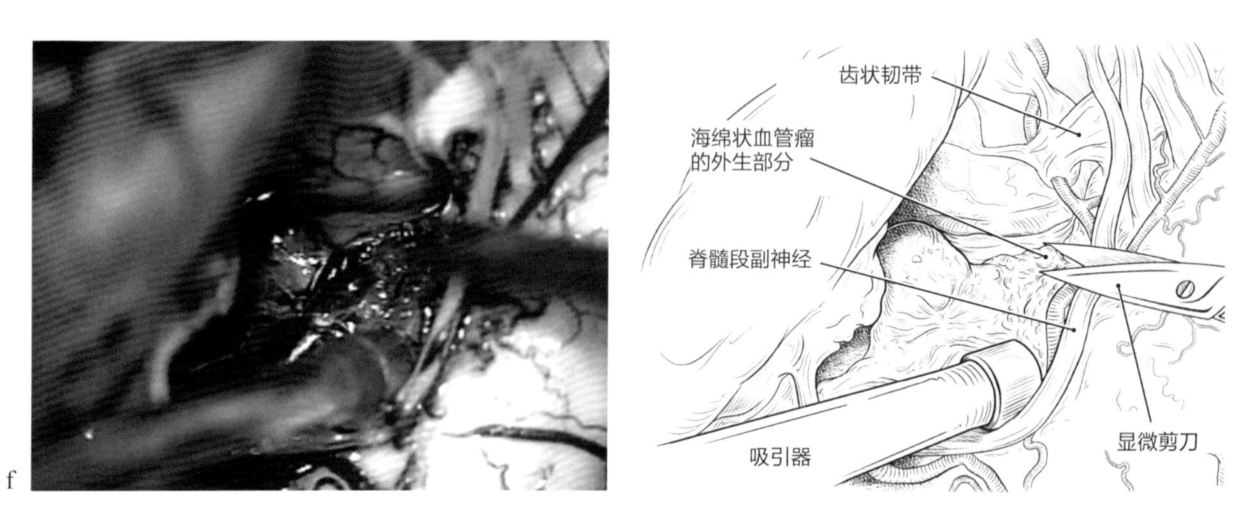
f
齿状韧带
海绵状血管瘤
的外生部分
脊髓段副神经
吸引器
显微剪刀

图 5.34 f. 将病灶从其相邻的延颈髓交界处锐性分离是减少对脑干与脊髓牵拉的关键。在将海绵状血管瘤的外生部分从延颈髓交界处分离过程中，吸引器被用于提供反向牵拉作用。

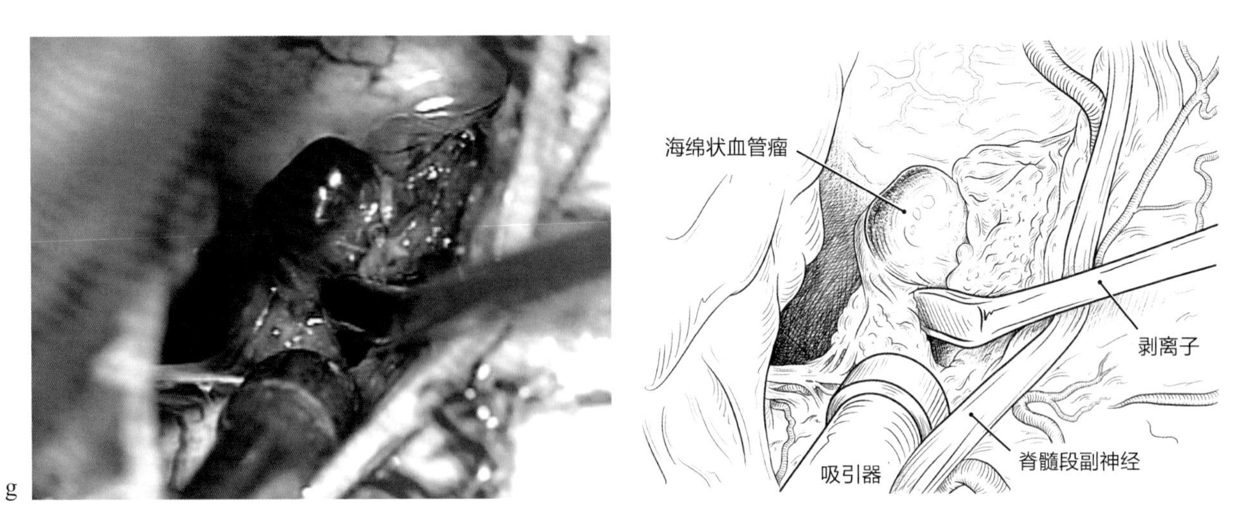
海绵状血管瘤
剥离子
吸引器
脊髓段副神经

g

图 5.34 g. 显微剥离子被用于抬起海绵状血管瘤，进而对其进行松解游离。

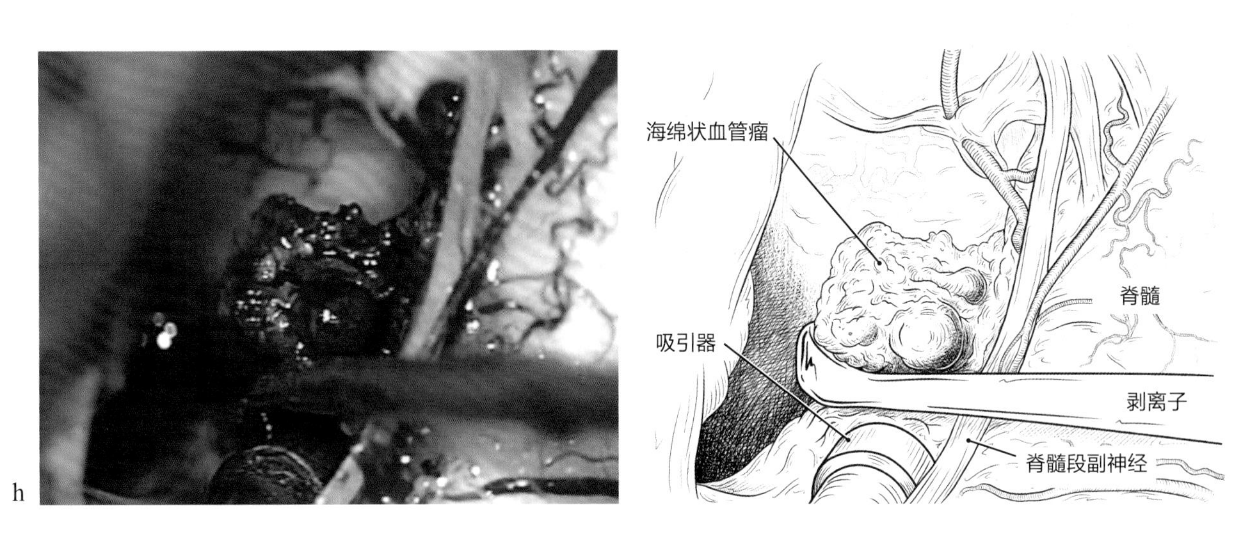
海绵状血管瘤
脊髓
吸引器
剥离子
脊髓段副神经

h

图 5.34 h. 显微剥离子被用于继续松动海绵状血管瘤，剥离过程中尽量减小脊髓移位和受压变形。

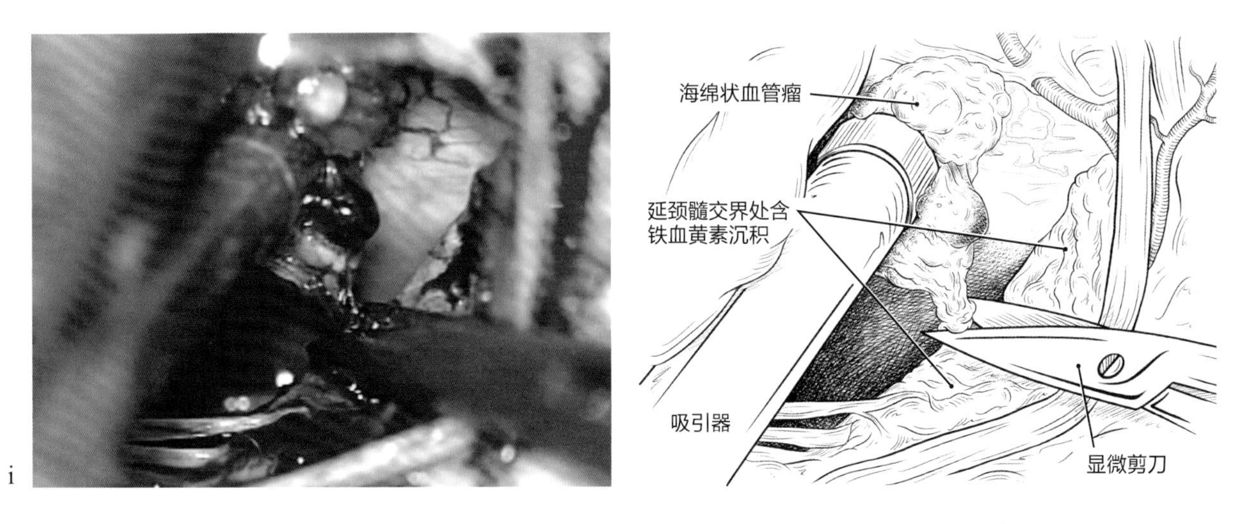
海绵状血管瘤
延颈髓交界处含
铁血黄素沉积
吸引器
显微剪刀

i

图 5.34 i. 从其蒂部将海绵状血管瘤锐性切开，可见含铁血黄素沉积组织，但不应将其切除以减少损伤。

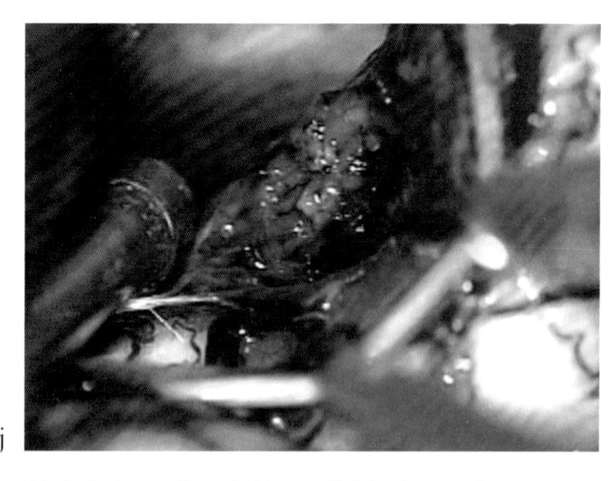

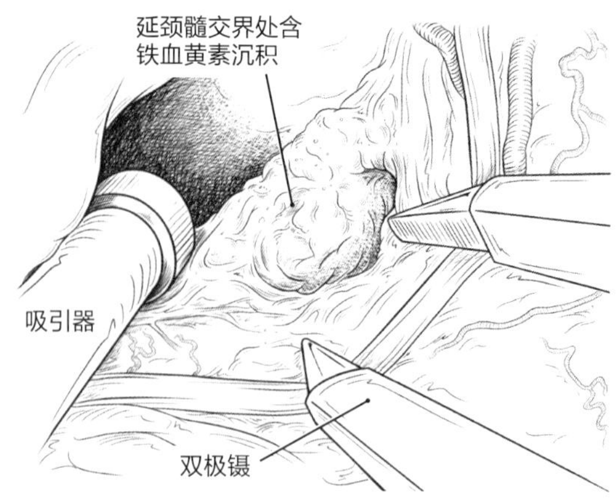
延颈髓交界处含
铁血黄素沉积
吸引器
双极镊

图 5.34 j. 检查术腔，双极电凝被用于控制局部出血点。

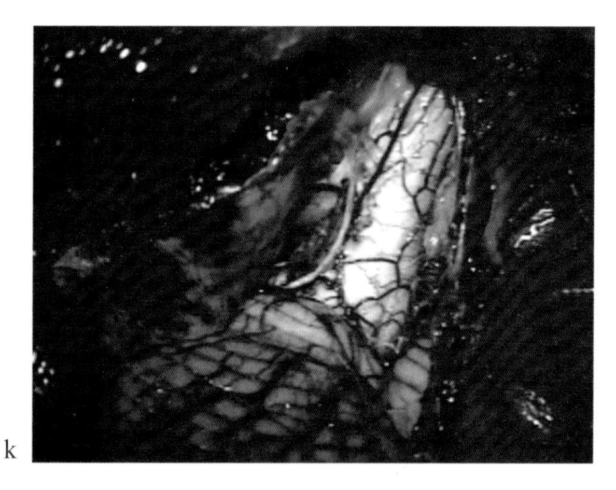

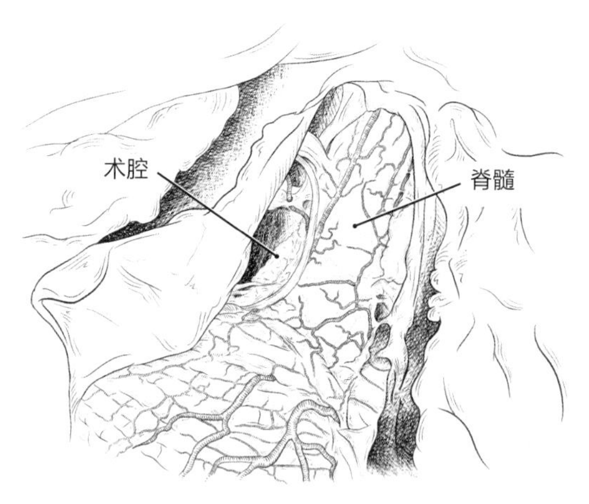
术腔
脊髓

图 5.34 k. 术中照片显示最终的切除面，以及该入路下的暴露视野。

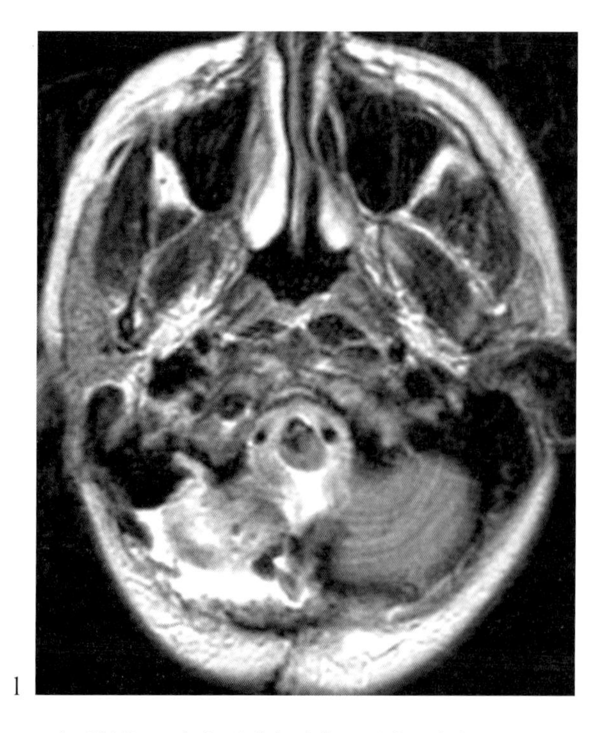

图 5.34 l. 术后轴位 T2 加权磁共振成像显示病灶全切。

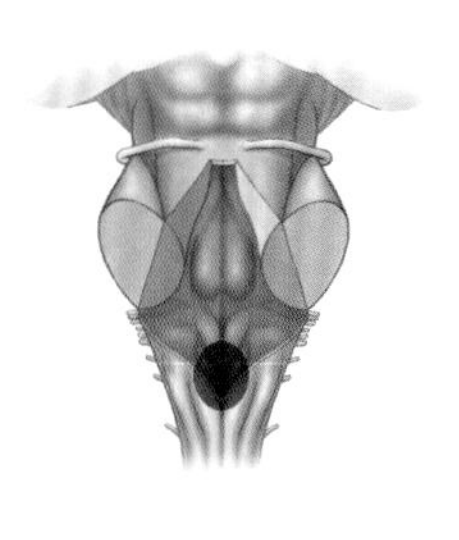

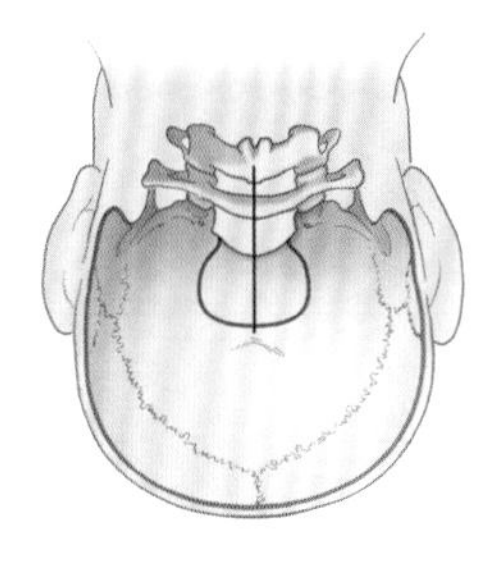

病例 5.35

· 诊断：脑桥延髓交界处海绵状血管瘤（相关解剖：**68~71，73，74** 页）
· 术前检查：一过性的感觉障碍
· 入路：正中枕下入路（相关入路：**200~211** 页）
· 体位：俯卧位
· 监测：体感诱发电位和运动诱发电位
· 预后：病灶全切；术后感觉障碍程度加重后又逐渐好转

见视频 5.35，以及动画 5.2 和动画 5.5

图 5.35 一例 34 岁女性患者存在一过性的感觉障碍。

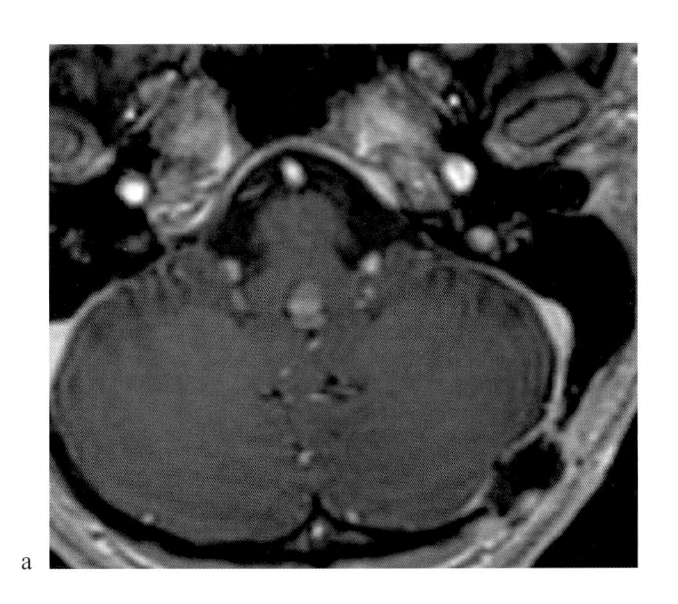

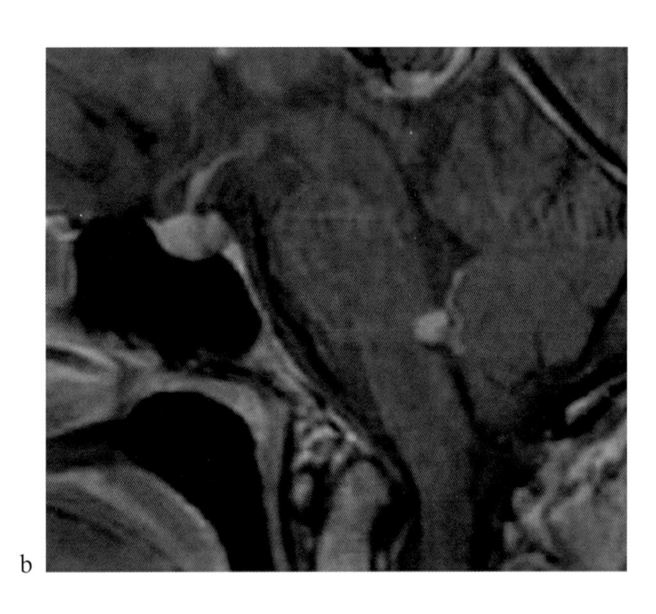

图 5.35 轴位（a）和矢状位（b）T1 加权增强磁共振显示脑桥延髓交界处背侧外生性海绵状血管瘤。

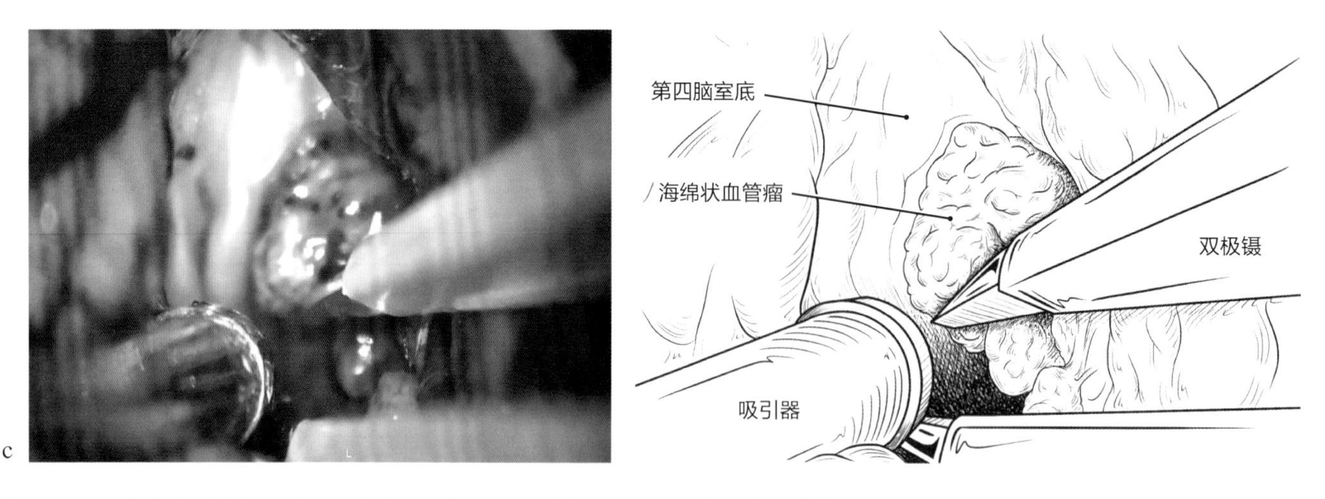
c
第四脑室底
海绵状血管瘤
双极镊
吸引器

图 5.35 c. 患者取俯卧位，选择正中枕下入路开颅来暴露病灶，这样外生性海绵状血管瘤容易被识别。

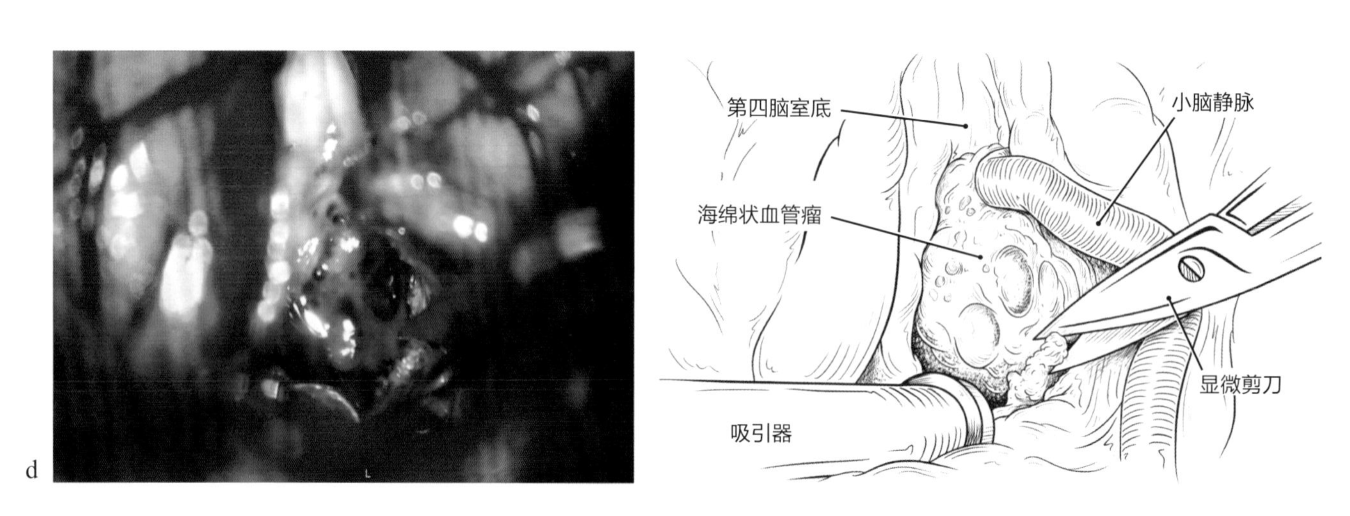
d
第四脑室底
小脑静脉
海绵状血管瘤
显微剪刀
吸引器

图 5.35 d. 直视脑桥延髓交界处的背侧面，残留的海绵状血管瘤及其独特的桑葚样外观很容易被识别，海绵状血管瘤的一小部分被锐性切除。

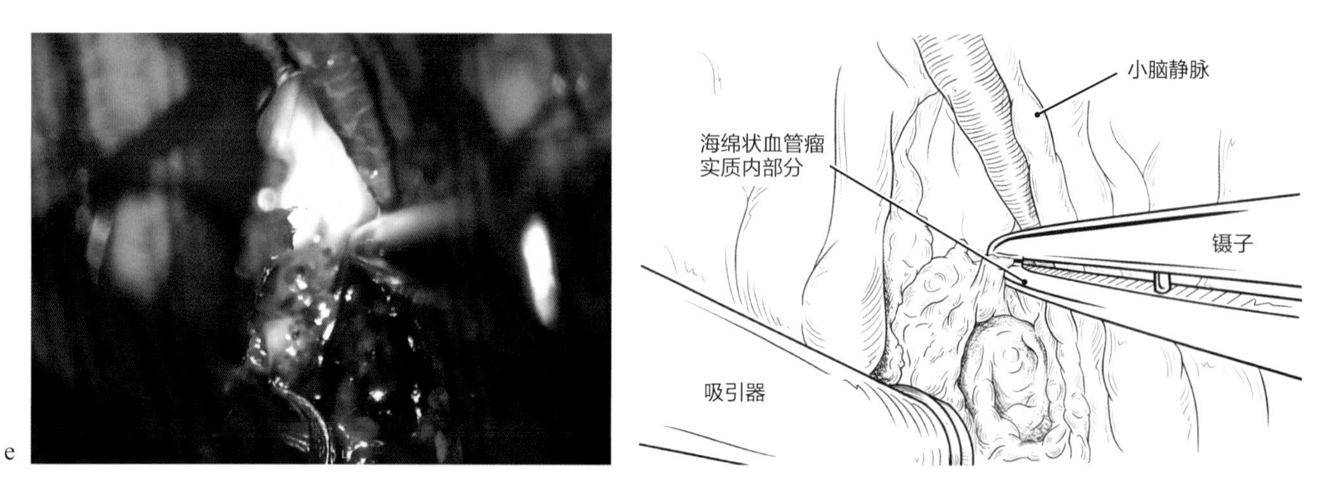
e
小脑静脉
海绵状血管瘤
实质内部分
镊子
吸引器

图 5.35 e. 显微剥离子和镊子被用于将海绵状血管瘤实质内部分从其下方的脑干内剥离下来。

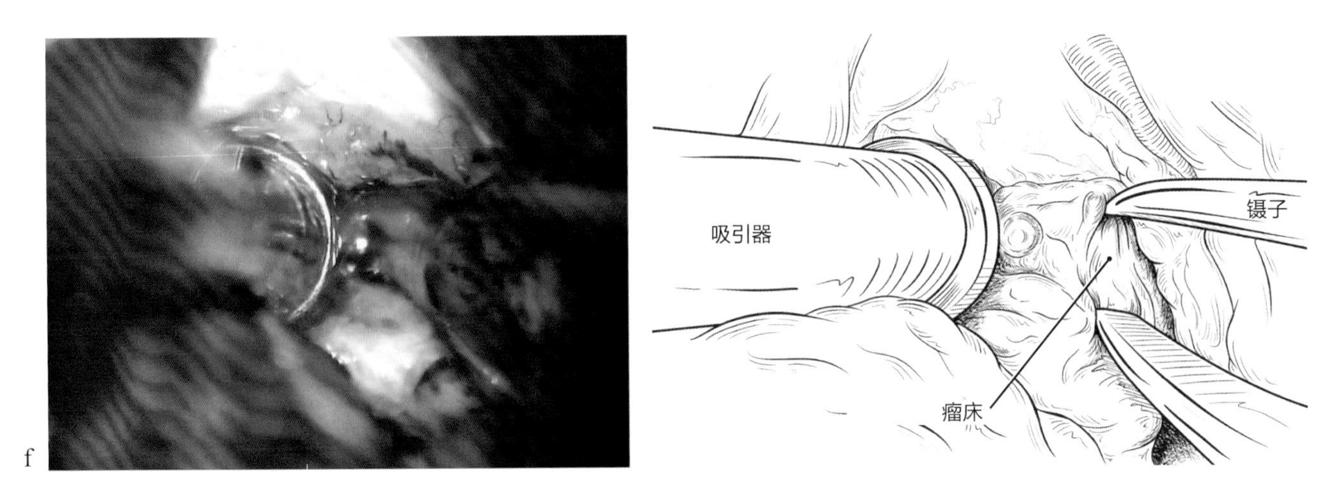
吸引器
镊子
瘤床
f

图 5.35 f. 在大部分海绵状血管瘤被切除后，残余部分可利用显微镊从术腔内剥除。

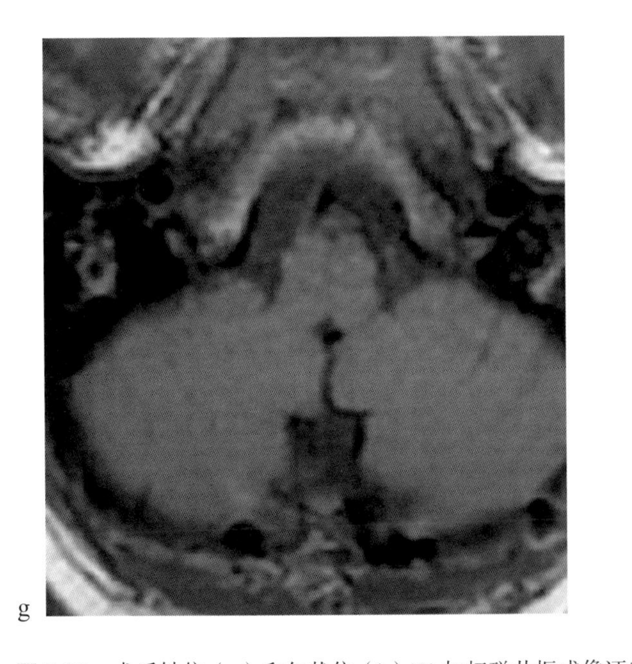
g

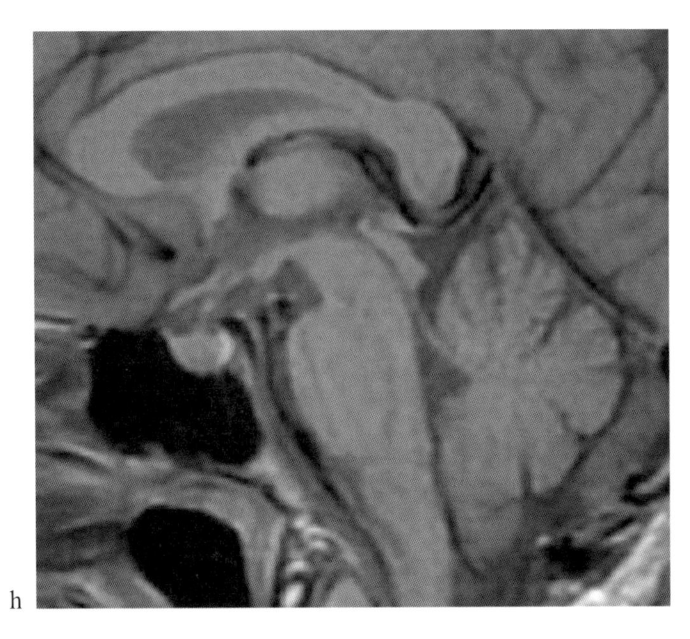
h

图 5.35 术后轴位（g）和矢状位（h）T1 加权磁共振成像证实病灶全切。

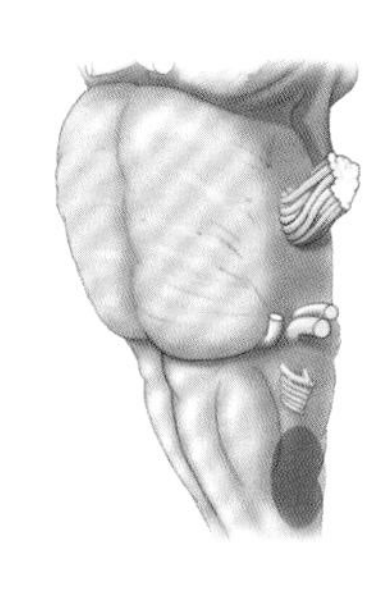

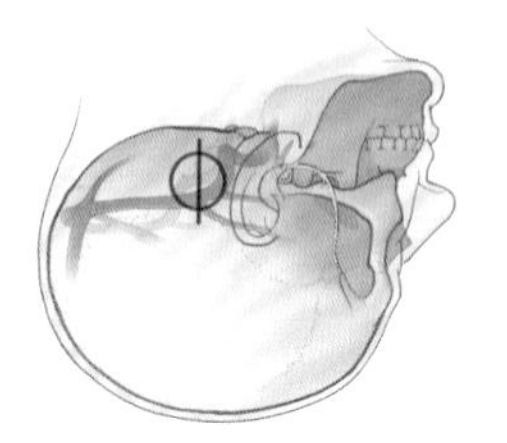

病例 5.36

· 诊断：脑桥延髓交界处海绵状血管瘤（相关解剖：**68~71**，**73**，**74** 页）
· 术前检查：弥散性四肢轻瘫
· 入路：左侧乙状窦后入路（相关入路：**212~222** 页）
· 体位：仰卧位
· 监测：体感诱发电位和运动诱发电位
· 预后：病灶全切，患者神经功能状态无变化
见视频 5.36，以及动画 5.2 和动画 5.6

图 5.36　一例 40 岁女性患者表现为双臂与双腿乏力。

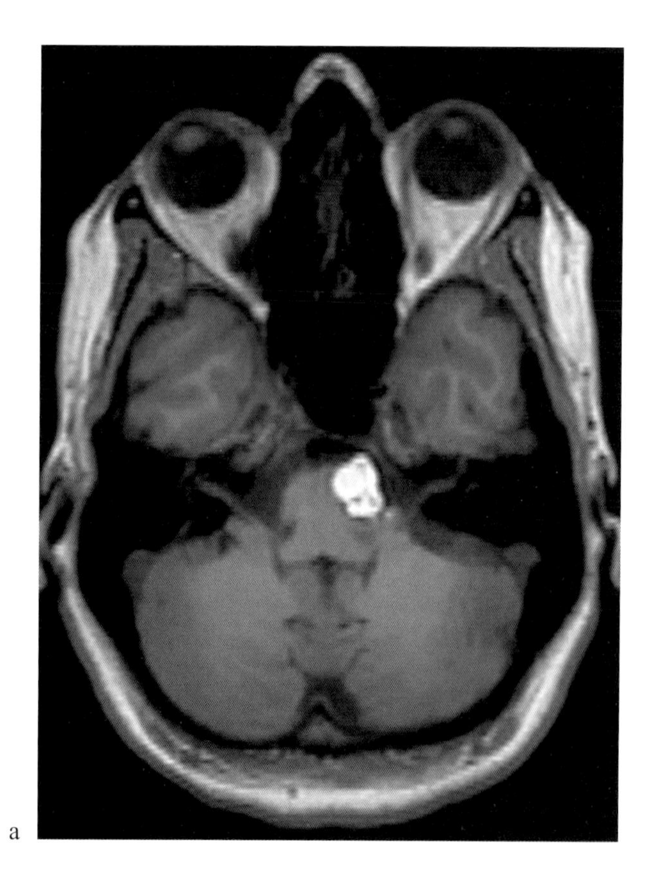
a

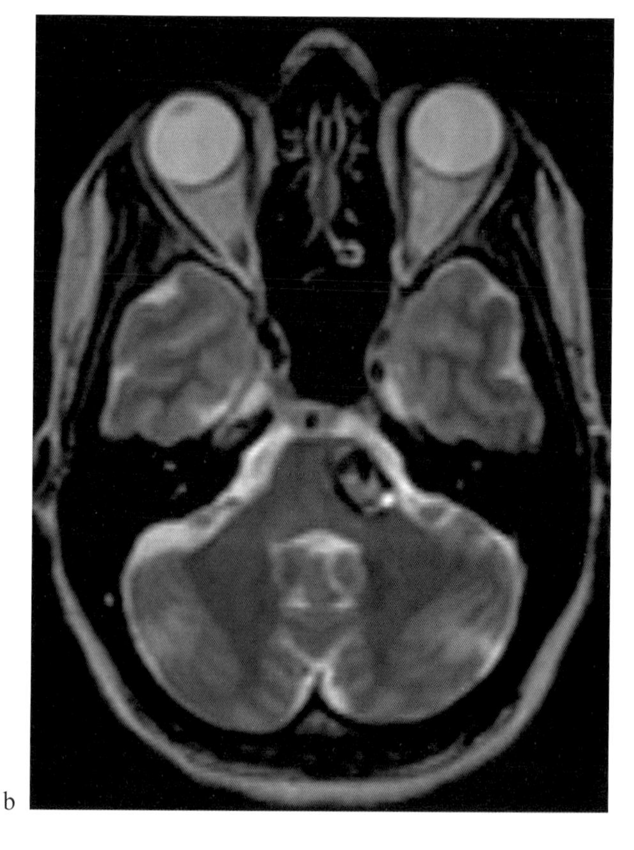
b

图 5.36　轴位 T1 加权（a）与 T2 加权（b）磁共振成像证实左侧脑桥延髓交界处海绵状血管瘤。

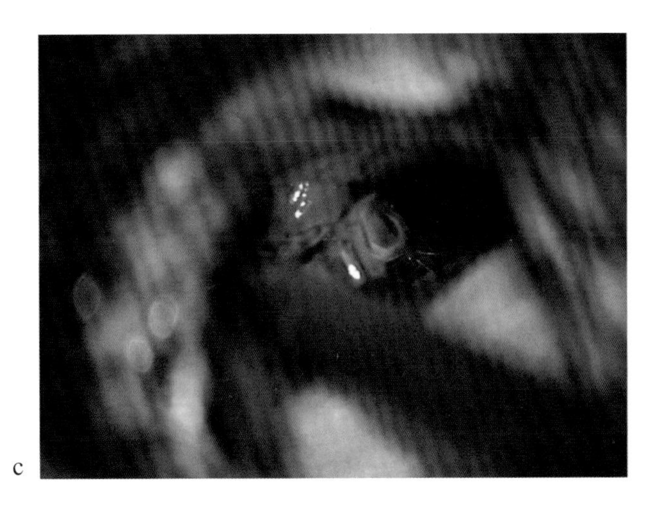

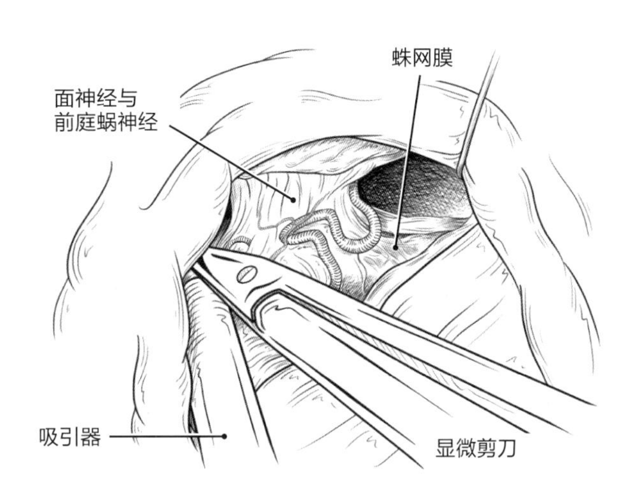
蛛网膜
面神经与
前庭蜗神经
吸引器
显微剪刀

图 5.36 c. 采用左侧乙状窦后开颅暴露病灶，患者仰卧位，头偏向对侧并屈曲从而打开头颈夹角，对于存在宽大或桶状胸的患者，可用侧俯卧位来替代仰卧位。采取标准的乙状窦后开颅，但可延乙状窦略低位进行从而容易达到海绵状血管瘤的延髓部分。在释放脑脊液后可见桥小脑角池内结构，解剖分离蛛网膜以暴露脑干表面。此外也可选择远外侧入路来到达该病灶。

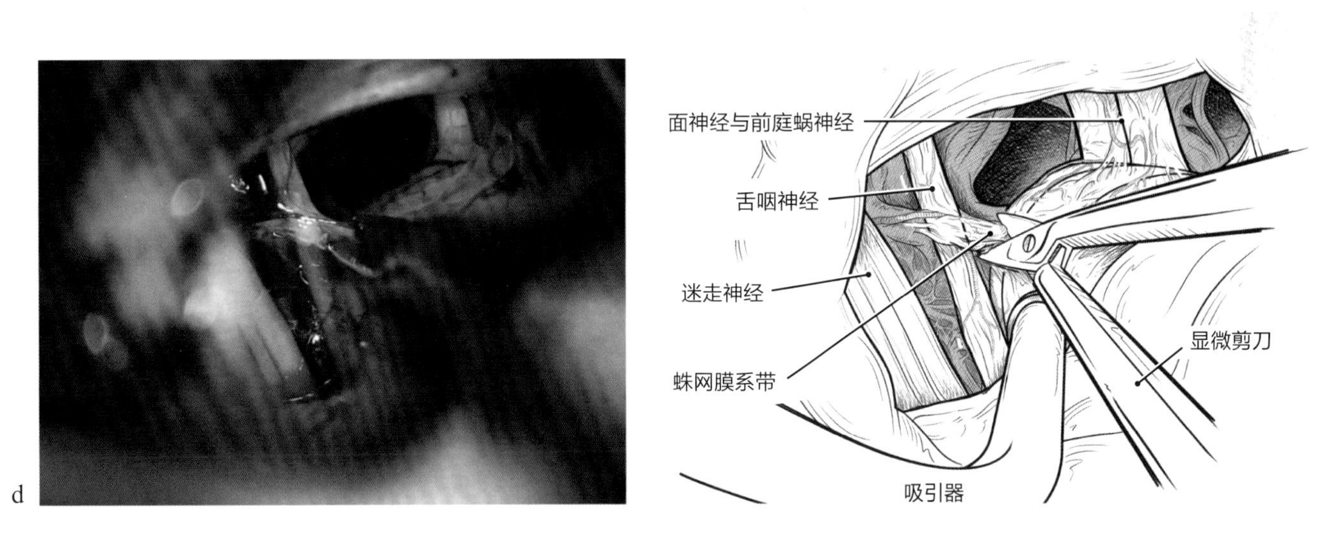
面神经与前庭蜗神经
舌咽神经
迷走神经
蛛网膜系带
显微剪刀
吸引器

图 5.36 d. 锐性切开后组脑神经之上的蛛网膜系带以扩大暴露范围，从而利于病灶切除。

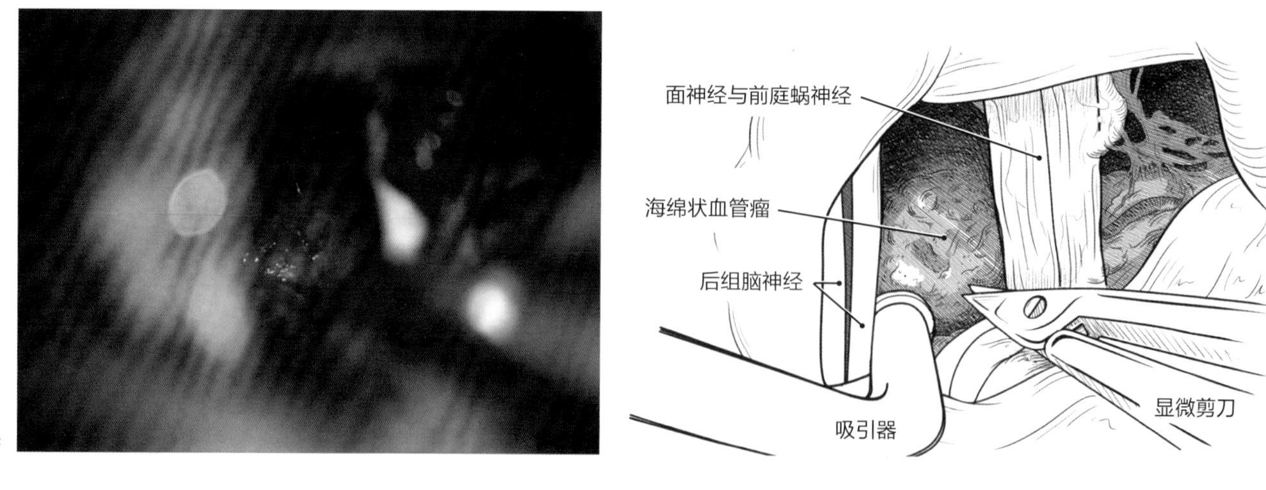

e
面神经与前庭蜗神经
海绵状血管瘤
后组脑神经
吸引器
显微剪刀

图 5.36　e. 在更大视野内显露病灶，注意含铁血黄素沉积组织，脑神经可被轻柔地牵拉开以便开始解剖分离并松解病灶。

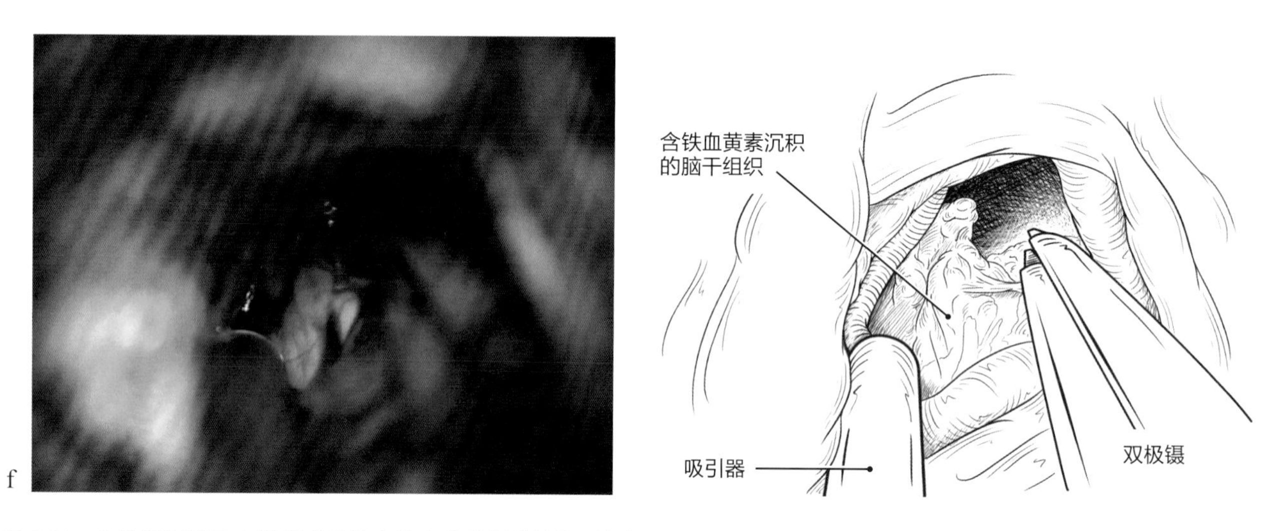

f
含铁血黄素沉积
的脑干组织
吸引器
双极镊

图 5.36　f. 松解海绵状血管瘤来确认含铁血黄素沉积的脑干组织。

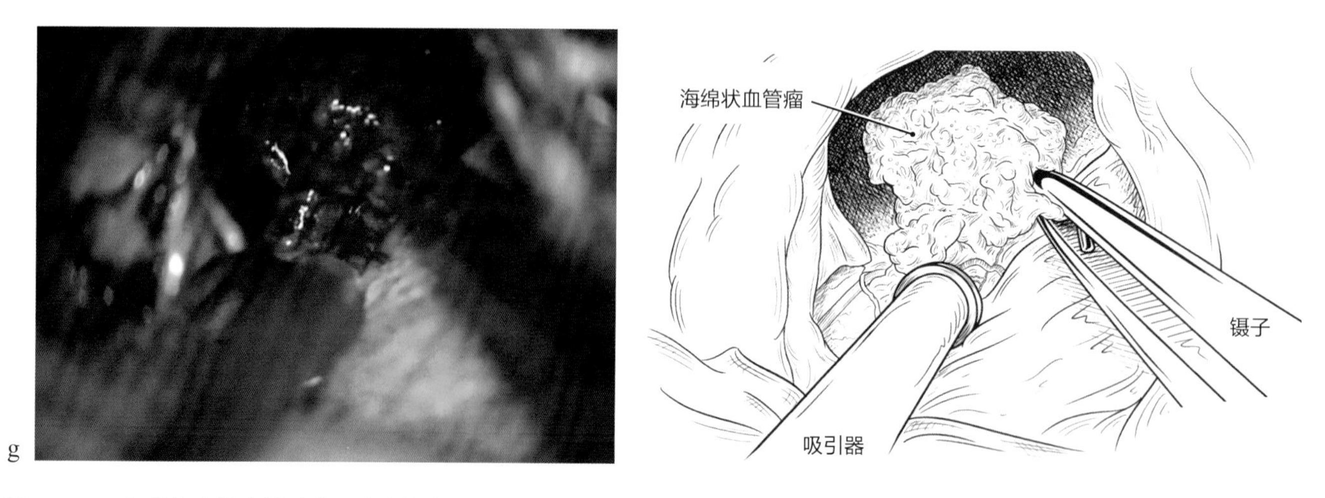

g
海绵状血管瘤
镊子
吸引器

图 5.36　g. 海绵状血管瘤被减容、游离并分块切除。

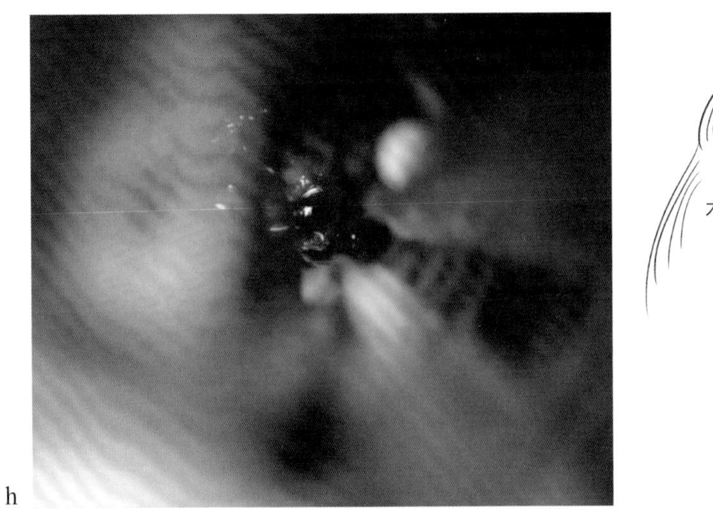

h

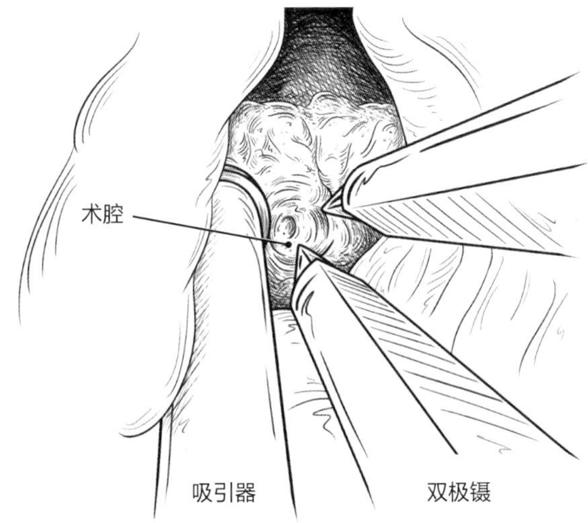
术腔
吸引器
双极镊

图 5.36 h. 检查术腔并彻底止血。

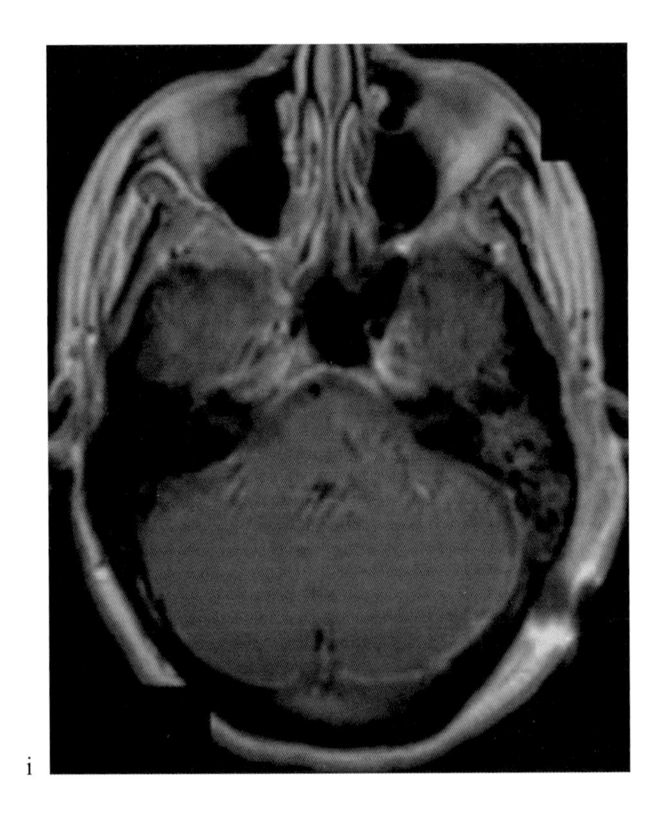

i

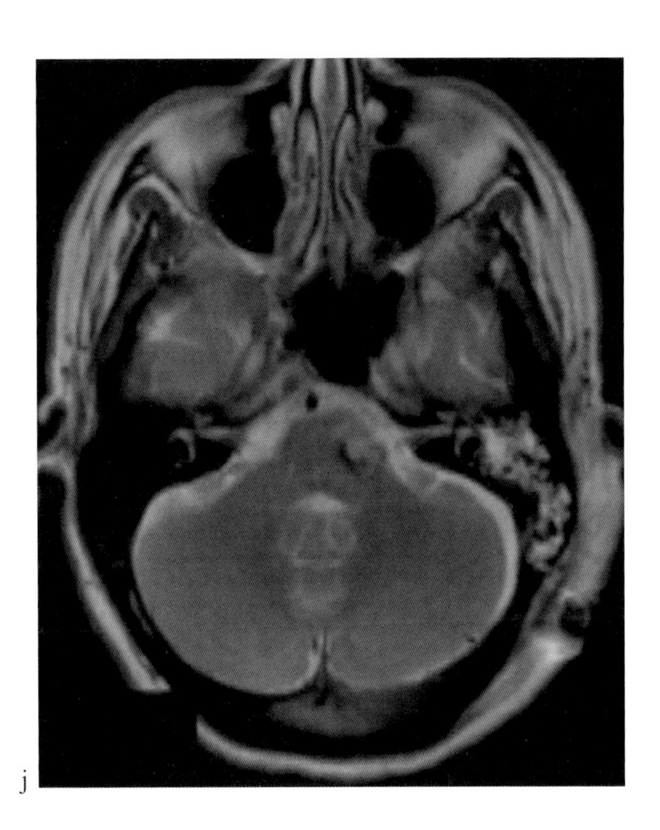

j

图 5.36 术后轴位 T1 加权（i）和 T2 加权（j）磁共振成像证实病灶被全部切除。

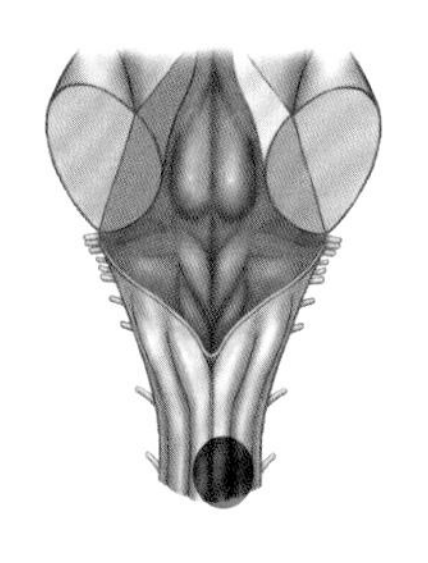

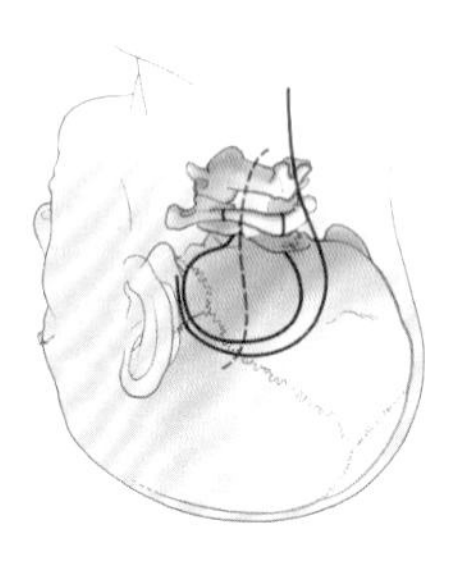

病例 5.37

· 诊断：延颈髓交界处血管母细胞瘤（相关解剖：**68~71，73，74** 页）
· 术前检查：四肢感觉减退
· 入路：右侧远外侧入路并 C1 半椎板切除（相关入路：**223~235** 页）
· 体位：侧俯卧位 / 公园长椅位
· 监测：体感诱发电位和运动诱发电位
· 预后：病灶全切，患者神经功能状态未改变
见视频 5.37

图 5.37 一例 37 岁男性患者表现为双侧感觉缺失且以左侧为著。

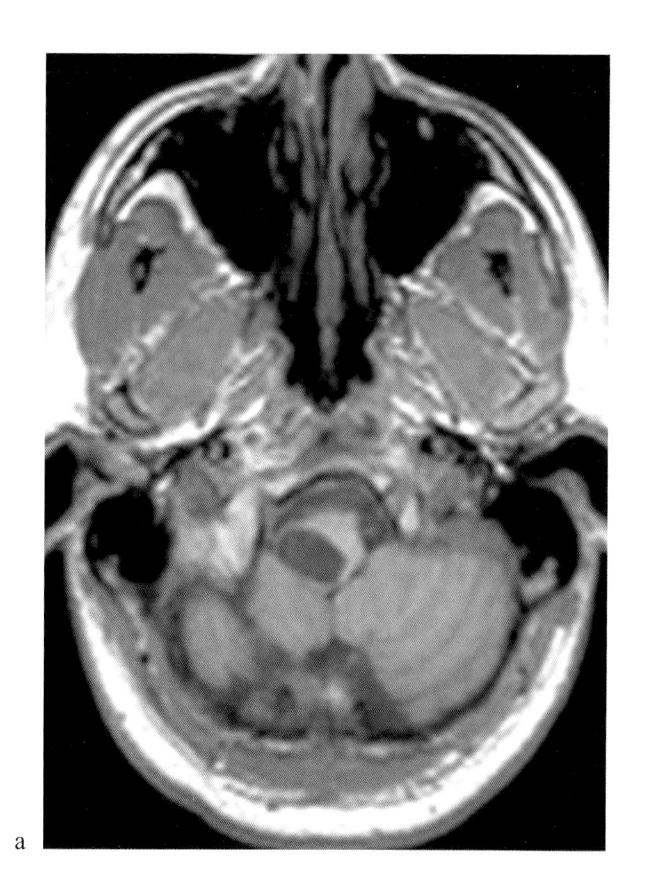

a

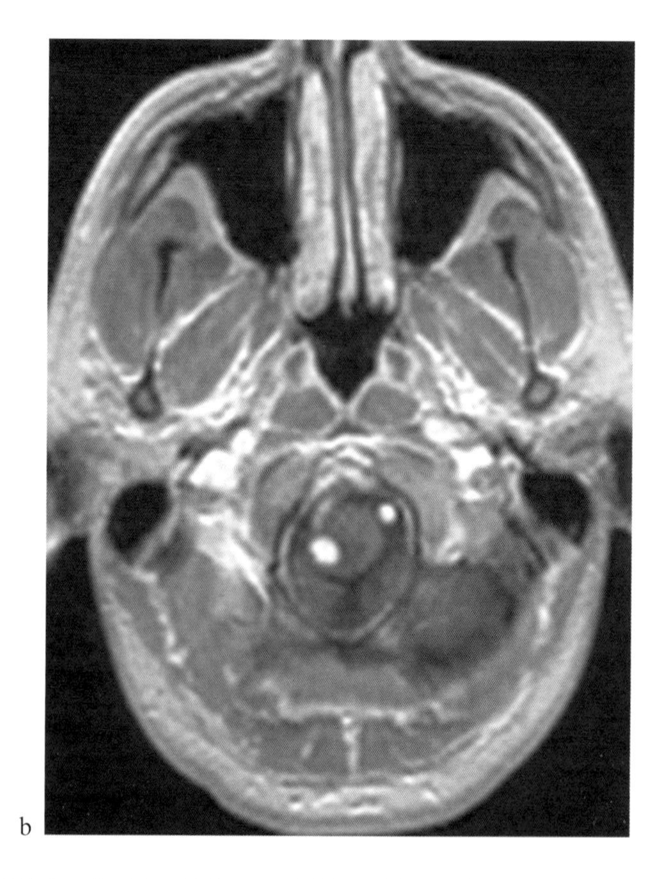

b

图 5.37 轴位 T1（a）加权磁共振平扫及轴位（b）T1 加权磁共振增强成像证实病灶位于延颈髓交界处侧方，符合血管母细胞瘤表现。

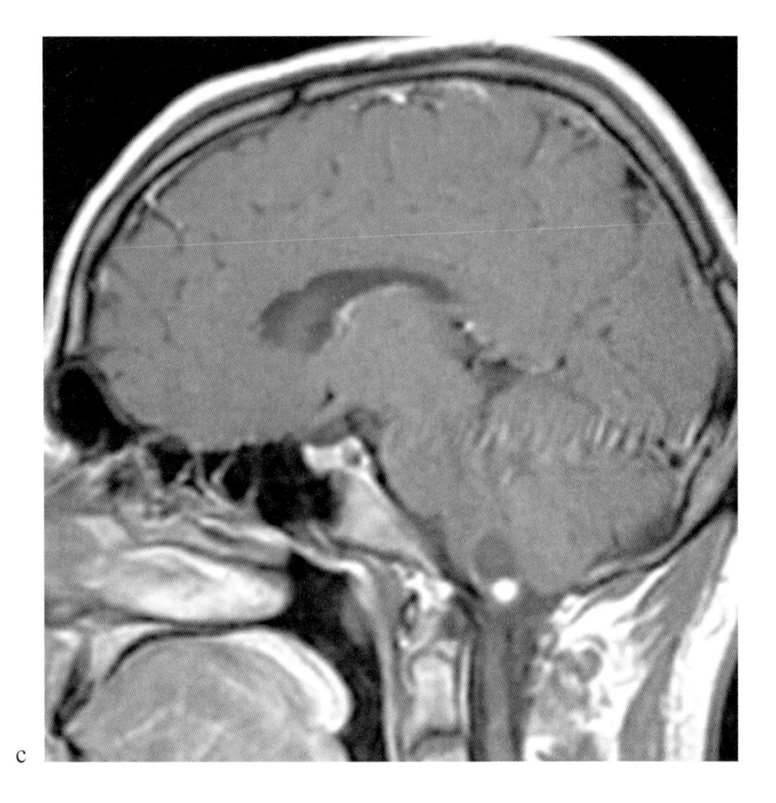

图 5.37 c. 矢状位 T1 加权磁共振增强成像证实病灶位于延颈髓交界处侧方，符合血管母细胞瘤表现。

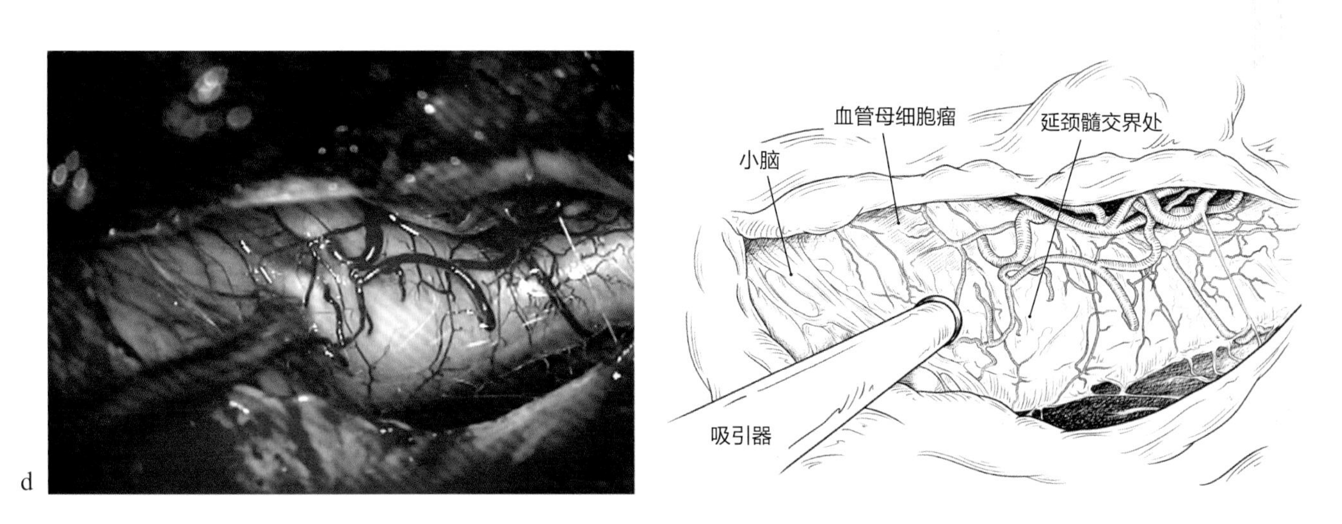
血管母细胞瘤
延颈髓交界处
小脑
吸引器

图 5.37 d. 采用右侧远外侧入路到达病灶部位，并行 C1 椎板切除，患者取侧俯卧位，透过颅后窝内的蛛网膜可见血管母细胞瘤。

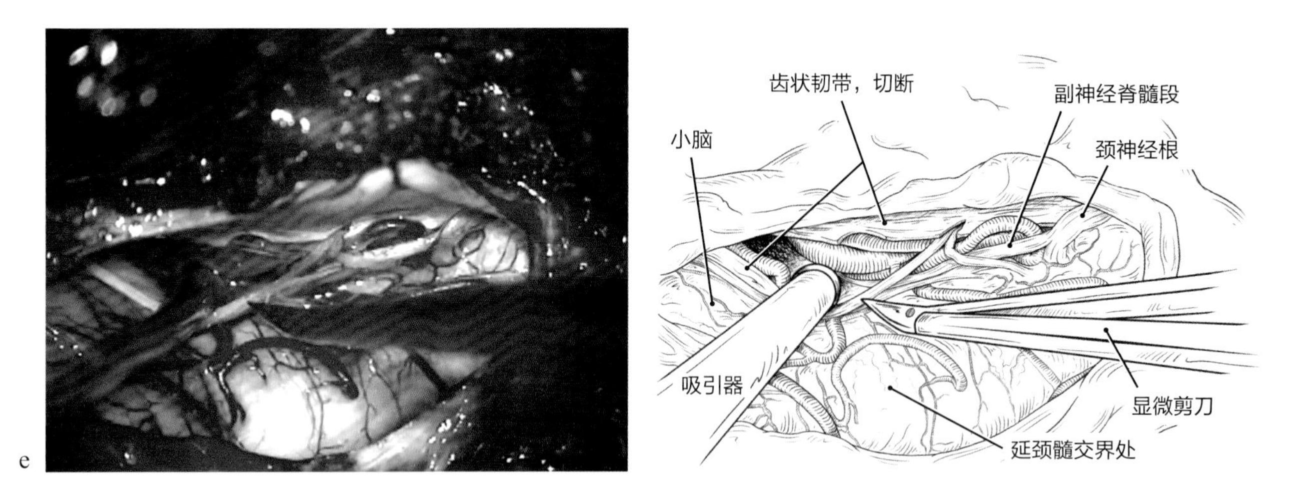
e
齿状韧带，切断
副神经脊髓段
小脑
颈神经根
吸引器
显微剪刀
延颈髓交界处

图 5.37 e. 通过松解上部颈神经根并切断齿状韧带来进一步显露病灶，并使得脊髓可以被松动与旋转。

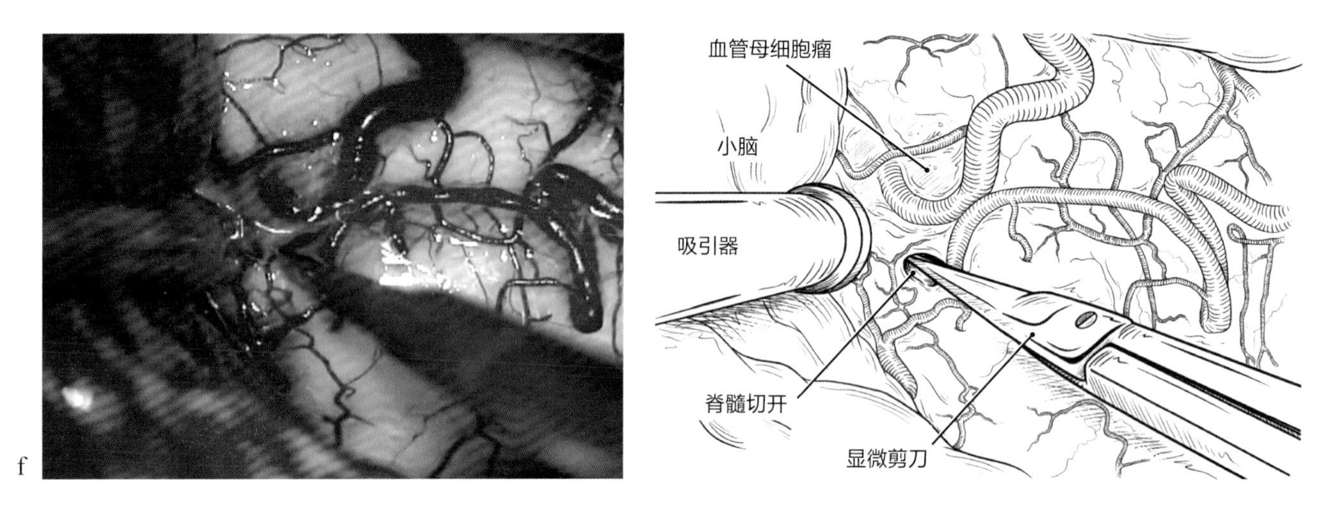
f
血管母细胞瘤
小脑
吸引器
脊髓切开
显微剪刀

图 5.37 f. 通过动态地轻柔牵拉小脑以暴露延颈髓交界处色素沉积的病灶，在行脊髓切开时采用锐性切开方式进行。

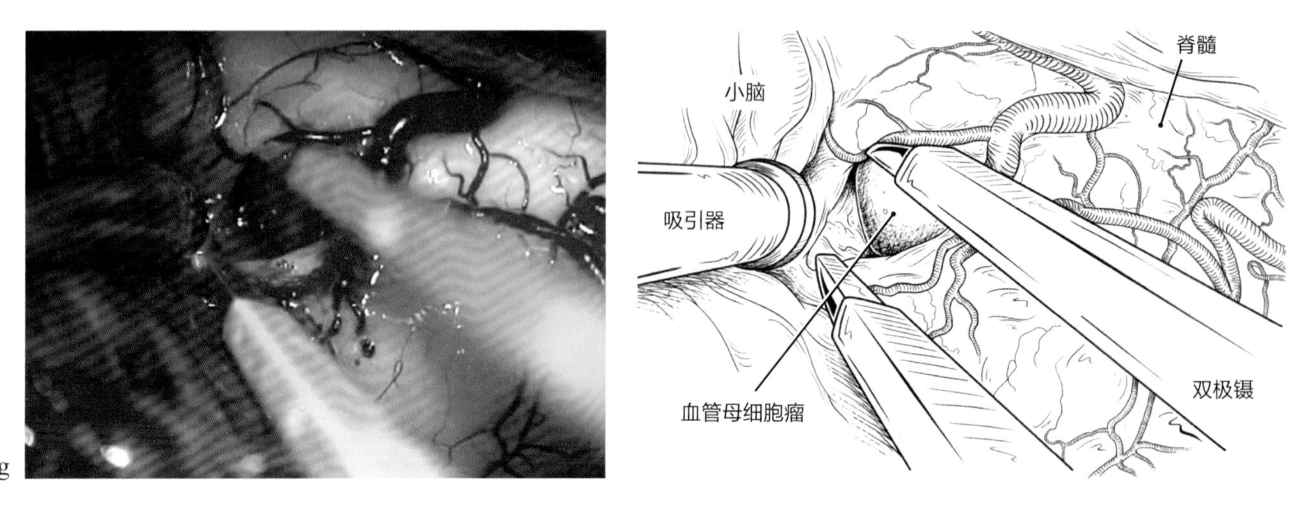
g
脊髓
小脑
吸引器
双极镊
血管母细胞瘤

图 5.37 g. 通过双极颞或显微镊撑开组织以进一步扩大切口。

h

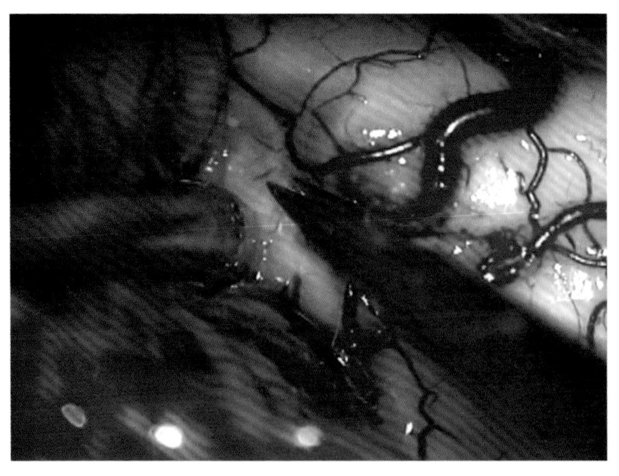

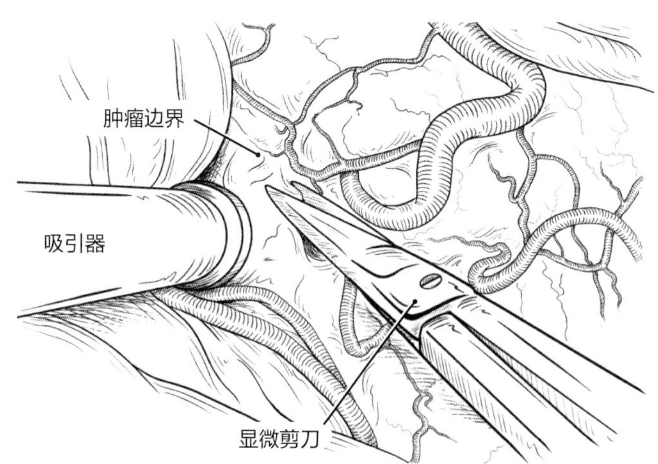
肿瘤边界
吸引器
显微剪刀

图 5.37 h. 利用显微剪刀延病灶周边锐性分离病灶。

i

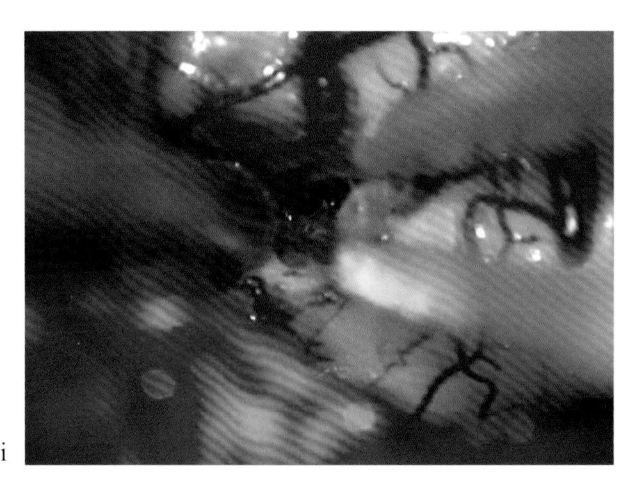

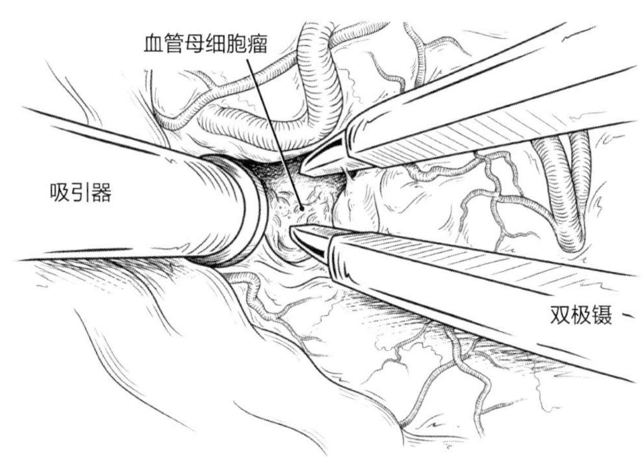
血管母细胞瘤
吸引器
双极镊

图 5.37 i. 电灼烧凝肿瘤供血血管。

j

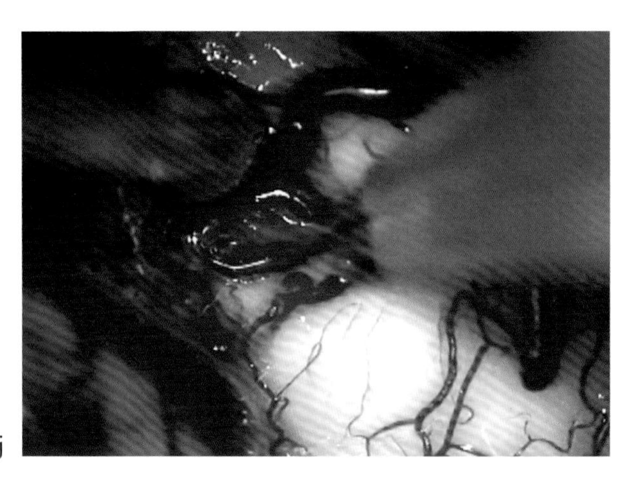

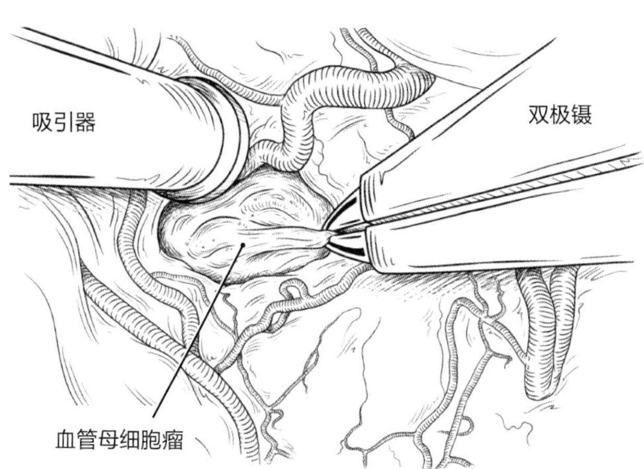
吸引器
双极镊
血管母细胞瘤

图 5.37 j. 病灶被整块全切。

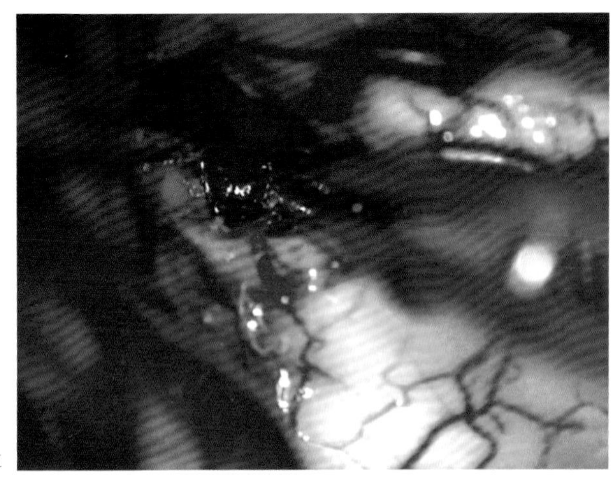
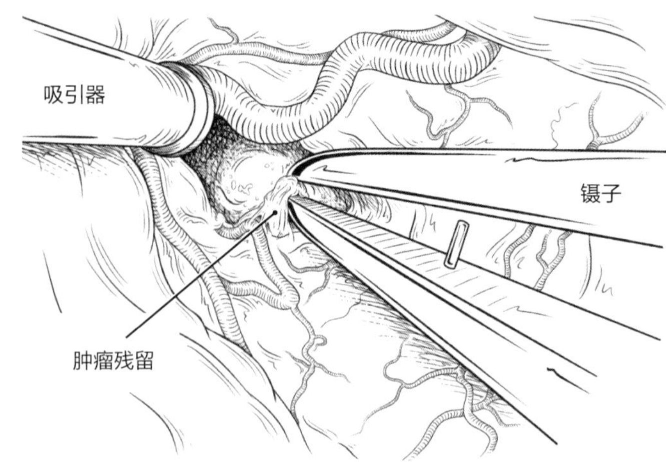
吸引器
镊子
肿瘤残留

图 5.37 k. 用镊子从脊髓处剥离小的残留病灶。

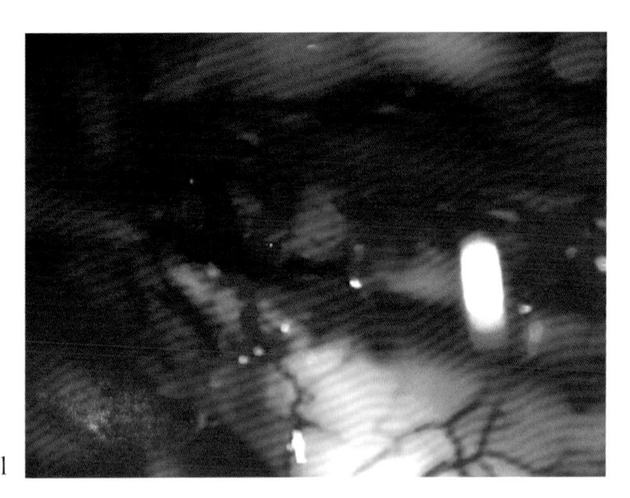
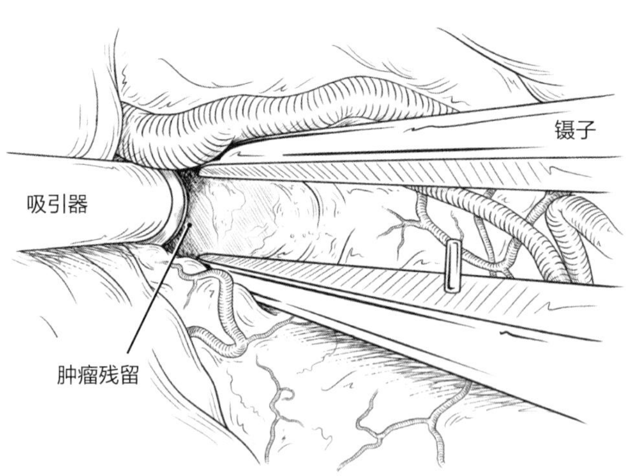
镊子
吸引器
肿瘤残留

图 5.37 l. 检查术腔发现位于术腔头端的肿瘤残留。

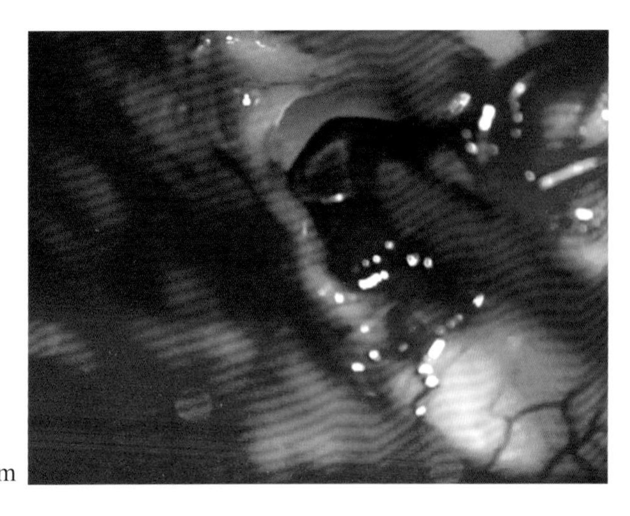
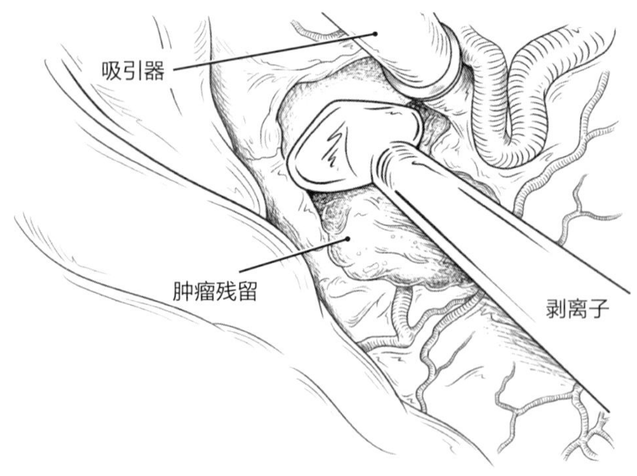
吸引器
肿瘤残留
剥离子

图 5.37 m. 用显微剥离子去除肿瘤残留。

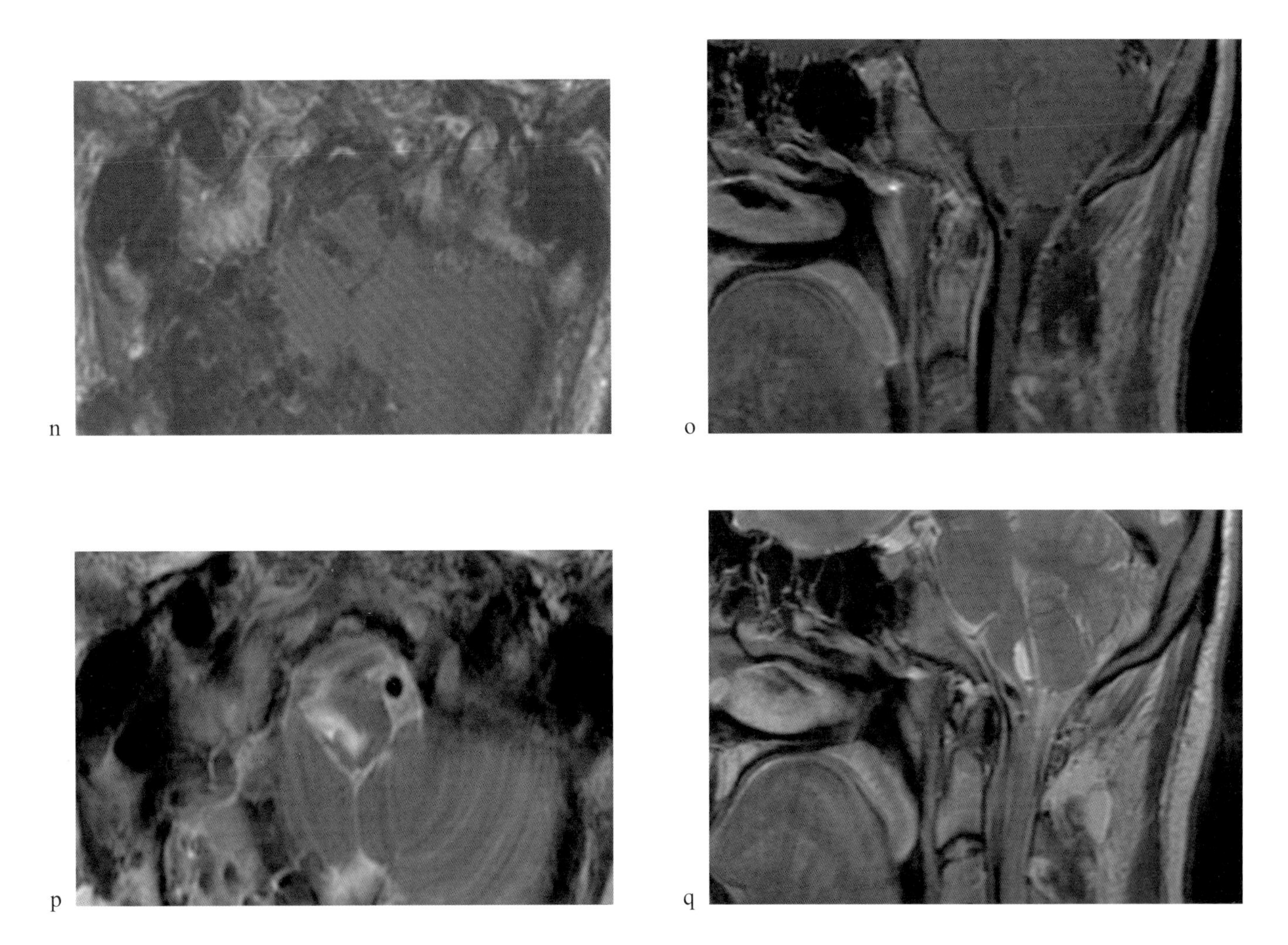
n
o
p
q

图 5.37 术后轴位（n）和矢状位（o）T1 加权，以及轴位（p）和矢状位（q）T2 加权磁共振成像证实病灶被全切。

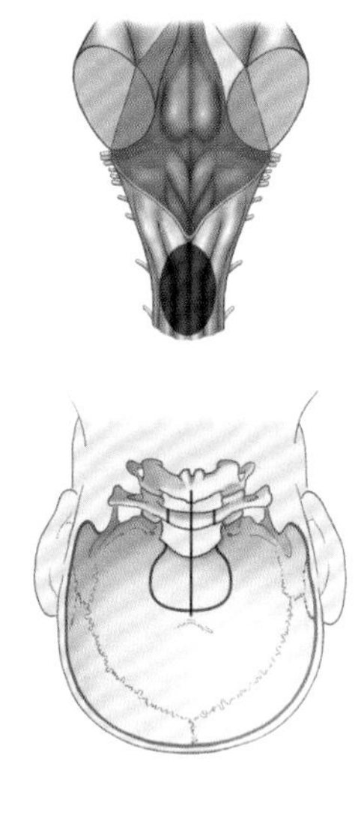

病例 5.38

· 诊断：延髓胶质瘤（相关解剖：**68~71**，**73**，**74** 页）
· 术前检查：左手感觉缺失
· 入路：正中枕下入路并 C1 椎板切除（相关入路：**248** 页）
· 体位：俯卧位
· 监测：体感诱发电位和运动诱发电位
· 预后：病灶全切，患者神经功能状态无变化
见视频 5.38

图 5.38 一例 50 岁男性患者表现为左手感觉缺失。

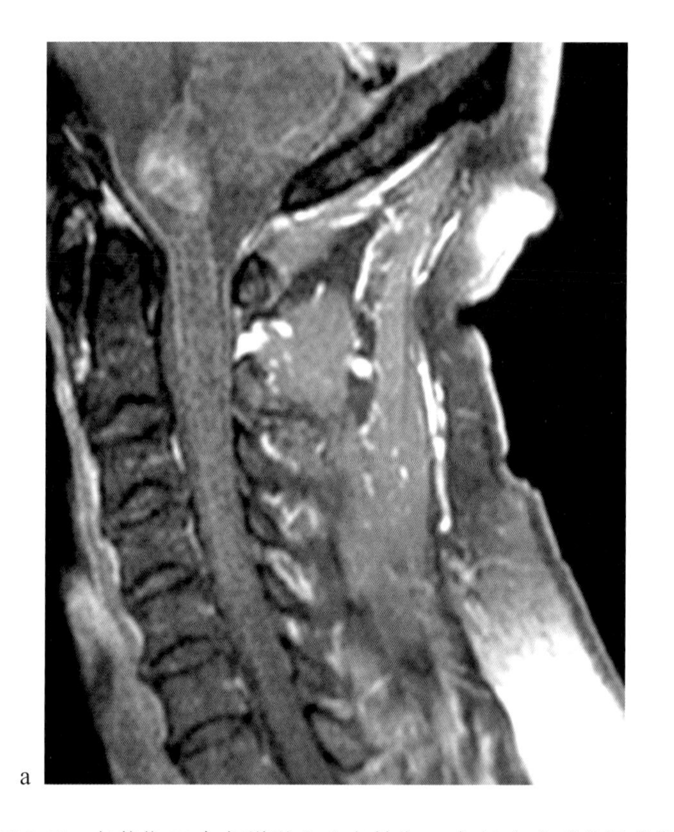

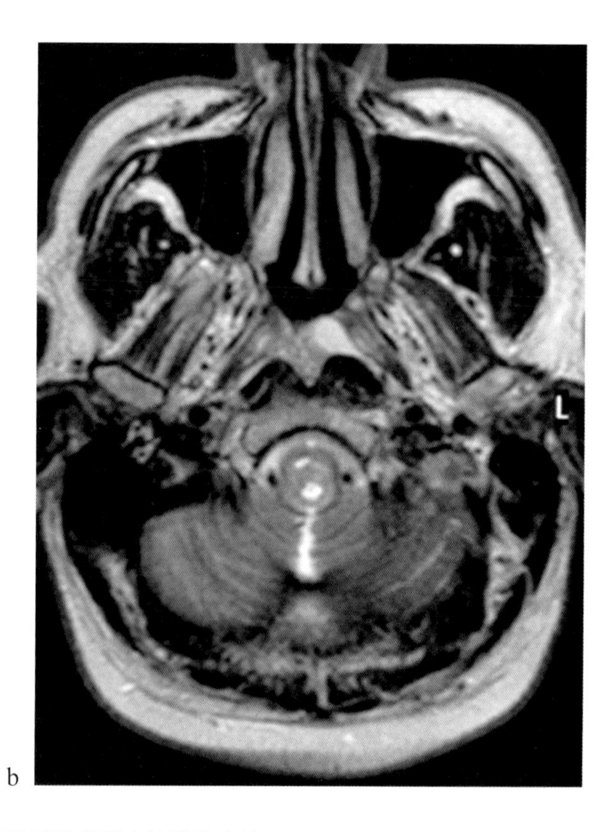
L

图 5.38 矢状位 T1 加权增强（a）与轴位 T2 加权（b）磁共振成像显示延髓背侧内的强化病灶。

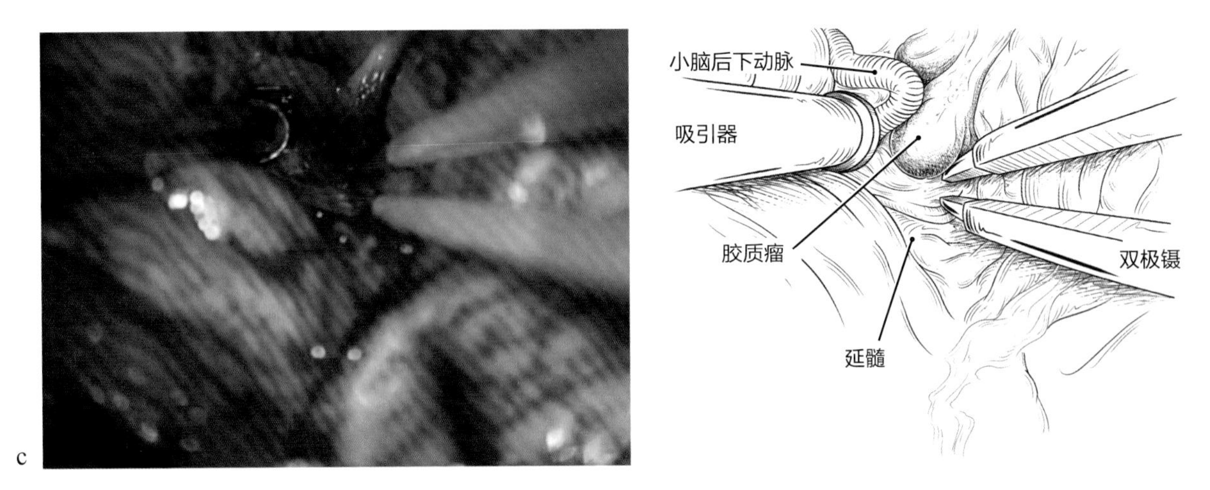
c
小脑后下动脉
吸引器
胶质瘤
双极镊
延髓

图 5.38 c. 采用正中枕下入路并行 C1 椎板切除达到胶质瘤病灶区，患者采取俯卧位。通过轻度牵拉小脑即可识别背侧的外生性病变，双极电凝用于减瘤。

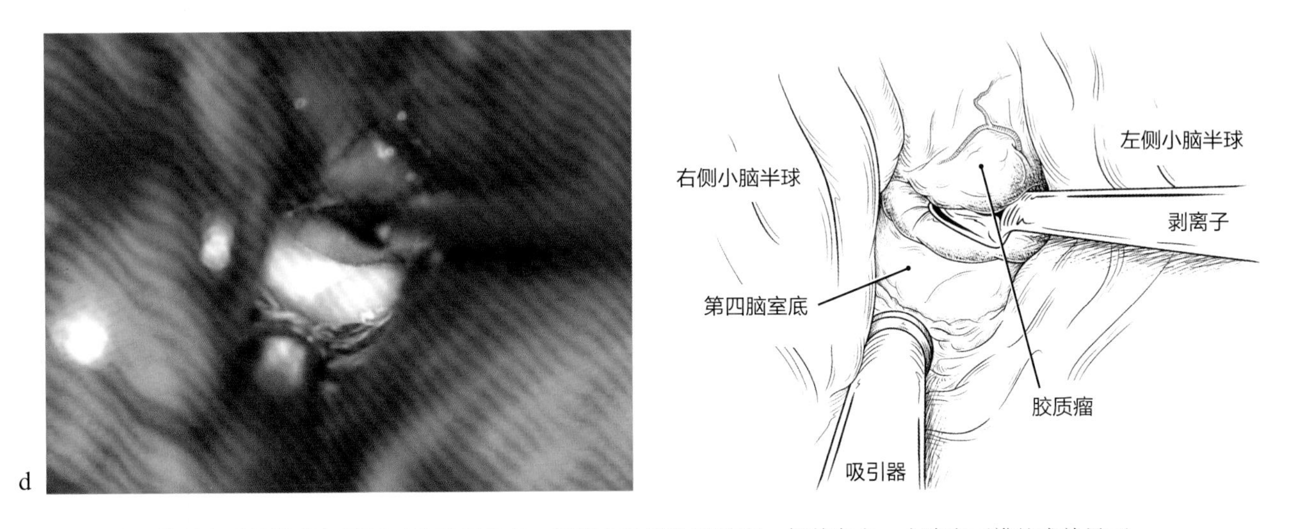
d
左侧小脑半球
右侧小脑半球
剥离子
第四脑室底
胶质瘤
吸引器

图 5.38 d. 用显微剥离子将肿瘤与邻近正常组织分离，尽管此肿瘤为胶质瘤，但其存在一个清晰可辨的成熟界面。

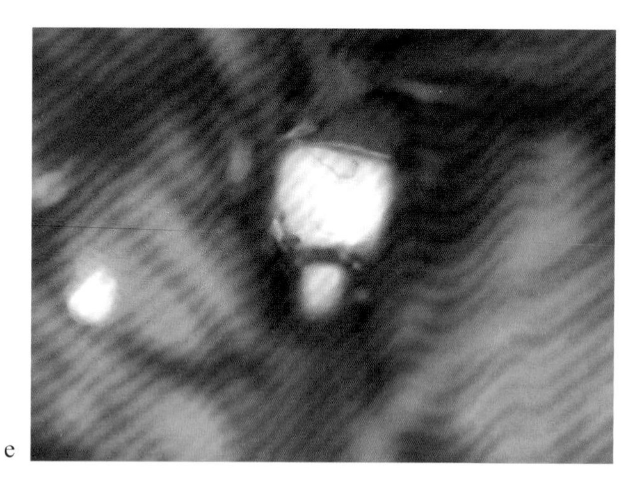

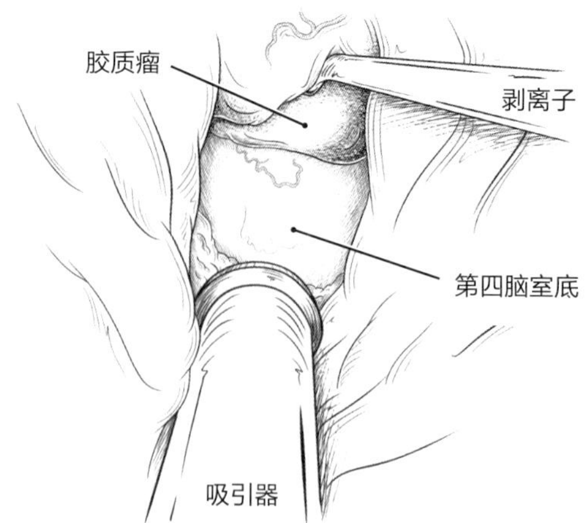
胶质瘤
剥离子
第四脑室底
吸引器

图 5.38 e. 松动游离肿瘤以便看到正常的第四脑室底。

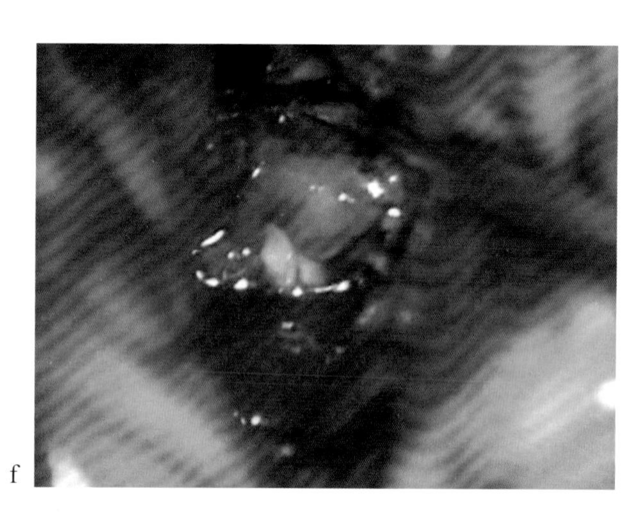

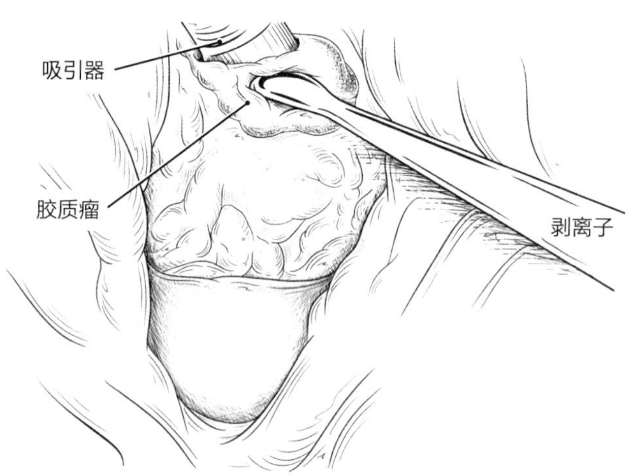
吸引器
胶质瘤
剥离子

图 5.38 f. 用显微剥离子与吸引器去除延颈髓交界处的残留肿瘤。

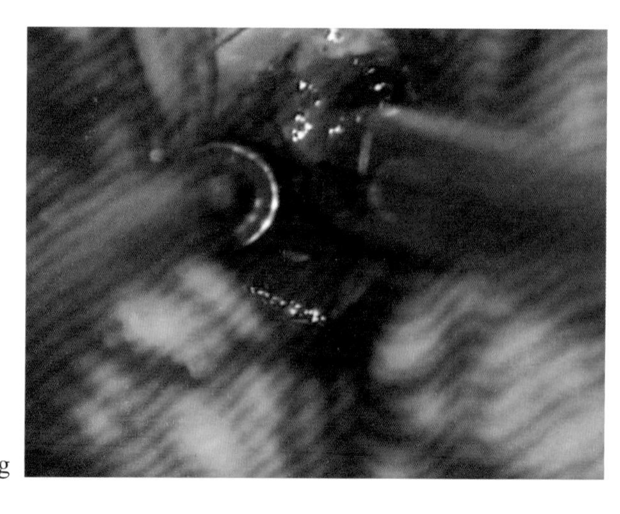

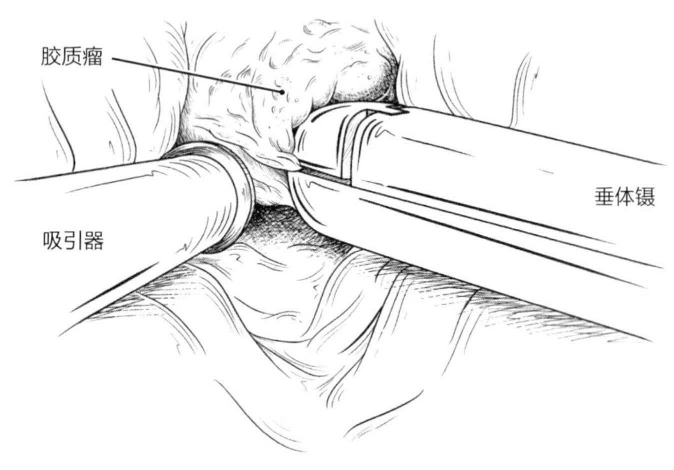
胶质瘤
垂体镊
吸引器

图 5.38 g. 垂体镊用于分块切除肿瘤。

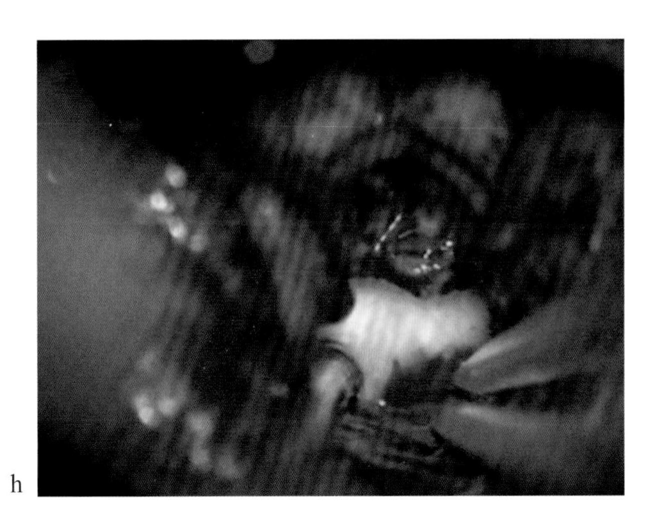

瘤床
第四脑室底
吸引器
双极镊

图 5.38 h. 检查术腔有无活动性出血，彻底止血。

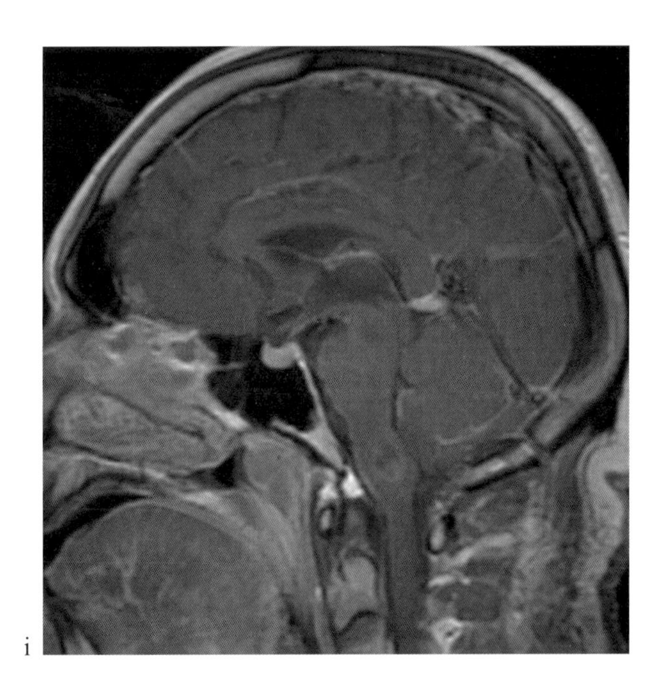

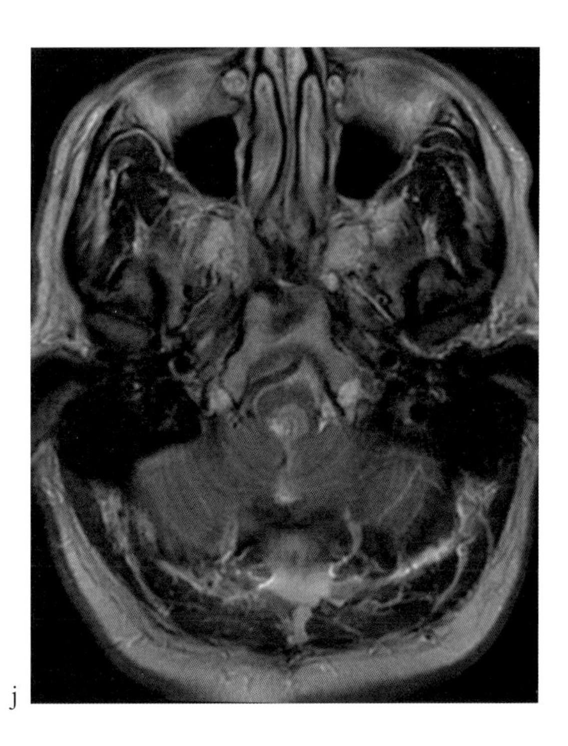

图 5.38 术后矢状位（i）T1 加权磁共振增强和轴位（j）T2 加权磁共振成像证实肿瘤全切。

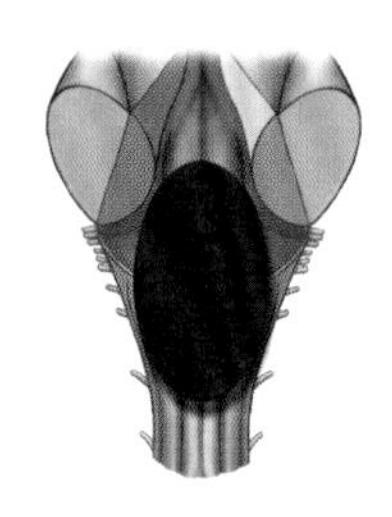

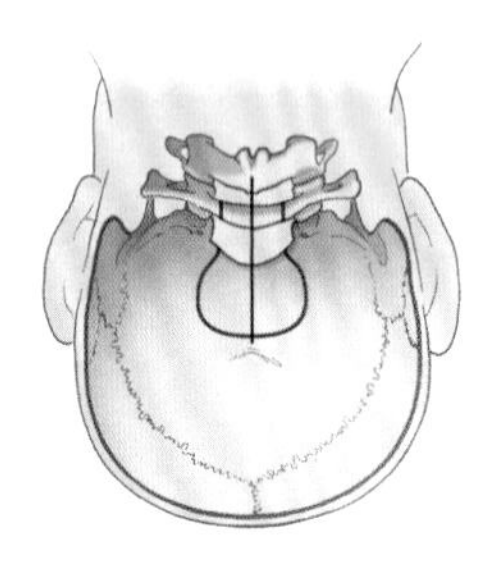

病例 5.39

· 诊断：第四脑室室管膜瘤（相关解剖：**25**，**52**，**57~59**，**71**，**73~75** 页）
· 术前检查：无神经功能缺损
· 入路：正中枕下入路并 C1 椎板切除（相关入路：**248** 页）
· 体位：俯卧位
· 监测：体感诱发电位和运动诱发电位
· 预后：病灶全切，术后出现短暂舌咽神经（CN Ⅸ）和迷走神经（CN Ⅹ）麻痹，2 周后随访时改善至基线水平

见视频 5.39

图 5.39 一例 59 岁女性患者表现为持续 2 个月的眩晕及持续 2 周的头痛、恶心。

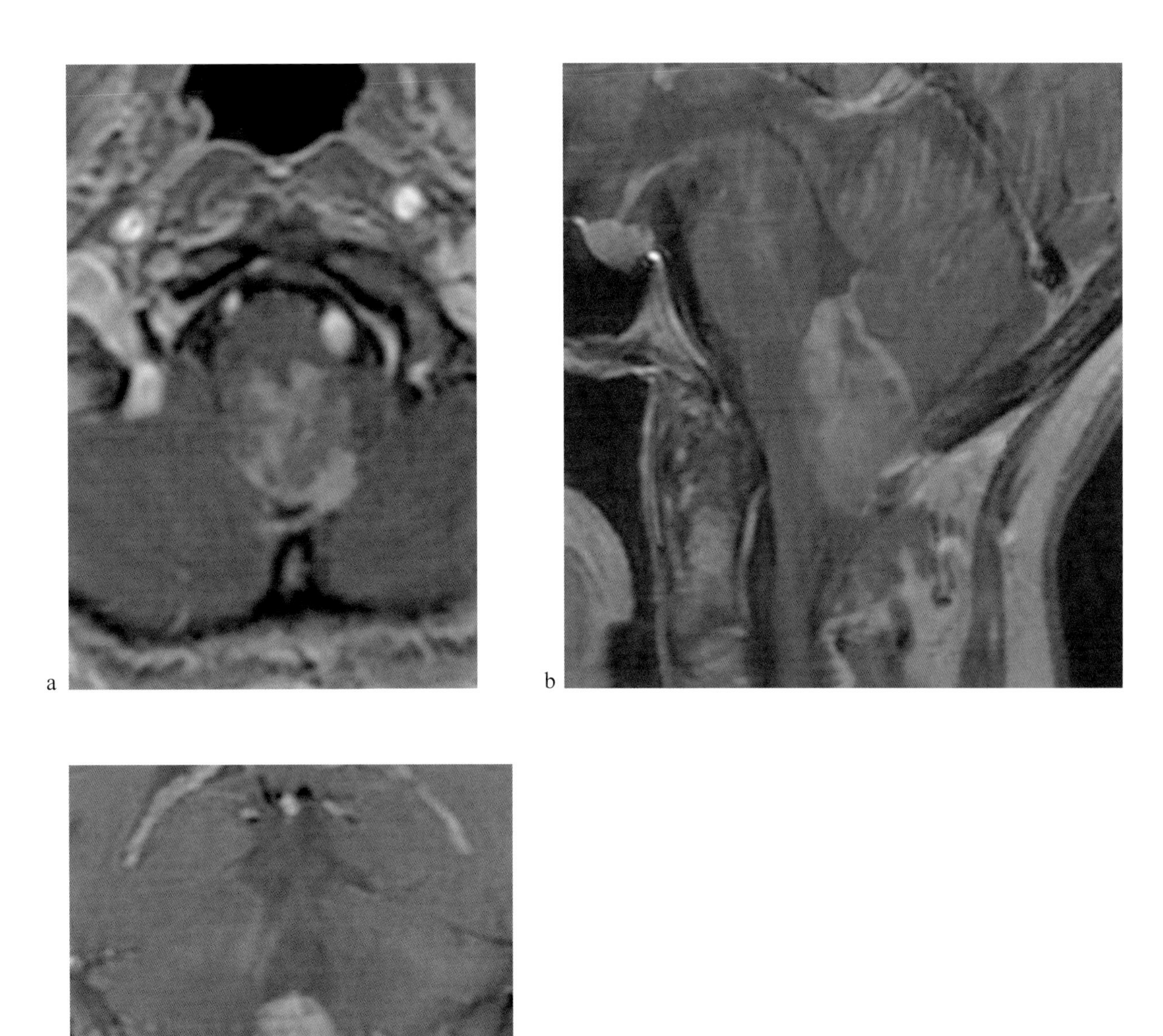

图 5.39 轴位（a）、矢状位（b）和冠状位（c）T1 加权磁共振增强成像证实第四脑室内巨大占位，符合室管膜瘤表现。

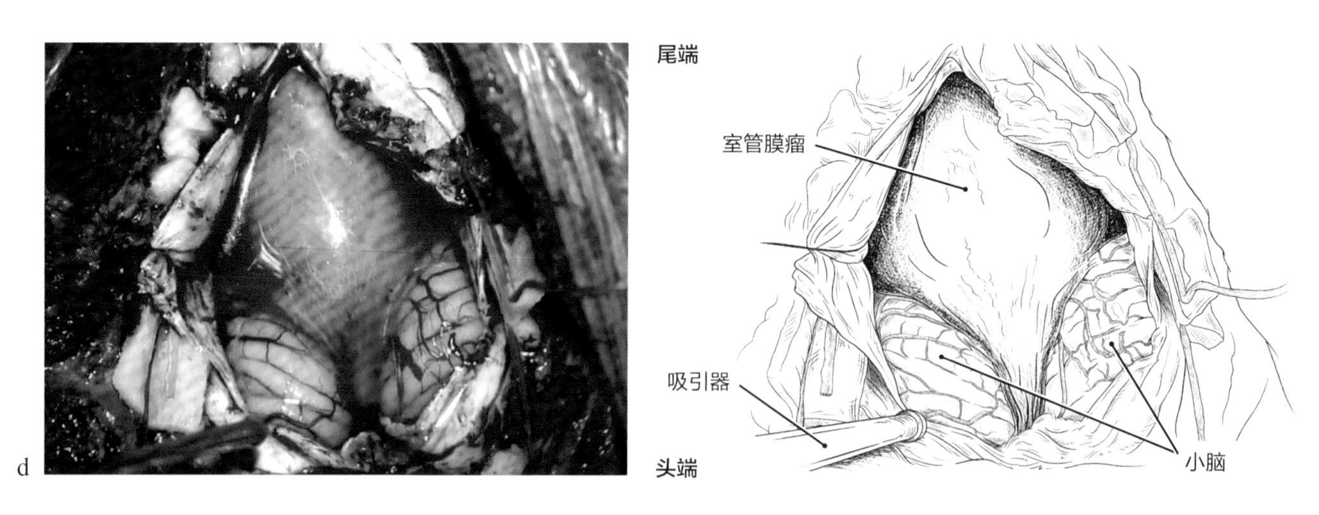

d
尾端
室管膜瘤
吸引器
头端
小脑

图 5.39 d. 采用正中枕下入路并 C1 椎板切除暴露病灶，打开硬脑膜后可见病灶且存在小脑半球压迫。

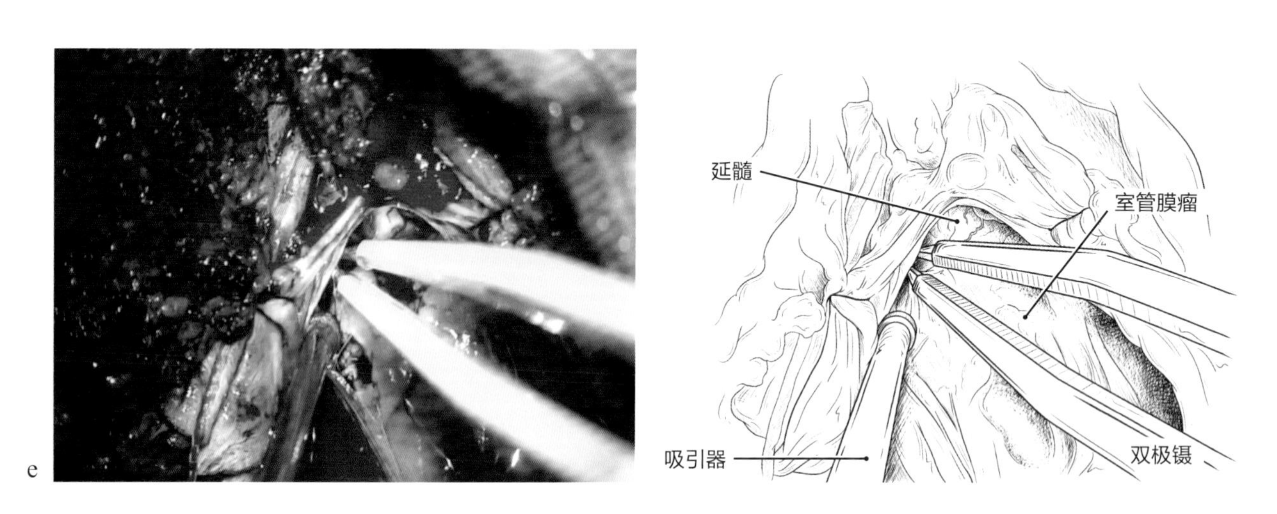

e
延髓
室管膜瘤
吸引器
双极镊

图 5.39 e. 沿周缘将病灶从其附着的结构中游离出来并进而将其从蛛网膜系带中分离出。

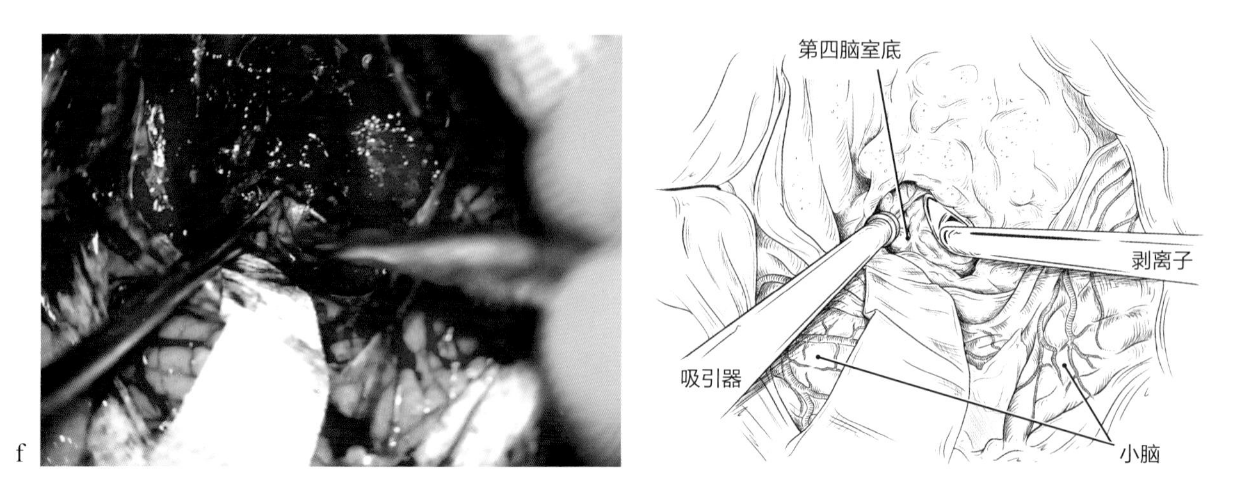

f
第四脑室底
剥离子
吸引器
小脑

图 5.39 f. 在以最小限度对脑干进行操作的情况下分离与第四脑室底粘连的部分肿瘤组织。

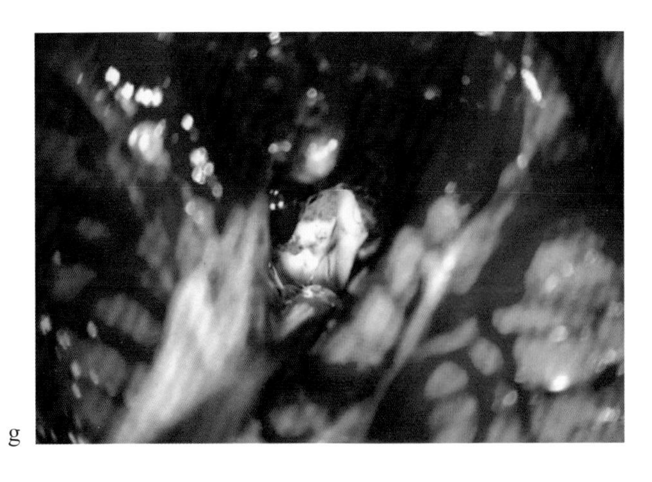
g

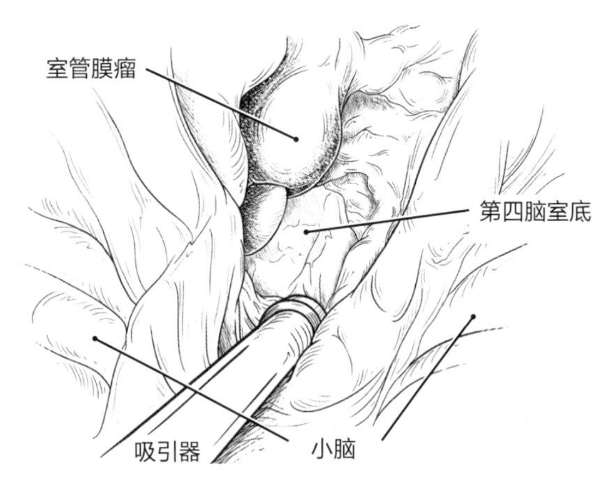
室管膜瘤
第四脑室底
吸引器
小脑

图 5.39 g. 游离肿瘤以便看到正常的第四脑室底。

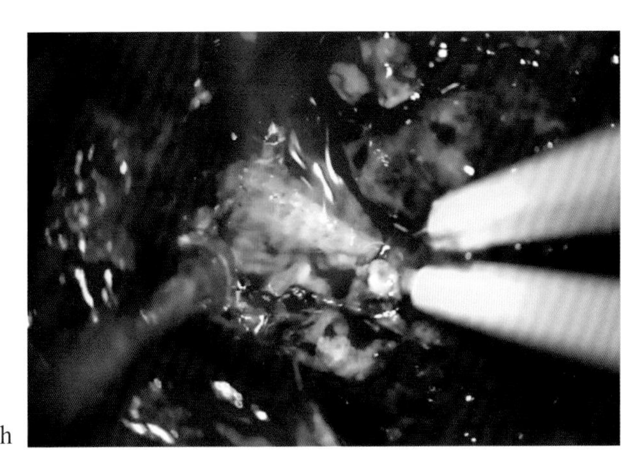
h

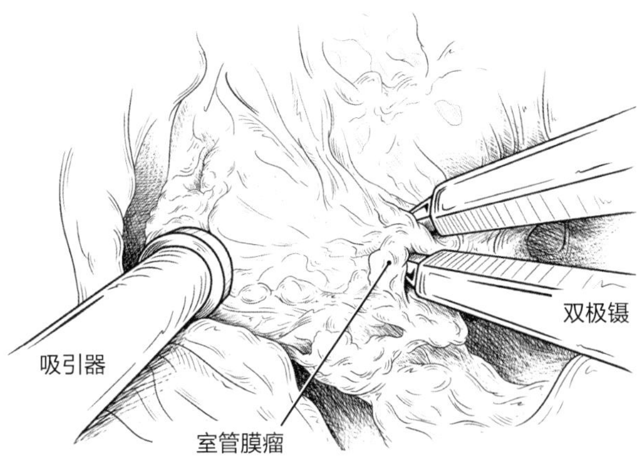
双极镊
吸引器
室管膜瘤

图 5.39 h. 在辨认肿瘤与脑干交界面后，进行肿瘤内部减容与切除。

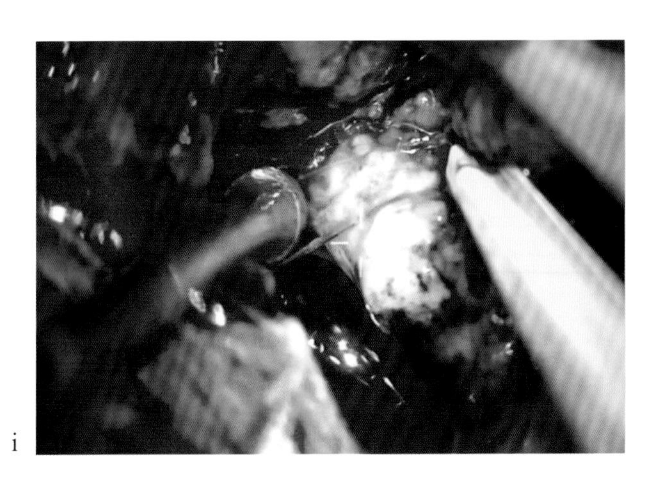
i

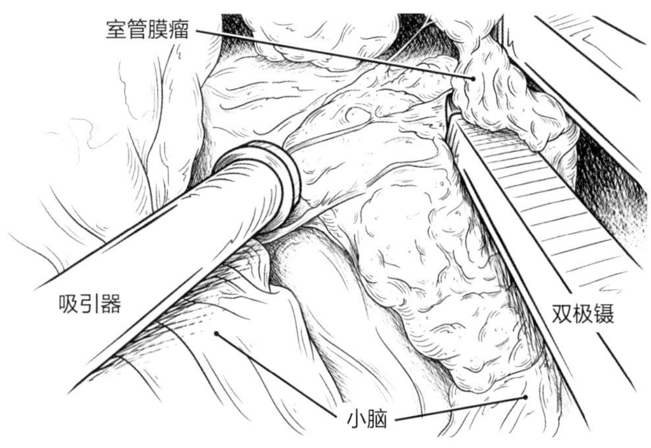
室管膜瘤
吸引器
双极镊
小脑

图 5.39 i. 用双极电凝和吸引器或者超声吸引器分块切除肿瘤，具体取决于肿瘤的稠度情况。

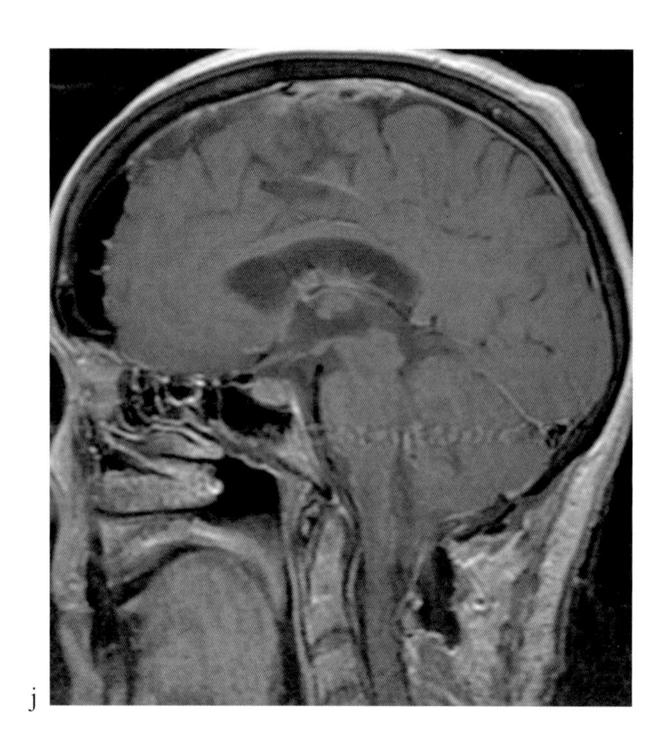
j

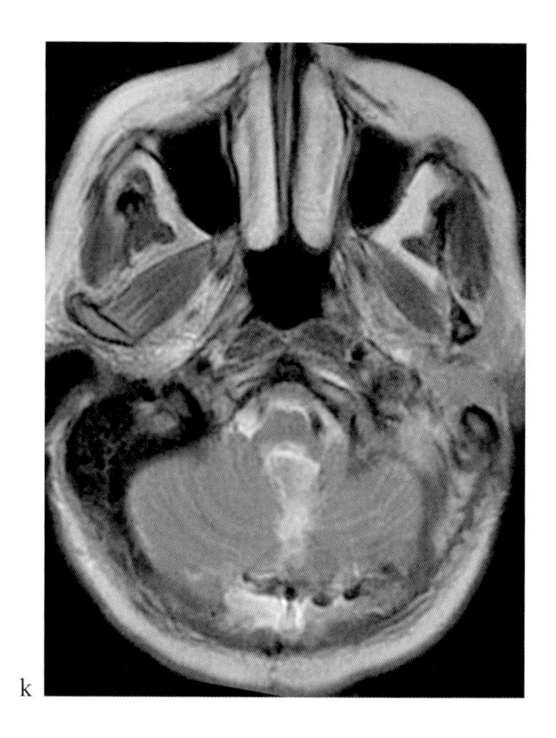
k

图 5.39 术后矢状位（j）T1 加权和轴位（k）T2 加权磁共振成像证实病灶被全切。

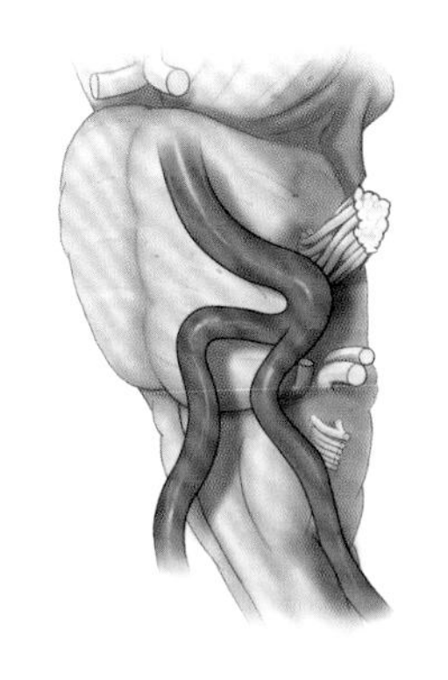

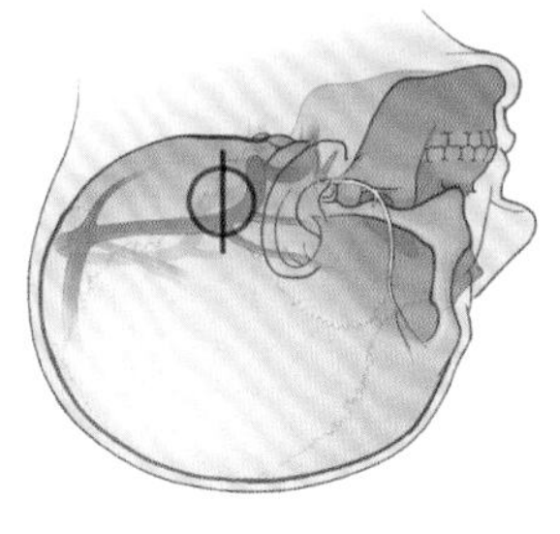

病例 5.40

- 诊断：严重的左侧三叉神经第 1 与第 2 支分布区三叉神经痛和顽固性高血压（相关解剖：**51**，**56**，**62** 页）
- 术前检查：无神经功能缺损
- 入路：左侧乙状窦后入路（相关入路：**212~222** 页）
- 体位：仰卧位
- 监测：体感诱发电位，三叉神经（CN Ⅴ）、展神经（CN Ⅵ）、面神经（CN Ⅶ）、前庭蜗神经（CN Ⅷ）、舌咽神经（CN Ⅸ）、迷走神经（CN Ⅹ）、副神经（CN Ⅺ）和舌下神经（CN Ⅻ）监测
- 预后：无神经功能缺损，三叉神经第 1 与第 2 支分布区疼痛完全消失，患者停用一种降压药，仅保留单药治疗高血压

见视频 5.40

图 5.40 一例 25 岁男性患者表现为持续 2 个月的左侧三叉神经第 1 与第 2 支分布区严重三叉神经痛。他的用药史表明其存在 11 年的顽固性原发性高血压诊断，其用药包括右美托咪啶、芬太尼、氯胺酮、卡马西平、氢化吗啡酮和劳拉西泮。

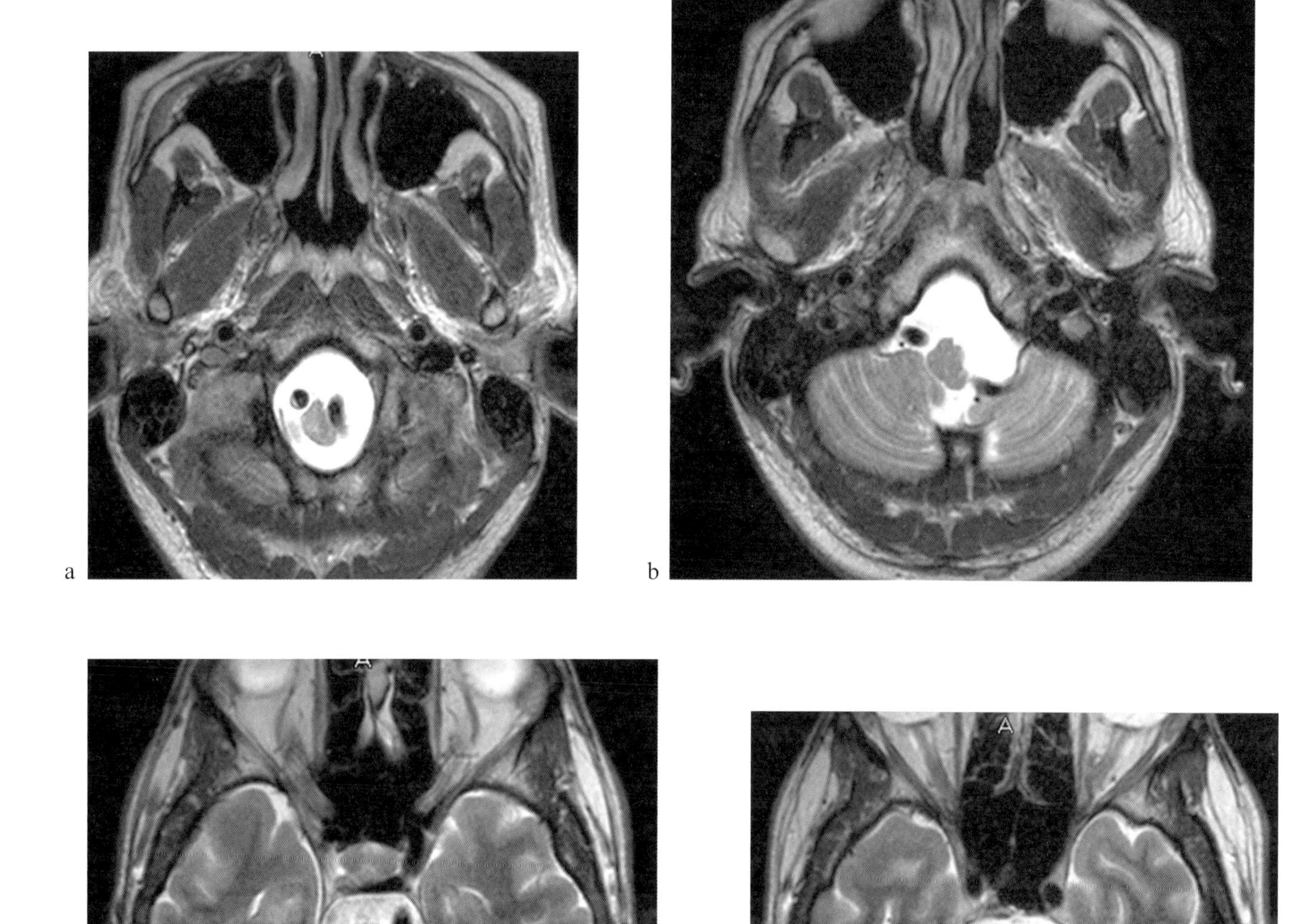

图 5.40 a~d. 一系列从尾端到头端的轴位 T2 加权磁共振成像证实延颈髓交界处、延髓、三叉神经根入口区被椎基底动脉冗长扩张血管压迫，这例 25 岁男性患者存在难以控制的高血压和左侧严重三叉神经痛病史。

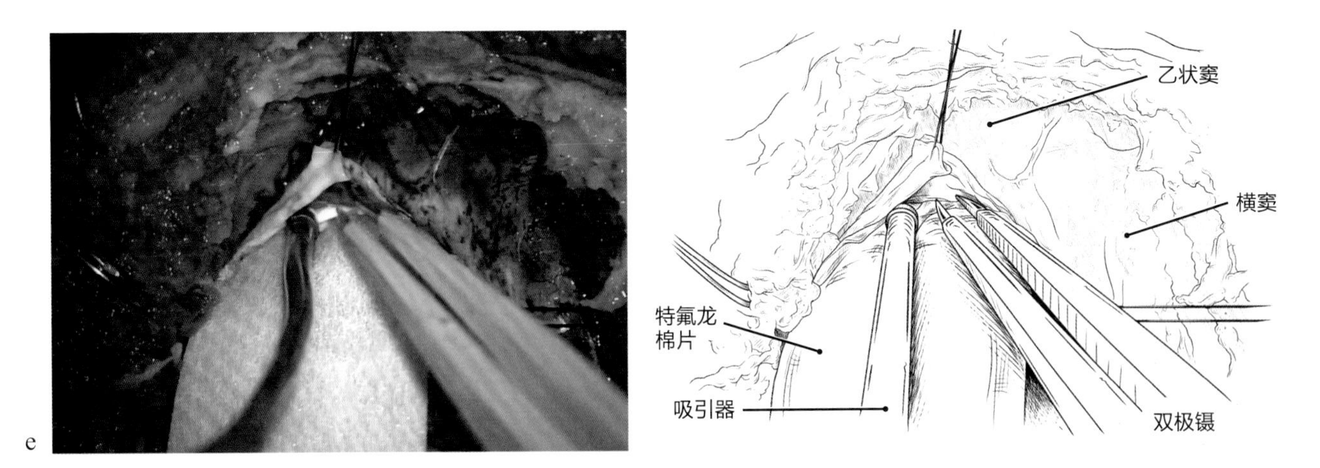
e
乙状窦
横窦
特氟龙
棉片
吸引器
双极镊

图 5.40 e. 由于病例的复杂性且需要看到从三叉神经处到延颈髓交界处的脑干外侧，因此采用比常规乙状窦后更大程度的开颅来到达桥小脑角池。对于大多数微血管减压病例，位于横窦 - 乙状窦交界处 1~2 cm 的小切口开颅是合适的。在这种情况下，一个 4 cm 的骨窗开颅可暴露整个横窦 - 乙状窦复合体。

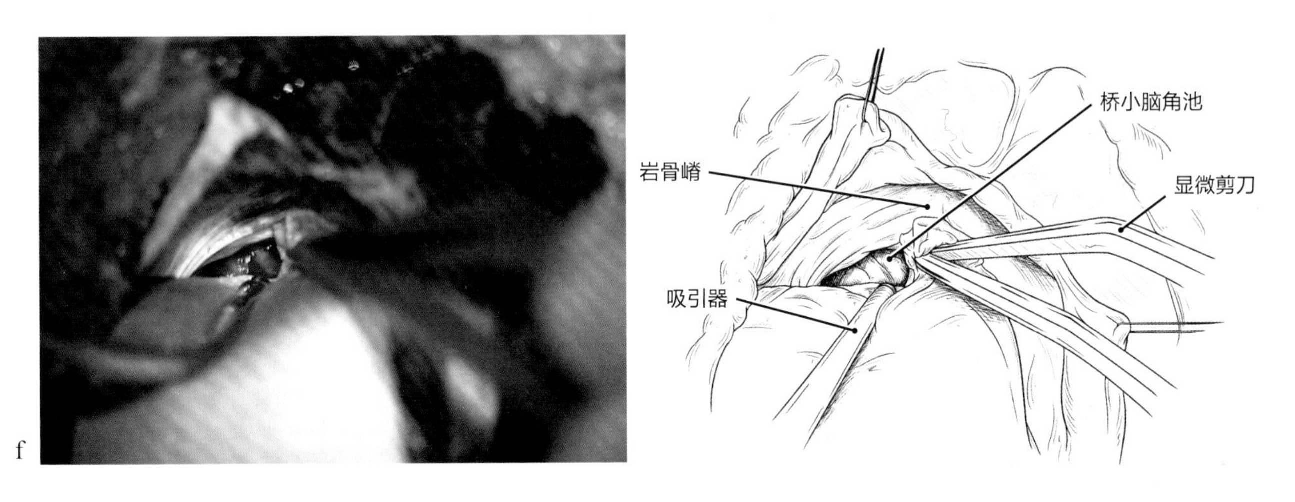
f
桥小脑角池
岩骨嵴
显微剪刀
吸引器

图 5.40 f. 将特氟龙脑棉置于小脑表面，轻柔地进行动态牵拉从而增加入路空间，在覆盖于脑神经的蛛网膜上开窗释放脑脊液从而松解小脑。在这个阶段，外科医生的耐心是重要的，能确保用释放脑脊液来松解颅后窝内容物。粗暴的牵拉或过度使用脑压板容易使小脑受损。

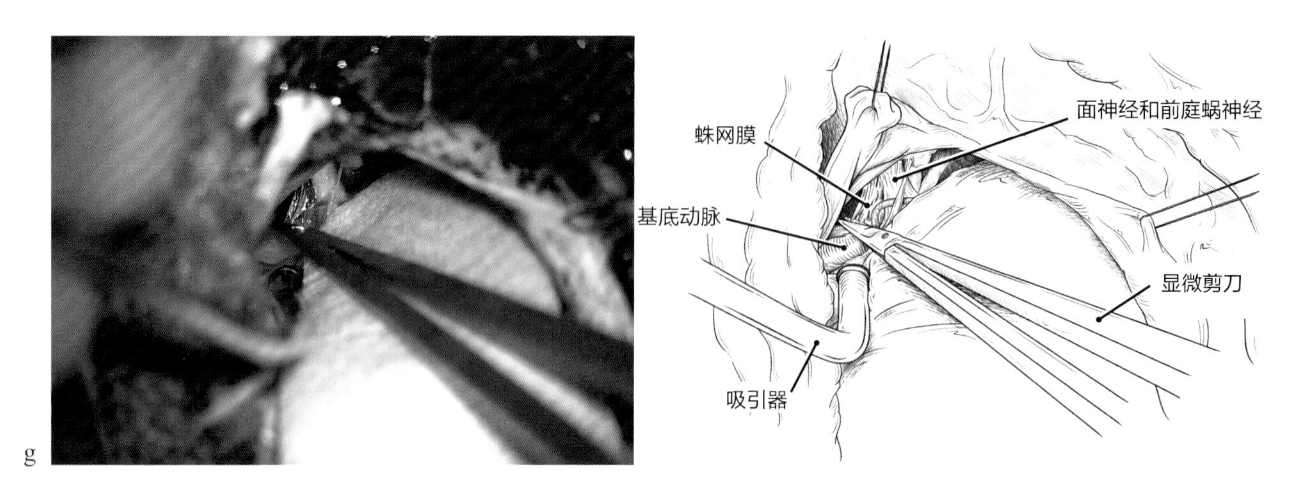
蛛网膜
面神经和前庭蜗神经
基底动脉
显微剪刀
吸引器
g

图 5.40 g. 在脑组织得到松解后，外科医生开始通过打开覆盖于面神经（CN Ⅶ）和前庭蜗神经（CN Ⅷ）上的蛛网膜来暴露这些神经及其与基底动脉的相对关系。在该例患者中，暴露覆盖于三叉神经（CN Ⅴ）、展神经（CN Ⅵ）、面神经、前庭蜗神经和后组脑神经（舌咽神经、迷走神经、副神经、舌下神经）之上的蛛网膜。通常对于简单的微血管减压病例，手术医生应当仅打开覆盖于受压迫的脑神经之上的蛛网膜，因为保留蛛网膜可保护术野内其他的脑神经。

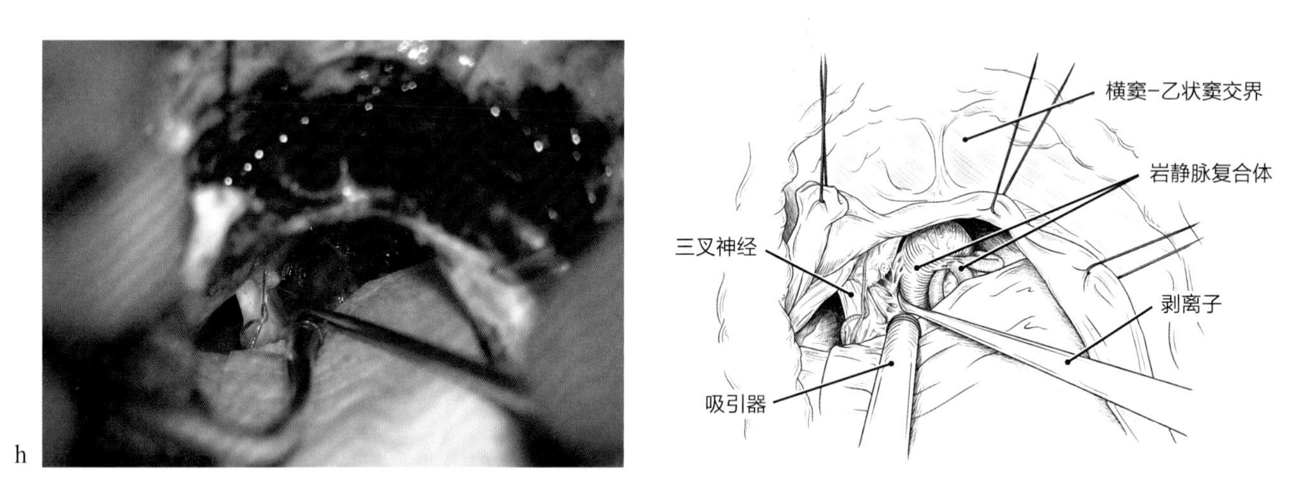
横窦–乙状窦交界
岩静脉复合体
三叉神经
剥离子
吸引器
h

图 5.40 h. 在该患者中，三叉神经及根部首先被暴露，可见粗大的岩静脉复合体。在大多数病例中，这一静脉复合体可被保留完好、做简单牵移。必要时也可切除这一复合体从而增加对三叉神经的显露。

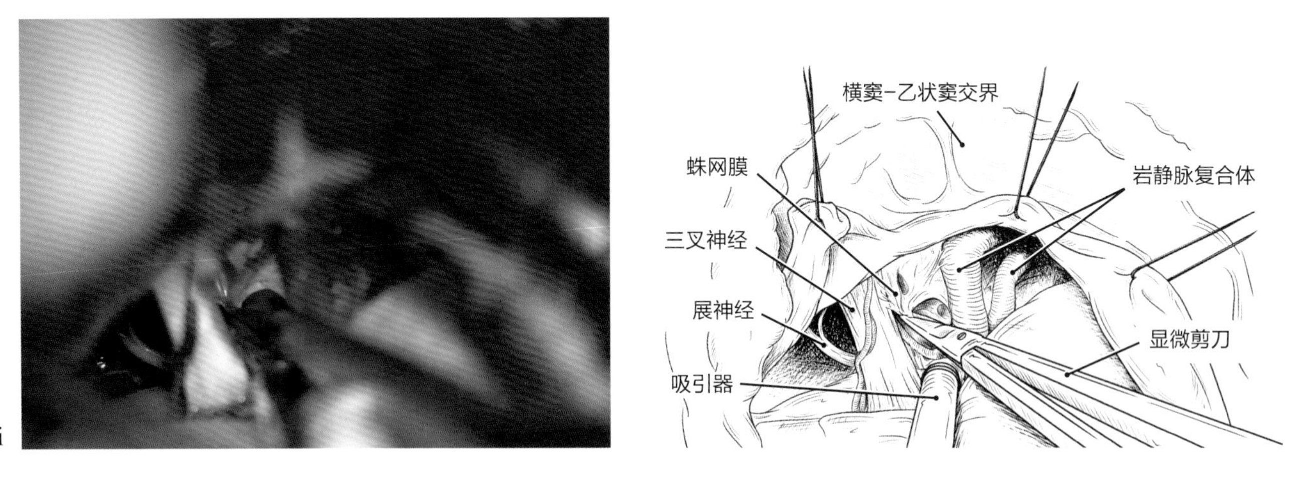
横窦-乙状窦交界
蛛网膜
岩静脉复合体
三叉神经
展神经
显微剪刀
吸引器
i

图 5.40 i. 锐性剥离岩静脉复合体双侧的蛛网膜，以便看到基底动脉冗长走行部分，该部分与脑干及三叉神经接触。

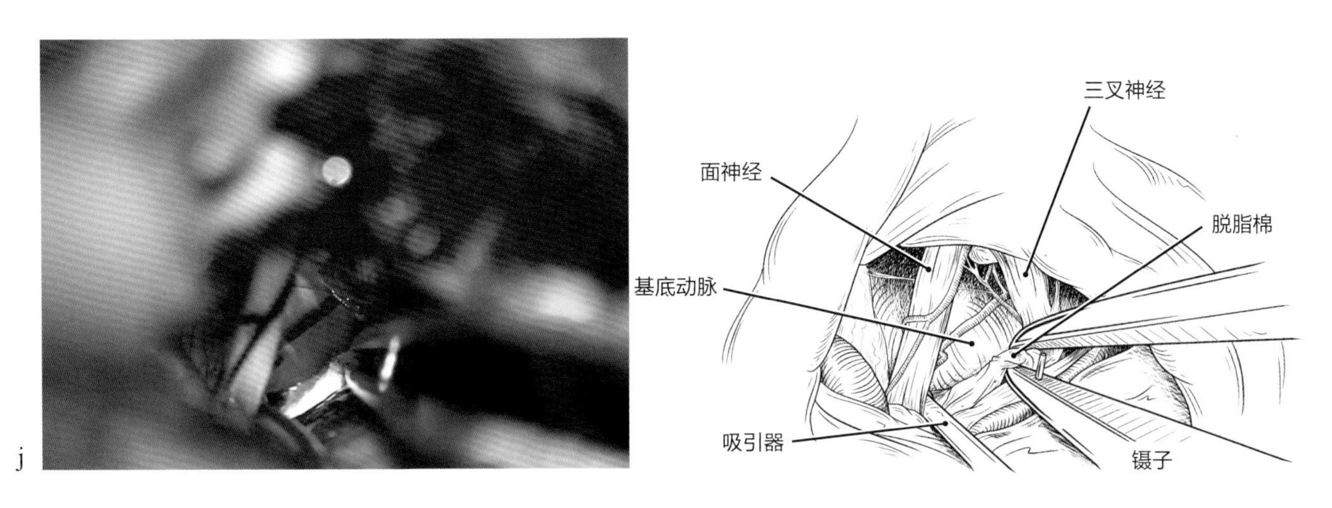
三叉神经
面神经
脱脂棉
基底动脉
吸引器
镊子
j

图 5.40 j. 在将基底动脉从三叉神经根进入区游离开后，在基底动脉与脑干和三叉神经这些结构之间置入特氟龙脱脂棉将基底动脉支撑远离这些结构。

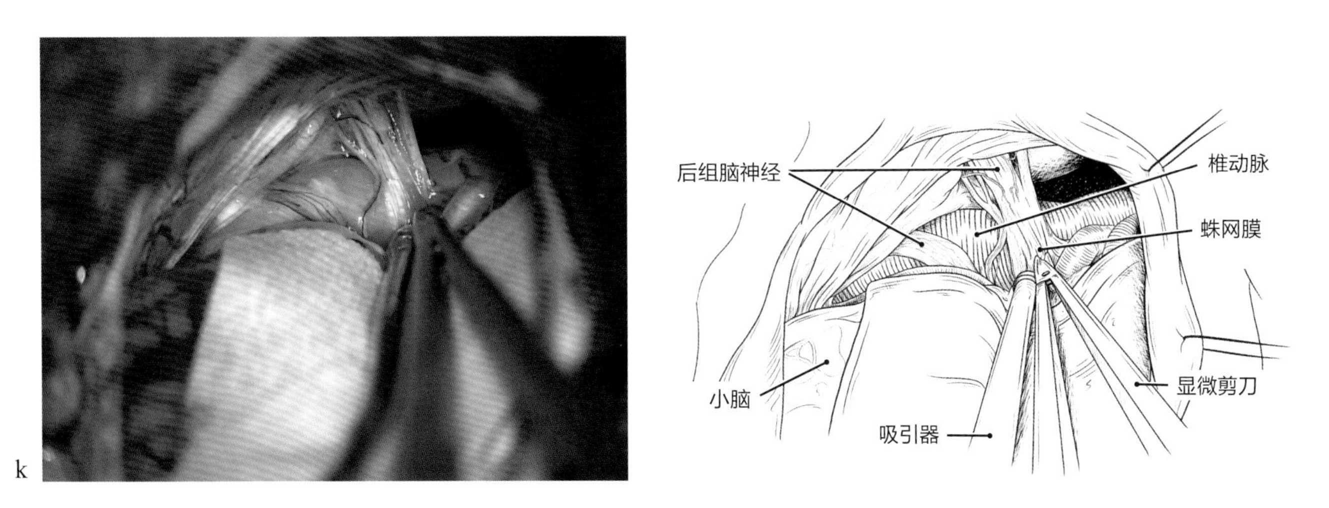
后组脑神经
椎动脉
蛛网膜
小脑
显微剪刀
吸引器
k

图 5.40 k. 注意延颈髓交界区的减压，覆盖于后组脑神经之上的蛛网膜被剥离从而增加暴露椎基底动脉交界处的机会。注意椎动脉的一段冗长环部已对后组脑神经产生了牵拉。

l
后组脑神经
椎动脉
剥离子
变色的延髓
吸引器

图 5.40 l. 冗长扩张的椎基底动脉系统是显而易见的，椎动脉的一段粗大环部被从延颈髓交界处游离出，在血管被游离后，脑干的受压与变色一目了然。

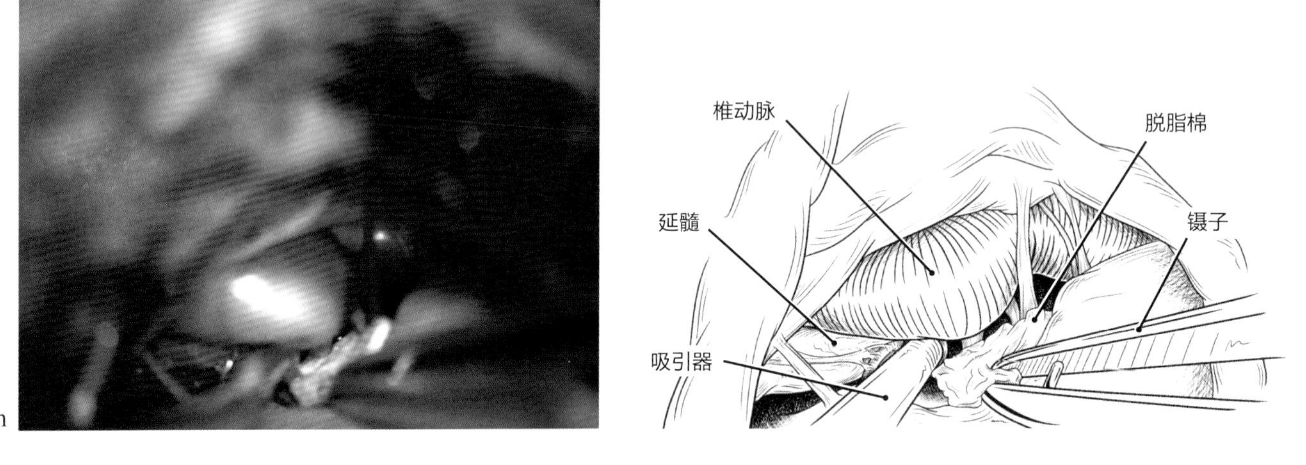
m
椎动脉
脱脂棉
延髓
镊子
吸引器

图 5.40 m. 特氟龙脱脂棉用于将椎动脉从延颈髓交界区分离开来。

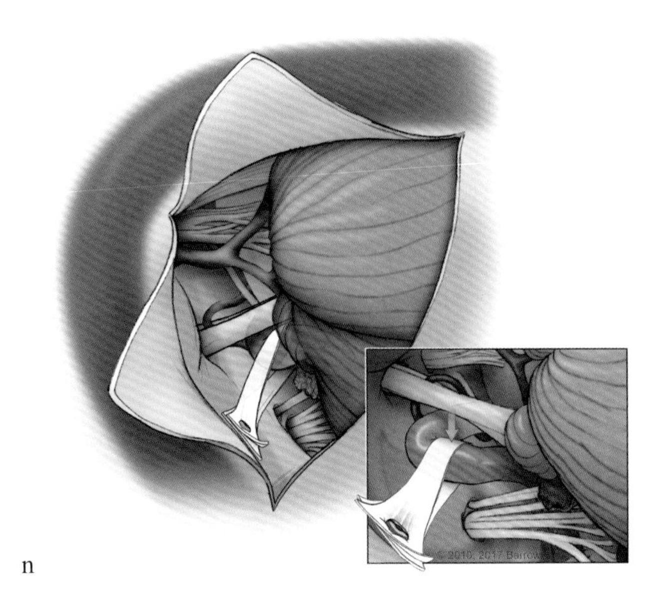

n

图 5.40 n. 艺术插图显示一种替代脱脂棉的方法：一种合成材料制成的悬带被用于将血管（箭头所指）从脑干处游离，用一枚螺钉将其安全固定于岩骨上。在该例患者中，由于颅后窝空间不足，显著扩张的椎基底动脉系统无法使用这种悬带。

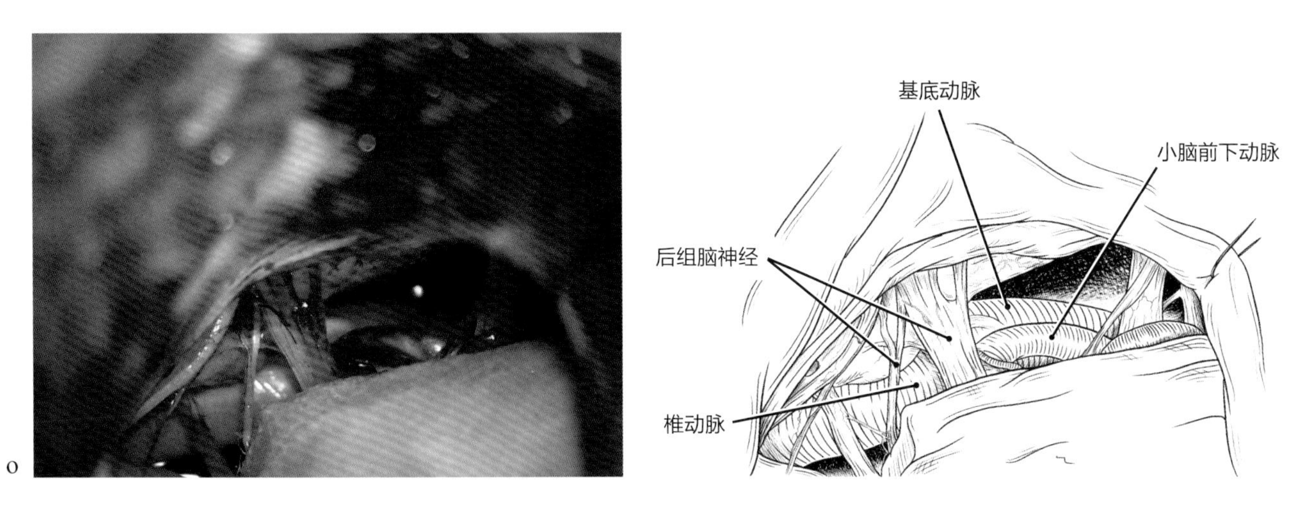
基底动脉
小脑前下动脉
后组脑神经
椎动脉

o

图 5.40 o. 减压延颈髓交界区并游离椎动脉可缓解后组脑神经的张力。

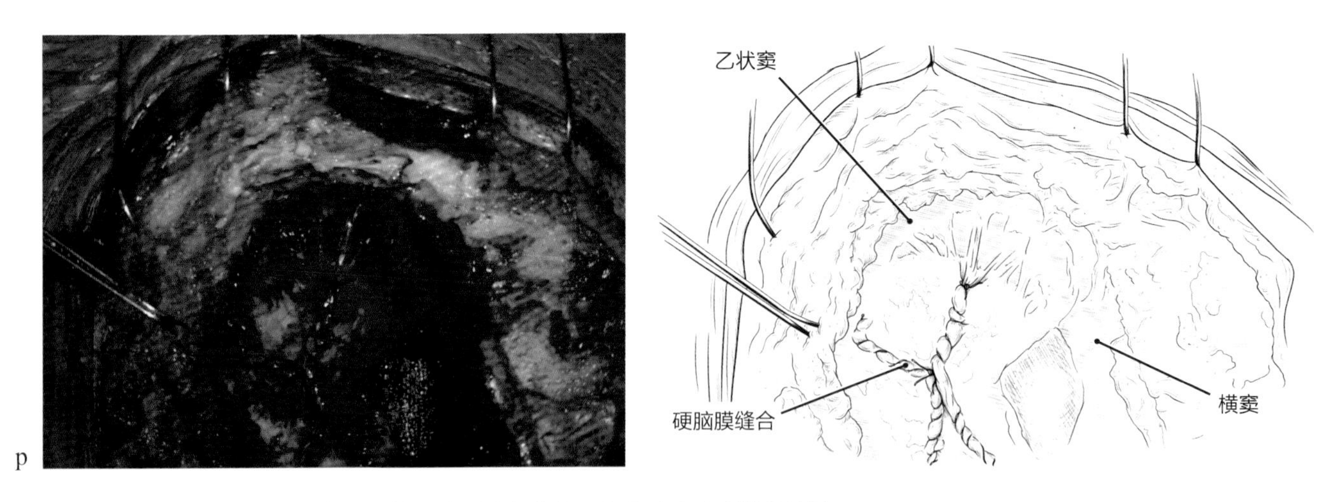
乙状窦
硬脑膜缝合
横窦

图 5.40 p. 水密缝合硬脑膜并使用骨蜡封堵颞骨气房是避免术后脑脊液漏的关键。

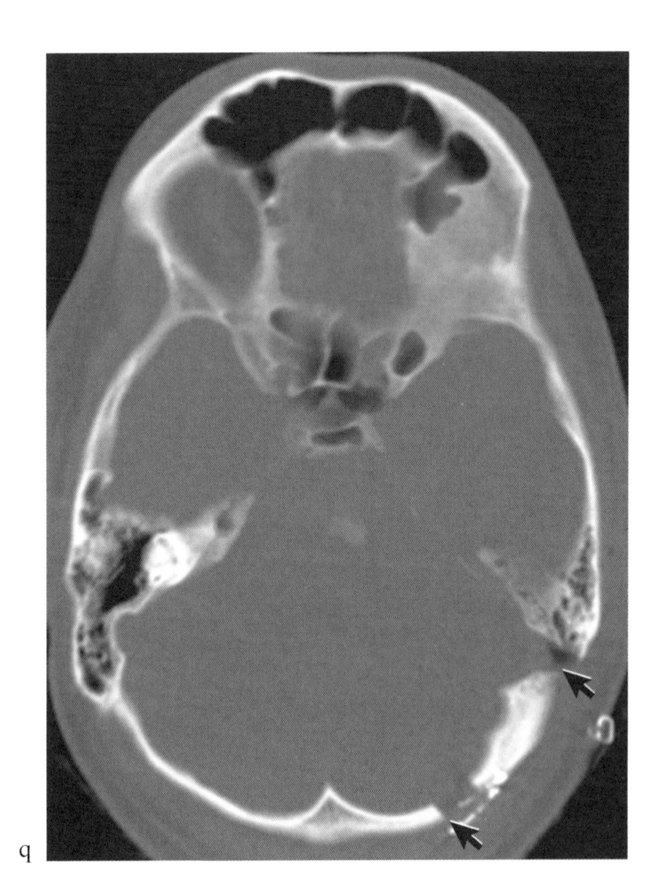

图 5.40 q. 术后 CT 显示了开颅范围（箭头）。

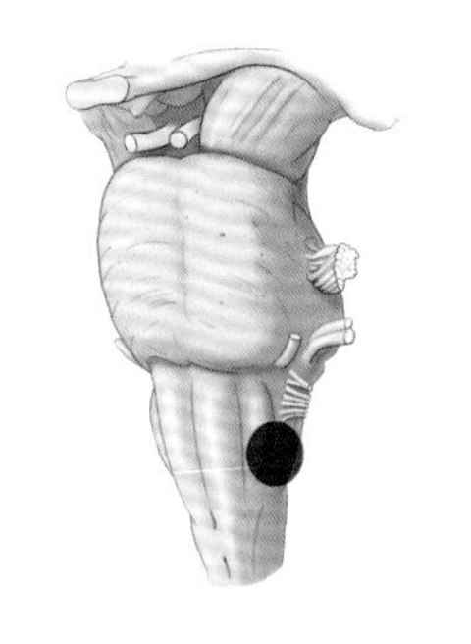

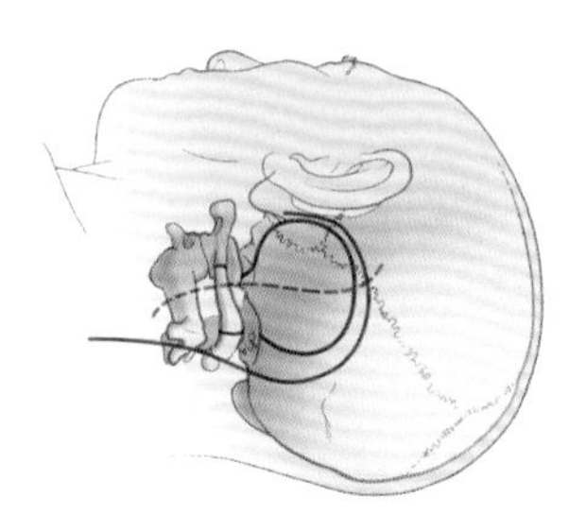

病例 5.41

· 诊断：复杂的、既往栓塞的左侧小脑后下动脉钙化动脉瘤（相关解剖：**71**，**73** 页）
· 术前检查：左侧面部痉挛伴感觉减退
· 入路：左侧远外侧入路（相关入路：**223~235** 页）
· 体位：仰卧位
· 监测：体感诱发电位和运动诱发电位，舌咽神经（CN Ⅸ）、迷走神经（CN Ⅹ）、副神经（CN Ⅺ）和舌下神经（CN Ⅻ）监测
· 预后：动脉瘤完全闭塞，旁路通畅，患者无新发神经功能缺损

见视频 5.41

图 5.41 一例 60 岁女性患者表现为左侧面部痉挛和上肢感觉异常，20 年前曾因右侧大脑中动脉动脉瘤接受治疗，1 年前行左侧颈内动脉动脉瘤支架植入治疗，以及 1 年前行左侧小脑后下动脉动脉瘤栓塞。

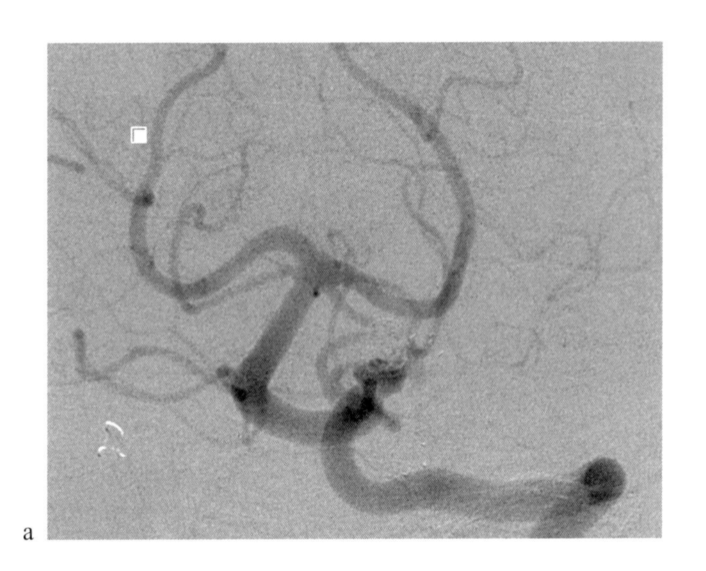

a

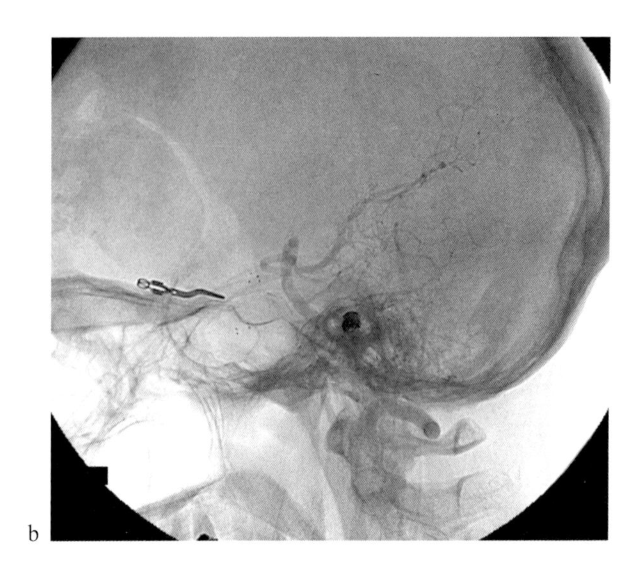

b

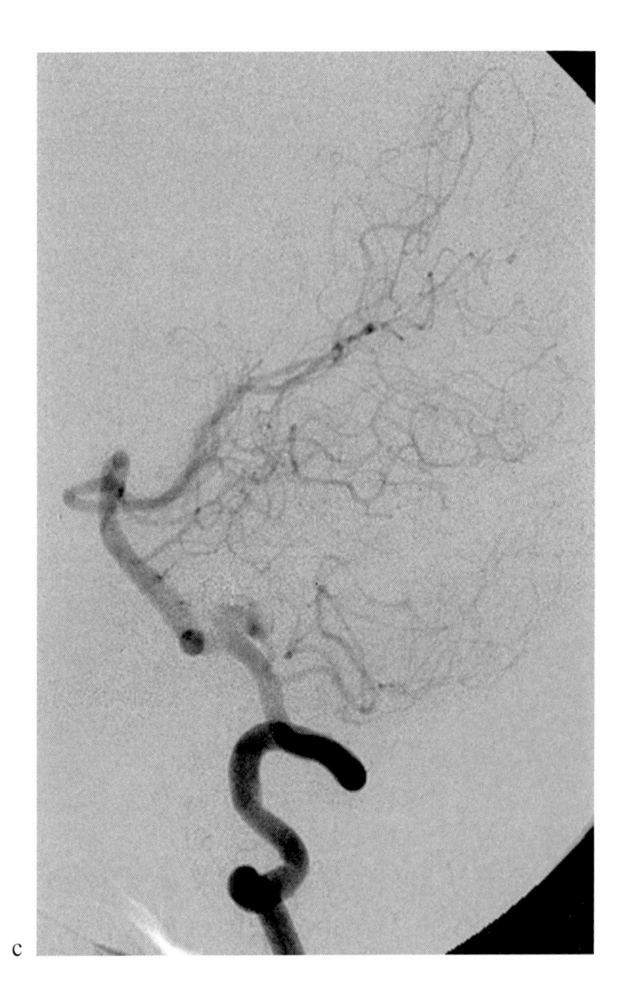

c

图 5.41 正位（a）、未减影侧位（b）和侧位（c）左侧椎动脉血管造影证实在 1 例 60 岁女性患者中存在含有弹簧圈团块影的复发的小脑后下动脉动脉瘤。20 年前，在出现蛛网膜下腔出血后，她曾接受右侧大脑中动脉动脉瘤夹闭手术。1 年前，她接受左侧颈内动脉动脉瘤支架植入以及左侧小脑后下动脉动脉瘤弹簧圈栓塞术。此次由于小脑后下动脉动脉瘤复发，该患者出现左侧面部痉挛和上肢感觉异常。

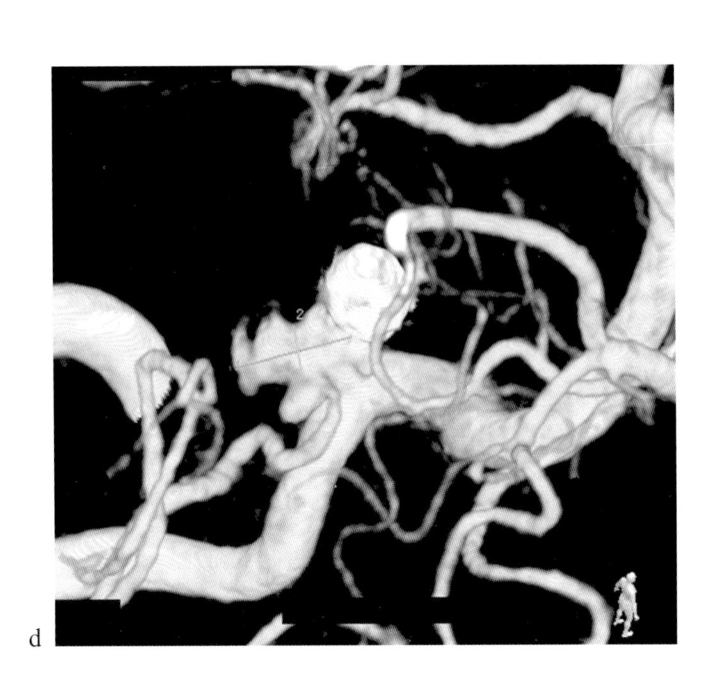

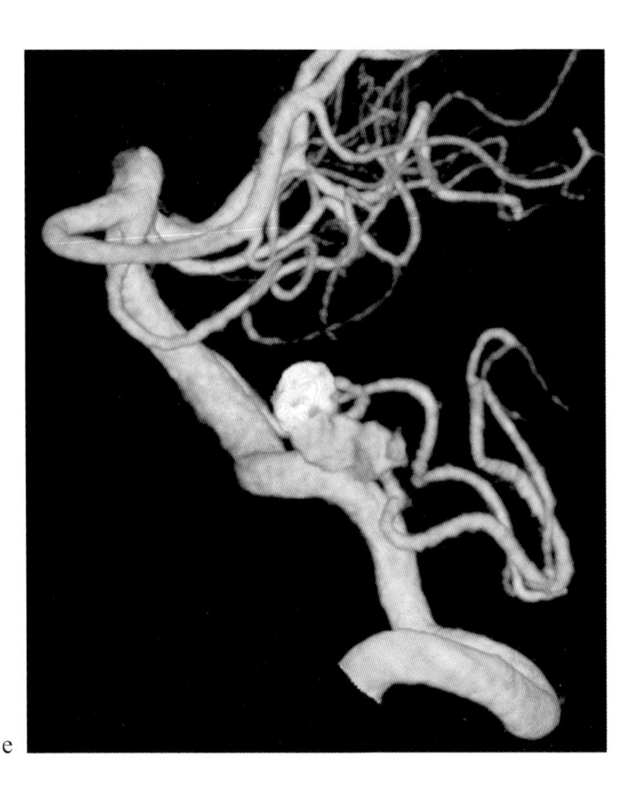

图 5.41 d，e. 脑血管造影三维重建显示弹簧圈团块及从严重钙化的动脉瘤基底部发出的左侧小脑后下动脉。

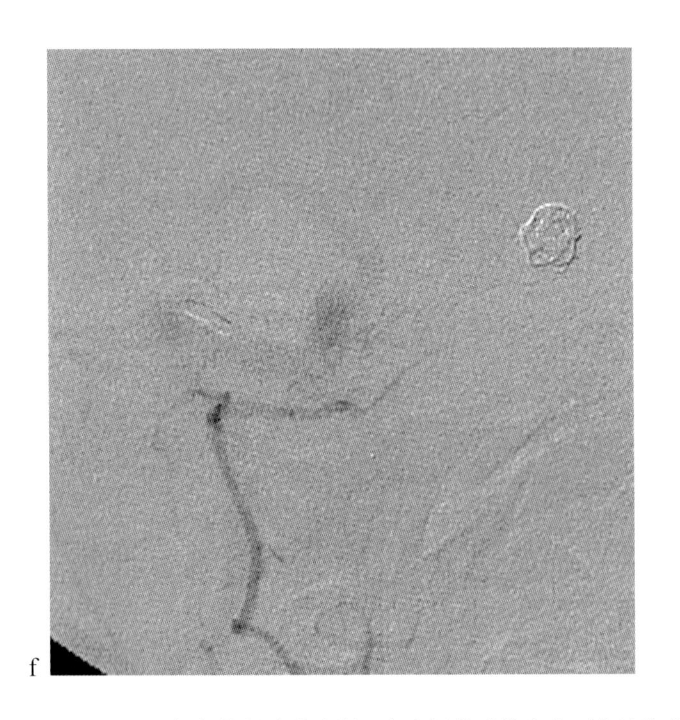

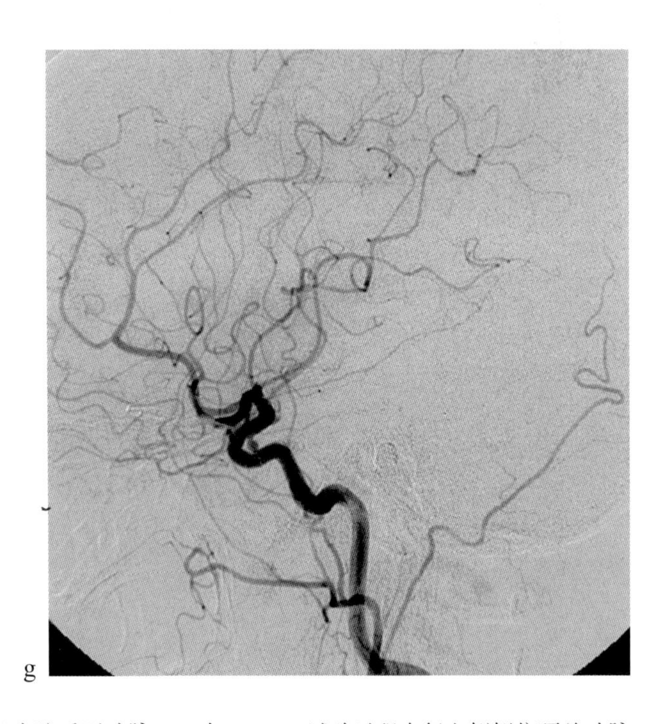

图 5.41 f. 右侧侧位椎动脉造影证实右侧椎动脉发育不全且终止于小脑后下动脉。g. 在 Allcock 试验过程中行左侧侧位颈总动脉造影显示未见后交通动脉，右侧注射也无法显现通路。因此，左侧椎动脉是该小脑后下动脉动脉瘤在颅后窝的孤立血供。

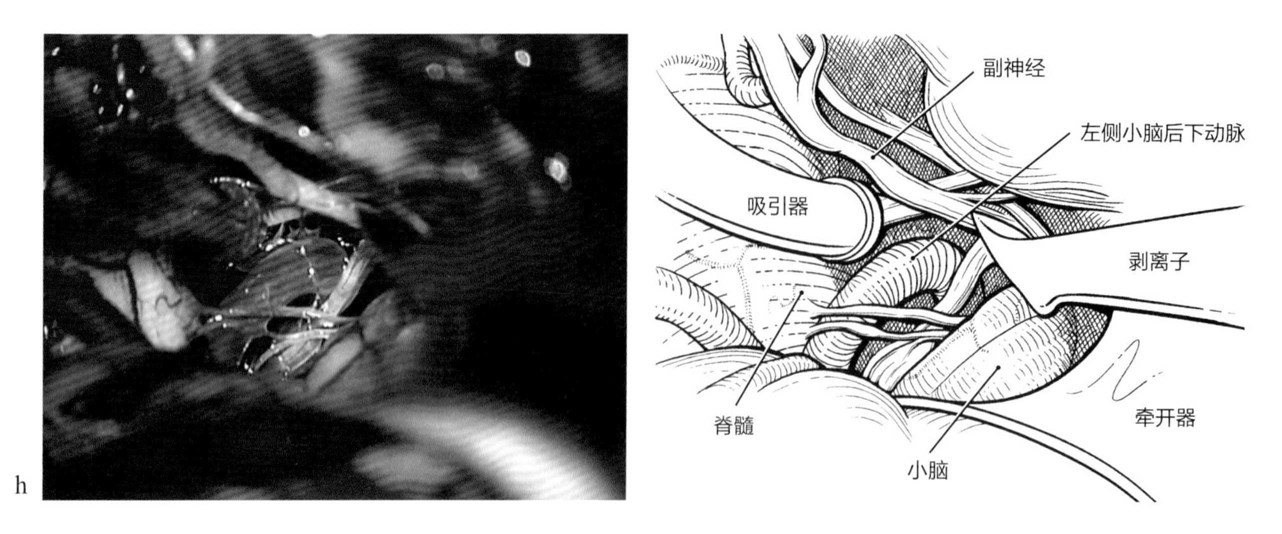
副神经
左侧小脑后下动脉
吸引器
剥离子
脊髓
牵开器
小脑
h

图 5.41 h. 这例患者在取仰卧位的情况下采用左侧远外侧入路到达感兴趣区，硬脑膜打开后可见左侧小脑后下动脉。

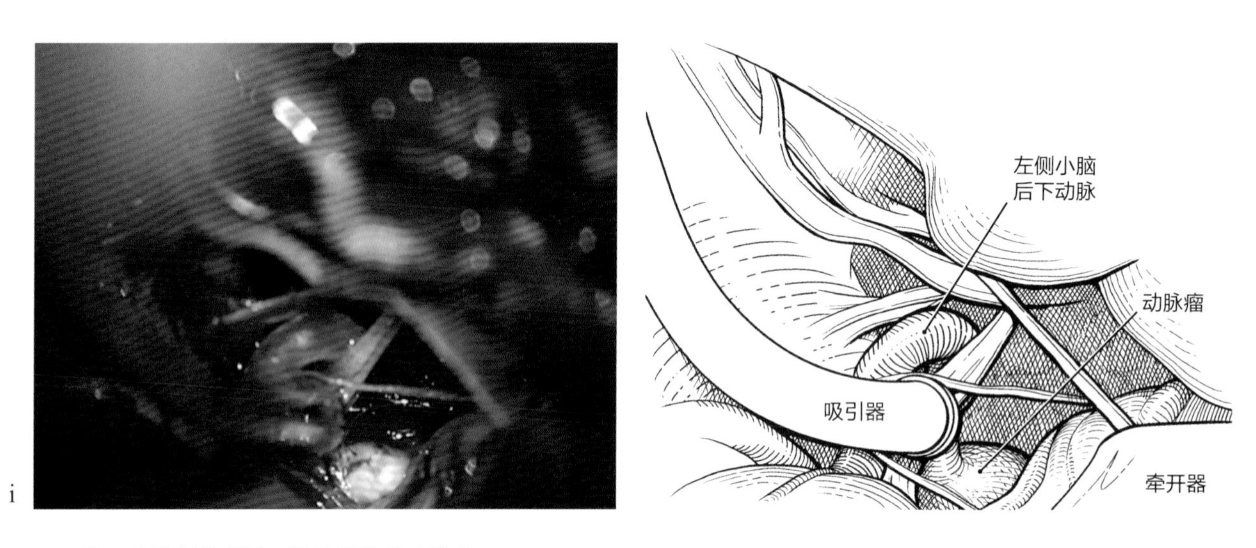
左侧小脑
后下动脉
动脉瘤
吸引器
牵开器
i

图 5.41 i. 进一步解剖分离后，可见钙化的动脉瘤。

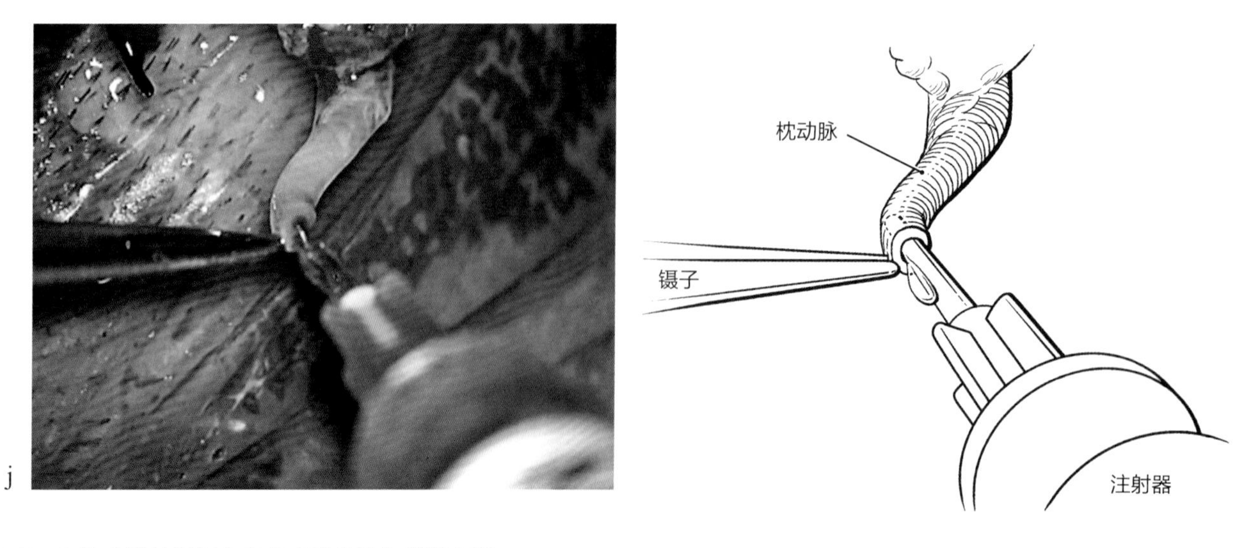
枕动脉
镊子
注射器
j

图 5.41 j. 枕动脉被解剖分离出来准备用作旁路血管。

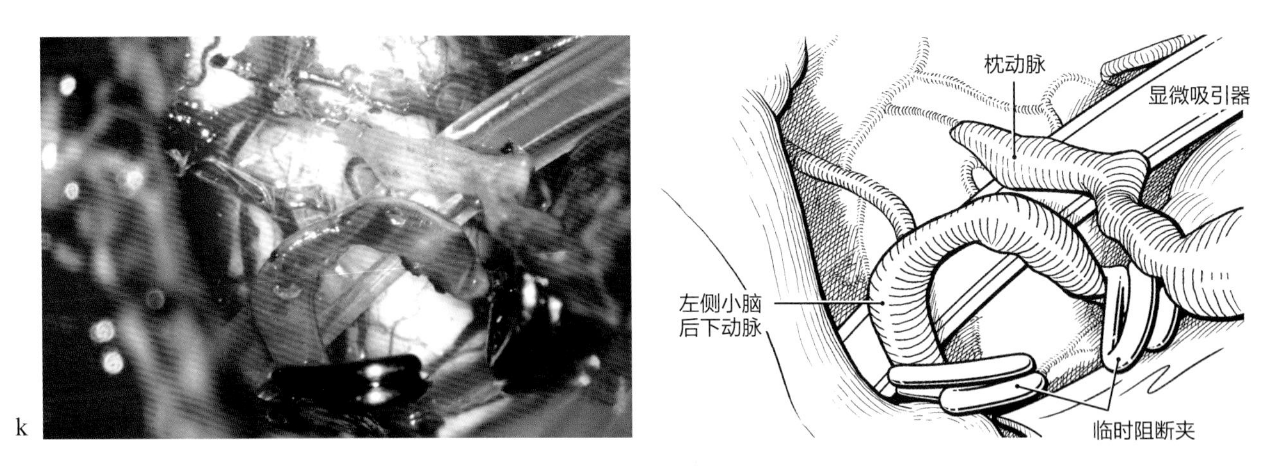
k
枕动脉
显微吸引器
左侧小脑
后下动脉
临时阻断夹

图 5.41 k. 临时阻断夹被置于动脉瘤远侧段的小脑后下动脉环上，显微吸引器械被置于小脑后下动脉下方，离断的具有斜切口的枕动脉被置于术野中。

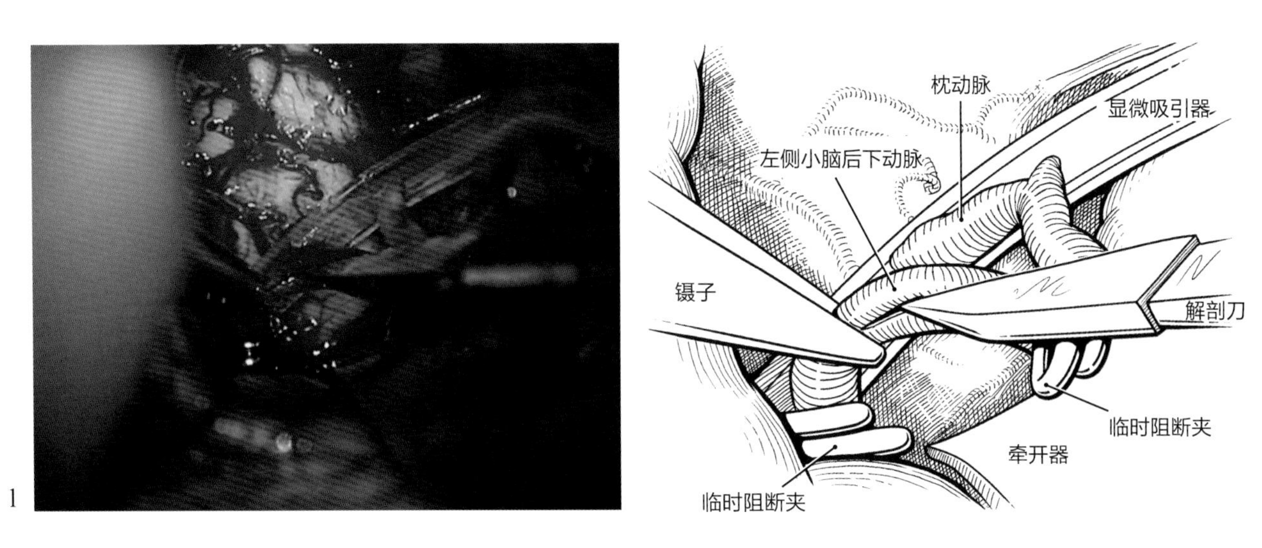
l
枕动脉
显微吸引器
左侧小脑后下动脉
镊子
解剖刀
临时阻断夹
牵开器
临时阻断夹

图 5.41 l. 在左侧小脑后下动脉处行动脉切开。

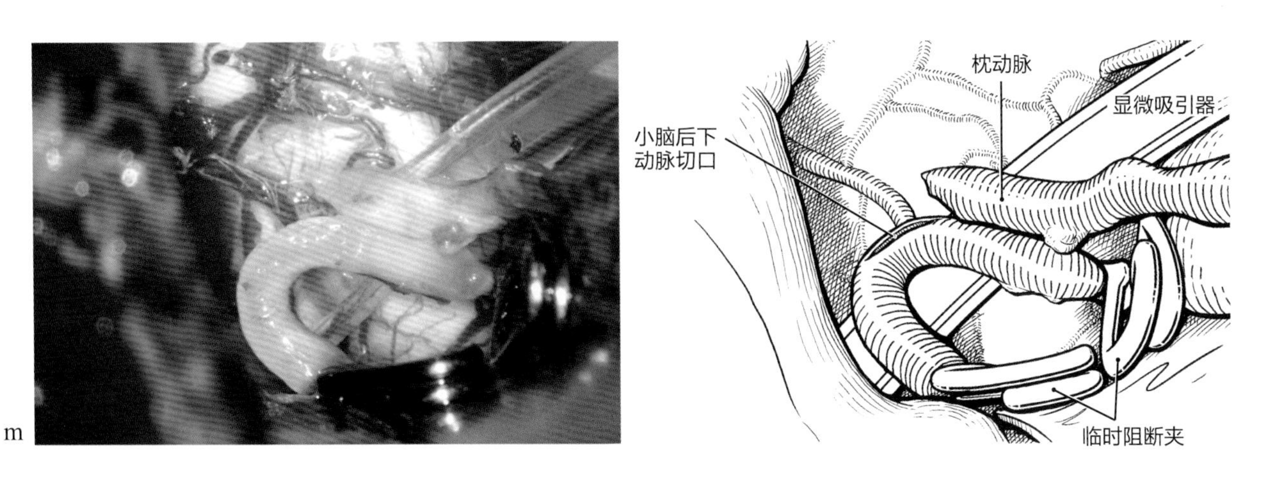
m
枕动脉
显微吸引器
小脑后下
动脉切口
临时阻断夹

图 5.41 m. 具有斜切口的枕动脉被沿着小脑后下动脉方向安置，准备搭桥。

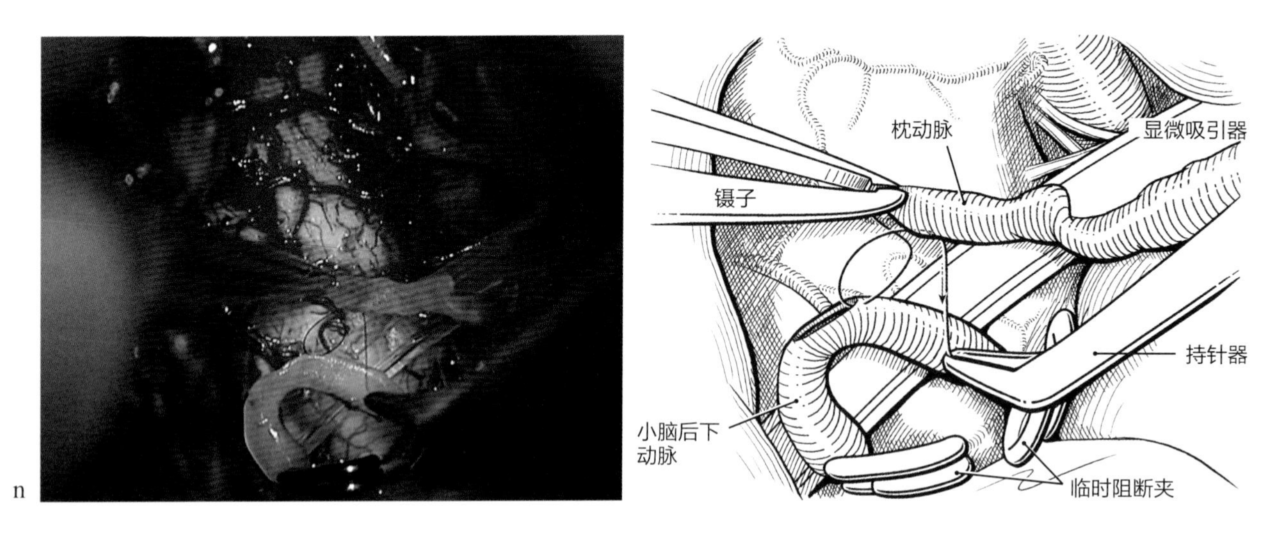
枕动脉
显微吸引器
镊子
持针器
小脑后下
动脉
临时阻断夹

图 5.41 n. 行枕动脉端侧吻合。

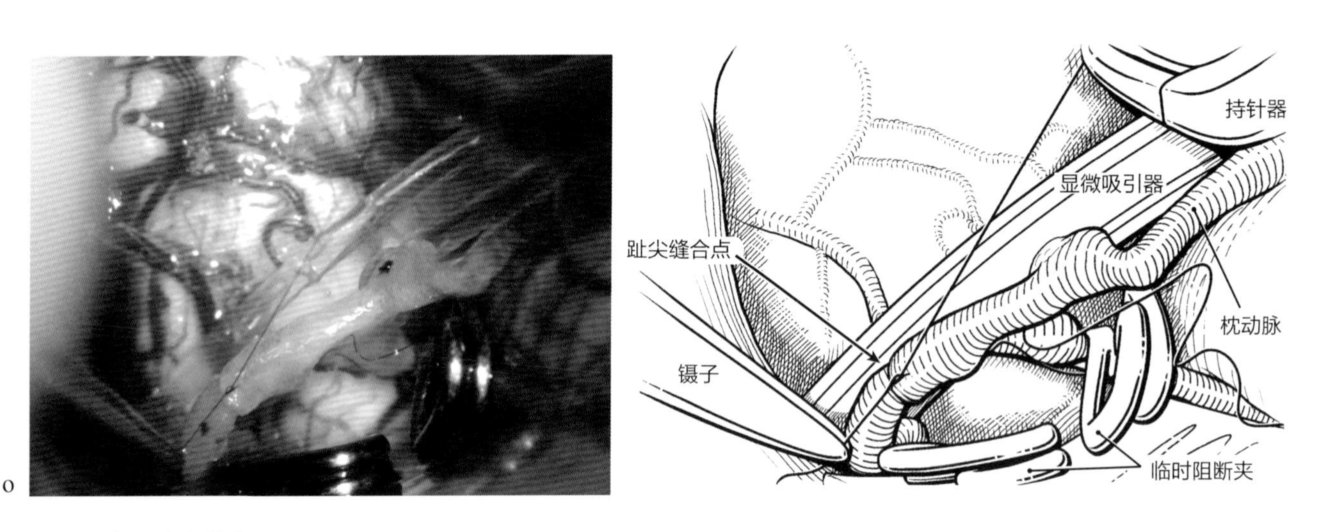
持针器
显微吸引器
趾尖缝合点
枕动脉
镊子
临时阻断夹

图 5.41 o. 行趾尖点缝合。

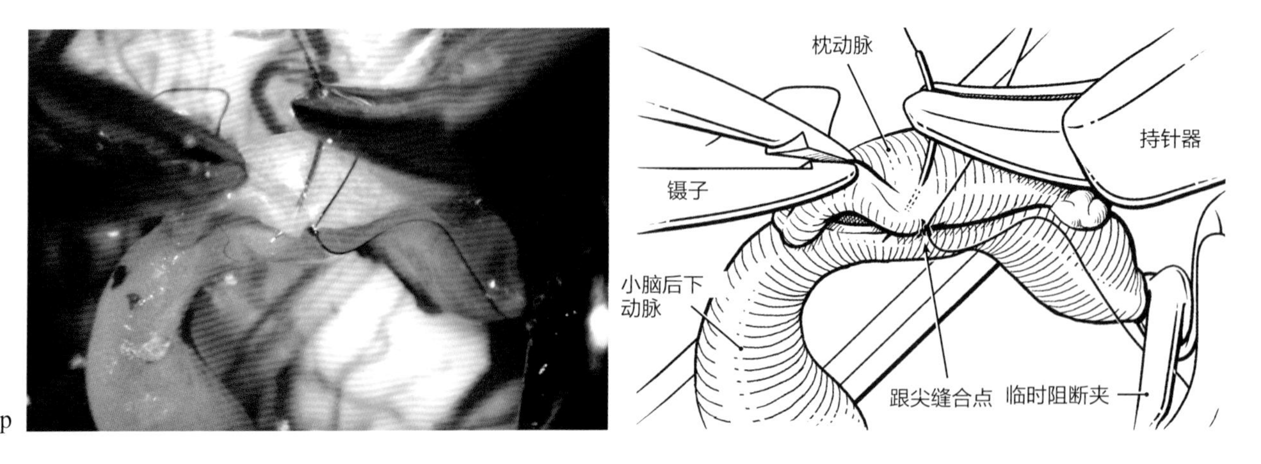
枕动脉
持针器
镊子
小脑后下
动脉
跟尖缝合点
临时阻断夹

图 5.41 p. 在跟尖点与趾尖点之间行等间距缝合。

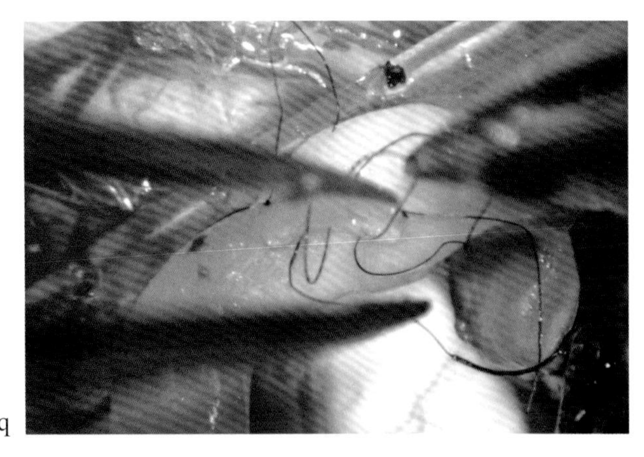

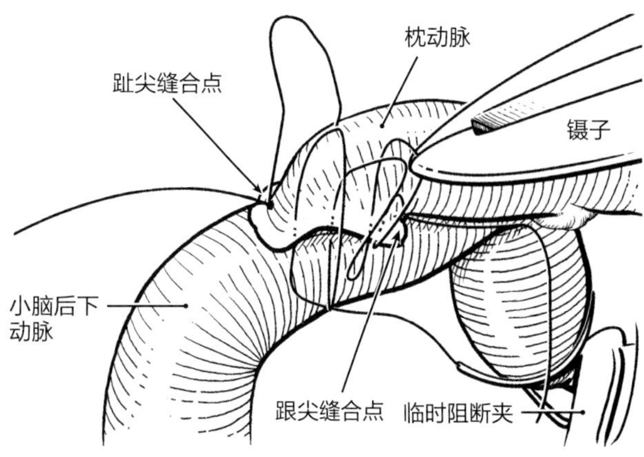
枕动脉
趾尖缝合点
镊子
小脑后下
动脉
跟尖缝合点
临时阻断夹

图 5.41 q. 缝合线环依次收紧。

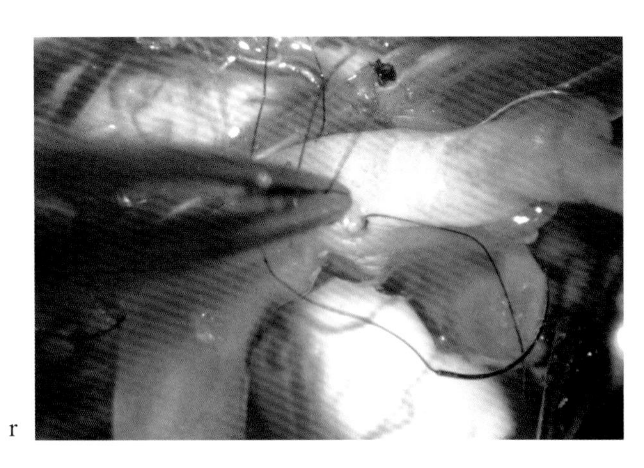

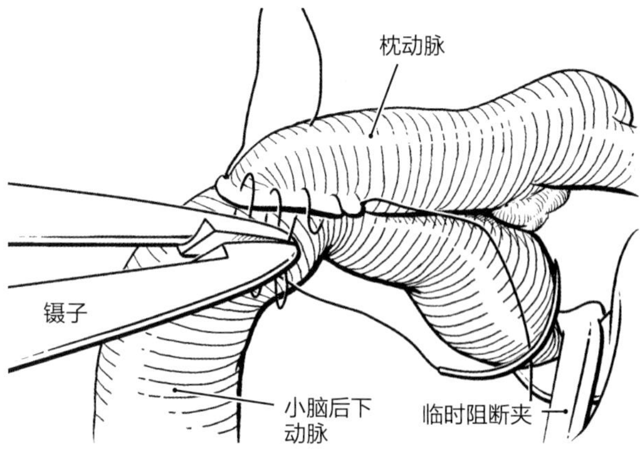
枕动脉
镊子
小脑后下
动脉
临时阻断夹

图 5.41 r. 收紧缝合线。

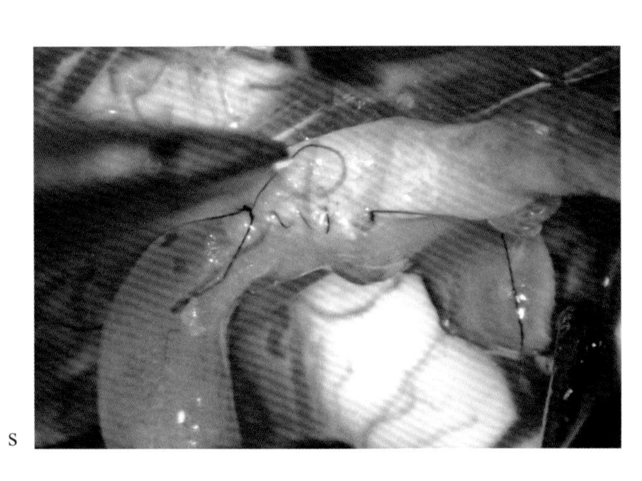

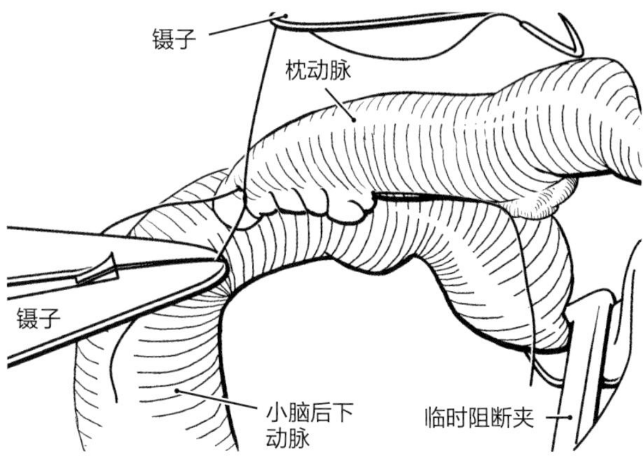
镊子
枕动脉
镊子
小脑后下
动脉
临时阻断夹

图 5.41 s. 一侧吻合完成并系于趾尖缝合处。

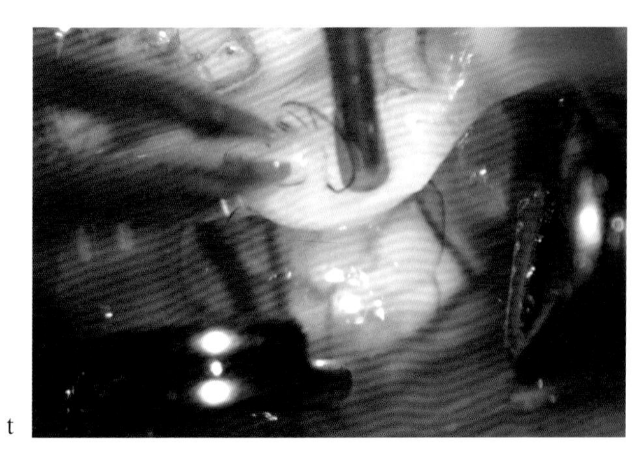

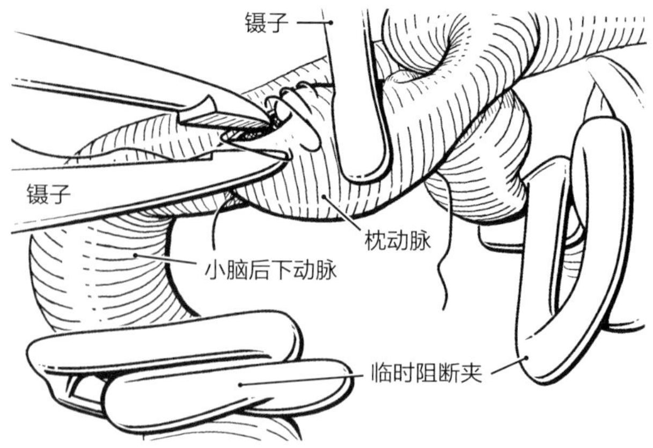
镊子
镊子
枕动脉
小脑后下动脉
临时阻断夹

图 5.41 t. 以类似的方式予以背侧吻合。

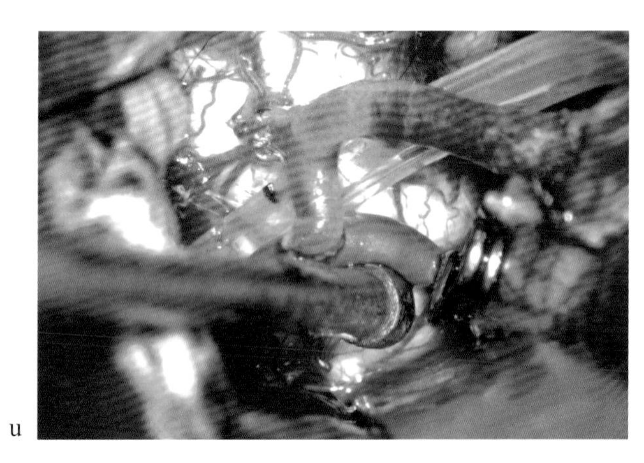

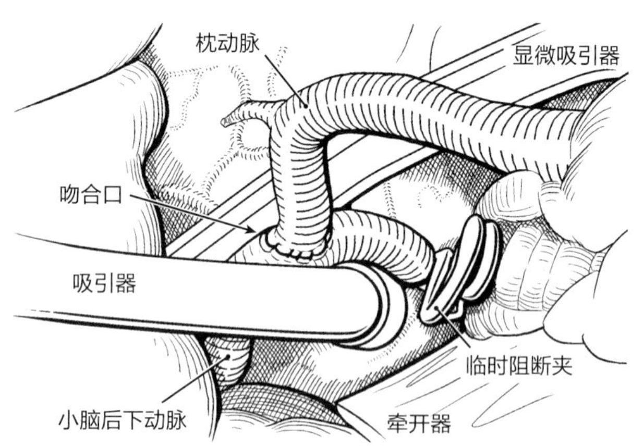
枕动脉
显微吸引器
吻合口
吸引器
临时阻断夹
小脑后下动脉
牵开器

图 5.41 u. 完成吻合，仅保留一个临时阻断夹。

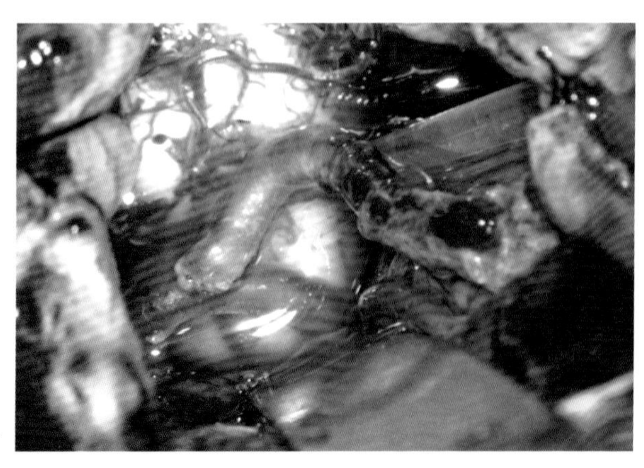

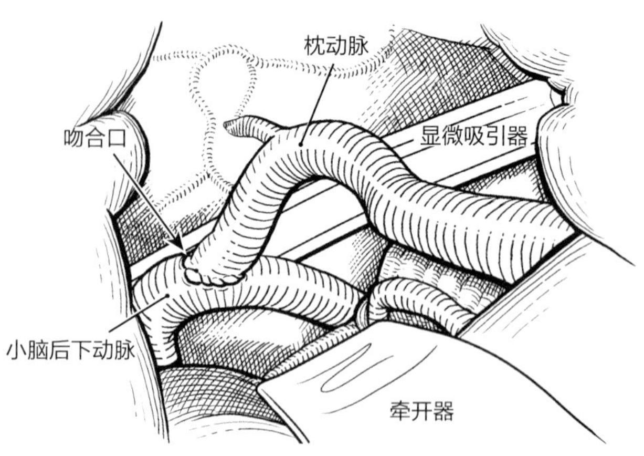
枕动脉
吻合口
显微吸引器
小脑后下动脉
牵开器

图 5.41 v. 完成旁路手术。

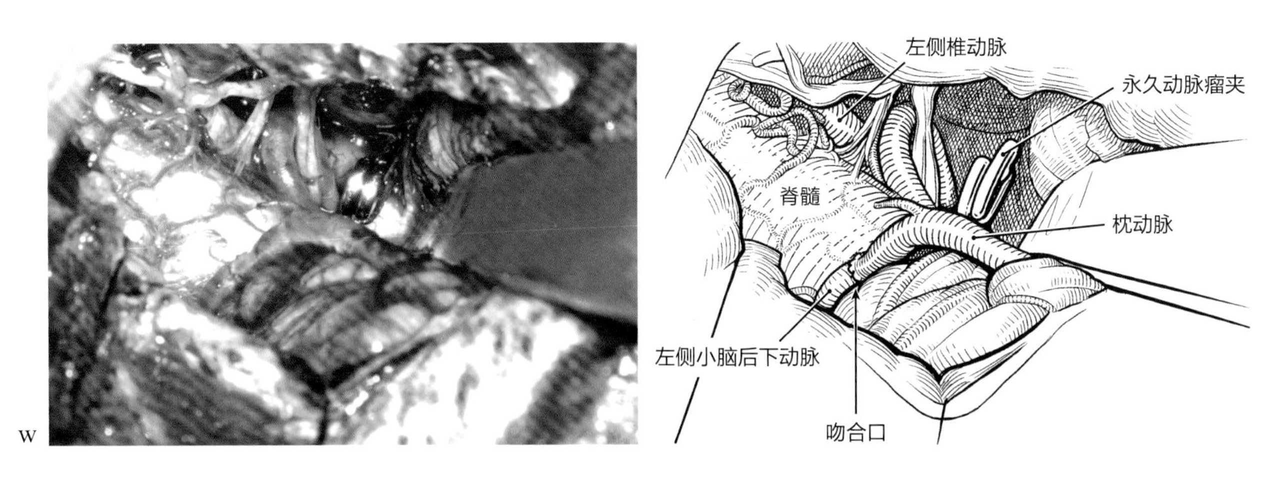
左侧椎动脉
永久动脉瘤夹
脊髓
枕动脉
左侧小脑后下动脉
吻合口

图 5.41 w. 永久动脉瘤夹以平行于椎动脉的方向放置来阻断动脉瘤和小脑后下动脉起始部。

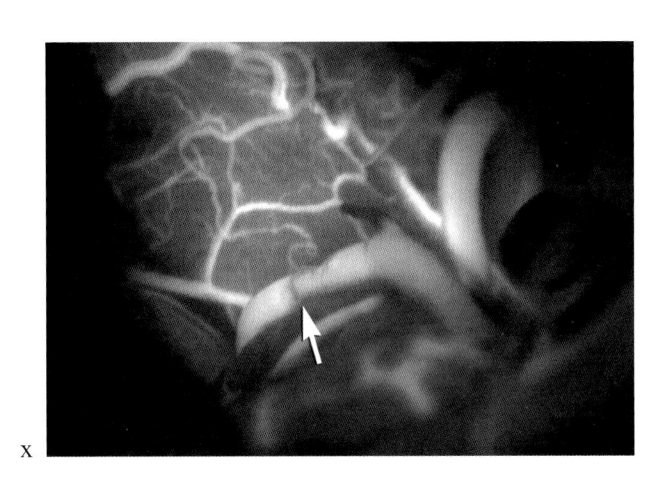

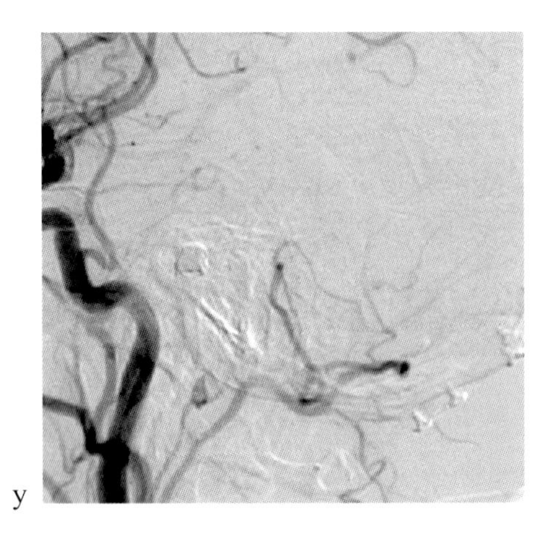

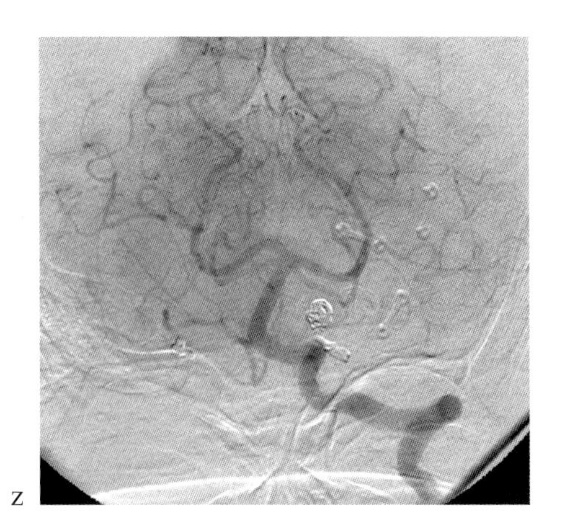

图 5.41 x. 吲哚菁绿血管造影显示枕动脉旁路良好且通畅（箭头）。y. 侧位颈总动脉造影证实枕动脉－小脑后下动脉旁路开放。z. Towne 位椎动脉血管造影证实椎动脉开放且未见小脑后下动脉动脉瘤显影。

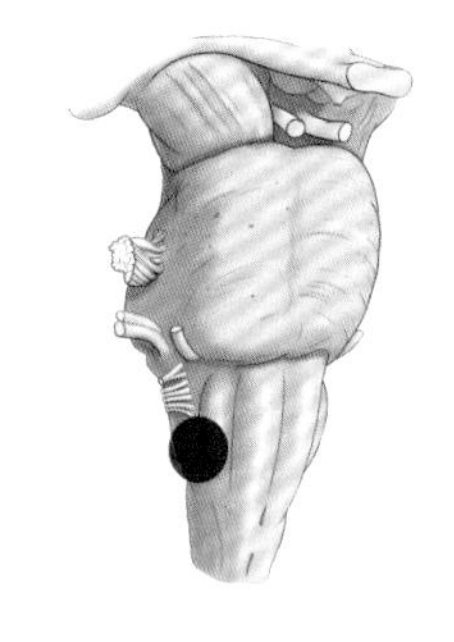

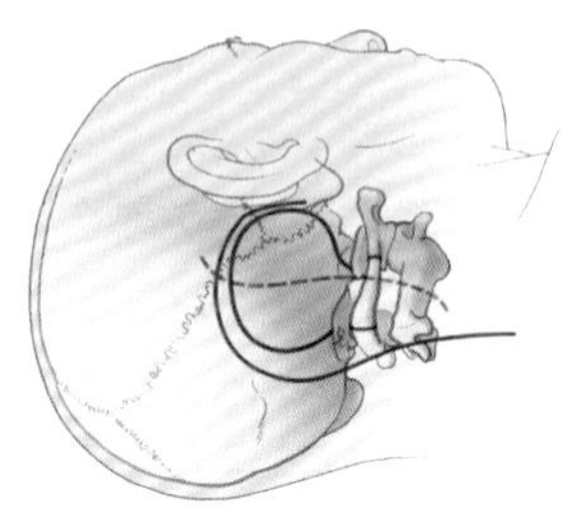

病例 5.42

· 诊断：小脑后下动脉动脉瘤（相关解剖：**71**，**73** 页）
· 术前检查：无神经功能缺损（在正常范围内）
· 入路：右侧远外侧入路（相关入路：**223~235** 页）
· 体位：侧俯卧位（公园长椅位）
· 监测：体感诱发电位和运动诱发电位，舌咽神经（CN Ⅸ）、迷走神经（CN Ⅹ）、副神经（CN Ⅺ）和舌下神经（CN Ⅻ）监测
· 预后：动脉瘤切除，旁路通畅，患者神经功能完整

见视频 5.42

图 5.42 患者表现为头痛和头晕。

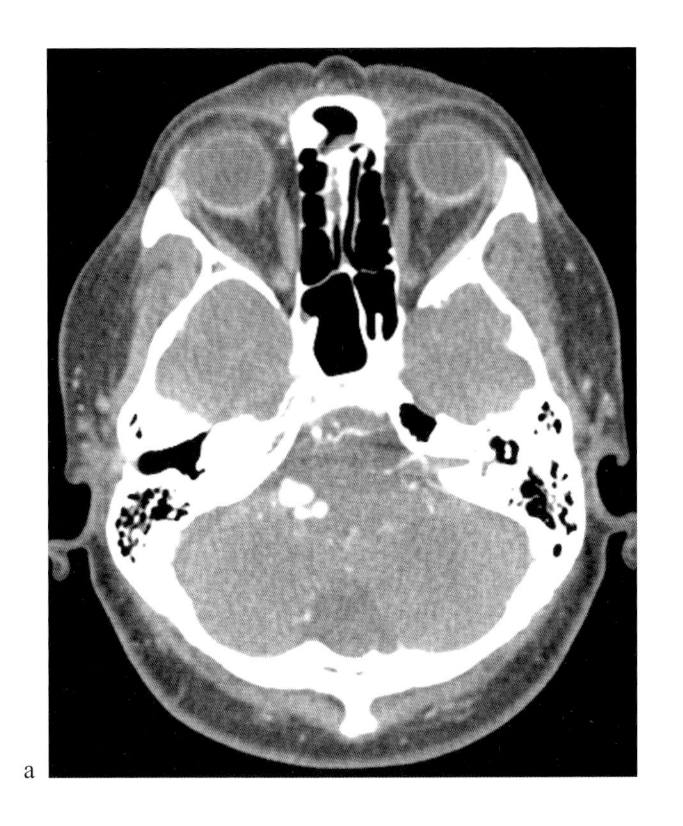

a

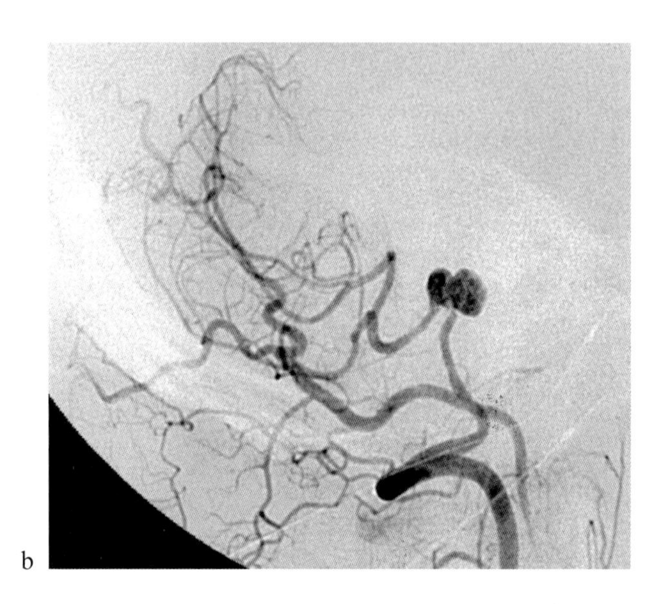

b

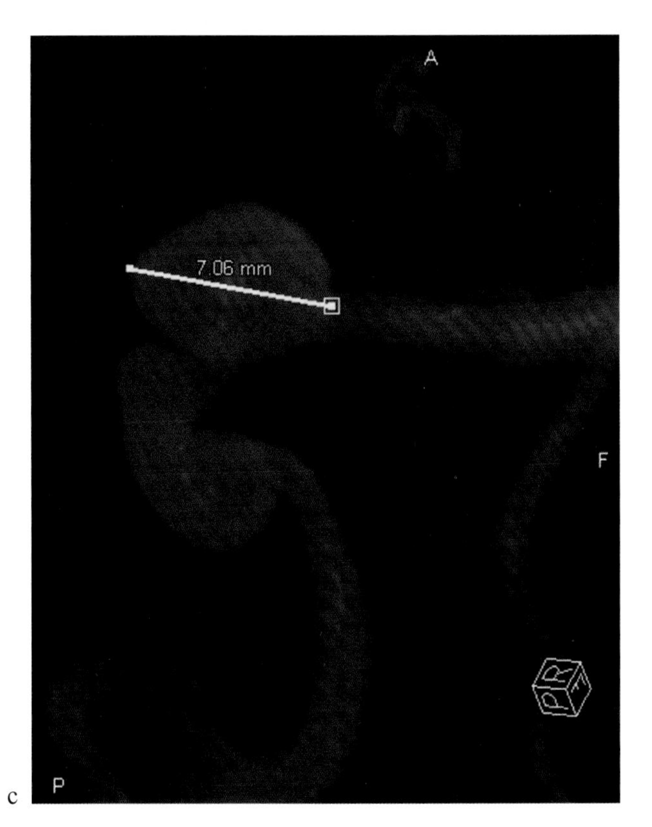
A
7.06 mm
F
P

c

图 5.42 a. 轴位 CTA 显示这个表现为头痛头晕的患者的右侧小脑后下动脉区存在一个复杂钙化动脉瘤。b. 侧位右侧椎动脉造影显示复杂的小脑后下动脉夹层动脉瘤。c. 三维血管重建证实了该夹层动脉瘤的复杂性。

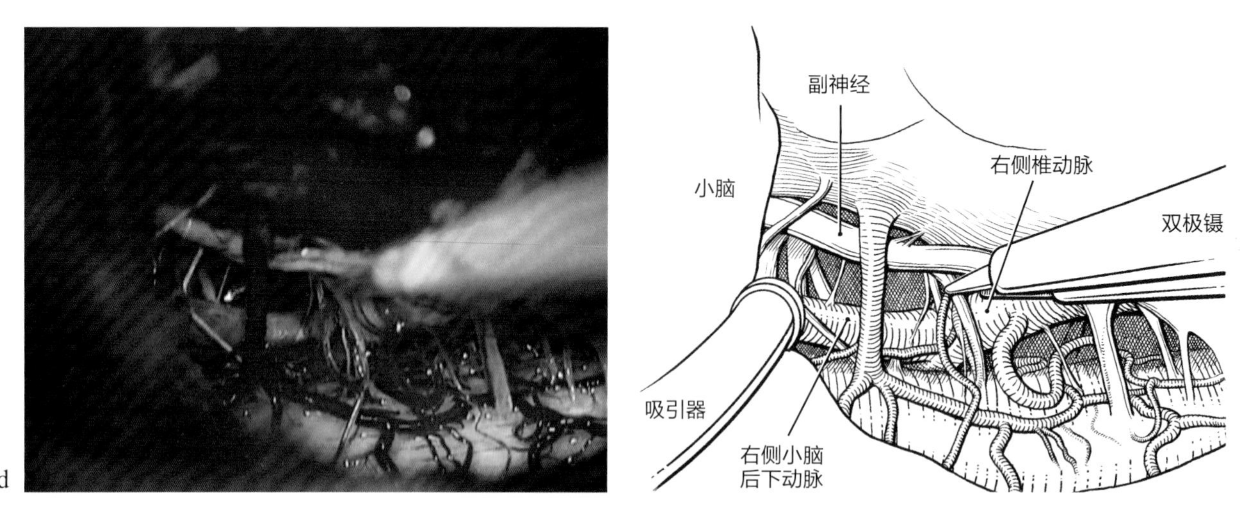
d
副神经
右侧椎动脉
小脑
双极镊
吸引器
右侧小脑
后下动脉

图 5.42 d. 患者采用侧俯卧位，通过右侧远外侧入路辨认右侧椎动脉和小脑后下动脉。

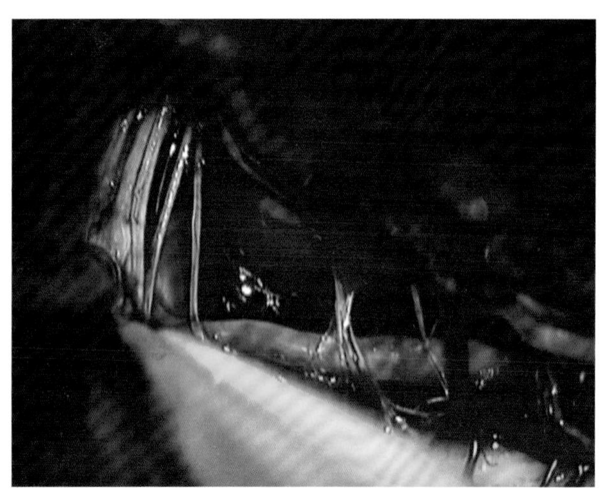
e
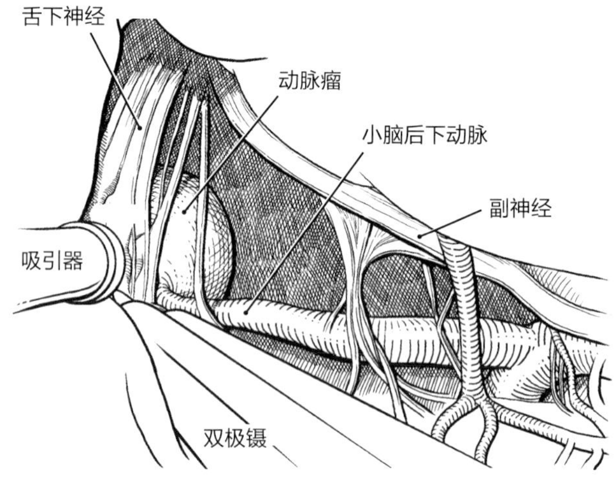
舌下神经
动脉瘤
小脑后下动脉
副神经
吸引器
双极镊

图 5.42 e. 小脑后下动脉位于动脉瘤后方。

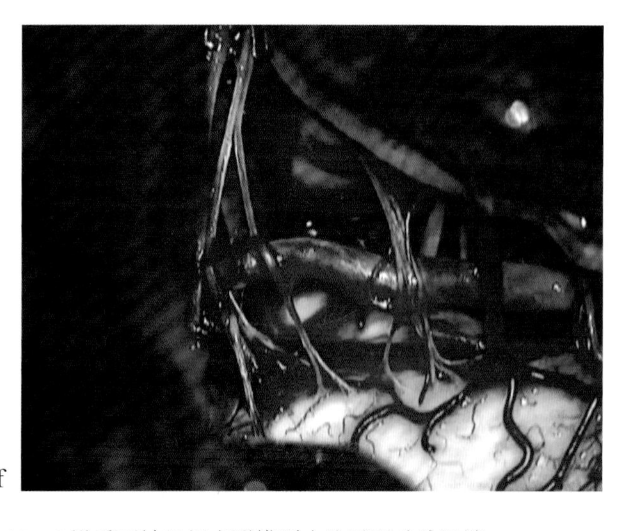
f
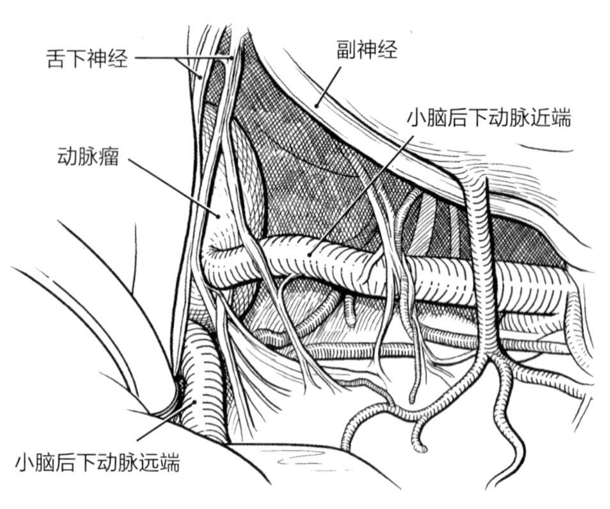
舌下神经
副神经
小脑后下动脉近端
动脉瘤
小脑后下动脉远端

图 5.42 f. 沿舌下神经根走形辨别小脑后下动脉远端。

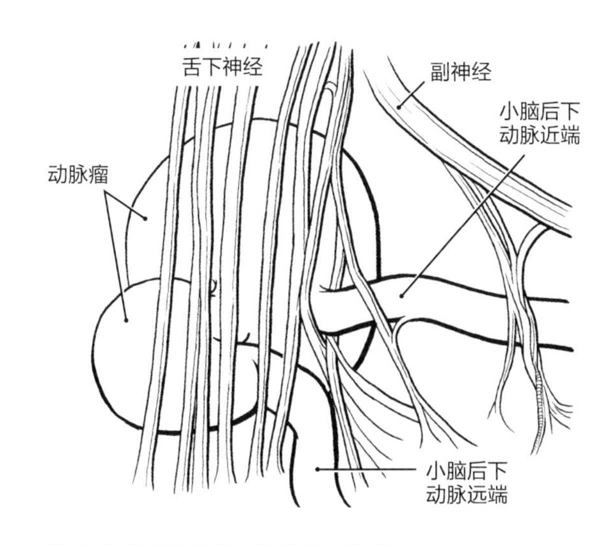
舌下神经
副神经
小脑后下
动脉近端
动脉瘤
小脑后下
动脉远端
g

图 5.42 g. 位于舌下神经根背后的复杂动脉瘤。

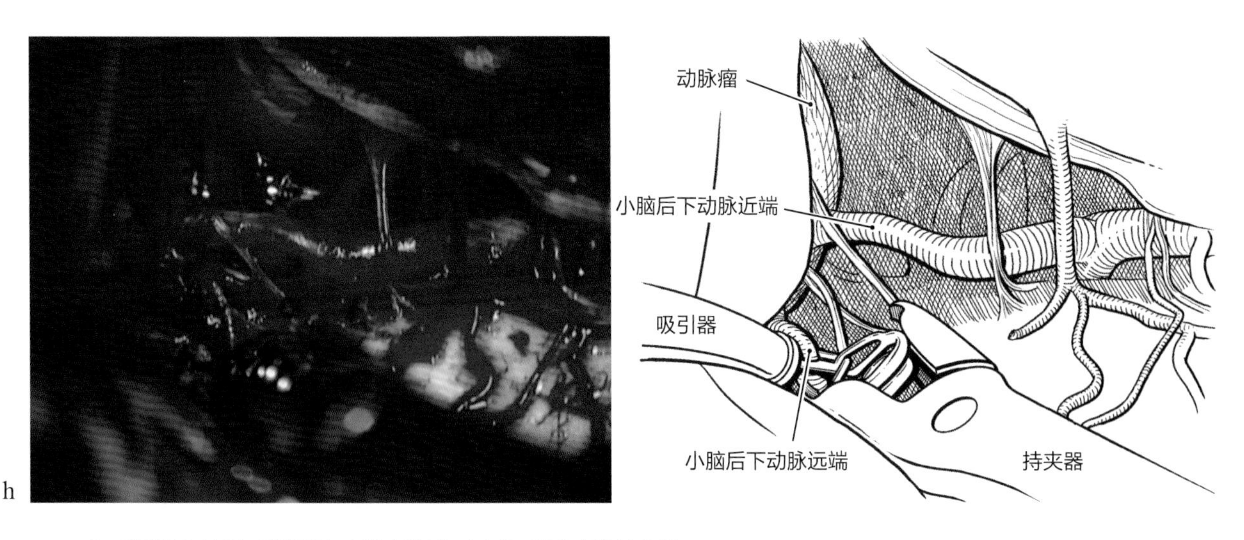
动脉瘤
小脑后下动脉近端
吸引器
小脑后下动脉远端
持夹器
h

图 5.42 h. 临时阻断夹被用于阻断从动脉瘤外流至小脑后下动脉的血流。

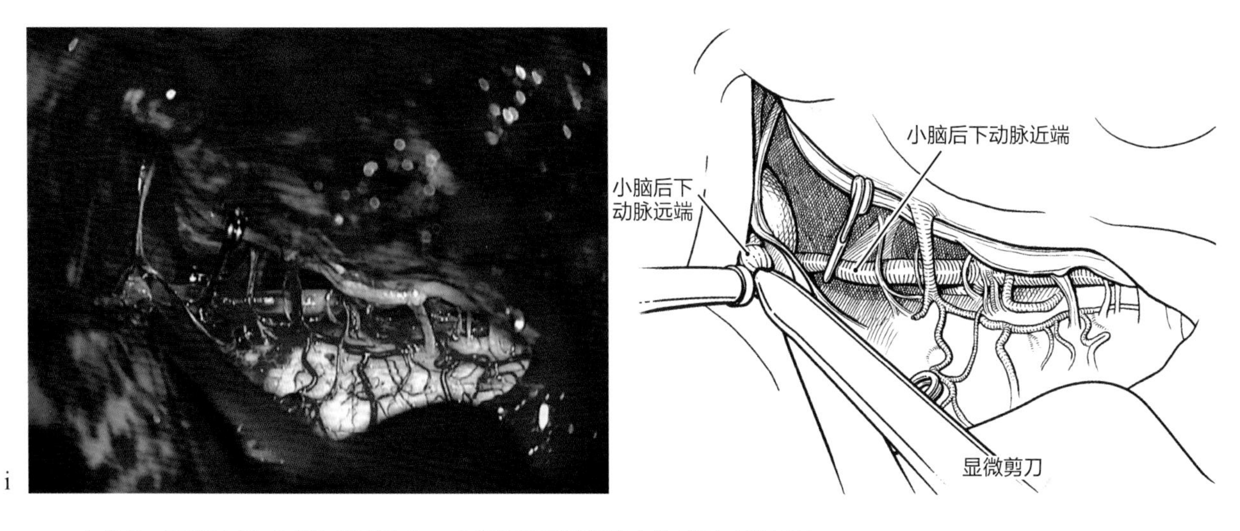
小脑后下动脉近端
小脑后下
动脉远端
显微剪刀
i

图 5.42 i. 在将临时阻断夹置于动脉瘤近端后，于动脉瘤远侧端将小脑后下动脉切断。

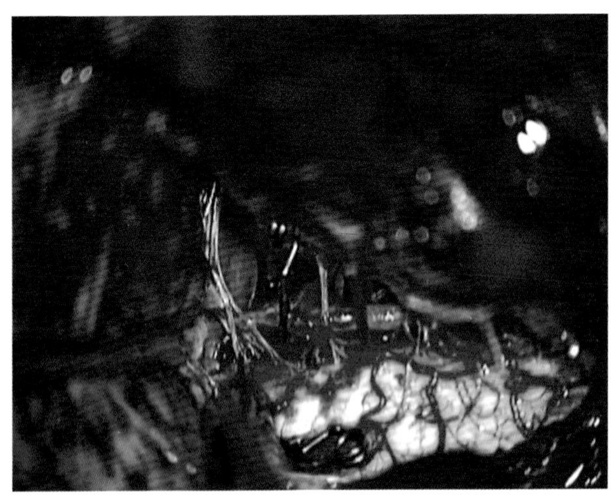

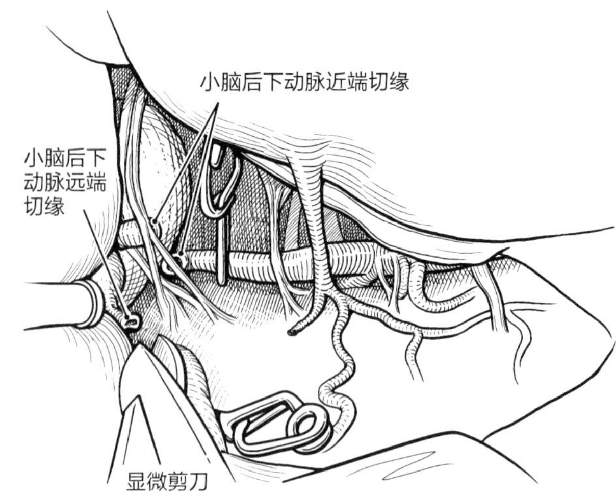
小脑后下动脉近端切缘
小脑后下
动脉远端
切缘
显微剪刀

图 5.42 j. 于动脉瘤近侧端将小脑后下动脉切断。

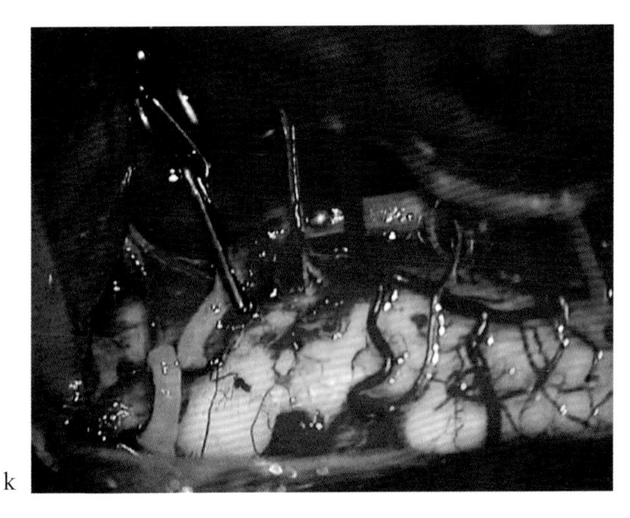

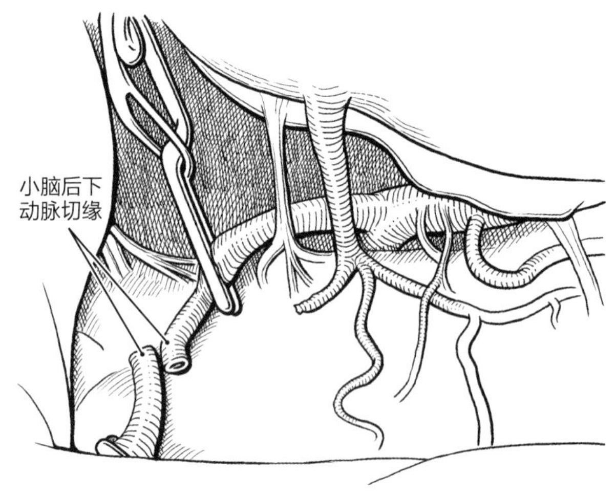
小脑后下
动脉切缘

图 5.42 k. 将小脑后下动脉两处切缘拉近。

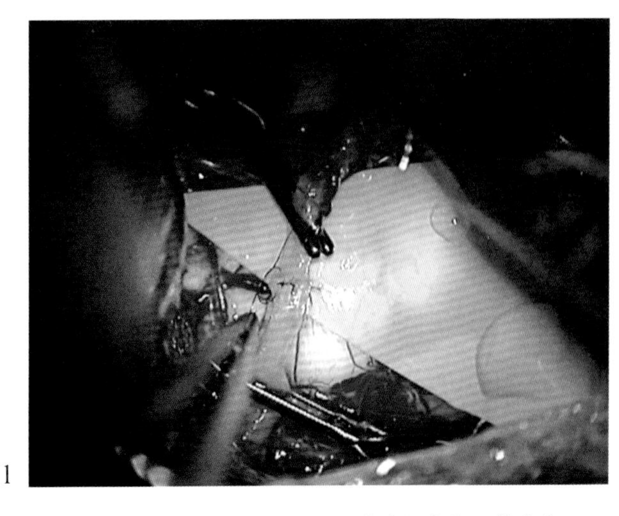

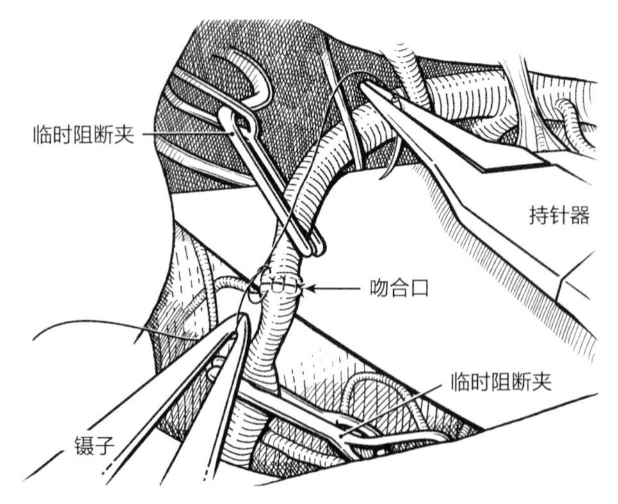
临时阻断夹
持针器
吻合口
临时阻断夹
镊子

图 5.42 l. 做小脑后下动脉－小脑后下动脉的直接血管吻合。

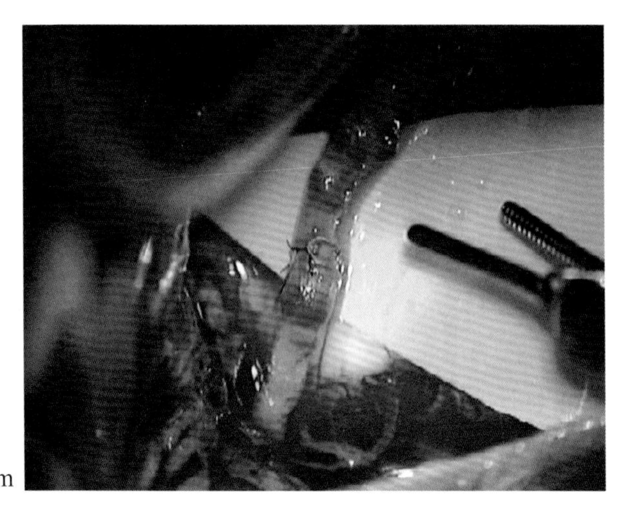
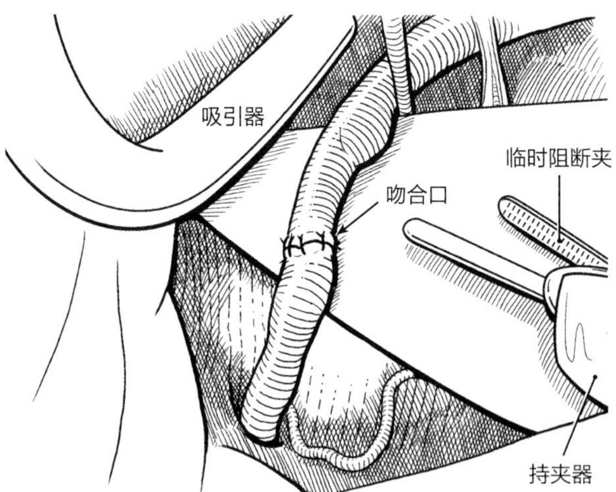
吸引器
临时阻断夹
吻合口
持夹器

图 5.42 m. 移除临时阻断夹。

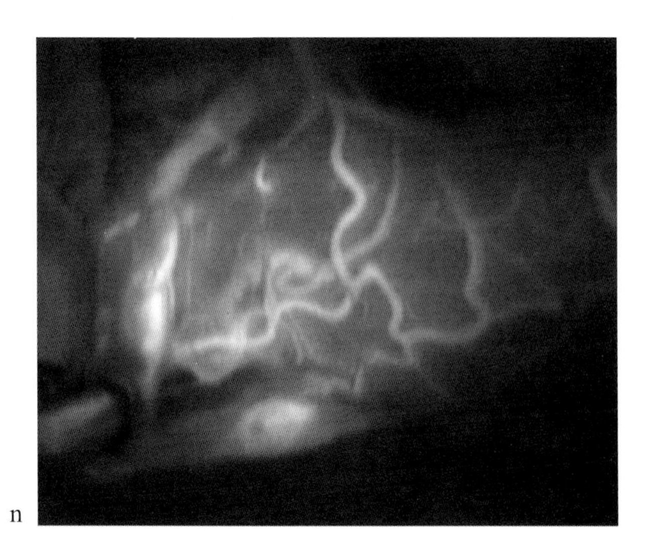

图 5.42 n. 术中吲哚菁绿血管造影证实小脑后下动脉 - 小脑后下动脉吻合通畅。

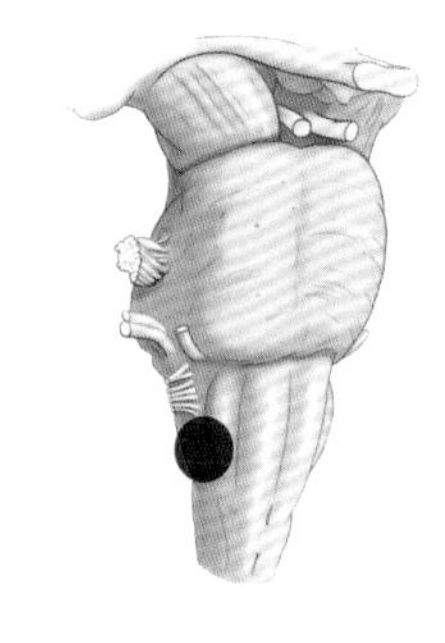

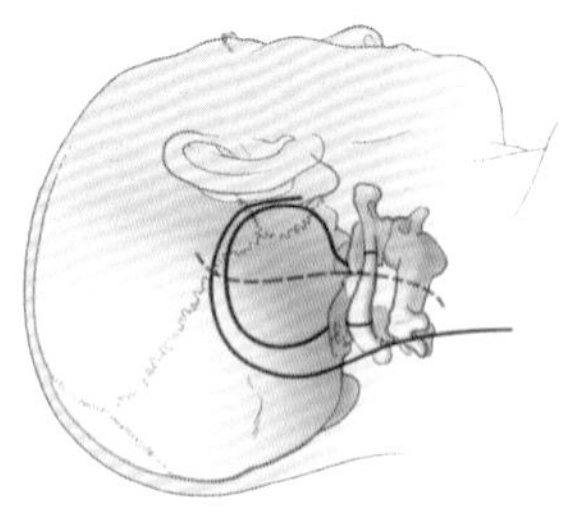

病例 5.43

· 诊断：破裂小脑后下动脉动脉瘤（相关解剖：**71，73** 页）
· 术前检查：重度意识障碍
· 入路：右侧远外侧入路（相关入路：**223~235** 页）
· 体位：公园长椅位
· 监测：体感诱发电位和运动诱发电位；舌咽神经（CN Ⅸ）、迷走神经（CN Ⅹ）、副神经（CN Ⅺ）和舌下神经（CN Ⅻ）监测
· 预后：动脉瘤切除；搭桥血管通畅；患者神经功能稳定

见视频 5.43

图 5.43　一位 38 岁女性患者，重度意识障碍起病。

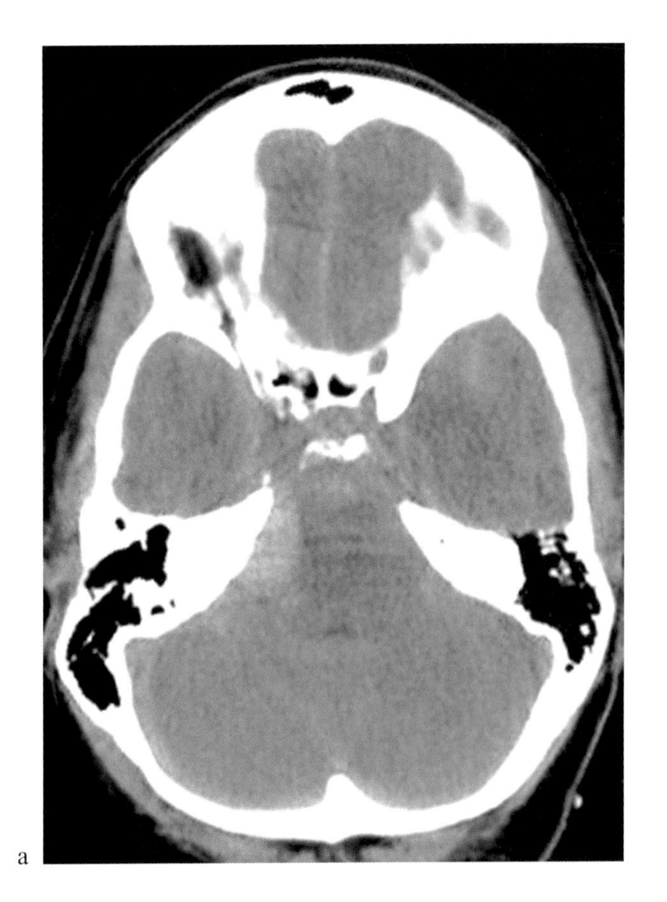

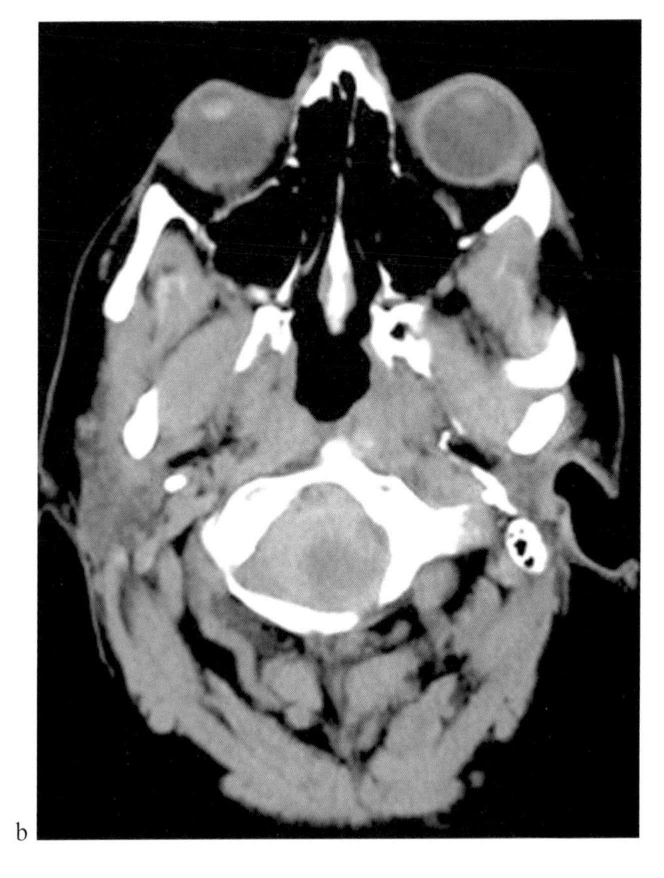

图 5.43　a，b. 一位以重度头痛和意识障碍起病的 38 岁女性患者，轴位 CT 显示弥散性蛛网膜下腔出血。

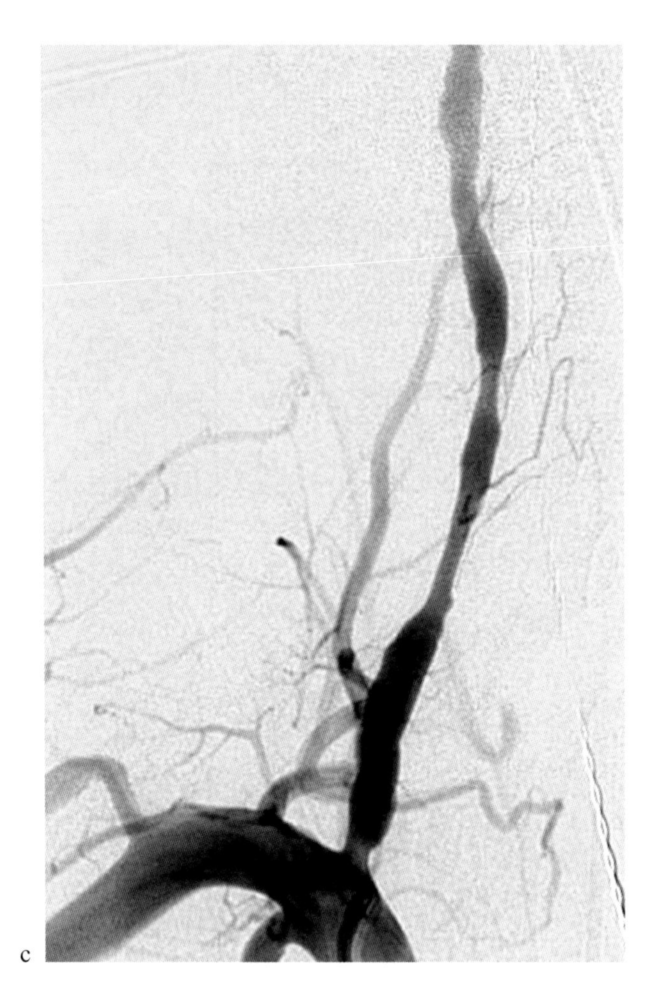

c

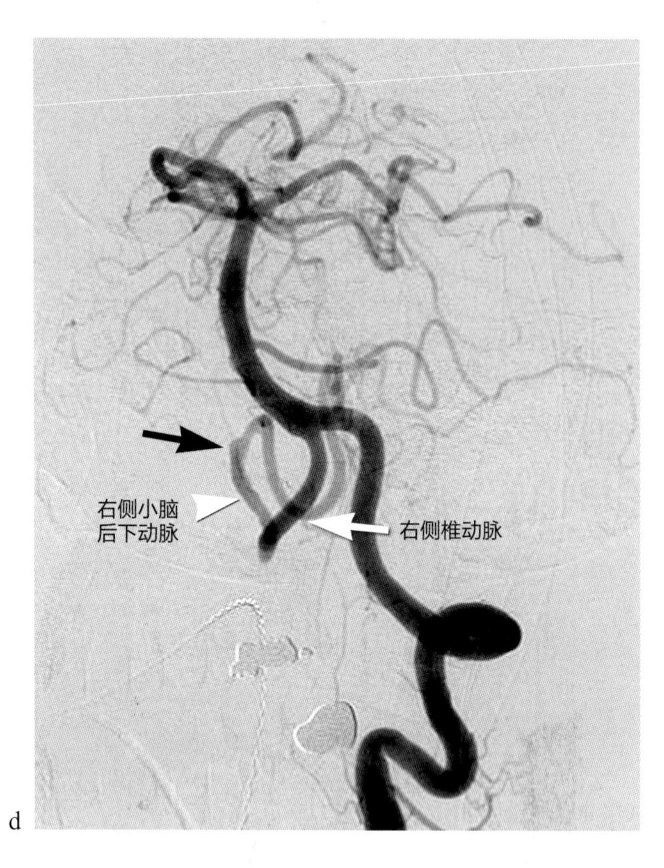
右侧小脑
后下动脉
右侧椎动脉

d

图 5.43 c. 经右侧锁骨下注入造影剂后的前后位脑血管造影，显示右侧椎动脉明显病变伴夹层形成，颅底处闭塞。d. 左侧椎动脉造影显示正常的左侧椎动脉通过返流向右侧椎动脉（白色箭标）及右侧小脑后下动脉（白色箭头）供血。右侧小脑后下动脉颅襻段的夹层动脉瘤（黑色箭标）明显可见。

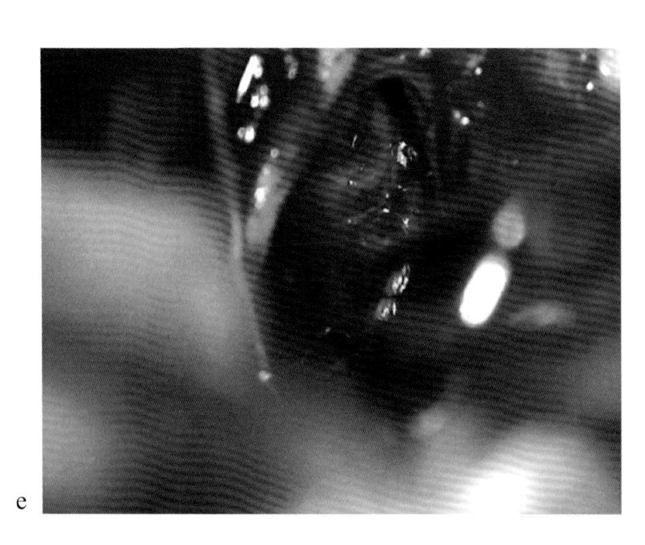

e

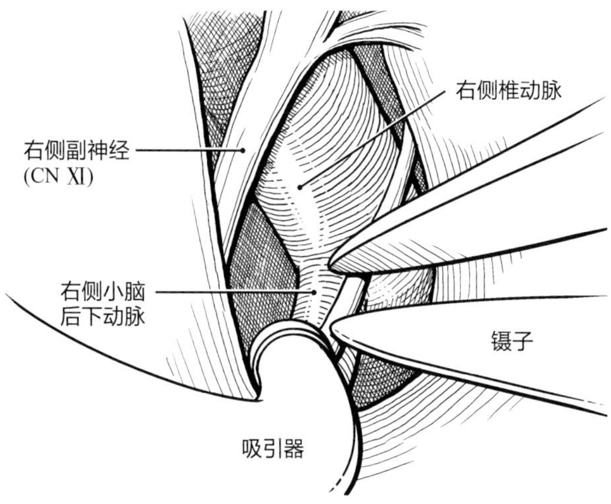
右侧椎动脉
右侧副神经
(CN XI)
右侧小脑
后下动脉
镊子
吸引器

图 5.43 e. 经右侧远外侧入路，定位椎动脉。

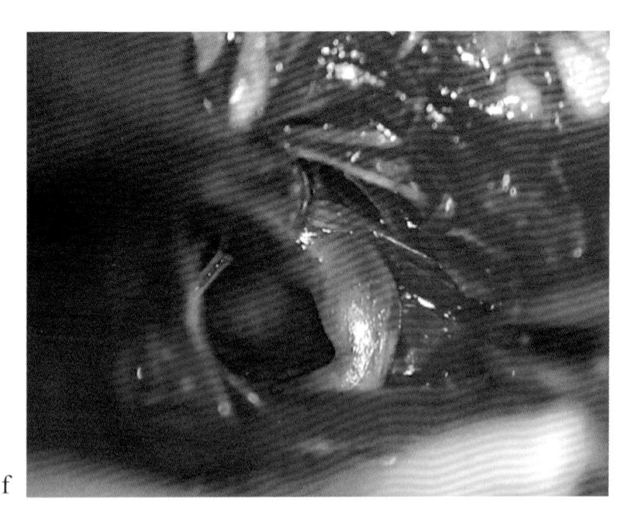
f

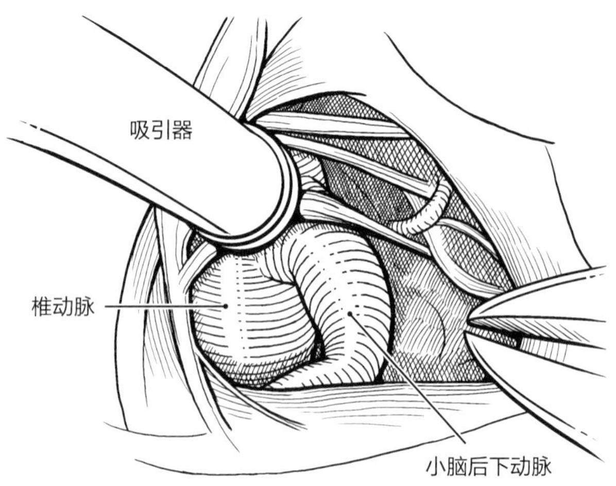
吸引器
椎动脉
小脑后下动脉

图 5.43 f. 显露小脑后下动脉近端。

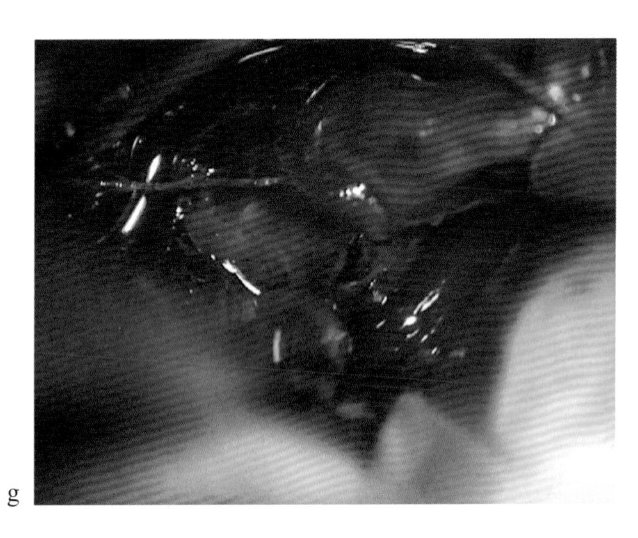
g

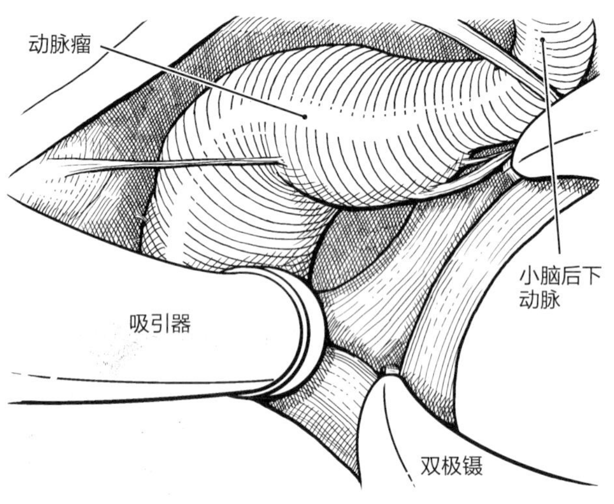
动脉瘤
小脑后下
动脉
吸引器
双极镊

图 5.43 g. 定位复杂的小脑后下动脉夹层动脉瘤。

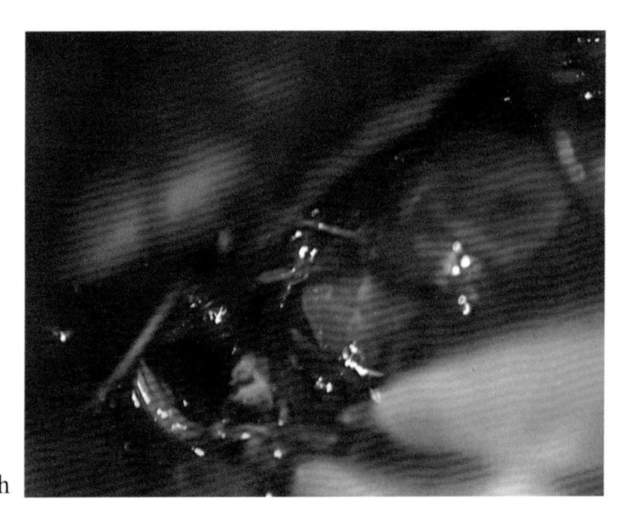
h

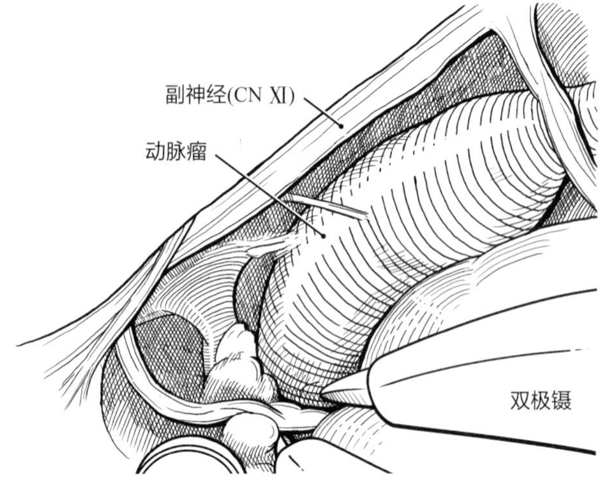
副神经(CN XI)
动脉瘤
双极镊

图 5.43 h. 进一步显露动脉瘤。

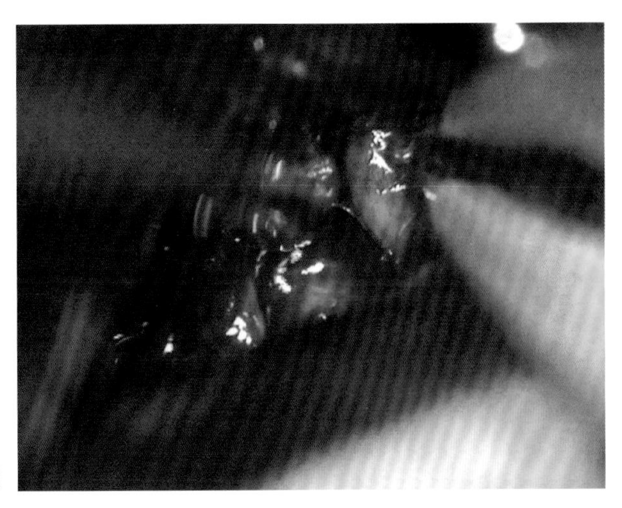
i

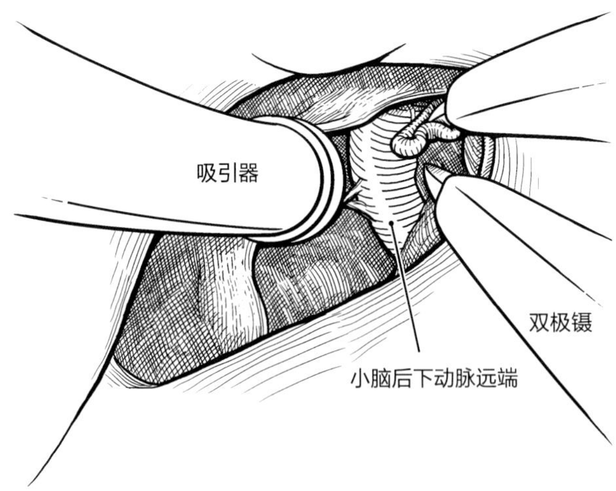
吸引器
双极镊
小脑后下动脉远端

图 5.43 i. 定位小脑后下动脉远端。

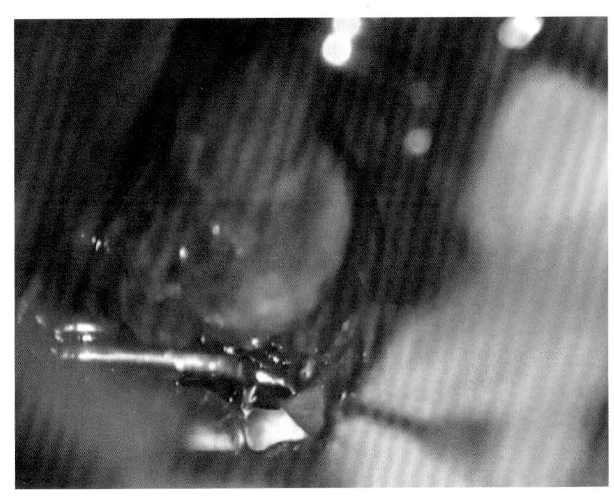
j

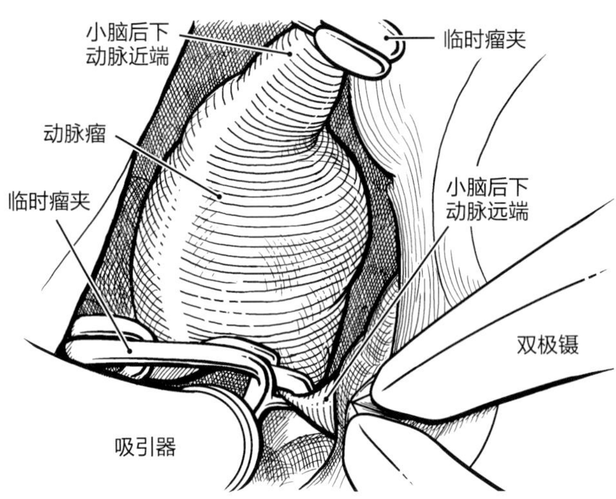
小脑后下
动脉近端
临时瘤夹
动脉瘤
临时瘤夹
小脑后下
动脉远端
双极镊
吸引器

图 5.43 j. 在小脑后下动脉近端及动脉瘤远端放置临时瘤夹。

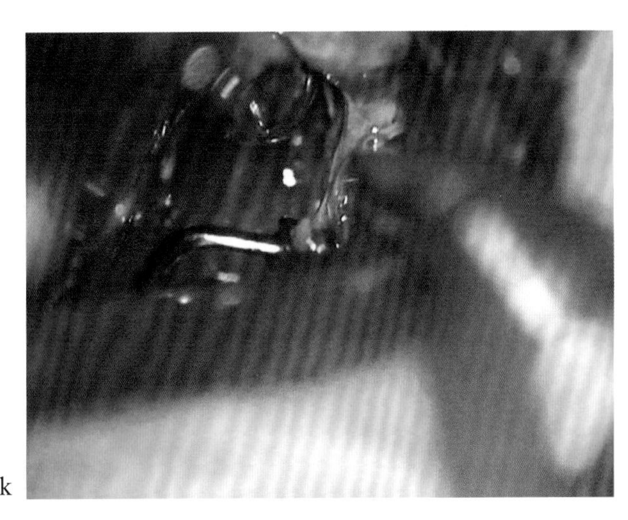
k

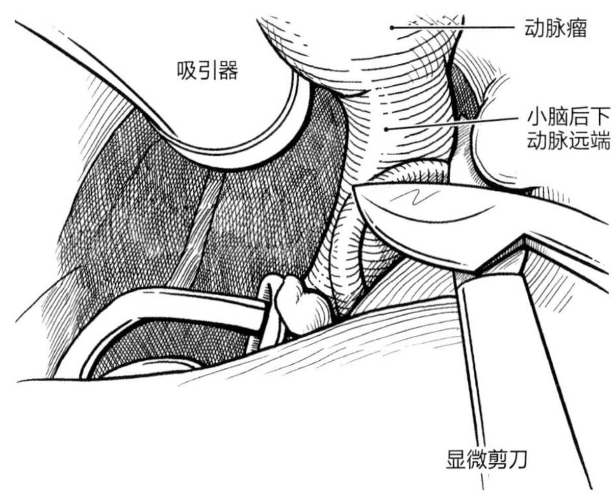
动脉瘤
吸引器
小脑后下
动脉远端
显微剪刀

图 5.43 k. 在动脉瘤远端离断小脑后下动脉。

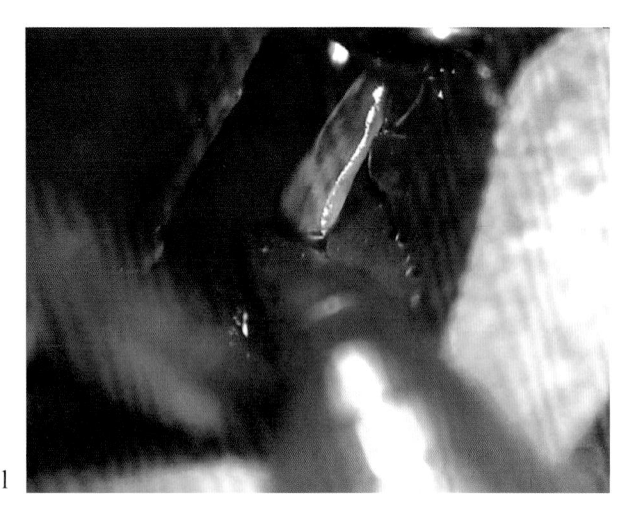
l

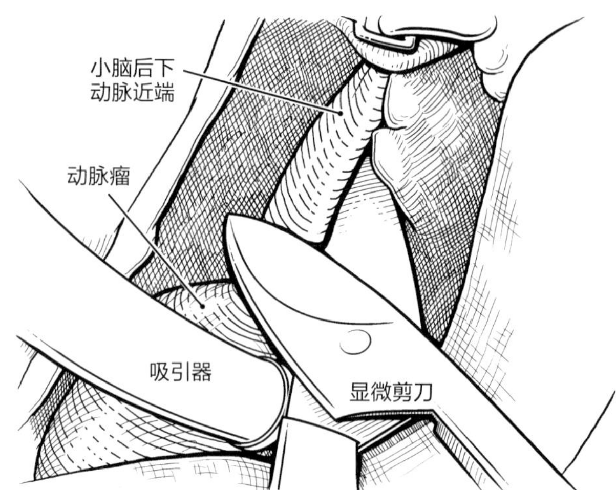
小脑后下
动脉近端
动脉瘤
吸引器
显微剪刀

图 5.43 l. 在动脉瘤近端离断小脑后下动脉。

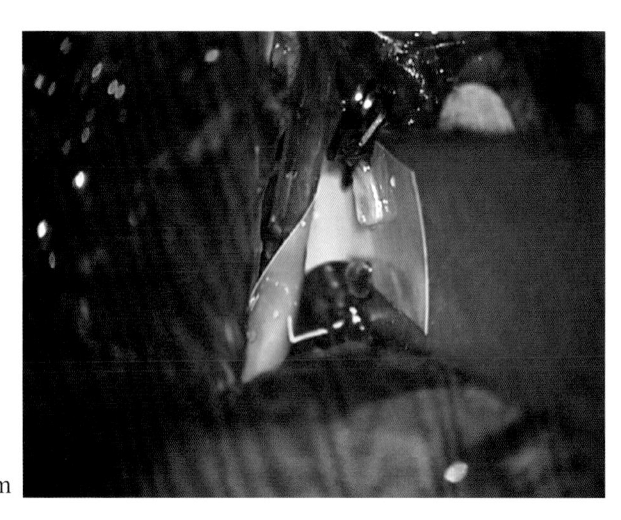
m

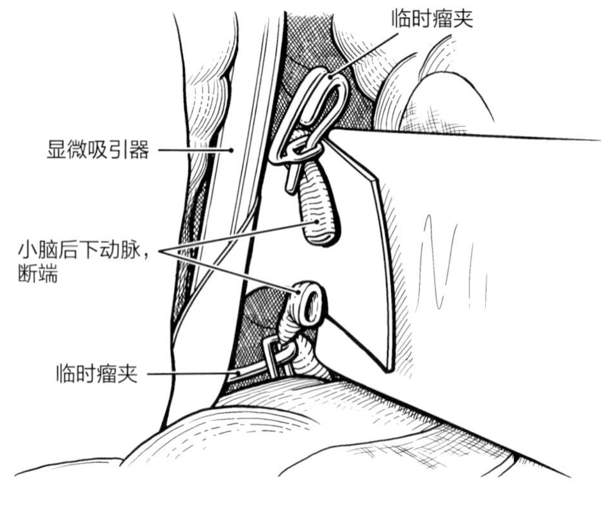
临时瘤夹
显微吸引器
小脑后下动脉，
断端
临时瘤夹

图 5.43 m. 小脑后下动脉的两侧断端准备行直接端 - 端吻合。

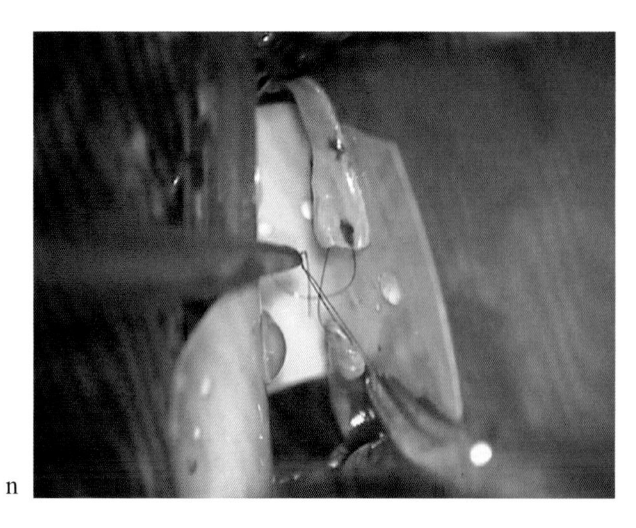
n

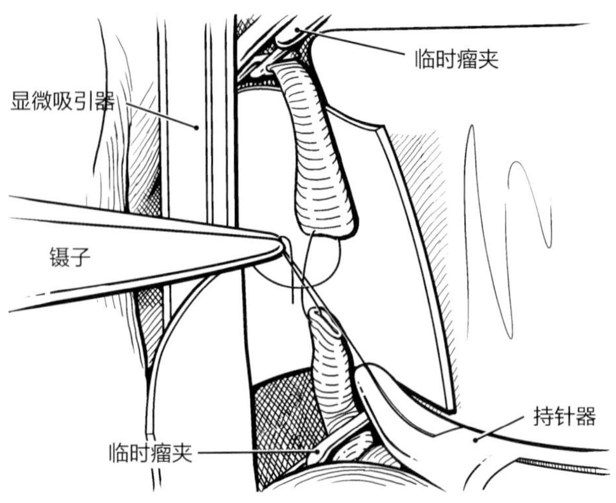
临时瘤夹
显微吸引器
镊子
持针器
临时瘤夹

图 5.43 n. 第一针缝合。

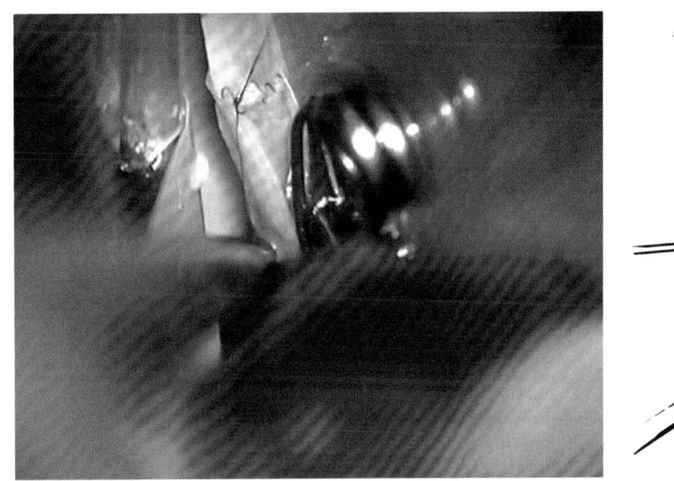
o

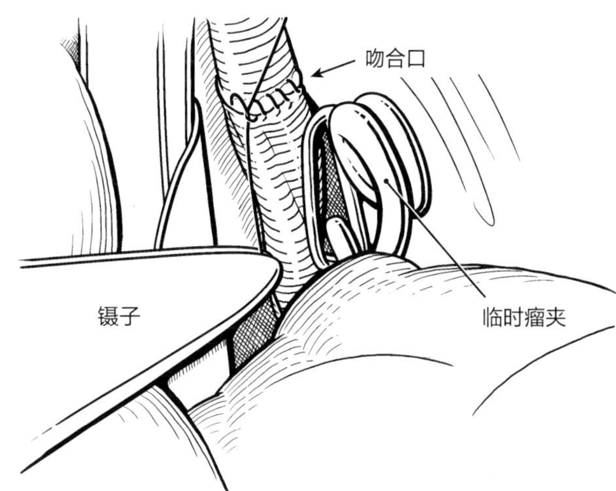
吻合口
镊子
临时瘤夹

图 5.43 o. 吻合基本完成。

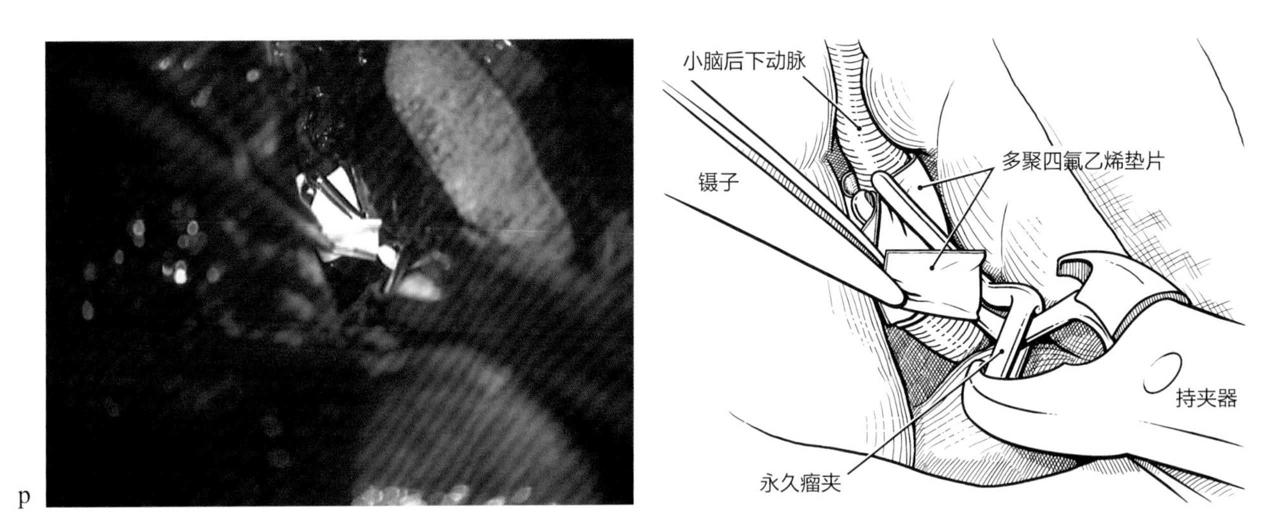
p
小脑后下动脉
镊子
多聚四氟乙烯垫片
持夹器
永久瘤夹

图 5.43 p. 围绕吻合口放置聚四氟乙烯垫片，并通过一枚永久瘤夹固定，以防止腹侧小脑后下动脉夹层进展。

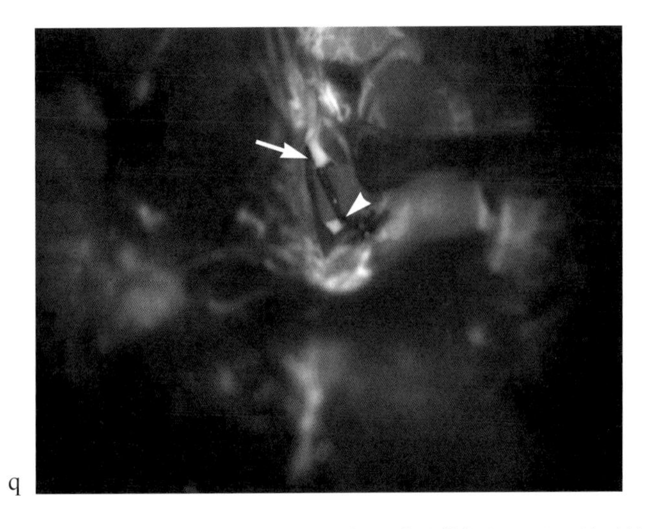
q

图 5.43 q. 吲哚菁绿血管造影显示包裹近端（箭标）以及远端（箭头）处搭桥血管通畅。

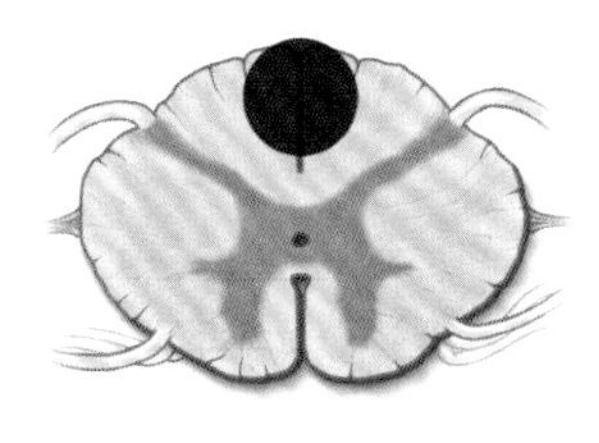

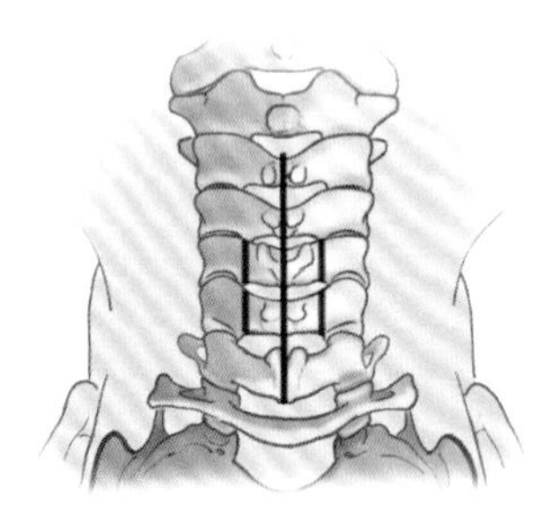

病例 5.44

· 诊断：C3-C4 海绵状血管瘤（相关解剖：**32**，**71**，**73** 页）
· 术前检查：神经系统功能完整
· 入路：正中切口颈椎椎板切除；经中缝中线（相关入路：**101**，**102** 页）
· 体位：俯卧位
· 监测：体感诱发电位和运动诱发电位
· 预后：病灶全切；双侧轻度感觉缺失；其余神经系统功能无殊

见视频 5.44

图 5.44 一位 42 岁男性患者，具有海绵状血管瘤家族史，担心病灶出血导致神经功能恶化。

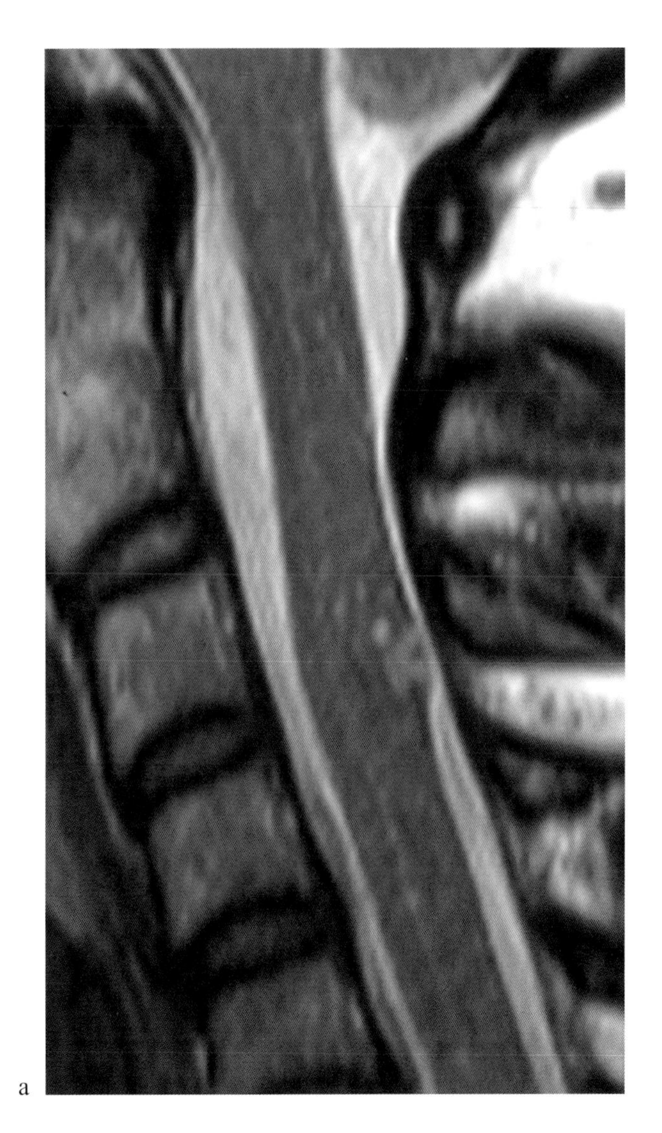
a

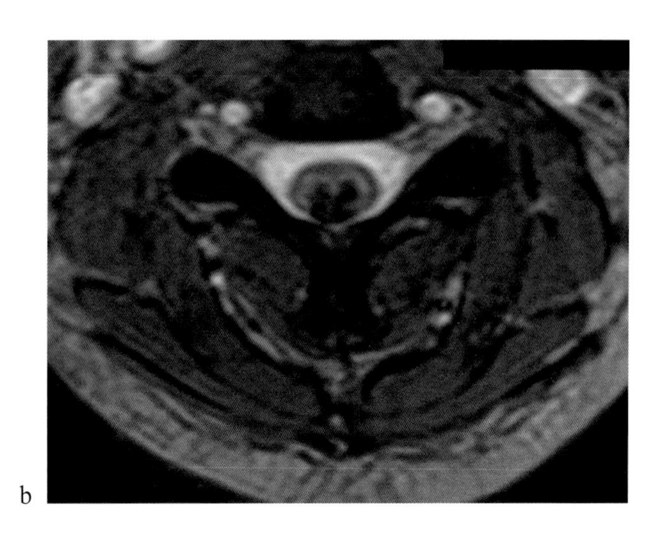
b

图 5.44 a. 矢状位 T2 加权序列磁共振图像显示 C3 水平背侧面海绵状血管瘤。b. 轴位 T2 加权序列磁共振图像显示病灶紧贴背侧软脊膜，能够通过后方入路安全到达。通常，脊髓病灶可以通过三种耐受良好的安全进入区到达。其中包括中线颈髓切开，背侧神经根安全进入区，以及位于神经根之间的侧方安全进入区。另外，紧贴软膜的病灶也能够直接加以显露。本例病灶通过中线颈髓切开入路到达。患者取俯卧位，经中线行 C3-C4 水平椎板切除。经过骨膜下分离，椎弓后部可见。使用高速气钻或超声骨刀移除椎板。切开硬脊膜并悬吊数针。悬吊线能够牵开硬脊膜，并防止软组织出血流入蛛网膜下腔。在硬脊膜侧方放置吸引装置，能够保证术中术野清晰。

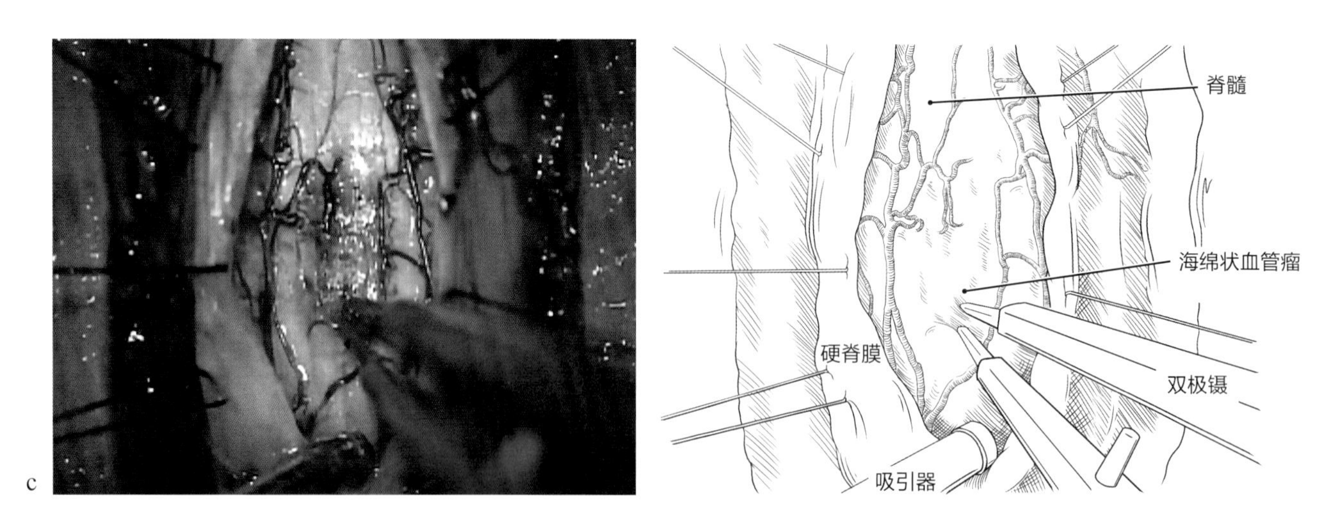
脊髓
海绵状血管瘤
硬脊膜
双极镊
吸引器
c

图 5.44 c. 脊髓后方的海绵状血管瘤清晰可见。脊髓中线处缺乏血管。该平面可用于脊髓切开。

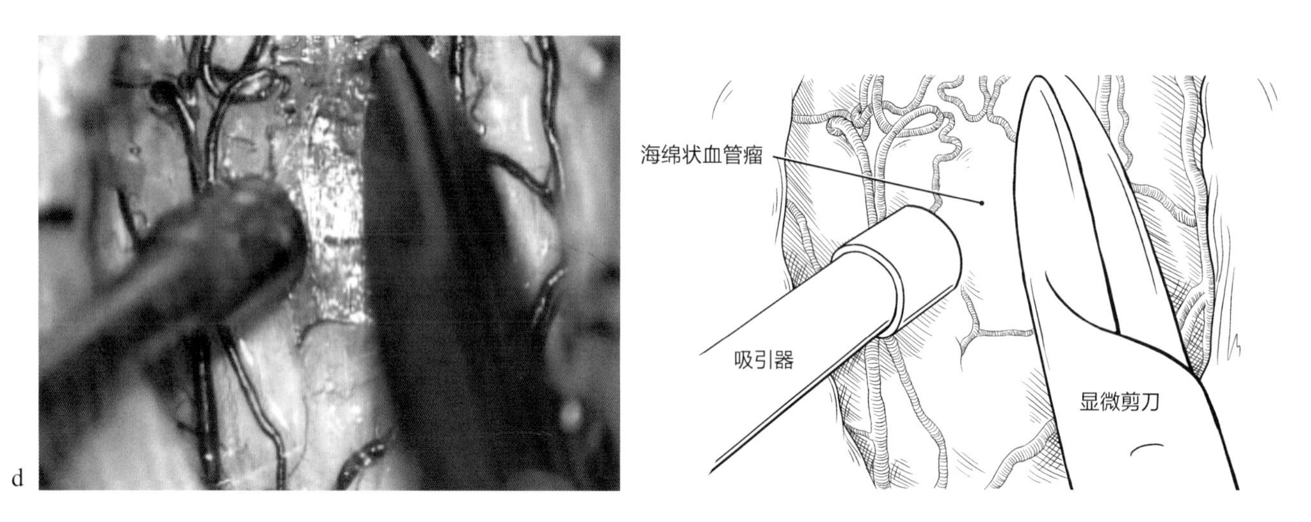
海绵状血管瘤
吸引器
显微剪刀
d

图 5.44 d. 使用显微剪刀或手术刀锐性切开无血管区。若最佳入路表面有静脉阻挡，可将其与软膜表面松解并加以移动，以便尽可能保全脊髓正常血管结构。脊髓切口在头尾端方向应尽量足够长，以保证显露充分，并在切除过程中减少脊髓牵拉。

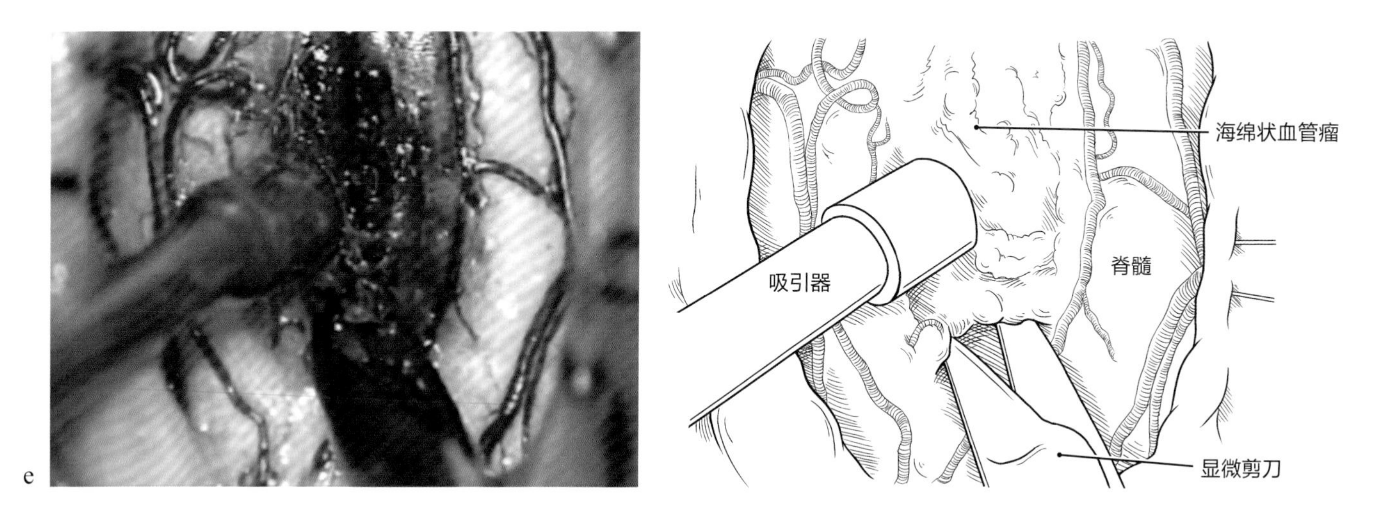
e
海绵状血管瘤
吸引器
脊髓
显微剪刀

图 5.44 e. 使用显微剪刀游离病灶以明确海绵状血管瘤与正常脊髓组织之间的界面。可以使用吸引器对抗牵引并协助止血。

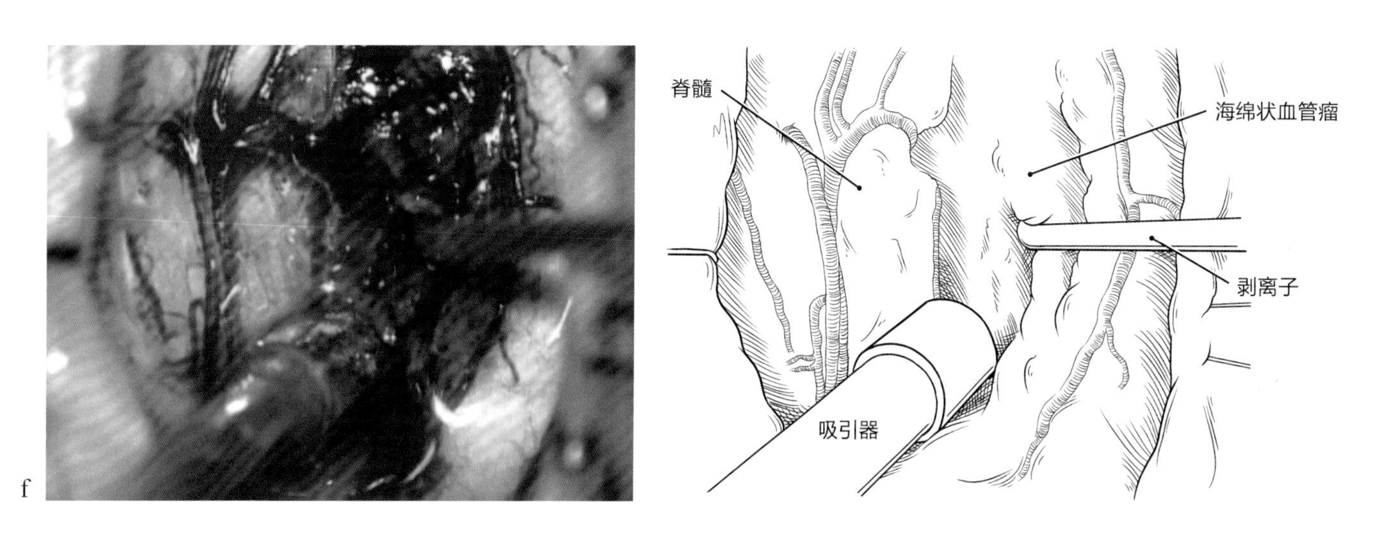
f
脊髓
海绵状血管瘤
剥离子
吸引器

图 5.44 f. 围绕病灶进行分离。使用吸引器对抗牵引，并用显微剥离子将病灶从脊髓中分离提起。

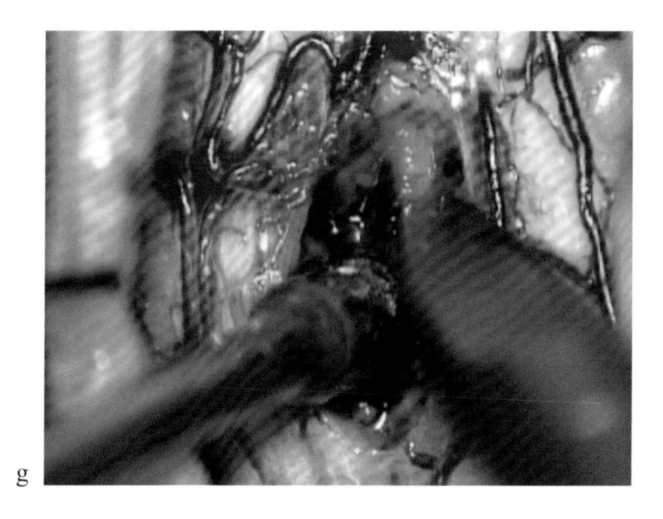
g

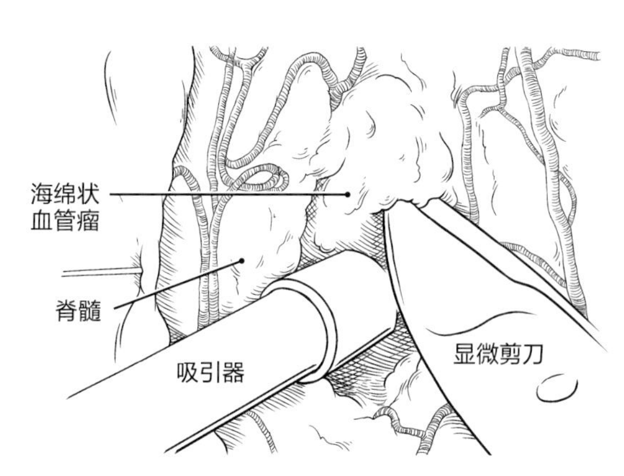
海绵状
血管瘤
脊髓
吸引器
显微剪刀

图 5.44 g. 锐性离断海绵状血管瘤与脊髓深部的粘连。

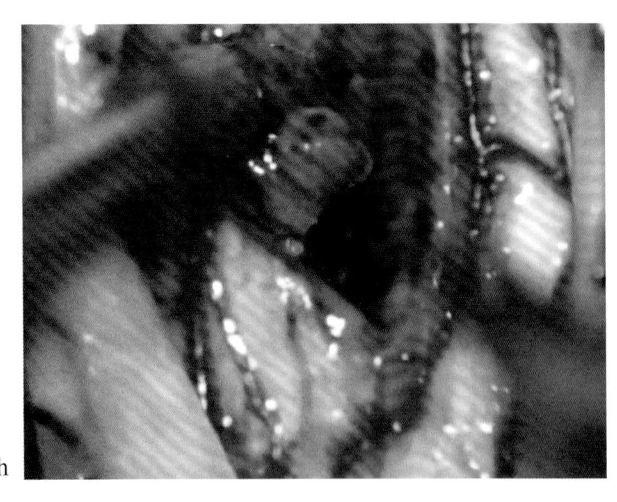

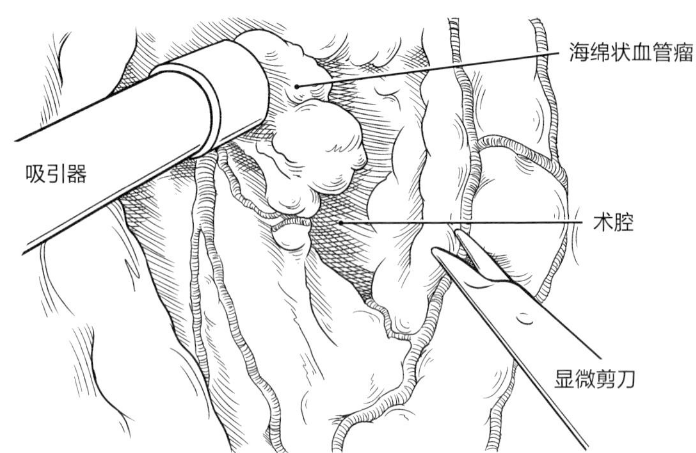
海绵状血管瘤
吸引器
术腔
显微剪刀

图 5.44 h. 完全离断病灶并将其移出术腔。

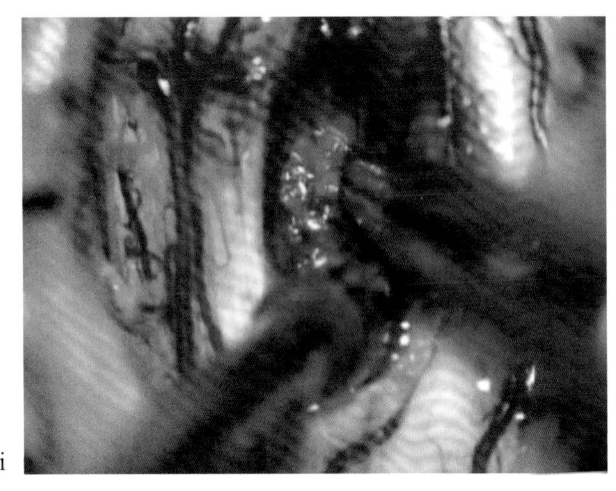

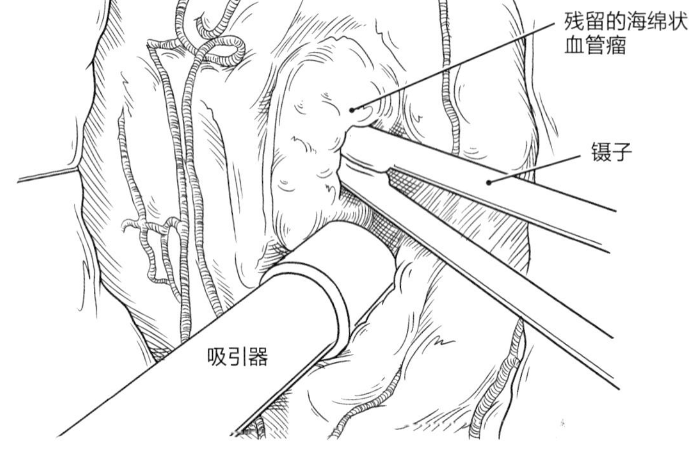
残留的海绵状
血管瘤
镊子
吸引器

图 5.44 i. 使用镊子及吸引器移除残留的海绵状血管瘤。

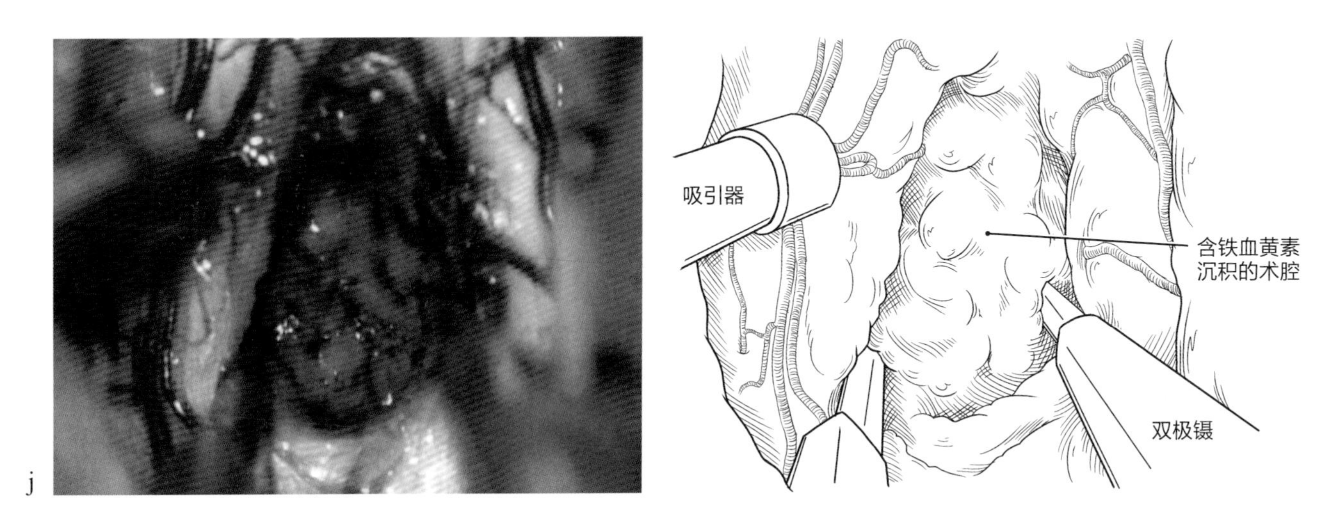
j
吸引器
含铁血黄素
沉积的术腔
双极镊

图 5.44 j. 检查术腔，使用低功率双极电凝灼烧出血血管。尽量最小化使用双极电凝以减少脊髓损伤。止血完成后，最后检查术腔并确认海绵状血管瘤无残留。含铁血黄素沉积组织提示既往出血史。需要对硬脊膜进行水密缝合，使用钛板及螺钉进行椎板复位以便尽量减小迟发性脊柱变形的可能。

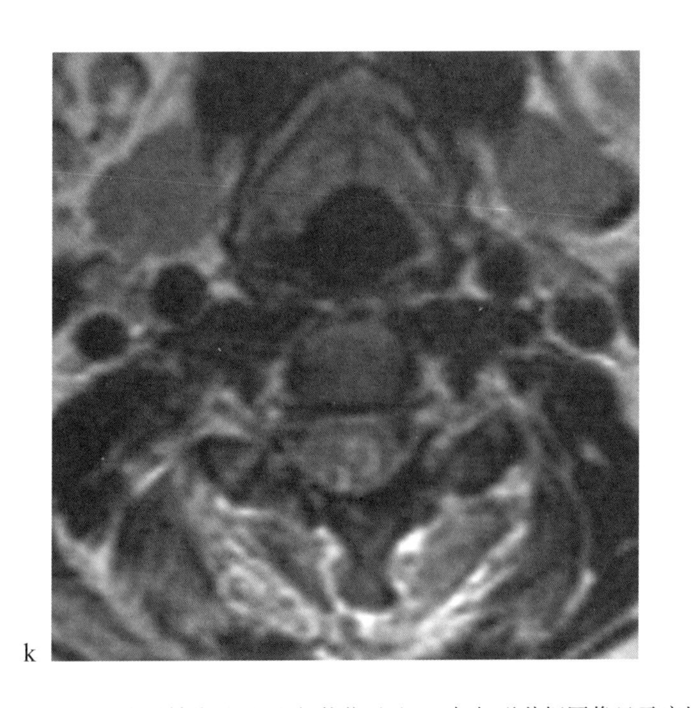
k

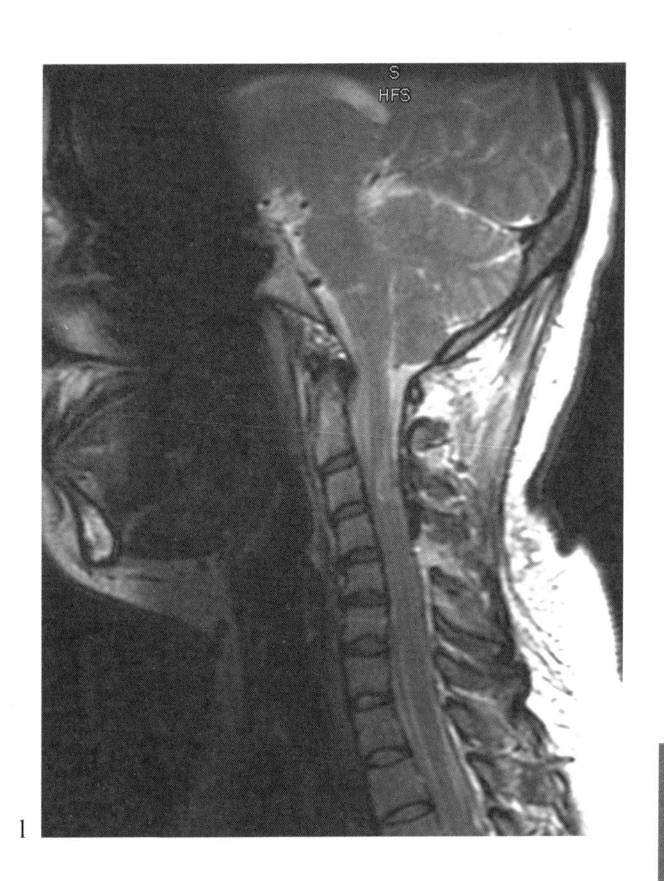
S
HFS
l

图 5.44 术后轴位（k）和矢状位（l）T2 加权磁共振图像显示病灶全切。

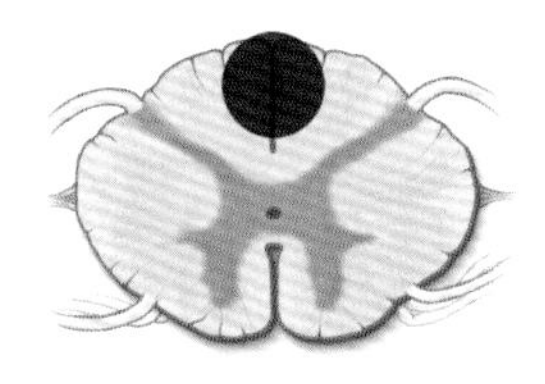

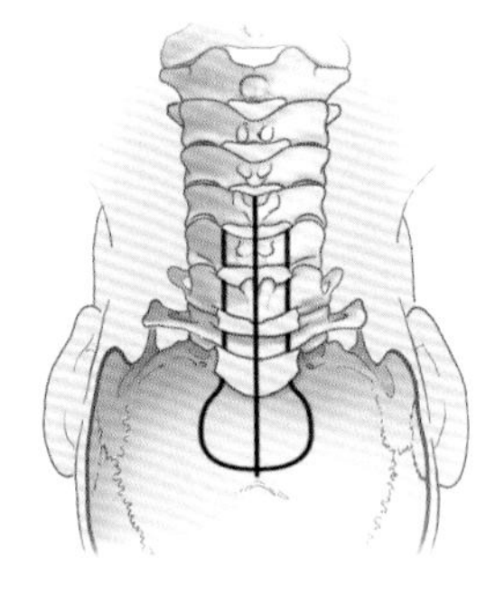

病例 5.45

· 诊断：C2-C3 海绵状血管瘤（相关解剖：**32**，**71**，**73** 页）
· 术前检查：四肢瘫痪和脊髓病变
· 入路：正中切口颈椎椎板切除；经中缝中线（相关入路：**101**，**102** 页）
· 体位：俯卧位
· 监测：体感诱发电位和运动诱发电位
· 预后：病灶全切；持续性严重四肢瘫痪，较术前无明显恶化
见视频 5.45

图 5.45　一位 10 岁男性患者，以突发四肢瘫痪起病。

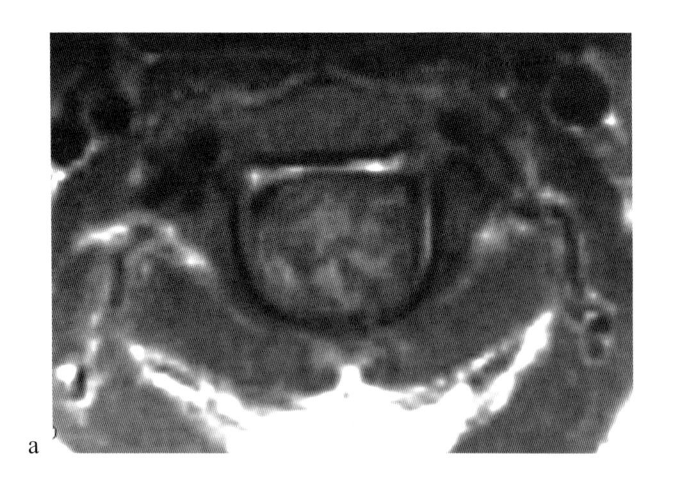

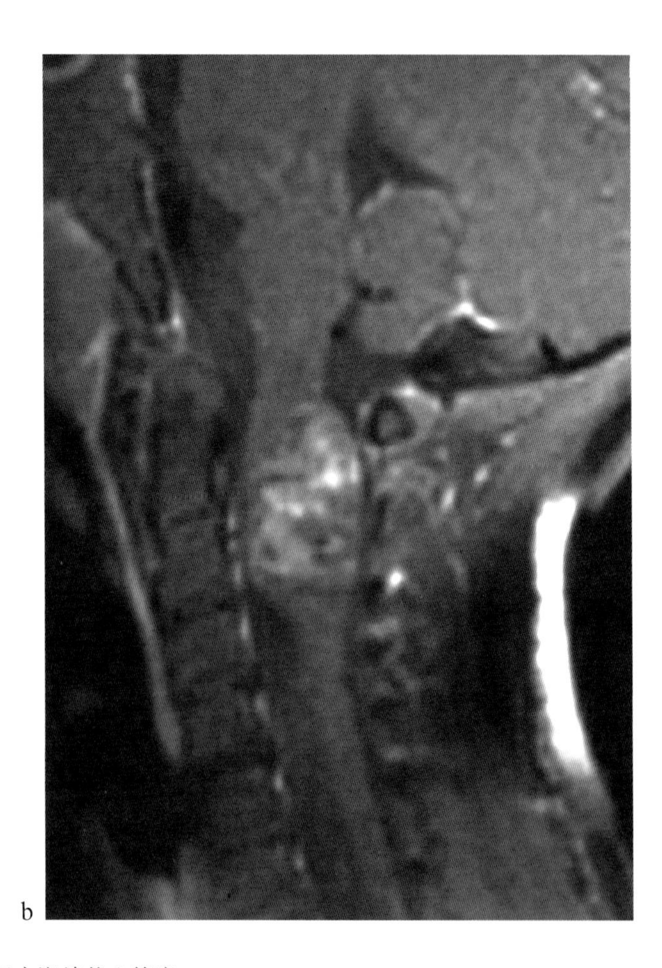

图 5.45　轴位（a）和矢状位（b）T1 加权磁共振图像显示颈髓内巨大海绵状血管瘤。

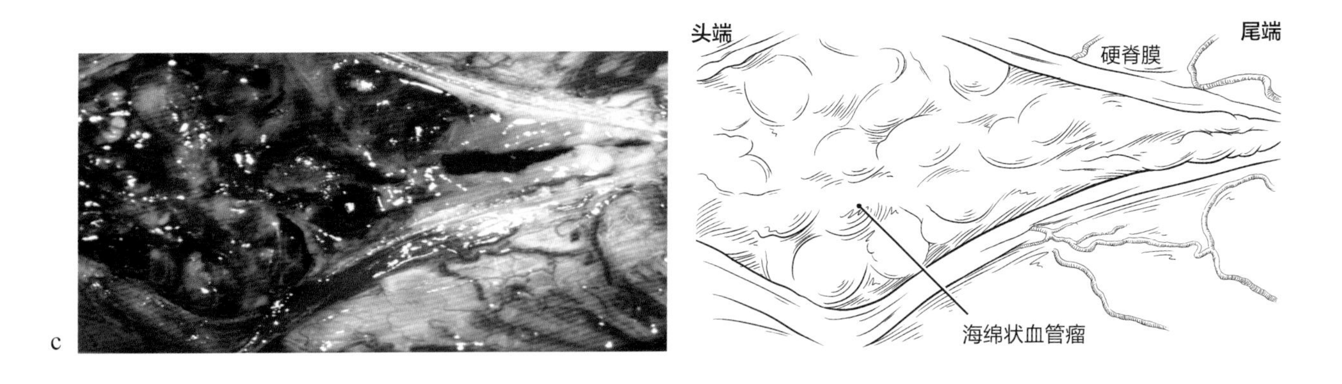
头端
尾端
硬脊膜
海绵状血管瘤
c

图 5.45 c. 患者取俯卧位，正中切口进行椎板切除。透过脊髓表面的蛛网膜，可见病灶。正中切开脊髓以显露海绵状血管瘤。

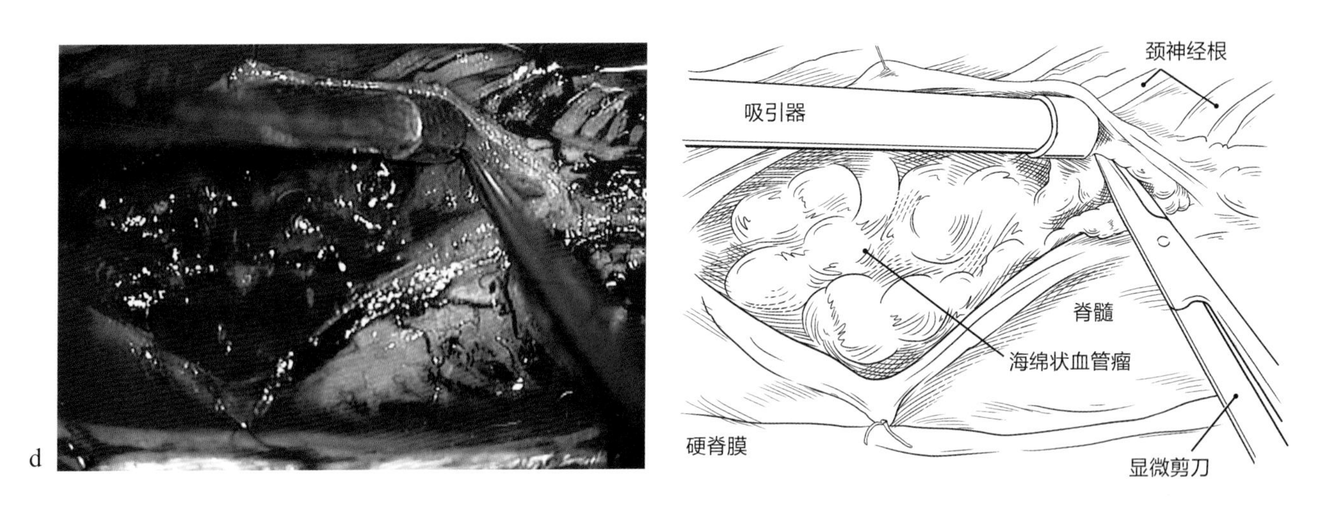
颈神经根
吸引器
脊髓
海绵状血管瘤
硬脊膜
显微剪刀
d

图 5.45 d. 充分的正中脊髓切开能够尽量减小脊髓牵拉损伤。使用显微剪刀将海绵状血管瘤与邻近脊髓锐性分离。正常脊髓组织存在含铁血黄素沉积，提示既往出血史。分离过程中使用吸引器动态牵拉脊髓。

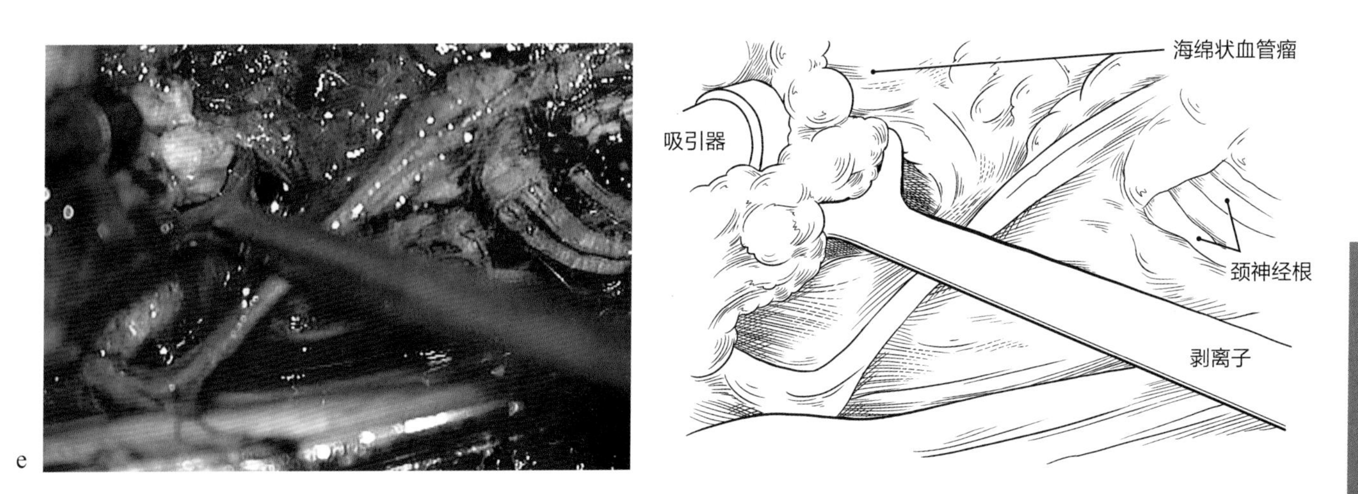
海绵状血管瘤
吸引器
颈神经根
剥离子
e

图 5.45 e. 使用显微剥离子移动海绵状血管瘤并将其与脊髓分离。

海绵状血管瘤
吸引器
颈神经根
显微剪刀
f

图 5.45　f. 分离完成后，将海绵状血管瘤与正常组织间的粘连锐性离断。

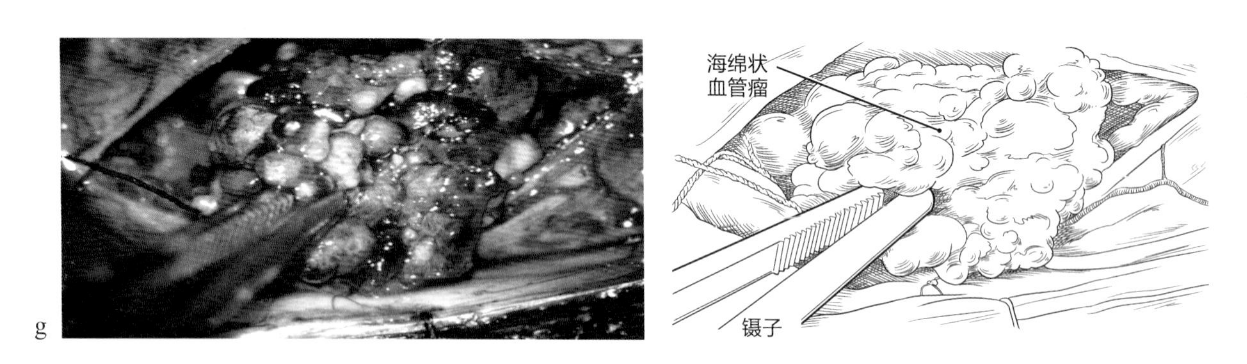

海绵状
血管瘤
镊子
g

图 5.45　g. 整块切除病灶，但是海绵状血管瘤或内生性脊髓肿瘤仍有小块残留的可能性。

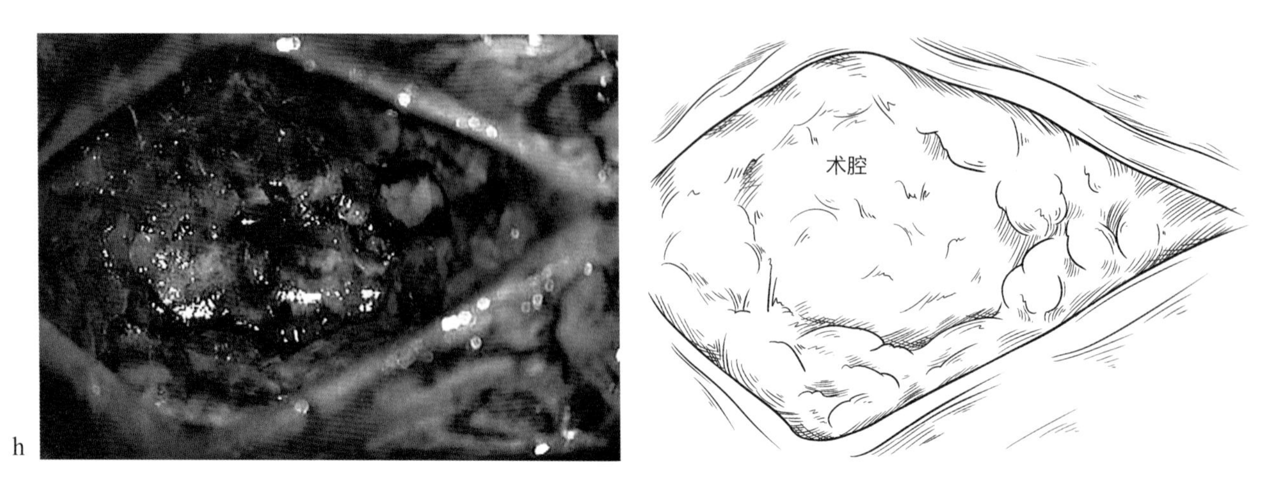

术腔
h

图 5.45　h. 最后检查术腔，确认海绵状血管瘤无残留。使用低功率双极电凝止血或直接在出血点使用止血材料。

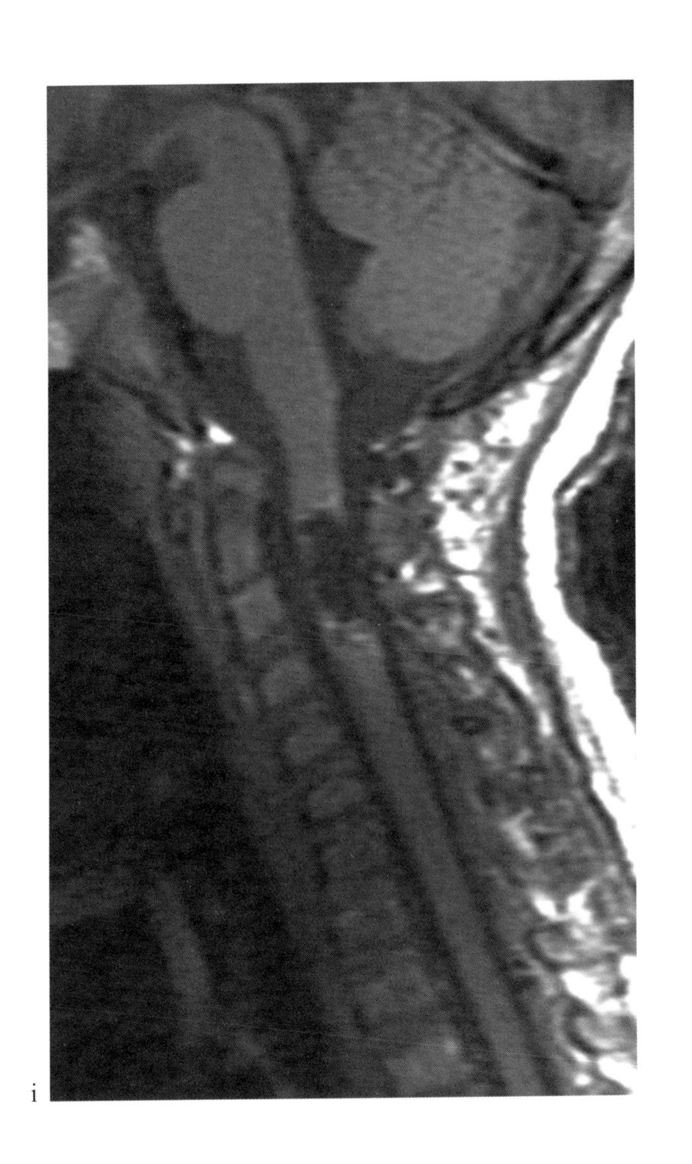
i

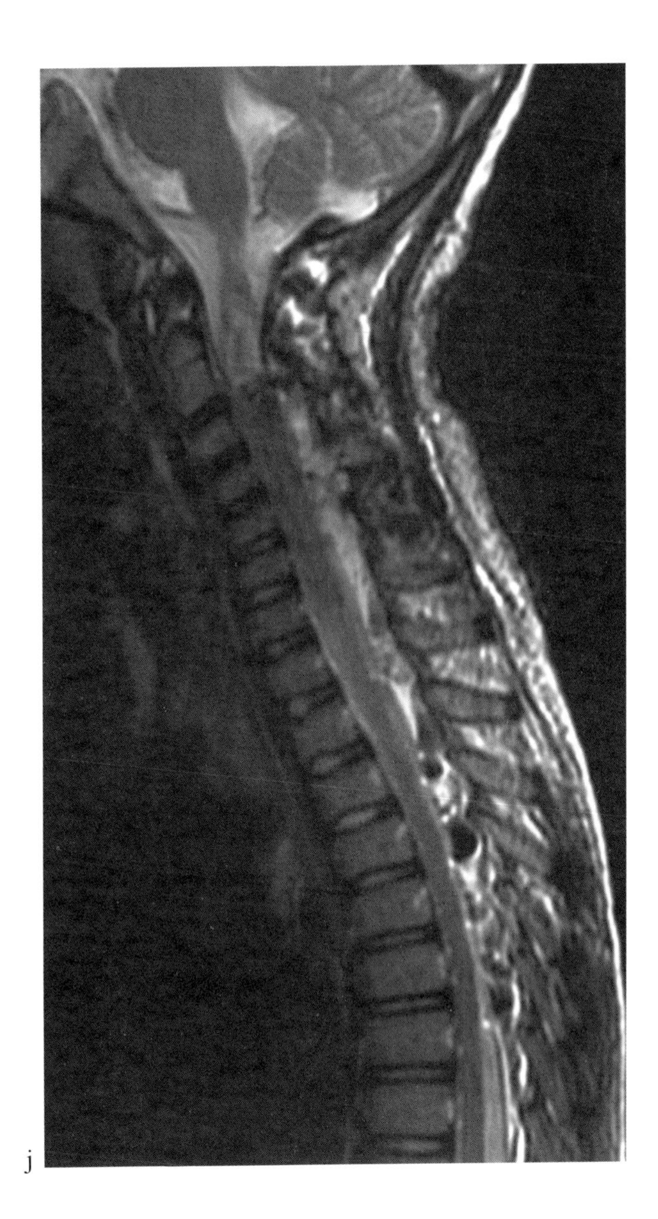
j

图 5.45 术后矢状位 T1 加权（i）和矢状位 T2 加权（j）磁共振图像显示病灶全切。

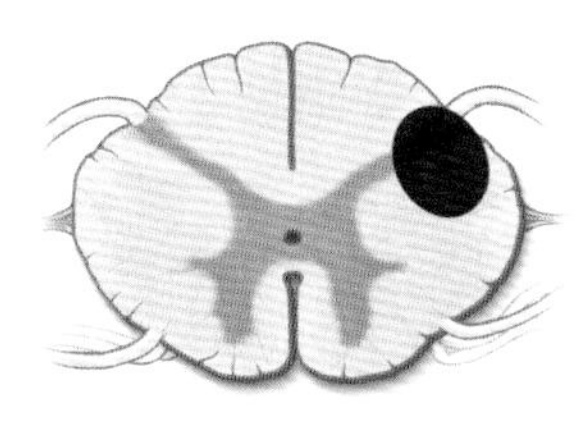

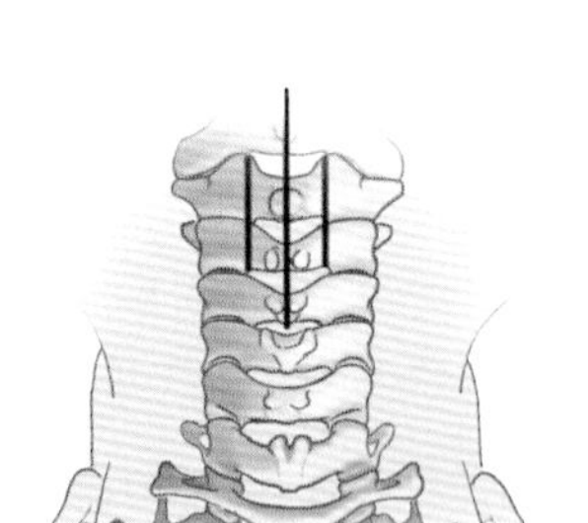

病例 5.46

· 诊断：脊髓腹外侧面海绵状血管瘤（相关解剖：**32**，**71**，**73** 页）
· 术前检查：神经系统功能完整
· 入路：正中切口颈椎椎板切除；经背侧神经根安全进入区（相关入路：**101**，**102** 页）
· 体位：俯卧位
· 监测：体感诱发电位和运动诱发电位
· 预后：病灶全切；患者神经功能状态未改变
见视频 5.46

图 5.46 一位 59 岁男性患者，以右臂及胸口疼痛起病。

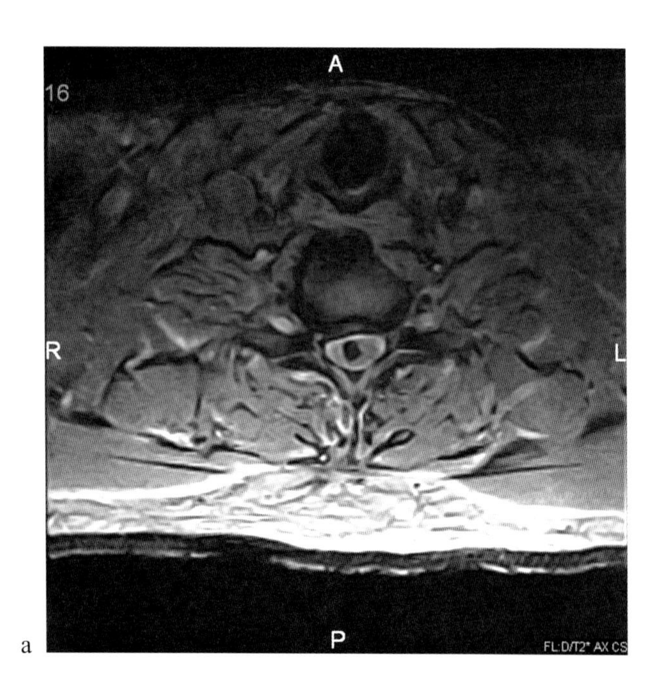
A
16
R
L
P
FL:D/T2* AX CS

a

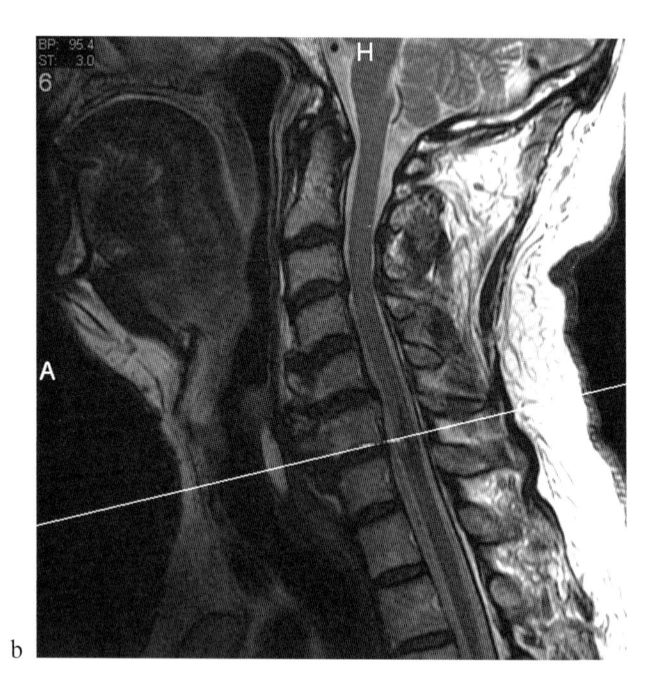
H
6
A

b

图 5.46 轴位（a）和矢状位（b）T2 加权磁共振图像显示 C6-C7 水平脊髓腹外侧海绵状血管瘤，存在陈旧性出血改变。

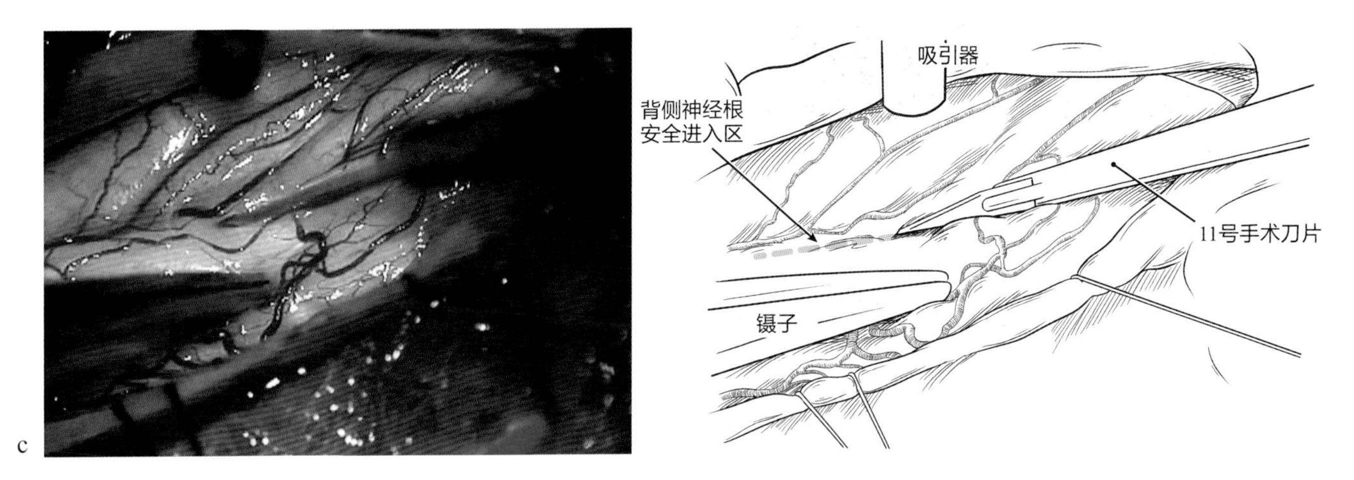
c
吸引器
背侧神经根
安全进入区
11号手术刀片
镊子

图 5.46 c. 患者取俯卧位，正中切口入路切除颈椎椎板后，经背侧神经根安全进入区（虚线）切开脊髓，显露病灶。切开硬脊膜并悬吊后，可见脊髓外侧表面。含铁血黄素沉积有助于确认海绵状血管瘤所在。切断病灶所在水平及上下邻近的齿状韧带，使得脊髓能够耐受旋转以便显露病灶腹侧面部分。

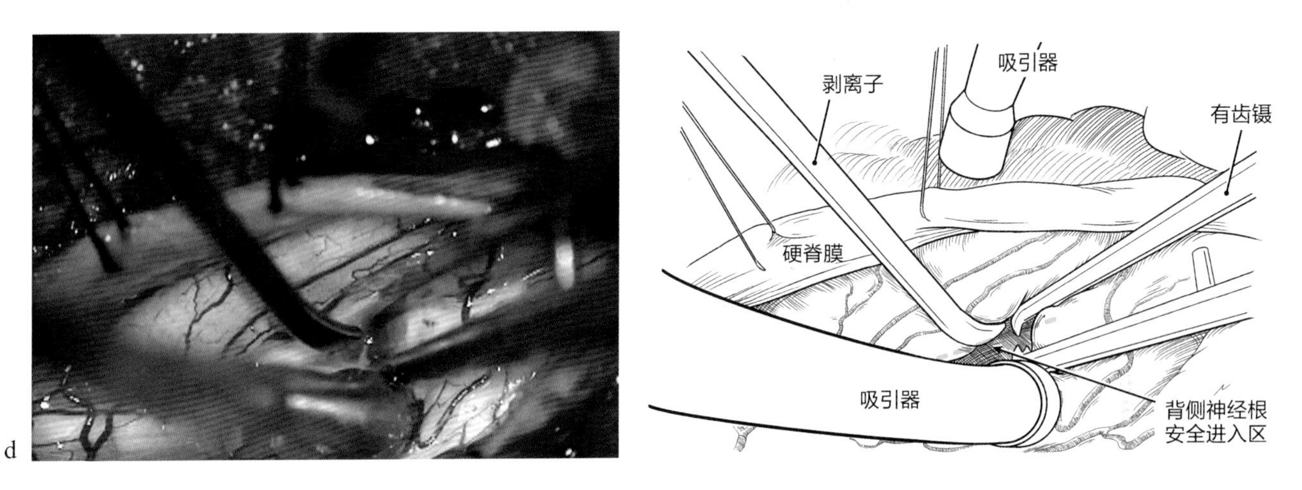
d
剥离子
吸引器
有齿镊
硬脊膜
吸引器
背侧神经根
安全进入区

图 5.46 d. 切断齿状韧带后，旋转脊髓并显露病灶。沿背侧神经根安全进入区（虚线）切开脊髓，该区域可用于安全显露髓内背外侧病灶。使用吸引器套管和显微剥离子对抗牵拉，使用显微镊扩张脊髓表面的小切口。

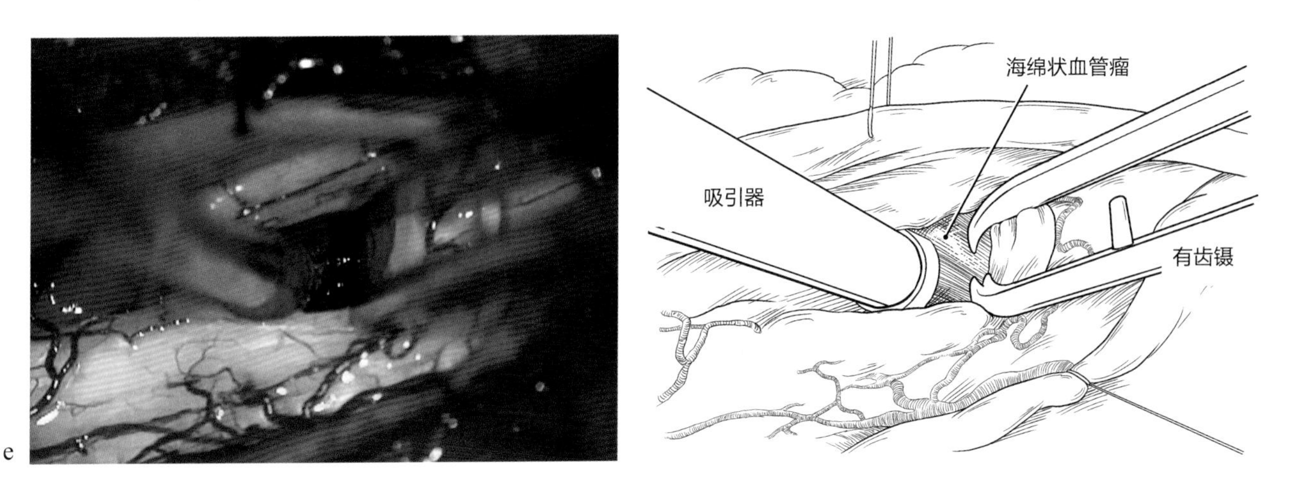
e
海绵状血管瘤
吸引器
有齿镊

图 5.46 e. 术腔内海绵状血管瘤清晰可见。经内部减容后分块切除病灶。

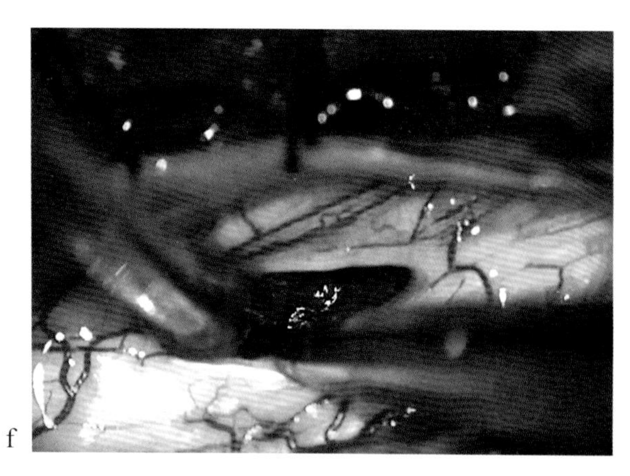

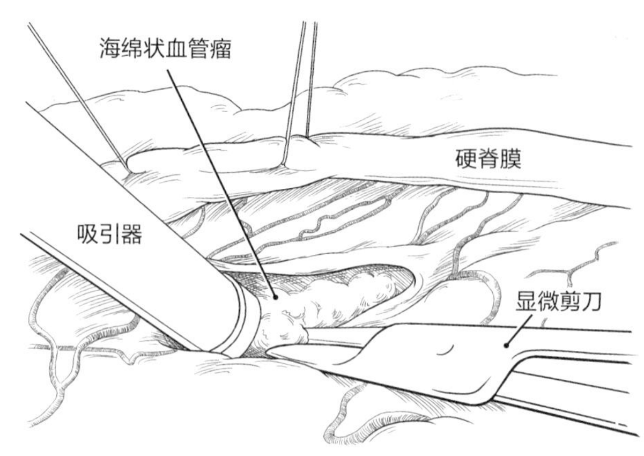
海绵状血管瘤
硬脊膜
吸引器
显微剪刀

图 5.46 f. 将海绵状血管瘤与脊髓锐性分离。

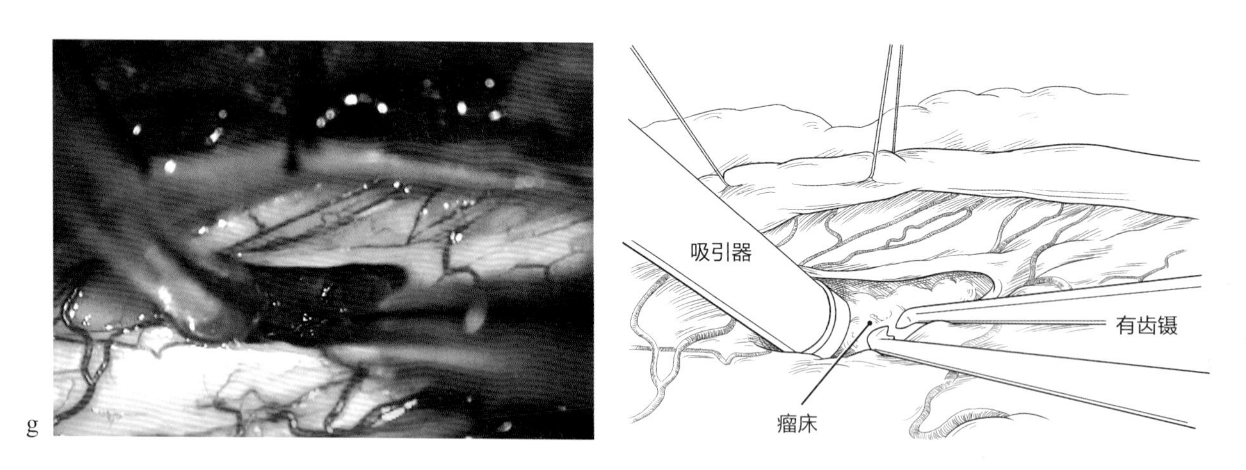
吸引器
有齿镊
瘤床

图 5.46 g. 分离后移除病灶，检查术腔是否存在残留的海绵状血管瘤并完成止血。水密缝合硬脊膜，行椎板复位以预防术后脊柱变形。

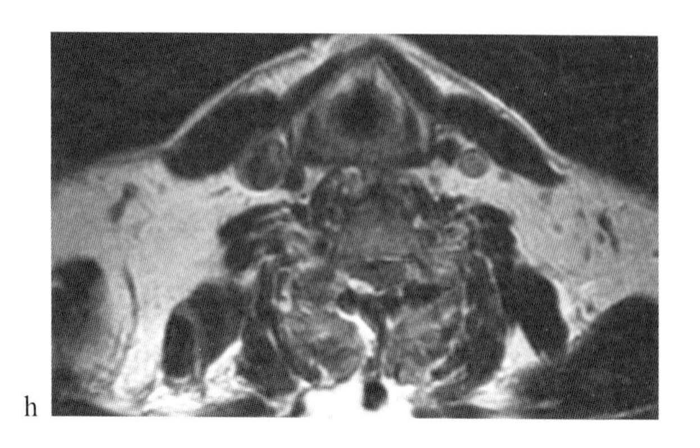

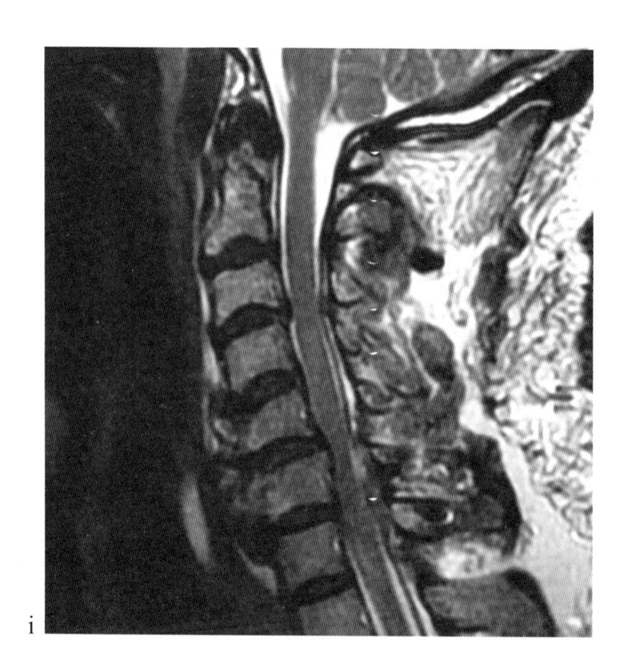

图 5.46 术后轴位（h）和矢状位（i）T2 加权磁共振图像显示病灶全切。

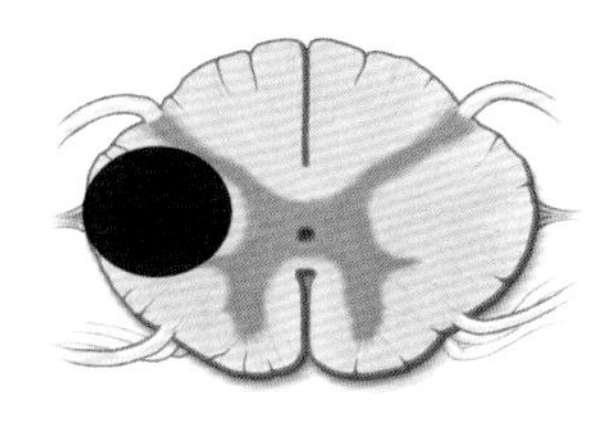

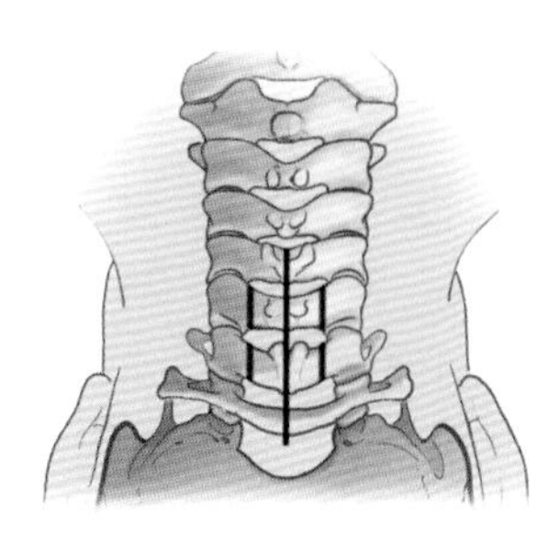

病例 5.47

· 诊断：脊髓腹外侧海绵状血管瘤（相关解剖：**32**，**71**，**73** 页）
· 术前检查：右前臂及右手麻木
· 入路：正中切口颈椎椎板切除；背侧及腹侧神经根之间的侧方入路（相关入路：**101**，**102** 页）
· 体位：俯卧位
· 监测：体感诱发电位和运动诱发电位
· 预后：病灶全切；患者神经功能状态无改变

见视频 5.47

图 5.47 一位 36 岁男性患者，以间断性右前臂和右手麻木起病。

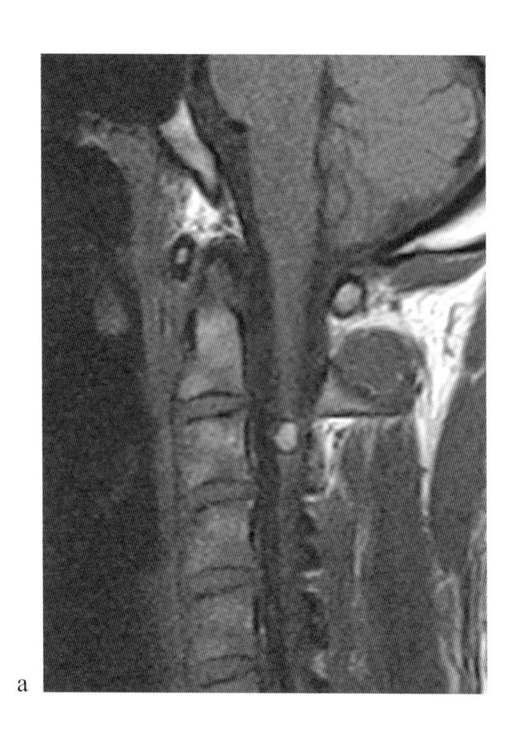

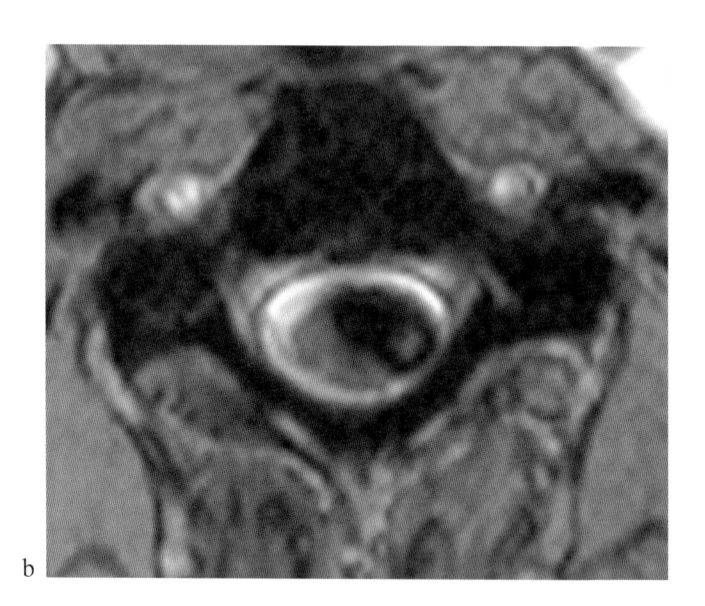

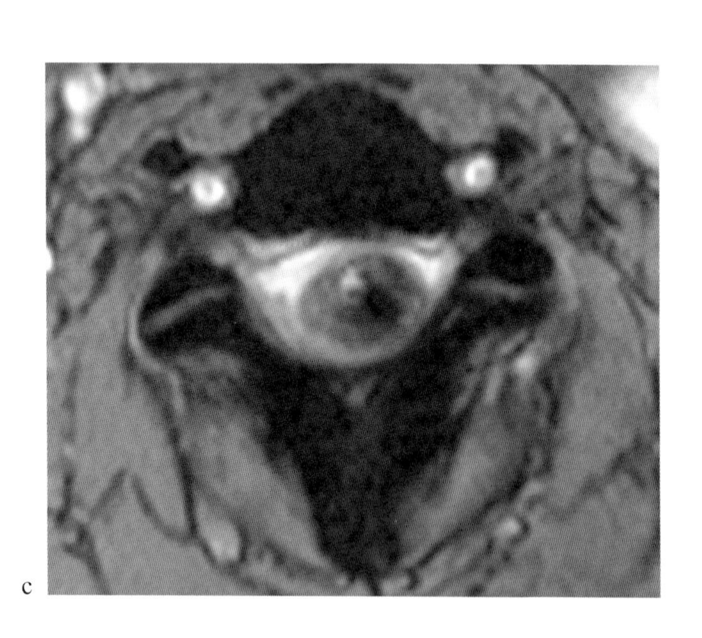

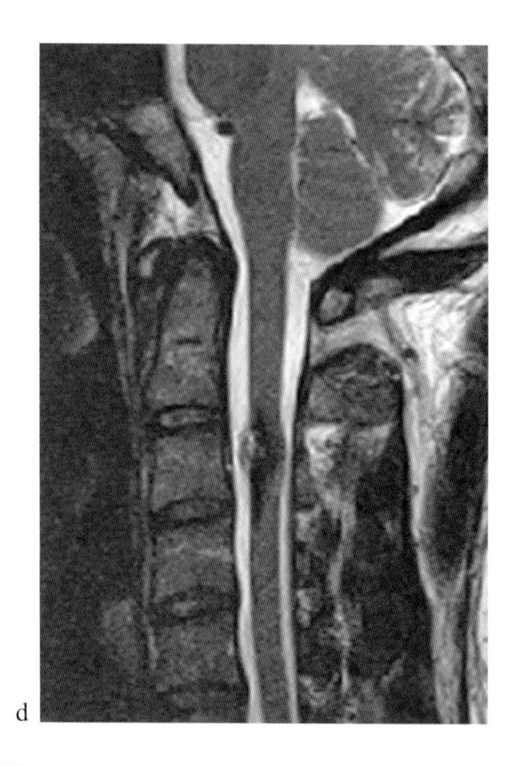

图 5.47 矢状位 T1 加权（a）、轴位（b，c）和矢状位（d）T2 加权磁共振图像显示 C3 水平髓内海绵状血管瘤，腹侧部分较明显。

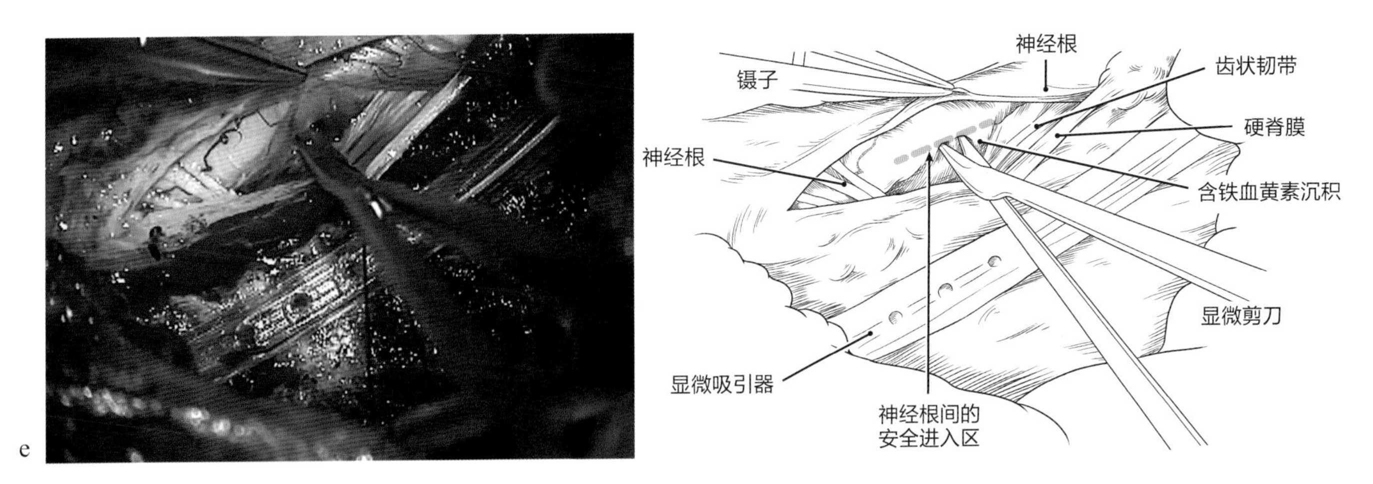
神经根
镊子
齿状韧带
硬脊膜
神经根
含铁血黄素沉积
显微剪刀
显微吸引器
神经根间的
安全进入区
e

图 5.47 e. 经正中切口切除颈椎椎板显露病灶。为获得海绵状血管瘤的充足视野，将病灶水平及其上下方的齿状韧带（显微剪刀下白色带状物）切断，移动脊髓并将其向侧方旋转。通过神经根之间的安全进入区（虚线）显露病灶。海绵状血管瘤表面区域存在含铁血黄素沉积，提示既往出血史。

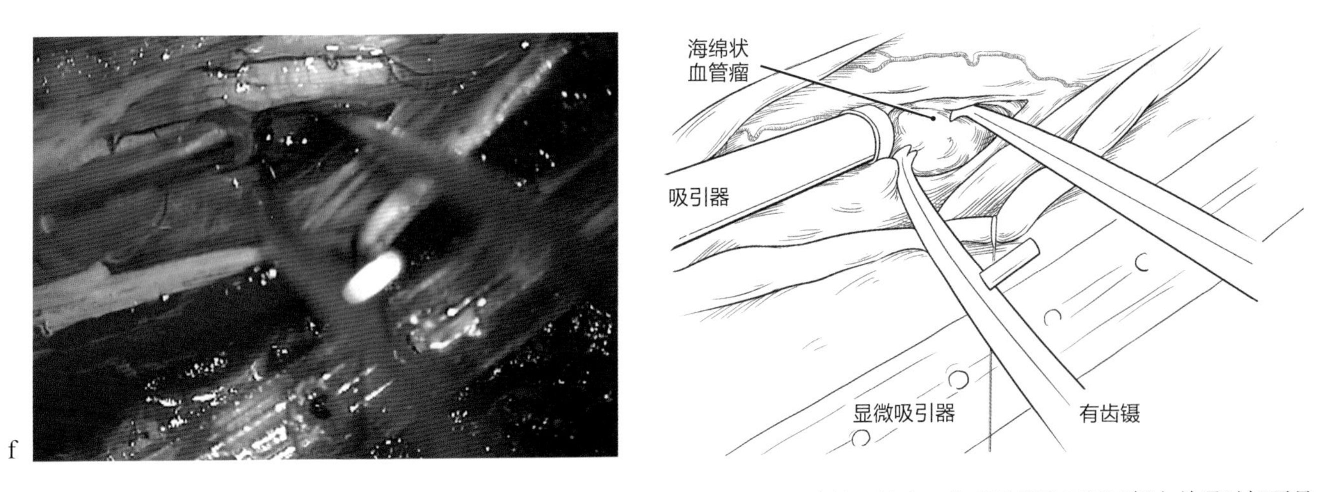
海绵状
血管瘤
吸引器
显微吸引器
有齿镊
f

图 5.47 f. 在侧方神经根之间切开脊髓，使用镊子扩张切口。术腔深部可见海绵状血管瘤。将吸引器置于切口侧方并通过切开悬吊后的硬脊膜加以固定，以保持术野洁净。

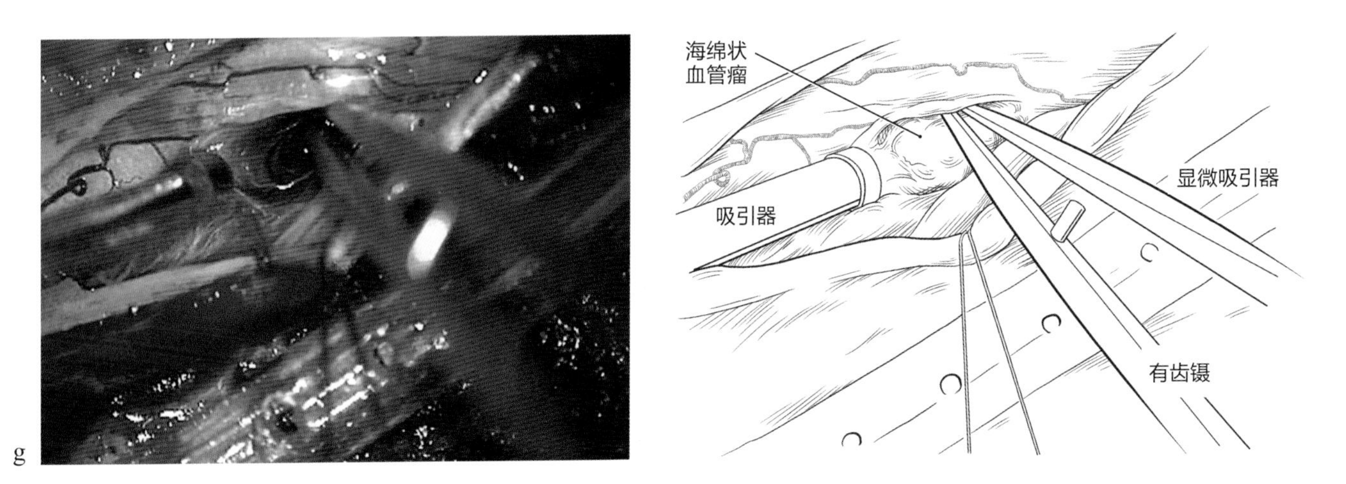
海绵状
血管瘤
显微吸引器
吸引器
有齿镊
g

图 5.47 g. 通过显微剪刀锐性分离以及剥离子、有齿镊钝性分离结合的方式将海绵状血管瘤从脊髓中分离松解。

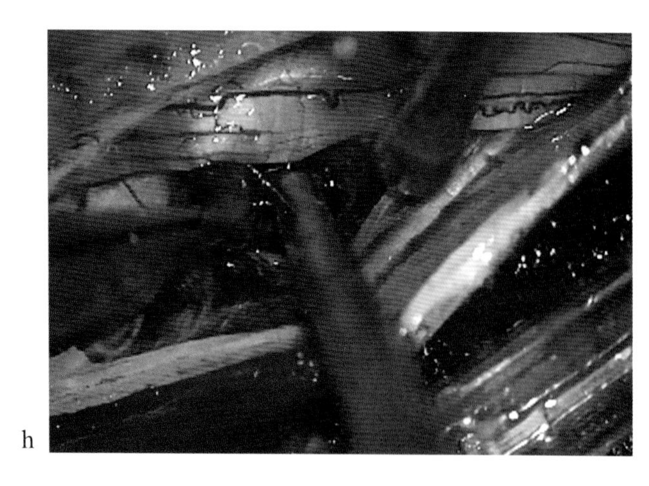
h

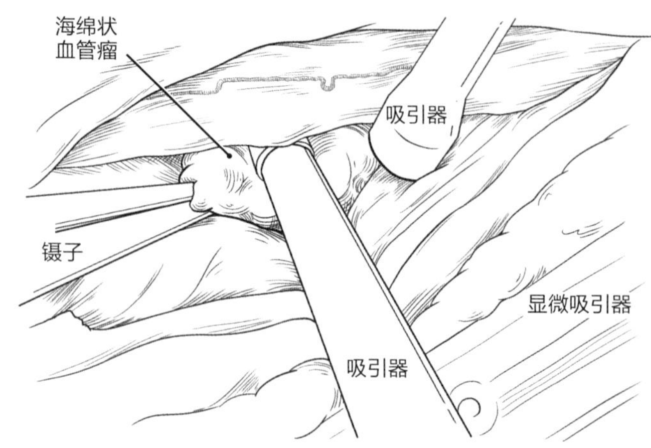
海绵状
血管瘤
吸引器
镊子
显微吸引器
吸引器

图 5.47　h. 使用显微镊分块移除分离后的海绵状血管瘤。

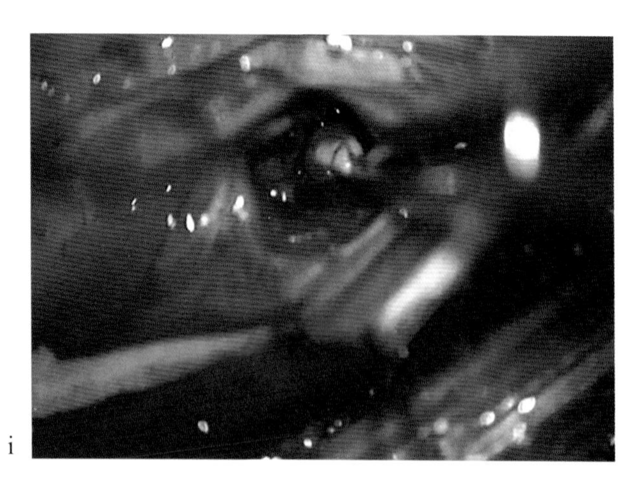
i

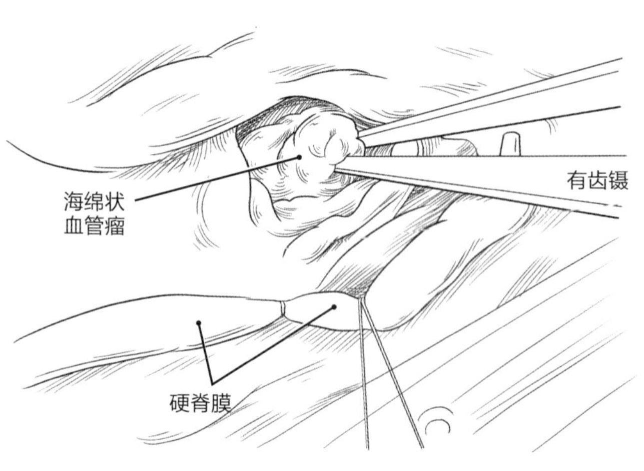
有齿镊
海绵状
血管瘤
硬脊膜

图 5.47　i. 从正常脊髓组织中剥离海绵状血管瘤。

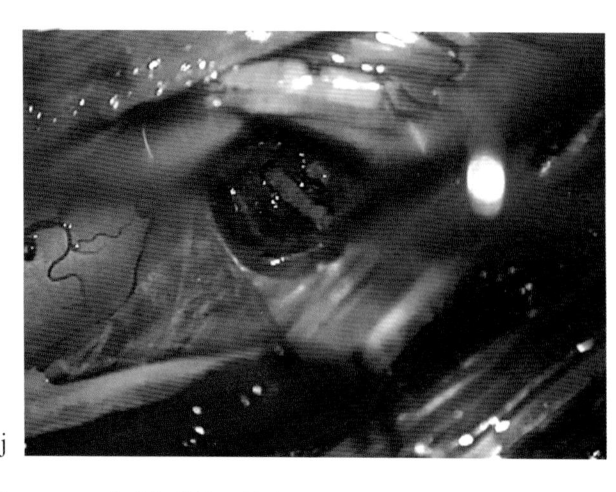
j

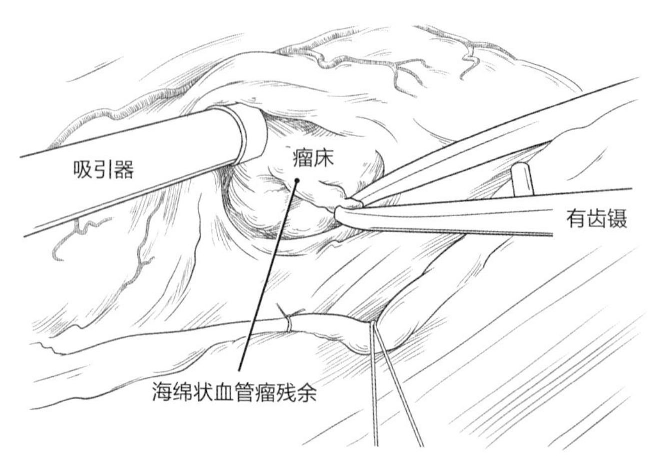
吸引器
瘤床
有齿镊
海绵状血管瘤残余

图 5.47　j. 移除海绵状血管瘤后，检查术腔。从残腔中剥除任何可见的海绵状血管瘤残余组织。由于血液已被吸除，这些残余组织变得透明，往往看上去像是白色组织碎片。完成最后的检查和止血。

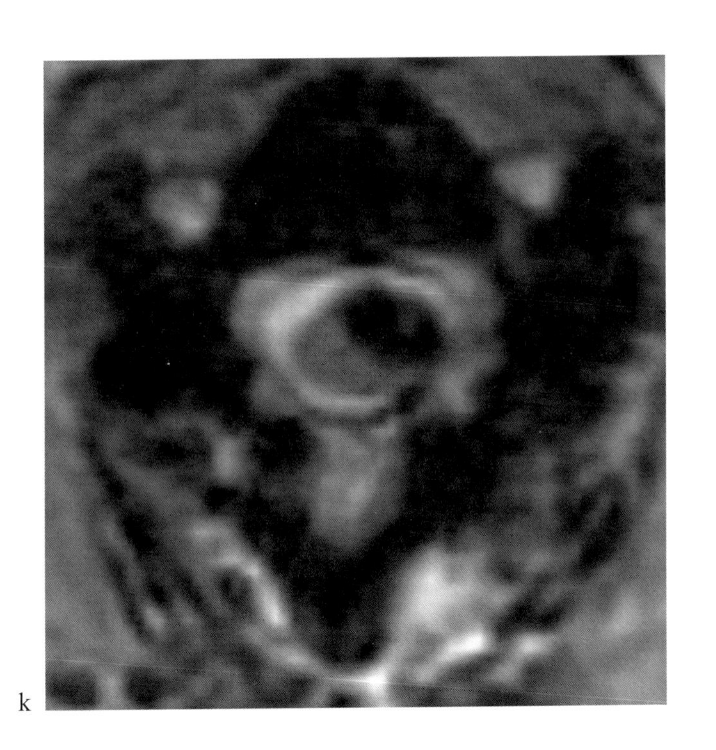

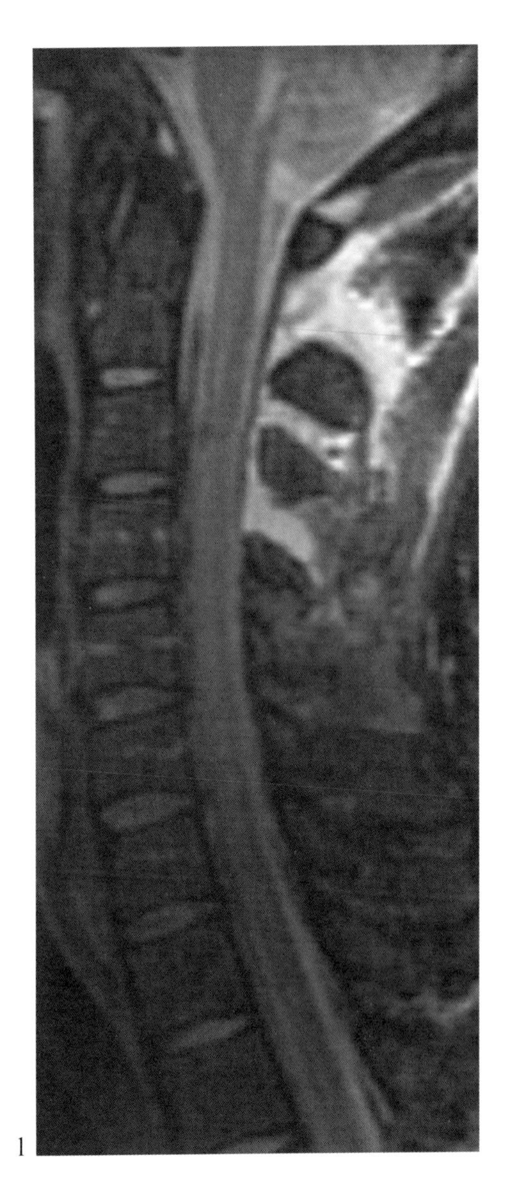

图 5.47 术后轴位（k）和矢状位（l）T2 加权磁共振图像显示病灶全切。

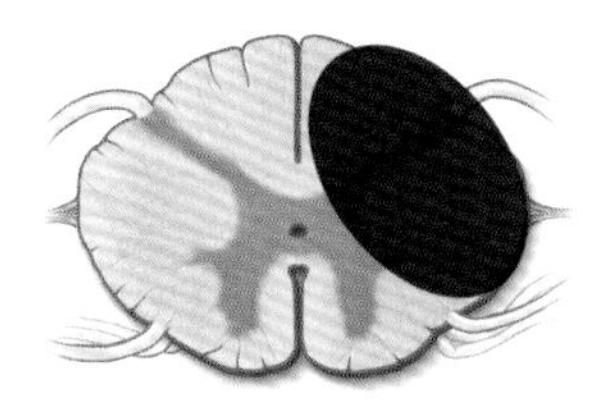

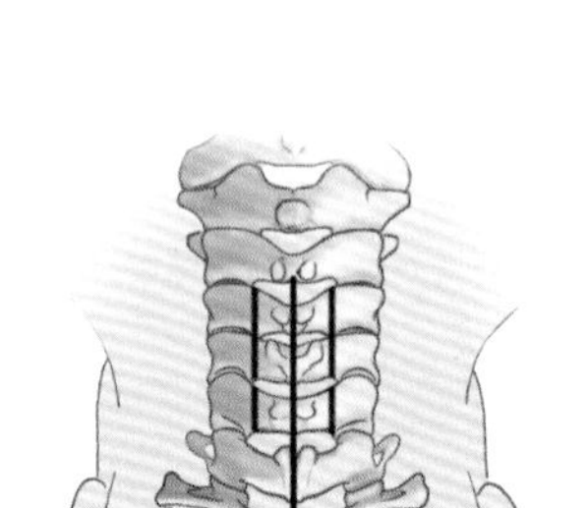

病例 5.48

· 诊断：Ⅱ型血管球型脊髓动静脉畸形（相关解剖：**32**，**71**，**73** 页）
· 术前检查：左侧轻偏瘫
· 入路：正中切口椎板切除
· 体位：俯卧位
· 监测：体感诱发电位和运动诱发电位
· 预后：病灶全切；术后 1 年神经功能恢复至基线水平
见视频 5.48

图 5.48 一位 51 岁女性患者，出生时即确诊脑瘫，新发小便失禁。

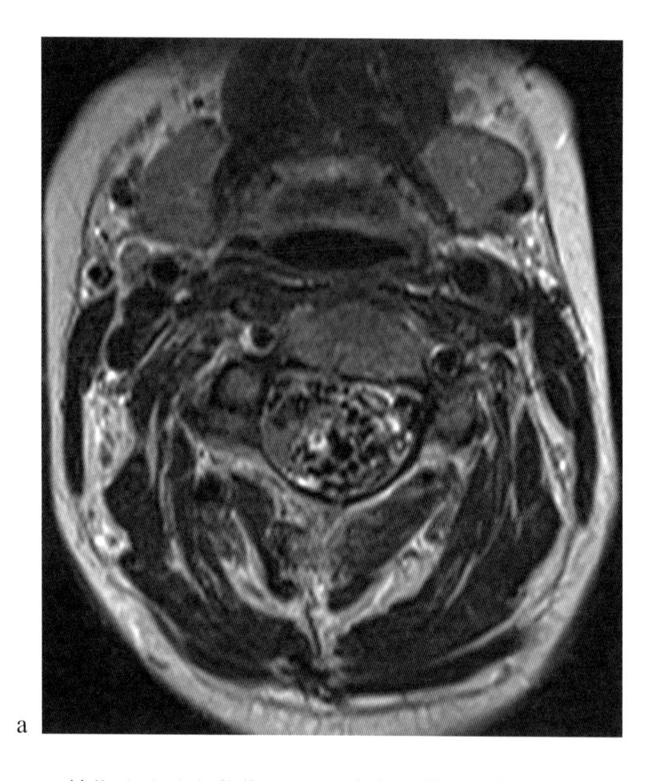

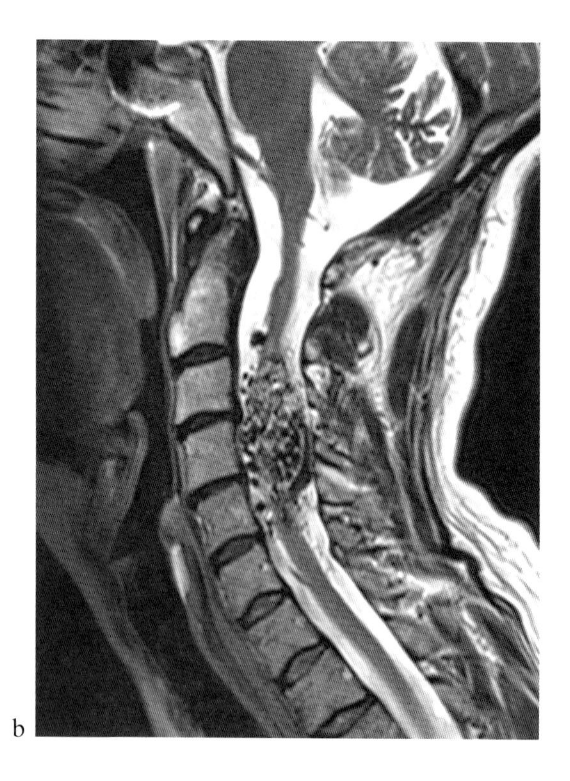

图 5.48 轴位（a）和矢状位（b）T2 加权磁共振图像显示 C3-C5 水平血管流空影，与Ⅱ型血管球型动静脉畸形相符。

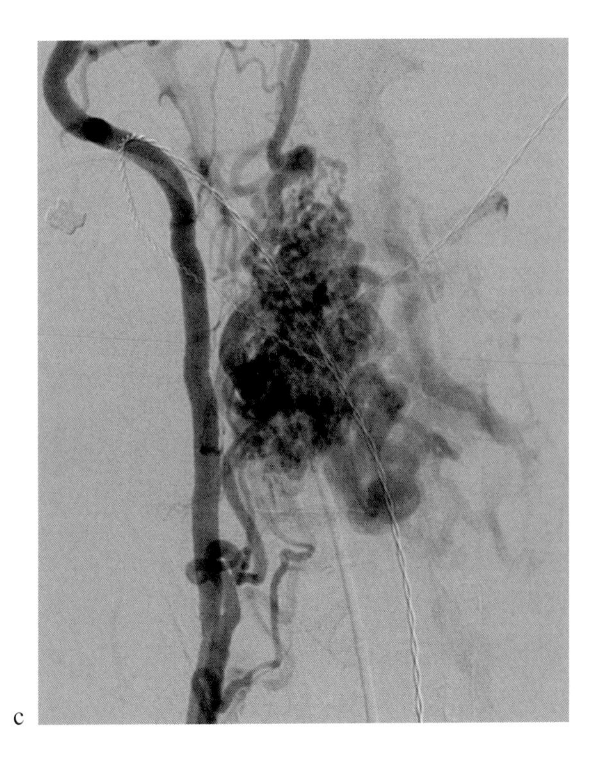

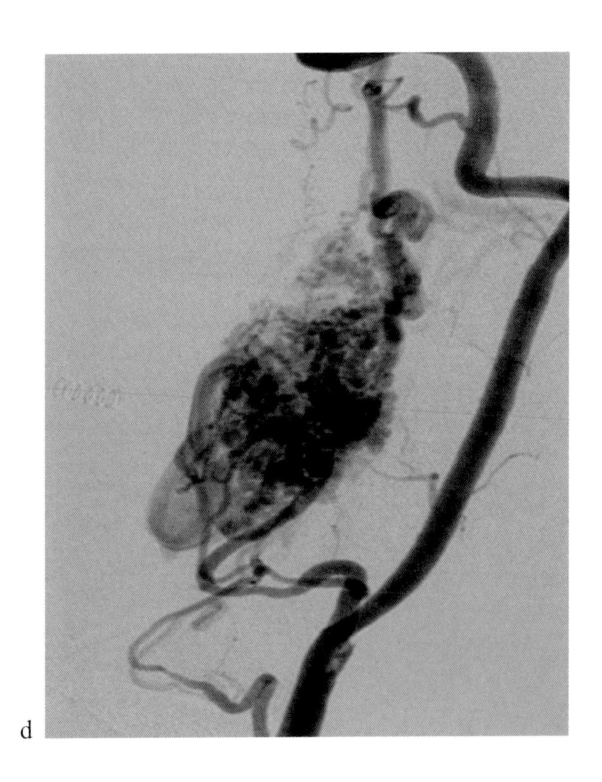

图 5.48 经右侧椎动脉造影，前后位（c）和侧位（d）图像显示动静脉畸形由椎动脉供血。

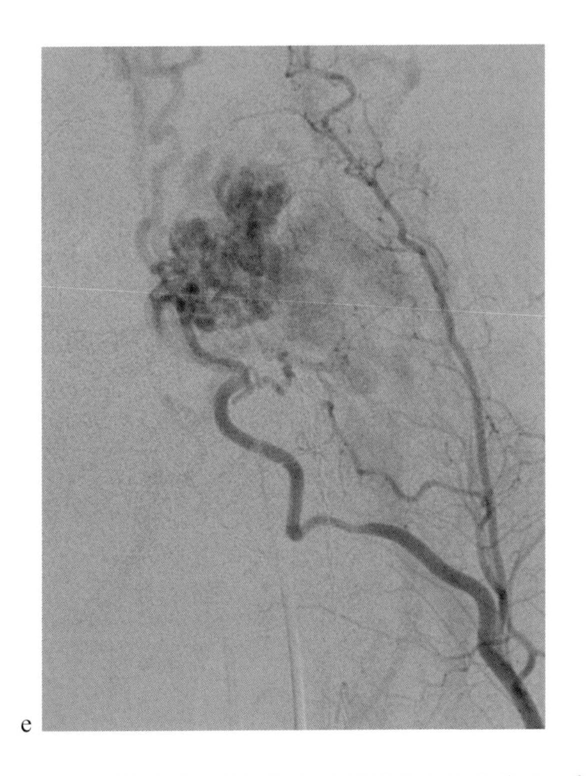

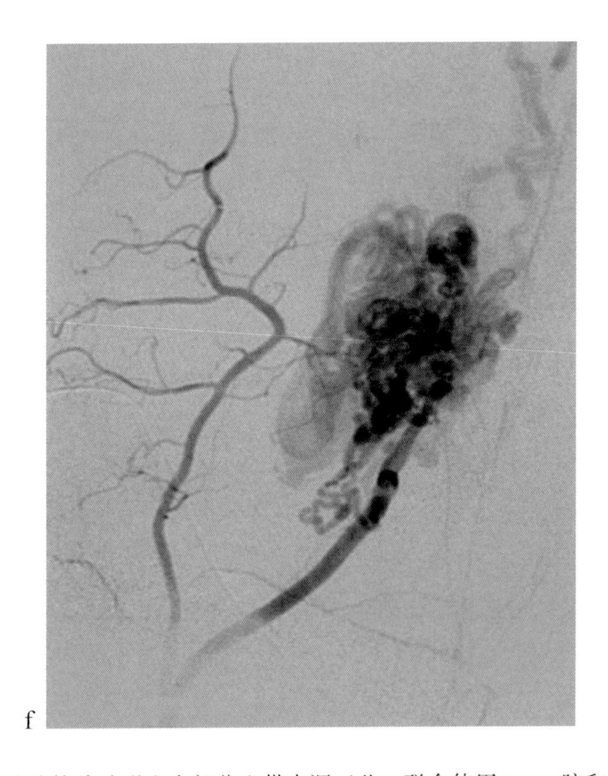

图 5.48 经甲状颈干造影，前后位（e）和侧位（f）图像显示脊髓动静脉畸形也有部分血供来源于此。联合使用 Onyx 胶和 n-氰基丙烯酸正丁酯完成多期畸形血管栓塞。

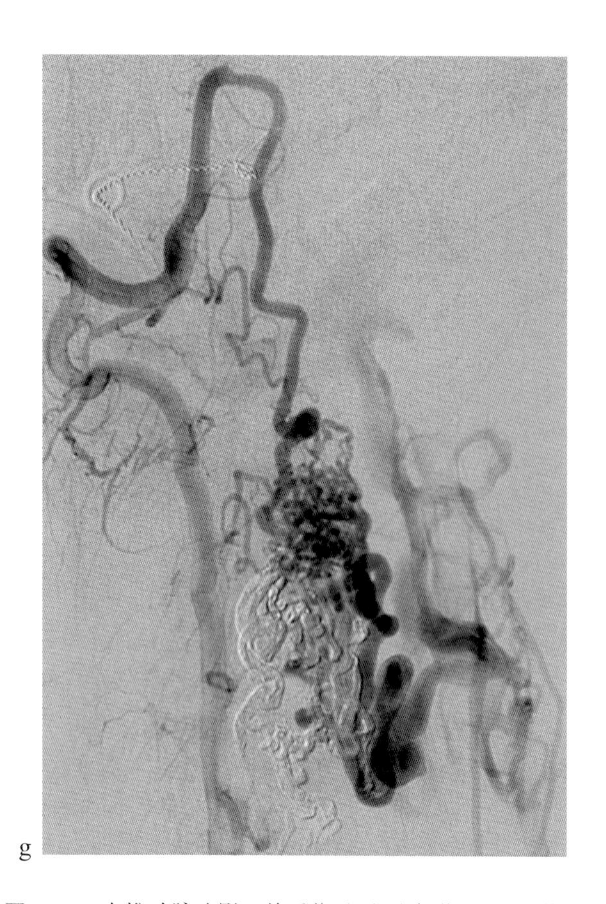
g

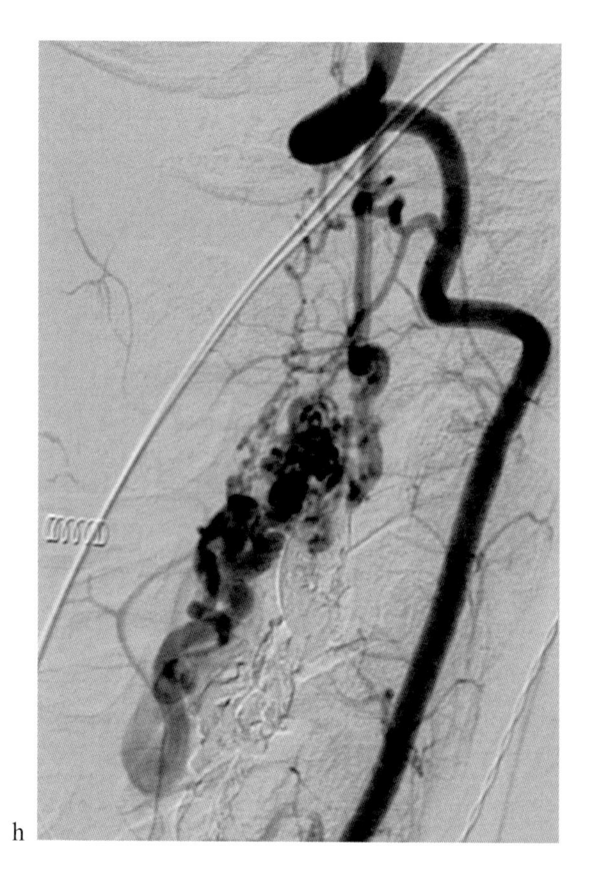
h

图 5.48 右椎动脉造影，前后位（g）和侧位（h）图像显示部分供血动脉栓塞后，动静脉畸形中血流有所减少。

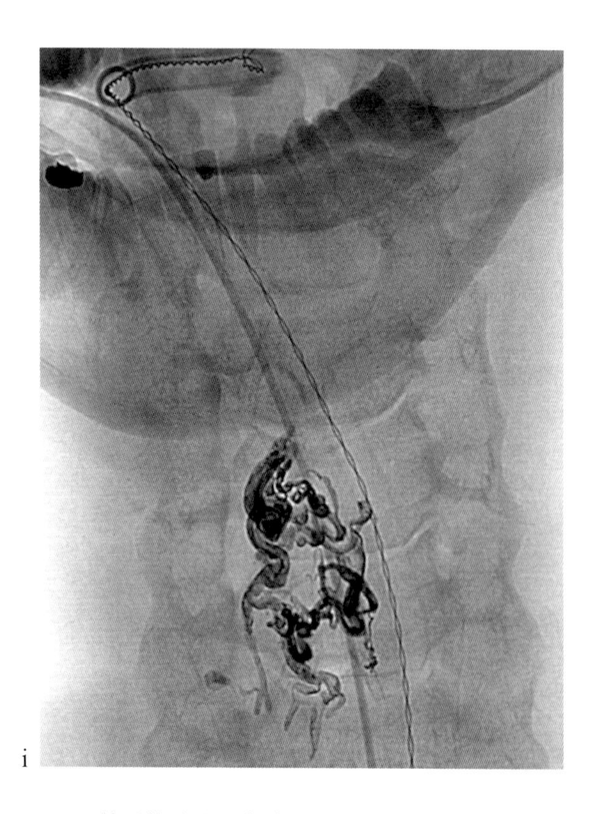
i

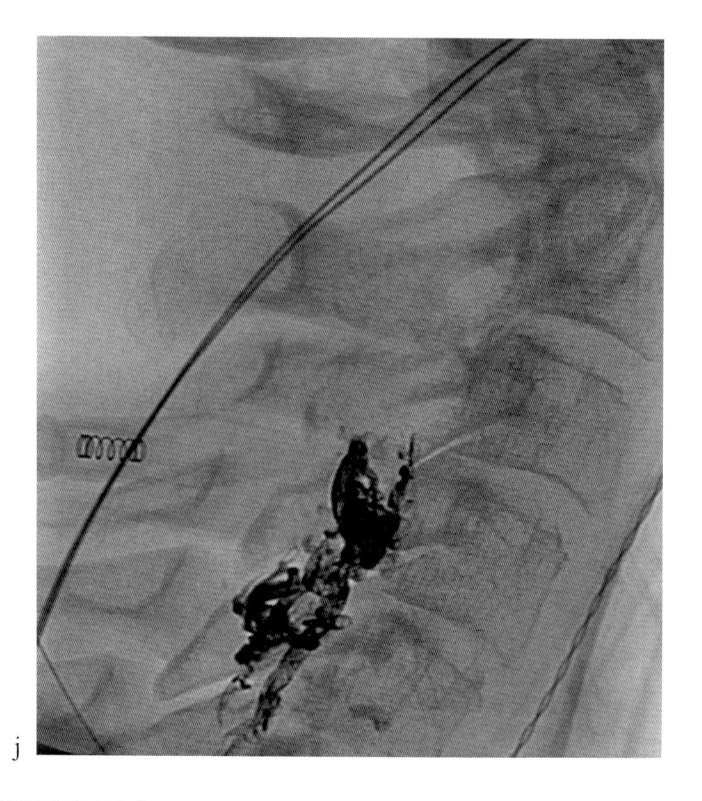
j

图 5.48 前后位（i）和侧位（j）未减影图像显示栓塞材料，可用于术中定位。

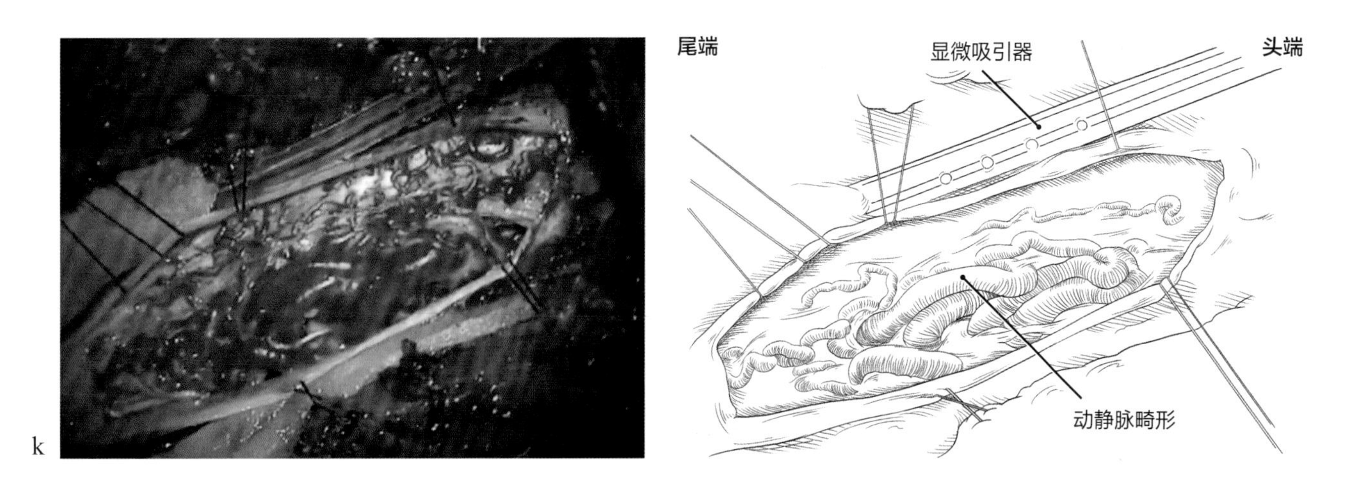
尾端
显微吸引器
头端
动静脉畸形

图 5.48 k. 通过正中切口颈椎椎板切除后（背侧入路）显露动静脉畸形。切除 C3-C5 椎板，剪开硬脊膜并进行悬吊。在切口侧方放置显微吸引器持续性清除术野积血。

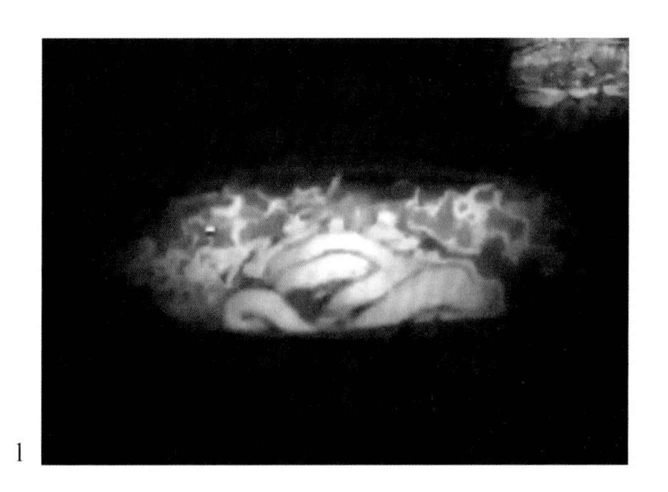

图 5.48 l. 术中吲哚菁绿造影有助于了解动静脉畸形构造，尤其是位于浅表的畸形血管团。

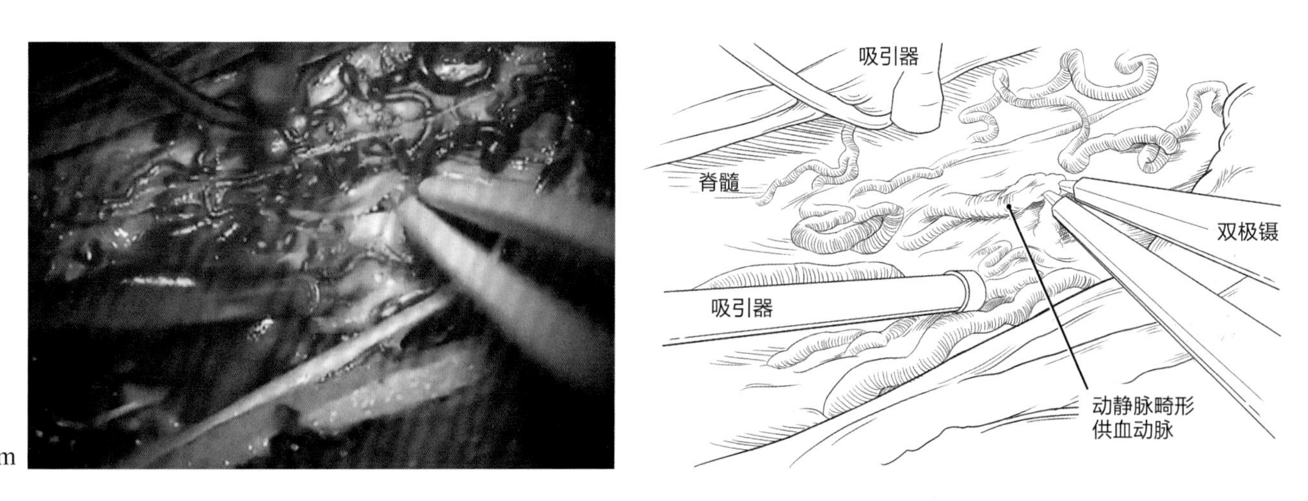
吸引器
脊髓
双极镊
吸引器
动静脉畸形
供血动脉

图 5.48 m. 与颅内动静脉畸形不同，脊髓动静脉畸形可首先切除外生部分，再绕过进入脊髓内部的血管袢进行切除。使用双极电凝灼烧进入脊髓的主要血管。该技术称为软膜切除术，相比于逐条追踪进入脊髓的血管袢，该技术可降低患者致残率，而对于脊髓动静脉畸形的术后出血率并无显著影响。目前尚未明确，为何脊髓动静脉畸形切断后耐受良好，而颅内则不然。

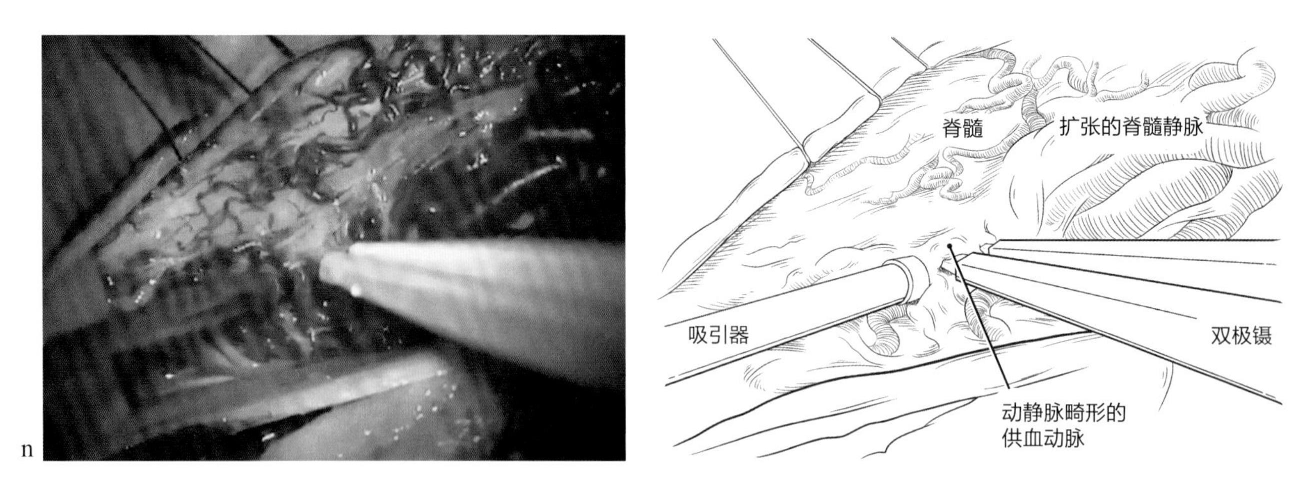
脊髓
扩张的脊髓静脉
吸引器
双极镊
动静脉畸形的
供血动脉
n

图 5.48 n. 在进入脊髓处离断其余的供血动脉。使用吸引器轻柔的反向牵拉畸形团的外生部分。

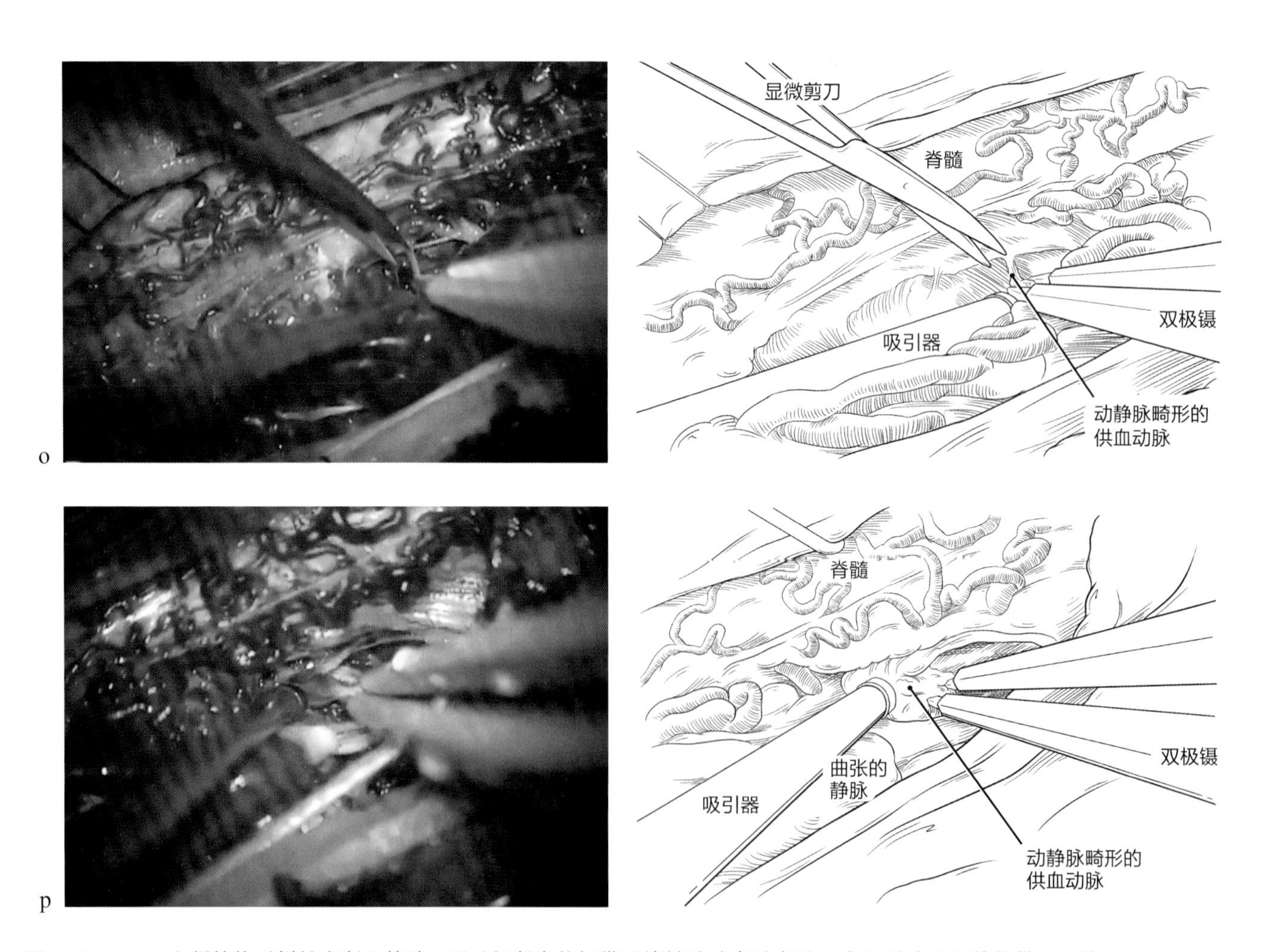
显微剪刀
脊髓
双极镊
吸引器
动静脉畸形的
供血动脉
o
脊髓
双极镊
曲张的
静脉
吸引器
动静脉畸形的
供血动脉
p

图 5.48 o，p. 电凝灼烧后锐性离断血管袢。通过切断齿状韧带后旋转移动脊髓来进一步显露并处理其他供血血管。

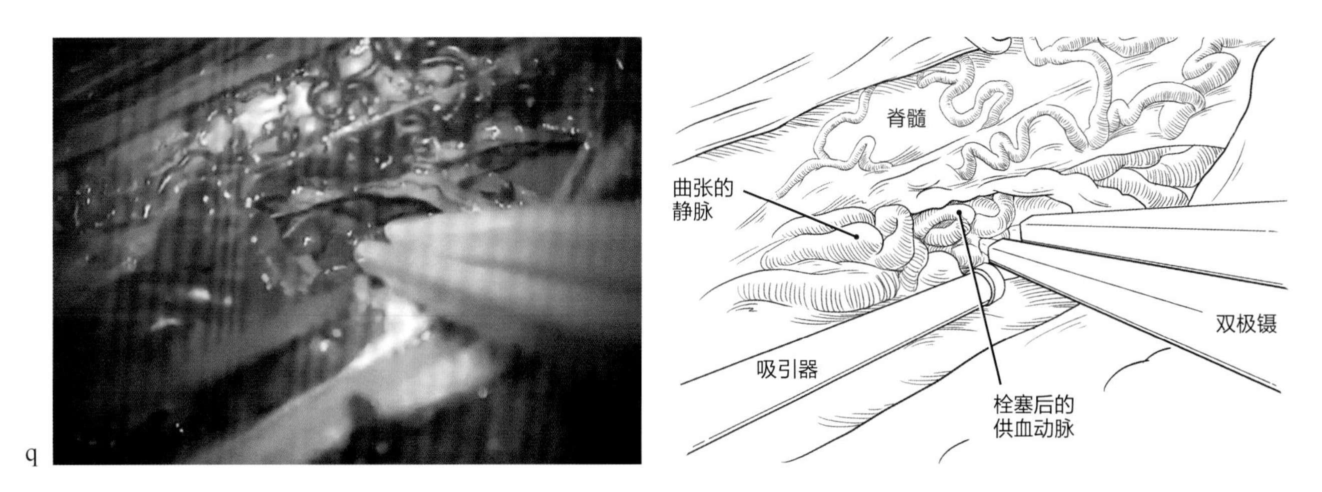
q
脊髓
曲张的
静脉
双极镊
吸引器
栓塞后的
供血动脉

图 5.48 q. 在流向畸形团的血管中可见 Onyx 胶。进一步灼烧后切断上述血管。尽管经过 Onyx 胶填塞，这些高压血管中仍可能存在少量血流。

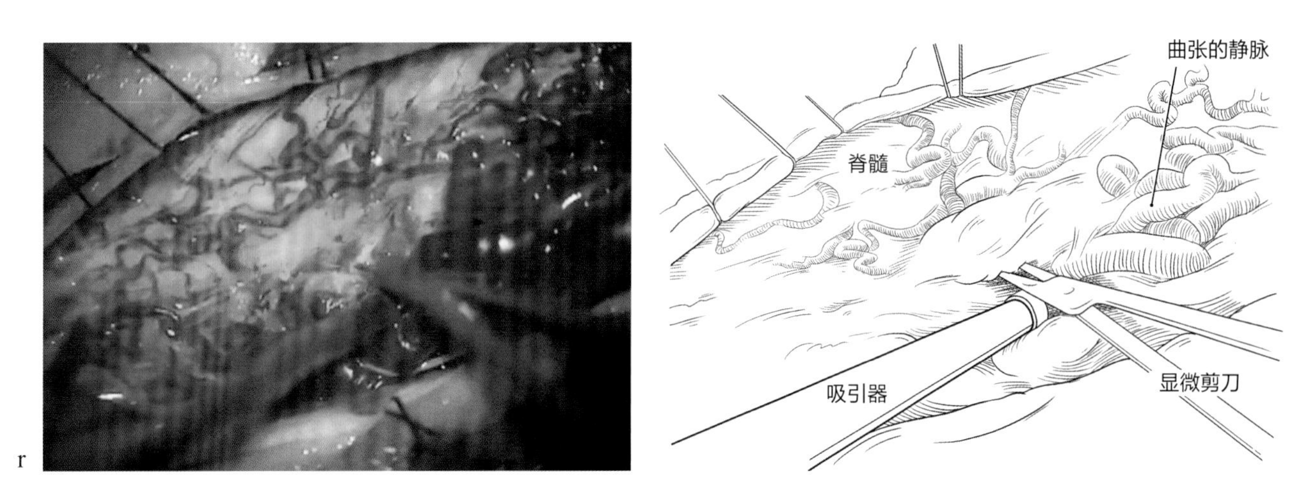
r
曲张的静脉
脊髓
吸引器
显微剪刀

图 5.48 r. 锐性剥离能够减轻进一步从脊髓离断动静脉畸形时对软脊膜的骚扰。

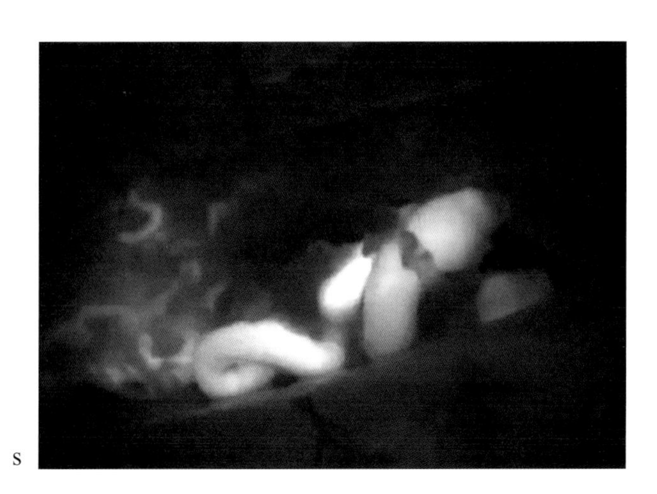
s

图 5.48 s. 部分离断畸形团供血动脉后，吲哚菁绿血管造影显示脊髓畸形血管团盗血消失，引流静脉血流保留。

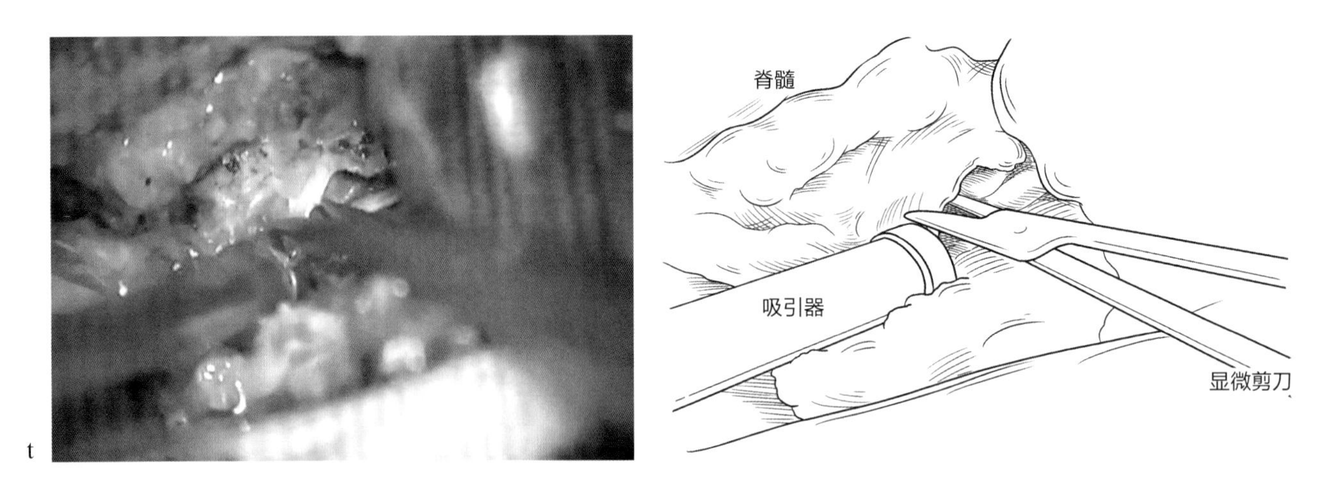
t
脊髓
吸引器
显微剪刀

图 5.48 t. 在电凝灼烧并锐性切断引流静脉前游离松解血管袢，避免骚扰软脊膜。

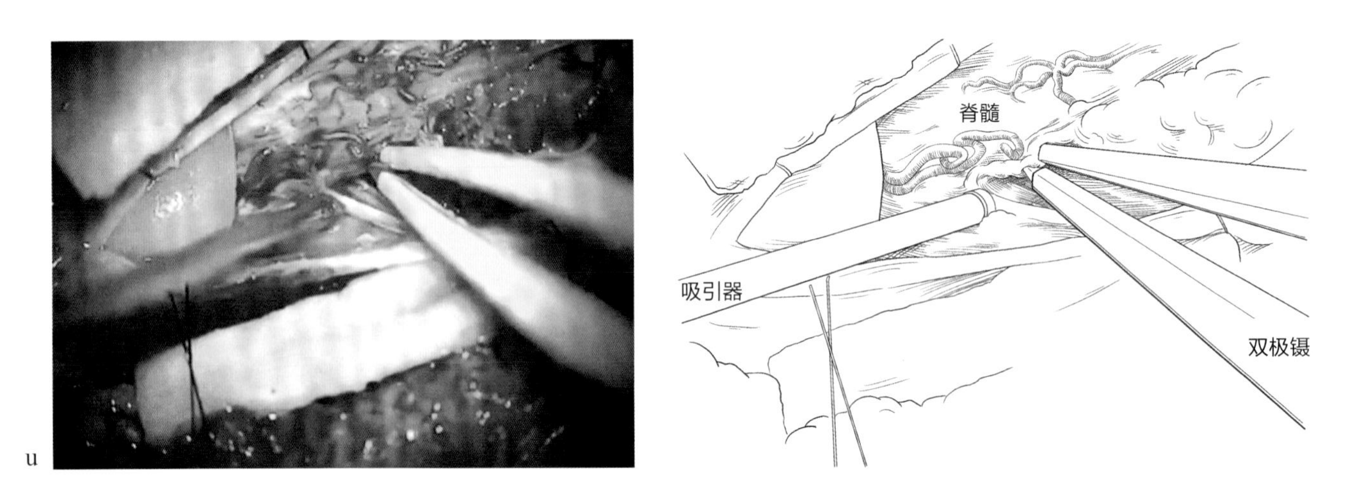
u
脊髓
吸引器
双极镊

图 5.48 u. 移除动静脉畸形团后检查术腔，辨认并去除任何残留成分。保留穿入脊髓的血管袢以尽可能降低对脊髓的损伤。

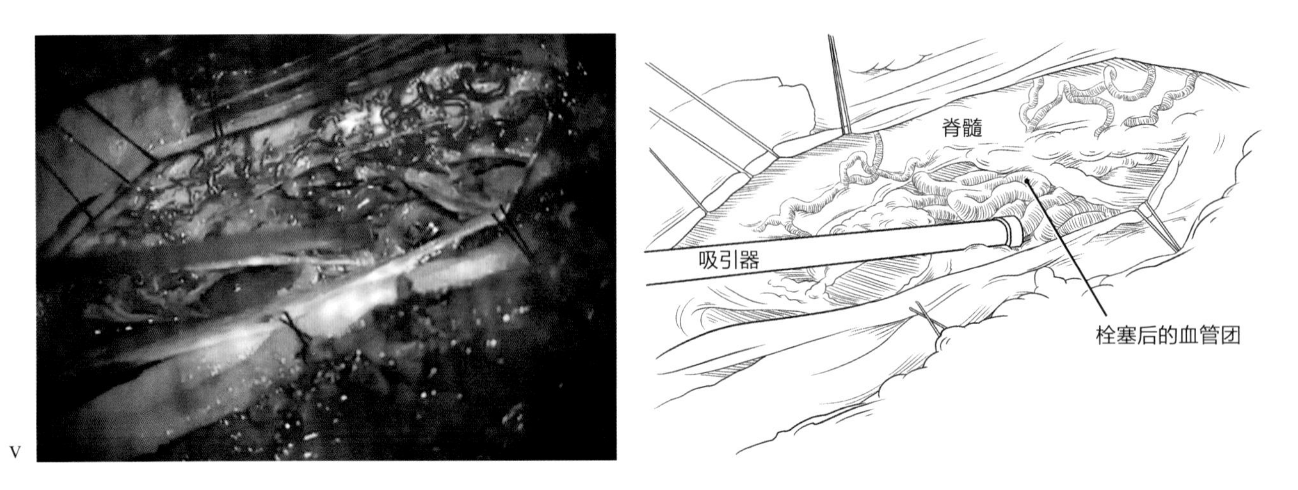
v
脊髓
吸引器
栓塞后的血管团

图 5.48 v. 最后一次对术腔进行检查。

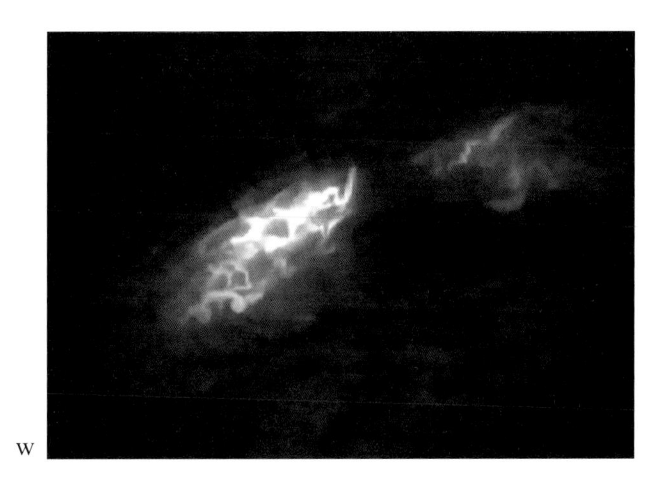

图 5.48 w. 切除动静脉畸形后的吲哚菁绿血管造影确认畸形团完整切除，且通往脊髓的正常血流得以重建。

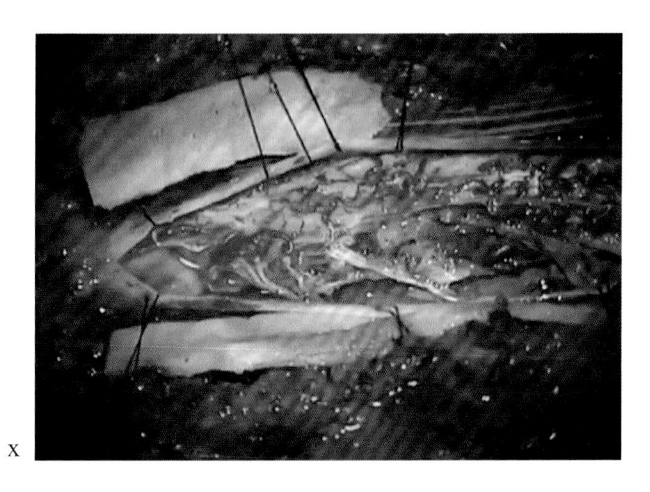

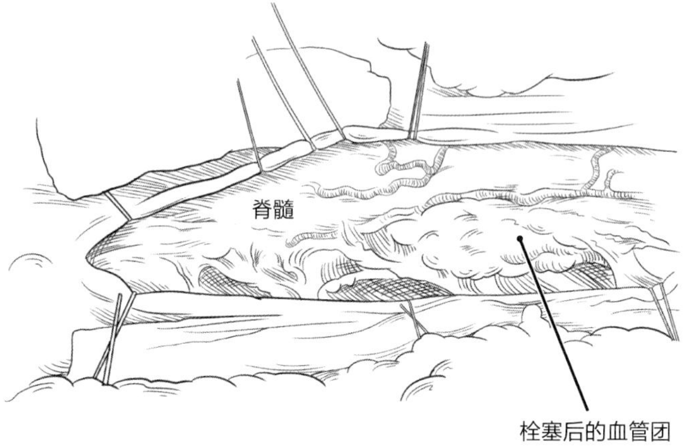
脊髓
栓塞后的血管团

图 5.48 x. 缝合前完成止血，椎板复位。

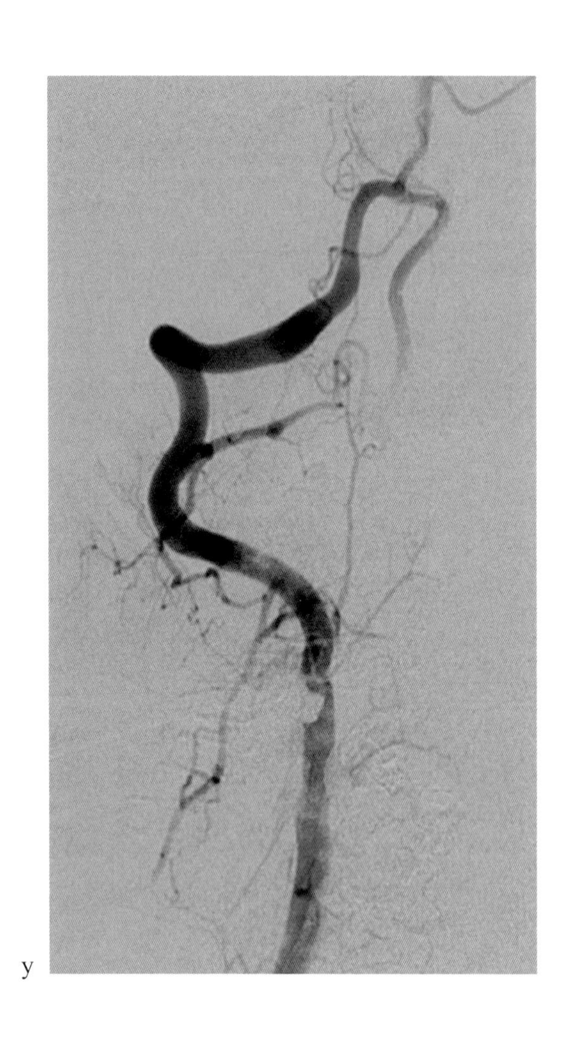
y

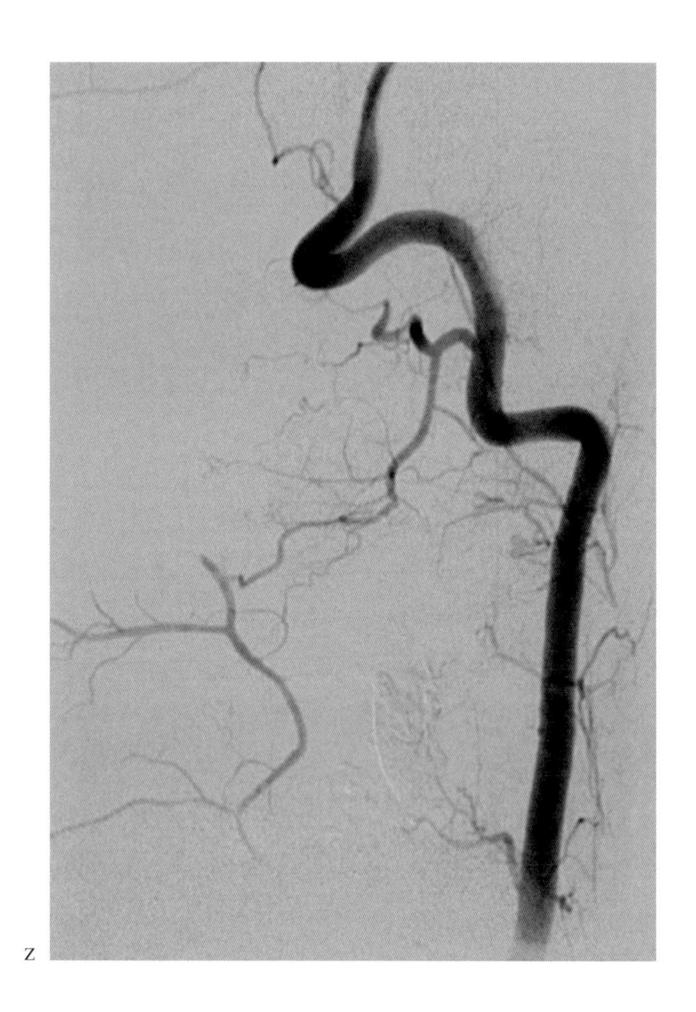
z

图 5.48 右侧椎动脉造影，前后位（y）和侧位（z）图像显示椎动脉对动静脉畸形团的供血消失。

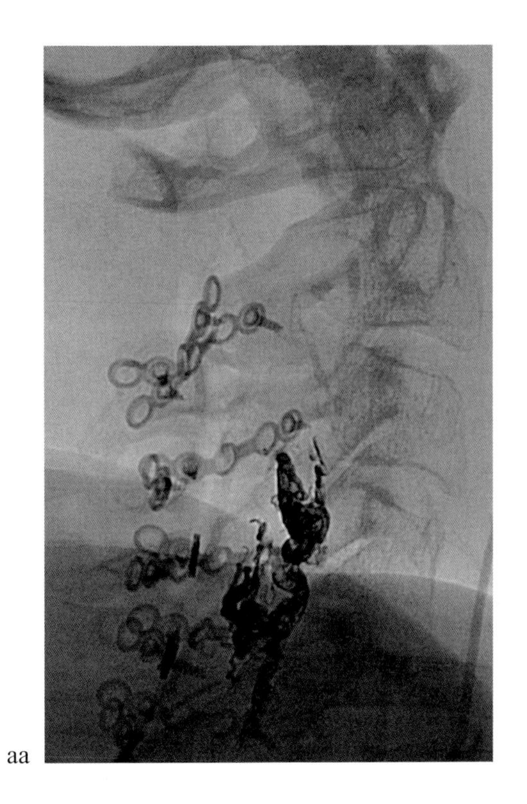

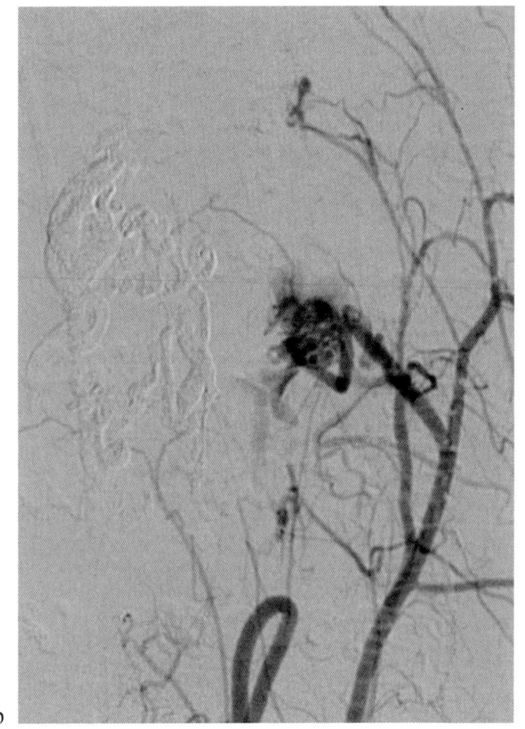

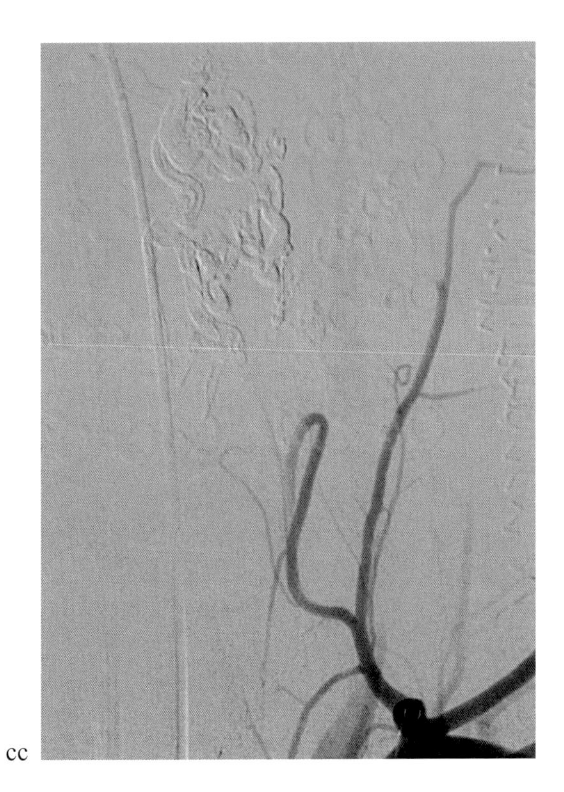

图 5.48 aa. 侧位未减影图像显示残留的 Onyx 胶。bb. 发现来源于左侧甲状颈干的小供血动脉，使用 n- 氰基丙烯酸正丁酯进行栓塞。cc. n- 氰基丙烯酸正丁酯栓塞后，左侧甲状颈干造影图像确认动静脉畸形团栓塞完全。

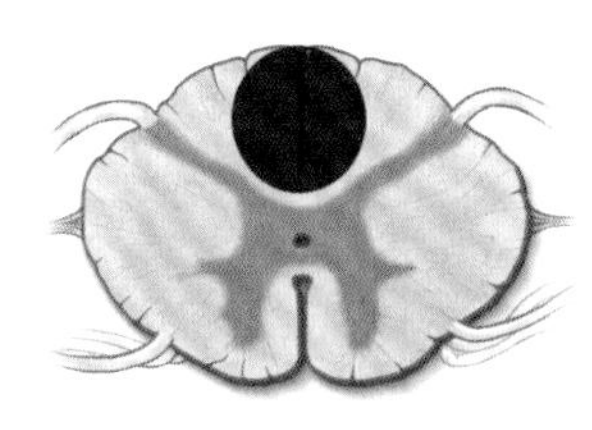

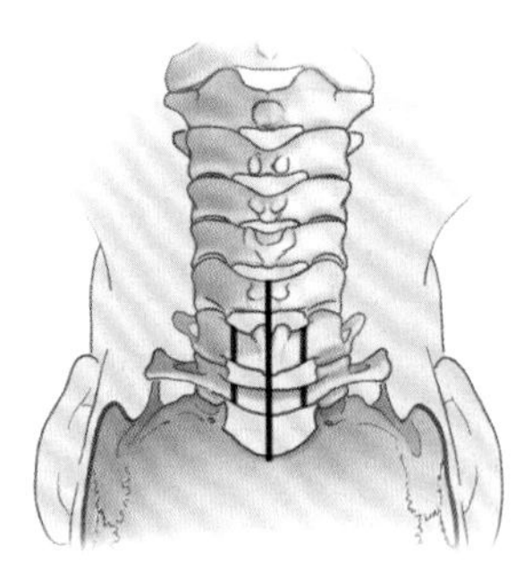

病例 5.49

· 诊断：延颈髓交界处室管膜瘤（相关解剖：**32**，**71**，**73** 页）
· 术前检查：左上肢和左手乏力
· 入路：正中切口颈椎椎板切除；经中缝中线（相关入路：**101**，**102** 页）
· 体位：俯卧位
· 监测：体感诱发电位和运动诱发电位
· 预后：病灶全切；神经系统功能状态无改变

见视频 5.49

图 5.49 一位 19 岁男性患者，诊断为 2 型神经纤维瘤病以及延颈髓交界处膨大的室管膜瘤，表现为左上肢及左手乏力。

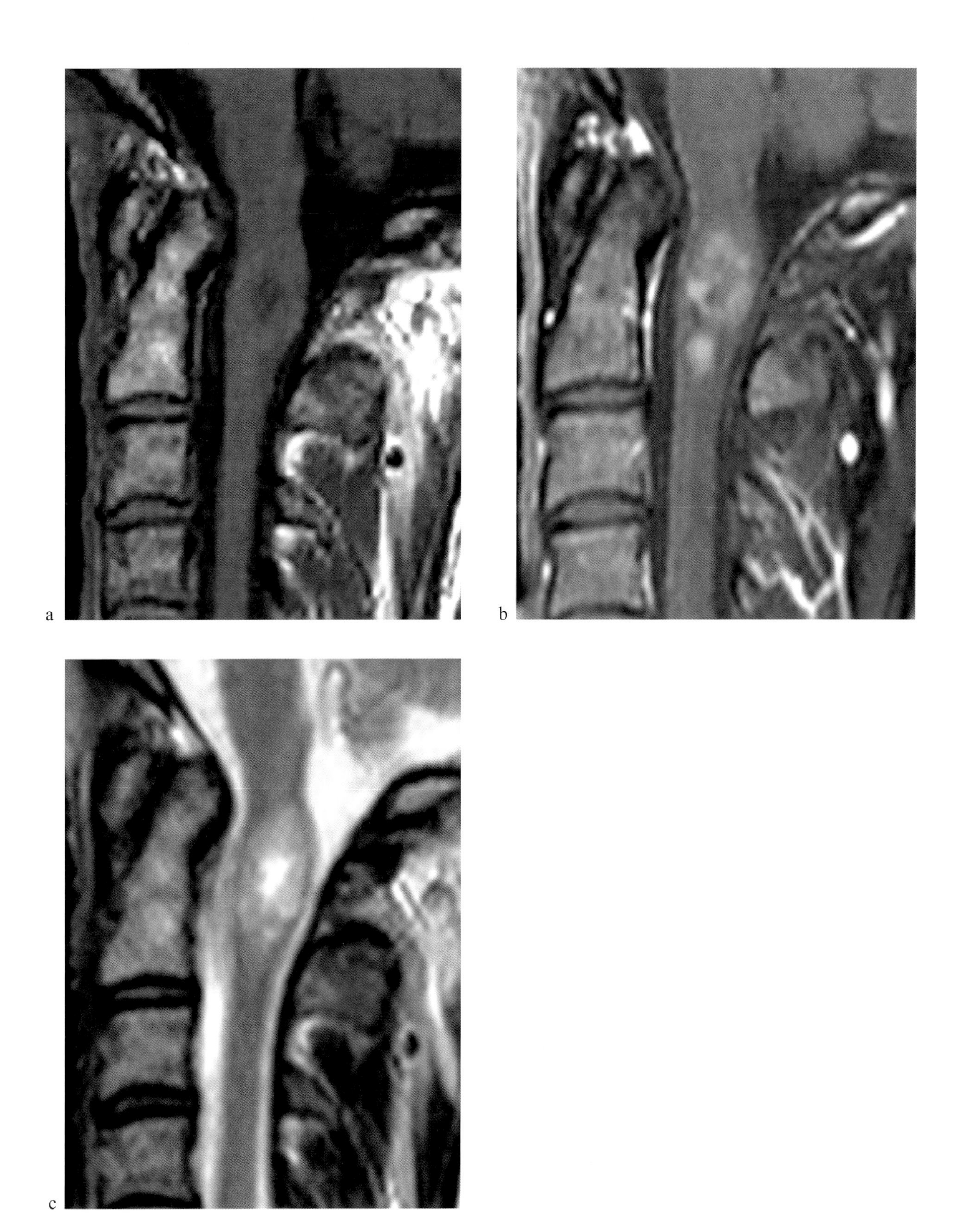
a
b
c

图 5.49 平扫（a）和增强（b）的矢状位 T1 加权序列，以及矢状位 T2 加权序列（c）磁共振图像显示延颈髓交界处大病灶，符合室管膜瘤表现。

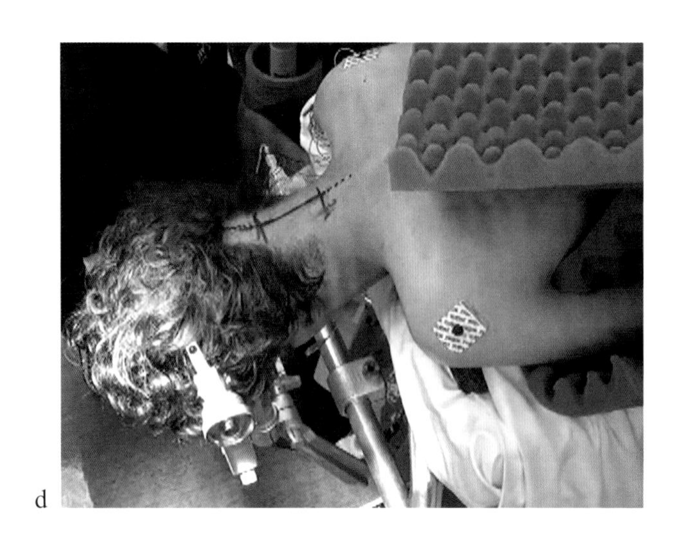

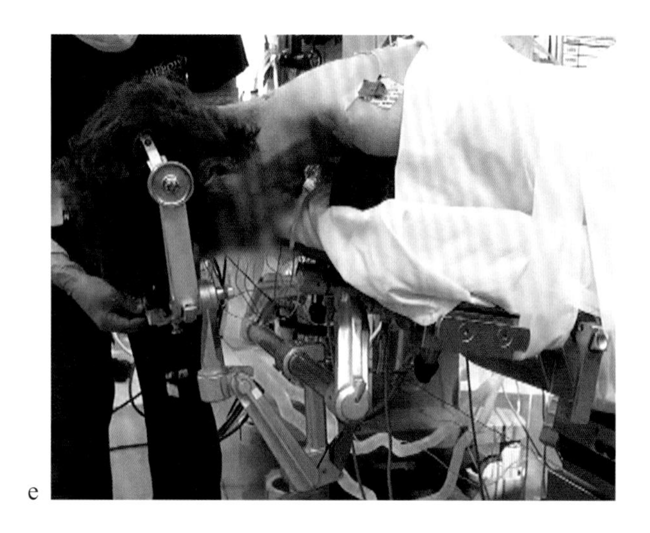

图 5.49 d. 术中照片，显示延颈髓交界处经中线入路的患者体位。e. 术中照片，侧方视角显示患者体位。

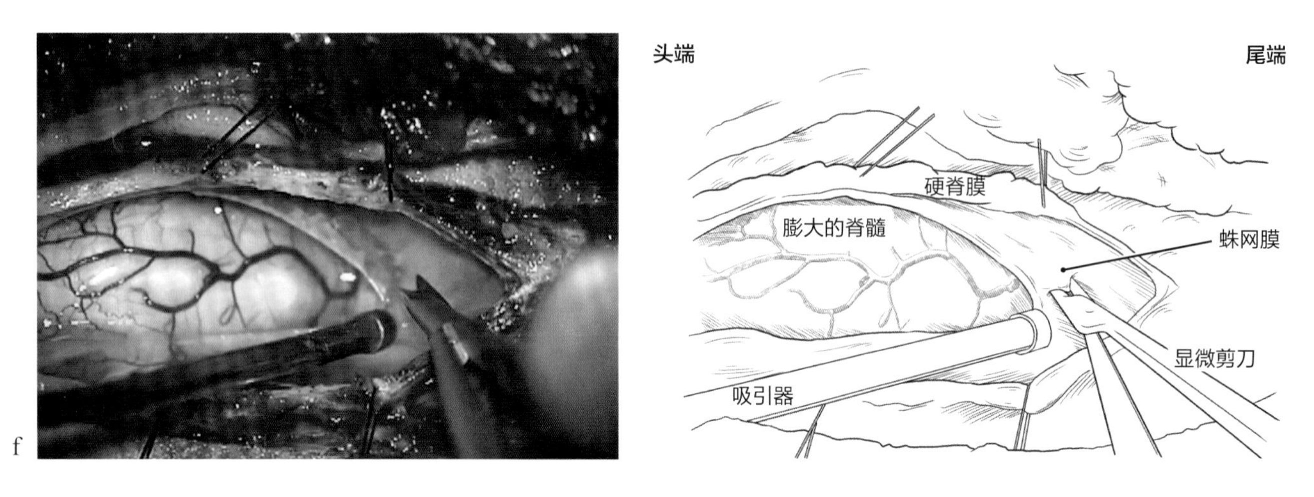
头端
尾端
硬脊膜
膨大的脊髓
蛛网膜
显微剪刀
吸引器

图 5.49 f. 颈部经中线入路，切除椎板后，打开硬脊膜并锐性剪开脊髓表面的蛛网膜。

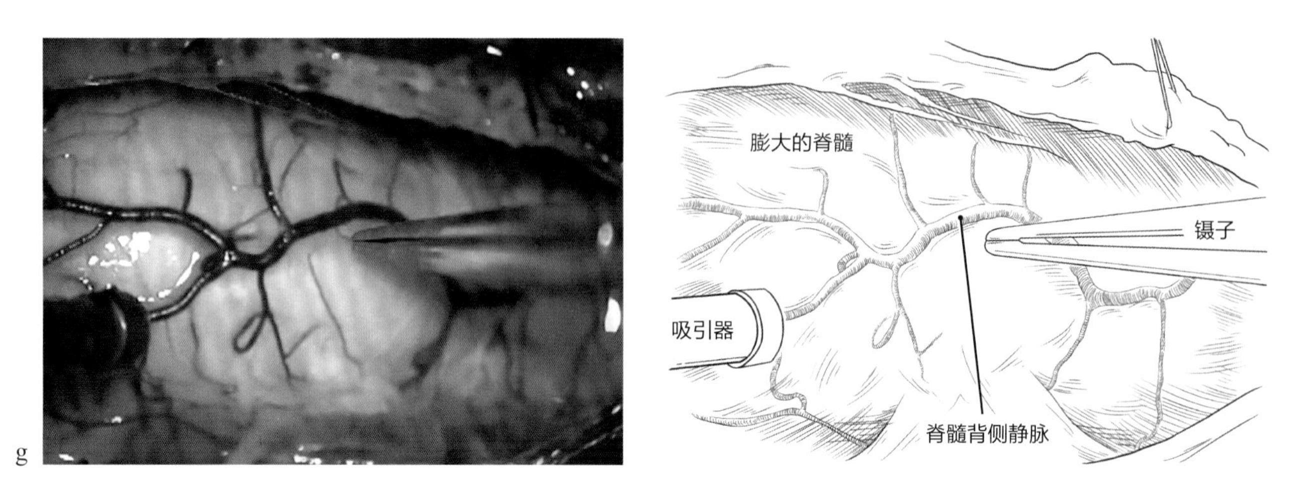
膨大的脊髓
镊子
吸引器
脊髓背侧静脉

图 5.49 g. 可见脊髓膨大且颜色改变。移开位于脊髓正中的一条大静脉，为正中脊髓切开做准备。

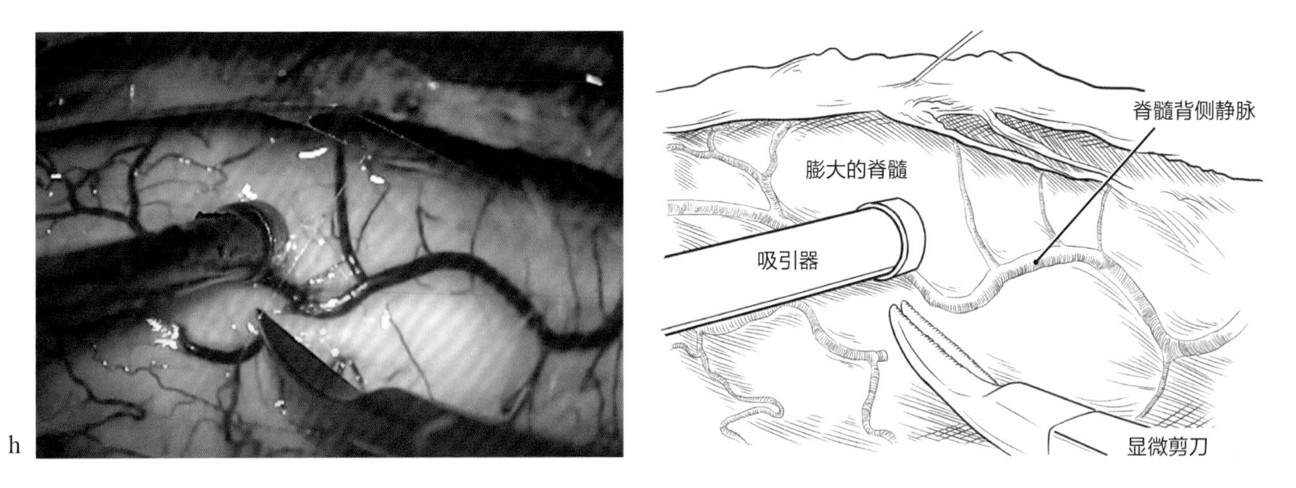

脊髓背侧静脉
膨大的脊髓
吸引器
显微剪刀

图 5.49 h. 由于静脉粗大，应尽量保留这一重要的脊髓引流途径。通常将静脉与脊髓表面的蛛网膜和软脊膜分离后，可以将其移动。使用显微剪刀锐性离断蛛网膜系带并移动静脉以便保留其完整性。

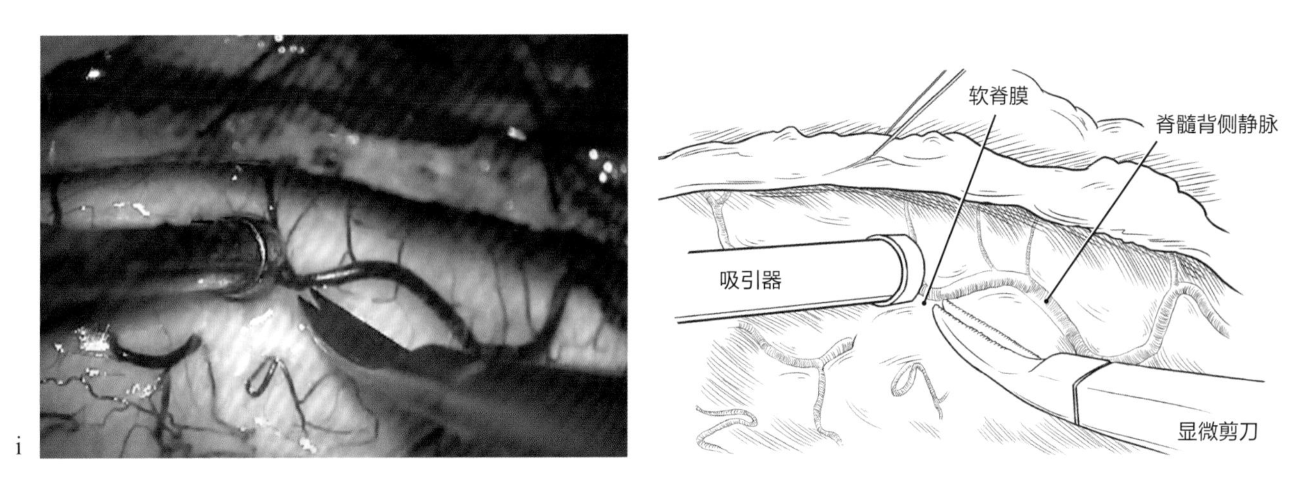

软脊膜
脊髓背侧静脉
吸引器
显微剪刀

图 5.49 i. 在此之后，使用显微剪刀将静脉松解后从中线处移开。

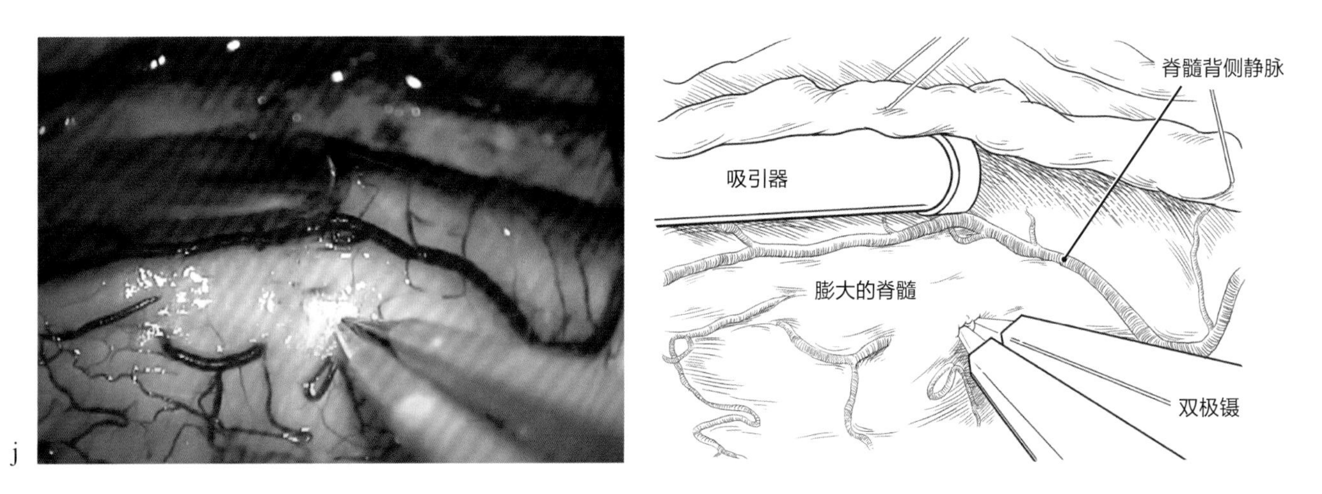

脊髓背侧静脉
吸引器
膨大的脊髓
双极镊

图 5.49 j. 移开静脉后，正中切开脊髓。切口在头尾方向应足够长，以便尽量减小对脊髓的压迫及牵拉。使用双极镊切开脊髓；切开过程中，电凝功率应降至 20~30 瓦。

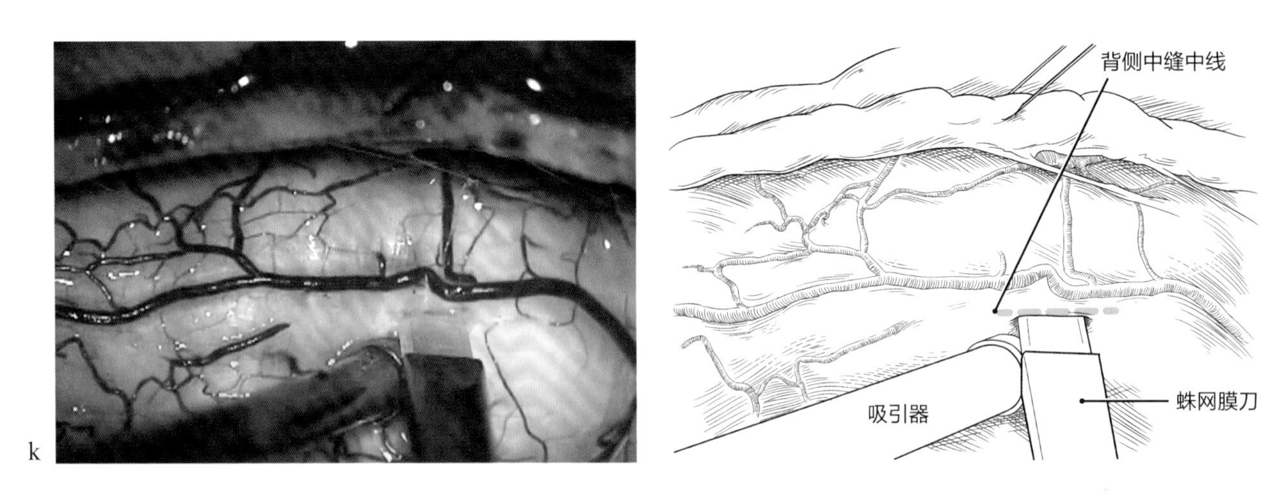
背侧中缝中线
吸引器
蛛网膜刀
k

图 5.49 k. 电凝软脊膜后，使用尖刀片完成脊髓正中切口（虚线）。

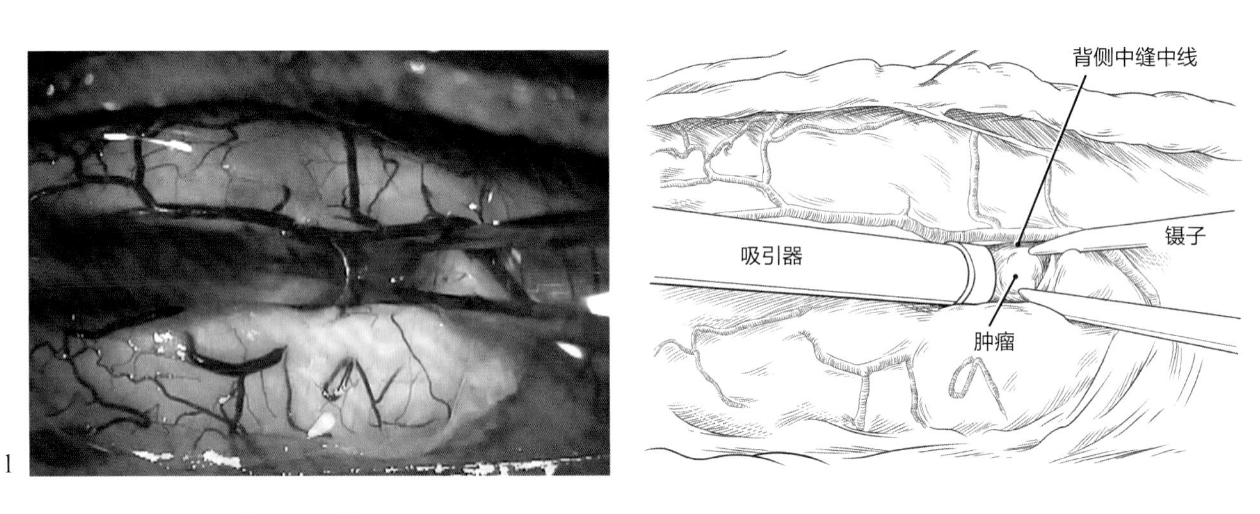
背侧中缝中线
镊子
吸引器
肿瘤
l

图 5.49 l. 使用镊子扩张脊髓切口并探及肿瘤。

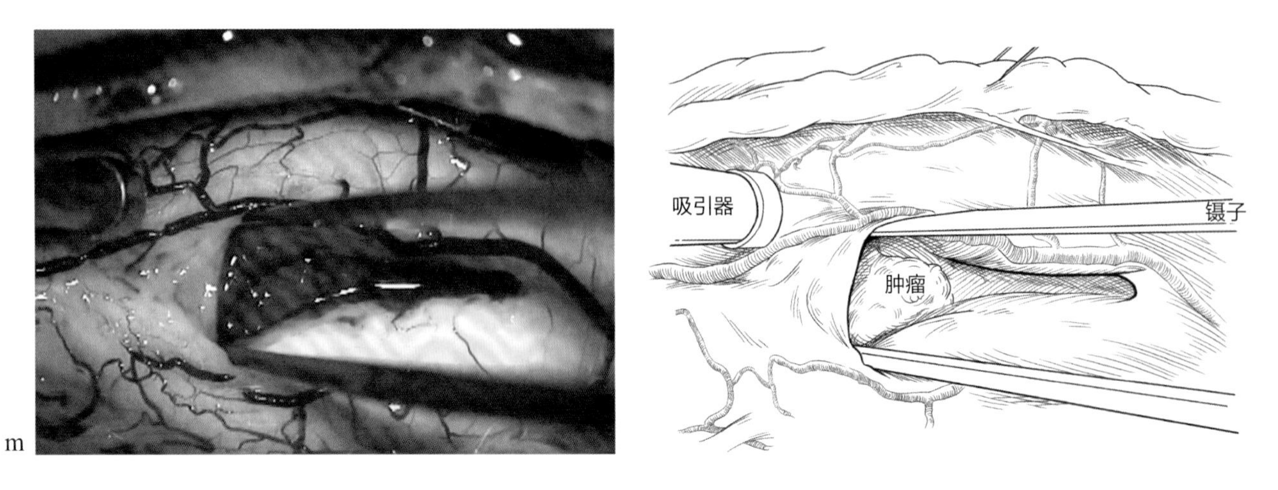
吸引器
镊子
肿瘤
m

图 5.49 m. 进一步扩张切口以完全暴露室管膜瘤。轻柔的扩开神经纤维，以尽量减少对于上行、下行传导束的破坏。

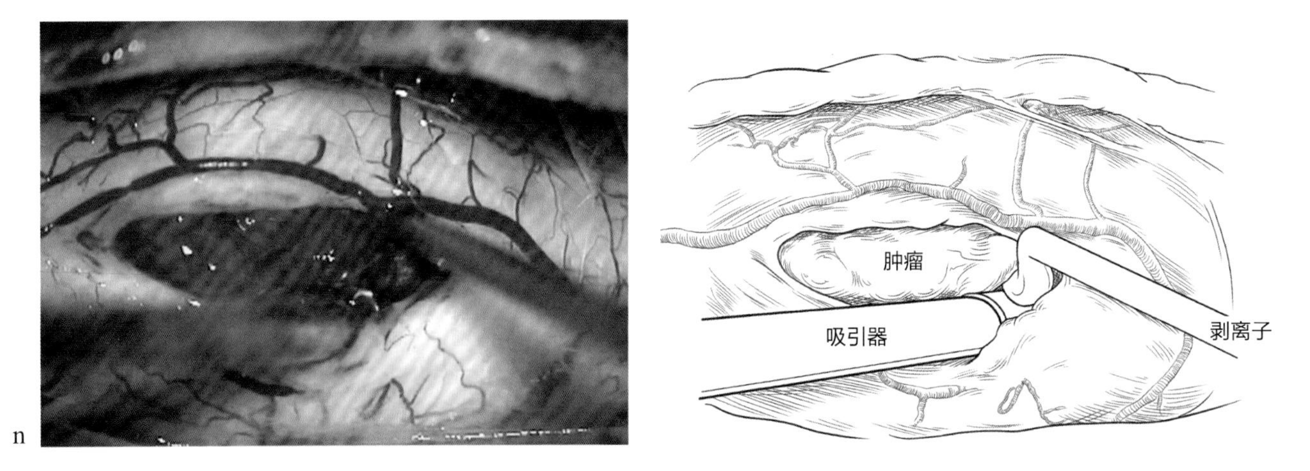
n
肿瘤
吸引器
剥离子

图 5.49 n. 锐性和钝性分离相结合，将肿瘤与邻近的正常脊髓分开。使用弯头显微剥离子分离室管膜瘤与脊髓之间界面。

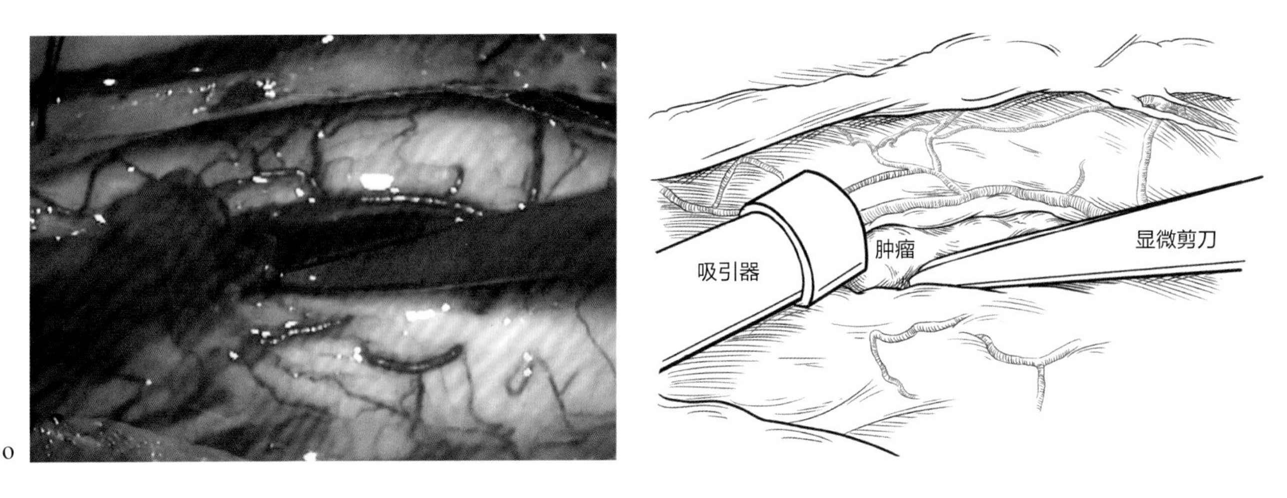
o
吸引器
肿瘤
显微剪刀

图 5.49 o. 使用显微剪刀锐性分离肿瘤与脊髓。

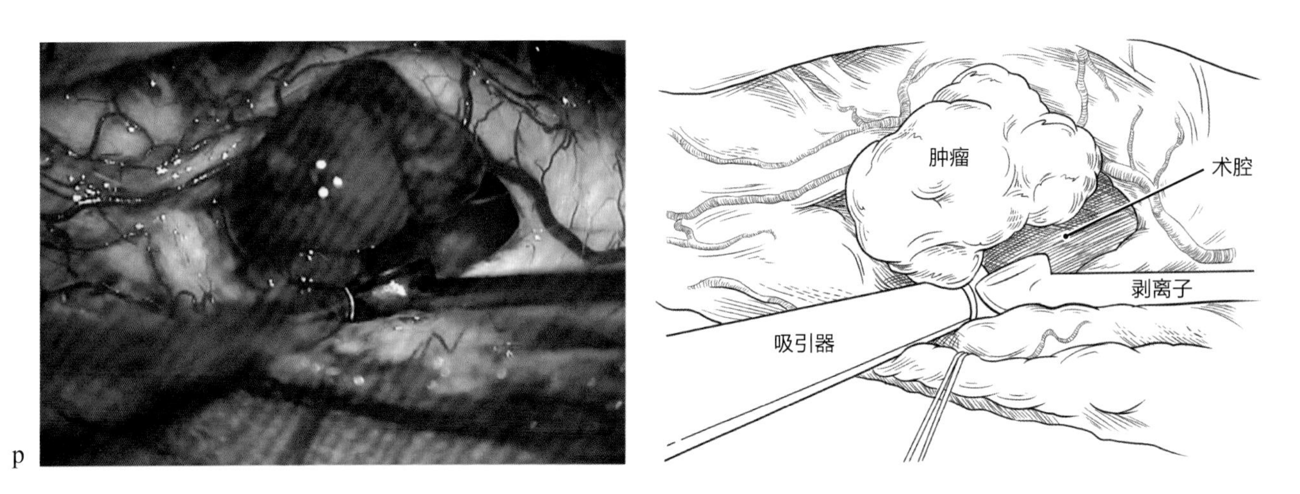
p
肿瘤
术腔
剥离子
吸引器

图 5.49 p. 最后几步分离并完成肿瘤切除。肿瘤内部减容有利于将其安全松解并切除。

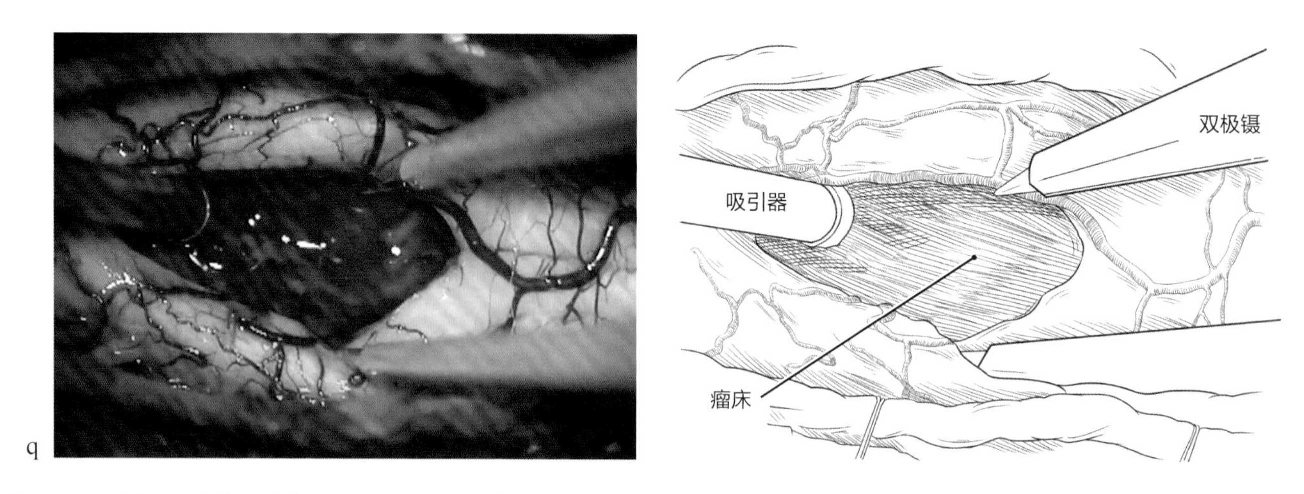
q
双极镊
吸引器
瘤床

图 5.49 q. 最后一次检查瘤床，确认无残留。可使用低功率双极电凝控制瘤床出血。避免盲目的无差别灼烧。

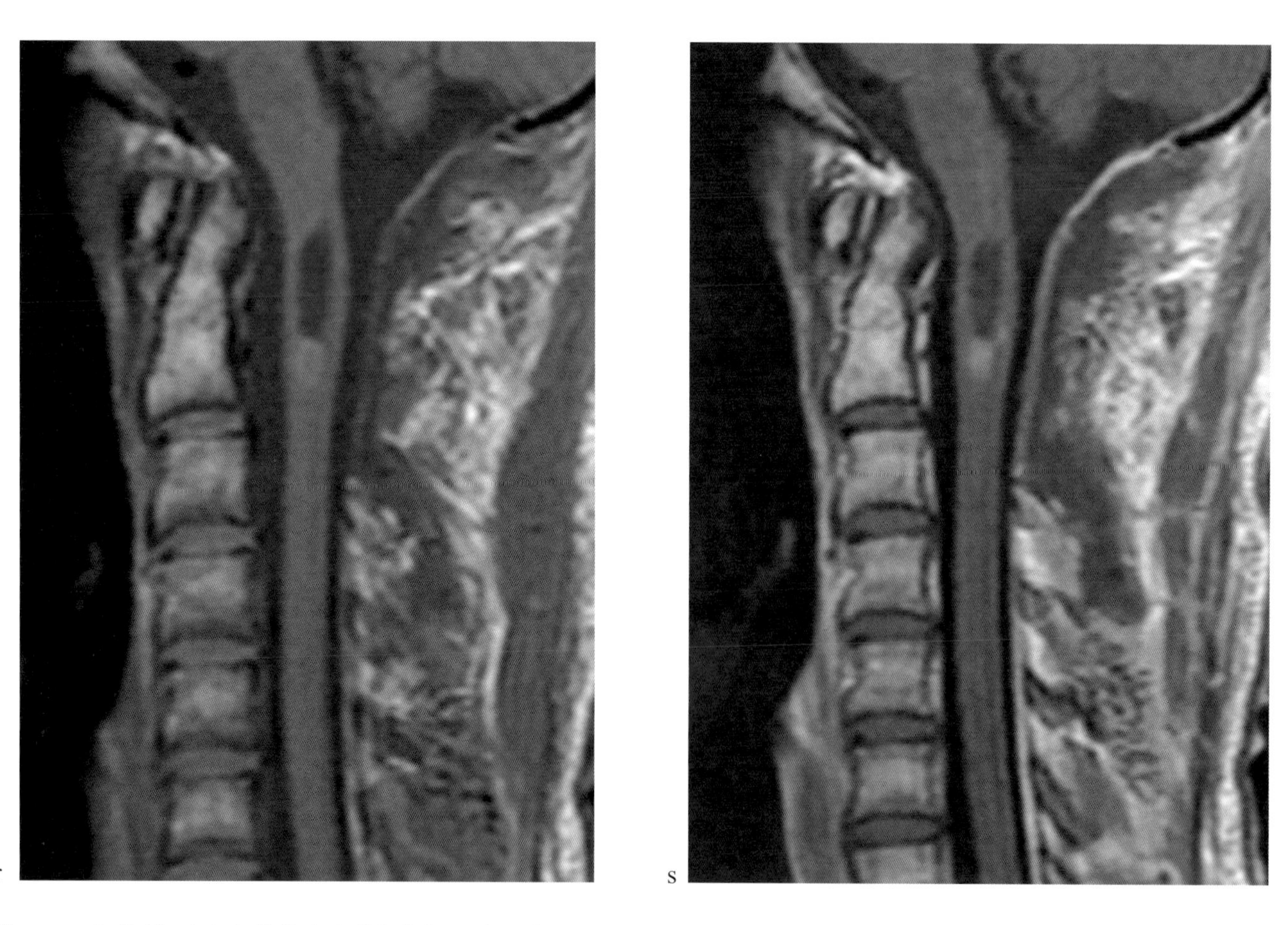
r
s

图 5.49 术后平扫（r）和增强（s）的矢状位 T1 加权序列磁共振图像显示肿瘤全切，术腔少量血性物质残留。

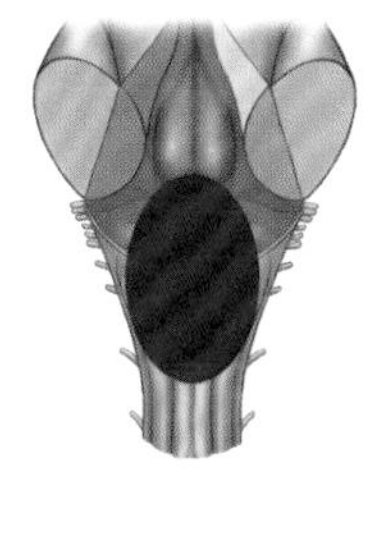

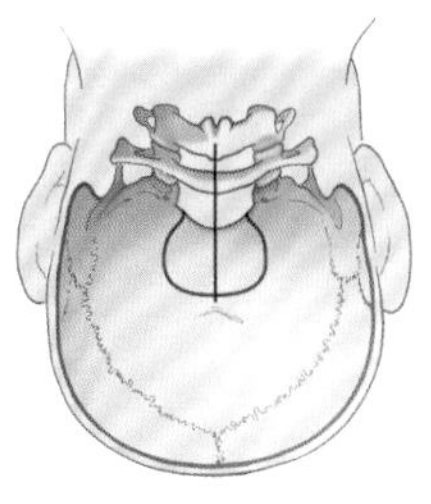

病例 5.50

- 诊断：第四脑室表皮样囊肿（相关解剖：**25**，**52**，**57~59**，**71**，**73~75** 页）
- 术前检查：神经系统功能完整
- 入路：枕下中线入路（相关入路：**200~211** 页）
- 体位：俯卧位
- 监测：体感诱发电位
- 预后：患者神经系统功能状态无改变

见视频 5.50

图 5.50 一位 35 岁女性患者，以头痛伴复视起病。

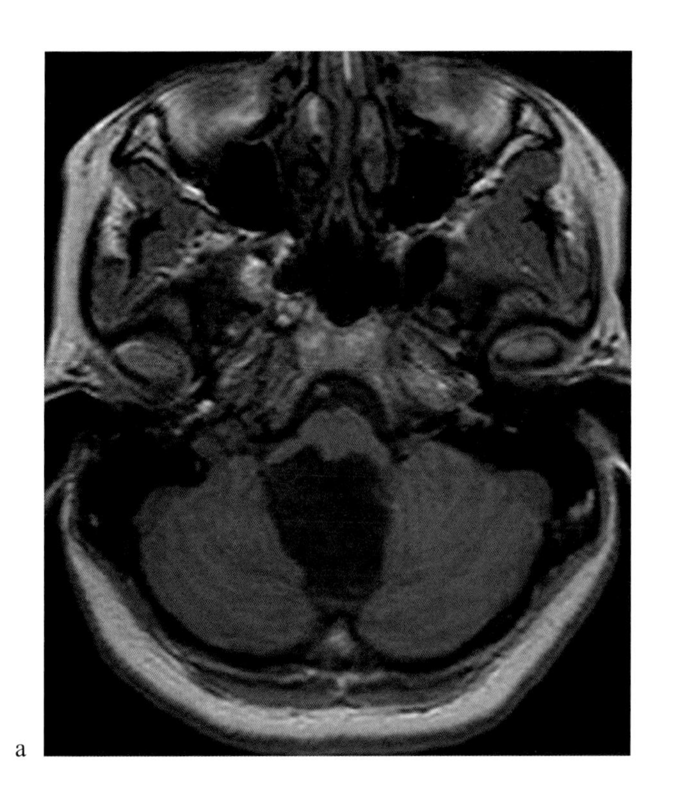

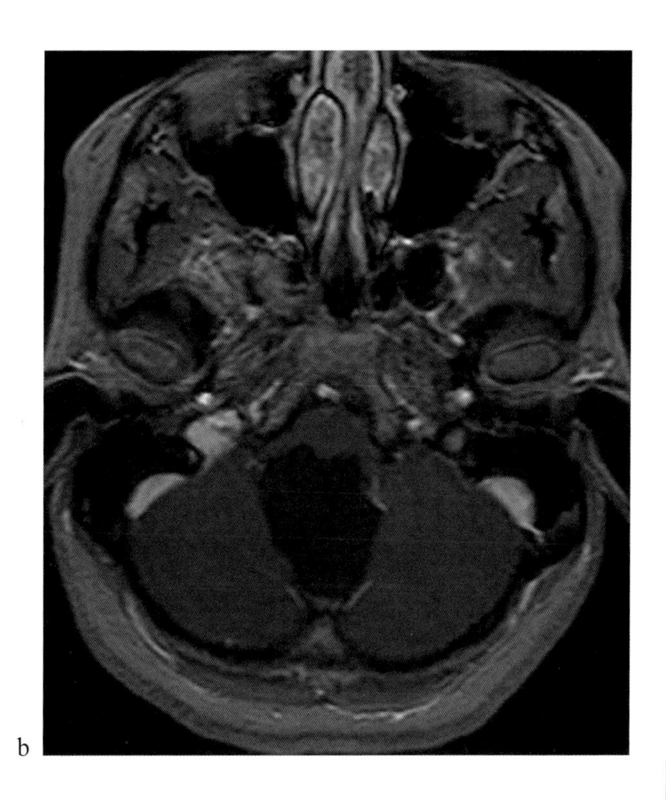

图 5.50 a，b. 轴位平扫（a）和轴位（b）增强的 T1 加权磁共振图像显示第四脑室病灶，导致脑干和延颈髓交界处移位。

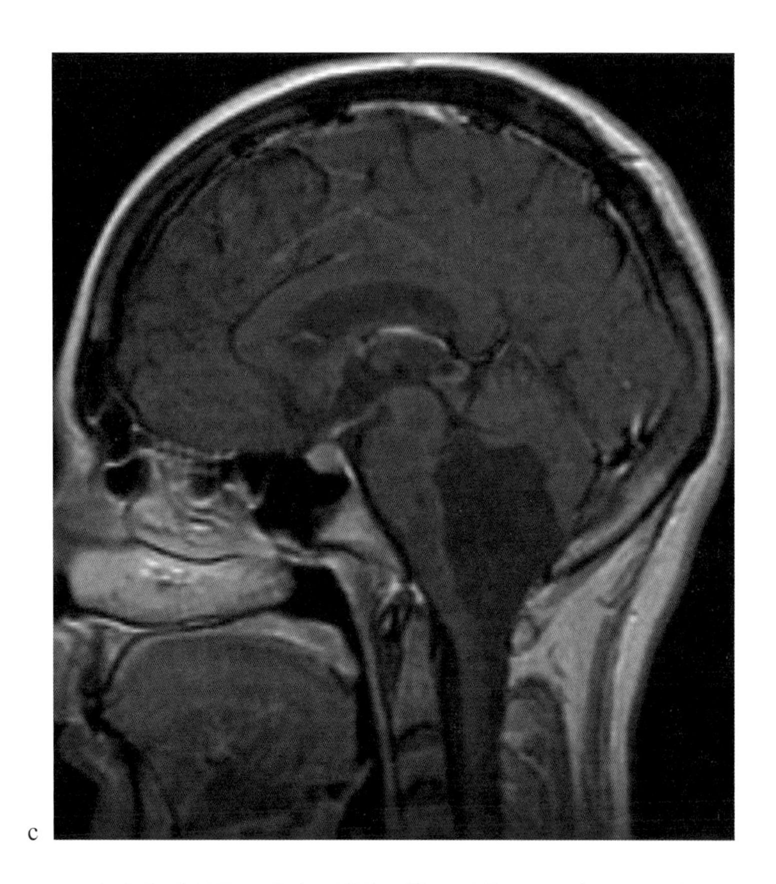

图 5.50 c. 矢状位增强的 T1 加权磁共振图像显示第四脑室病灶，导致脑干和延颈髓交界处移位。

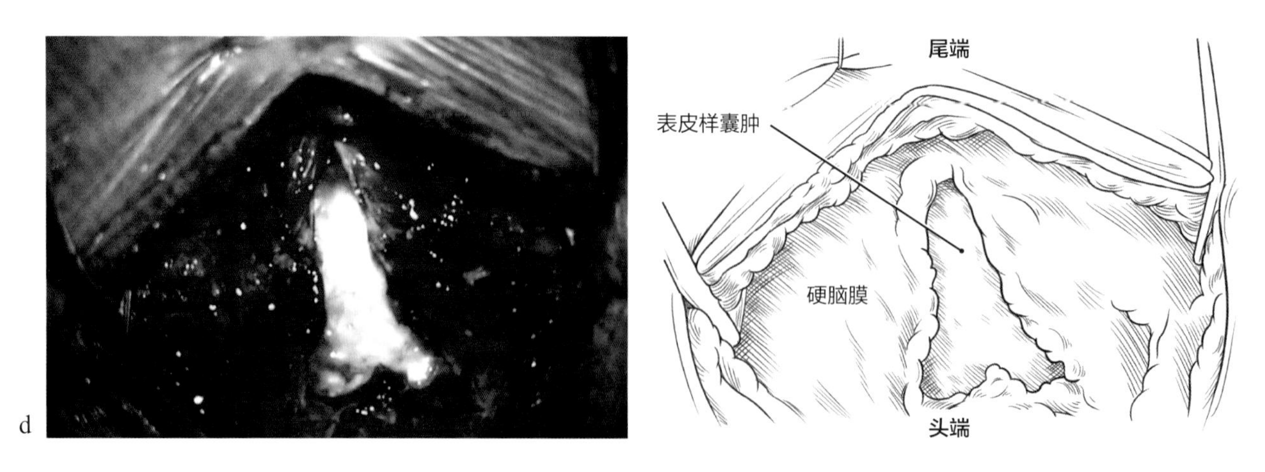
尾端
表皮样囊肿
硬脑膜
头端

图 5.50 d. 通过枕下中线入路显露该表皮样囊肿。打开硬脑膜后，珍珠白色的表皮样囊肿表面立即可见。

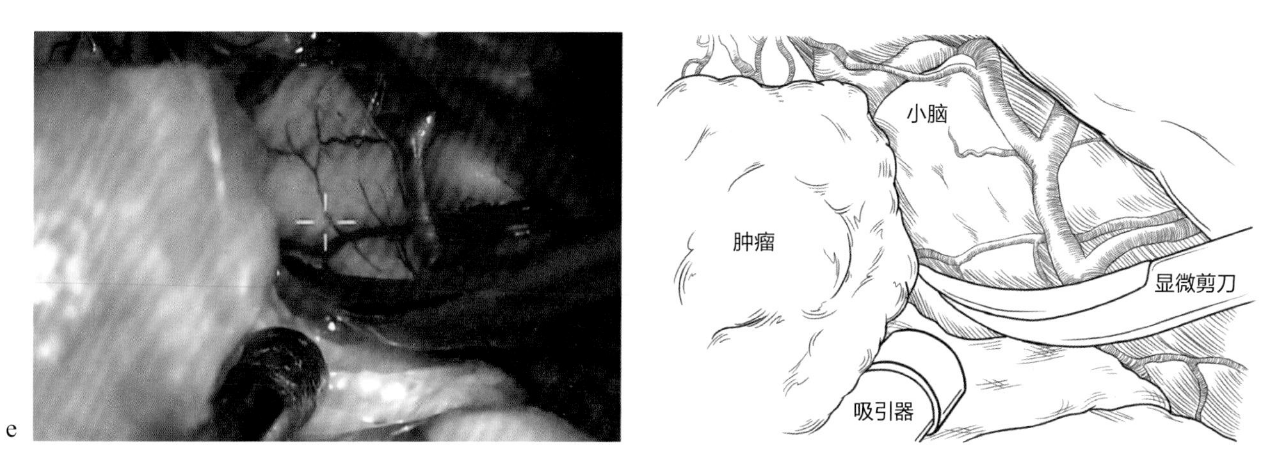
e
小脑
肿瘤
显微剪刀
吸引器

图 5.50 e. 通过锐性分离，能够较轻松的将表皮样囊肿与周围组织分开。部分病例中囊壁与周围组织粘连紧密，此时应将其部分原位残留以尽量减少损伤，尤其是涉及后组脑神经时。包膜残留会增大肿瘤复发可能，但亦可避免损伤重要结构。

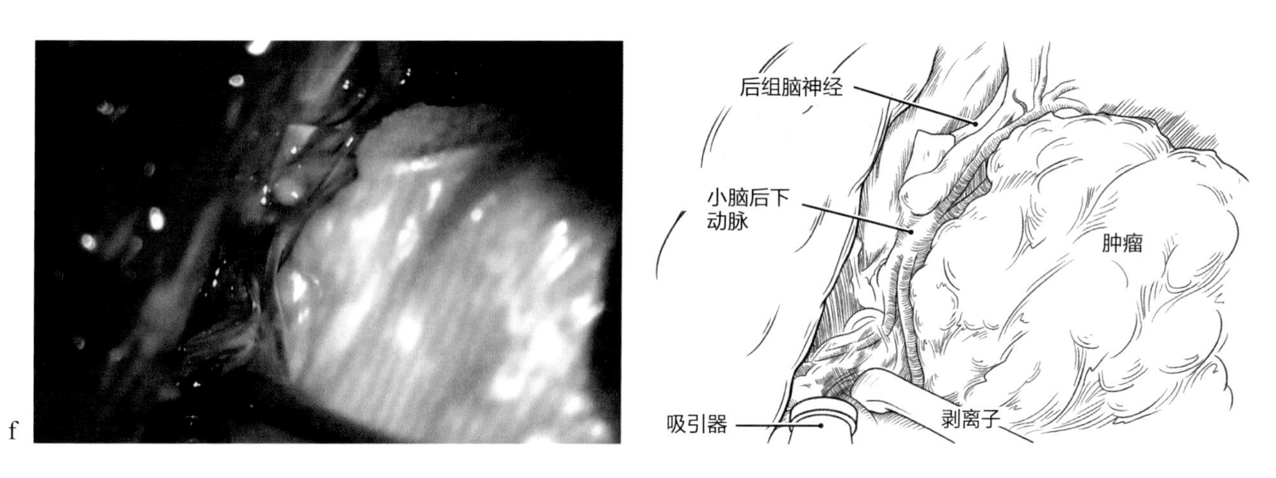
f
后组脑神经
小脑后下
动脉
肿瘤
吸引器
剥离子

图 5.50 f. 小脑后下动脉的一个小分支与肿瘤粘连紧密，通过锐性分离的方式谨慎地将其松解分离。

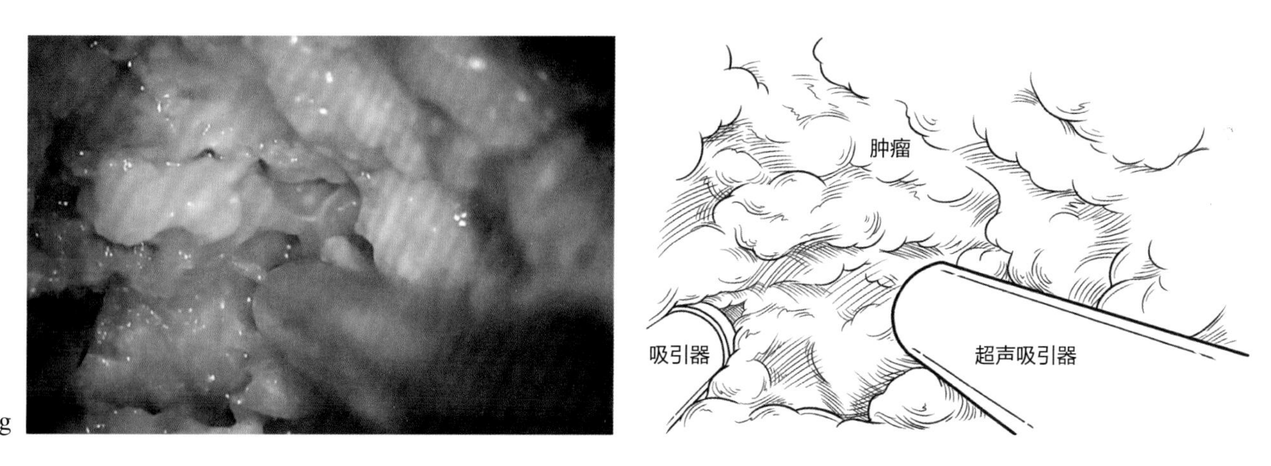
g
肿瘤
吸引器
超声吸引器

图 5.50 g. 使用超声吸引器进行肿瘤内部减容。

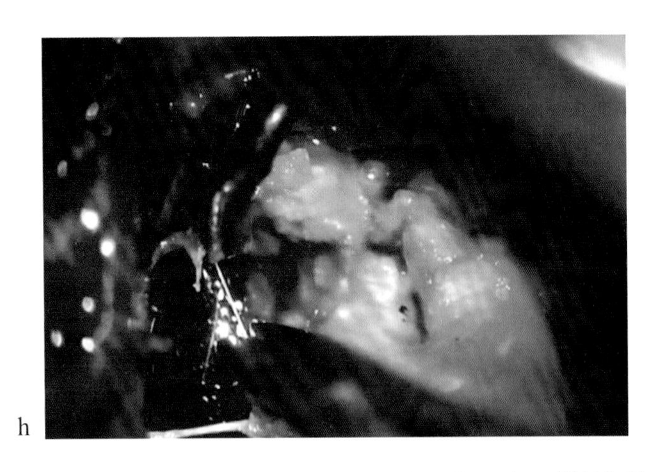

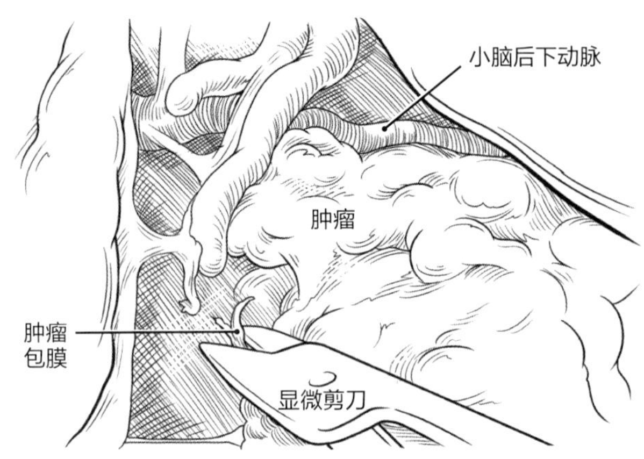
小脑后下动脉
肿瘤
肿瘤
包膜
显微剪刀

图 5.50 h. 肿瘤内部减容后，将其游离并从周围组织上锐性切除。

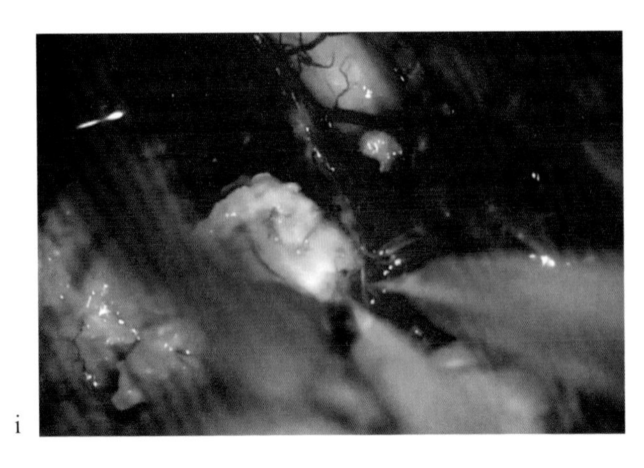

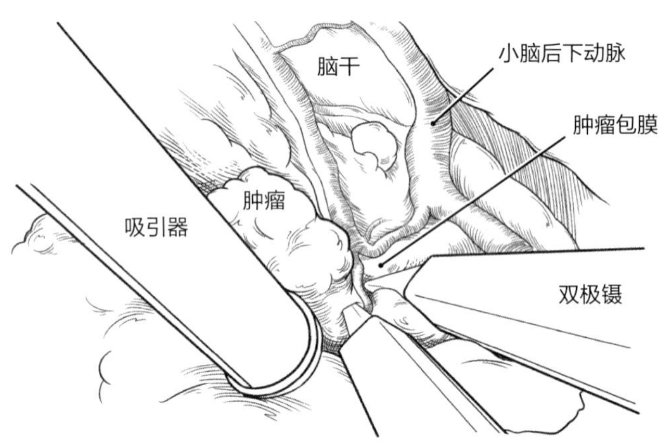
脑干
小脑后下动脉
肿瘤包膜
肿瘤
吸引器
双极镊

图 5.50 i. 电凝灼烧向肿瘤供血的小血管。

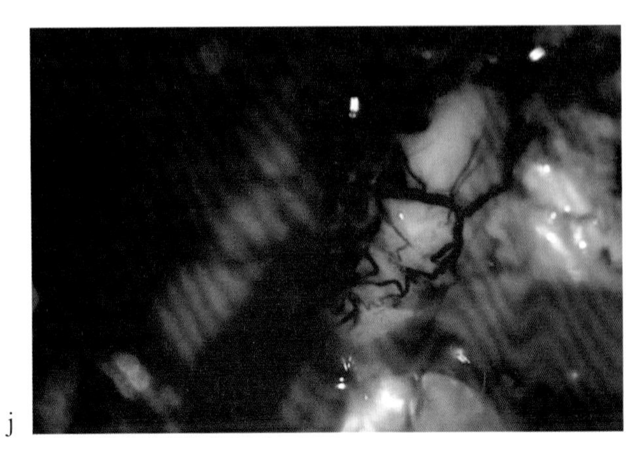

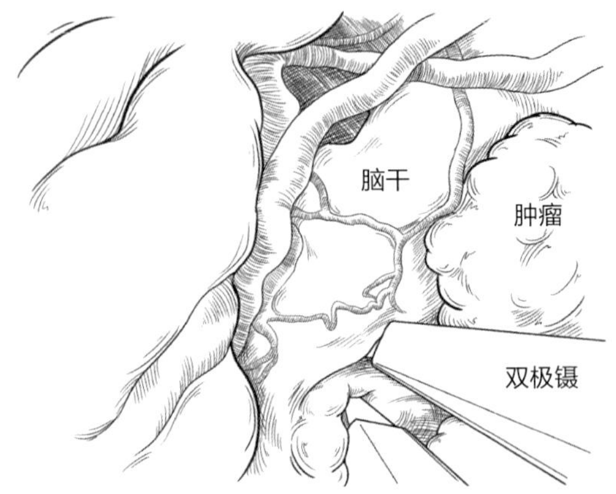
脑干
肿瘤
双极镊

图 5.50 j. 分离肿瘤包膜与背侧脑干。当粘连紧密时，应原位残留包膜以避免损伤脑干。

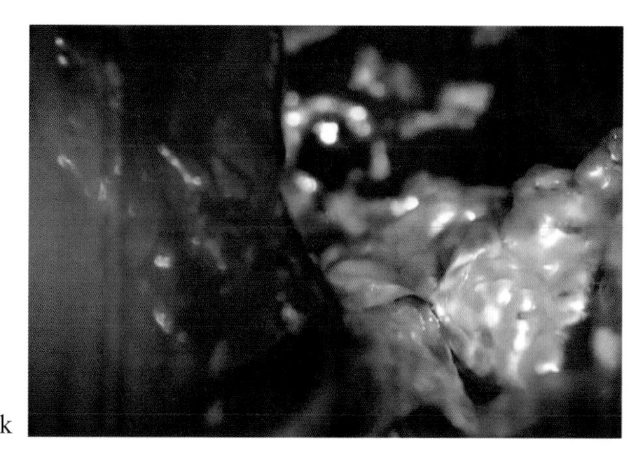
k

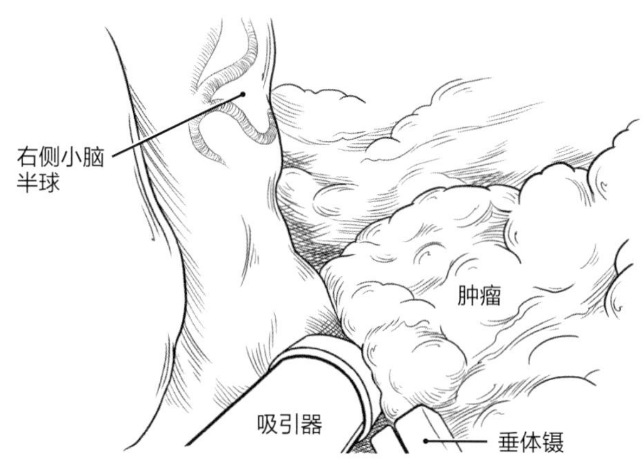
右侧小脑
半球
肿瘤
吸引器
垂体镊

图 5.50 k. 将松解后的肿瘤及其包膜从脑干表面剥除。

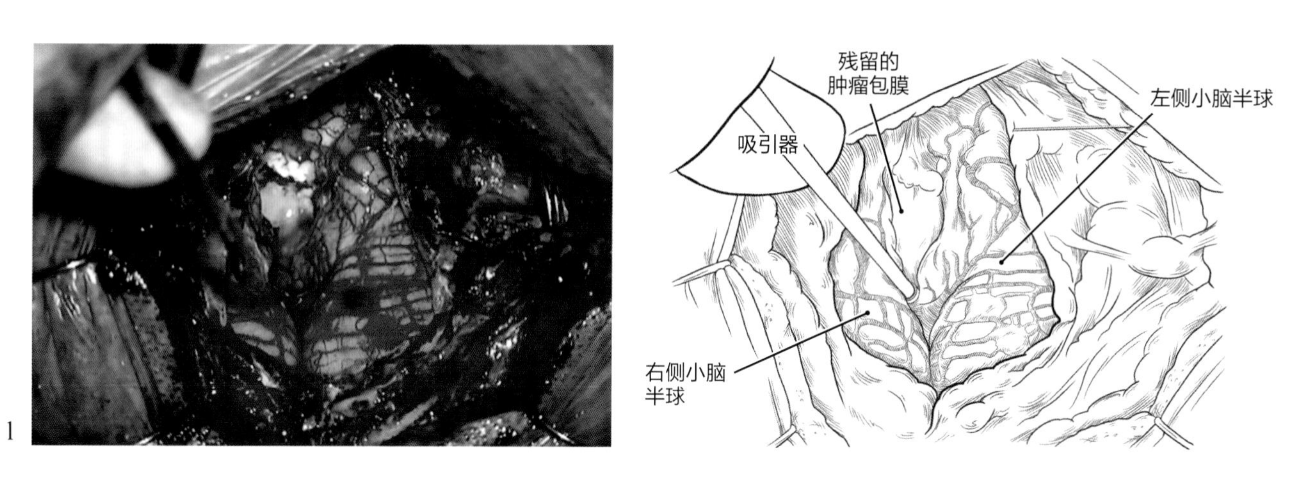
l
残留的
肿瘤包膜
吸引器
左侧小脑半球
右侧小脑
半球

图 5.50 l. 检查瘤床并止血。一片与四脑室底粘连紧密的肿瘤包膜原位残留。

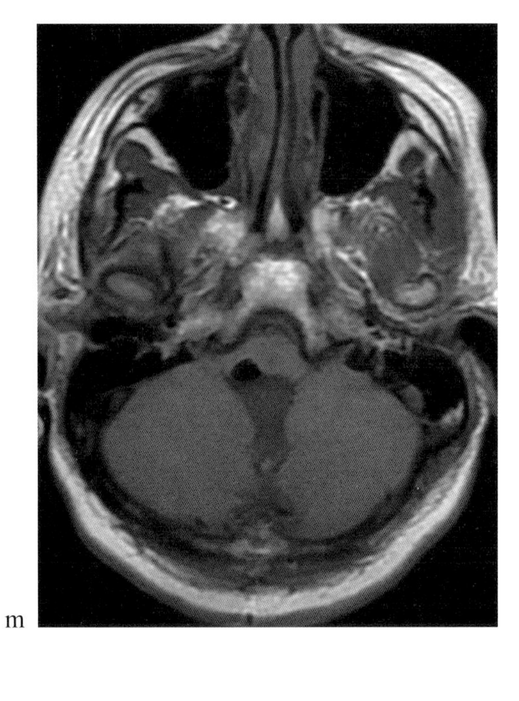

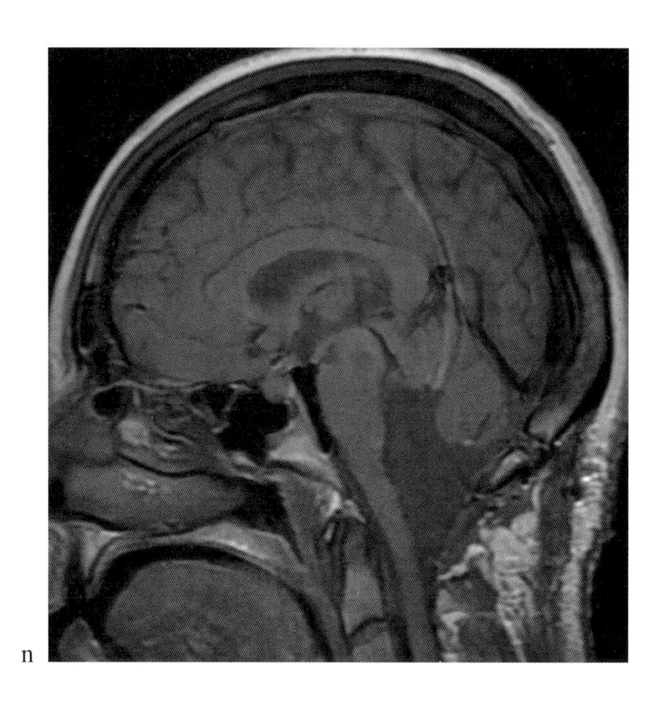

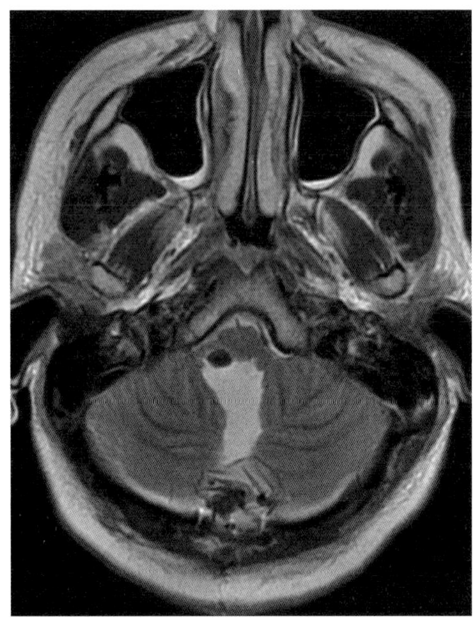

图 5.50　术后轴位（m）和矢状位（n）T1 加权，以及轴位（o）T2 加权磁共振图像确认肿瘤近全切除。相较于全切有可能造成的神经功能缺损，更倾向于残留小片肿瘤。

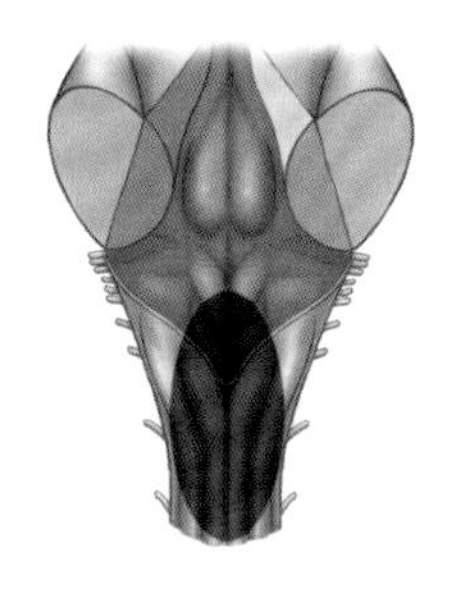

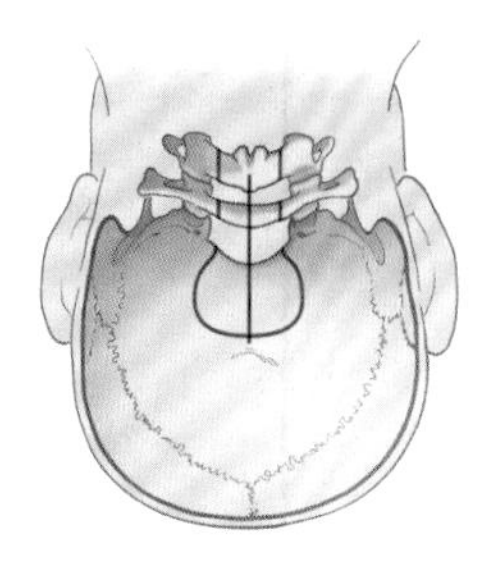

病例 5.51

- 诊断：延颈髓交界处青少年型毛细胞型星形细胞瘤（相关解剖：**32，71，73** 页）
- 术前检查：神经系统功能完整
- 入路：枕下中线及多节段颈椎椎板切除（相关入路：**248** 页）
- 体位：俯卧位
- 监测：体感诱发电位和运动诱发电位
- 预后：病灶全切；轻度术后轻偏瘫；术后 3 天时患者神经功能状态恢复至基线水平

见视频 5.51

图 5.51 一位 4 岁女童，以颈部疼痛起病。

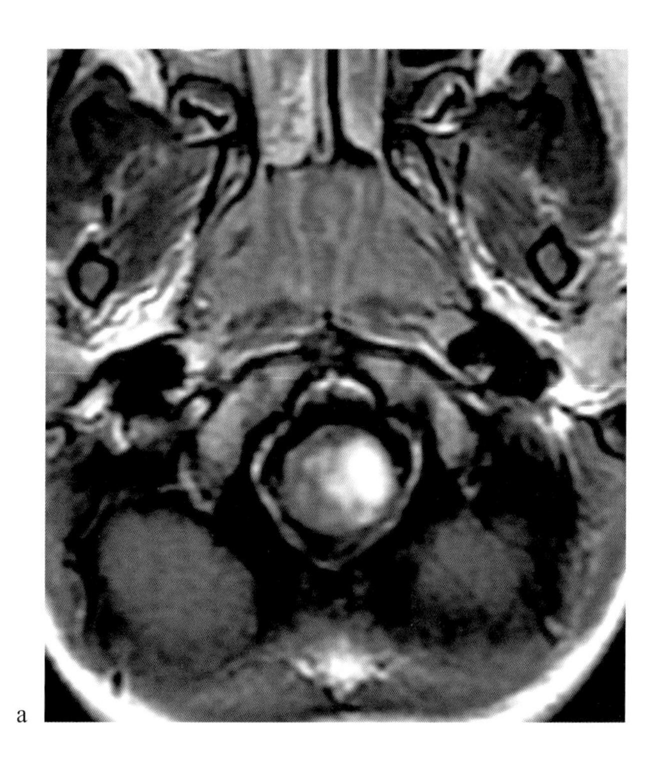

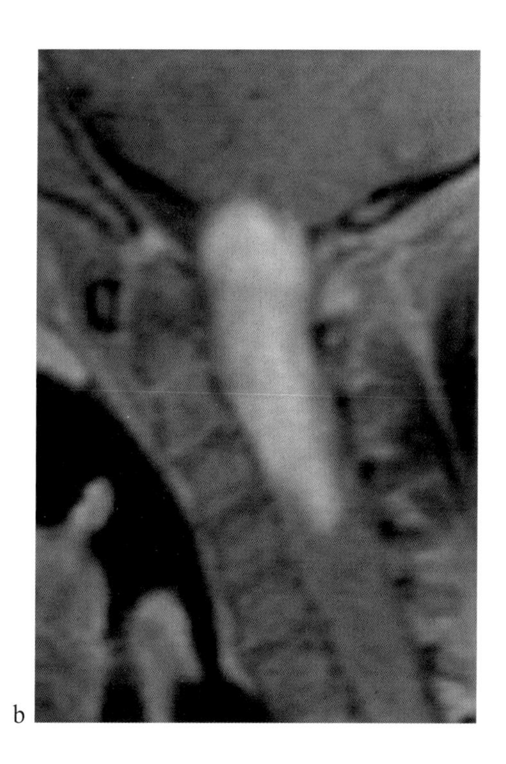

图 5.51 轴位（a）和矢状位（b）T1 加权磁共振图像显示延颈髓交界处一个巨大的膨胀性病灶。

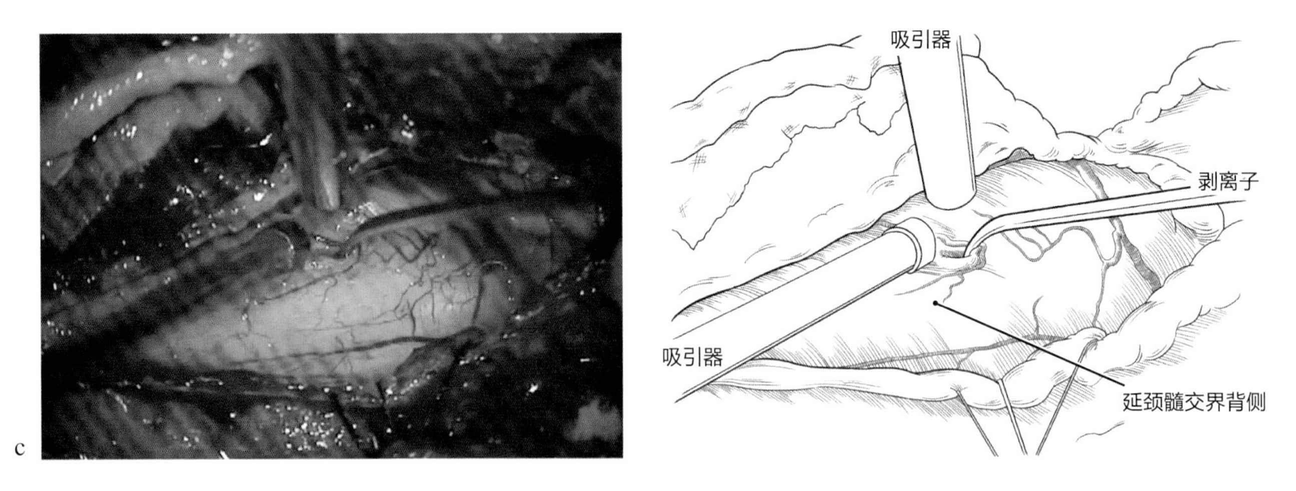
c
吸引器
剥离子
吸引器
延颈髓交界背侧

图 5.51 c. 经后正中切口到达病灶。打开硬膜后可见肿瘤并留取活检标本。活检标本病理检查提示青少年型毛细胞型星形细胞瘤。

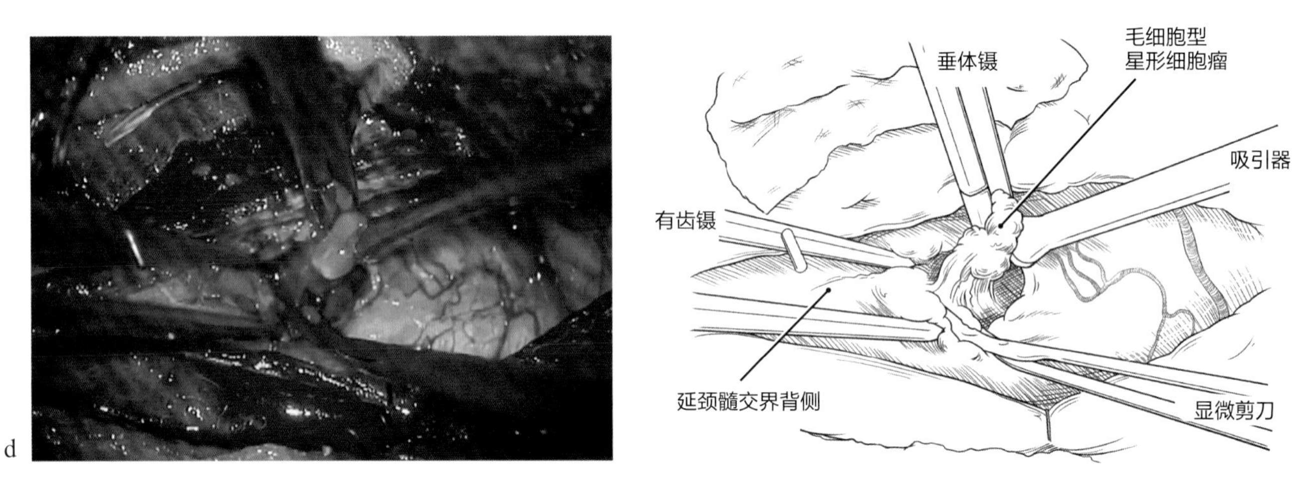
d
垂体镊
毛细胞型
星形细胞瘤
吸引器
有齿镊
延颈髓交界背侧
显微剪刀

图 5.51 d. 使用有齿镊分块移除病灶。

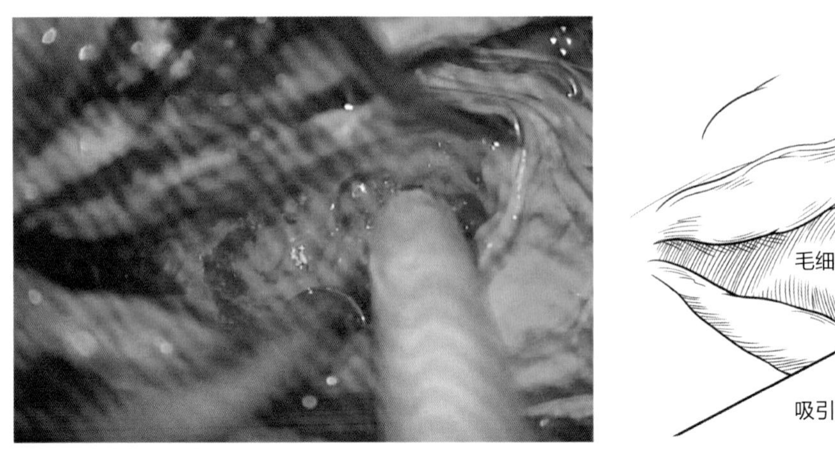
e

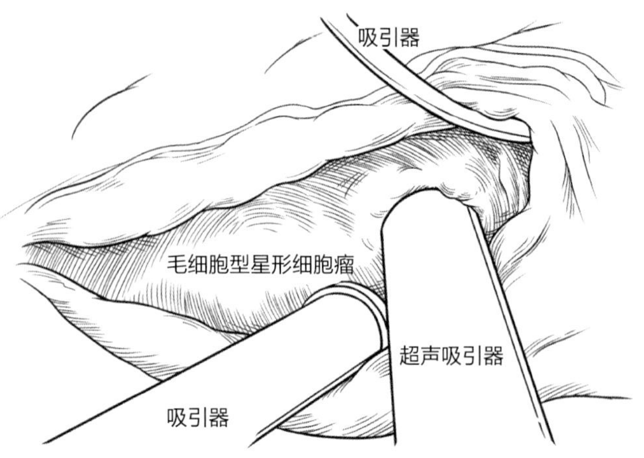
吸引器
毛细胞型星形细胞瘤
超声吸引器
吸引器

图 5.51 e. 使用超声吸引器继续进行瘤内减容。

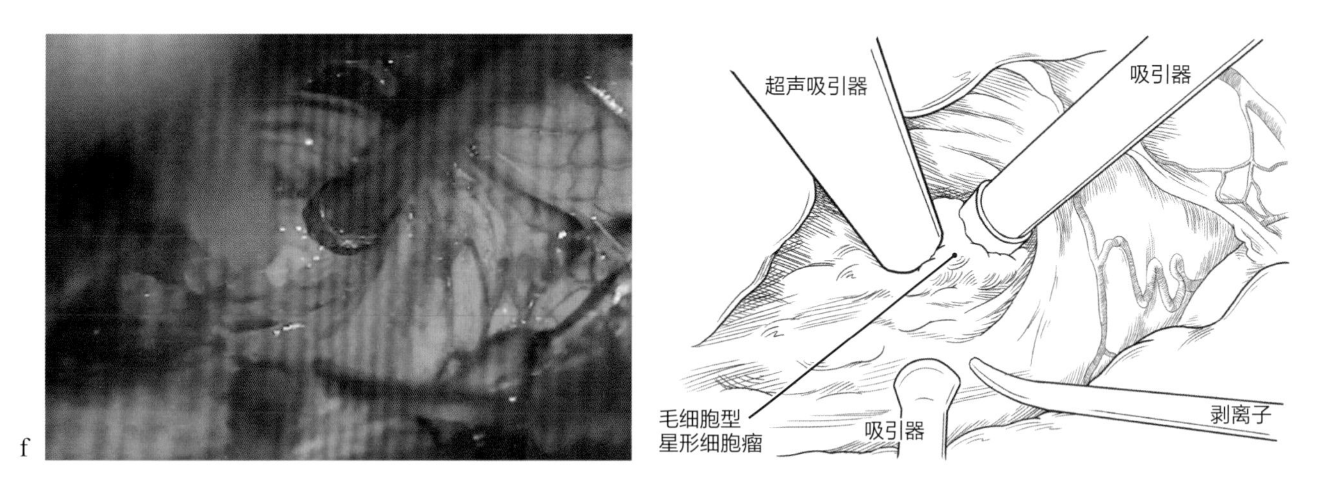
超声吸引器
吸引器
毛细胞型
星形细胞瘤
吸引器
剥离子
f

图 5.51 f. 本病例中，肿瘤与脊髓之间的界面清晰。因此内减容能够直接进行至肿瘤与正常脊髓交界界面处。但是并非每个病例都能够如此，尤其是浸润性生长的脊髓高级别胶质瘤。

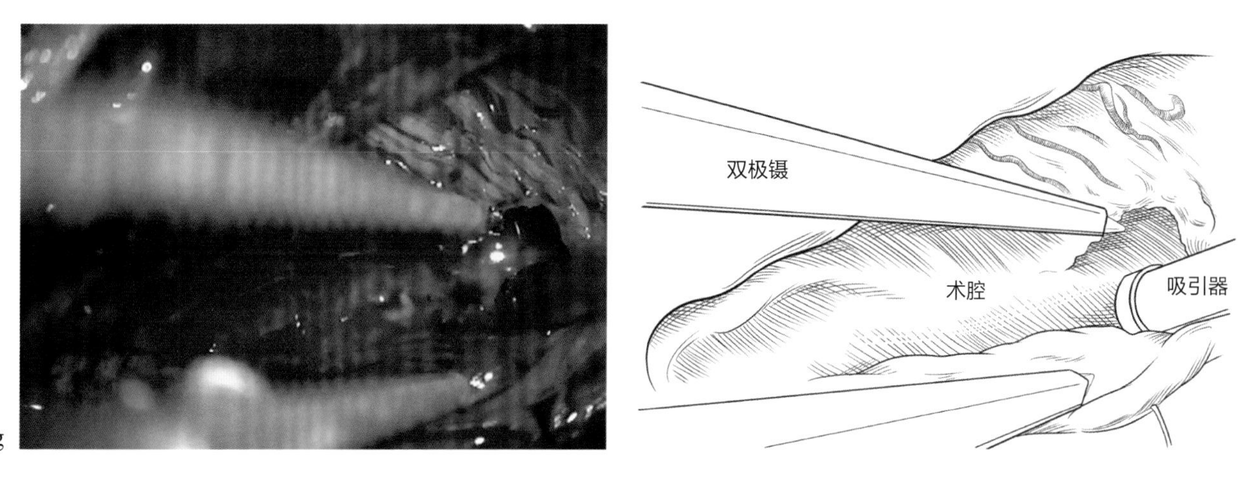
双极镊
术腔
吸引器
g

图 5.51 g. 切除完成后，检查术腔并完成止血。

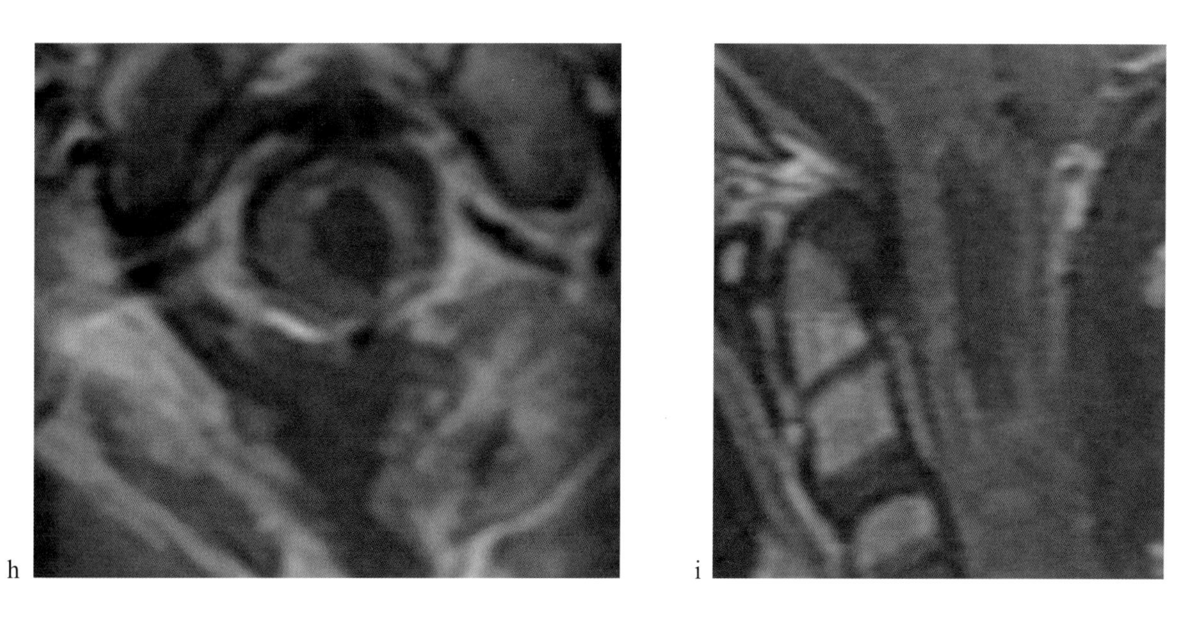
h
i

图 5.51 术后轴位（h）和矢状位（i）T1 加权磁共振图像显示肿瘤全切。

索引
Index

J

K

L

M

R

S

W

X

Y

Z